"北大医学"研究生规划教材

诊断病理阅片技能指导手册

名誉主编　廖松林

主　　审　郑　杰　张　波

主　　编　石雪迎

副 主 编　贺慧颖

北京大学医学出版社

ZHENDUAN BINGLI YUEPIAN JINENG ZHIDAO SHOUCE

图书在版编目（CIP）数据

诊断病理阅片技能指导手册 / 石雪迎主编． -- 北京：北京大学医学出版社，2025. 6． -- ISBN 978-7-5659-3288-5

Ⅰ．R445

中国国家版本馆CIP数据核字第2025ZA8488号

诊断病理阅片技能指导手册

| 主　　编：石雪迎
| 出版发行：北京大学医学出版社
| 地　　址：(100191) 北京市海淀区学院路38号　北京大学医学部院内
| 电　　话：发行部 010-82802230；图书邮购 010-82802495
| 网　　址：http://www.pumpress.com.cn
| E-mail：booksale@bjmu.edu.cn
| 印　　刷：北京金康利印刷有限公司
| 经　　销：新华书店
| 责任编辑：陈　奋　　责任校对：靳新强　　责任印制：李　啸
| 开　　本：850 mm×1168 mm　1/16　　印张：25.75　　字数：736千字
| 版　　次：2025年6月第1版　2025年6月第1次印刷
| 书　　号：ISBN 978-7-5659-3288-5
| 定　　价：138.00元

版权所有，违者必究

（凡属质量问题请与本社发行部联系退换）

本书由
　　北京大学医学出版基金资助出版

编委名单

名誉主编 廖松林

主　　审 郑　杰　张　波

主　　编 石雪迎

副 主 编 贺慧颖

编　　者（按姓名汉语拼音排序）

郭丽梅	北京大学第三医院病理科	北京大学基础医学院病理学系
贺慧颖	北京大学第三医院病理科	北京大学基础医学院病理学系
黄　欣	北京大学第三医院病理科	北京大学基础医学院病理学系
季惠惠	北京大学第三医院病理科	
李　敏	北京大学第三医院病理科	北京大学基础医学院病理学系
刘翠苓	北京大学第三医院病理科	北京大学基础医学院病理学系
刘从容	北京大学第三医院病理科	北京大学基础医学院病理学系
刘海静	北京大学第三医院病理科	北京大学基础医学院病理学系
刘　岩	北京大学第三医院病理科	北京大学基础医学院病理学系
柳剑英	北京大学第三医院病理科	北京大学基础医学院病理学系
陆　敏	北京大学第三医院病理科	北京大学基础医学院病理学系
梅　放	北京大学第三医院病理科	北京大学基础医学院病理学系
石雪迎	北京大学第三医院病理科	北京大学基础医学院病理学系
宋子秀	北京大学第三医院病理科	
苏　静	北京大学第三医院病理科	北京大学基础医学院病理学系
王　华	北京大学第三医院病理科	北京大学基础医学院病理学系
王小熙	北京大学第三医院病理科	
王玉湘	北京大学第三医院病理科	北京大学基础医学院病理学系
谢志刚	北京大学第三医院病理科	北京大学基础医学院病理学系
杨　菁	北京大学第三医院病理科	北京大学基础医学院病理学系
杨邵敏	北京大学第三医院病理科	北京大学基础医学院病理学系
叶菊香	北京大学第三医院病理科	北京大学基础医学院病理学系
张　波	北京大学第三医院病理科	北京大学基础医学院病理学系
郑丹枫	北京大学第三医院病理科	北京大学基础医学院病理学系
郑　杰	北京大学第三医院病理科	北京大学基础医学院病理学系
钟延丰	北京大学第三医院病理科	北京大学基础医学院病理学系
周艳婷	北京大学第三医院病理科	
朱　翔	北京大学第三医院病理科	北京大学基础医学院病理学系

序

为了方便病理进修医师和本科室年轻医师进行系统的诊断病理学基础训练，20世纪80年代，我们从北京医科大学病理学系病理切片教材库中精选了600张切片，编成了特色明显的《600张切片教材》；国内著名诊断病理学家廖松林教授为其编写了相应的文字（包括病变和疾病的诊断、鉴别诊断要点和思考题）。该教材虽未正式出版，但深受带教老师和年轻病理医生的欢迎，堪称引领众多年轻病理医生踏上诊断病理学之路的启蒙教科书，并终生受益。

近30年来，诊断病理学学科发展迅猛，免疫组化技术得到普及，分子病理学技术在诊断病理学中的应用日益广泛。将这些有关的新理论、新概念、新分类和新的诊断技术引入《600张切片教材》，实属必要。在北京大学基础医学院病理学系暨北京大学第三医院病理科全体教师的辛勤努力下，脱胎于《600张切片教材》的《诊断病理阅片技能指导手册》面世了。

此次正式出版仍然秉承原有传统：病理学总论和各论相结合；突出病变和疾病的诊断和鉴别诊断要点；展示典型的病理彩色图片，辅以必要的免疫组化和分子病理学表现；保留了思考题。这无疑会进一步增加其可读性、对病变识别的准确性、随身携带的方便性。

诊断病理学的学习需要理论和实践相结合。病理学理论可以加深对疾病本质的认识，只有认识疾病的本质，才能在表型上更好地感知；而诊断病理学更是一门强调实践的科学，人们不可能诊断从来未见过的疾病。写文章有"读书破万卷，下笔如有神"之说，病理诊断也是这样，静下心来多读片是病理医生提高诊断水平的必由之路。要像廖松林教授那样，学而不厌、诲人不倦；想患者之所想、急患者之所急；在病理诊断的广阔天地潜心耕耘，对任何一个病例都一丝不苟，病理学界终身成就奖是来自眼睫毛磨损目镜的日久修炼。希望这本教材能为读者的理论和实践学习提供好的帮助，助力专业生涯规划。

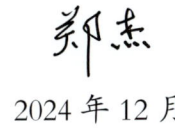

2024年12月

前　言

临床病理诊断学是病理学科最重要的组成部分之一，随着临床病理专业型研究生招生工作的开展及其与住院医师规范化培训工作的并轨，以往延续多年的基于个人经验的"师带徒"式诊断病理教学方式逐渐不能适应现代诊断病理学人才培养的需要，临床病理诊断培训工作亟须规范化和系统化。目前，国内为数不多的针对住院医师规范化培训的教材，或偏重理论，或为病例分析形式，专门针对临床病理专业研究生的诊断技能培训教材尚有不足，亦缺少针对诊断病理初级学习者的形态学基本功培训的教材。

北京大学第三医院病理科暨北京大学基础医学院病理学系经过30年的医学教育工作的探索和实践，已经建立了一套系统的理论结合实践的教学模式。其中，由已故国内著名诊断病理学家廖松林教授率领本系老师编写的自编教材《诊断病理阅片技能指导手册》及其配套教学切片是该课程体系中实践教学的重要组成部分，对初级学习者强化形态学基本功训练、掌握常见疾病的典型形态有极大的帮助。希望这本应用多年的教材的正式出版能为临床专业型研究生、住院医师及初级病理医师踏入病理大门提供一本实用的基本功培训教材，也希望能通过这本教材将老一辈病理学家兢兢业业、守正创新的精神传承下去，为培养有高度责任感和扎实基本功的优秀病理人才打下坚实的基础。

此次正式出版的教材保留了原教材简明扼要的条目式撰写方式，配以丰富的标注图片和适当的思考题。同时，为紧跟病理学科的发展，增加了免疫组化、FISH检测等图片，部分图片以数字资源的形式提供，大大丰富了教材的信息量。但由于篇幅限制，有些图片不能放入纸质版教材中，因此制作成数字资源（正文中标记为"e图"），和一些延伸学习内容、思考题答案一起，以二维码形式放置在每章开篇处，供读者参考，数字资源的具体使用方法请参考封底的使用说明。本领域知识内容繁杂，书中难免存在不足和疏漏，希望得到广大同行的批评指正。

编者

2024年10月

目 录

第一章 总论 ……………………………… 1
 第一节 组织和细胞的适应性改变 …… 1
 第二节 细胞可逆性损伤 ……………… 5
 第三节 细胞死亡 ……………………… 9
 第四节 修复性改变 …………………… 13
 第五节 病理学形态中的"小体"和
    色素 …………………………… 16

第二章 心血管系统疾病 ………………… 21
 第一节 心脏炎症性疾病及心肌病 …… 21
 第二节 动脉粥样硬化症 ……………… 27
 第三节 高血压病 ……………………… 29
 第四节 血管病变 ……………………… 31
 第五节 肿瘤及瘤样增生 ……………… 34

第三章 呼吸系统疾病 …………………… 36
 第一节 上呼吸道疾病 ………………… 36
 第二节 非肿瘤性肺疾病 ……………… 40
 第三节 肺肿瘤及瘤样病变 …………… 50
 第四节 胸腺及纵隔肿瘤 ……………… 67

第四章 消化系统疾病 …………………… 72
 第一节 食管疾病 ……………………… 72
 第二节 胃疾病 ………………………… 80
 第三节 肠道疾病 ……………………… 91
 第四节 肝胆疾病 ……………………… 107
 第五节 胰腺及壶腹疾病 ……………… 120

第五章 泌尿男性生殖系统疾病 ………… 130
 第一节 肾非肿瘤性病变 ……………… 130
 第二节 肾肿瘤性病变 ………………… 133
 第三节 膀胱炎症及肿瘤 ……………… 145
 第四节 前列腺癌及良性增生 ………… 150
 第五节 睾丸肿瘤 ……………………… 154

第六章 女性生殖系统疾病 ……………… 160
 第一节 宫体疾病 ……………………… 160
 第二节 宫颈疾病 ……………………… 178
 第三节 卵巢疾病 ……………………… 188
 第四节 输卵管疾病 …………………… 206

第七章 淋巴造血系统疾病 ……………… 211
 第一节 良性淋巴组织增生性病变 …… 211
 第二节 霍奇金淋巴瘤 ………………… 218
 第三节 B 细胞淋巴瘤 ………………… 222
 第四节 T 细胞淋巴瘤 ………………… 234

第五节 组织细胞增生性疾病及
　　　肿瘤 ………………… 242

第八章 骨关节疾病 …………………… 247
　第一节 骨关节原发性肿瘤 ……… 247
　第二节 骨关节非肿瘤性病变 …… 258

第九章 软组织肿瘤 …………………… 262
　第一节 脂肪组织肿瘤 …………… 262
　第二节 成纤维细胞/肌成纤维细胞
　　　　 肿瘤 ……………………… 265
　第三节 所谓纤维组织细胞性肿瘤 … 270
　第四节 脉管及周细胞性肿瘤 …… 272
　第五节 肌源性肿瘤 ……………… 277
　第六节 分化不确定或未分化肿瘤 … 280

第十章 乳腺疾病 ……………………… 287
　第一节 正常乳腺及乳腺炎症 …… 287
　第二节 乳腺良性增生性病变及腺瘤
　　　　 ……………………………… 291
　第三节 乳腺上皮非典型性增生及
　　　　 原位癌 …………………… 296
　第四节 乳腺癌 …………………… 300
　第五节 乳腺纤维上皮性肿瘤及
　　　　 错构瘤 …………………… 309

第十一章 皮肤疾病 …………………… 312
　第一节 皮肤正常组织学 ………… 312
　第二节 常见皮肤炎症性疾病 …… 315
　第三节 常见表皮肿瘤 …………… 322
　第四节 常见皮肤附属器肿瘤 …… 325
　第五节 皮肤其他常见肿瘤和囊肿
　　　　 ……………………………… 330

第十二章 内分泌系统疾病 …………… 338
　第一节 甲状腺疾病 ……………… 338
　第二节 甲状旁腺疾病 …………… 352
　第三节 肾上腺疾病 ……………… 355
　第四节 垂体疾病 ………………… 359

第十三章 神经系统疾病 ……………… 365
　第一节 中枢神经系统肿瘤性疾病
　　　　 ……………………………… 365
　第二节 周围神经系统肿瘤性病变
　　　　 ……………………………… 380
　第三节 神经系统非肿瘤疾病 …… 383

第十四章 口腔唾液腺肿瘤和瘤样病变
　　　　 ……………………………… 391
　第一节 唾液腺肿瘤 ……………… 391
　第二节 牙源性疾病 ……………… 396

第一章 总论

> ◎ 学习目标
>
> 1. 掌握组织和细胞的适应性改变及细胞可逆性损伤的基本类型和病理形态学特征。
> 2. 掌握组织细胞死亡的基本类型和病理形态学特征。
> 3. 掌握组织修复性改变的基本类型和病理形态学特征。
> 4. 熟悉病理学常见的"小体"结构。
> 5. 区分显微镜下常见的色素。

数字资源图片

思考题答案

第一节 组织和细胞的适应性改变

1.1.1 心肌褐色萎缩

- 萎缩（atrophy）是指已经发育正常的细胞、组织或器官体积缩小。
- 心肌细胞在生理（衰老）或病理情况（恶性肿瘤晚期）下都可以发生萎缩。
- 组织学特征
  - 部分心肌细胞体积变小、心肌纤维变细，粗细不一，染色深浅不一（图1.1.1a）。
  - 心肌细胞核两端可见棕褐色颗粒物质（脂褐素）（图1.1.1b）。
  - 局灶心肌间隙变大，间质血管扩张充盈，间质有网状纤维增生（图1.1.1b）。

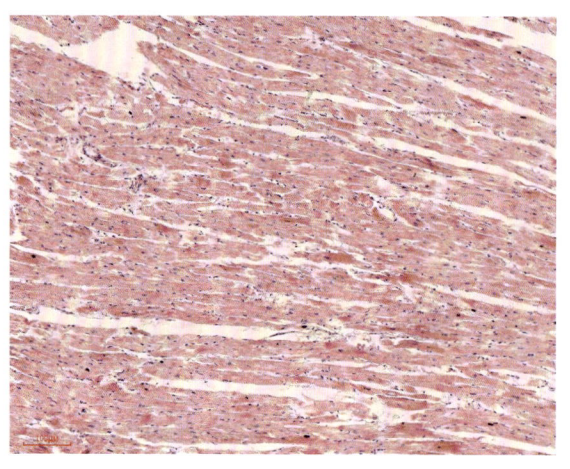 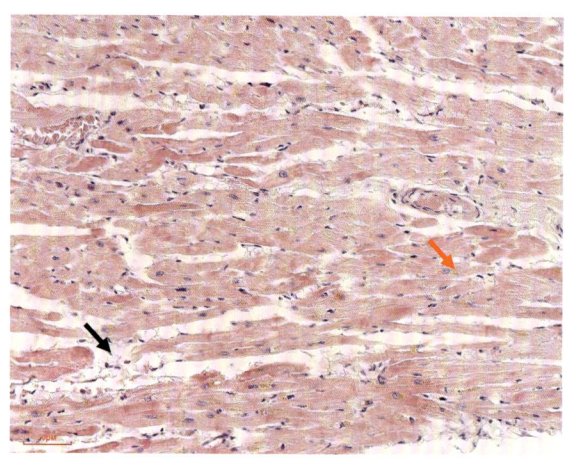

图 1.1.1a　心肌褐色萎缩。心肌细胞体积变小，染色深浅不一

图 1.1.1b　心肌褐色萎缩。心肌细胞核两端可见脂褐素（红箭头），心肌间质网状纤维增生（黑箭头）

1.1.2　肝细胞压迫性萎缩

- 肝淤血时，肝窦持续扩张可导致肝细胞受压发生萎缩。
- 组织学特征（图 1.1.2a、b）
    ◇ 肝小叶结构存在。
    ◇ 肝小叶中央静脉及肝血窦扩张淤血。
    ◇ 肝细胞索萎缩变薄，尤以中央静脉周围为著。
    ◇ 部分中央静脉和肝静脉周围有灶状出血坏死，含铁血黄素沉着。
    ◇ 汇管区轻度纤维组织增生，少量淋巴单核细胞浸润。

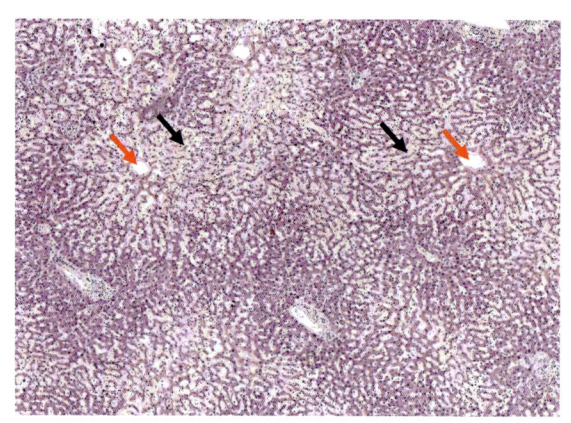 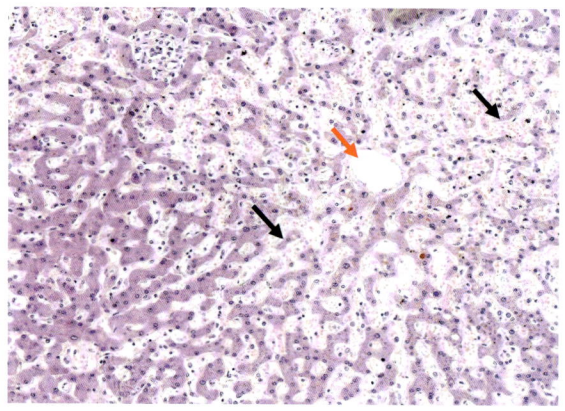

图 1.1.2a　肝细胞压迫性萎缩。肝小叶中央静脉扩张（红箭头），肝血窦扩张，肝细胞索变薄（黑箭头）

图 1.1.2b　肝细胞压迫性萎缩。为图 1.1.2a 病例的高倍镜下所见，突出显示扩张的中央静脉（红箭头）和萎缩的肝细胞索（黑箭头）

思考题 1：肝细胞内出现的棕色 / 棕黄色色素有哪几种？如何鉴别？

1.1.3　妊娠期子宫平滑肌肥大

- 肥大（hypertropy）是指机体的器官、组织和细胞由于功能增加导致体积增大。
- 妊娠期的子宫平滑肌在雌、孕激素及其受体的作用下，体积增大，属于内分泌性肥大。
- 组织学特征
    ◇ 子宫平滑肌细胞数量增多，体积增大（图 1.1.3a）。
    ◇ 肥大的平滑肌细胞核增大、深染（图 1.1.3b）。

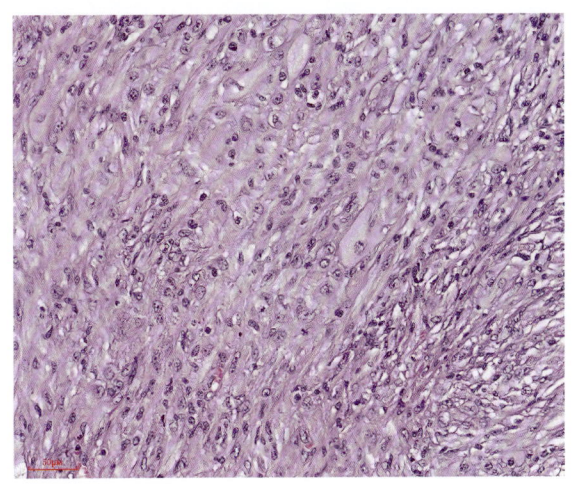

图 1.1.3a 妊娠期子宫平滑肌肥大。平滑肌细胞数量增多，体积增大

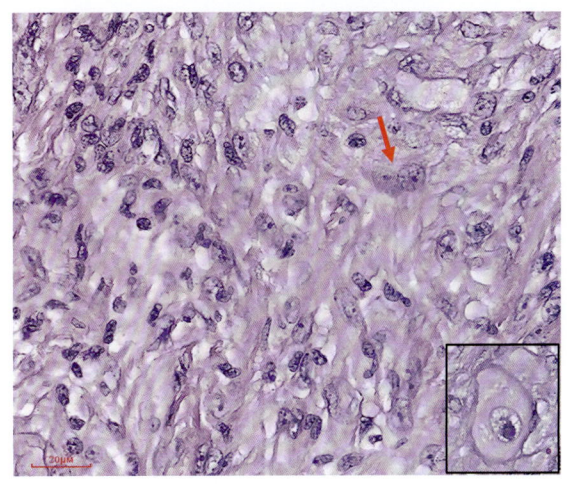

图 1.1.3b 妊娠期子宫平滑肌肥大。高倍镜下见平滑肌细胞体积显著增大，核仁清楚（右下角插图放大），可见双核细胞（红箭头）

1.1.4 高血压心肌肥大

- 高血压时左心室后负荷增加，心肌会发生代偿性肥大。
- 组织学特征
  ◇ 心肌细胞体积增大，肌纤维增粗（图 1.1.4a）。
  ◇ 肥大的心肌细胞核大、深染，核两端胞质内常见脂褐素沉积（图 1.1.4b）

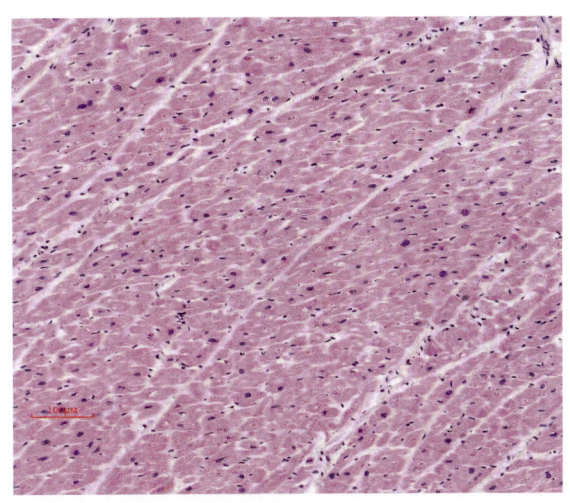

图 1.1.4a 高血压心肌肥大。心肌细胞代偿性肥大，肌纤维增粗

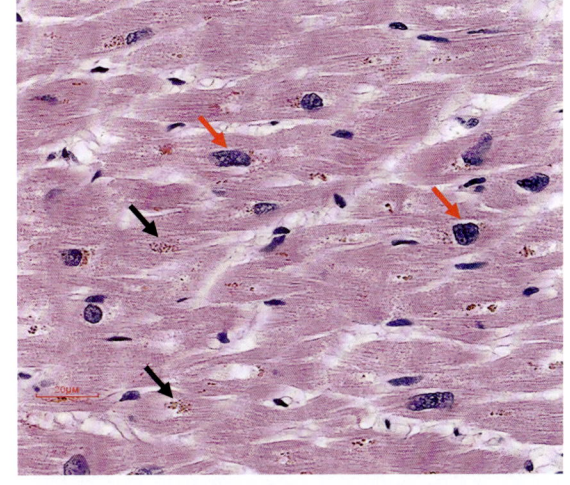

图 1.1.4b 高血压心肌肥大。肥大的心肌细胞核大、深染（红箭头），核两端胞质内可见脂褐素沉积（黑箭头）

思考题 2：妊娠期子宫平滑肌肥大与高血压心肌肥大的机制是什么？

1.1.5 前列腺增生

- 增生（hyperplasia）是指器官或组织内的细胞数量增多，可以导致器官体积增大和功能活跃。
- 老年男性的前列腺组织可以由于雄激素分泌异常导致内分泌性增生。
- 组织学特征（图 1.1.5a、b）

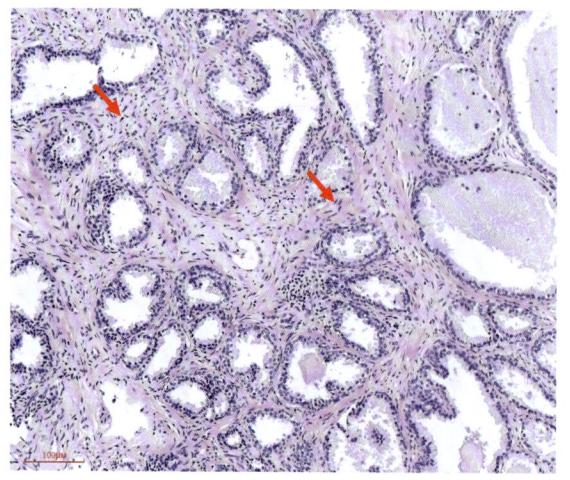

图 1.1.5a 前列腺增生。前列腺腺体增多，间质平滑肌和胶原纤维（箭头）不同程度增生

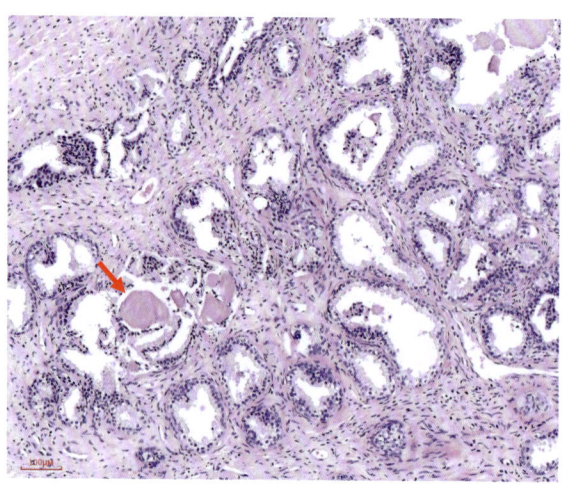

图 1.1.5b 前列腺增生。增生的腺体由两层细胞构成，部分腺腔内可见分泌物（箭头）

- ◇ 前列腺组织增生，腺体数量增多，部分腺腔内可见分泌物潴留。
- ◇ 腺体间平滑肌细胞和胶原纤维数量增多，排列紊乱。

1.1.6 支气管上皮鳞状上皮化生

- 化生（metaplasia）是指为了适应环境变化，一种分化成熟的细胞被另一种分化成熟的细胞取代的过程，可能是干细胞重新编程的结果。
- 支气管上皮化生常见于慢性炎症或吸烟患者。
- 组织学特征（图 1.1.6a、b）
  - ◇ 支气管黏膜正常被覆的假复层纤毛柱状上皮部分被鳞状上皮取代。
  - ◇ 支气管黏膜下层及肌层可见少量慢性炎细胞浸润。

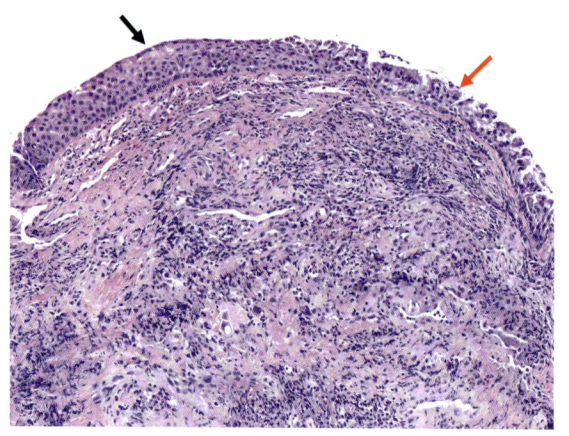

图 1.1.6a 支气管上皮鳞状上皮化生。支气管黏膜慢性炎细胞浸润，局灶假复层纤毛柱状上皮（红箭头）被鳞状上皮（黑箭头）取代

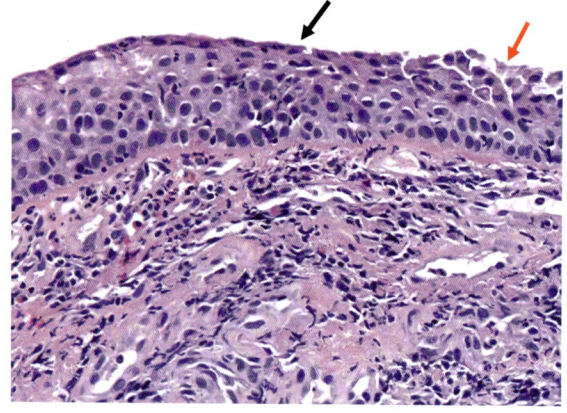

图 1.1.6b 支气管上皮鳞状上皮化生。高倍镜下见假复层纤毛柱状上皮中的纤毛细胞（红箭头）和化生的鳞状上皮（黑箭头）

思考题 3：导致支气管黏膜上皮鳞状上皮化生的原因有哪些？其对机体的影响是什么？

1.1.7 胃黏膜肠上皮化生

- 慢性胃炎、胃溃疡等慢性损伤时，胃黏膜可以发生肠上皮化生。

- 组织学特征（图 1.1.7a、b）。
  ◇ 胃黏膜呈慢性炎症改变，间质可见淋巴单核细胞浸润。
  ◇ 固有层腺体数量减少，部分上皮和腺体可见杯状细胞。

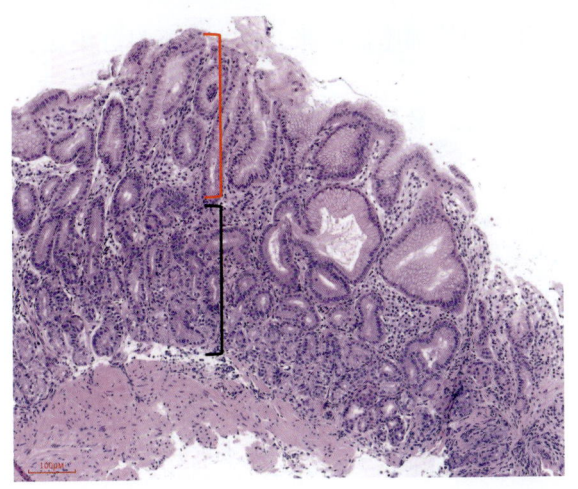

图 1.1.7a　正常胃窦胃小凹上皮（红框）和腺体（黑框）比例大致为 1∶1

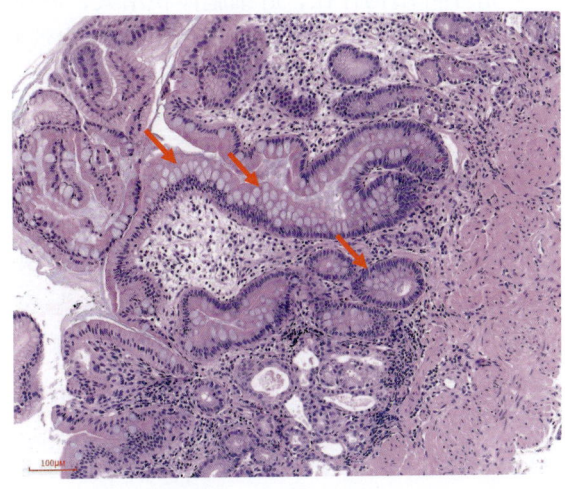

图 1.1.7b　胃黏膜肠上皮化生。肠上皮化生的胃小凹和腺体内可见杯状细胞（箭头）

第二节　细胞可逆性损伤

1.2.1　肾近曲小管上皮细胞水肿

- 细胞水肿（cellular swelling）是细胞损伤的早期形态，又称水样变性（hydropic degeneration），由细胞内外离子和水失衡导致。
- 多由缺氧、感染、中毒等因素所致，好发于肾、肝、心等器官。
- 组织学特征
  ◇ 肾近曲小管上皮细胞体积增大，管腔形状不规则（图 1.2.1a）。
  ◇ 胞质内可见多数细小空泡及粉染颗粒（图 1.2.1b）。
  ◇ 部分近曲小管管腔内可见淡粉染絮状物。

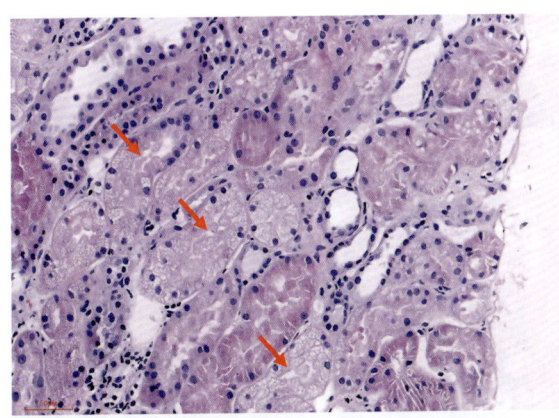

图 1.2.1a　肾近曲小管上皮细胞水肿。近曲小管上皮细胞肿胀，管腔形状不规则（箭头）

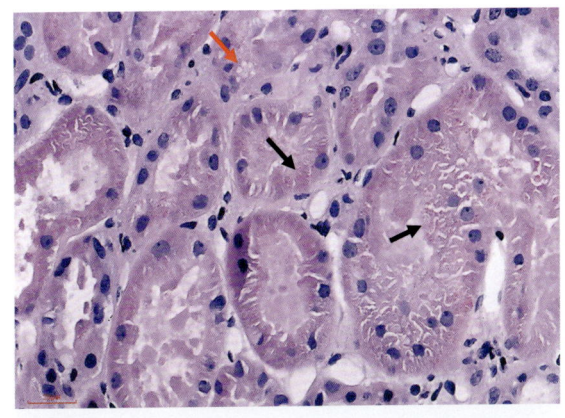

图 1.2.1b　肾近曲小管上皮细胞水肿。高倍镜下见水肿细胞的胞质呈空泡状（红箭头）或粉染颗粒状（黑箭头）

思考题 4：肾近曲小管和远曲小管的形态区别是什么？

1.2.2 肝细胞水肿

- 组织学特征
  - 肝小叶结构存在，肝细胞体积增大，肝血窦变窄（图 1.2.2a）。
  - 水肿的肝细胞胞质染色变浅，胞质内线粒体、内质网等细胞器扩张，在光镜下呈红染颗粒状，部分细胞内可见胆色素。
  - 部分细胞高度肿胀，胞质呈空泡状，严重者呈气球样，又称气球样变，细胞核体积也增大（图 1.2.2b）。

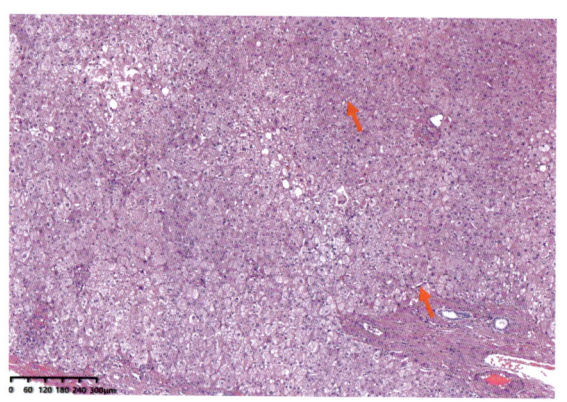

图 1.2.2a 肝细胞水肿。肝小叶结构存在，水肿的肝细胞体积增大，染色变浅，肝血窦变窄，不易见（箭头）

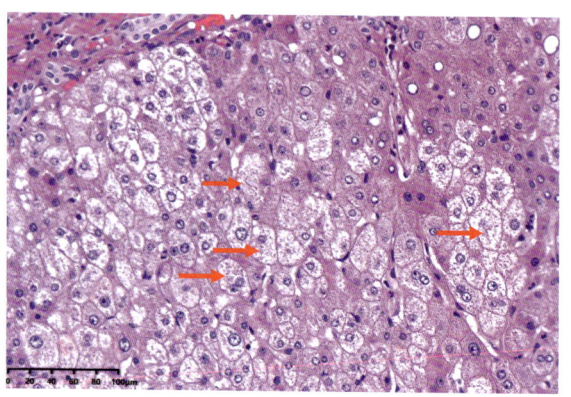

图 1.2.2b 肝细胞水肿。高倍镜下见水肿严重的肝细胞呈气球样，胞质透明或呈红染颗粒状（箭头）

1.2.3 肝细胞脂肪变性

- 脂肪变性（steatosis）是指除脂肪细胞外的实质细胞内出现脂肪的异常蓄积。脂滴的主要成分是中性脂肪（甘油三酯）。
- 脂蛋白合成障碍、中性脂肪合成增多或脂肪酸氧化障碍等均可导致肝细胞发生脂肪变性。
- 组织学特征（图 1.2.3a、b）
  - 肝小叶结构存在，部分肝细胞体积增大，胞质内可见大小不等的圆形空泡，空泡大者将核挤到一侧，类似脂肪细胞。

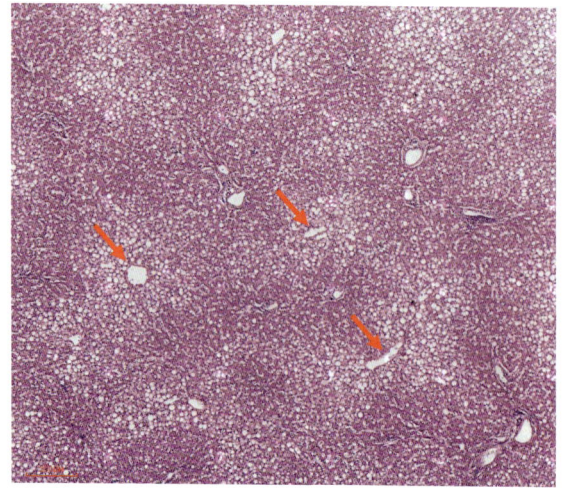

图 1.2.3a 肝细胞脂肪变性。肝小叶结构存在，中央静脉（箭头）轻度扩张，脂肪变性以中央静脉周围为著

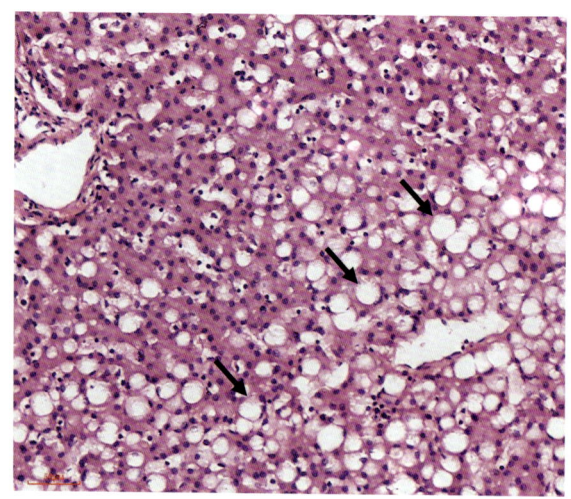

图 1.2.3b 肝细胞脂肪变性。高倍镜下见部分肝细胞胞质内脂肪空泡（箭头），肝细胞核被推至一侧

◇ 不同原因导致的肝细胞脂肪变性在肝小叶中的分布不同。肝淤血、缺氧时，脂肪变性的肝细胞主要位于小叶中央；磷中毒时主要位于周边；严重的中毒或感染时，可累及整个肝小叶。

思考题 5：该病例肝细胞发生脂肪变性的原因可能是什么？

1.2.4 心肌脂肪浸润

- 心肌脂肪浸润（myocardial fatty infiltration）是指心外膜下脂肪组织增生，并沿间质深入心肌细胞间。常累及右心室，以心尖部受累为著，可导致心肌受压萎缩，肌壁薄弱或心律失常。
- 可能与遗传、高度肥胖有关，多无症状，严重者可引起猝死。
- 组织学特征：心肌层心肌细胞间可见成熟脂肪组织，深度超过心肌层外 1/3（图 1.2.4）。

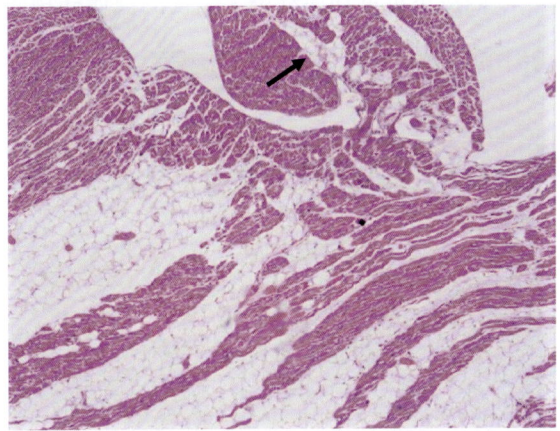

图 1.2.4 心肌脂肪浸润。心外膜脂肪组织深入心肌间质间，超过心肌层外 1/3，局灶邻近心内膜，甚至累及乳头肌（箭头）

思考题 6：心肌脂肪浸润与心肌细胞脂肪变性是否相同？

1.2.5 结缔组织玻璃样变性

- 玻璃样变性（hyaline degeneration）是指细胞内、血管壁或结缔组织内出现均质、红染的半透明蛋白样物质。不同部位发生的玻璃样变性形态类似，但发生机制和玻璃样物质的成分不同。
- 结缔组织玻璃样变性常见于纤维瘢痕和动脉粥样硬化的纤维斑块中。
- 组织学特征
  ◇ 结缔组织中纤维细胞和血管成分减少，胶原纤维增多、增粗，间质变致密、粉染，失去疏松的结构（图 1.2.5a）。
  ◇ 部分胶原纤维融合，呈均质红染无结构的梁状或片状（图 1.2.5b）。

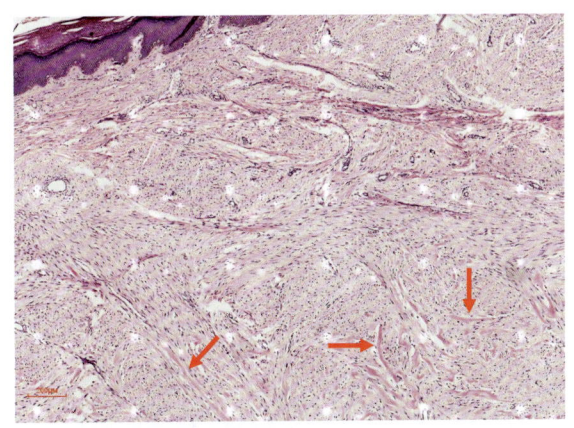

图 1.2.5a 结缔组织玻璃样变性。皮肤瘢痕组织可见表皮角化、皮肤附属器消失，真皮胶原纤维组织增生，部分胶原纤维融合（箭头）

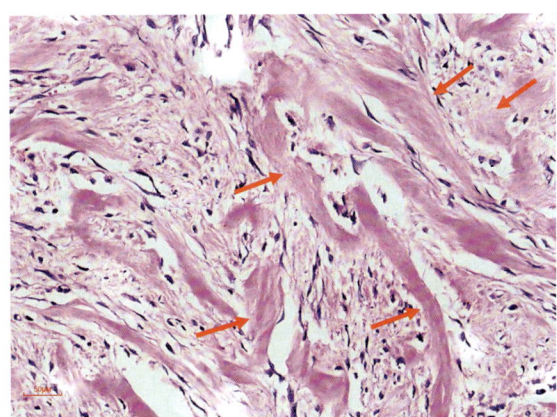

图 1.2.5b 结缔组织玻璃样变性。高倍镜下见皮肤瘢痕组织内的胶原纤维融合，呈均质红染的梁状或片状（箭头）

1.2.6 脾中央动脉玻璃样变性

- 血管壁的玻璃样变性常见于高血压患者肾、脑、脾、视网膜等处的细动脉。主要因血管内血浆蛋白渗入管壁及管壁平滑肌分泌细胞外基质增多导致。

- 组织学特征
  - 脾窦扩张,脾小结体积变小,位置相对集中,淋巴细胞减少。
  - 受累的小动脉管壁增厚,管腔狭窄(图1.2.6a)。
  - 内皮下可见均质红染无结构的玻璃样物质沉积(图1.2.6b)。

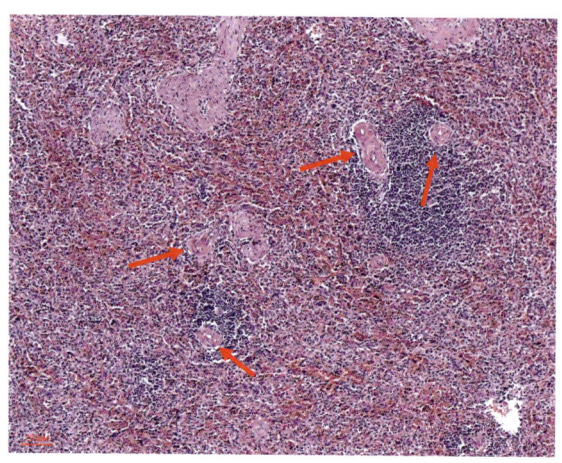

图1.2.6a 脾中央动脉玻璃样变性。高血压患者脾的脾小结体积变小,淋巴细胞减少,脾小结中央小动脉断面数目增多,管壁增厚(箭头)

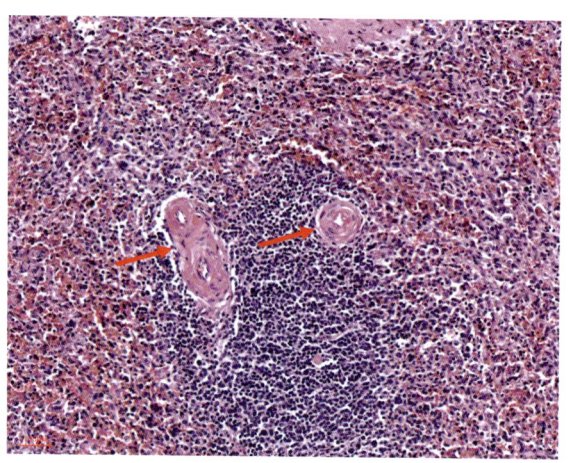

图1.2.6b 脾中央动脉玻璃样变性。高倍镜下见脾小结中央动脉内皮下均质红染的玻璃样物质沉积(箭头),管腔狭窄

1.2.7 结缔组织黏液变性

- 黏液变性(mucoid degeneration)是指细胞间质中有黏多糖(葡萄糖胺聚糖、透明质酸等)和蛋白质等物质的沉积。
- 常见于间叶组织肿瘤、动脉粥样硬化斑块、风湿病灶、甲状腺功能减退时的皮肤和皮下组织中。
- 组织学特征
  - 间质疏松,充满淡蓝色胶样液体(图1.2.7a),黏液内散布星芒状纤维细胞。
  - 长期黏液变性可继发纤维结缔组织增生,组织硬化。
  - 黏液样基质奥辛蓝(AB)染色阳性(图1.2.7b)。

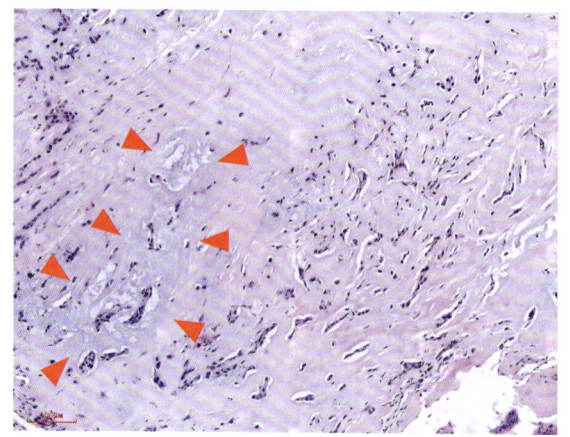

图1.2.7a 结缔组织黏液变性。变性的间质结缔组织局灶疏松,呈淡蓝色(三角)

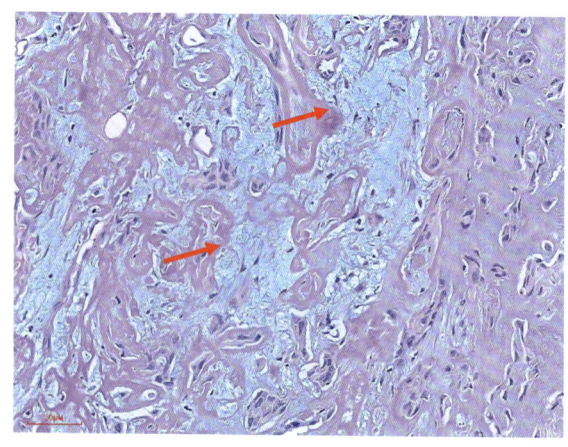

图1.2.7b 结缔组织黏液变性。AB/PAS染色可见胶样液体被奥辛蓝染成蓝色(箭头)

1.2.8 肾淀粉样变性

- 淀粉样变性（amyloidosis）是具有淀粉染色特征（遇碘呈棕褐色）的淀粉样蛋白和黏多糖复合物沉积在细胞间质。淀粉样物质的来源和结构多样，可以来自免疫球蛋白轻链、肽类激素、降钙素前体和血清淀粉样蛋白 A 等，可分为局部性和全身性。
- 组织学特征
  - 肾淀粉样变性时，肾小球系膜基质显著增多，HE 染色呈红染无结构的团块状，基底膜不规则增厚，小动脉管壁增厚（图 1.2.8a）。
  - 肾小球及小动脉管壁内可见刚果红染色阳性的物质沉积（图 1.2.8b），偏光显微镜下呈苹果绿色（e 图 1.2.8c）。
  - 电镜下可见肾小球系膜区和基底膜内直径 < 10 nm 的纤维，排列杂乱无序（e 图 1.2.8d）。

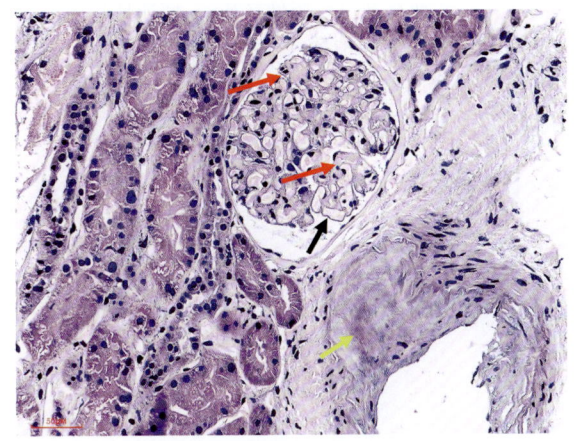

图 1.2.8a 肾淀粉样变性。肾小球系膜区（红箭头）、基底膜（黑箭头）、小动脉管壁（黄箭头）可见均质粉染团块样物质沉积

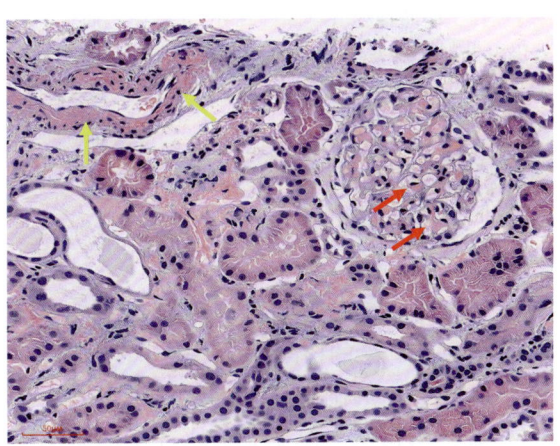

图 1.2.8b 肾淀粉样变性。肾小球（红箭头）及小动脉管壁（黄箭头）内均可见刚果红染色阳性的物质沉积

第三节　细胞死亡

1.3.1　心肌梗死（凝固性坏死）

- 凝固性坏死（coagulative necrosis）发生在组织坏死、蛋白质变性凝固而溶酶体水解作用较弱时，坏死组织呈灰白、灰黄色比较干燥的凝固体状态，故称凝固性坏死。多见于心、肝、肾、脾等实质器官，多因缺血缺氧、细菌毒素或化学腐蚀作用等导致。
- 组织学特征
  - 坏死区域的心肌细胞轮廓仍保持，胞质红染，心肌横纹消失，细胞核碎裂、消失，坏死灶内可见以中性粒细胞为主的炎细胞浸润（图 1.3.1a）。
  - 梗死灶周围心肌可见萎缩改变，心肌细胞染色不均，细胞核可见，核两端可见脂褐素颗粒（图 1.3.1b）。

1.3.2　肾结核干酪样坏死

- 干酪样坏死（caseous necrosis）是凝固性坏死的特殊类型，坏死组织崩解彻底，轮廓消失，肉眼状如干酪，主要见于结核分枝杆菌引起的坏死。

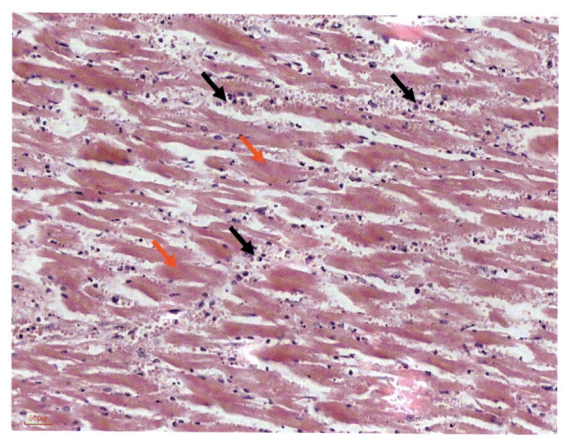

图 1.3.1a 心肌梗死（凝固性坏死）。梗死心肌细胞轮廓仍可见（红箭头），心肌横纹消失，细胞核碎裂、消失，间质中性粒细胞浸润（黑箭头）

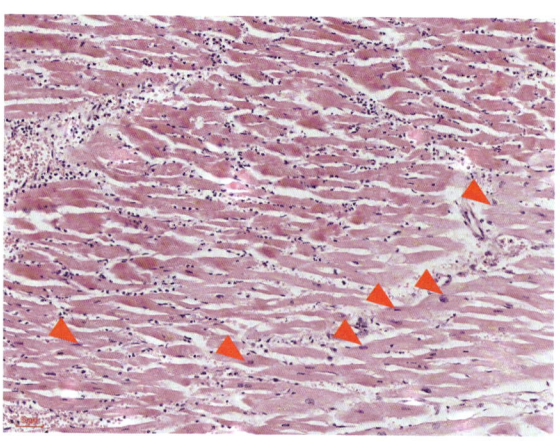

图 1.3.1b 心肌梗死（凝固性坏死）。梗死灶与周围存活的心肌细胞界限较清楚（三角），存活细胞呈萎缩性改变，可见细胞核

- 组织学特征
  - 肾组织局灶结构破坏，中央呈均质红染的无结构颗粒状（图 1.3.2a）。
  - 坏死灶内可见核固缩、核碎裂、核溶解等细胞坏死的核改变（图 1.3.2b）。
  - 坏死灶与周围组织交界处可见类上皮细胞、朗格汉斯巨细胞，成纤维细胞及胶原纤维增生（图 1.3.2c）。

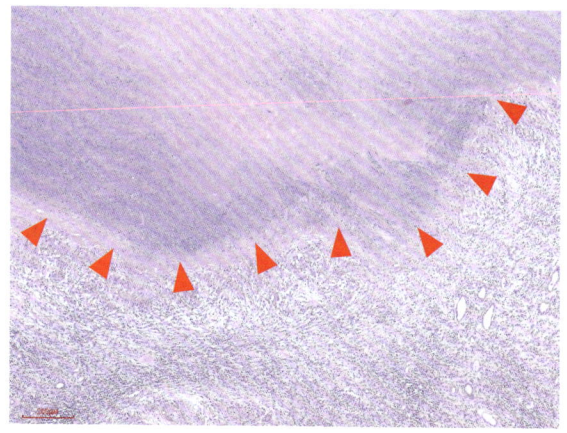

图 1.3.2a 肾结核干酪样坏死。坏死灶（三角）结构完全破坏，中央呈均质红染的无结构颗粒状

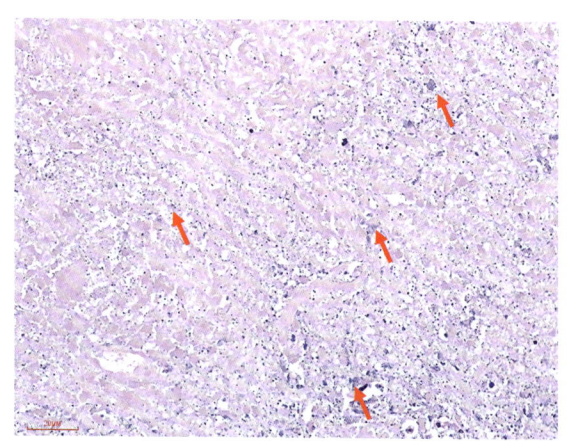

图 1.3.2b 肾结核干酪样坏死。高倍镜下见坏死灶内核固缩、核碎裂及核溶解改变（箭头）

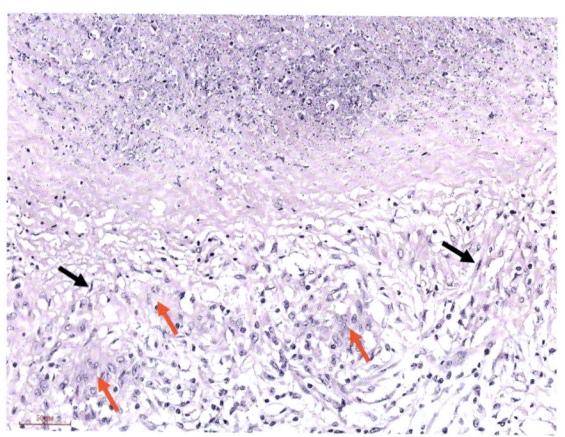

图 1.3.2c 肾结核干酪样坏死。坏死灶周围可见具有粉染宽胞质和卵圆形空泡状核的类上皮细胞（红箭头）及梭形核的成纤维细胞增生（黑箭头）

1.3.3 脑缺血液化性坏死

- 液化性坏死（liquefaction necrosis）是坏死组织发生酶性溶解所致，肉眼可见形成软化灶。多发生在含可凝固的蛋白质较少和脂质多（如脑）或者蛋白酶含量高（如胰腺）的组织，凝固性坏死组织继发感染时吸引而来的白细胞所含的水解酶也可以引起组织液化溶解。
- 组织学特征
  - 缺血梗死区脑组织液化形成浅染带状或灶状（图 1.3.3a）。
  - 浅染区可见蜂窝状囊腔，神经元及胶质细胞减少或消失，神经毡崩解（图 1.3.3b）。
  - 周围脑组织血管扩张充盈，小血管及神经元周围有明显水肿空隙形成。
  - 坏死 1～2 天可见中性粒细胞及巨噬细胞浸润，3～4 天后可见胶质细胞增生。

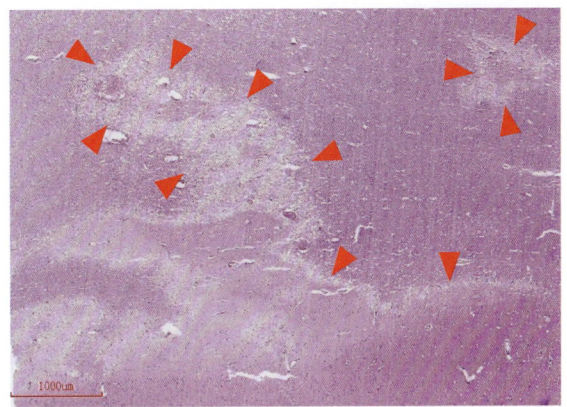

图 1.3.3a 脑缺血液化性坏死。缺血梗死区脑组织液化形成浅染带状或灶状（三角）

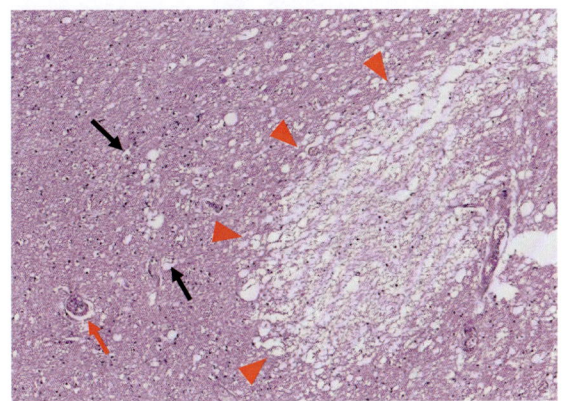

图 1.3.3b 脑缺血液化性坏死。高倍镜下见浅染区呈蜂窝状，神经元及胶质细胞消失（红三角）。周围脑组织小血管（黑箭头）及神经元周围（红箭头）水肿空隙形成

1.3.4 胰腺出血性坏死

- 胰腺出血性坏死是重症胰腺炎时常见的组织损伤形式，由于大量胰酶的释出导致胰腺和周围组织发生液化性坏死伴出血。
- 组织学特征
  - 胰腺小叶结构轮廓尚可辨认，大部分组织坏死（图 1.3.4a）。
  - 间质血管扩张充盈，血管壁坏死，坏死灶内可见大量红细胞漏出（图 1.3.4b）。

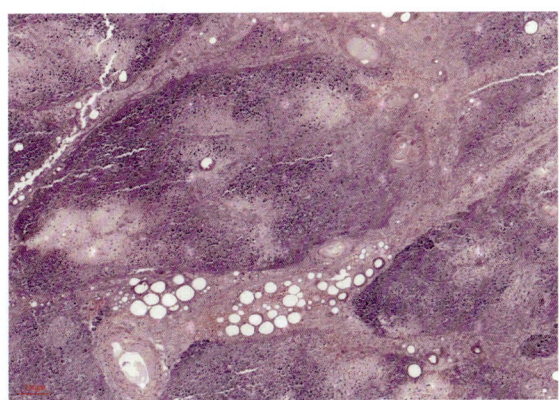

图 1.3.4a 胰腺出血性坏死。胰腺组织大部分坏死，小叶结构轮廓尚可辨认

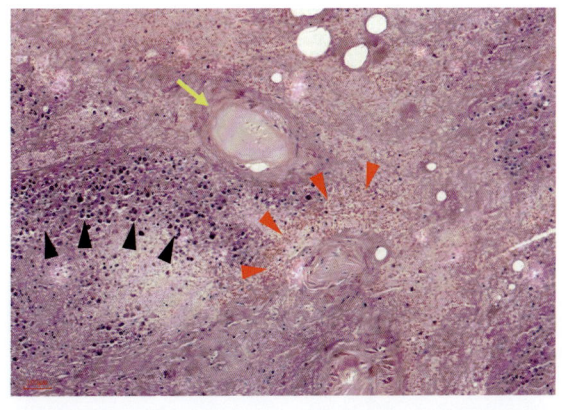

图 1.3.4b 胰腺出血性坏死。高倍镜下见坏死区大部分细胞核消失，局灶可见核碎裂（黑三角）、血管壁坏死（黄箭头）及大量红细胞漏出（红三角）

○ 坏死区周围可见间质纤维化及炎细胞浸润。

1.3.5 化脓性骨髓炎伴骨坏死（死骨形成）

- 化脓性炎时，大量中性粒细胞浸润释放的水解酶可以导致坏死组织溶解，形成脓肿，也属于液化性坏死。
- 化脓性骨髓炎常由细菌感染导致，引起髓腔化脓性炎和骨坏死。
- 组织学特征
  ○ 骨髓腔可见大量中性粒细胞浸润伴小脓肿形成（图 1.3.5a）。
  ○ 病灶中大部分骨组织坏死，死骨的骨陷窝内骨细胞消失（图 1.3.5b）。

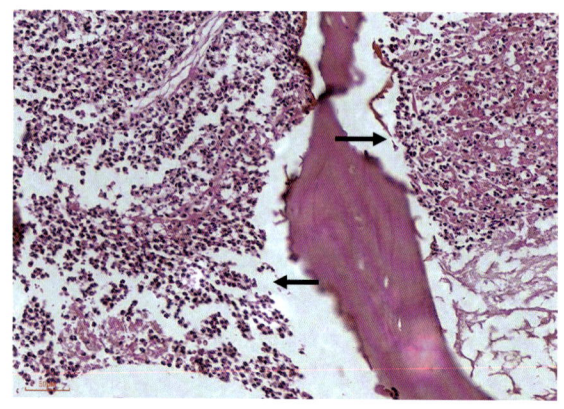
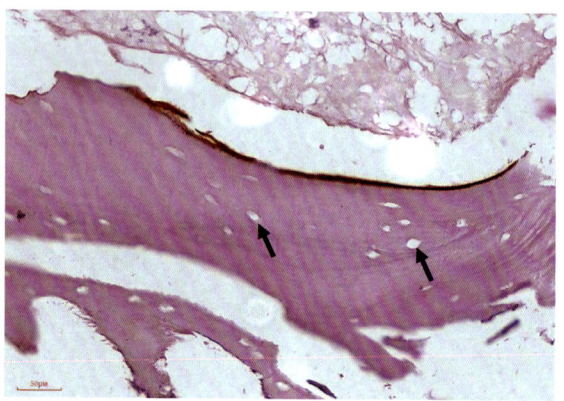

图 1.3.5a 化脓性骨髓炎伴骨坏死。骨髓腔内中性粒细胞浸润及小脓肿形成（箭头）

图 1.3.5b 化脓性骨髓炎伴骨坏死。高倍镜下见死骨的骨陷窝内骨细胞消失（箭头）

1.3.6 血管壁纤维素样坏死

- 纤维素样坏死（fibrinoid necrosis）是结缔组织和小血管壁常见的坏死形式，过去曾被称为纤维素样变性。
- 组织学特征
  ○ 纤维素样坏死在 HE 染色中呈丝状、颗粒状或小团块状无结构粉染物质，与纤维素的染色性质类似。
  ○ 纤维素样坏死的血管壁可见红染的纤维素样结构，伴中性粒细胞浸润，部分小血管内皮细胞增生肿胀（图 1.3.6a）。
  ○ 发生纤维素样坏死的血管周围组织可见坏死及中性粒细胞为主的炎细胞浸润，伴炎性肉芽组织形成及小血管显著增生（图 1.3.6b）。

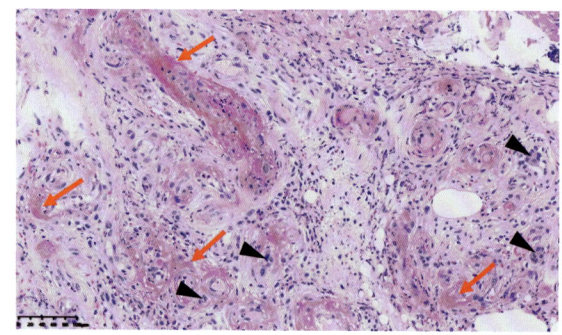
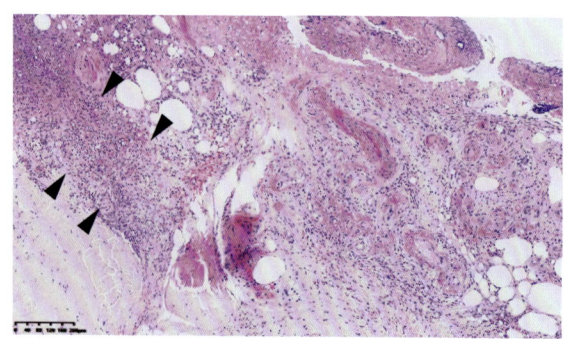

图 1.3.6a 血管壁纤维素样坏死。多个血管壁可见红染的纤维素样坏死（红箭头），部分小血管内皮细胞增生肿胀（黑三角）

图 1.3.6b 血管壁纤维素样坏死。发生纤维素样坏死的血管周围组织可见坏死及中性粒细胞为主的炎细胞浸润（三角）

1.3.7 肝炎中的肝细胞凋亡

- 细胞凋亡（apoptosis）是活体组织内单个细胞程序性死亡的表现形式，是一种细胞主动死亡方式，其形态和生化标志都不同于坏死。
- 组织学特征
  - 肝细胞弥漫水肿，部分肝细胞脂肪变性，汇管区及小叶内可见少量慢性炎细胞浸润，水肿的肝细胞中可见个别体积缩小、胞质嗜酸性增强、核固缩的凋亡细胞，周围无炎细胞反应（图 1.3.7a）。
  - 凋亡细胞进一步退变形成多个凋亡小体（又称嗜酸性小体，Councilman body），凋亡小体呈强嗜酸性，周围有胞膜包裹，细胞核消失（图 1.3.7b）。

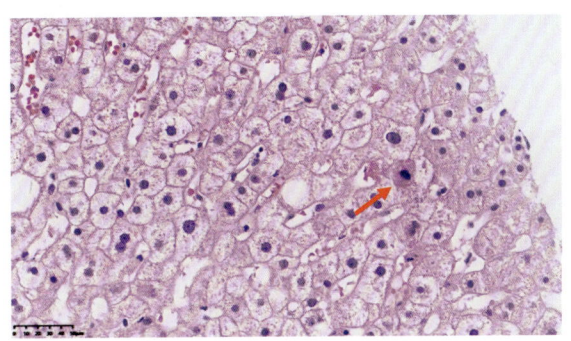

图 1.3.7a 肝炎中的肝细胞凋亡。弥漫水肿、胞质浅染的肝细胞中可见体积缩小、胞质嗜酸性明显增强、核固缩的凋亡细胞（箭头）

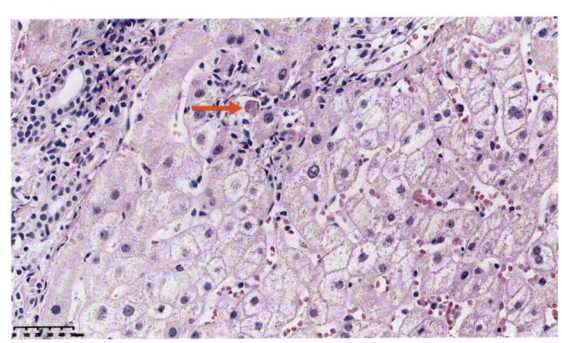

图 1.3.7b 肝炎中的肝细胞凋亡。凋亡小体胞质呈强嗜酸性，细胞核消失（箭头）

第四节　修复性改变

1.4.1　肉芽组织

- 肉芽组织（granulation tissue）在组织损伤修复时起重要作用，由新生的毛细血管及成纤维细胞构成，肉眼可见鲜红湿润，颗粒状，似肉芽，故名。
- 组织学特征
  - 组织疏松水肿，主要由新生的毛细血管及成纤维细胞构成，毛细血管的方向通常垂直于组织创面（图 1.4.1a）。
  - 新生血管管壁菲薄，血管内皮细胞肿胀，间质散布梭形的成纤维细胞，伴有淋巴单核细胞、浆细胞、中性粒细胞及嗜酸性粒细胞等各类炎细胞浸润（图 1.4.1b）。
  - 随着时间延长，间质水分减少，胶原增多，血管数量逐渐减少，管壁逐渐增厚。

1.4.2　真皮瘢痕组织

- 瘢痕（scar）组织是肉芽组织经改建成熟后形成的纤维结缔组织，由大量平行或交错分布的胶原纤维组成。
- 大体呈灰白色，可填补组织损伤形成的缺损，但也常引起组织收缩，如发生在关节附近可能引起活动受限，发生在胃肠道可能引起管腔狭窄。
- 组织学特征
  - 真皮瘢痕组织中纤维组织增生，其内可见成熟的纤维细胞及成熟的小血管，纤维排列方向通常与皮肤表面平行，瘢痕内缺少原有的皮肤附属器等结构（图 1.4.2a）。
  - 瘢痕内纤维细胞及小血管稀少，胶原纤维增多，伴显著玻璃样变性（图 1.4.2b）。

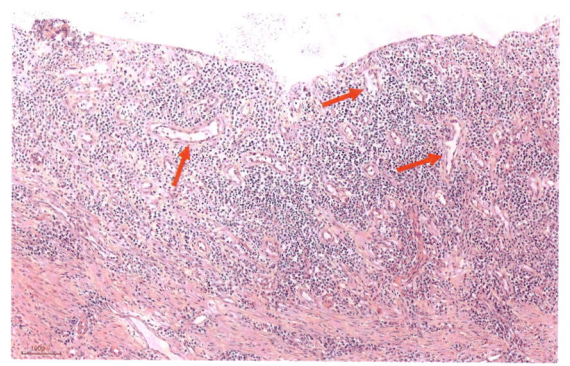

图 1.4.1a 肉芽组织。由新生毛细血管（箭头）及成纤维细胞组成，新生毛细血管的方向多垂直于组织创面

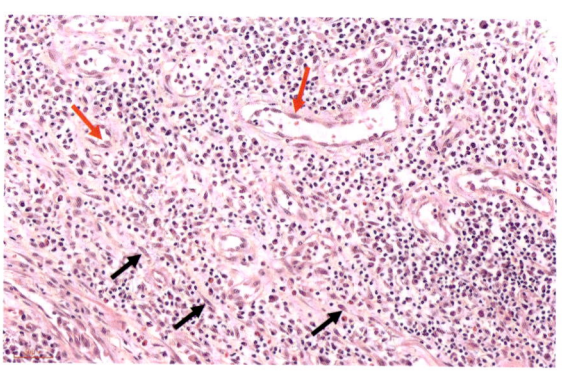

图 1.4.1b 肉芽组织。高倍镜下见毛细血管内皮细胞肿胀（红箭头），间质散布梭形的成纤维细胞（黑箭头）伴各类炎细胞浸润

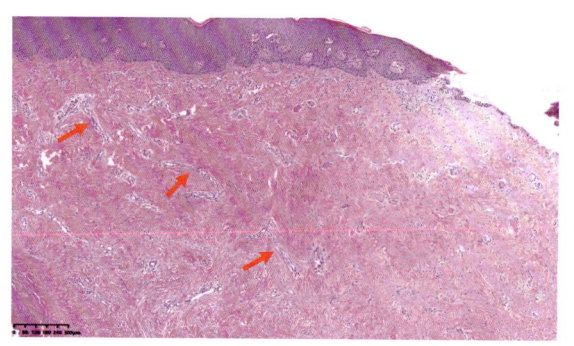

图 1.4.2a 真皮瘢痕组织。瘢痕组织中纤维组织增生，可见成熟的纤维细胞及小血管（箭头），缺少原有的皮肤附属器等结构

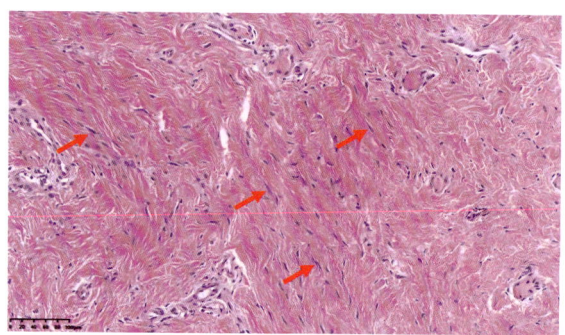

图 1.4.2b 真皮瘢痕组织。高倍镜下见瘢痕内成熟的纤维细胞（箭头），小血管稀少，胶原纤维增多，伴显著玻璃样变性

1.4.3 淋巴结坏死伴钙化及骨化

- 骨和牙齿以外的组织中出现固态钙盐沉积称病理性钙化（pathological calcification），可以是钙盐异常沉淀在坏死或损伤组织局部后导致（营养不良性钙化），也可以是全身钙磷代谢异常导致（转移性钙化）。软组织中出现异位的板层骨样结构称异位骨化（heterotopic ossification），也通常发生在损伤、坏死或异位等部位。
- 组织学特征
  - 淋巴结结构大部分破坏，仅有少量残存的淋巴组织，中央可见红染无结构的颗粒状坏死物，周围可见纤维结缔组织增生包裹（图 1.4.3a）。
  - 坏死组织局灶可见蓝染的颗粒状钙化及粉染的骨化组织（图 1.4.3b）。

1.4.4 骨痂

- 骨痂（osteotylus）是骨折后修复过程中的改变，最初在骨折断端形成血肿，随后血肿由肉芽组织取代并机化形成纤维性骨痂，然后逐渐演变为骨性骨痂，通过软骨化骨、膜内化骨和钙盐沉积使骨折修复。
- 组织学特征
  - 骨及软组织局灶可见坏死伴炎症，破碎的骨组织间肉芽组织及纤维组织增生形成纤维性骨痂（图 1.4.4a）。
  - 局灶增生的成骨细胞形成均质粉染的骨样基质，甚至形成成熟的板层骨即骨性骨痂（图 1.4.4b）。

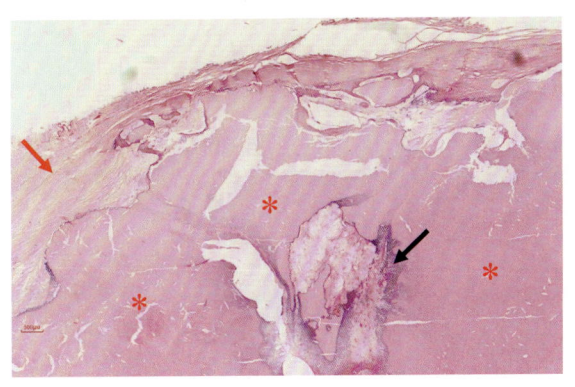
图 1.4.3a 淋巴结坏死伴钙化及骨化。淋巴结结构破坏，中央可见大片红染无结构的颗粒状坏死物（星号），周围纤维结缔组织包裹（红箭头），局灶可见蓝染的颗粒状钙化（黑箭头）

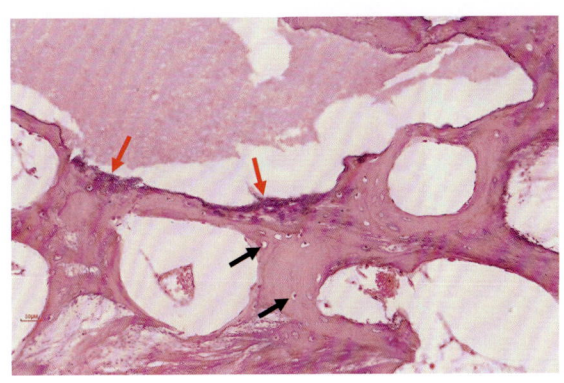
图 1.4.3b 淋巴结坏死伴钙化及骨化。坏死组织局灶可见蓝染的颗粒状钙化（红箭头）及粉染的骨化组织（黑箭头）

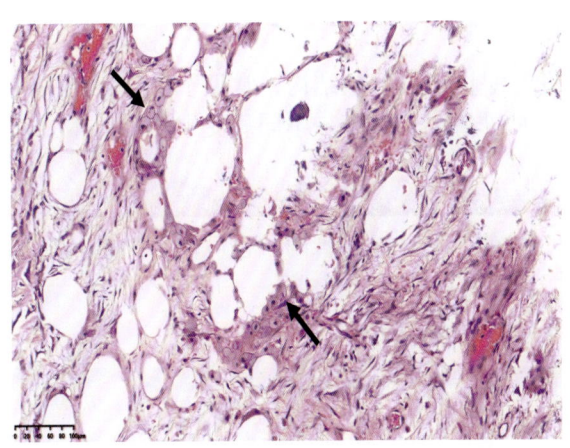
图 1.4.4a 骨痂。骨折后局灶骨组织和髓腔脂肪组织坏死，伴泡沫细胞反应（箭头），肉芽组织及增生的纤维组织形成纤维性骨痂

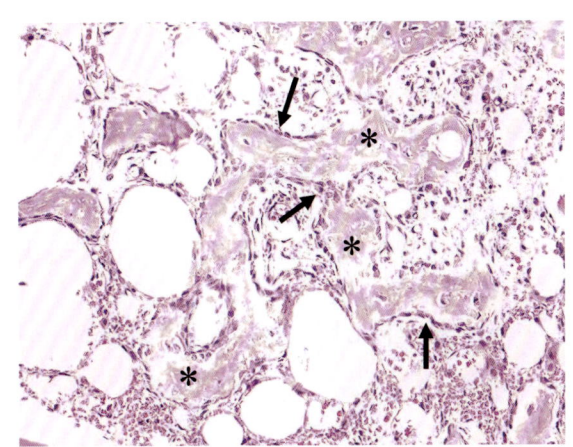
图 1.4.4b 骨痂。骨折发生一段时间后，增生的成骨细胞（箭头）形成均质粉染的骨样基质（星号），即骨性骨痂

1.4.5 创伤性神经瘤

- 创伤性神经瘤（traumatic neuroma）不是真性肿瘤，而是外周神经受损时，断离的两端相隔太远或有瘢痕或其他组织阻隔，或者远端缺失，使再生的轴突不能相连，而与增生的结缔组织混杂在一起，卷曲成团而导致。
- 组织学特征
  - 神经组织受损后发生修复性增生，增生的神经纤维与纤维组织交错缠绕呈丛状（图 1.4.5a）。
  - 丛状的神经纤维在切片中呈多个杂乱分布的断面，可见轴索、施万细胞、神经束膜细胞等各种神经成分（图 1.4.5b）。

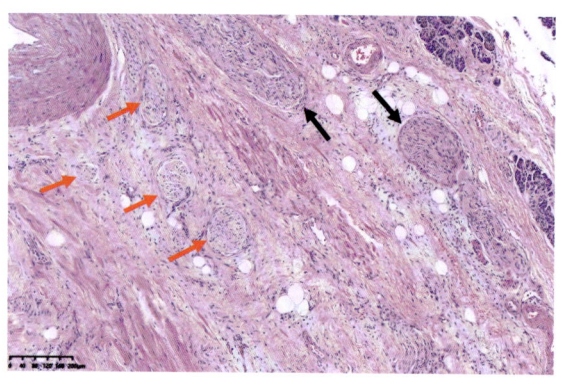 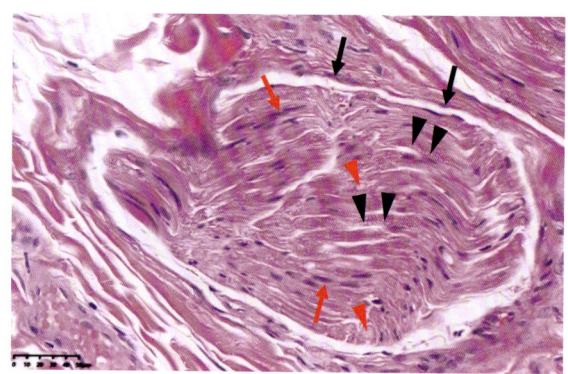

图 1.4.5a 创伤性神经瘤。该病例为胰腺炎后创伤性神经瘤。图示受损修复增生的神经纤维与纤维组织交错排列，神经纤维呈丛状，可见多个纵切面（黑箭头）或横断面（红箭头）

图 1.4.5b 创伤性神经瘤。神经纤维断面中可见轴索（纵切面黑三角，横切面红三角）、施万细胞（红箭头）、神经束膜细胞（黑箭头）等各种神经成分

第五节 病理学形态中的"小体"和色素

1.5.1 砂粒体

- 砂粒体（psammoma body）是一种特殊形式的钙化，呈同心圆层状结构，常见于甲状腺乳头状癌、卵巢浆液性癌和脑膜瘤等肿瘤中，亦可见于一些非肿瘤性病变。不同病变中的砂粒体形成机制不同，化学组成也不尽相同。
- 组织学特征（图 1.5.1a、b）
  - 甲状腺乳头状癌中，砂粒体主要位于乳头核心、肿瘤基质或淋巴管内，也可位于肿瘤引流部位的淋巴结内。
  - 砂粒体呈同心圆层状，蓝染，直径 50～70 μm。

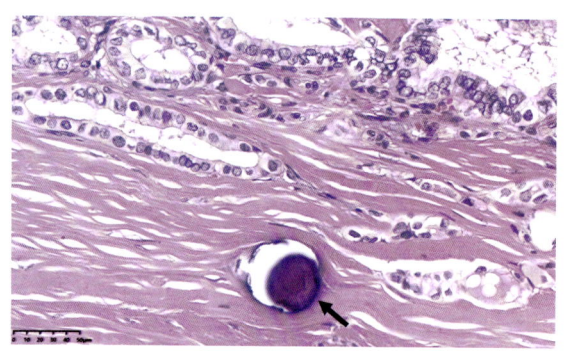 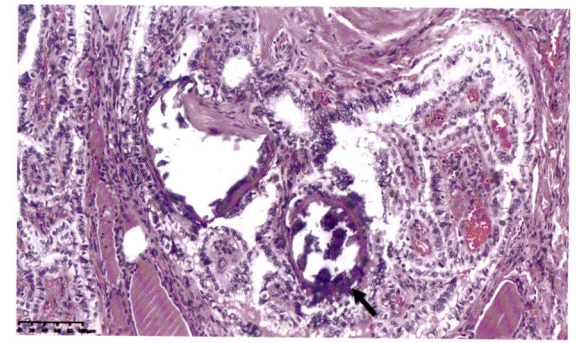

图 1.5.1a 砂粒体。甲状腺乳头状癌粉染的玻璃样变性间质中，可见一蓝染同心圆层状砂粒体（箭头）

图 1.5.1b 砂粒体。位于甲状腺乳头状癌乳头轴心中的砂粒体。砂粒体在制片过程中可能破碎（箭头），注意不要遗漏

思考题 7：砂粒体的形成机制是什么？

1.5.2 拉塞尔小体

- 拉塞尔小体（Russell body）是一种细胞内玻璃样变性，某些病理状态下如炎症或者多发性骨髓瘤时，浆细胞合成大量免疫球蛋白积聚在粗面内质网内形成。
- 组织学特征
  - 此例胃炎患者的胃黏膜活检组织可见黏膜浅层固有膜间质内大量浆细胞浸润，浆细胞内含大量免疫球蛋白，低倍镜下间质呈粉色（图 1.5.2a）。
  - 高倍镜下可见浆细胞胞质和间质内充满大小不等的球状均质粉染的球状拉塞尔小体（图 1.5.2b）。

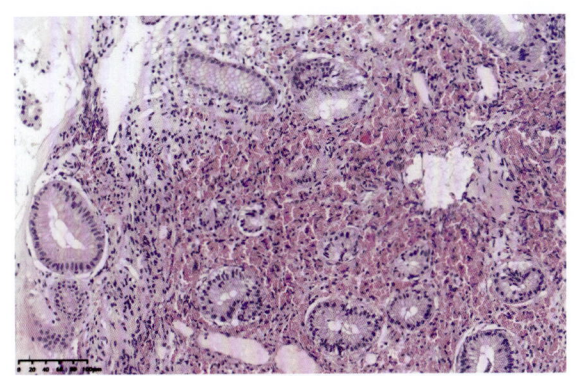

图 1.5.2a 拉塞尔小体。胃黏膜浅层固有膜间质内大量浆细胞浸润，低倍镜下呈粉色调

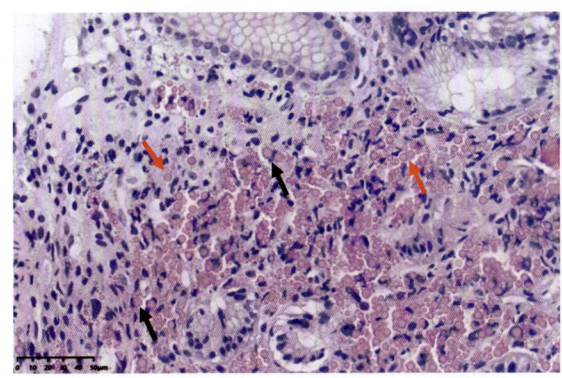

图 1.5.2b 拉塞尔小体。高倍镜下见浆细胞胞质（黑箭头）和间质（红箭头）内大小不等、均质粉染的球状拉塞尔小体

1.5.3 马洛里小体

- 马洛里小体（Mallory body）也是细胞内玻璃样变性的一种，多见于酒精性肝病时，由肝细胞角质蛋白中间丝变性缠绕形成。
- 组织学特征
  ◇ 肝细胞弥漫水肿，部分肝细胞脂肪变性。
  ◇ 个别肝细胞胞质内可见均质红染的圆形或不规则形状的马洛里小体（图 1.5.3）。

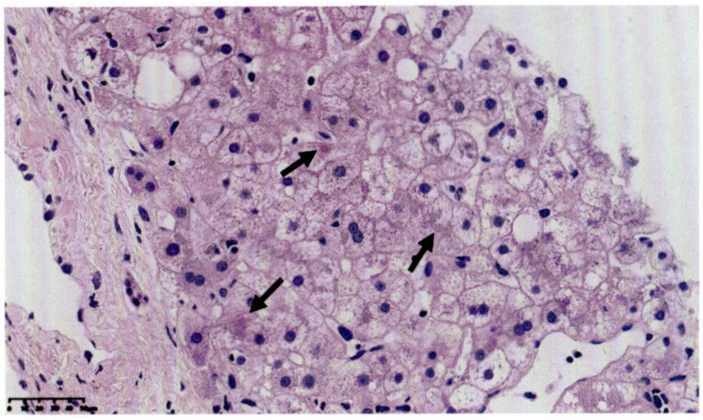

1.5.4 Verocay 小体

- 组织学特征（图 1.5.4a、b）
  ◇ 典型的神经鞘瘤存在 Antoni A 区和 Antoni B 区两种结构，Antoni A 区由致密的梭形细胞组成，细胞界限不清，中间为粉染无核的合体样胞质，细胞核呈栅栏状排列在周边，此形态称 Verocay 小体（图 1.5.4a、b）。

图 1.5.3 马洛里小体。肝细胞水肿、脂肪变性，个别肝细胞胞质内可见均质红染的圆形或不规则形状的马洛里小体（箭头）

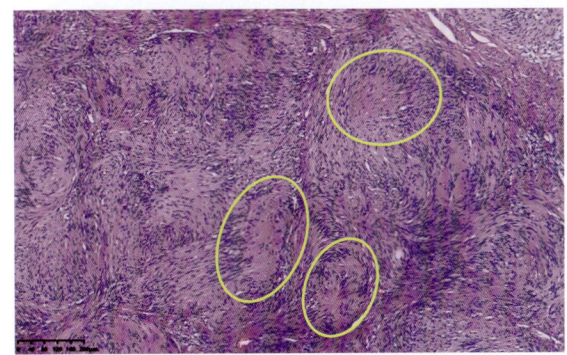

图 1.5.4a Verocay 小体。神经鞘瘤 Antoni A 区的 Verocay 小体，中间为粉染的合体样胞质，细胞核呈栅栏状排列在周边（圈内）

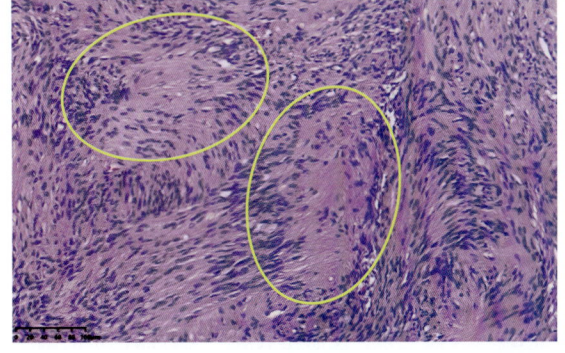

图 1.5.4b Verocay 小体。高倍镜下见 Verocay 小体中央粉染的胞质和周围栅栏状排列的细胞核

1.5.5 可染小体

- 淋巴组织反应性增生时，细胞可以有效地清除免疫系统自身产生的废物，包括死亡的细胞和蛋白质，以防止细胞内抗原造成二次坏死和自身免疫系统激活。吞噬了细胞核碎片的巨噬细胞称为可染小体巨噬细胞，被吞噬的核碎片即为可染小体（tingible body）。

- 组织学特征
  - 正常生发中心内可见胞质相对透亮的巨噬细胞，透亮的胞质内可见被吞噬的蓝染细胞核碎片（图 1.5.5 a、b）。

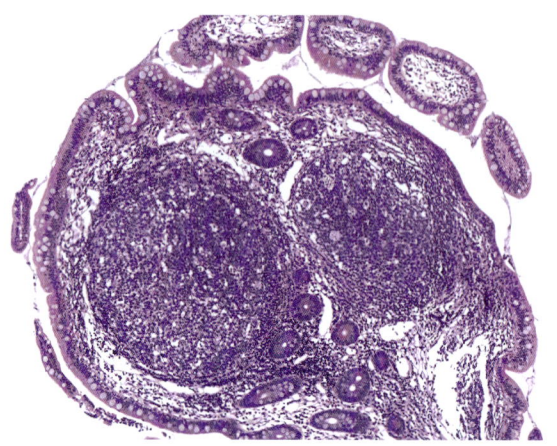

图 1.5.5a　可染小体。小肠黏膜增生的淋巴滤泡，生发中心可见胞质透亮浅染的巨噬细胞，其内见蓝染的点状核碎片

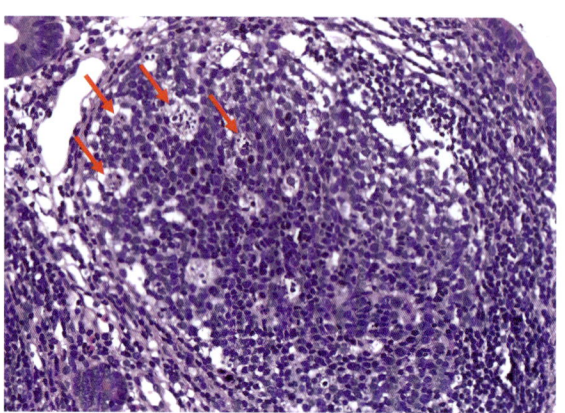

图 1.5.5b　可染小体。高倍镜下见生发中心巨噬细胞胞质内蓝染的点状可染小体（箭头）

1.5.6　黑色素

- 黑色素（melanin）由黑色素细胞的黑色素小体合成，正常情况下主要存在于皮肤基底层，黑色素小体和黑色素颗粒可以被转运到邻近的基底细胞，也可被吞噬细胞吞噬。黑色素细胞来源的肿瘤也可产生黑色素，可以成为肿瘤诊断的重要线索。
- 组织学特征（图 1.5.6a、b）
  - 皮肤基底层可见黑色素细胞，核呈卵圆形，核周可见透明空晕。
  - 黑色素颗粒位于胞质内，呈棕褐色，颗粒细小，不具折光性。
  - 黑色素颗粒可进入周围鳞状上皮细胞内，也可被真皮的巨噬细胞吞噬（又称噬色素细胞）。

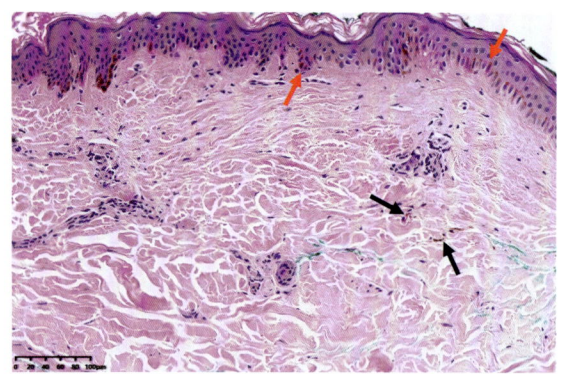

图 1.5.6a　黑色素。皮肤基底层可见含黑色素的细胞（红箭头），真皮可见吞噬色素的组织细胞（黑箭头）

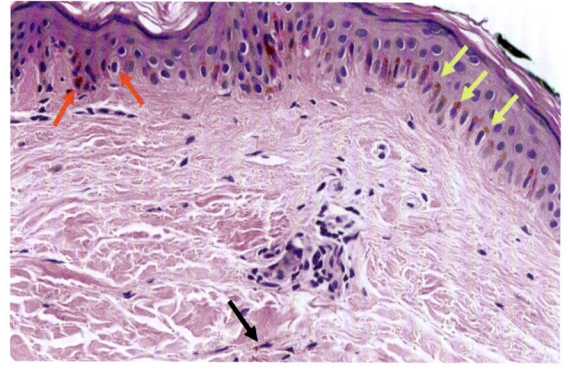

图 1.5.6b　黑色素。高倍镜下见上皮内的含色素细胞既有产生色素的黑色素细胞（红箭头），也有含有被转运的色素的基底细胞（黄箭头），真皮内可见噬色素细胞（黑箭头）。

1.5.7　含铁血黄素

- 含铁血黄素（hemosiderin）是血红蛋白代谢的中间产物，被巨噬细胞吞噬的血红蛋白经溶酶体消化，其中的三价铁离子与蛋白形成铁蛋白微粒，聚集在一起的铁蛋白微粒即形成光镜下可见的色素。

- 多见于出血或长期淤血的区域，也可因铁摄入过多、溶血性贫血和铁代谢障碍等导致全身性含铁血黄素沉积。
- 组织学特征
    - 含铁血黄素颗粒可以位于巨噬细胞胞质内或间质中，周围组织可以有小血管增生或纤维组织增生等损伤后反应性改变（图 1.5.7a）。
    - 高倍镜下可见含铁血黄素颗粒呈棕黄色或金黄色，颗粒大小不一，具有折光性（图 1.5.7b），可通过抬起或放下聚光器更好地观察。
    - 含铁血黄素颗粒可以被普鲁士蓝染成蓝色（e 图 1.5.7c）。

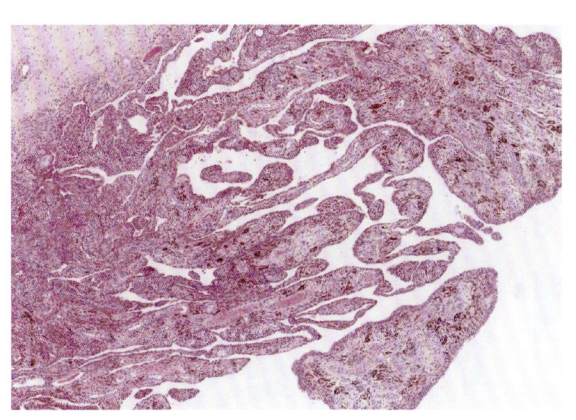

图 1.5.7a 含铁血黄素。绒毛结节性色素性滑膜炎的滑膜组织呈乳头状增生，可见大量含铁血黄素沉积使组织呈褐色

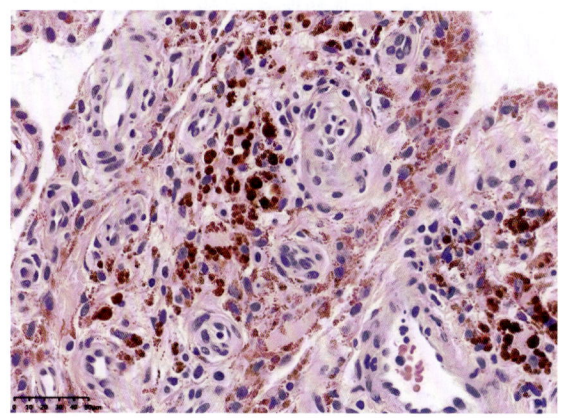

图 1.5.7b 含铁血黄素。高倍镜下见含铁血黄素颗粒位于巨噬细胞胞质内及组织间质中。颗粒呈棕黄色，大小不一，具有折光性

1.5.8 肝组织内胆色素沉积

- 正常肝组织中看不到胆汁的存在，但当胆道阻塞或肝细胞损伤时，肝细胞或胆管内可见胆汁淤积，光镜下可以看到的成分主要是胆红素，又称胆红素沉积（bilirubinostasis）。
- 组织学特征
    - 根据发生的原因不同，胆色素可沉积在肝细胞胞质内、肝细胞侧面的毛细胆管内或汇管区小胆管内。肝小叶结构可正常或伴有纤维化（图 1.5.8a）。
    - 胆色素颗粒粗糙，呈金黄色，普鲁士蓝染色阴性（图 1.5.8b）。

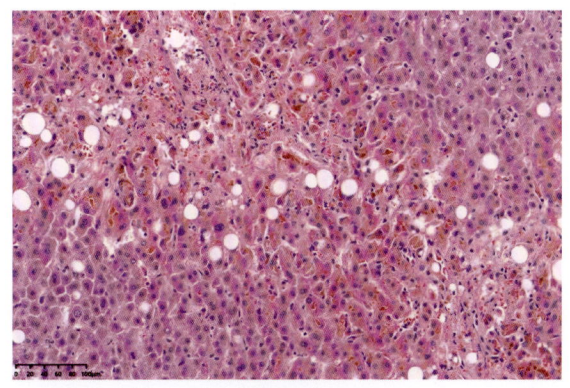

图 1.5.8a 肝组织内胆色素沉积。肝阻塞性黄疸的肝组织低倍镜下可见金黄色胆色素沉积，以小叶周边为主

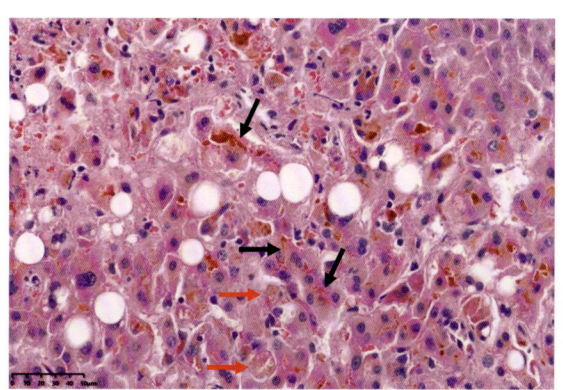

图 1.5.8b 肝组织内胆色素沉积。高倍镜下见金黄色胆色素颗粒沉积在肝细胞侧面的毛细胆管内（黑箭头），少数肝细胞内也可见胆色素沉积（红箭头）

思考题8：含铁血黄素和胆色素的区别是什么？

（刘海静 编写　张　波 审校）

主要参考文献

[1] 步宏，李一雷. 病理学. 9版. 北京：人民卫生出版社，2018：5-43.

[2] 陈杰，步宏. 临床病理学. 2版. 北京：人民卫生出版社，2021：496-507.

[3] Herrington CS. Muir's textbook of pathology. 15th ed. Boca Raton：CRC Press，2014：49-76.

[4] Kumar V, Abbas AK, Aster JC. Robbins & Cotran pathologic basis of disease. 10th ed. Philadelphia：Elsevier，2020：14-124.

[5] Molavi DW. The practice of surgical pathology. 2nd ed. Cham：Springer，2018：1-53.

第二章

心血管系统疾病

◎ 学习目标

1. 掌握正常心脏的结构和组织学特征。
2. 了解心内膜炎、心肌炎、心肌病和心包炎的基本概念和主要类型。
3. 掌握风湿病的基本概念和风湿性心脏病的基本病理变化。
4. 掌握动脉粥样硬化症和冠状动脉硬化性心脏病、心肌梗死的基本概念和主要病理变化。
5. 掌握高血压病的基本概念,熟悉高血压病的病理形态学特征。
6. 熟悉常见血管炎累及的血管类型和病理学形态学特征。
7. 熟悉主动脉夹层的病因和病理形态学特征。
8. 掌握心脏常见肿瘤类型和病理形态学特征。

数字资源图片

思考题答案

第一节　心脏炎症性疾病及心肌病

2.1.1　正常心脏结构与组织学

- 心脏是由左右心房及左右心室组成的肌性腔室,心脏游离壁由心内膜、心肌膜及心外膜三层结构组成,左右心之间的间隔由心肌与两侧的心内膜共同构成(图2.1.1a、b)。
- 心内膜由位于表面的内皮及疏松结缔组织构成,其中,也含有少量平滑肌、血管神经及心脏传导系统的分支;正常心室内膜菲薄,心房内膜稍厚,一般均不含脂肪组织。
- 心肌膜主要由心肌细胞构成,心室肌层厚于心房肌层,尤以左室最厚。

- 心外膜位于心脏外表面，也称为脏层心包，与壁层心包相连续并构成心包腔。心外膜表面被覆间皮细胞，其下方为含有血管、神经及脂肪的结缔组织。脂肪量随年龄及体脂量的不同有所差异（e 图 2.1.1c）。
    - 心瓣膜包括房室瓣（二尖瓣与三尖瓣）、主动脉瓣和肺动脉瓣。心瓣膜由心内膜折叠而成，其表面衬覆内皮细胞，深部为致密结缔组织（e 图 2.1.1d）。

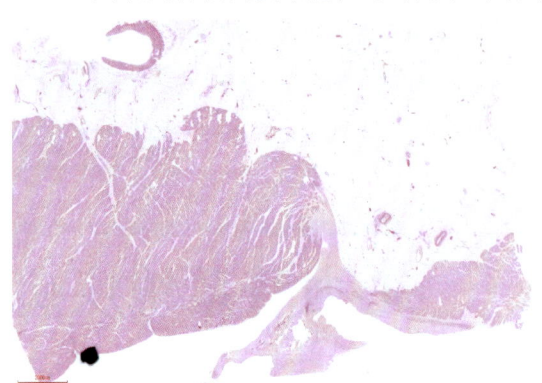

图 2.1.1a 正常心脏组织学。图示左心房（右侧）、二尖瓣、左心室（左侧），外膜脂肪组织中可见冠状动脉断面

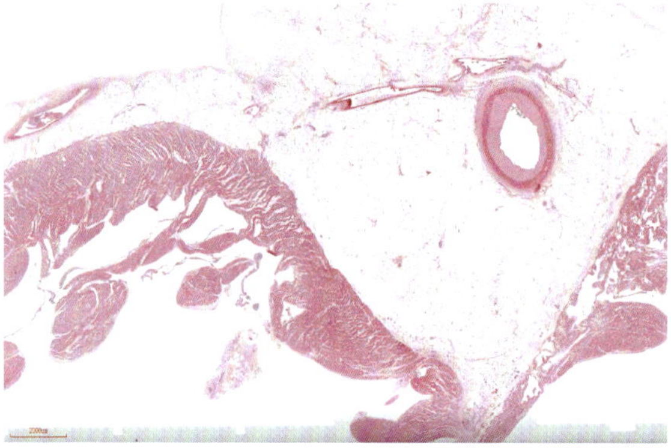

图 2.1.1b 正常心脏组织学。图示右心房（右侧）和右心室（左侧）及右冠状动脉

2.1.2 风湿性心肌炎（rheumatic myocarditis）

- 风湿病（Rheumatism）是一种与 A 组 β 溶血性链球菌相关的变态反应性疾病，主要侵犯全身结缔组织，常累及心脏、关节、皮肤、动脉、脑等器官。
- 累及心脏时，通常左心比右心更易受累，心室病变比心房更常见。
- 组织学特征
    - 病变主要累及心肌间质，而心肌细胞病变不明显，部分病例可同时伴有心内膜炎和（或）心外膜炎。
    - 活动期病变心肌间质小血管附近可见散在分布的肉芽肿结构（也称为 Aschoff 小体或风湿小体）（图 2.1.2a），小体中央为纤维素样坏死，周围是成团聚集的、单核或多核、核膜清晰、胞质丰富的巨噬细胞，称作风湿细胞或 Aschoff 细胞，细胞核空泡状，染色质聚集在核中央并呈细丝状向核膜扩散，横切面形似鹰眼又名鹰眼细胞，纵切面形似毛虫（图 2.1.2b）。
    - 外围可见少量散在淋巴浆细胞及成纤维细胞。
    - 陈旧性病变中风湿细胞不明显，常表现为小血管周围轻度纤维化，并导致心肌间质多灶性梭形瘢痕形成。

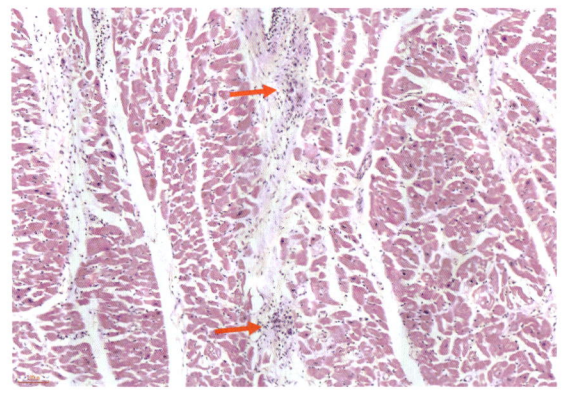

图 2.1.2a 风湿性心肌炎。心肌间质小血管旁可见散在分布的风湿肉芽肿（箭头）

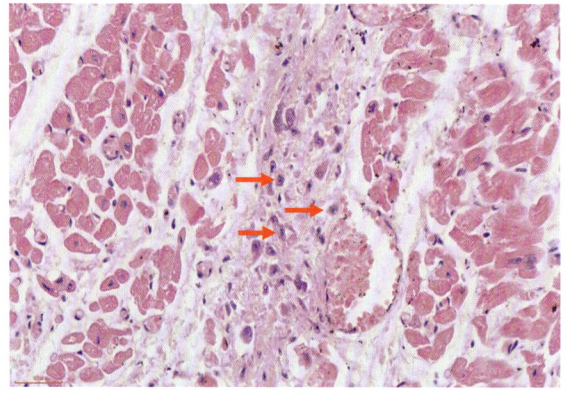

图 2.1.2b 风湿性心肌炎。高倍镜下见风湿小体及其中的风湿细胞（箭头）

思考题 1：风湿性心肌炎的心肌间质中风湿细胞的来源、功能及结局分别是什么？

2.1.3 风湿性心内膜炎（rheumatic endocarditis）

- 组织学特征
    - 风湿性瓣膜病变最常见于二尖瓣，活动期常同时伴有心肌炎和心外膜炎。
    - 病变心内膜增厚，间质可有黏液变性及纤维素样坏死，部分坏死呈条索或带状，坏死灶周有巨噬细胞呈单层或复层栅栏状排列（图 2.1.3a），有时也出现内膜下肉芽肿（图 2.1.3b）。
    - 病变后期因疾病反复发作，肉芽肿细胞成分减少，纤维增生并累及瓣膜及腱索，导致瓣膜狭窄或关闭不全而发生慢性风湿性心瓣膜病。

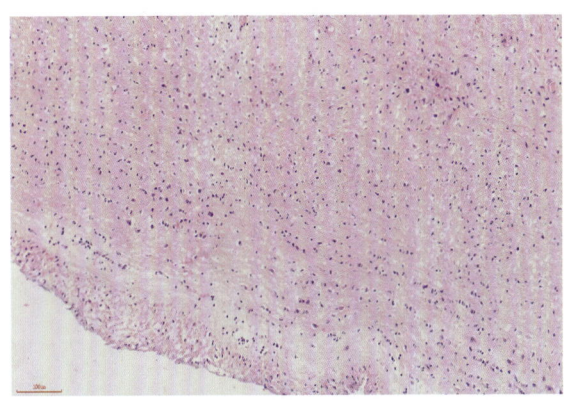 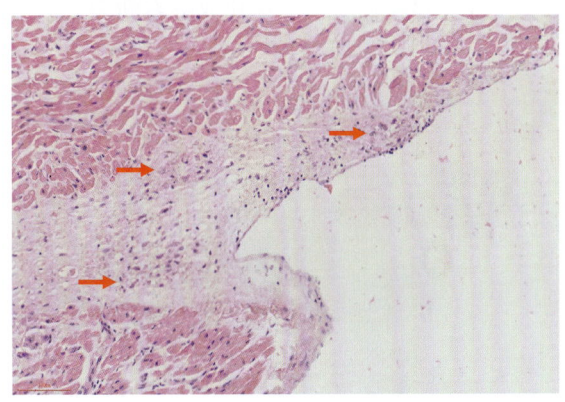

图 2.1.3a 风湿性心内膜炎。瓣膜间质内风湿细胞呈栅栏状排列

图 2.1.3b 风湿性心内膜炎。心内膜下可见风湿肉芽肿（Aschoff 小体）

思考题 2：McCallum 斑与风湿性心内膜炎有关系吗？

2.1.4 无菌性血栓性心内膜炎（nonbacterial thrombotic endocarditis）

- 本病常见于恶性肿瘤、慢性消耗性疾病晚期、弥散性血管内凝血（DIC）患者，故又称为"消耗性心内膜炎""终末期心内膜炎"。
- 不同于感染性心内膜炎，本病一般不引起心脏或瓣膜功能损害。
- 大体特征：赘生物息肉状或桑葚样突向心房，色鲜红，直径 1～4 mm 不等，易脱落引起栓塞。
- 组织学特征
    - 病变瓣膜上出现由纤维素、血小板及红细胞构成的赘生物（图 2.1.4a、b）。
    - 缺乏病原体或明显中性粒细胞渗出等感染证据。

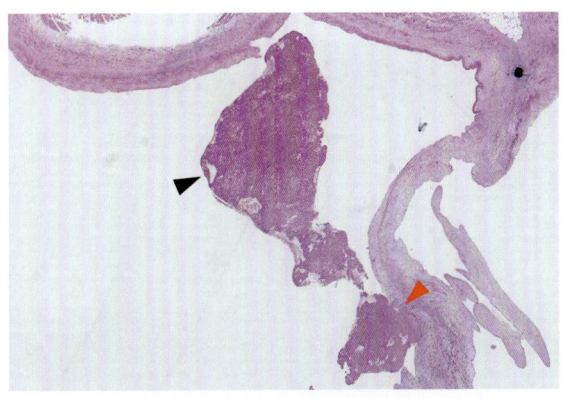 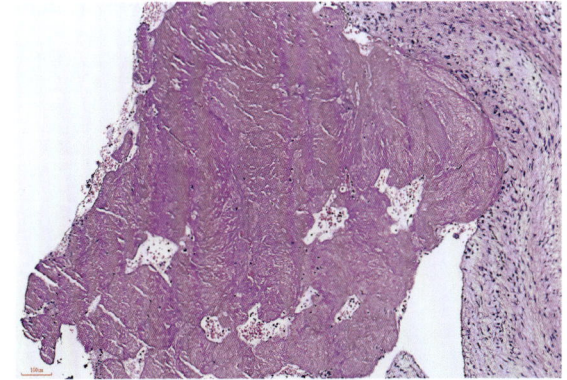

图 2.1.4a 无菌性血栓性心内膜炎。图示二尖瓣表面的赘生物（黑箭头），红箭头所指为赘生物附着于瓣膜处

图 2.1.4b 无菌性血栓性心内膜炎。高倍镜下见赘生物主要由纤维素、血小板及红细胞构成，无细菌菌落

思考题 3：无菌性血栓性心内膜炎赘生物形成的原因是什么？

2.1.5 急性细菌性心内膜炎（acute bacterial endocarditis）

- 常由致病力较强的细菌感染引起，多为严重感染的并发症，一半以上的病例发生于既往正常心瓣膜，主动脉瓣及二尖瓣多见；
- 大体特征：赘生物较大，灰黄或灰绿，污秽，质脆易脱落。
- 组织学特征
  - 瓣膜赘生物由大量细菌菌落、红细胞、血小板及纤维素构成，常有明显的坏死及组织破坏（图 2.1.5a、b）。
  - 可引起瓣膜溃疡、穿孔或腱索断裂。

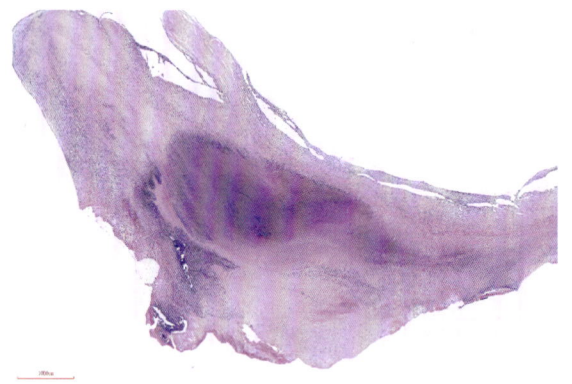

图 2.1.5a 急性细菌性心内膜炎。图示赘生物（主体已脱落）中含有细菌菌落，可见明显坏死及瓣膜破坏

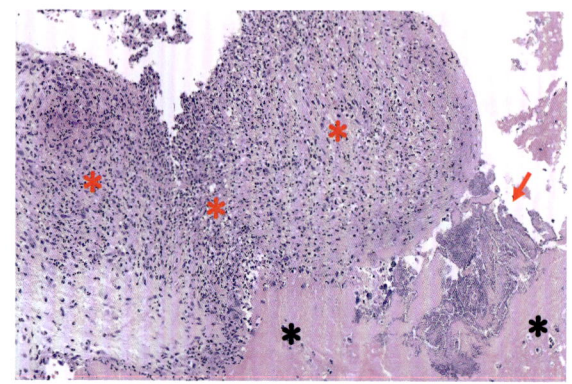

图 2.1.5b 急性细菌性心内膜炎。赘生物由血栓（黑星号）、细菌菌落（箭头）及坏死组织（红星号）构成

思考题 4：急性细菌性心内膜炎为何多见于左心瓣膜？右侧心内膜炎有哪些不同于左侧的特点？

2.1.6 亚急性细菌性心内膜炎（subacute bacterial endocarditis）

- 常由致病力相对弱的细菌感染引起，多见于既往有病变、先天性心脏病或瓣膜修补术后，二尖瓣及主动脉瓣多见。
- 大体特征：瓣膜赘生物扁平或息肉状，体积大，色灰黄，干燥，质脆
- 组织学特征
  - 瓣膜赘生物由细菌菌落、红细胞、血小板及纤维素构成（图 2.1.6a）。
  - 基底部常见明显的机化反应（图 2.1.6b）。
  - 溃疡坏死等组织破坏性病变相对较轻或缺如。

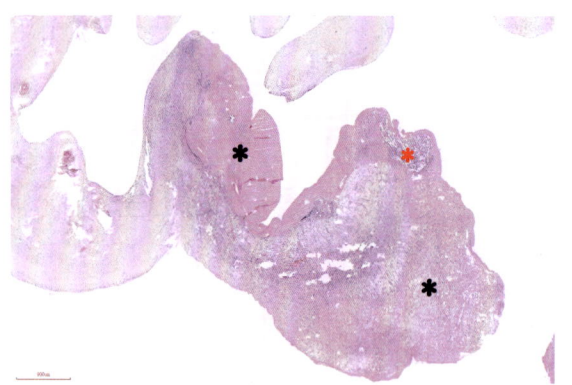

图 2.1.6a 亚急性细菌性心内膜炎。瓣膜破坏不明显，赘生物由血栓（黑星号）和细菌菌落（红星号）构成

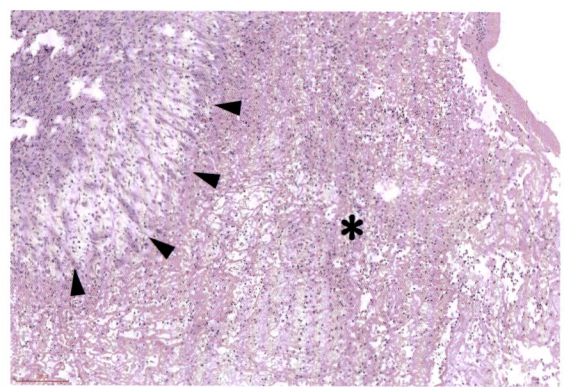

图 2.1.6b 亚急性细菌性心内膜炎。高倍镜下见血小板及纤维素构成的赘生物（星号）和基底部的肉芽组织（箭头）

2.1.7 病毒性心肌炎

- 病毒性心肌炎（viral myocarditis）是各种病毒感染所导致的心肌炎症，多见于婴幼儿，其他年龄段也可发病。
- 病变相对多见于左心，尤其是左心室侧壁。
- 组织学特征
  - 心肌间质淋巴单核细胞灶状或弥漫浸润，伴单个或小灶状心肌纤维的变性坏死（图 2.1.7）。
  - 本病组织学改变不具特异性，确切诊断需要结合病原学上病毒感染的证据。

思考题 5：形态学诊断病毒性心肌炎的标准是什么？

思考题 6：如何区别病毒性心肌炎与急性心肌梗死？

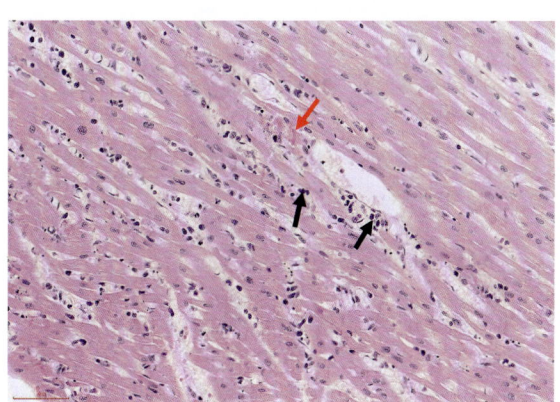

图 2.1.7　病毒性心肌炎。心肌间质以 T 淋巴细胞和单核细胞为主的炎细胞浸润（黑箭头），偶见中性粒细胞，可见小灶状心肌细胞坏死（红箭头）

2.1.8 特发性心肌炎

- 特发性心肌炎（idiopathic myocarditis）是指病因不明（缺少病因学证据），局限于心肌层而心内膜及心外膜无明显受累的心肌炎，也称为孤立性心肌炎（isolated myocarditis）和 Fiedler 心肌炎。
- 多见于 20～50 岁年轻人，临床表现为暴发性心肌炎，发病急骤，进展快，易导致急性心功能不全或心源性休克而猝死。
- 大体特征：心肌质软，色泽斑驳。病变常弥漫累及左右心室，心房亦可受累。
- 组织学特征
  - 多数病例表现为心肌间质大量淋巴、浆细胞及单核细胞，少量中性粒细胞及嗜酸细胞弥漫性浸润，伴相对较轻的心肌细胞变性坏死（图 2.1.8a、b）。这型也称为弥漫性特发性间质性心肌炎，目前认为其发病大多可能与病毒感染有关。
- 少数病例表现为间质出现肉芽肿或淋巴单核细胞背景下出现多量巨细胞，也称为特发性肉芽肿性或巨细胞性心肌炎。该型部分病例发病可能与药物或免疫异常有关。

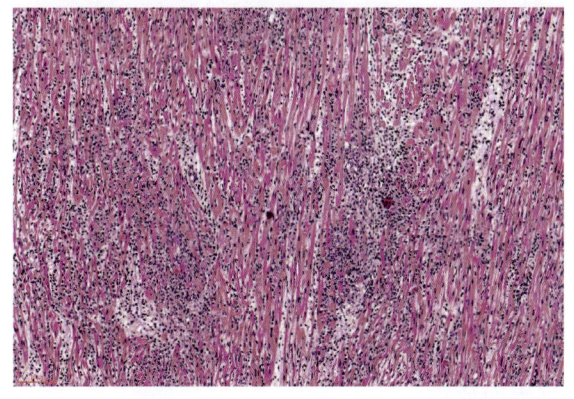

图 2.1.8a　弥漫性特发性间质性心肌炎。炎症细胞弥漫浸润心肌间质

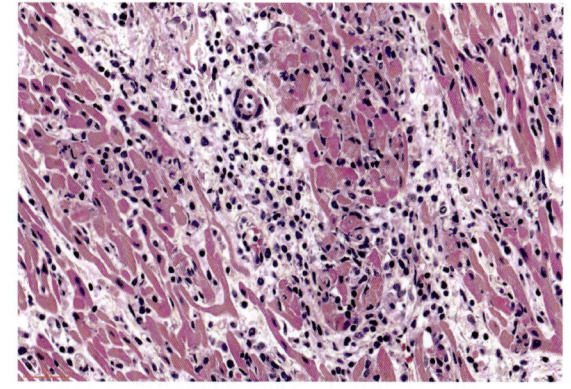

图 2.1.8b　弥漫性特发性间质性心肌炎。高倍镜下见心肌间质浸润的炎细胞以淋巴细胞、浆细胞和单核细胞为主，心肌细胞不同程度变性坏死

2.1.9 心包炎

- 心包炎（pericarditis）是指各种原因（感染性或非感染性原因）导致脏、壁层心包的炎症，根据病程可分为急性（渗出性）心包炎与慢性心包炎。

- 组织学特征
  - 急性心包炎根据渗出成分不同，可表现为浆液性炎、纤维素性炎（图 2.1.9）、出血性炎、化脓性炎等。
  - 慢性心包炎多继发于急性心包炎，根据渗出物吸收及机化程度的不同，可分为粘连性心包炎及缩窄性心包炎。

2.1.10 肥厚性心肌病

- 肥厚性心肌病（hypertrophic cardiomyopathy）是在排除系统性（如高血压和瓣膜病）或代谢性疾病所导致的左心肥厚情况下，病因不明的以左心室肥厚为特征的心肌疾病。患者常存在肌小节编码基因或肌小节蛋白相关基因的异常。可分为梗阻性与非梗阻性两型。
- 大体特征
  - 病变心脏体积增大，心腔缩小，重量增加（常为正常重量的 1～2 倍，最高可达 1000g 以上）。诊断标准为左室厚度超过 1.5cm，有家族史者超过 1.3cm 即可诊断。
  - 梗阻性病例常表现为室间隔基底部明显增厚，室间隔与左室游离壁厚度之比超过 1.5（正常约 0.95）。
- 组织学特征
  - 病变处心肌纤维明显肥大，排列紊乱，纵横交错；心肌细胞核大浓染，且大小不一，可见畸形或怪异核（图 2.1.10）。
  - 心肌间质不同程度纤维化。

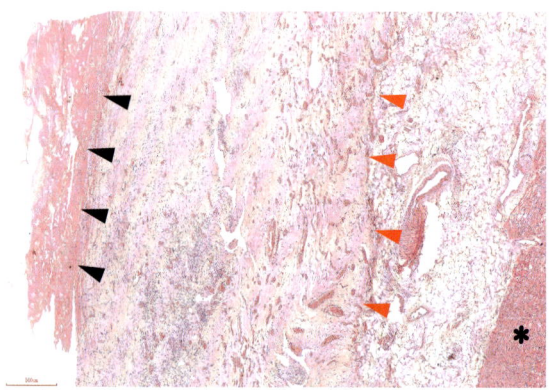

图 2.1.9 纤维素性心外膜炎/心包炎。心脏表面依次为渗出的纤维素（黑箭头）、肉芽组织（红箭头）、心外膜及心肌层（星号）

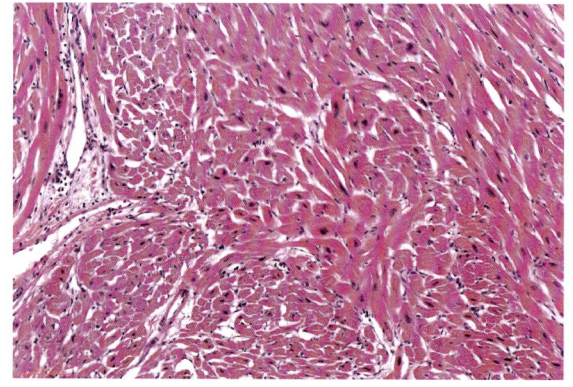

图 2.1.10 肥厚性心肌病。心肌纤维增粗，排列紊乱，细胞核大浓染

思考题 7：肥厚性心肌病是常染色体显性遗传病，是否可以仅凭常规基因检测做出疾病诊断？

2.1.11 心内膜弹力纤维增生症

- 心内膜弹力纤维增生症（endocardial fibroelastosis）多见于婴幼儿，超过 2/3 病例发生于 1 岁以内，青少年及成人罕见。可导致患儿充血性心力衰竭而死亡。
- 大体特征：心脏增大，心腔扩张，心尖钝圆，左心室、尤其是流出道内膜弥漫增厚，达数毫米，典型病例呈瓷白色改变。
- 组织学特征
  - 增厚心内膜主要由胶原纤维及弹力纤维构成，弹力纤维多层平行排列（图 2.1.11a、b）。
  - 心肌层及心外膜改变不明显。

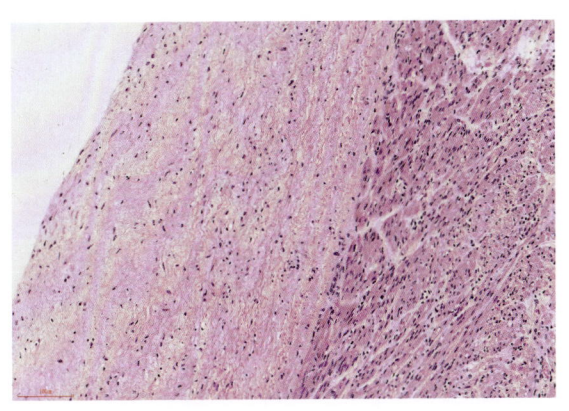

图 2.1.11a　心内膜弹力纤维增生症。心内膜明显增厚，可见多层粉染平行排列的弹力纤维

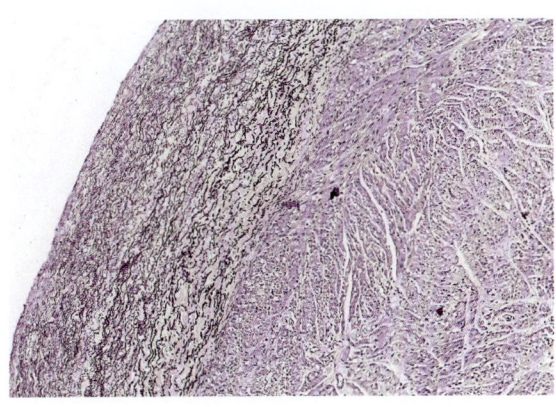

图 2.1.11b　心内膜弹力纤维增生症。弹力纤维染色突出显示内膜中增生的弹力纤维

2.1.12　淀粉样心肌病

- 淀粉样心肌病（amyloid cardiomyopathy）也称为心脏淀粉样变性，是指心脏组织内大量淀粉样物质沉积，并最终导致心脏舒张功能受限和（或）收缩功能降低的一类疾病。
- 本病多为全身系统性淀粉样变性的一部分，中老年男性多见。部分病例可有遗传背景。
- 组织学特征
  - 淀粉样物质主要沉积于心肌间质和（或）血管壁，片状或网状分布的无定形物质常导致心肌细胞间隔增宽，后期常伴心肌细胞萎缩（图 2.1.12）。
  - 淀粉样物质可用刚果红染色，偏光镜下呈绿色反应证实。

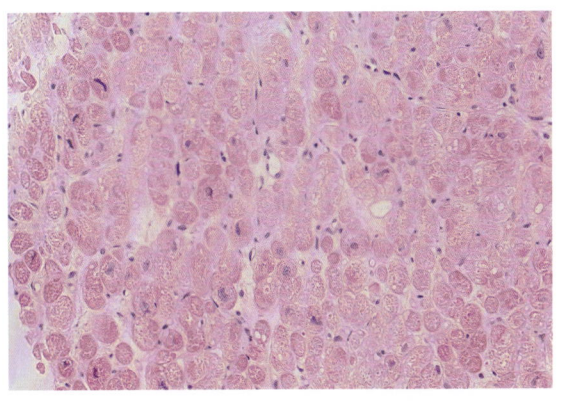

图 2.1.12　淀粉样心肌病。心肌细胞间隔增宽，其间大量粉染无定形物质沉积，部分心肌细胞萎缩

第二节　动脉粥样硬化症

2.2.1　主动脉粥样硬化症

- 主动脉粥样硬化症（aortic atherosclerosis）病变常见于主动脉后壁及动脉分支处。基本病变分为脂纹期、纤维斑块期及粥样斑块期。
- 大体特征
  - 早期表现为动脉内膜轻微隆起性黄色病变（脂纹期），随之动脉内膜局限性增厚，黄白呈色（纤维斑块期），后期动脉内膜明显增厚，斑块内坏死物质呈粥样（粥样斑块期）。
  - 严重病例在斑块基础上继发斑块内出血、斑块破裂、血栓形成、钙化及动脉瘤形成等。
- 组织学特征
  - 脂纹期镜下主要为泡沫细胞聚集及细胞外基质增多（图 2.2.1a）。
  - 纤维斑块和粥样斑块期表层为明显玻璃样变的纤维帽，粥样斑块期纤维帽下方为粉染的无结构坏死组织，坏死组织内可见胆固醇结晶（图 2.2.1b），斑块边缘及底部可有少许泡沫细胞、淋巴细胞及肉芽组织。

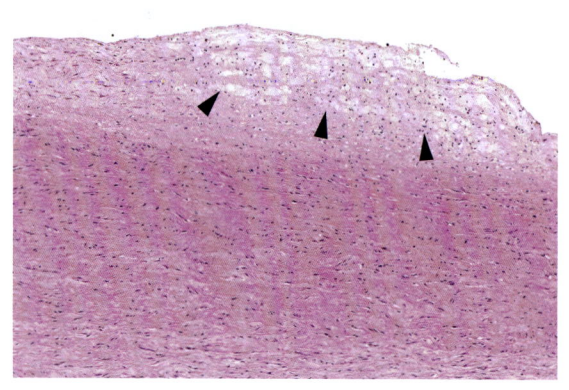

图 2.2.1a 主动脉粥样硬化症（脂纹期）。内皮下可见局灶聚集的泡沫细胞（箭头）

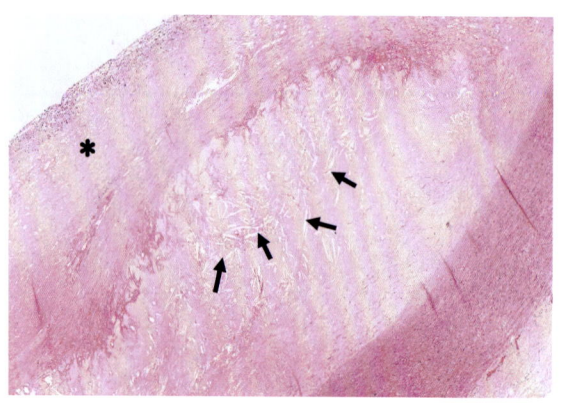

图 2.2.1b 主动脉粥样硬化症（粥样斑块期）。可见表层玻璃样变的纤维帽（星号）及其下方由坏死组织及胆固醇结晶（箭头）等组成的粥样物质

2.2.2 冠状动脉粥样硬化症

- 冠状动脉粥样硬化症（coronary atherosclerosis）病变可见于冠状动脉各支，但以前降支最为常见。
- 大体特征：病变冠脉多表现为节段性分布的偏心性狭窄，常以近心端为著。
- 组织学特征
    - 冠状动脉内膜不规则增厚，隆起，管腔狭窄。隆起处可见粥样物质沉积及胆固醇结晶形成。周围可见结缔组织增生并呈玻璃样变性和钙质沉着。
    - 动脉中膜可明显萎缩，外膜可见少量淋巴单核细胞浸润（图 2.2.2a）。
    - 部分严重病例可出现血栓形成、机化、钙化、斑块出血等继发改变（图 2.2.2b）。

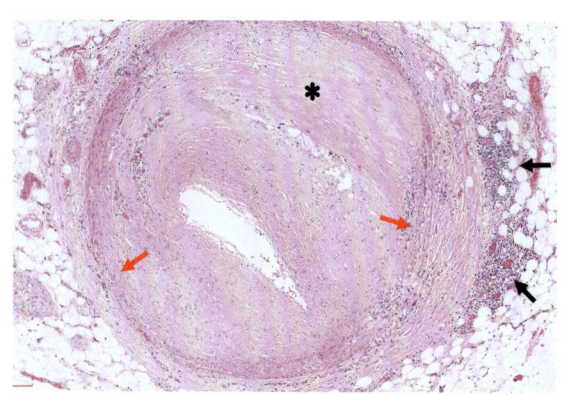

图 2.2.2a 冠状动脉粥样硬化症。可见冠状动脉内膜增厚玻璃样变（星号），管腔狭窄，中膜萎缩（红箭头）及外膜炎细胞浸润（黑箭头）

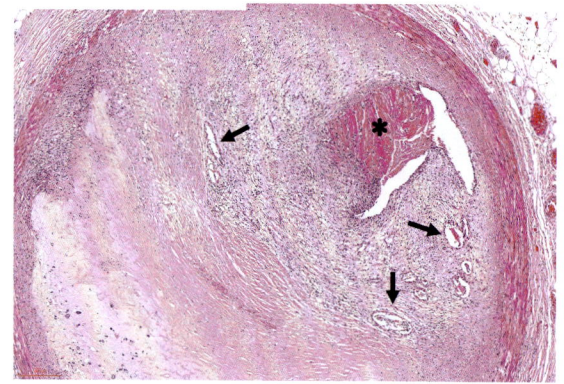

图 2.2.2b 冠状动脉粥样硬化症。继发血栓形成（星号）及机化再通（箭头）

思考题 8：冠状动脉粥样硬化症根据其狭窄程度分级的意义是什么？

2.2.3 心肌梗死

- 心肌梗死（myocardial infarct）大多属于贫血性梗死，梗死区形状不规则，与阻塞血管的供血区域对应，其形态学改变常呈现一个动态演进过程。
- 心肌梗死一般在发生 6～8 小时后，才能在形态学上可以辨认，大致可分为急性、亚急性（近期）、陈旧性等三个阶段。

- 组织学特征
  - 急性期心肌纵横纹结构消失，细胞核消失，可见收缩带坏死，坏死灶内及周围可出现中性粒细胞浸润（图 2.2.3a），并于第 1～2 天达到高峰，坏死灶周围可伴有少量出血及不同程度间质水肿（e 图 2.2.3c）。
  - 亚急性期一般指心梗 2～3 天以后的改变，此时，中性粒细胞减少，单核及巨噬细胞增多，并出现含铁血黄素，一周后肉芽组织逐渐形成并由外周向梗死灶内长入（图 2.2.3b，e 图 2.2.3d）。
  - 1 个月以后肉芽组织逐渐机化为瘢痕并最终过渡为陈旧性心肌梗死（e 图 2.2.3e）。

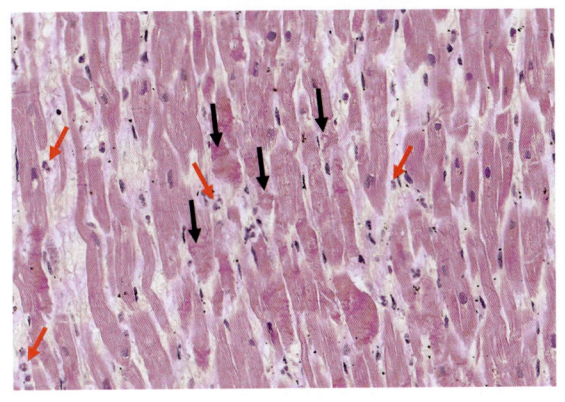 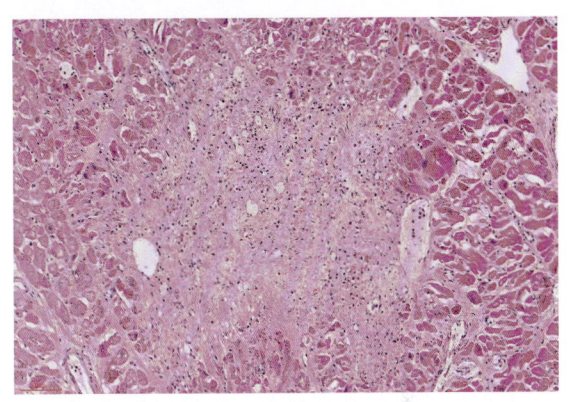

图 2.2.3a　心肌梗死急性期。心肌细胞纵横纹及胞核消失，出现收缩带坏死（黑箭头）及少量中性粒细胞（红箭头）

图 2.2.3b　心肌梗死亚急性期。梗死区被肉芽组织取代，可见少量巨噬细胞及含铁血黄素沉积

思考题 9：急性心肌梗死最常见的原因有哪些？

第三节　高血压病

2.3.1　高血压病之肾

- 高血压（hypertension）是以体循环动脉血压持续高于正常水平为主要表现的疾病，可分为原发性和继发性两大类，原发性高血压又称高血压病，是我国最常见的心血管疾病。
- 原发性高血压又可分为良性高血压和恶性高血压两类，前者最常见，又称缓进型高血压，病程缓慢，可分为功能紊乱期、血管病变期和内脏病变期，多见于中老年。
- 组织学特征
  - 肾小球入球小动脉管壁增厚、玻璃样变性，管腔缩小（图 2.3.1a）。
  - 肾间质叶间动脉、弓形动脉等小动脉管壁内膜增厚，管腔狭窄，内弹力板断裂；动脉中膜平滑肌肥大增生，胶原弹力纤维增生。
  - 部分肾小球萎缩、纤维化或玻璃样变性，周围的肾小管萎缩，纤维结缔组织增生及淋巴细胞浸润。
  - 部分肾小球体积增大，周围的肾小管明显扩张。部分肾小管腔内可见玻璃样性蛋白管型（图 2.3.1b）。

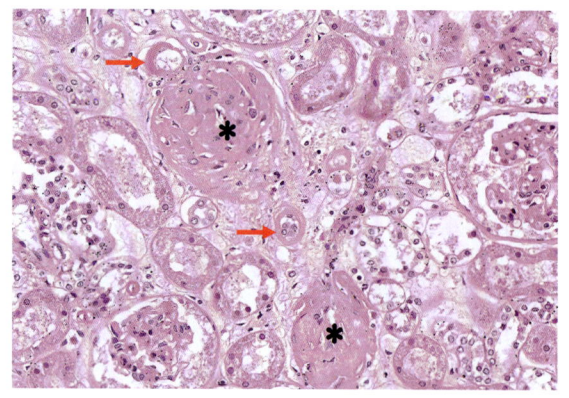
图 2.3.1a 高血压病之肾。入球小动脉管壁玻璃样变性（箭头），所属肾小球纤维化、玻璃样变性（星号）

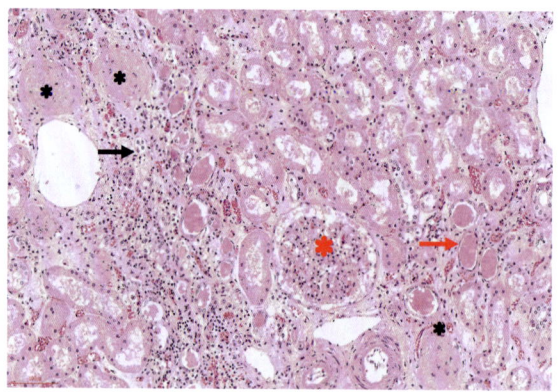
图 2.3.1b 高血压病之肾。部分肾小球纤维化、玻璃样变性（黑星号），相应肾小管萎缩（黑箭头）；部分肾小球体积增大（红星号），周围肾小管扩张，并可见玻璃样变性蛋白管型（红箭头）

2.3.2 恶性高血压病之肾

- 恶性高血压（malignant hypertension）又称急进型高血压（accelerated hypertension），多见于青少年，血压升高显著，疾病进展迅速。
- 组织学特征
- 入球小动脉管壁明显纤维素样坏死，少数肾小球毛细血管亦可见纤维素样坏死（图 2.3.2a）。
- 叶间动脉及弓型动脉管壁增厚，内膜黏液样变、纤维化，管腔狭窄，甚至出现葱皮样改变（图 2.3.2b）。
- 肾小球无明显玻璃样变性，肾单位未见明显萎缩，个别肾小管中可见透明管型形成。

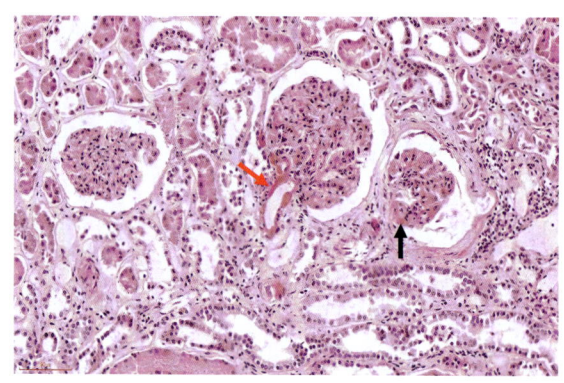
图 2.3.2a 恶性高血压病之肾。肾入球小动脉管壁可见纤维素样坏死（红箭头），少数肾小球毛细血管亦可见纤维素样坏死（黑箭头）。肾小球纤维化、玻璃样变性不明显

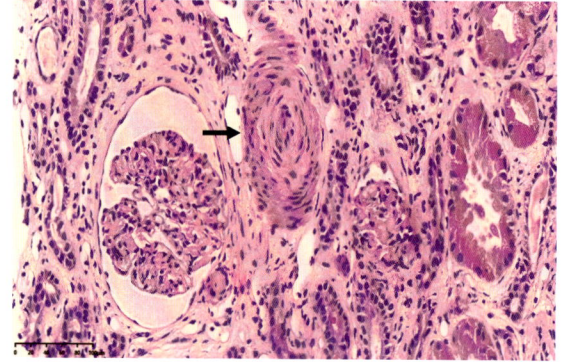
图 2.3.2b 恶性高血压病之肾。小动脉内膜增生，管腔狭窄，呈葱皮样改变（箭头）

2.3.3 高血压病之脾

- 组织学特征
  - 脾的白髓萎缩，中央动脉管壁增厚、玻璃样变，甚至出现管腔狭窄，有时可见弯曲现象（图 2.3.3a、b）。

◇ 一部分较大动脉可见内膜及外膜纤维性增厚，少数形成血栓或脾梗死。

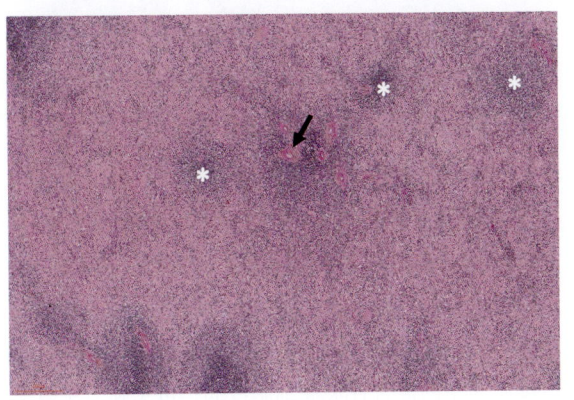

图 2.3.3a 高血压病之脾。白髓萎缩（星号），中央动脉管壁增厚、玻璃样变（箭头）

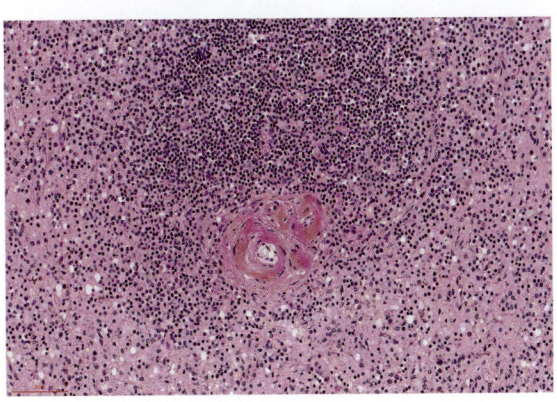

图 2.3.3b 高血压病之脾。高倍镜下见脾玻璃样变的中央动脉

2.3.4 高血压病之心肌

- 组织学特征
  ◇ 心肌细胞肥大，晚期病例出现可肥大与萎缩相间改变（图 2.3.4）。
  ◇ 散在间质细胞增生，有少数灶状网状瘢痕形成。

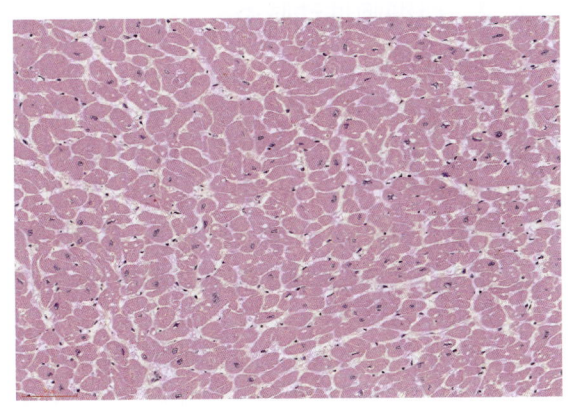

图 2.3.4 高血压病之心肌。心肌细胞肥大，排列规整，体积增大，胞质丰富，核深染

第四节 血管病变

2.4.1 结节性多动脉炎

- 结节性多动脉炎（polyarteritis nodosa）是一种累及中、小动脉全层的坏死性血管炎，可仅局限于皮肤（皮肤型），也可波及多个器官或系统（系统型），以肾（非肾小球）、心脏、神经及皮肤受累最常见。
- 组织学特征
  ◇ 病变为呈节段性分布，好发于动脉分叉处，为全层坏死性血管炎。
  ◇ 病变处全层可见中性粒细胞、单核细胞、淋巴细胞及嗜酸性粒细胞浸润，内弹力层断裂（图 2.4.1a、b），可有小动脉瘤形成，一般不形成肉芽肿。
  ◇ 肌性动脉的管壁可以因炎症破坏可变薄而形成血管瘤或破裂。

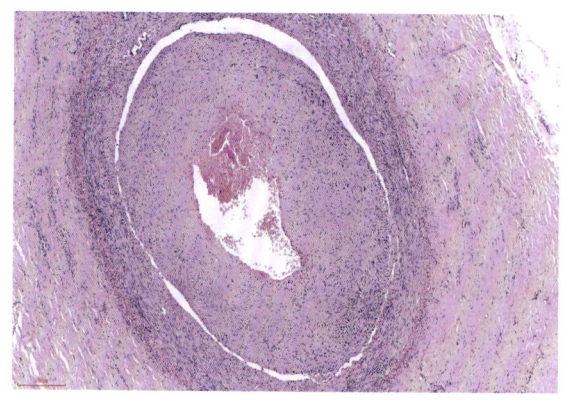
图 2.4.1a 结节性多动脉炎。病变处血管壁全层可见炎细胞浸润，慢性病例因修复改变而引起管腔狭窄

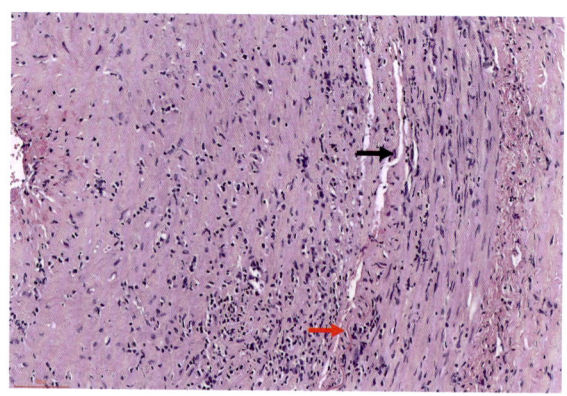
图 2.4.1b 结节性多动脉炎。高倍镜下见管壁以中性粒细胞为主的混合性炎症细胞浸润，可见弹力层被破坏（黑箭头），下方仍可见残存的弹力层（红箭头）

2.4.2 巨细胞性动脉炎

- 巨细胞性动脉炎（giant cell arteritis）是一种病因不明的系统性血管炎，主要侵犯中、大动脉，以颈动脉的颅支，尤其是颞动脉受累最常见。患者以 70 岁以上老年人多见。
- 肉眼观，受累血管呈结节状、串珠样增粗、变硬。
- 组织学特征
  - 早期内弹性膜几乎都发生断裂、破坏，引起肉芽肿性炎症反应，可见多核巨细胞、类上皮细胞，以及淋巴细胞、单核细胞浸润。内膜常见纤维化，管腔高度狭窄，可并发血栓形成伴机化、再通现象（图 2.4.2a）。
  - 动脉中膜变性坏死，伴有弹性纤维破坏及炎细胞浸润（图 2.4.2b）。
  - 愈复期炎性浸润及巨细胞消失，整个动脉壁陷于纤维化。

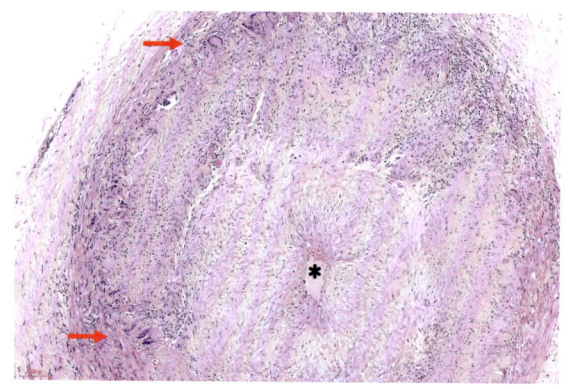
图 2.4.2a 巨细胞性动脉炎。病变动脉管壁可见肉芽肿性炎（箭头），伴管壁纤维化，管腔高度狭窄（星号）

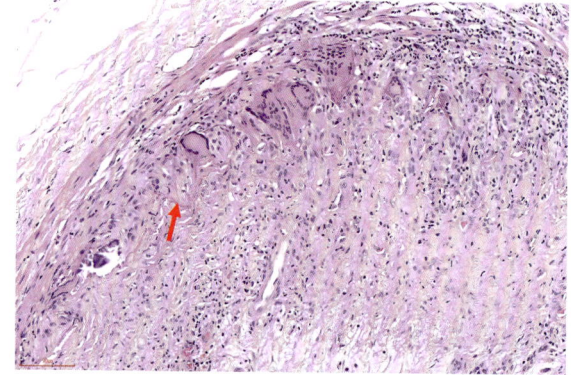
图 2.4.2b 巨细胞性动脉炎。病变动脉弹力层大多被破坏，仅见少量残存的弹性纤维（箭头），肉芽肿内可见多核巨细胞及类上皮细胞

2.4.3 Takayasu 动脉炎

- Takayasu 动脉炎（Takayasu arteritis）又称高安主动脉炎、特发性主动脉炎，好发于升主动脉及较大的主动脉分支，尤其是主动脉弓分支及肾动脉。患者以亚洲年轻女性多见，病因不明，可能与自身免疫有关。

- 组织学特征
  - 病变始于中膜与外膜交界处，早期弹力纤维嗜碱性变、纤维素样坏死及炎细胞浸润为主，继而出现肉芽肿及大量多核巨细胞。
  - 后期病变可出现纤维化及玻璃样变。

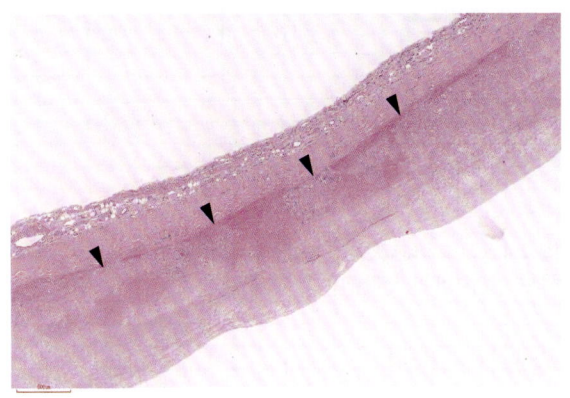

图 2.4.3a　Takayasu 动脉炎。发生于主动脉及其主要分支，炎症范围弥漫或片状，以中膜与外膜交界处（箭头）为著

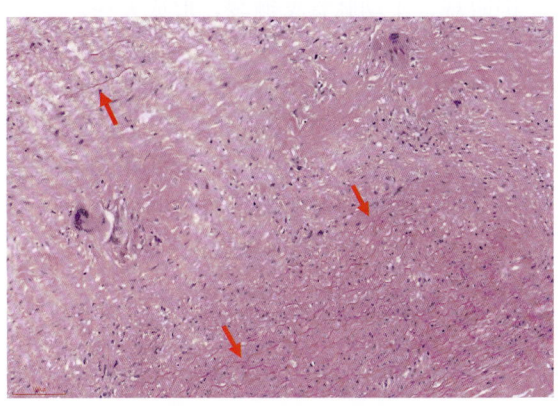

图 2.4.3b　Takayasu 动脉炎。高倍镜下见中膜与外膜交界处明显弹力纤维（箭头）破坏，可见肉芽肿样结构及散在多核巨细胞

思考题 10：Takayasu 动脉炎患者常出现上肢脉搏减弱，甚至消失，又称为无脉症，其病理基础是什么？

2.4.4　闭塞性血栓性脉管炎

- 闭塞性血栓性脉管炎（thromboangitis obliterans）又称 Buerger 病，病变主要累及四肢中小血管，尤其多见于下肢及足背动脉，患者以 20~40 岁青年男性多见。病因和发病机制尚不清楚，可能与寒冷、吸烟、性激素、血液高凝状态和免疫因素有关。
- 组织学特征
  - 血管壁的节段性非化脓性炎症，并继发血栓形成。
  - 病变血管内膜可见淋巴单核细胞等慢性炎细胞浸润，机化的血栓与增厚的内膜融合，导致管腔狭窄闭塞（图 2.4.4），并造成远端肢体坏疽。
  - 内弹力板肿胀，部分可见破坏，中膜及外膜可见非特异性炎症改变。
  - 炎症可波及周围伴行静脉。

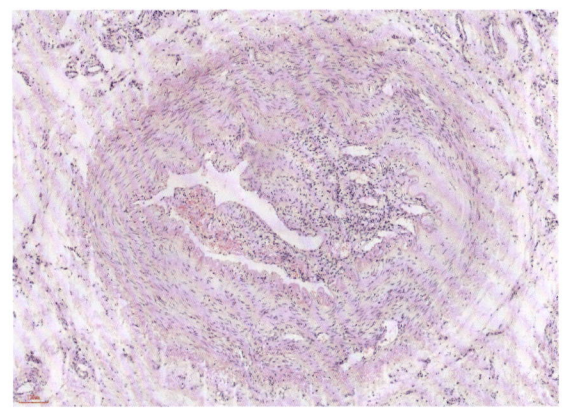

图 2.4.4　闭塞性血栓性动脉炎。弹力肌型动脉内膜增生，淋巴单核细胞浸润，并可见肉芽组织形成（血栓机化）及纤维化，导致血管狭窄闭塞

思考题 11：闭塞性血栓性脉管炎与闭塞性动脉粥样硬化如何区别？

2.4.5　主动脉夹层

- 主动脉夹层（aortic dissection）是指由各种原因造成的主动脉壁内膜破裂，血流进入主动脉壁内，导致血管壁分层、撕裂，并分隔形成"双腔主动脉"或壁间血肿，又称为夹层动脉瘤。可因破裂出血引起猝死。

- 病因复杂，常见的有高血压、动脉硬化、外伤、炎症、遗传异常等，以高血压和动脉硬化最为重要。部分年轻病例可能与中膜发育不良有关。
- 肉眼观，主动脉管壁撕裂，形成夹层。
- 组织学特征
  ○ 撕裂大多位于动脉中膜，假腔内可见大量血液及纤维素（图 2.4.5）。
  ○ 主动脉壁有时可见炎症、血管平滑肌细胞凋亡、中膜变性及弹力纤维断裂等改变。

思考题 12：常用的主动脉夹层分类系统是什么？

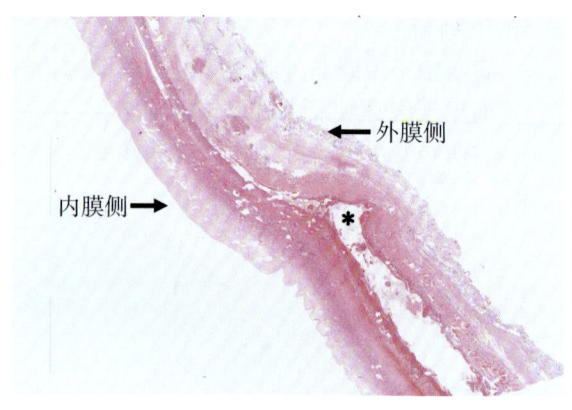

图 2.4.5　主动脉夹层。动脉中膜撕裂，形成夹层（星号），其内可见大量血液及纤维素

第五节　肿瘤及瘤样增生

2.5.1　心脏黏液瘤

- 心脏黏液瘤（cardiac myxoma）是心脏最常见的原发性肿瘤（约占 50%），为良性肿瘤，约 3/4 患者见于左心房。
- 散发病例女性是男性发病率的 2～4 倍，有家族史（Carney 综合征）者男性更多见。
- 肿瘤质软，胶冻状，大小不等，小者小于 1 cm，大者可充满心房。常有细蒂或广基与心脏相连，呈球形或息肉状凝胶，表面光滑，可有纤维素或血栓附着。
- 组织学特征
  ○ 肿瘤细胞呈星芒状、梭形，有时可见多核细胞，肿瘤细胞有围绕小血管分布的倾向。肿瘤间质为大量黏液水肿物质（图 2.5.1）。
  ○ 少数黏液瘤可见腺样结构、骨化等。

2.5.2　心包囊肿

- 心包囊肿（pericardial cyst）是指发生于心包的一种先天性纵隔囊肿，囊内可有分隔，囊肿与心包腔隔绝，通常无明显症状，部分体积大者可有局部压迫症状。
- 组织学特征
  ○ 心包囊肿表面被覆单层间皮细胞，囊内大多为清亮液体，偶尔可伴出血。

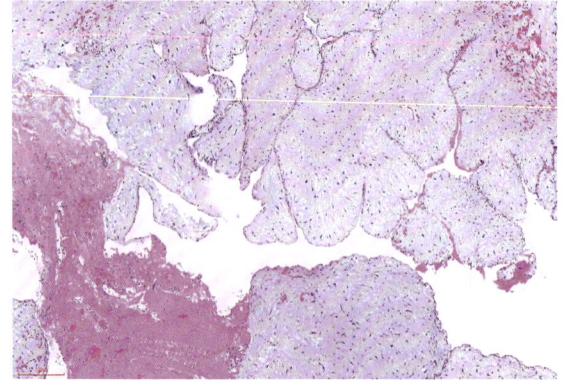

图 2.5.1　心脏黏液瘤。肿瘤细胞稀疏，大多呈星芒状，位于黏液水肿的间质中

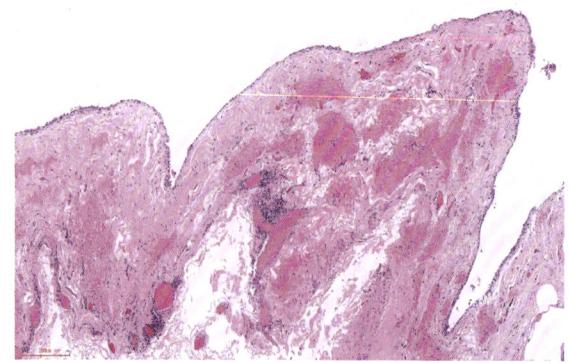

图 2.5.2　心包囊肿。纤维性囊壁衬覆单层间皮细胞，局灶可见出血或少量慢性炎细胞

（谢志刚　编写　谢志刚　审校）

主要参考文献

[1] Fineschi V，Baroldi G，Silver MD. Pathology of the heart and sudden death in forensic medicine. Boca Raton，FL：CRC Press，2006：31-77.

[2] Kumar V，Cotran RS，Robbins SL. Robbins Basic Pathology，7th ed. Philadelphia，PA：Elsevier，2017：361-395.

[3] Goldblum JR，Lamps LW，McKenney JK，et al. 罗塞和阿克曼外科病理学：第11版．回允中，译．北京：北京大学医学出版社，2021：1916-1945.

[4] Mills SE，Greenson JK，Hornick JL，et al. 施滕伯格诊断外科病理学：第6版．回允中，译．北京：北京大学医学出版社，2017：1348-1423.

[5] Jameson JL，Fauci AS，Kasper DL，et al. 哈里森内科学心血管疾病分册：第19版．陈红，译．北京：北京大学医学出版社，2019：231-251.

[6] Buja ML，Butany J. Cardiovascular Pathology，5th ed. Philadelphia，PA：Elsevier，2022：265-344.

[7] Miller DV，Revelo MP. Diagnostic Pathology：Cardivascular. 2nd ed. Philadelphia，PA：Elsevier，2018：40-75.

第三章

呼吸系统疾病

◎ 学习目标

1. 掌握鼻息肉、乳头状瘤、鼻咽癌和喉癌的基本概念及主要病理形态特征。
2. 了解上呼吸道少见肿瘤的形态特征和特征性分子改变。
3. 掌握肺的正常组织学特征。
4. 了解肺炎症性疾病的基本概念和主要病理形态特征。
5. 掌握常见肺感染性和非感染肉芽肿性炎及其鉴别要点。
6. 熟悉肺常见良性肿瘤的基本概念及主要病理形态特征。
7. 掌握肺癌和肺神经内分泌肿瘤的组织学分型和各型的病理形态学特征。
8. 熟悉间皮肿瘤的类型和病理形态学特征。
9. 掌握胸腺瘤的分型和各型的病理形态学特征。

数字资源图片

思考题答案

第一节 上呼吸道疾病

3.1.1 鼻息肉

- 鼻息肉（nasal polyps）不是真性肿瘤，是由于炎症、过敏或黏膜分泌的黏液过于浓稠等因素所致的慢性非特异性炎性增生。根据发生部位又被称为上颌窦息肉、蝶窦息肉和筛窦息肉。
- 大体特征：柔软的息肉状，常双侧发生，可占据整个鼻腔并向上延伸至颅腔。切面湿润，半透明。

- 组织学特征
  - 息肉表面被覆假复层纤毛柱状上皮，间质明显水肿，腺体扩张，分泌物潴留（图 3.1.1a）。
  - 水肿的间质中散在及灶状淋巴细胞、浆细胞、中性粒细胞和嗜酸性粒细胞浸润，过敏因素所致者，可见大量嗜酸性粒细胞浸润（图 3.1.1b）。
  - 间质偶可见体积增大，胞质多边形，核深染、形态怪异的间质细胞，为反应性间质细胞，不应误认为肿瘤。

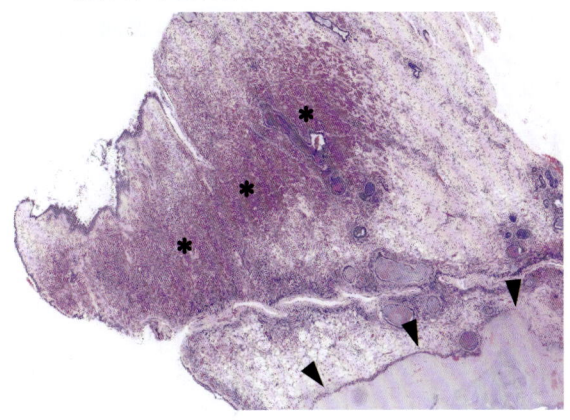

图 3.1.1a 鼻息肉。间质水肿，大量炎细胞浸润（星号），部分区域腺体黏液潴留并溢出至间质内（三角）

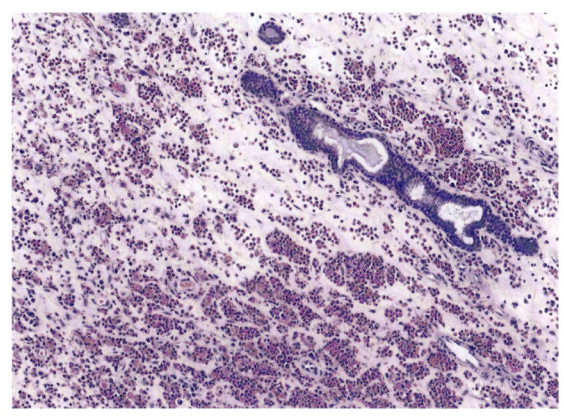

图 3.1.1b 鼻息肉。此例为过敏性鼻炎患者，息肉间质内大量嗜酸性粒细胞浸润

3.1.2 施耐德乳头状瘤

- 施耐德乳头状瘤（Schneiderian papilloma）又称鼻腔鼻窦乳头状瘤（sinonasal papilloma），是发生于鼻腔、鼻窦，被覆施耐德上皮（起源于外胚层的假复层纤毛柱状上皮）的良性或恶性潜能未定的肿瘤。
- 大体特征：乳头状、息肉样或疣状，灰粉灰褐色，通常不透明。
- 组织学特征
  - 根据生长方式和被覆上皮形态又分为外生性、内翻性及嗜酸性乳头状瘤。
    - 外生性乳头瘤中央为纤维血管轴心，表面被覆非角化鳞状上皮、假复层纤毛柱状上皮或介于两者之间的移行上皮，上皮厚5~20层，其内常见黏液细胞。
    - 内翻性乳头状瘤被覆上皮与外生性者相同，但可见多灶表面上皮内陷入下方间质内形成的细胞巢，上皮厚达5~30层细胞，上皮内常见中性粒细胞（即所谓迁移中性粒细胞）（图 3.1.2a）。
    - 嗜酸性乳头状瘤可外生或内翻性生长，被覆上皮有明显嗜酸的颗粒状胞质，细胞核小、一致，上皮内含有黏液或中性粒细胞的微囊（图 3.1.2b）。

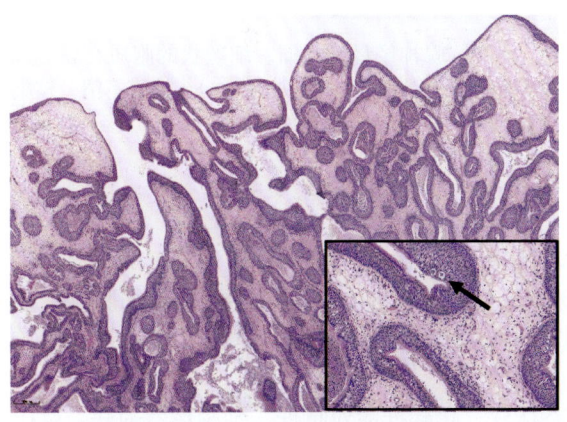

图 3.1.2a 内翻性乳头状瘤。肿瘤衬覆施耐德上皮，大量上皮陷入间质内翻性生长，高倍镜下（右下插图）可见上皮内的迁移中性粒细胞（箭头）

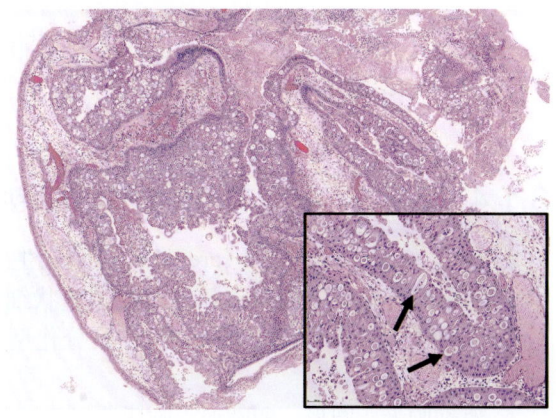

图 3.1.2b 嗜酸性乳头状瘤。肿瘤呈内翻性生长，表面衬覆胞质嗜酸的柱状上皮，上皮内见含有黏液和中性粒细胞的微囊（箭头）

◇ 内翻性乳头状瘤及嗜酸性乳头状瘤可癌变或合并癌。

思考题1： 施耐德乳头状瘤与鼻息肉及鼻前庭乳头状瘤如何鉴别？

3.1.3 嗅神经母细胞瘤

- 嗅神经母细胞瘤（olfactory neuroblastoma）是一种特殊类型的具有神经母细胞分化的恶性神经外胚层肿瘤。可能起源于嗅黏膜的神经上皮成分。
- 大体特征：病变主要局限于筛板、上鼻甲及鼻中隔上部，多单侧发生，息肉样，表面黏膜完整，切面灰褐至粉红色，富于血管。
- 组织学特征
  ◇ 肿瘤细胞或形成被间质分隔的不规则细胞巢状（图 3.1.3a），或弥漫成片生长，间质稀少，富含毛细血管。
  ◇ 肿瘤细胞大小一致，细胞小，胞质稀少，纤维细丝状的胞质交联形成特征性的神经纤维网（神经毡），瘤细胞核圆或卵圆形，核膜不清楚，核染色质胡椒盐样。肿瘤细胞可围绕中央的纤维丝形成环状的假菊形团（Homer Wright 型菊形团），少数可见腺样的（Flexner-Wintersteiner 型）菊形团（图 3.1.3b）。
  ◇ 神经节细胞极少出现，一旦出现即具诊断价值。
  ◇ Hyams 分级系统将嗅神经母细胞瘤分为 Ⅰ～Ⅳ 级。高级别肿瘤具有细胞异型性、坏死、核分裂象增加，神经毡减少或消失，分叶结构不明显。
  ◇ 免疫组化：NSE、CgA、Syn、CD56、NF 阳性，1/3 病例 CK 灶状阳性，位于肿瘤细胞巢边缘的支持细胞表达 S-100 及 GFAP，BCL2 的表达随级别增高而增强。
- 鉴别诊断：主要包括淋巴瘤、浆细胞瘤、胚胎性或腺泡状横纹肌肉瘤，Ewing 肉瘤/PNET、未分化癌、神经内分泌癌。

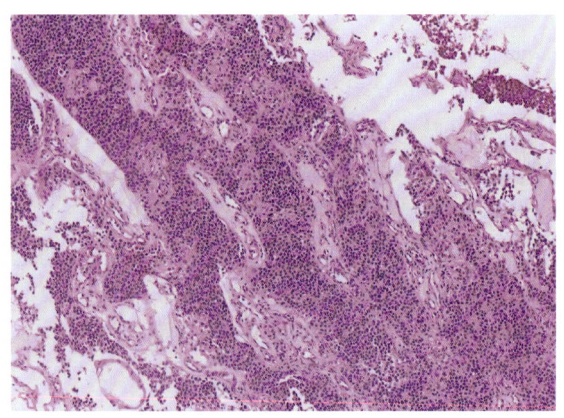

图 3.1.3a 嗅神经母细胞瘤。肿瘤呈巢片状生长，肿瘤细胞大小一致，体积较小，胞质稀少

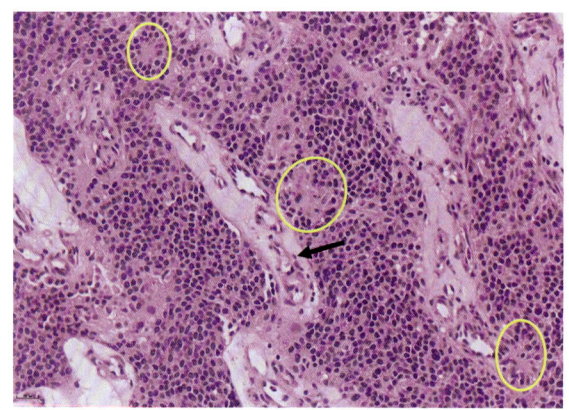

图 3.1.3b 嗅神经母细胞瘤。细丝状的胞质交联形成神经毡，局灶假菊形团形成（圈内），核膜不清，核染色质胡椒盐样，间质富含血管（箭头）

3.1.4 鼻咽未分化型非角化型鳞状细胞癌

- 鼻咽癌（nasopharyngeal carcinoma）是发生于鼻咽黏膜的鳞状细胞癌。鼻咽癌与 EB 病毒感染密切相关。组织学分型包括非角化型鳞状细胞癌、角化型鳞状细胞癌及基底样鳞状细胞癌。非角化型鳞状细胞癌又分为未分化型及分化型，其中未分化型最为常见。
- 组织学特征
  ◇ 癌细胞大，圆形、卵圆形，胞质境界不清，呈合体状，嗜酸性或双嗜性，细胞核空泡状，核仁大，位于中央，故又称泡状核细胞癌。间质大量淋巴细胞浸润，又称淋巴上皮癌（图 3.1.4a）。

◇ 原位杂交 EBER 染色肿瘤细胞核呈阳性（图 3.1.4b）。

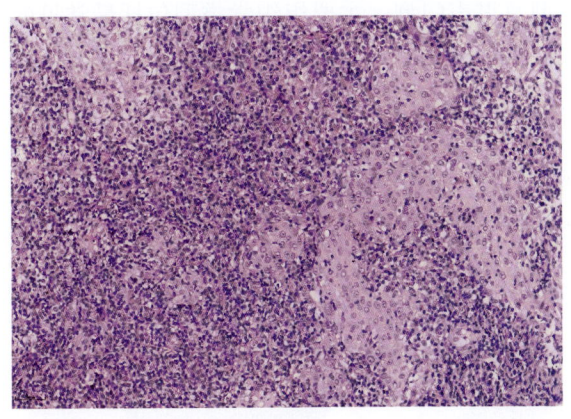

图 3.1.4a　鼻咽未分化型非角化型鳞状细胞癌。肿瘤呈巢团状生长，肿瘤细胞呈合体状，细胞核空泡状，核仁明显，间质多量淋巴细胞浸润

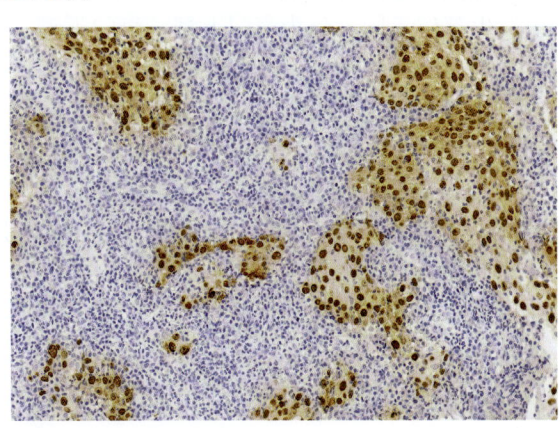

图 3.1.4b　鼻咽未分化型非角化型鳞状细胞癌。肿瘤细胞核 EB 病毒原位杂交（EBER）呈阳性

3.1.5　鼻腔 NUT 癌

- NUT 癌又称 NUT 中线癌，是一种具有睾丸核蛋白（nuclear protein in testis，NUT）基因 *NUTM1* 重排的分化差的癌。通常位于头颈中线部位，以鼻腔鼻窦部为主，少数发生于眼眶、口咽、鼻咽、喉和大涎腺。常见转移。
- 组织学特征
   ◇ 肿瘤由形态单一的小至中等大未分化细胞组成，呈巢片状浸润性生长，巢团周围的栅栏状结构不明显。突然出现的角化现象是该肿瘤的一个特征，见于约半数病例（图 3.1.5a）。
   ◇ 肿瘤瘤细胞胞质较少，核形态相对一致，染色质空泡状，有显著核仁，核分裂象易见。常有坏死，间质常见急性炎症反应。
   ◇ 肿瘤的诊断依据是否存在 NUT 重排，免疫组化如果 > 50% 的肿瘤细胞存在 NUT（克隆号 C52）蛋白核表达可明确诊断（图 3.1.5b），也可用 FISH、PCR 等方法检测 *NUTM1* 基因的异位/重排。
   ◇ 肿瘤细胞也表达 CK、P63、P40，需注意与低分化鳞癌鉴别。约半数病例表达 CD34。

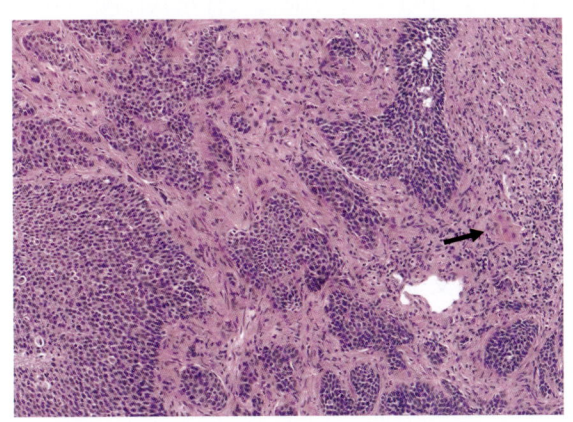

图 3.1.5a　鼻腔 NUT 癌。肿瘤由形态相对一致的小细胞排列呈巢团状生长，局部可见突然角化现象（箭头），是 NUT 癌的特征之一

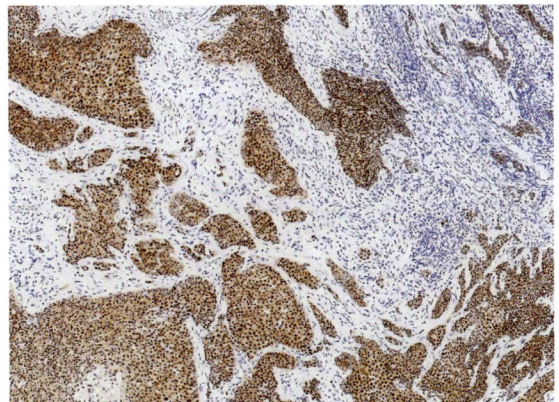

图 3.1.5b　鼻腔 NUT 癌。NUT 免疫组化染色可见多数肿瘤细胞核阳性

3.1.6　喉传统型鳞状细胞癌

- 喉鳞状细胞癌（laryngeal squamous carcinoma）是喉黏膜表面上皮发生的具有鳞状分化的恶性

肿瘤。与吸烟和饮酒关系密切，而胃食管反流及HPV、EBV感染与本病发生关系有限。根据发生部位不同，分为声门上型、声门下型、声门型及贯声门型。主要组织学类型包括最常见的传统型鳞状细胞癌，以及疣状鳞状细胞癌、基底样鳞状细胞癌、乳头状鳞状细胞癌、梭形细胞鳞状细胞癌、腺鳞癌、淋巴上皮样癌。

- 组织学特征
  - 与其他部位发生的鳞状细胞癌类似，肿瘤细胞呈巢状，可见不同程度的角化现象，肿瘤累及的范围和大小是分期的关键，可借助上皮下有无腺体区分真声带、喉室和室带，真声带内通常不含腺体（图3.1.6a）。
  - 浸润癌周围常可见鳞状上皮异型增生或原位癌（图3.1.6b）。

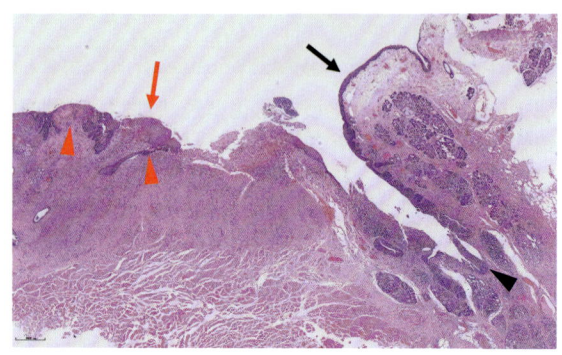 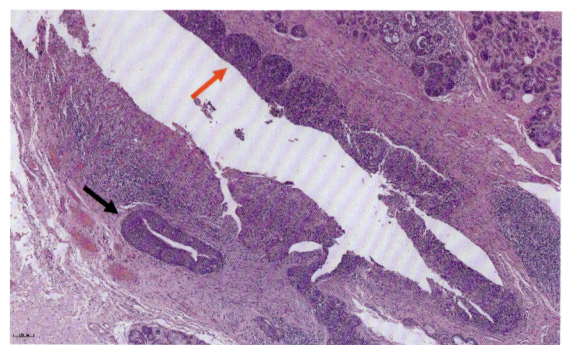

图 3.1.6a 喉鳞状细胞癌。肿瘤累及声带（红箭头）、喉室（黑三角）及室带（黑箭头），浸润癌主要位于声带，浸润较浅（红三角），伴局部坏死及肉芽组织形成

图 3.1.6b 喉鳞状细胞癌。高倍镜下见喉室和室带的鳞状上皮原位癌（红箭头），并可见累及黏膜腺体的导管（黑箭头）

第二节　非肿瘤性肺疾病

3.2.1　正常肺组织学

- 细支气管及其远端肺组织构成肺小叶，是肺的结构单位，小叶中央为细支气管及其伴随的肺动脉分支，包绕在共同的结缔组织鞘内（图3.2.1a、b）。
- 肺静脉分支及淋巴管走行于小叶间隔内。
- 呼吸性细支气管、肺泡管、肺泡囊、肺泡组成肺腺泡，是肺的功能单位。
- Ⅰ型肺泡上皮、基底膜及肺泡间隔内毛细血管内皮细胞，共同组成气血屏障/呼吸膜。

3.2.2　小叶性肺炎

- 小叶性肺炎（lobular pneumonia）又称支气管肺炎，是细支气管及其周围肺组织发生的急性化脓性炎。
- 多发生于老人、儿童及有基础疾病的人群，常作为并发症出现，预后不佳。
- 大体特征：病变肉眼呈斑片状，或融合成团，可累及双肺，以下肺及背侧多见。
- 组织学特征（图3.2.2a、b）
  - 以细支气管为中心的化脓性炎，细支气管上皮脱落，部分管壁破坏，管腔及周围肺泡腔内中性粒细胞及纤维素渗出，红细胞漏出，组织坏死，脓肿形成。
  - 周围肺组织肺泡腔内可见浆液性渗出。

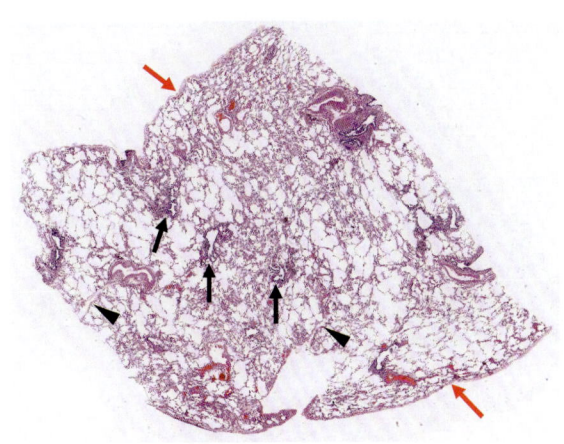

图 3.2.1a 正常肺组织。肺膜（脏胸膜，红箭头）菲薄，可见肺小叶结构，小叶中央为细支气管（黑箭头），肺动脉分支与之并行，可见部分小叶间隔（黑三角）

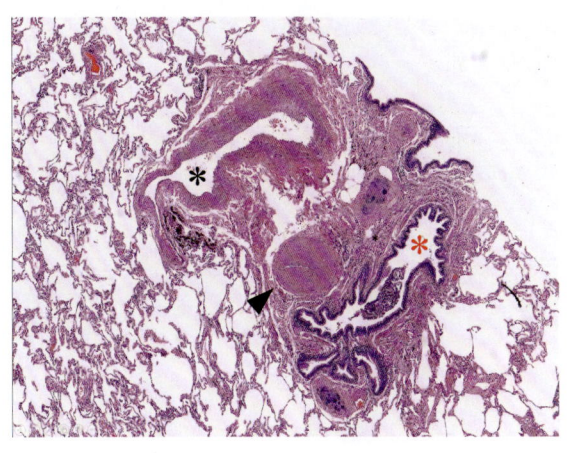

图 3.2.1b 正常肺组织。图示支气管（红星号）与肺动脉的分支（黑星号）并行，并可见支气管动脉的分支（黑三角）

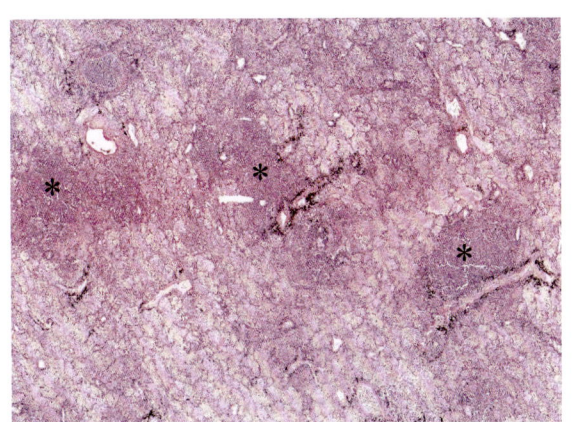

图 3.2.2a 小叶性肺炎。病变不一致，呈斑驳分布，肺泡腔内可见浆液、纤维素及中性粒细胞等不同类型的渗出物。局部可见大量中性粒细胞渗出，伴组织破坏，脓肿形成（星号）

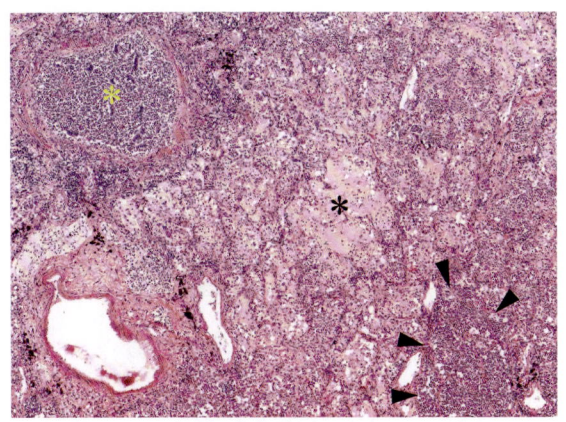

图 3.2.2b 小叶性肺炎。放大倍数示细支气管上皮脱落，管腔内多量中性粒细胞为主的炎细胞渗出——细支气管炎（黄星号）。周围肺泡腔内可见多量浆液性（黑星号）、纤维素性及中粒细胞渗出，局灶肺泡结构破坏（黑三角）

3.2.3 大叶性肺炎及肉质变/机化性肺炎

- 大叶性肺炎（lobar pneumonia）是累及一个肺叶或肺叶大部分的急性纤维素性炎。多见于青壮年。急性起病。
- 肉质变是由于肺泡腔内中性粒细胞渗出过少，释放的蛋白酶量不足以溶解渗出物中的纤维素，大量未被溶解吸收的纤维素被肉芽组织取代，进而发生机化后形成，因肺组织外观呈褐色肉样，故称肺肉质变（pulmonary carnification）。在临床上，一部分机化性肺炎的形成机制与之类似。
- 组织学特征
  - 充血水肿期肺泡间隔毛细血管充血、水肿，肺泡腔内浆液性渗出。
  - 红色肝样变期肺泡腔内漏出性出血（图 3.2.3a、b）。
  - 灰色肝样变期肺泡腔内大量纤维素及中性粒细胞渗出。
  - 溶解消散期纤维素溶解。

3.2.4 羊水吸入性肺炎

- 羊水吸入性肺炎（aspiration pneumonia of newborn）是新生儿在宫内或分娩过程中将羊水吸入

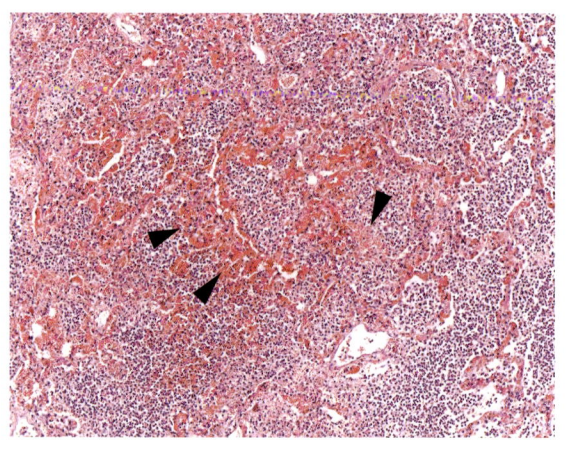
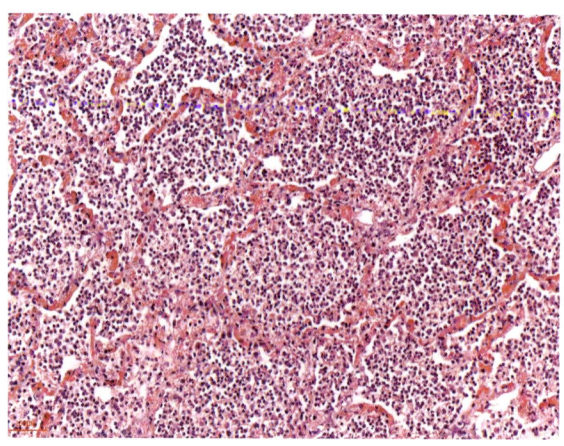

图 3.2.3a　大叶性肺炎。病变一致，肺泡结构存在，肺泡腔内中性粒细胞及纤维素渗出，部分肺泡腔内可见红细胞漏出（黑三角），肺泡间隔内毛细血管充盈

图 3.2.3b　大叶性肺炎。放大倍数显示肺泡腔内中性粒细胞及纤维素渗出，肺泡间隔内毛细血管充盈

呼吸道和肺内引起化学性和机械性刺激而发生的一种肺炎。
- 组织学特征
  ◇ 肺泡及支气管腔内可见羊水成分（角化物、胎粪小体、浆液性物质等）沉着（图 3.2.4a、b）。
  ◇ 肺泡内少量以中性粒细胞为主的炎细胞渗出，肺泡间隔毛细血管明显充血，少数肺泡内出血。

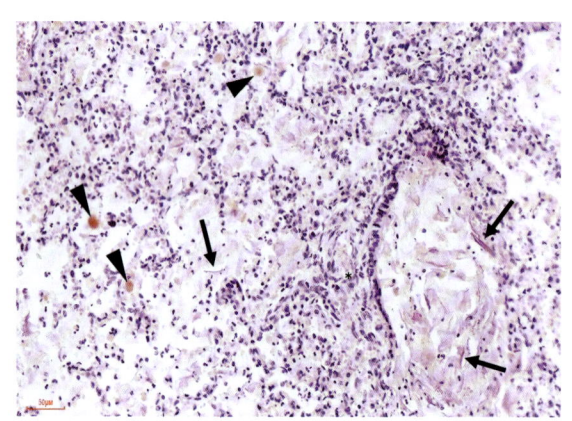
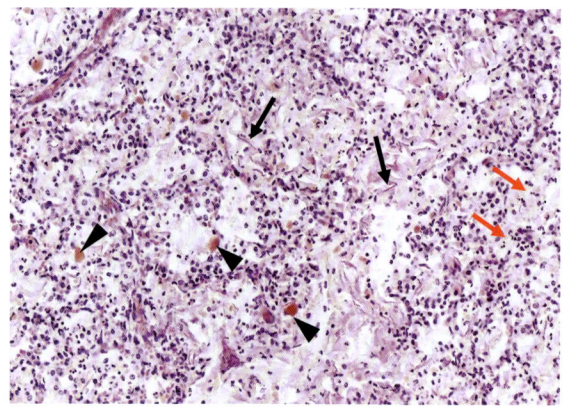

图 3.2.4a　羊水吸入性肺炎。细支气管管腔内及肺泡腔内可见角化物质（箭头），部分肺泡腔内可见胎粪小体（三角）

图 3.2.4b　羊水吸入性肺炎。肺泡腔内可见角化物质（黑箭头）及胎粪小体（三角），偶见少量中性粒细胞渗出（红箭头）

思考题 2：羊水吸入多发生在何种情况下？

3.2.5　新生儿肺透明膜病

- 新生儿肺透明膜病（hyaline membrane disease of newborn），即新生儿呼吸窘迫综合征，因患儿肺泡内透明膜形成，导致患儿出现进行性呼吸困难、发绀等呼吸窘迫症状和呼吸功能衰竭。
- 组织学特征
  ◇ 灶状肺泡膨胀不全或不能，肺泡、肺泡管及呼吸性细支气管内可见红染均质透明膜形成（图 3.2.5a）。
  ◇ 肺泡内和间质有水肿、出血及少量炎细胞浸润，肺泡上皮轻度增生（图 3.2.5b）。

思考题 3：透明膜的成分是什么？试推测透明膜病形成的原因。

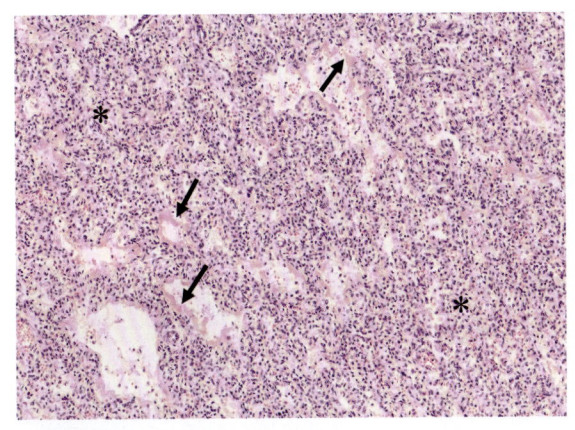

图 3.2.5a 肺透明膜病。大部分肺组织萎陷（星号），部分肺泡腔内可见粉染无结构膜样物质衬覆于肺泡腔的内表面（箭头）

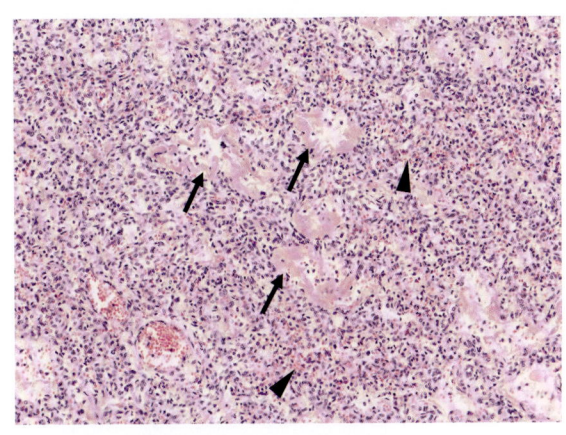

图 3.2.5b 肺透明膜病。放大倍数显示大部分肺泡萎陷，部分肺泡腔内可见粉染透明膜（箭头），肺泡间隔明显增厚伴炎细胞浸润及少量出血（三角）

3.2.6 病毒性肺炎

- 病毒性肺炎多由上呼吸道病毒感染所致。病变程度及范围因病毒种类及机体反应的不同而不同，部分病毒性肺炎病变位于间质，与大叶性肺炎、小叶性肺炎等病变主要位于肺泡的肺泡性肺炎不同，故又称为间质性肺炎。但重症患者可同时出现肺泡的病变。
- 组织学特征
    - 肺泡间隔增宽显著，间质淋巴、单核细胞为主的炎细胞浸润，伴毛细血管扩张充盈（图 3.2.6a、b）。
    - 肺泡腔空虚，个别肺泡腔偶见少许纤维素渗出。

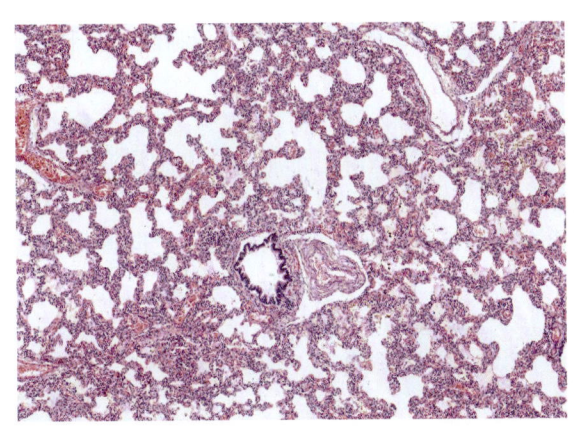

图 3.2.6a 病毒性肺炎。病变主要发生于肺间质，肺泡腔内无明显渗出，未见坏死

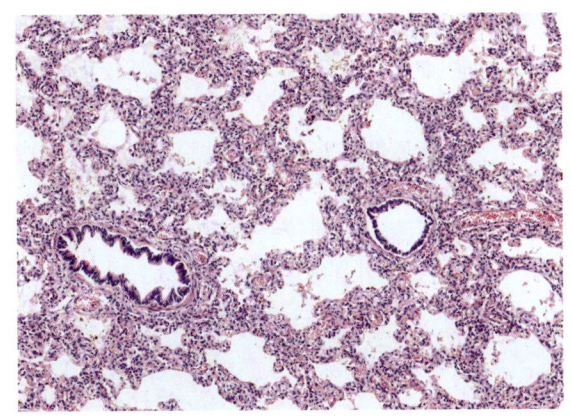

图 3.2.6b 病毒性肺炎。肺泡间隔增宽显著，细支气管及周围间质多量淋巴、单核细胞及少许浆细胞浸润，伴毛细血管扩张充盈

3.2.7 肺放线菌病

- 肺放线菌病（pulmonary actinomycosis）是放线菌感染肺部引起的慢性化脓性肉芽肿性疾病，常侵犯胸膜和胸壁。多为内源性感染，放线菌大多存在正常人口腔，常由于口腔卫生不良，吸入带菌分泌物致病。
- 大体特征：可有脓肿形成，脓液中可见菌丝形成的黄色米粒大小的颗粒，即硫黄颗粒。

- 组织学特征
    - 感染放线菌的组织反应为以中性粒细胞为主的慢性化脓性炎，炎性渗出物中可见菌团，可有肉芽肿形成。
    - 放线菌是长的细丝状分枝杆菌，菌丝细长，直径约 0.5 μm，辐射状生长，可见直角分支。菌落与急性炎细胞交界处形成棒状结构，称 Splendore-Hoeppli 现象（图 3.2.7a、b）。
    - 需要与奴卡菌、曲霉菌及毛霉菌进行鉴别。

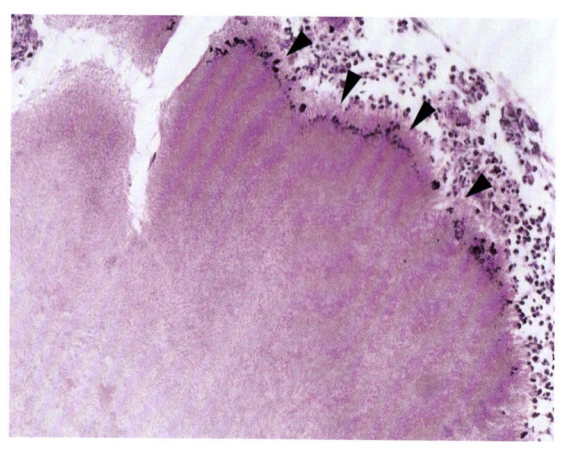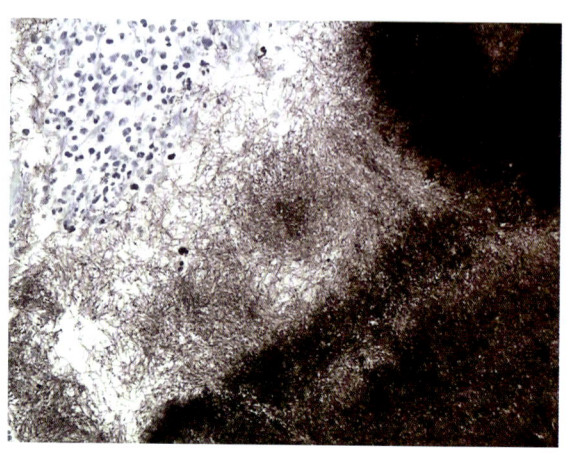

图 3.2.7a 肺放线菌病。放线菌菌团与周围急性炎细胞交界处形成棒状结构，即 Splendore-Hoeppli 现象（三角）

图 3.2.7b 肺放线菌病。六胺银染色显示放线菌呈长的细丝状，具有分支

思考题 4：放线菌与奴卡菌如何鉴别？

3.2.8 肺曲霉菌病

- 肺曲霉菌病（pulmonary aspergillosis）大多数为继发感染，临床上分为曲霉菌球、变态反应性支气管曲霉菌病和侵袭性肺曲霉菌病，最常见的类型是曲霉菌球，常寄生于肺结核、肺癌、支气管肺囊肿及结节病等慢性肺部疾病所形成的空腔内。
- 组织学特征
    - 支气管囊性扩张，部分黏膜脱落，管腔内可见真菌菌团，管壁淋巴细胞、浆细胞浸润，可见淋巴滤泡形成，局部纤维化（图 3.2.8a）。
    - 曲霉菌菌丝粗细较一致，直径 5～7 μm，菌丝有横隔（分节），呈锐角分支，定向排列（毛刷状），有小的圆形孢子（图 3.2.8b）。

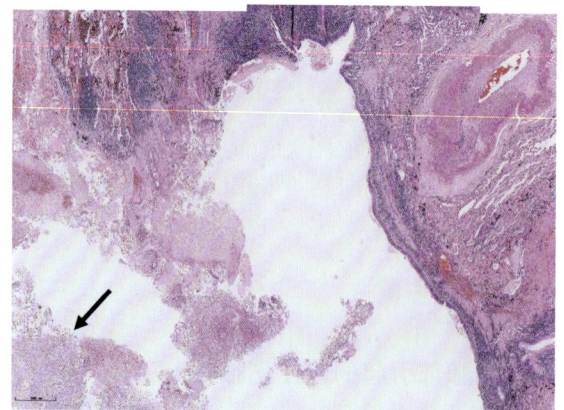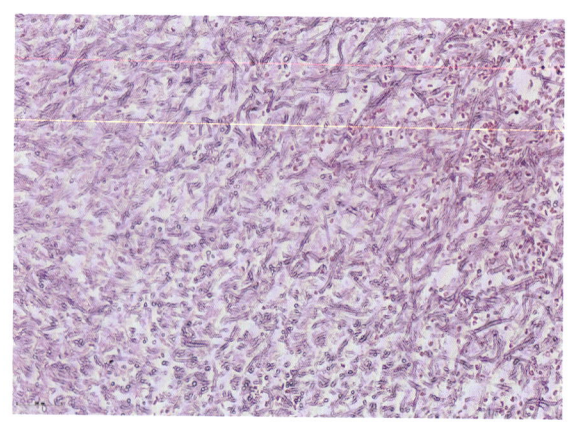

图 3.2.8a 肺曲霉菌病。支气管腔内可见曲霉菌菌团（星号）。支气管管壁可见炎细胞浸润

图 3.2.8b 肺曲霉菌病。曲霉菌菌丝粗细较一致，直径 5～7 μm，菌丝有横隔（分节），呈锐角分支，定向排列（毛刷状）

3.2.9 新型隐球菌性肺炎

- 新型隐球菌性肺炎（cryptococcus neoformans pneumonia）是由新型隐球菌感染引起的亚急性或慢性深部真菌病。
- 组织学特征
  - 本病为慢性纤维化基础之上的肉芽肿性炎，肉芽肿松散，主要为巨噬细胞散在或灶状分布，可有坏死，坏死灶周围可见上皮样细胞及巨噬细胞（图 3.2.9a）。
  - 坏死灶内、间质及巨噬细胞胞质内可见多少不等圆形菌体，直径 5～7 μm，因有厚厚的荚膜而显现出轮廓，周围有空晕。
- 特殊染色：PAS、六胺银（图 3.2.9b）、黏液卡红染色阳性，黏液卡红染色对新型隐球菌具有特异性。

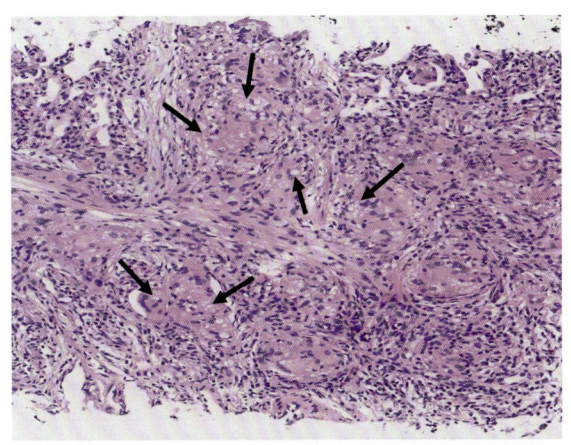

图 3.2.9a 新型隐球菌性肺炎。慢性纤维化的背景中可见多核巨细胞及肉芽肿结构，巨细胞胞质内可见具有透明荚膜的隐球菌（箭头）

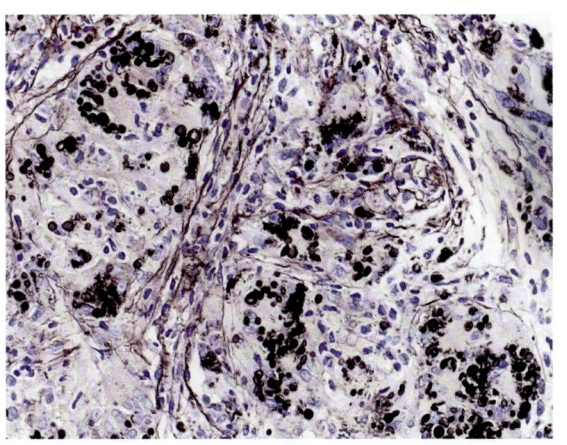

图 3.2.9b 新型隐球菌性肺炎。六胺银染色显示多核巨细胞胞质内的菌体呈圆形，直径 5～7 μm，因有厚厚的荚膜而显现出轮廓

3.2.10 肺孢子菌性肺炎

- 肺孢子菌性肺炎（pneumocystis carinii pneumonia），旧称卡氏肺囊虫肺炎、卡氏肺孢子虫肺炎，主要感染免疫抑制患者，是 HIV 感染患者最常见的机会感染与致死的病因。
- 组织学特征
  - 病变特点为肺孢子菌存在于肺泡腔内，堆积成粉染泡沫样物质（图 3.2.10a）。可通过活检或支气管肺泡灌洗液涂片诊断。
  - PAS 及六胺银染色可显示肺孢子菌，直径 5～7 μm，圆形或卵圆形（图 3.2.10b）。

3.2.11 肺干酪性增殖性结核

- 结核病（tuberculosis）是结核杆菌感染导致的慢性肉芽肿性炎，根据细菌毒力、机体免疫力和超敏反应的程度不同，炎症可表现为以渗出为主、增生为主或以坏死为主。干酪性增殖性结核是结核病的典型表现，是机体免疫力较强的体现。
- 组织学特征
  - 病变肺组织中可见散在分布的、境界相对清楚的结核结节（结核肉芽肿）（图 3.2.11a）。
  - 结核肉芽肿的中央为干酪样坏死，周围为梭形、多边形胞质丰富浅粉染的类上皮细胞和类上皮细胞融合而成的 Langhans 巨细胞，再外围为淋巴细胞和纤维细胞（图 3.2.11b）。
  - 结核肉芽肿具有一定的特异性诊断价值，但仅部分结核肉芽肿中可检出抗酸染色阳性的结核杆菌。

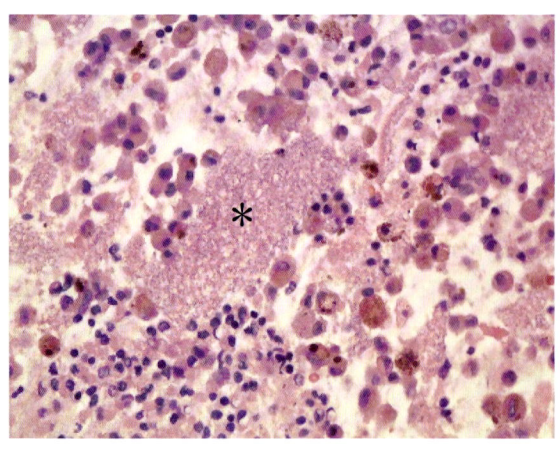

图 3.2.10a　肺孢子菌性肺炎。肺泡灌洗液沉渣中可见多量成堆的粉染泡沫样物质（星号）

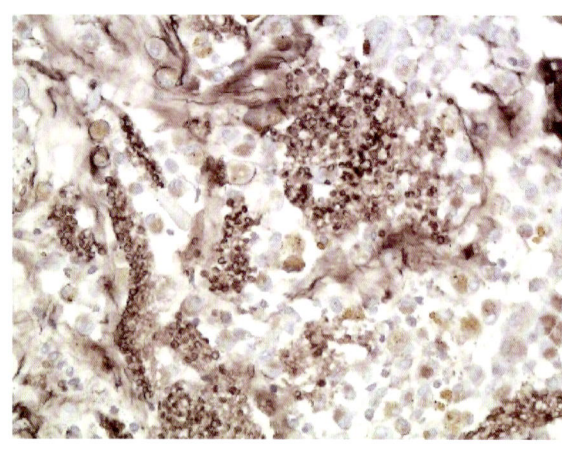

图 3.2.10b　肺孢子菌性肺炎。六胺银染色显示泡沫样物质为 5~7 μm 大小的圆形或卵圆形肺孢子菌

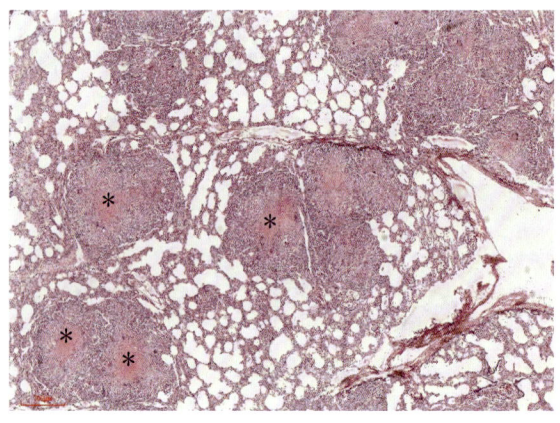

图 3.2.11a　肺干酪性增殖性结核。肺组织内可见散在分布多个肉芽肿，肉芽肿中央可见粉染的无结构干酪样坏死（星号）

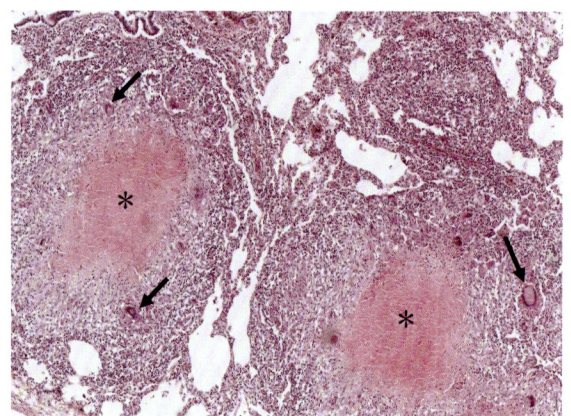

图 3.2.11b　肺干酪性增殖性结核。放大倍数示典型的结核肉芽肿中央为干酪样坏死（星号），周围可见多核巨细胞（Langhans 细胞）（箭头）、类上皮细胞及淋巴细胞浸润

3.2.12　结节病

- 结节病（sarcoidosis）是一种病因不明的以非干酪样坏死性肉芽肿为病理特征的全身性疾病，以累及肺及肺门淋巴结为主，并累及全身多脏器，血清血管紧张素转化酶活性在急性期增加，对本病诊断有参考意义。
- 组织学特征
    ◇ 肺组织内可见多个非干酪样坏死性肉芽肿，多沿支气管、血管、淋巴管分布（图 3.2.12a）。
    ◇ 肉芽肿大小相似，境界清楚，少有融合，肉芽肿周围可见纤维化，炎细胞浸润不明显（图 3.2.12b）。多核细胞胞质内偶见星状体或绍曼小体。肉芽肿通常不伴坏死，偶可见小灶状嗜酸性颗粒状坏死。
    ◇ 诊断需结合临床，常常为排除性诊断。

3.2.13　肺硅沉着症（硅肺 / 矽肺）

- 肺硅沉着症（silicosis）简称硅肺（曾称矽肺），是长期吸入游离二氧化硅粉尘微粒在肺内沉积而引起的一种尘肺，多在接触硅尘 10~15 年后发病，进展缓慢，但在脱离硅尘环境后病变仍持续进展。

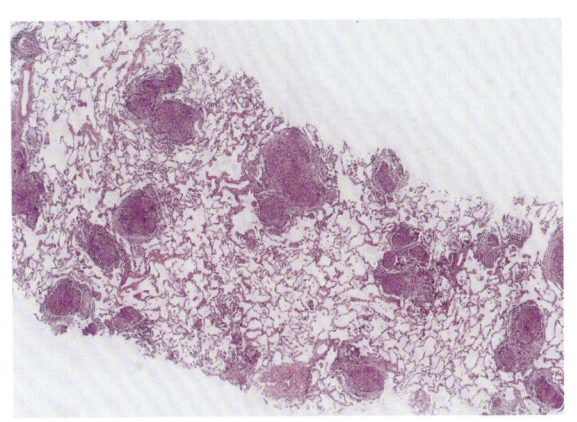

图 3.2.12a 结节病。肺组织内可见多个肉芽肿,多沿淋巴管、血管或支气管分布

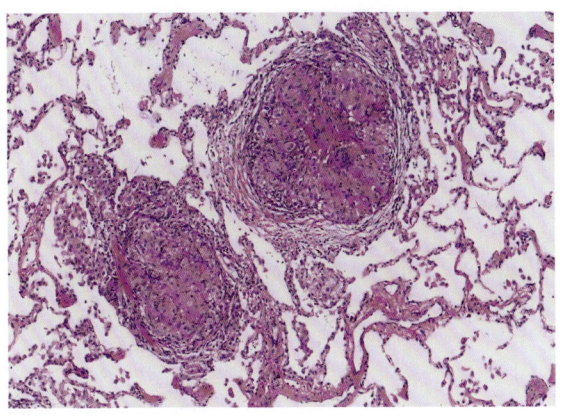

图 3.2.12b 结节病。非干酪样坏死性肉芽肿,大小相似,形态紧凑,境界清楚,少有融合,周围炎症不明显

- 大体特征:肺组织、肺门淋巴结及胸膜可见纤维化和硅结节形成,硅结节直径3~5mm,灰白色,触之有沙砾感。晚期病例肺纤维化明显,质地变硬,重量增加,入水可下沉。
- 组织学特征(图 3.2.13a、b)
  - 硅结节形成,广泛的进行性的纤维化。
  - 硅结节早期为吞噬硅尘的巨噬细胞构成的细胞性结节,渐渐发展为纤维性结节,中央胶原纤维沉积伴玻璃样变性,胆固醇结晶形成。
  - 相邻硅结节可以相互融合,常继发缺血、坏死、液化,形成空洞。

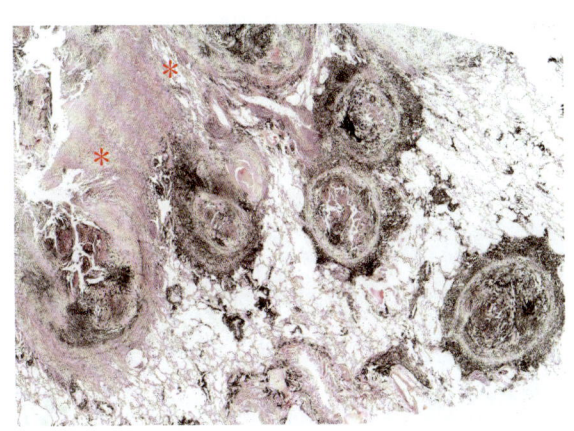

图 3.2.13a 肺硅沉着症。肺组织内可见多个硅结节,部分结节融合(星号),周围肺组织纤维化。结节和细支气管周围结缔组织中因大量炭末沉积而呈黑色

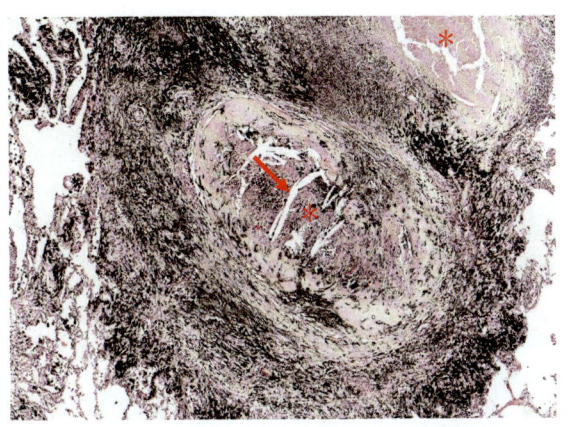

图 3.2.13b 肺硅沉着症。硅结节中央可见坏死(星号)及胆固醇结晶(箭头),间质胶原沉积伴玻璃样变性,周围大量吞噬炭末的组织细胞浸润

思考题5:硅肺患者易合并肺结核病的原因是什么?

3.2.14 支气管淀粉样变性

- 呼吸系统淀粉样变性(amyloidosis)又称淀粉样物沉积症,主要表现为三种形式:气管支气管淀粉样物沉积症、结节性肺淀粉样物沉积症及弥漫性肺泡-间隔(间质性)淀粉样物沉积症。
- 组织学特征
  - 支气管黏膜下间质可见片状粉染无定型物质沉积,呈云絮状,并可见蓝色的软骨化生。
  - 无定型物质刚果红染色呈砖红色,偏振光显微镜下呈苹果绿双折光。

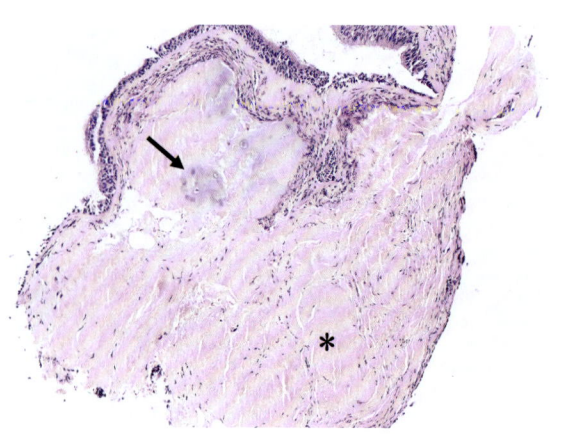
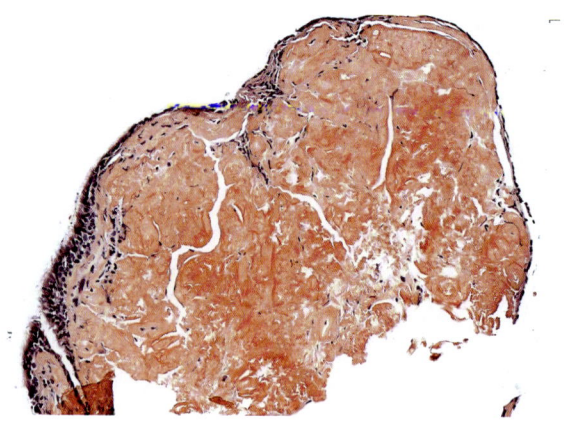

图3.2.14a 支气管淀粉样变性。支气管黏膜下间质内可见片状粉染无结构物质沉积（星号），呈云絮状，局灶可见软骨化生（箭头）

图3.2.14b 支气管淀粉样变性。刚果红染色将支气管黏膜下间质内片状无结构物质染成砖红色

3.2.15 肺泡蛋白沉积症

- 肺泡蛋白沉积症（pulmonary alveolar proteinosis）是一类由肺泡和远端气道内积聚大量富含磷脂和蛋白样物质为特征的弥漫性肺疾病。影像学检查类似肺水肿。好发于青中年，男性发病约3倍于女性。分为先天性和获得性，其中获得性又分为继发性和特发性。
- 大体特征：肺大部分呈实变，胸膜下可见黄色或黄灰色结节，切面有黄色液体渗出。
- 组织学特征（图3.2.15a、b）
  ◇ 肺泡腔内充满均匀粉染的颗粒状或云絮状蛋白性物质，可见胆固醇结晶裂隙。PAS及D-PAS（淀粉物消化后的PAS）染色呈阳性，提示为脂蛋白。
  ◇ 肺泡间隔基本正常，偶见少量淋巴细胞浸润。
  ◇ 肺泡灌洗液呈乳白色，沉渣可助诊断。

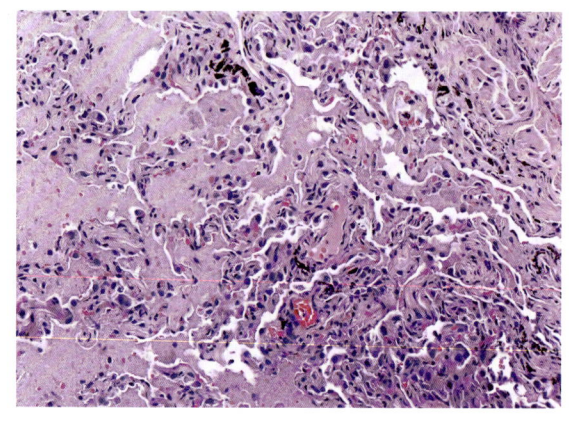
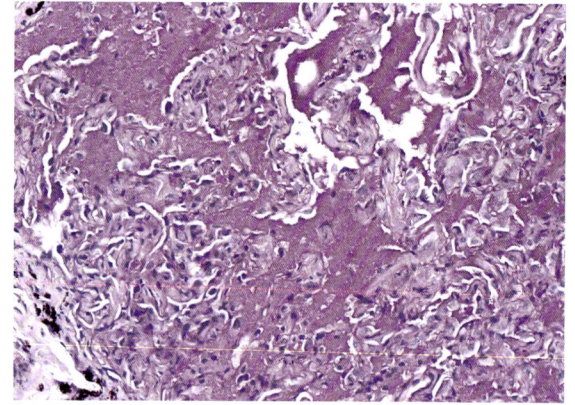

图3.2.15a 肺泡蛋白沉积症。肺泡腔内充满均匀粉染的颗粒状或云絮状蛋白性物质，肺泡间隔基本正常

图3.2.15b 肺泡蛋白沉积症。肺泡腔内充满的物质为脂蛋白，D-PAS染色呈阳性

思考题6：肺泡蛋白沉积症与淀粉样变性如何鉴别？与机化性肺炎如何鉴别？

3.2.16 肉芽肿性多血管炎

- 肉芽肿性多血管炎（granulomatosis with polyangiitis，GPA）过去称Wegner肉芽肿，是一种ANCA相关性系统性血管炎，最常累及上呼吸道、肺及肾。血清胞质型抗中性粒细胞胞质抗体（C-ANCA）常阳性。

- 组织学特征
  - 病变表现为肉芽肿性炎，主要累及小动脉、小静脉及毛细血管的坏死性血管炎，可见中性粒细胞浸润为主的地图状坏死（图 3.2.16a）。
  - 坏死性血管炎的管壁可见中性粒细胞浸润伴纤维素样坏死，管腔闭塞，血管供血区域继发坏死后形成以中性粒细胞浸润为主的地图状坏死，HE 染色呈嗜碱性（图 3.2.16b）。

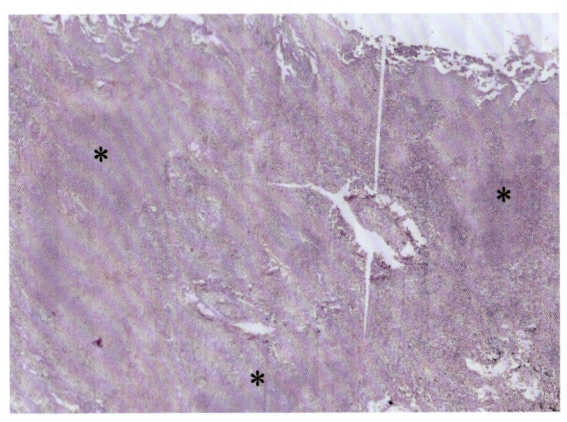

图 3.2.16a　肺肉芽肿性多血管炎。肺组织内可见多灶地图状嗜碱性坏死（星号）

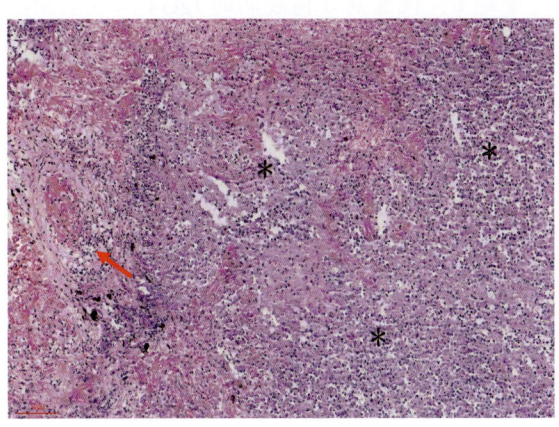

图 3.2.16b　肺肉芽肿性多血管炎。血管管壁中性粒细胞浸润伴纤维素样坏死，管腔闭塞（箭头），右侧可见以中性粒细胞浸润为主的地图状嗜碱性坏死（星号）

思考题 7：常见的 ANCA 相关性血管炎有哪些？

3.2.17　IgG4 相关性肺病

- IgG4 相关性疾病（immunoglobulin-G4 related disease）是近年来认识的一种由免疫介导的慢性炎症性疾病，以纤维化和 IgG4 阳性的浆细胞浸润为特征，常有血清 IgG4 水平的升高。可累及全身各个器官，包括肺。
- 大体特征：常形成界限不清的肿块，易被误认为肿瘤。
- 组织学特征
  - 肺泡结构破坏，代之以明显纤维化，纤维细胞较丰富，排列呈席纹状（图 3.2.17a）。
  - 致密的淋巴细胞、浆细胞浸润，肺 IgG4 相关性疾病的诊断标准为（图 3.2.17b）。

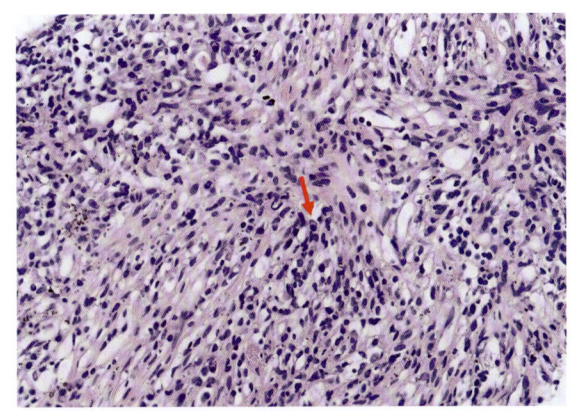

图 3.2.17a　IgG4 相关性肺疾病。肺穿刺标本中可见肺组织结构破坏，间质纤维化，伴多量淋巴细胞、浆细胞（箭头）浸润

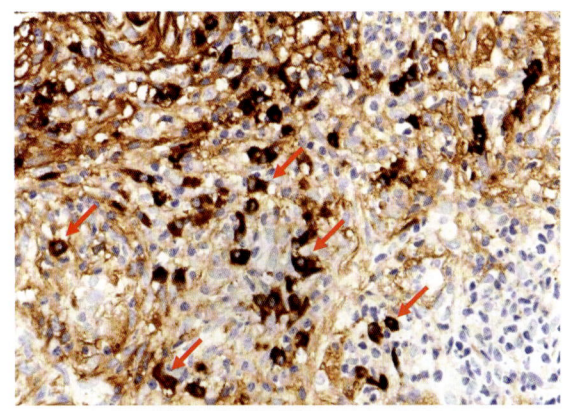

图 3.2.17b　IgG4 相关性肺疾病。免疫组化显示 IgG4 阳性的浆细胞（箭头），热点区可达 50 个 /HPF，IgG4/IgG 约为 40%

- 手术标本 IgG4⁺ 细胞 > 50 个 / 高倍视野（HPF）。
- 活检标本 > 20 个 /HPF。
- IgG4⁺/IgG⁺ 浆细胞比值 > 40%。
◇ 可见闭塞性静脉炎，常因管腔闭塞和管壁炎细胞浸润导致难以辨认，可通过弹力纤维染色帮助确认。

思考题 8：仅靠病灶内浸润的 IgG4 阳性浆细胞数目增多是否可以诊断 IgG4 相关性肺疾病？

3.2.18 支气管肺隔离症

- 支气管肺隔离症（bronchopulmonary pulmonary sequestration）肺先天性发育异常，表现为隔离肺组织部分或完全由肺膜将其与正常肺组织分隔开，与正常气管支气管树无关联、不相通，有单独的体循环动脉血液供应。根据隔离肺组织与正常肺之间的关系，又分为叶外型和叶内型，后者更多见。
- 组织学特征
  ◇ 肺正常结构消失，形成多个大小不等囊性扩张的气腔，囊腔衬覆假复层纤毛柱状上皮，管腔内可见炎性分泌物潴留（图 3.2.18a）。
  ◇ 间质纤维化明显，可见多量淋巴、单核细胞及浆细胞散在及灶状浸润，以支气管周围为著。
  ◇ 间质可见多个厚壁血管，部分为动脉，部分血管管壁厚薄不均（图 3.2.18b）。

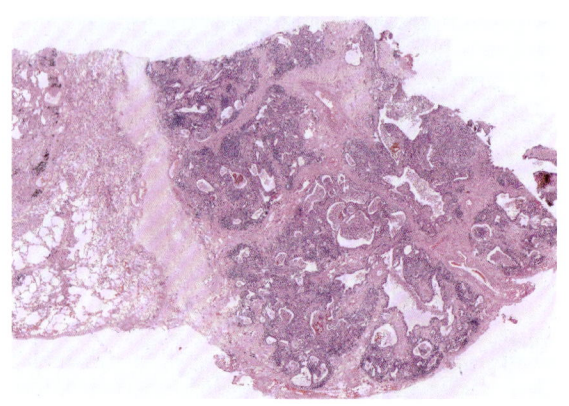

图 3.2.18a 隔离肺（叶内型）。与左侧的正常肺组织相比，右侧的隔离肺肺正常结构消失，代之以多个大小不等囊性扩张的气腔，腔内可见炎性分泌物潴留。间质多量炎细胞浸润

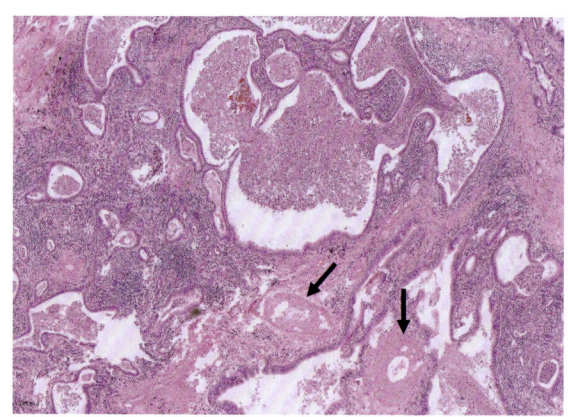

图 3.2.18b 隔离肺（叶内型）。高倍镜下见大小不等囊性扩张的气腔内衬假复层纤毛柱状上皮，管腔内可见炎性分泌物潴留。间质可见厚壁血管（箭头）

第三节 肺肿瘤及瘤样病变

3.3.1 肺淋巴管平滑肌瘤病

- 肺淋巴管平滑肌瘤病（pulmonary lymphangioleiomyomatosis）是肺内独特的间质平滑肌增生性疾病，是一种慢性进行性致死性局灶破坏性间质性肿瘤。影像学表现为全肺多量薄壁囊腔形成。
- 患者多为育龄期女性。与结节性硬化综合征相关，有相似的等位基因缺失。
- 组织学特征
  ◇ 肺间质及支气管、细支气管、静脉、淋巴管周围平滑肌细胞呈斑片状或编织状增生（图 3.3.1a）。
  ◇ 增生的平滑肌阻塞管腔，可引起一系列继发性改变，如小气道阻塞致肺泡破裂，形成囊泡，

并反复发生气胸；肺静脉阻塞淤血致小血管破裂出血；淋巴管平滑肌瘤增生致胸内淋巴管、胸导管扩张，出现乳糜胸（图 3.3.1b）。
- 免疫组化染色平滑肌细胞 HMB45、Melan A、SMA、ER、PR 阳性。

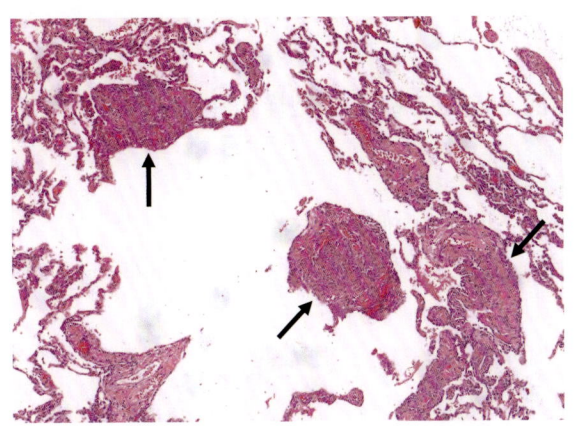

图 3.3.1a 肺淋巴管平滑肌瘤病。肺组织局部结构破坏，形成囊腔。血管壁周围平滑肌呈斑片状增生（箭头），包绕血管

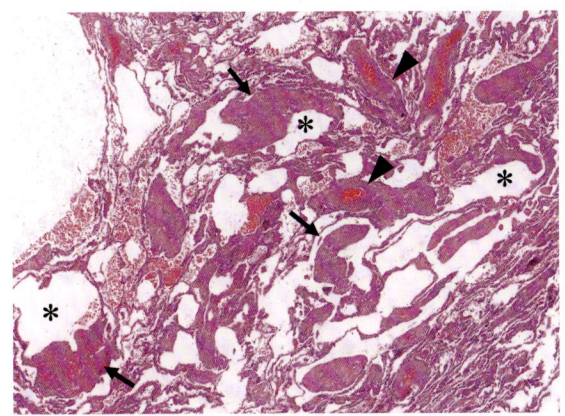

图 3.3.1b 肺淋巴管平滑肌瘤病。肺组织内多个大小不等囊腔形成（星号），囊壁可见灶状增生的肿瘤性平滑肌细胞（箭头），部分与血管或淋巴管管壁移行（三角）

3.3.2 肺透明细胞糖瘤

- 肺透明细胞糖瘤（clear cell "sugar" tumor of the lung）是一种少见的良性肺血管周上皮样细胞肿瘤（perivascular epithelioid cell tumor，PEComa）。
- 大体特征：体积小、边界清楚的圆形或卵圆形肿块，通常位于肺周边，红褐色。
- 组织学特征
  - 肿瘤细胞成片或成巢生长，圆形或卵圆形，大小一致，胞质透明或嗜酸性细颗粒状，境界清楚，无或仅具有很小的异型性及多形性，核分裂象罕见（图 3.3.2a）。
  - 肿瘤围绕薄壁血管在内皮下生长并向外周辐射（图 3.3.2b）。
  - 免疫组化：HMB45、Melan A、SMA、Desmin 阳性。
- 80% 存在 *TSC2* 基因突变，少部分具有 *TFE3* 基因融合。

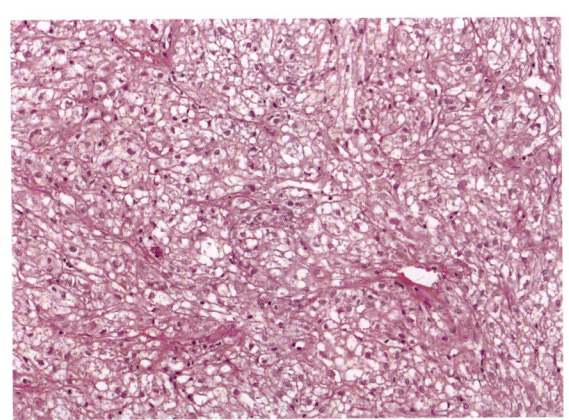

图 3.3.2a 肺透明细胞糖瘤。肿瘤细胞成片或成巢生长，圆形或卵圆形，大小一致，胞质透明或嗜酸性细颗粒状，境界清楚，无或仅具有很小的异型性及多形性，核分裂象罕见

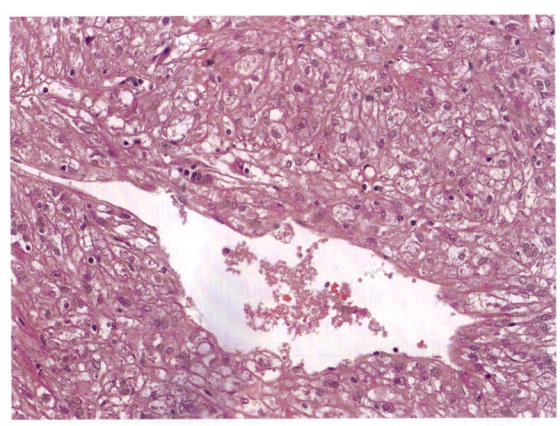

图 3.3.2b 肺透明细胞糖瘤。高倍镜下见肿瘤细胞围绕薄壁血管在内皮下生长，并向外周辐射

3.3.3 肺腺癌——原位腺癌（AIS）

- 肺原位腺癌（adenocarcinoma in situ of the lung）是最大径 ≤ 3 cm 的肺腺癌，癌细胞沿原有的肺泡结构生长，缺乏间质、血管和胸膜侵犯。常为影像学检查时偶然发现，预后好，5 年生存率 100%。
- 组织学特征（图 3.3.3a、b）
    - 黏液性（黏液柱状上皮）或非黏液性（Ⅱ型肺泡上皮样或 Club 细胞样）肿瘤细胞沿着肺泡壁生长，即贴壁生长。
    - 最大径 > 0.5 cm，≤ 3 cm，常为单个孤立存在。
    - 肿瘤细胞异型程度不等，相邻细胞之间可有间隙。可见核内假包涵体。
    - 缺乏乳头、微乳头结构，缺乏间质浸润、淋巴道、血道及胸膜侵犯，无肿瘤性坏死，无气道播散。

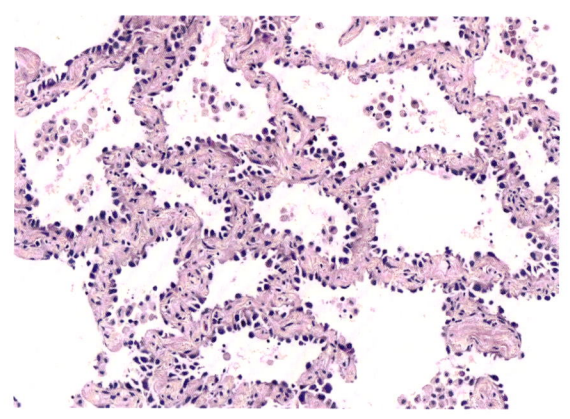

图 3.3.3a 肺原位腺癌，非黏液型。Ⅱ型肺泡上皮样的肿瘤细胞贴壁生长，有明显异型性，肿瘤细胞之间可见缝隙，部分呈鞋钉样

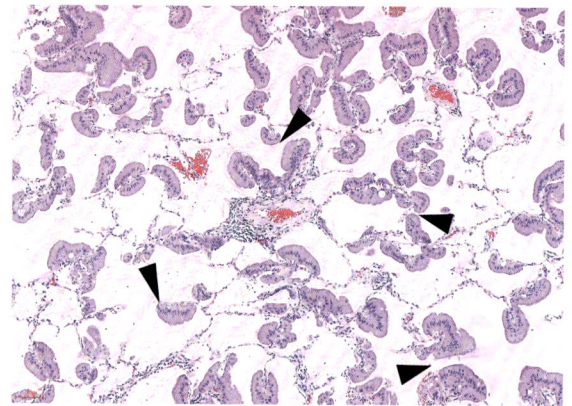

图 3.3.3b 肺原位腺癌，黏液型。肿瘤细胞呈黏液柱状，单行排列，常跳跃性生长，多位于肺泡孔（三角）邻近的肺泡壁，呈簇状，勿误诊为乳头。肺泡腔内充满黏液

3.3.4 肺腺癌——微浸润性腺癌

- 肺微浸润性腺癌（minimally invasive adenocarcinoma，MIA）是最大径 ≤ 3 cm 的单个、界限清楚的腺癌，主要呈贴壁生长，浸润灶最大径 ≤ 5 mm。
- 大体特征：多发生在外周。
- 组织学特征
    - 肿瘤大部分贴壁生长，局灶可见浸润，原有肺泡结构消失，间隔纤维化增宽，浸润灶最大径 ≤ 0.5 cm（图 3.3.4a、b）。
    - 如有多个浸润灶，应进行累加，计算公式：浸润灶直径 = 浸润性病灶总百分比 × 肿瘤的最大径。
    - 无淋巴、血行转移及胸膜侵犯，无肿瘤性坏死，无气道播散。

3.3.5 肺腺癌——浸润性非黏液性腺癌

- 浸润性肺腺癌（invasive adenocarcinoma of the lung）是伴有腺样分化、黏液产生或肺泡上皮标记表达的恶性上皮型肿瘤，根据上皮类型可分为黏液性和非黏液性等类型。
- 大体特征：灰白色结节状，周围界限不清，中央可见纤维化瘢痕，通常缺乏色素沉积，邻近胸膜者可引起胸膜凹陷。

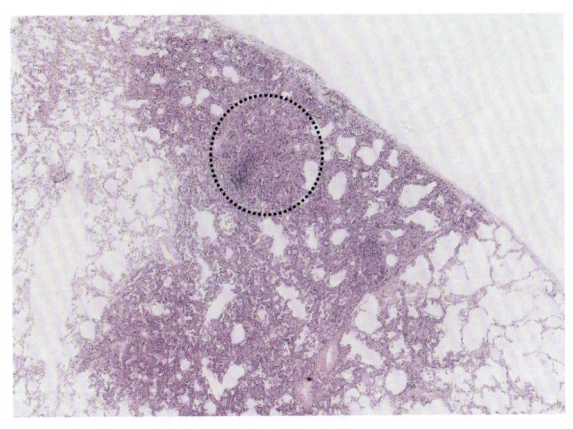

图 3.3.4a 肺微浸润性腺癌。肿瘤大部分呈贴壁生长，局灶可见浸润（圈内），浸润灶最大径 ≤ 0.5 cm

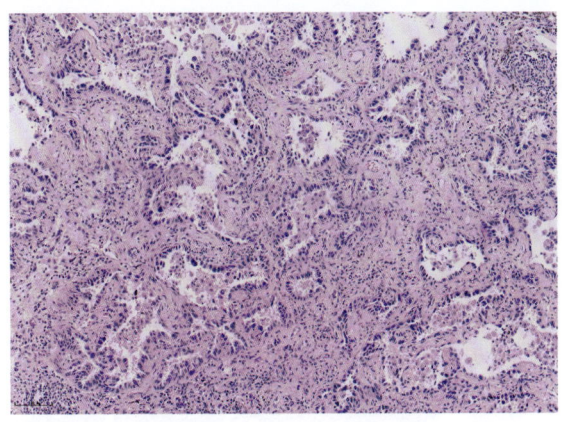

图 3.3.4b 肺微浸润性腺癌。微浸润灶内肿瘤呈腺泡型生长

- 组织学特征
  - 肿瘤细胞以贴壁生长为主，并出现其他生长方式或浸润间质，其范围 > 0.5 cm，或出现淋巴转移、血行转移、胸膜侵犯、肿瘤性坏死、气道播散等情况。
  - 肿瘤呈现多种生长方式（图 3.3.5a ~ d，e 图 3.3.5e、f），包括贴壁型、腺泡型、乳头型、微乳头型、实体型等，病理报告应按照生长方式的占比，从高到低依次评价。
  - 2021 版 WHO 肺肿瘤分类提出分化的评价标准
    - 高分化：以贴壁型为主，没有高级别结构或占比 < 20%。
    - 中分化：腺泡型或乳头型为主，没有高级别结构或占比 < 20%。
    - 低分化：高级别结构占比 ≥ 20%。其中，高级别结构是指微乳头型、实体型、筛状及复杂腺样结构（腺体融合或单个细胞浸润在促纤维结缔组织增生性间质中）。

3.3.6 肺腺癌——浸润性黏液腺癌

- 2015 版 WHO 肺肿瘤分类将浸润性黏液腺癌（invasive mucinous adenocarcinoma）归属于浸润性腺癌的变异型，2021 版 WHO 分类中则将浸润性黏液腺癌作为独立类型与非黏液腺癌并列。
- 组织学特征
  - 肿瘤呈现多种生长方式，包括贴壁型、腺泡型、乳头型、微乳头型、实体型。可能出现淋巴转移、血行转移及胸膜侵犯，可能出现肿瘤性坏死。

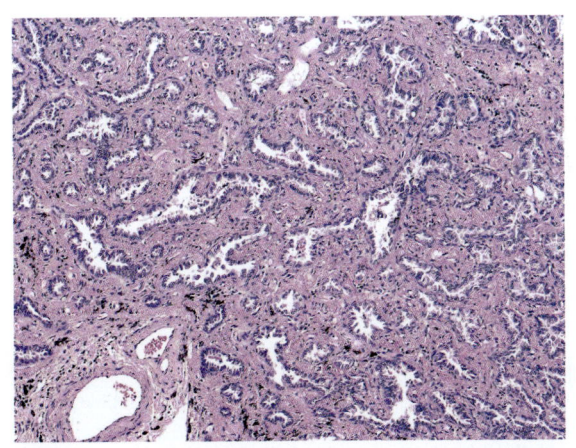

图 3.3.5a 肺浸润性非黏液性腺癌，腺泡型。肿瘤细胞呈腺泡状生长，腺泡大小不等，间质纤维结缔组织反应明显

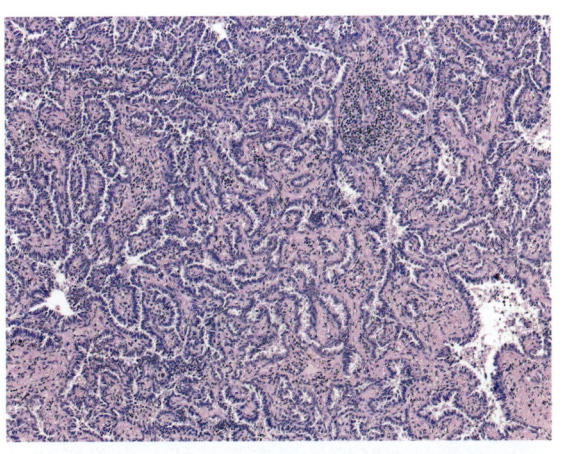

图 3.3.5b 肺浸润性非黏液性腺癌，乳头型。肿瘤细胞呈乳头状生长，乳头的中央可见纤维血管轴心

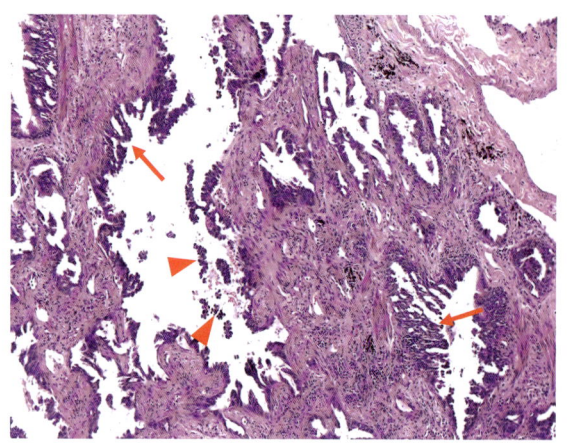

图 3.3.5c 肺浸润性非黏液性腺癌，微乳头型。肿瘤细胞呈微乳头状生长，包括丝状乳头（箭头），横切面呈小簇状游离于腔内（三角），乳头中央缺少纤维血管轴心

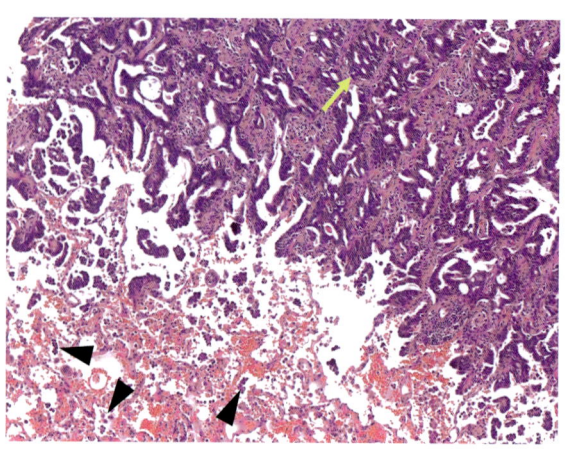

图 3.3.5d 肺浸润性非黏液性腺癌。部分肿瘤细胞呈筛状结构（箭头），并可见气道播散（三角）

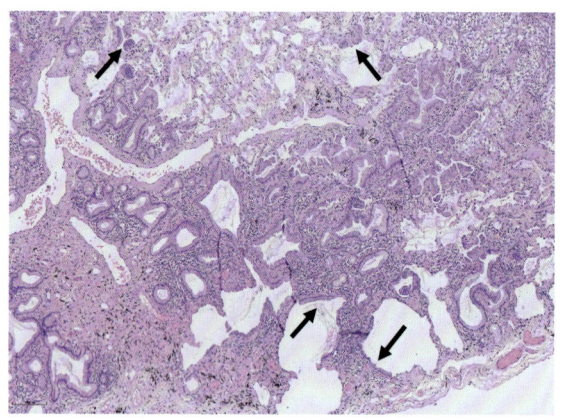

图 3.3.6a 肺浸润性黏液腺癌。肿瘤紧邻胸膜，周边可见肿瘤细胞贴壁生长（箭头）

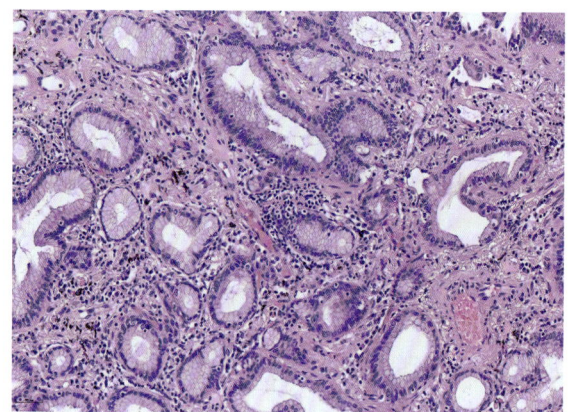

图 3.3.6b 肺浸润性黏液腺癌。肿瘤细胞呈黏液柱状，核位于底部，单层排列成腺样结构，有一定异型性，需注意与细支气管腺瘤鉴别。

- ◇ 肿瘤细胞为黏液柱状细胞或杯状细胞，含有丰富的细胞内黏液，细胞异型性不明显，细胞核小，位于基底，可见贴壁生长成分，可不连续，跳跃性生长，肺泡腔内可有多量黏液聚集，浸润灶内肿瘤细胞内的黏液含量减少，与非黏液型腺癌相似。
- ◇ 肺黏液腺癌需要与转移性黏液腺癌鉴别，但两者在形态学及免疫表型方面均很相似，鉴别困难，需要结合病史（有无肺外器官系统肿瘤史）、影像学表现（单发或多发，以及是否存在肺外病灶）及临床其他检查；形态学上具有黏液柱状上皮贴壁生长的形态提示肺原发黏液腺癌可能性大。

思考题9：浸润性黏液腺癌如何与细支气管腺瘤鉴别？

3.3.7 肺腺癌——肠型腺癌

- 肺肠型腺癌（enteric adenocarcinoma）是发生于肺的，与结直肠腺癌相似的腺癌。
- 组织学特征
  - ◇ 必须具有肠癌的形态学特征，由腺样和（或）乳头样结构组成，有时形成筛状结构，通常肿瘤细胞呈高柱状，假复层排列，可见管腔内坏死以及明显的核碎片。
  - ◇ 表达至少一种肠上皮的标记物（CDX2、CK20、HNF4d 或 Muc2）。

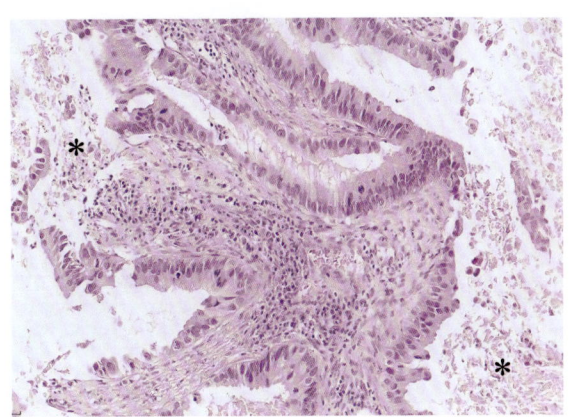 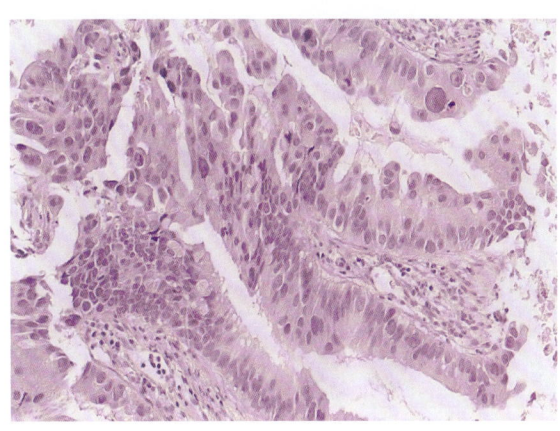

图 3.3.7a　肺肠型腺癌。肿瘤具有肠癌的形态学特征，由腺样和（或）乳头样结构组成，可见管腔内坏死，以及明显的核碎片（星号）

图 3.3.7b　肺肠型腺癌。高倍镜下见肿瘤细胞呈高柱状，假复层排列

思考题 10：肺肠型腺癌如何与肠癌肺转移鉴别？

3.3.8　肺腺癌——胎儿型腺癌

- 肺胎儿型腺癌（fetal adenocarcinoma）是一种形态类似胎儿肺的腺癌。因肺癌性腺体与假腺样期的胎儿肺相似而命名，分为低级别及高级别。
- 组织学特征
  - 低级别为富于糖原的无纤毛细胞组成的小管样腺样结构，常出现特征性的核下空泡，腺腔内可见桑葚小体（图 3.3.8a、b）。β-catenin 免疫组化显示细胞核阳性。
  - 高级别细胞异型性增加，缺乏桑葚小体，类似于经典型腺癌。

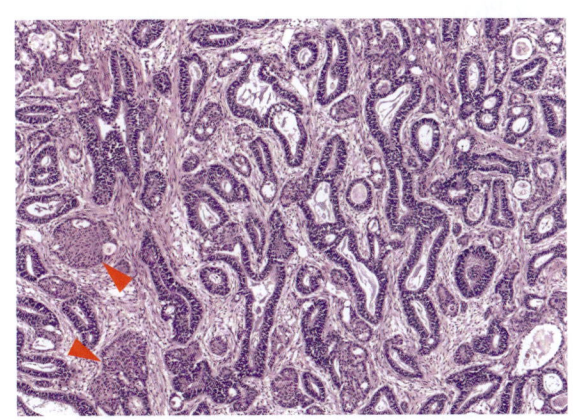 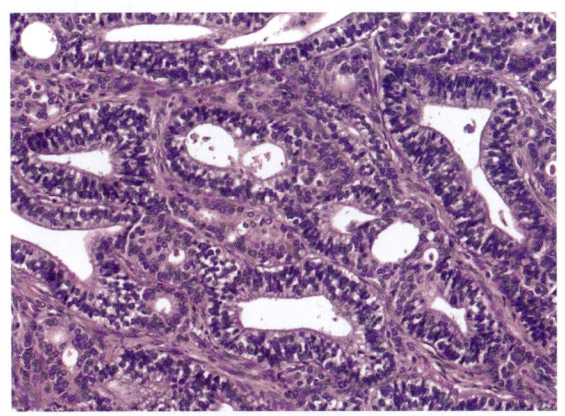

图 3.3.8a　肺胎儿型腺癌，低级别。富于糖原的无纤毛细胞形成腺样结构，形态与子宫内膜腺体相似，可见桑葚小体（三角）

图 3.3.8b　肺胎儿型腺癌，低级别。高倍镜下见肿瘤细胞出现特征性的核下空泡，形态与子宫内膜腺体相似

3.3.9　肺非角化型鳞状细胞癌

- 肺鳞状细胞癌（squamous cell carcinoma）分为角化型（keratinizing）、非角化型（non-keratinizing）及基底样型。均好发于主支气管或叶支气管，非角化型需注意与未分化癌鉴别。
- 组织学特征
  - 肿瘤细胞呈巢团状或实性生长，分化差，缺乏角化现象及细胞间桥（图 3.3.9a、b）。
  - 免疫组化提示鳞状分化（弥漫表达 P40、CK5/6 或 P63）。

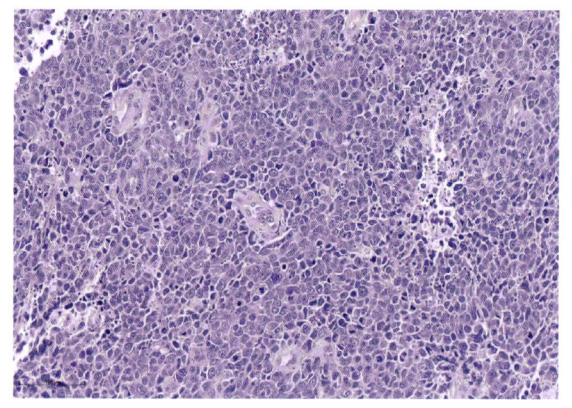

图 3.3.9a 肺非角化型鳞状细胞癌。肿瘤细胞实性成片生长，分化差，未见明确的角化现象

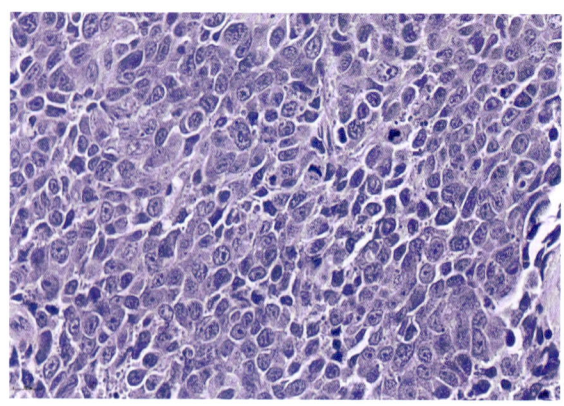

图 3.3.9b 肺非角化型鳞状细胞癌。肿瘤细胞核质比增加，分裂象易见，未见角化珠、细胞内角化或细胞间桥。本例形态需与小细胞癌鉴别

3.3.10 肺基底样鳞状细胞癌

- 肺基底样鳞状细胞癌（basaloid squamous cell carcinoma）是分化较差的恶性上皮性肿瘤，缺乏鳞状分化特征但表达鳞状上皮标记，预后较差。
- 组织学特征
  - 肿瘤细胞呈团巢状或分叶状生长，周围呈栅栏样排列，间质玻璃样变（图 3.3.10a）。
  - 肿瘤细胞小至中等大小，胞质少，核分裂象易见（图 3.3.10a、b），Ki-67 指数高，需注意与小细胞癌鉴别。
  - 部分肿瘤中也可见角化型或非角化型鳞状细胞癌成分，但如基底样成分＞50% 则仍旧归入基底样鳞状细胞癌。
  - 免疫组化提示鳞状分化（弥漫表达 P40、CK5/6 或 P63）。

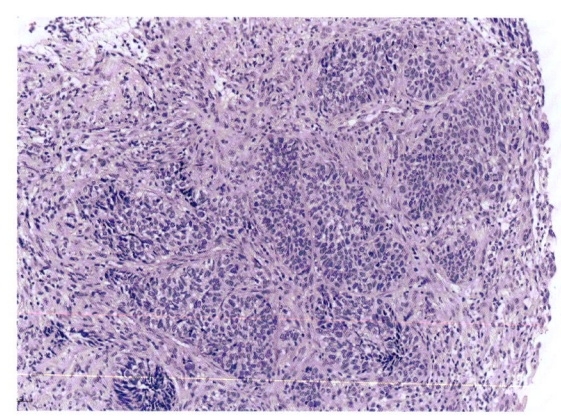

图 3.3.10a 肺基底样鳞状细胞癌。本例为黏膜活检标本，可见小至中等大小的肿瘤细胞呈团巢状或分叶状生长，癌巢周围细胞呈栅栏样排列

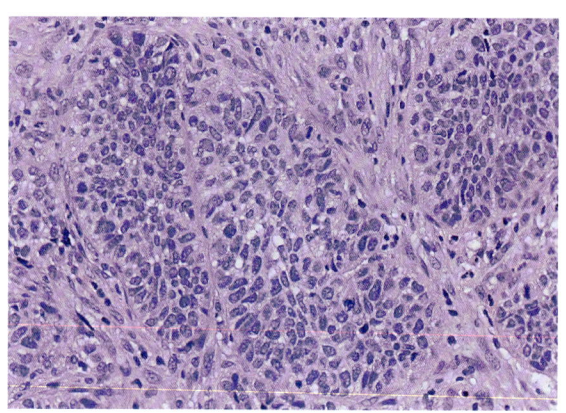

图 3.3.10b 肺基底样鳞状细胞癌。癌巢周围呈栅栏样排列。肿瘤细胞胞质少，核分裂象易见

思考题 11： 基底样鳞状细胞癌如何与小细胞癌鉴别？

3.3.11 肺腺鳞癌

- 肺腺鳞癌（adenosquamous carcinoma）是一类显示鳞状细胞癌和腺癌分化两种成分的癌，任一成分需至少达 10%。腺鳞癌侵袭性强，预后较其他非小细胞肺癌差。

- 组织学特征
  - 鳞状细胞癌和腺癌两种肿瘤成分可以泾渭分明，也可能掺杂在一起，每种成分的分化程度和类型也各异，但各成分的类型和占比尚未发现与预后有关。
  - 分化差的肿瘤可采用免疫组化帮助进行诊断。图示病例由角化型鳞状细胞癌与实体型腺癌组成，腺癌部分分化差，无明显腺管形成，通过免疫组化 TTF1 染色阳性证实为实体型腺癌（图 3.3.11a、b）。

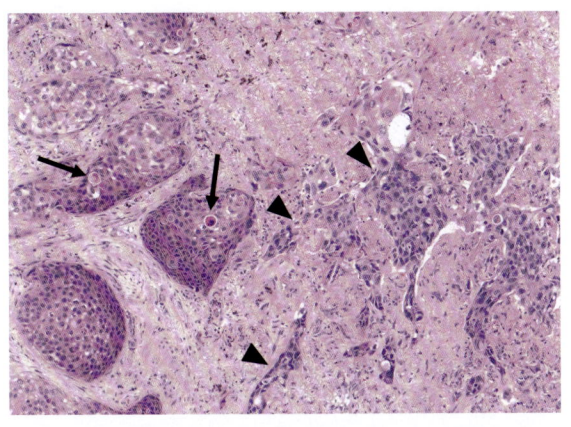

图 3.3.11a 肺腺鳞癌。图左侧肿瘤细胞巢局灶可见单个细胞角化（箭头），细胞体积较大，部分胞质嗜酸性，为角化型鳞状细胞癌；图右侧肿瘤细胞核质比增大，成巢片状浸润生长（三角）

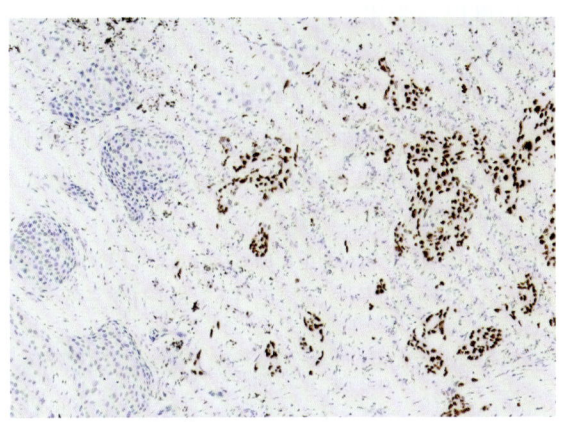

图 3.3.11b 肺腺鳞癌。免疫组化 TTF-1 显示图左侧肿瘤细胞巢为阴性，右侧为阳性，证实本例为腺鳞癌，由角化型鳞状细胞癌与实体型腺癌组成

思考题 12： 小标本是否可诊断腺鳞癌？腺鳞癌如何与黏液表皮样癌鉴别？

3.3.12 类癌（典型类癌、不典型类癌）

- 类癌（carcinoid）是分化好的神经内分泌肿瘤，根据核分裂象的数量和有无坏死又分为典型类癌和不典型类癌。发生在气管、支气管的中央型肿瘤多为典型类癌，发生在外周者多为不典型类癌。
- 组织学特征（图 3.3.12a、b）
  - 肿瘤细胞多数排列呈器官样、梁状，部分排列呈菊形团样、乳头状、假腺样或滤泡样结构。
  - 细胞呈圆形、多角形或梭形，形态较一致，异型性小，染色质细腻或胡椒盐样，核仁不明显，胞质中等量或丰富。

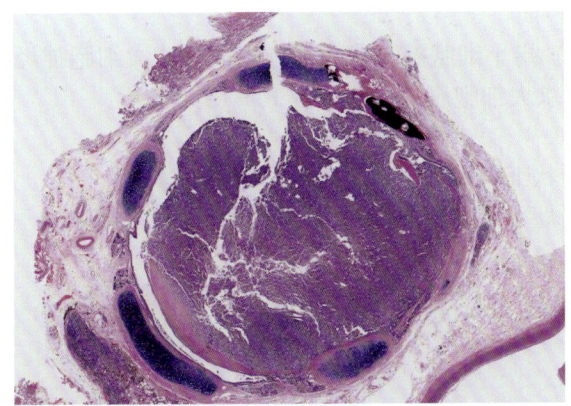

图 3.3.12a 典型类癌。肿瘤起源于支气管壁，向支气管腔内生长并堵塞支气管管腔

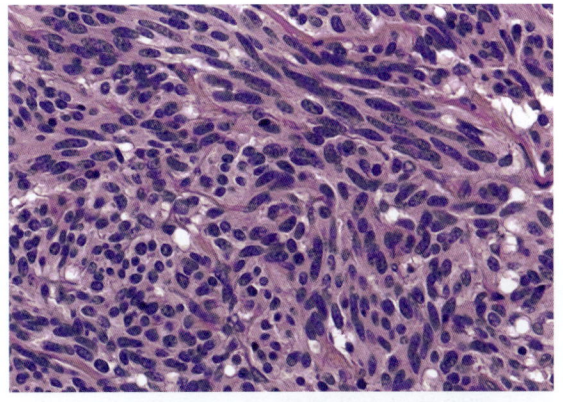

图 3.3.12b 典型类癌。肿瘤细胞圆形或短梭形，形态较一致，异型性小，染色质细腻或胡椒盐样，核仁不明显，胞质中等量，核分裂象罕见

- 典型类癌与不典型类癌的区别在于核分裂象及有无坏死：典型类癌核分裂象为 0～1 个 /2 mm²，无坏死；非典型类癌核分裂象 2～10 个 /2 mm²，可见小灶坏死。

思考题 13：典型类癌与小细胞癌的免疫组化特点有何区别？

3.3.13 小细胞癌

- 小细胞癌（small cell carcinoma）是高度恶性神经内分泌肿瘤。常表现为近肺门部的肿块和肺门淋巴结受累。
- 组织学特征
  - 肿瘤细胞实性成片生长，或形成器官样结构，可见明显坏死（图 3.3.13a）。
  - 细胞小至中等大小，小于 3 个静止的淋巴细胞，细胞呈圆形、卵圆形或梭形，胞质少，近似裸核。染色质呈胡椒盐样，核仁不明显，核分裂象多见。细胞聚集，可见核塑形（nuclear molding）（图 3.3.13b）。
  - 小细胞癌可表达 CgA、Syn、CD56、INSM1 等神经内分泌分化标记，但诊断不要求必须有这些标记表达。常有 P53 蛋白的突变型表达和 Rb1 的表达缺失。

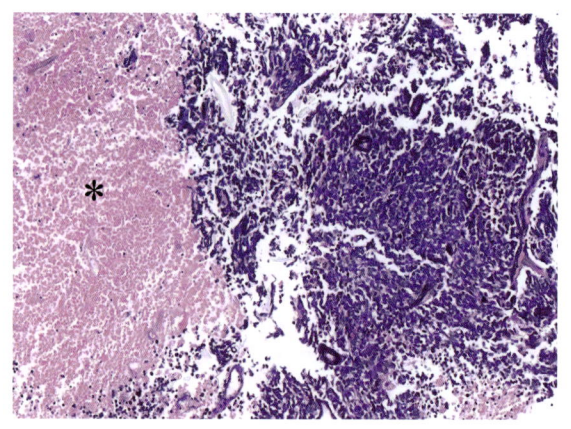

图 3.3.13a　小细胞癌。肿瘤成片生长，未形成典型的器官样结构，可见大片坏死（星号）

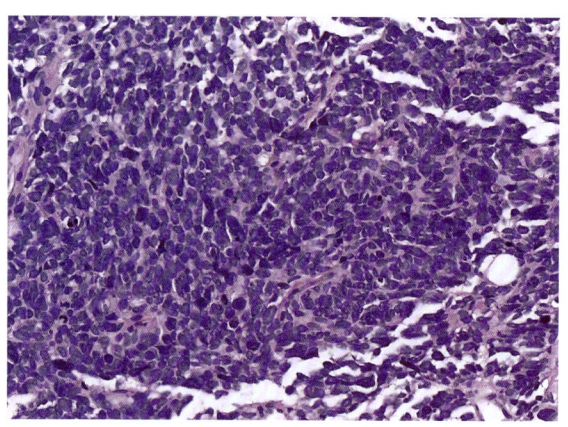

图 3.3.13b　小细胞癌。细胞小至中等大小，小于 3 个静止的淋巴细胞，细胞呈圆形或卵圆形，胞质少，近似裸核，染色质呈胡椒盐样，核仁不明显

思考题 14：Ki-67 在肺神经内分泌肿瘤诊断中的意义是什么？

3.3.14 复合型小细胞癌

- 复合型小细胞癌（combined small cell carcinoma）指小细胞癌与非小细胞癌成分或大细胞神经内分泌癌混合，与大细胞神经内分泌癌混合时要求大细胞癌成分至少占 10% 方可诊断。
- 组织学特征
  - 图示病例为复合性小细胞癌，为小细胞癌与鳞状细胞癌混合。
  - 肿瘤细胞小至中等大小，胞质少，分化差，局灶可见宽胞质鳞状上皮分化成分和角化珠。
  - 免疫组化提示两种类型细胞分别表达神经内分泌标记及鳞状上皮标记。

思考题 15：诊断复合型小细胞癌是否对各成分都有占比要求？

3.3.15 大细胞神经内分泌癌

- 大细胞神经内分泌癌（large cell neuroendocrine carcinoma）是形态上具有神经内分泌分化特点且表达神经内分泌标记的非小细胞肺癌。

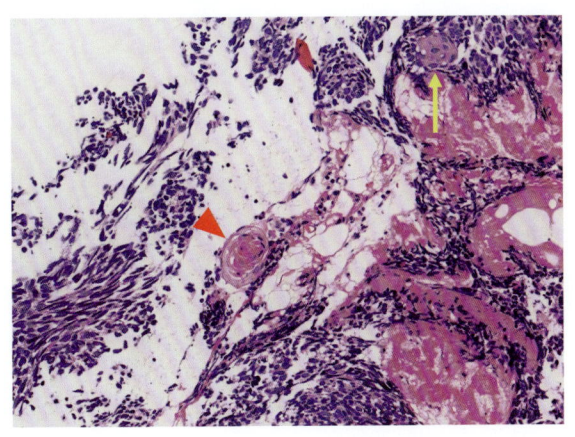

图 3.3.14a 复合性小细胞癌。小细胞癌细胞呈梭形，片状生长，其内及周围可见小灶鳞状上皮癌巢（箭头）及角化珠（三角）

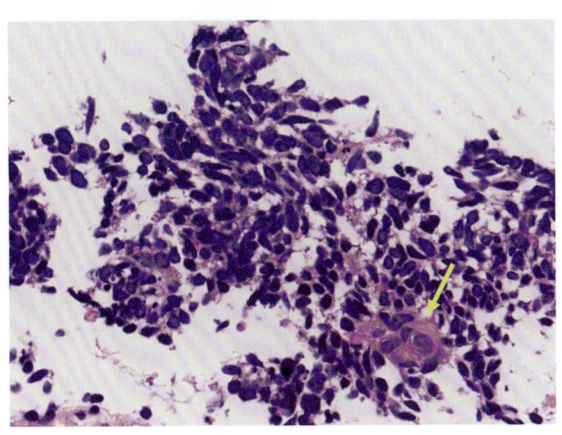

图 3.3.14b 复合性小细胞癌。放大倍数示小细胞癌巢内可见小灶鳞状上皮癌巢（箭头）

- 组织学特征
    - 肿瘤细胞呈巢团状，巢团周围细胞呈栅栏状排列，可见器官样结构、菊形团形成等神经内分泌分化形态特点，有明显坏死（图 3.3.15a）。
    - 肿瘤细胞胞质丰富，核空泡状，核仁明显，核分裂象易见（图 3.3.15b）。
    - 至少弥漫表达一种神经内分泌标记，如果形态典型，即使只有一种神经的分泌标记不同程度地表达，也支持诊断。

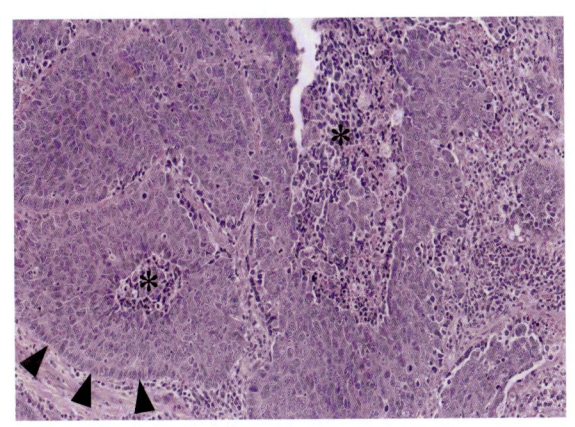

图 3.3.15a 大细胞神经内分泌癌。肿瘤具有神经内分泌器官样结构，巢团周围细胞呈栅栏状排列（三角），伴中央灶状坏死（星号）

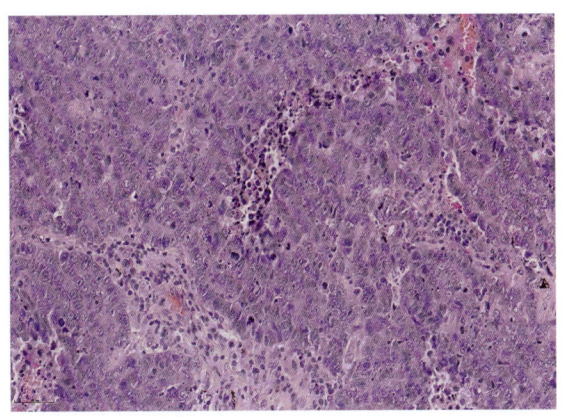

图 3.3.15b 大细胞神经内分泌癌。肿瘤细胞体积较大，胞质较为丰富，核空泡状，核仁明显，核分裂象易见

思考题 16：大细胞神经内分泌癌与大细胞癌怎么鉴别？

3.3.16 肺多形性癌

- 肺多形性癌（pleomorphic carcinoma of the lung）是一类分化差的非小细胞肺癌，由腺癌、鳞癌或大细胞癌与至少占比 10% 的梭形细胞和（或）巨细胞组成，或者肿瘤完全由梭形细胞（则称为梭形细胞癌）或巨细胞（则称为巨细胞癌）组成。
- 肺多形性癌是肉瘤样癌中的一种类型，肉瘤样癌还包括肺母细胞瘤及癌肉瘤。
- 组织学特征
    - 肿瘤中可见分化差的肿瘤细胞浸润，部分肿瘤细胞呈梭形（图 3.3.16a）。
    - 免疫组化提示肿瘤细胞 CK 阳性，部分细胞 TTF-1 阳性（图 3.3.16b），少许细胞 P40 阳性。

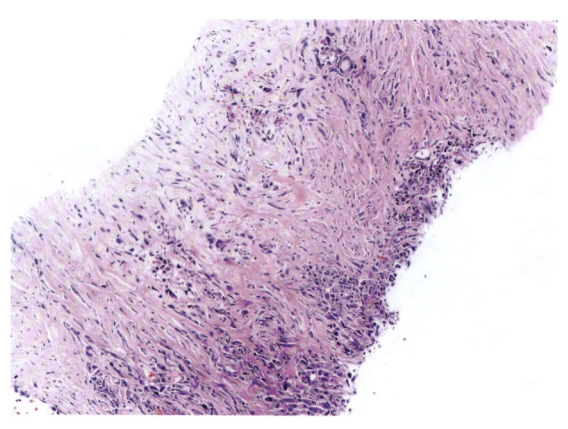

图 3.3.16a 非小细胞肺癌,可能为肺多形性癌。肿瘤细胞大部分呈梭形,在胶原化的间质中浸润

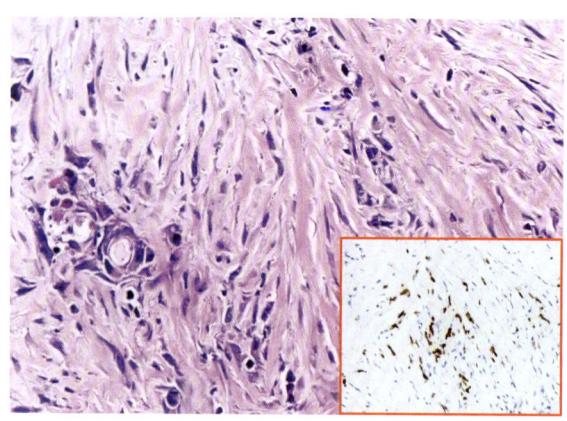

图 3.3.16b 肺多形性癌。高倍镜下见肿瘤细胞局灶形成腺样结构。插图显示梭形细胞 TTF-1 免疫组化阳性,提示具有腺癌分化,此例为具有肉瘤样特征的癌,倾向为多形性癌

思考题 17:肺多形性癌最主要的驱动基因是什么?图 3.3.16b 中的病例为什么没有直接诊断而是倾向为肺多形性癌?

3.3.17 肺大细胞癌

- 肺大细胞癌(large cell carcinoma)属于未分化的非小细胞肺癌,诊断必须充分取材除外存在特异性分化区域。
- 大体特征:多位于外周,肿块较大,界清,实性,常伴坏死,很少形成空洞。
- 组织学特征
    - 肿瘤细胞成片生长,细胞大,多角状,泡状核,核仁明显(图 3.3.17a、b)。
    - 缺少小细胞癌、腺癌、鳞癌的细胞学、结构及免疫组化特征。

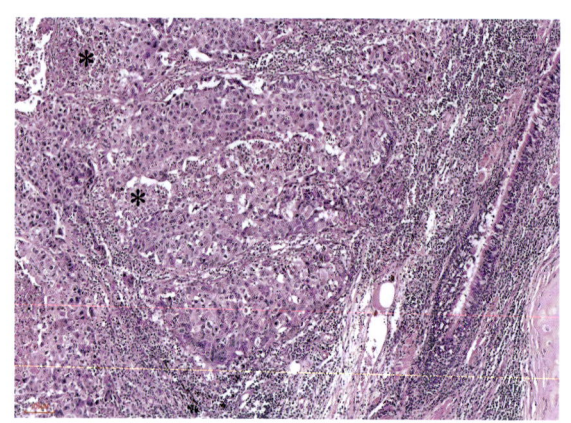

图 3.3.17a 肺大细胞癌。肿瘤位于支气管旁,成巢成片生长,可见多灶坏死(星号)

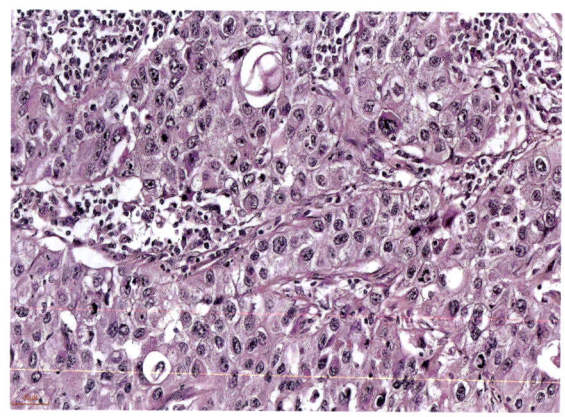

图 3.3.17b 肺大细胞癌。肿瘤细胞体积大,多角状,泡状核,核仁明显,未见鳞状细胞癌、腺癌、小细胞癌等肿瘤的细胞及结构特征

思考题 18:小标本是否可以诊断大细胞癌?

3.3.18 肺母细胞瘤

- 肺母细胞瘤(pulmonary blastoma)是肺发生的一种双向分化的肿瘤,由胎儿型腺癌与原始间叶成分组成。本病非常罕见,多见于吸烟患者,侵袭性强,预后差。
- 大体特征:多为外周发生的单个大肿块,边界清楚无包膜,常伴出血坏死侵袭性强。

- 组织学特征（图 3.3.18a、b）
  - 腺样结构呈分枝状，以低级别胎儿性腺癌成分常见，可见核下空泡。
  - 原始间叶成分由卵圆形或梭形或胚基细胞样细胞紧密排列而成，部分区域过渡为较为成熟的成纤维细胞样细胞，并疏松排列。
  - 局灶可有骨肉瘤、软骨肉瘤或横纹肌肉瘤分化。

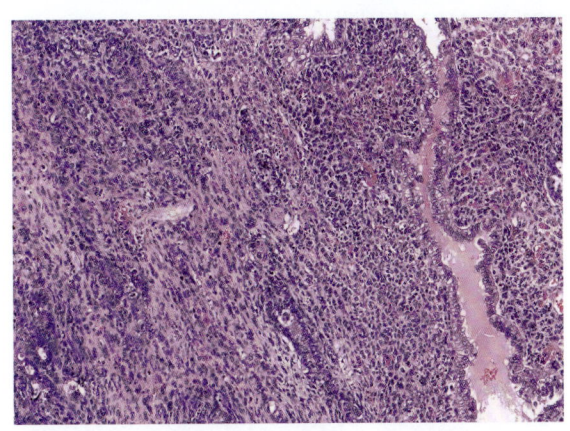

图 3.3.18a 肺母细胞瘤。肿瘤呈双向分化，由胎儿型腺癌与原始间叶成分组成。原始间叶成分由卵圆形或胚基样细胞组成

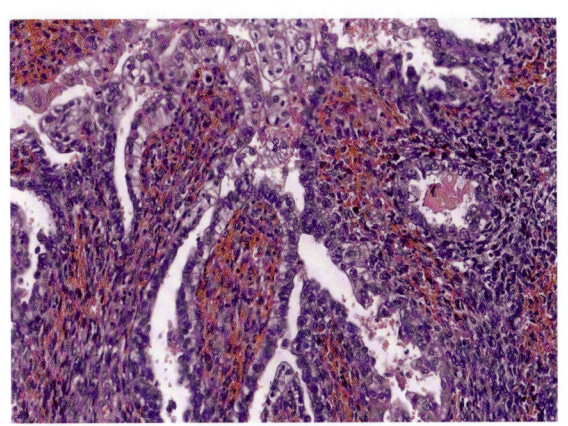

图 3.3.18b 肺母细胞瘤。肿瘤呈双向分化，由胎儿型腺癌与原始间叶成分组成。胎儿型腺癌多为低级别，可见核下空泡

3.3.19 胸膜肺母细胞瘤

- 胸膜肺母细胞瘤（pleuropulmonary blastoma）是发生于婴幼儿的胚胎性恶性肿瘤，多数在 4 岁前诊断。
- 大体特征：位于肺内的囊性（Ⅰ型）、囊实性（Ⅱ型）或实性（Ⅲ型）肿瘤，起源于肺间质或胸膜下间质，少数情况下发生在脏胸膜或壁胸膜。
- 组织学特征（图 3.3.19a、b）
  - 囊性成分内衬良性化生性上皮，上皮下可见生发层样分布的原始恶性细胞。
  - 实性成分可见卵圆形、梭形或星形肿瘤细胞浸润于淡蓝色黏液性基质中。
  - 部分间质可有横纹肌肉瘤样、软骨肉瘤样或纤维肉瘤样分化区域。

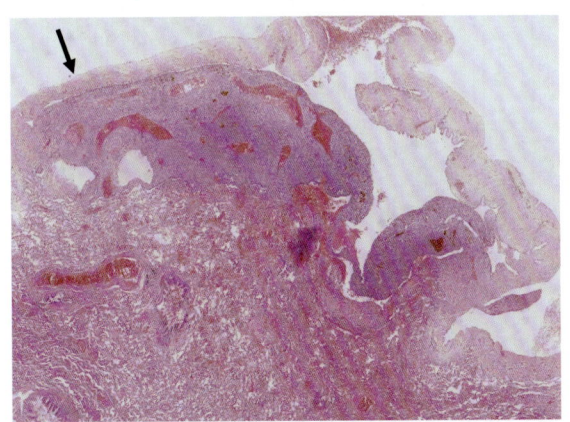

图 3.3.19a 胸膜肺母细胞瘤，Ⅱ型。病变呈囊实性，位于脏胸膜下（箭头）

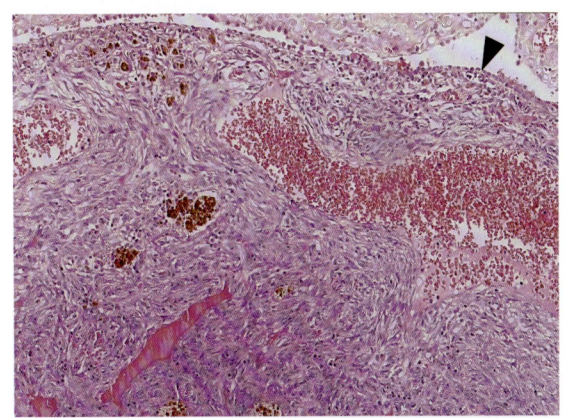

图 3.3.19b 胸膜肺母细胞瘤，Ⅱ型。病变呈囊实性，囊性成分内衬良性化生性上皮（三角），肿瘤细胞呈梭形，呈纤维肉瘤样交织排列

3.3.20 肺黏液表皮样癌，低级别

- 肺黏液表皮样癌（mucoepidermoid carcinoma）是肺发生的涎腺型肿瘤。

- 大体特征：肿瘤常呈息肉样突入支气管管腔内，表面衬覆支气管黏膜上皮。
- 组织学特征
    - 肿瘤呈息肉样，表面衬覆支气管黏膜上皮（图 3.3.19a）。
    - 主体由三种细胞组成：分泌黏液的细胞、鳞状上皮样细胞及中间型细胞（图 3.3.19b）。
    - 高级别黏液表皮样癌细胞具有异型性，并可见从低级别到高级别的过渡。需要与腺鳞癌鉴别。
    - 与发生在涎腺的同类肿瘤一样，可检测到 *CRTC1-MAML2* 基因融合。

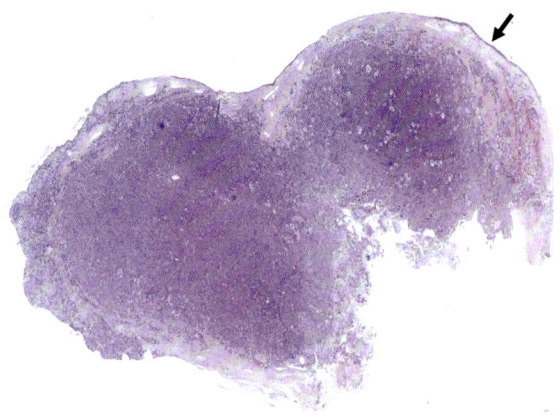
图 3.3.20a　黏液表皮样癌，低级别。肿瘤呈息肉样突入支气管管腔，表面衬覆支气管黏膜上皮（箭头）

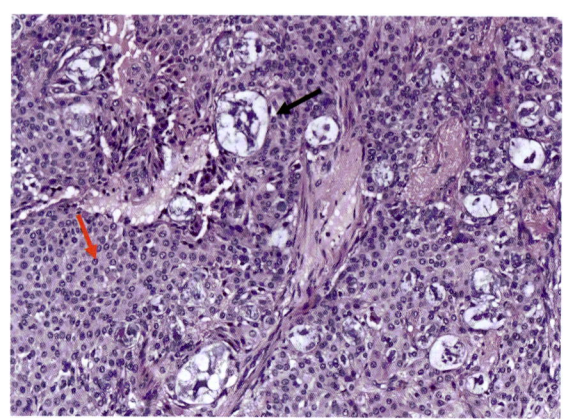
图 3.3.20b　黏液表皮样癌，低级别。肿瘤由分泌黏液的细胞（黑色箭头）、鳞状上皮样细胞及中间型细胞（红色箭头）组成

3.3.21　肺腺样囊性癌

- 肺腺样囊性癌（adenoid cystic carcinoma）是恶性双相分化的涎腺型肿瘤。
- 组织学特征
    - 肿瘤由上皮和肌上皮细胞组成，形成管状、筛状或实性结构（图 3.3.21a）。
    - 细胞小，多角形，胞质少，核深染（图 3.3.21b）。常见神经侵犯。
    - 免疫组化 CK7 可显示腺上皮细胞，Calponin、SMA、P63 可勾勒出肌上皮细胞（e 图 3.3.21c）。

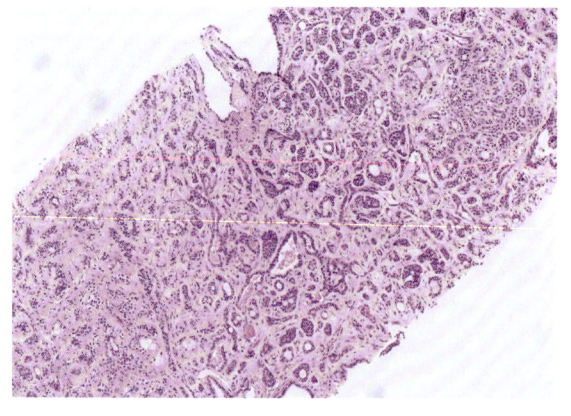
图 3.3.21a　肺腺样囊性癌。肿瘤由上皮和肌上皮组成，形成管状、筛状或实性结构

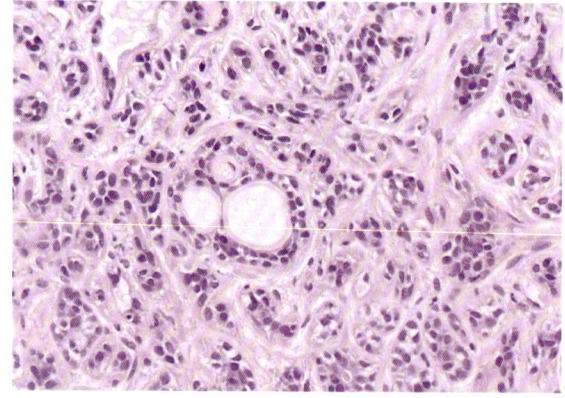
图 3.3.21b　肺腺样囊性癌。高倍镜下见肿瘤细胞小，多角形，胞质少，核深染

3.3.22　肺错构瘤

- 肺错构瘤（pulmonary hamartomas）是由至少两种以上间叶成分组成的良性肿瘤。

- 大体特征：多数位于外周，约 10% 位于气道内，境界清楚，圆形或分叶状。
- 组织学特征（图 3.3.22a、b）
  ◇ 由多种成分组成，包括至少两种间叶性成分（软骨、脂肪、结缔组织及平滑肌）
  ◇ 间叶组织中有陷入的呼吸性上皮。气道内错构瘤常以脂肪成分为主，陷入的呼吸上皮不明显。

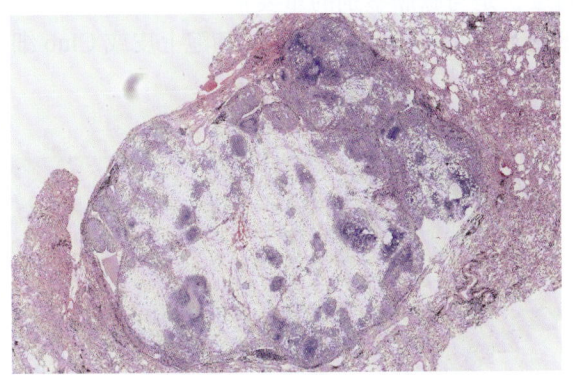

图 3.3.22a　肺错构瘤。肿瘤境界清楚，呈浅分叶状

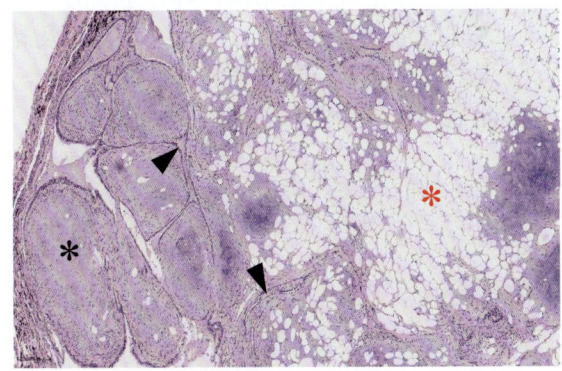

图 3.3.22b　肺错构瘤。可见软骨（黑星号）、脂肪（红星号）及陷入的呼吸性上皮（箭头）

3.3.23　硬化性肺细胞瘤

- 硬化性肺细胞瘤（sclerosing pneumocytoma）是肺细胞来源的良性肿瘤，既往曾称硬化性血管瘤。
- 大体特征：多位于肺外周，单发，境界清楚，切面灰褐、灰黄，局灶出血。
- 组织学特征
  ◇ 存在四种结构：乳头状结构、出血区、硬化区、实性区，四种区域以不同比例组合（图 3.3.23a）。
  ◇ 两种细胞：可有一定异型性的，类似 Ⅱ 型肺泡上皮的表面细胞及温和、一致的圆细胞（图 3.3.23b），两者均表达 EMA、TTF-1、Vim 和 CK7，但表面细胞还表达 CK混、SpA 和 Napsin A。

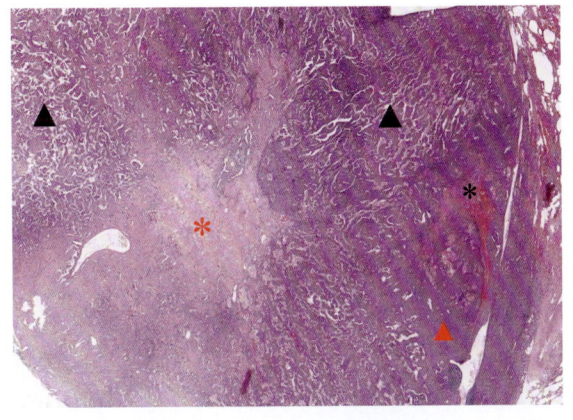

图 3.3.23a　硬化性肺细胞瘤。肿瘤境界清楚，病变结构多样，可见出血区（黑星号）、硬化区（红星号）、乳头区（黑三角）及实性区（红三角）

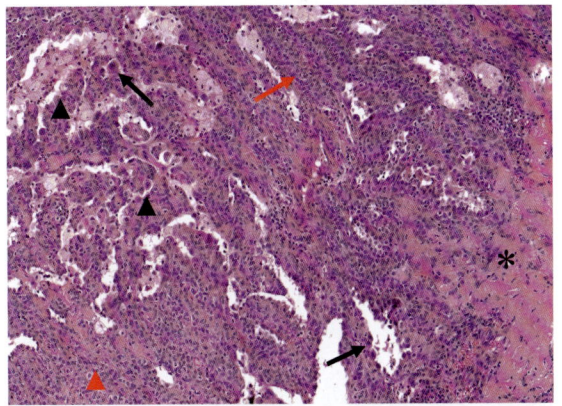

图 3.3.23b　硬化性肺细胞瘤。可见硬化区（星号）、乳头区（黑三角）及实性区（红三角）。肿瘤由表面细胞及间质圆细胞（红箭头）组成，表面细胞具有一定异型性（黑箭头）。乳头区的乳头轴心并非纤维血管而是间质圆细胞

3.3.24　细支气管腺瘤

- 细支气管腺瘤（bronchiolar adenoma）是位于细支气管周围的良性肺外周型肿瘤，又称纤毛黏

液结节性乳头状肿瘤（ciliated muconodular papillary tumor，CMPT）。

- 组织学特征
  - 肿瘤上皮排列呈乳头状或腺样（图 3.3.24a），根据是否形成乳头状结构及不同的细胞类型，可分为近端型及远端型，此分型有助于诊断，不具有临床意义。
  - 肿瘤上皮形成双层结构，具有连续的基底细胞层，是与腺癌鉴别的重要依据。腔面细胞具有细支气管型上皮特点，可见纤毛细胞及黏液细胞（近端型），也可由Ⅱ型肺泡上皮或 Club 细胞样细胞组成（远端型）（图 3.3.24b）。
  - 细胞没有异型性，核分裂象罕见。

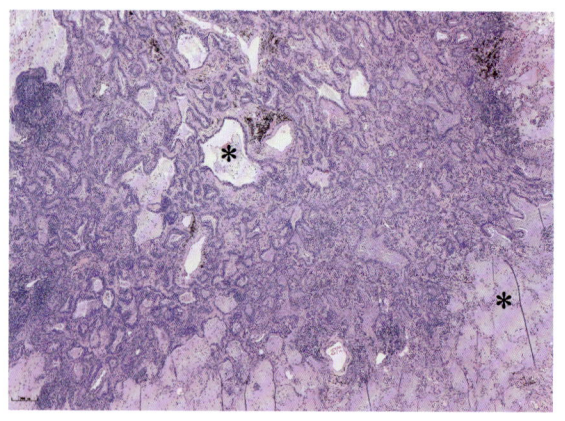

图 3.3.24a　细支气管腺瘤，远端型，肿瘤细胞形成腺样结构，未见明显乳头状结构，部分腺腔及周围肺泡腔内可见黏液潴积（星号）

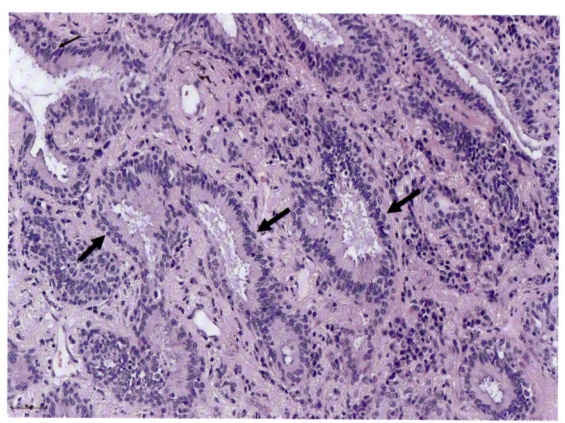

图 3.3.24b　细支气管腺瘤，远端型，肿瘤性腺腔由双层细胞组成：黏液柱状上皮及基底细胞（箭头），未见纤毛细胞，细胞无异型性，未见核分裂象

3.3.25　支气管鳞状上皮/腺上皮乳头状瘤

- 肺的乳头状瘤（papilloma）发生于支气管，可为外生性或内翻性生长。不足半数的鳞状上皮乳头状瘤与 HPV 感染有关。
- 组织学特征
  - 纤维血管轴心表面衬覆鳞状上皮（图 3.3.25a、b）或腺上皮（纤毛或非纤毛柱状上皮及数量不等的立方细胞或杯状细胞）。
  - 每种成分超过 1/3 时称为混合性鳞状上皮腺上皮乳头状瘤。
  - 少数鳞状上皮乳头状瘤可伴有异型增生，甚至癌变。

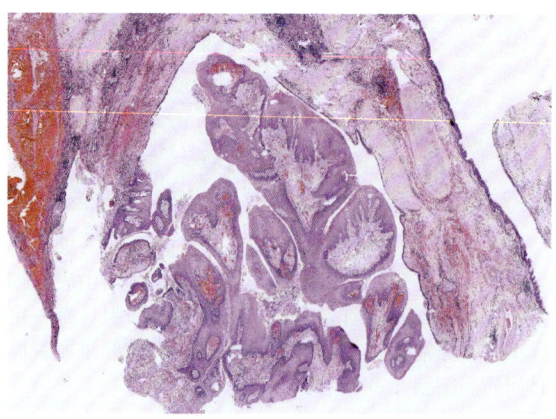

图 3.3.25a　支气管鳞状上皮乳头状瘤。肿瘤起源于支气管壁，呈乳头状向支气管腔内外生性生长，可见纤维血管轴心

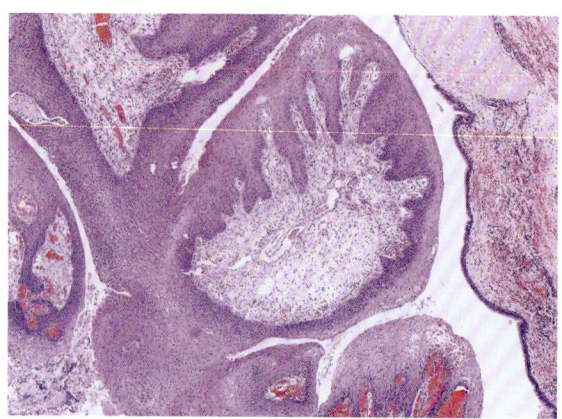

图 3.3.25b　支气管鳞状上皮乳头状瘤。乳头状瘤表面衬覆增生的鳞状上皮，未见明显细胞异型性

3.3.26 肺脑膜上皮样结节

- 肺微小脑膜上皮样结节（minute pulmonary meningothelial-like nodules）是一种与脑膜上皮有相似病理学特征的肺部良性小病灶，常在手术切除标本中偶然发现。
- 组织学特征
  - 局部肺组织肺泡间隔内可见短梭形或圆形细胞增生，形成结节状病变。可单发或多发，可伴随其他疾病出现（图 3.3.26a）。
  - 细胞温和，核卵圆形，核仁不明显，胞质丰富、粉染、颗粒状。核分裂象罕见（图 3.3.26b）。
  - 形态及免疫组化表达均类似于脑膜皮细胞。

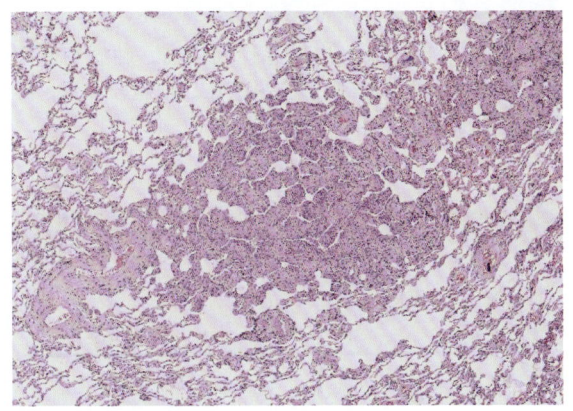

图 3.3.26a 肺脑膜上皮样结节。局部肺组织肺泡间隔内可见短梭形或圆形细胞增生，形成结节状病灶

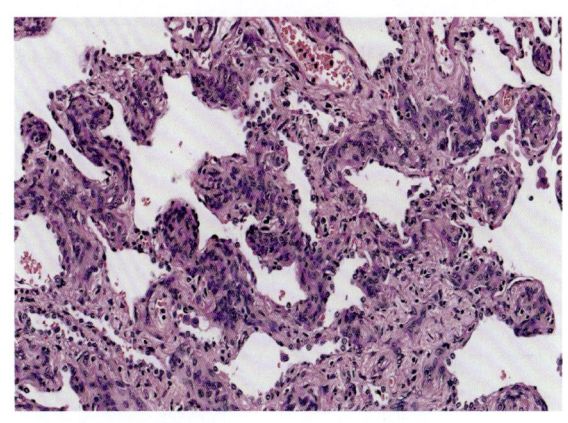

图 3.3.26b 肺脑膜上皮样结节。高倍镜下见细胞温和，核卵圆形，核仁不明显，胞质丰富、粉染、颗粒状，核分裂象罕见

3.3.27 弥漫型上皮样恶性间皮瘤

- 弥漫型上皮样恶性间皮瘤（diffuse epithelioid malignant mesothelioma）是间皮发生的、以上皮样形态为主的恶性肿瘤，在胸膜表面弥漫生长。石棉暴露是最常见的病因。
- 大体特征：早期表现为胸膜表面的结节，晚期弥漫性浸润性生长可融合呈壳样包绕肺。
- 组织学特征
  - 上皮样间皮瘤形态多样，肿瘤多呈实性生长，也可呈管状乳头状、缎带样、微乳头、腺样、移行、透明、蜕膜样及小细胞样（图 3.3.27a）。实性或微乳头状生长模式提示预后差。
  - 肿瘤细胞圆形，胞质嗜酸性，核圆形，小核仁。细胞较一致，异型性不明显（图 3.3.27b）。
  - 上皮样恶性间皮瘤的免疫组化特点：Calretinin 阳性，Desmin 阴性，P53 突变型，BAP1、CDKN2A、MTAP 阴性。应用 FISH 或二代测序方法检测到 BAP1 或 CDKN2A 的缺失支持恶性间皮瘤的诊断。

3.3.28 弥漫型肉瘤样恶性间皮瘤

- 弥漫型肉瘤样恶性间皮瘤（diffuse sarcomatoid malignant mesothelioma）是间皮发生的、以间叶样或梭形细胞形态为主的恶性肿瘤，在胸膜表面弥漫生长。病因、好发部位和大体表现与上皮样型类似。
- 组织学特征
  - 肿瘤细胞呈梭形，成簇或杂乱无章地浸润生长于纤维性间质背景中（图 3.3.28a）。
  - 肿瘤细胞通常长度是宽度的 2 倍以上，两端逐渐变尖，细胞核形态较一致或异型性明显，核仁明显或多个核仁（图 3.3.28b）。核分裂象不等。可见坏死。

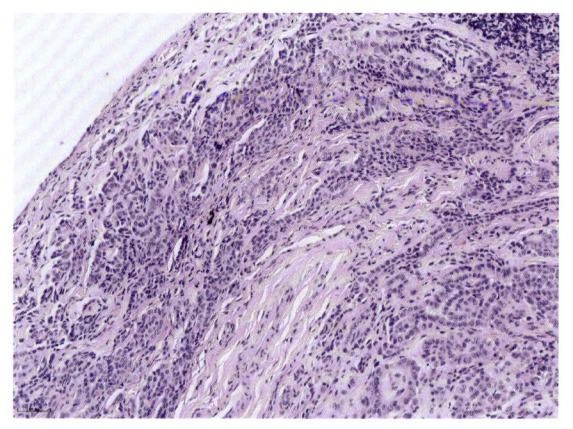
图 3.3.27a 弥漫型上皮样恶性间皮瘤。肿瘤弥漫浸润，形成条索状、缎带样、腺样结构

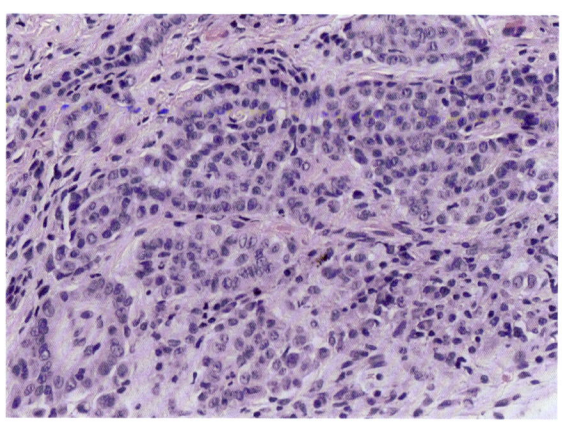
图 3.3.27b 弥漫型上皮样恶性间皮瘤。肿瘤细胞圆形，胞质嗜酸性，核圆形，小核仁。细胞较一致，异型性不明显

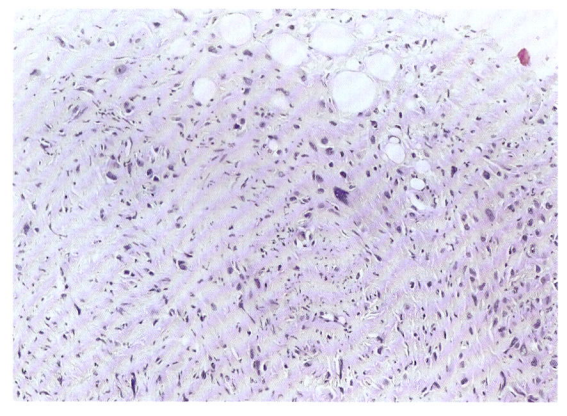
图 3.3.28a 弥漫型肉瘤样恶性间皮瘤。肿瘤细胞呈短梭形在纤维胶原性间质及脂肪组织中浸润，呈肉瘤样表现

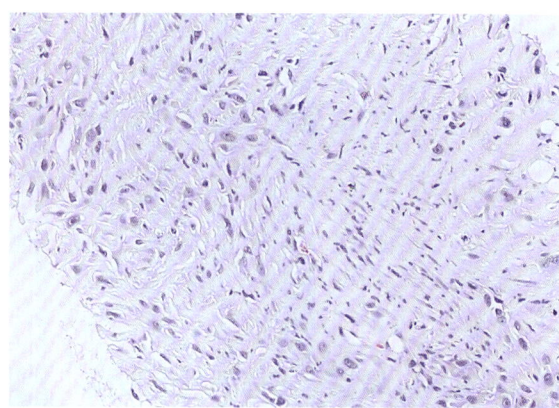
图 3.3.28b 弥漫型肉瘤样恶性间皮瘤。肿瘤细胞具有一定异型性，胞质两端逐渐变尖，部分细胞核仁明显

3.3.29　SMARCA4 缺失性非小细胞肺癌

- SMARCA4 缺失性非小细胞肺癌（SMARCA4 deficient non-small cell lung carcinoma）是一种罕见的肺原发性恶性上皮性肿瘤，占经典的非小细胞肺癌的 5% 左右，存在 SWI/SNF 复合体的 SMARCA4/BRG1 亚基突变。
- 组织学特征
  - 肿瘤多为低分化，实性生长，也可为中分化，腺泡型、乳头型、印戒样。
  - 肿瘤细胞大而多形，胞质丰富，边界清楚，可具有黏附性，也可具有横纹肌样特征。核空泡状，有明显的嗜酸性核仁（图 3.3.29a）。
  - 免疫组化示肿瘤细胞弥漫表达 CK，BRG1 表达缺失（图 3.3.29b）。

思考题 19：SMARCA4 缺失性非小细胞肺癌如何与 SMARCA4 缺失性未分化肿瘤鉴别？

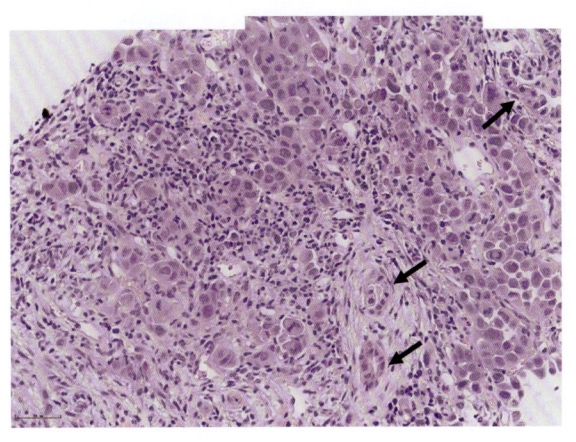

图 3.3.29a SMARCA4 缺失性非小细胞肺癌。肿瘤呈中至低分化，部分区域形成腺样结构（箭头），部分区域细胞黏附性差，细胞异型性明显，核分裂象易见

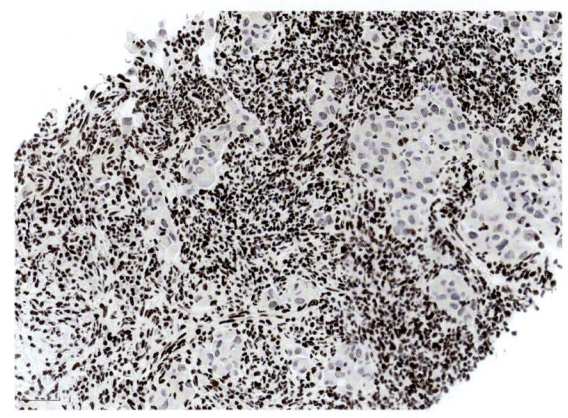

图 3.3.29b SMARCA4 缺失性非小细胞肺癌。免疫组化显示肿瘤细胞 BRG1 表达缺失

第四节　胸腺及纵隔肿瘤

3.4.1　A 型胸腺瘤

- A 型胸腺瘤（type A thymoma）是胸腺上皮分化的肿瘤，没有或仅有少量不成熟淋巴细胞。
- 大体特征：发生在前纵隔，境界清楚，可有包膜，切面略呈分叶状，可有囊性变。
- 组织学特征
    - 肿瘤由温和的梭形或卵圆形细胞组成，没有或仅混有少量未成熟的淋巴细胞。可形成微囊、菊形团及腺样结构，或呈血管外皮瘤样生长方式（图 3.4.1a）。
    - 肿瘤细胞形态较为一致，没有显著异型性（图 3.4.1b）。
    - 没有髓质分化，没有或很少血管周围间隙。
    - 肿瘤细胞 CD20 灶状阳性。

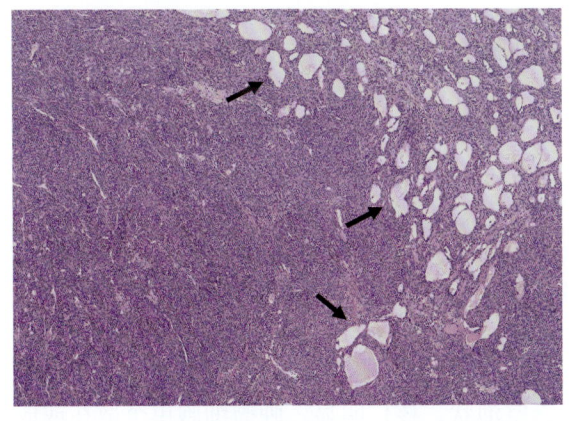

图 3.4.1a A 型胸腺瘤。肿瘤由温和的梭形或卵圆形细胞组成，大部分实性成片生长，可见微囊形成（箭头）

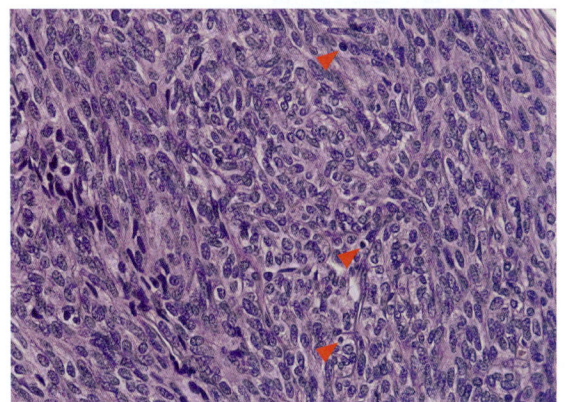

图 3.4.1b A 型胸腺瘤。肿瘤细胞呈梭形，形态较为一致，无明显异型性，间质没有或仅混有少量未成熟的淋巴细胞（三角）

3.4.2　AB 型胸腺瘤

- AB 型胸腺瘤（type AB thymoma）由未成熟淋巴细胞较少的梭形细胞 A 型成分与富于淋巴细胞的 B 样型成分组成。

- 大体特征：肿瘤通常多结节状，有包膜，切面有白色的纤维分隔。
- 组织学特征
  - 肿瘤境界清楚，包括梭形细胞 A 型成分和富于淋巴细胞的 B 样型成分，两种成分可泾渭分明，也可融合在一起（图 3.4.2a、b）。
  - 在基本由梭形细胞组成的 A 型胸腺瘤样病变中
    - 如果见到致密（无法计数的）不成熟 T 细胞聚集灶，不论范围大小，即可诊断 AB 型胸腺瘤。
    - 如果不成熟 T 细胞散在分布，则中等程度（计数困难）的 TdT 阳性 T 淋巴细胞浸润的区域需 > 10%。
  - 缺乏髓质分化，没有或很少见血管周围间隙。
  - 与 A 型胸腺瘤类似，上皮细胞表达 CK19 和 p63，CD20 灶状阳性，淋巴细胞绝大多数为 TdT$^+$ 的不成熟淋巴细胞。

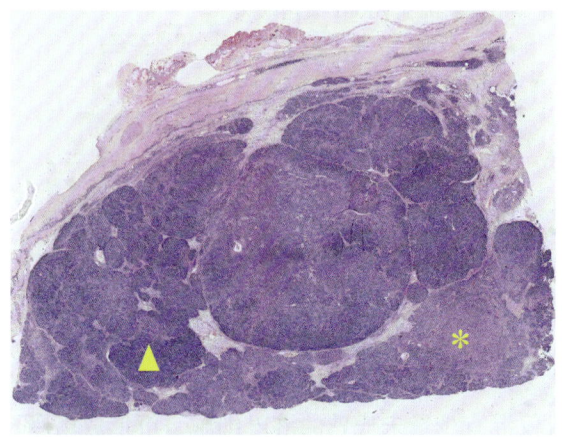 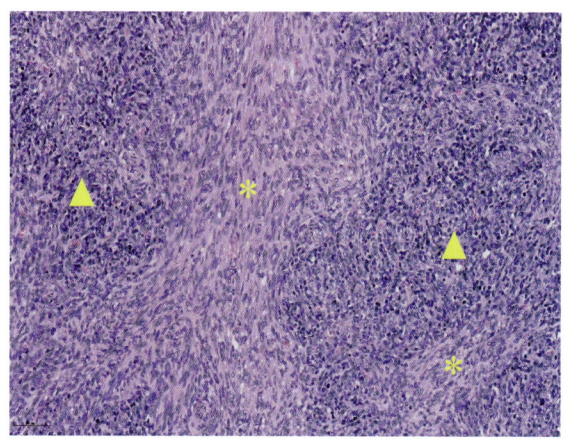

图 3.4.2a　AB 型胸腺瘤。肿瘤呈多结节状生长，可见深染区（三角）和浅染区（星号）

图 3.4.2b　AB 型胸腺瘤。肿瘤由未成熟淋巴细胞较少的 A 型成分（星号）与淋巴细胞较多的 B 样型成分（三角）共同组成，互相交融

3.4.3　B1 型胸腺瘤

- B1 型胸腺瘤（type B1 thymoma）无论是结构还是细胞学上都非常类似正常胸腺的胸腺上皮细胞肿瘤。
- 大体特征：通常呈边界清楚的结节状，包膜完整，切面略呈分叶状，有纤细的纤维分隔，可有坏死、囊性变。
- 组织学特征
  - 纤细的纤维间隔分出大叶结构。
  - 具有正常胸腺皮质的细胞结构特点，并伴有髓质分化，通常可见髓质岛。低倍镜下可见深染的皮质样区和浅染的髓质样区（图 3.4.3a）
  - 可见血管周围间隙，没有 A 型胸腺瘤的区域。
  - 肿瘤细胞大，胞质少，细胞核呈圆形或卵圆形，空泡状，核仁明显。肿瘤细胞单个散在或成对出现，一般聚集不超过 3 个（图 3.4.3b）。
  - 上皮细胞弥漫表达广谱 CK 和 CK19，几乎均表达 p63 和 PAX8，不表达 CK20；不成熟 T 细胞表达正常皮质标记 TdT、CD1a，髓质岛则主要为成熟 T 细胞，TdT 和 CD1a 均阴性。

3.4.4　B2 型胸腺瘤

- B2 型胸腺瘤（type B2 thymoma）是富于淋巴细胞的胸腺上皮性肿瘤。

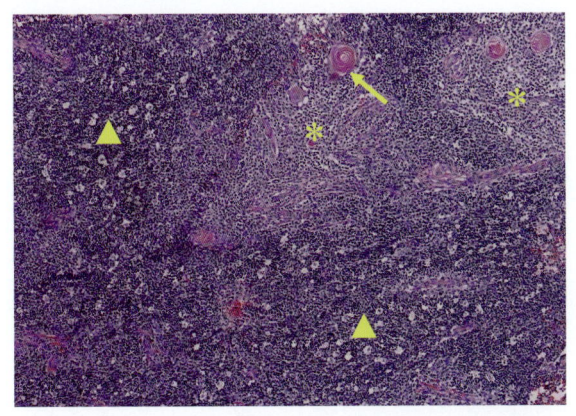

图 3.4.3a　B1 型胸腺瘤。可见深染的皮质样区（三角）和浅染的髓质样区（星号），髓质样区可见胸腺小体（箭头）

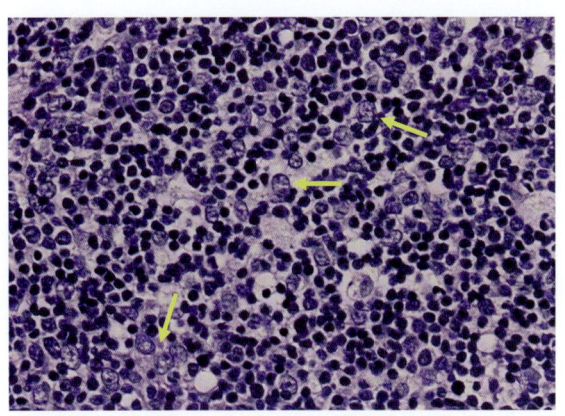

图 3.4.3b　B1 型胸腺瘤。肿瘤细胞（箭头）体积大，胞质浅染，细胞核呈圆形或卵圆形，空泡状，核仁明显，单个散在或成对出现，一般聚集不超过 3 个

- 大体特征：肿瘤可位于包膜内，也可浸润纵隔脂肪组织或邻近器官，可有出血、坏死、囊性变。
- 组织学特征
  ◇ 肿瘤性上皮细胞呈多角状或卵圆形，染色质空泡状，核仁明显，胞质淡嗜酸性，位于多量未成熟 T 细胞背景中（图 3.4.4a）。上皮细胞常单个或呈小簇状聚集（≥ 3 个），上皮网更加密集，数量多于 B1 型胸腺瘤或正常胸腺组织。
  ◇ 可有或没有髓质分化，血管周围间隙更明显（图 3.4.4b）。
  ◇ 免疫组化显示 CK 阳性的上皮细胞网多于 B1 型胸腺瘤，淋巴细胞表达 TdT 和 CD1a。

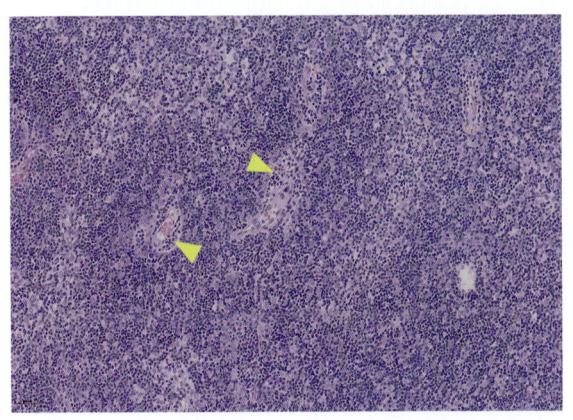

图 3.4.4a　B2 型胸腺瘤。多角状或卵圆形的肿瘤细胞位于多量未成熟 T 细胞背景中。可见血管周围间隙（三角）

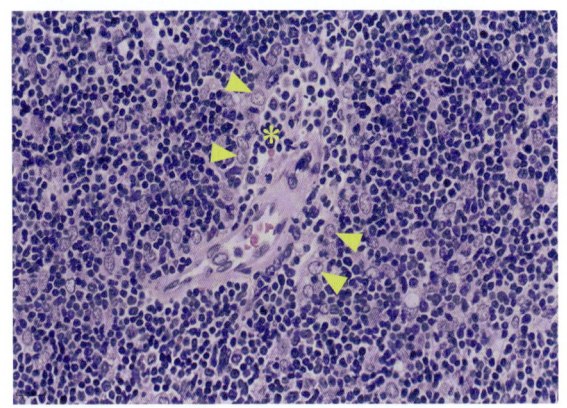

图 3.4.4b　B2 型胸腺瘤。高倍镜下见肿瘤细胞（三角）染色质空泡状，核仁明显，胞质淡嗜酸性，常单个或呈小簇状聚集（≥ 3 个），血管周围间隙（星号）内可见未成熟淋巴细胞，周围环绕着肿瘤细胞

3.4.5　B3 型胸腺瘤

- B3 型胸腺瘤（type B3 thymoma）是以上皮成分为主的胸腺上皮型肿瘤。
- 大体特征：肿瘤通常境界不清，膨胀浸润至纵隔脂肪或邻近器官，可见出血、坏死。
- 组织学特征
  ◇ 肿瘤呈推挤性浸润生长，上皮网更密集，血管周围间隙更明显（图 3.4.5a）。
  ◇ 以上皮细胞为主，肿瘤细胞呈多角状，境界清楚或不清，具有轻至中度异型性，核仁不明显，片状聚集，实性生长，掺杂少量非肿瘤性未成熟 T 细胞（图 3.4.5b）。

○ 肿瘤细胞表达广谱 CK 和 CK19、P40 或 P63，但不表达 CK20；绝大多数可见 TdT 阳性不成熟 T 细胞。

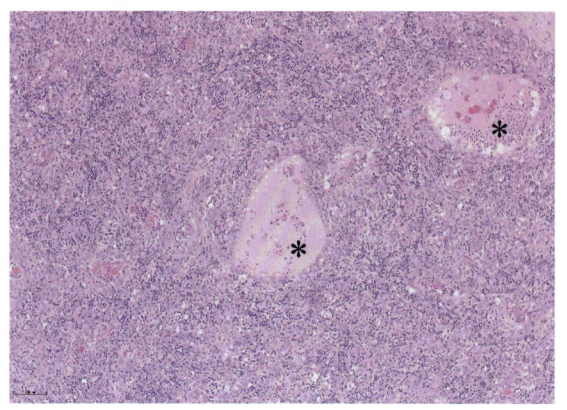

图 3.4.5a B3 型胸腺瘤。肿瘤以上皮细胞为主，上皮网更密集；血管周围间隙明显（星号）

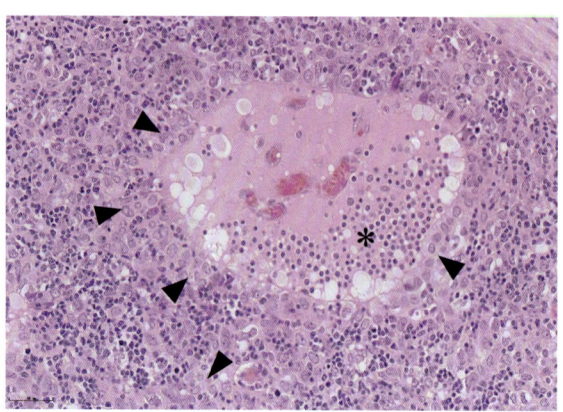

图 3.4.5b B3 型胸腺瘤。高倍镜下见肿瘤细胞（三角）呈多角状，境界清楚或不清，具有轻至中度异型性，核仁不明显，片状聚集，掺杂少量非肿瘤性未成熟 T 细胞。血管周围间隙（星号）更明显

3.4.6 胸腺鳞状细胞癌

- 胸腺鳞状细胞癌（thymic squamous cell carcinoma）是胸腺原发的鳞状细胞癌，与其他器官发生者形态类似。
- 大体特征：肿瘤明显呈浸润性生长，切面灰褐质硬，没有胸腺瘤典型的包膜和纤维分隔，常有出血、坏死。
- 组织学特征
  ○ 肿瘤呈蟹足样或树根样浸润性生长，间质为纤维性硬化的玻璃样变间质（图 3.4.6a）。
  ○ 具有经典鳞状细胞癌的形态学特点（细胞间桥等）（图 3.4.6b），不具备胸腺器官样结构特征（叶状生长方式，血管周围间隙），不含未成熟 T 淋巴细胞。
  ○ 免疫组化显示肿瘤细胞表达 CD5、CD117 及鳞状上皮标志。

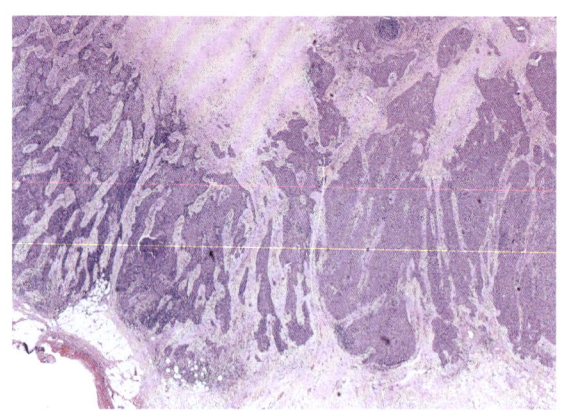

图 3.4.6a 胸腺鳞状细胞癌。肿瘤呈浸润性生长

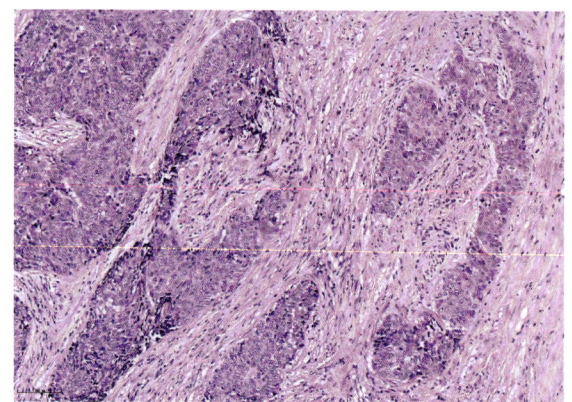

图 3.4.6b 胸腺鳞状细胞癌。肿瘤呈现鳞状细胞癌的细胞学特点，肿瘤巢呈蟹足样浸润于硬化的玻璃样变间质中

思考题 20：如何鉴别 B3 型胸腺瘤与胸腺鳞状细胞癌？

（朱 翔 编写 朱 翔 审校）

主要参考文献

[1] WHO. Classification of Tumours Editorial Board. Thoracic tumours. 5th ed. Lyon，France：International Agency for Research on Cancer；2021：1-226，273-398.

[2] EI-Naggar AK，Chan JKC，Grandis JR，et al. WHO classification of head and neck tumours. 4th ed. Lyon，France：International Agency for Research on Cancer，2017：11-76.

[3] Hasleton P，Flieder DB. Spencer's pathology of the lung. 6th ed. Cambridge，Cambridge University Press，2013：1-1565.

[4] 刘鸿瑞. 肺非肿瘤性疾病诊断病理学. 北京：人民卫生出版社，2010：1-283.

[5] Mills SE，Greenson JK，Hornick JL，et al. 斯滕伯格诊断外科病理学：第6版. 回允中，译. 北京：北京大学医学出版社，2017：1141-1347.

[6] Goldblum JR，Lamps LW，McKenney JK，et al. 罗塞和阿克曼外科病理学：第11版. 回允中，译. 北京：北京大学医学出版社，2021：372-501.

[7] Nicholson AG，Tsao MS，Beasley MB，et al. The 2021 WHO Classification of lung tumors：impact of advances since 2015. J Thorac Oncol，2022，17（3）：362-387.

[8] Moreira AL，Ocampo PSS，Xia YH，et al. A grading system for invasive pulmonary adenocarcinoma：a proposal from the international association for the study of lung cancer pathology committee. J Thorac Oncol，2020，15(10)：1599-1610.

[9] Chang JC，Montecalvo J，Borsu L，et al. Bronchiolar adenoma：expansion of the concept of ciliated muconodular papillary tumors with proposal for revised terminology based on morphologic，immunophenotypic，and genomic analysis of 25 cases. Am J Surg Pathol，2018，42（8）：1010-1026.

第四章

消化系统疾病

◎ 学习目标

1. 掌握消化系统的正常组织学结构，了解消化系常见的发育异常性疾病。
2. 掌握胃溃疡及慢性胃炎的病因、类型及病理形态学特征。
3. 熟悉食管、肠道及阑尾常见炎症性疾病的病理形态学特征。
4. 掌握消化系统癌及其癌前病变的基本概念、分型、分级及病理形态学特征。
5. 掌握消化系统神经内分泌肿瘤病理形态学特征和分级标准，以及胃神经内分泌肿瘤的发生机制和分型。
6. 掌握胃肠间质瘤的主要病理形态学特征及危险度分级标准。
7. 熟悉胃肠道常见淋巴瘤的类型及主要病理形态学特征。
8. 了解消化道早癌ESD标本的评估要点。
9. 掌握肝胆及胰腺常见肿瘤的基本概念、主要病理形态学特征及其分型。
10. 熟悉肝胆常见炎症性疾病及瘤样病变。

数字资源图片　　　　　补充学习资料　　　　　思考题答案

第一节　食管疾病

4.1.1　食管正常组织学

- 食管壁分黏膜层、黏膜下层、肌层和外膜四层结构（图4.1.1a）。

- 黏膜层包括上皮层、上皮下由疏松结缔组织组成的固有层和相对疏松的平滑肌束组成的黏膜肌层。管腔面被覆复层非角化鳞状上皮，近腔侧的表面成熟上皮内含有糖原，内镜检查时喷洒碘溶液可被染成棕色。
- 黏膜下层存在食管固有腺体（图 4.1.1b），少数为浆液腺，多为黏液腺（奥辛蓝染色阳性，不可误认为肠上皮化生，(e 图 4.1.1c)。黏膜下层淋巴管丰富，是食管癌易较早发生淋巴转移的组织学基础。
- 固有肌层包括内环外纵两层，其中食管上 1/3 段为横纹肌，下 1/3 为平滑肌，中段则两者混合存在。
- 外膜由疏松结缔组织构成，无间皮被覆，因此手术切除的食管外膜全周均为环周切缘。

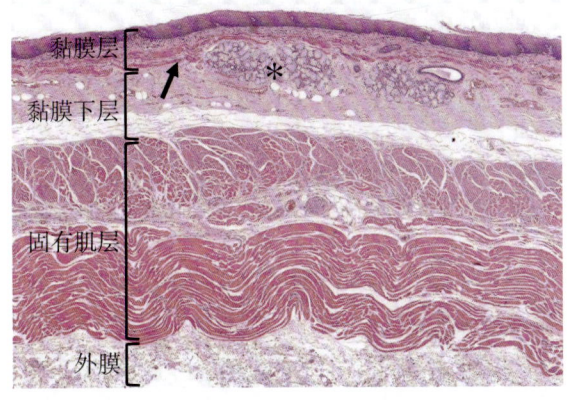

图 4.1.1a 食管壁的四层结构。黏膜损伤超过黏膜肌层（箭头）时称溃疡，未超过黏膜肌层时称糜烂

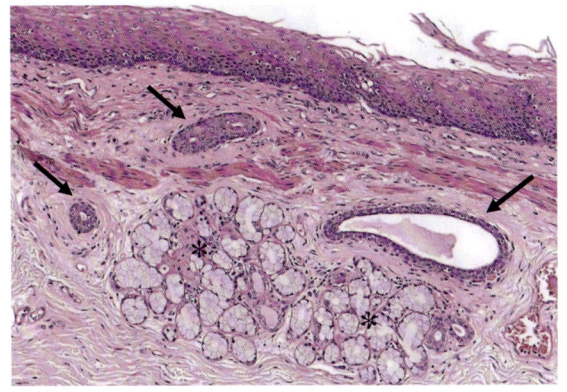

图 4.1.1b 食管表面被覆复层鳞状上皮，黏膜下层可见食管固有腺（星号）和导管（箭头）

思考题 1：根据图 4.1.1a 中固有肌层的两层肌组织的方向，你能判断出切片中的组织块是平行食管长轴还是垂直食管长轴切取的吗？

4.1.2 念珠菌性食管炎

- 念珠菌性食管炎（candida esophagitis）是由白念珠菌感染所致的食管炎症性疾病。白念珠菌属条件致病菌，通常感染免疫抑制或肿瘤等有基础病的患者，老年患者预后较差。
- 大体特征：可见白色斑块样假膜覆盖在水肿黏膜或糜烂、溃疡灶表面。
- 组织学特征
  - 食管黏膜呈不同程度的急性炎症，可有糜烂或溃疡形成，溃疡表面覆盖纤维素性渗出及坏死组织碎片（图 4.1.2a）。
  - 坏死物中可见念珠菌的假菌丝和孢子（图 4.1.2b，e 图 4.1.2c）。过碘酸希夫（PAS）或六胺银染色（e 图 4.1.2d）可更清晰地显示菌丝和孢子。
  - 黏膜下层充血水肿、炎细胞浸润，部分静脉内可有血栓形成。
  - 注意：口腔中正常即可存在念珠菌，所以仅有孢子不足以诊断，需看到假菌丝。

4.1.3 反流性食管炎

- 反流性食管炎（reflux esophagitis）是胃肠内容物反流引起的食管下段黏膜损伤性改变，是食管最常见的炎症性病变，累及各年龄段，男女皆可发生。临床表现以反酸、烧心（胃灼热）为主。
- 大体特征：食管远端黏膜充血、红斑，可出现糜烂、溃疡、炎性息肉、狭窄或 Barrett 食管。
- 组织学特征
  - 表面上皮水肿、细胞间隙增大，基底细胞增生，超过上皮厚度的 20%。

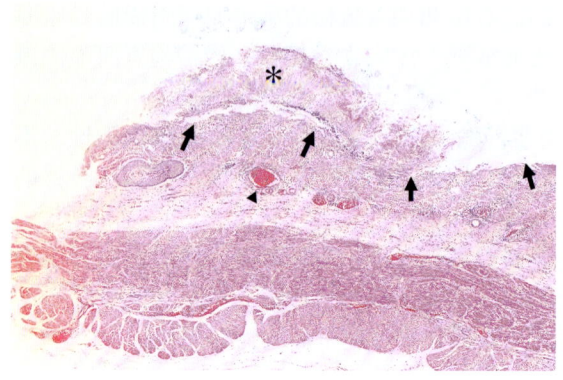

图 4.1.2a　念珠菌性食管炎。食管黏膜溃疡形成（箭头），溃疡表面覆盖纤维素性渗出及坏死组织碎片（星号），黏膜下层小静脉内可见血栓形成（三角）

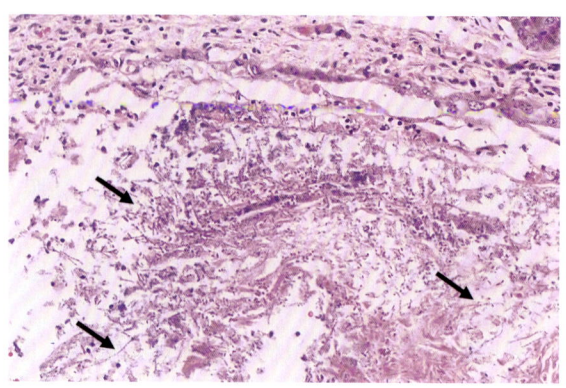

图 4.1.2b　念珠菌性食管炎。高倍镜下坏死物中可见念珠菌的假菌丝和孢子（箭头）

◇ 固有膜乳头上延至上皮上 2/3（图 4.1.3a），乳头血管扩张，重者形成血池。
◇ 形成溃疡者溃疡底为非特异性炎性肉芽组织。
◇ 上皮内可见淋巴细胞（＞10 个/HPF）、中性粒细胞及嗜酸性粒细胞（通常＜8 个/HPF）浸润。

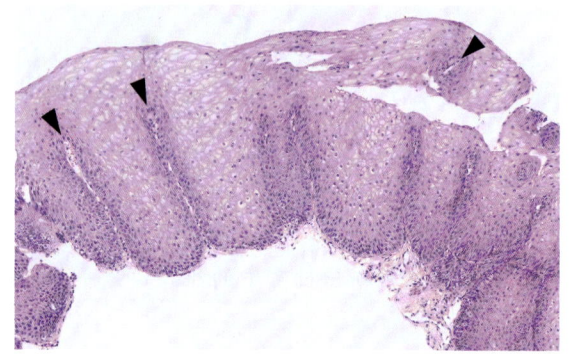

图 4.1.3a　反流性食管炎。低倍镜下见鳞状上皮基底层增生，固有膜乳头上延（三角），小血管扩张淤血

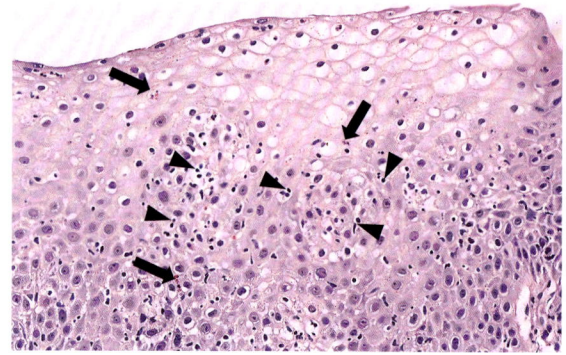

图 4.1.3b　反流性食管炎。高倍镜下见上皮水肿，上皮内嗜酸性粒细胞（箭头）和淋巴细胞浸润，部分淋巴细胞变形拉长（三角）

- 鉴别诊断
  ◇ 嗜酸细胞性食管炎（eosinophilic esophagitis）：是以大量嗜酸性粒细胞浸润食管为主要特征的食管炎症，可独立发生或是嗜酸细胞性胃肠炎的一部分。主要累及食管中上段，组织学可见上皮内大量嗜酸性粒细胞浸润，诊断标准为＞15 个/HPF 且＞2 个 HPF 或者任一 HPF＞20～25 个。（e 图 4.1.3c、d）。
  ◇ 感染性食管炎：包括真菌、病毒等，PAS、银染或免疫组化染色有助鉴别。
  ◇ 鳞状上皮异型增生（见异型增生）。

4.1.4　Barrett 食管

- Barrett 食管（Barrett esophagus）是食管下段黏膜被覆的鳞状上皮，被化生的柱状上皮取代，是反流性食管炎的主要并发症，是食管腺癌唯一已知的癌前病变。
- 组织学特征（图 4.1.4a、b）
  ◇ 食管远端黏膜出现化生的柱状上皮，可以是胃小凹型上皮，也可以是含有杯状细胞的肠型上皮。我国的诊断共识是胃食管交界上方活检出现柱状上皮化生即可诊断，不强调必须存在肠上皮化生。

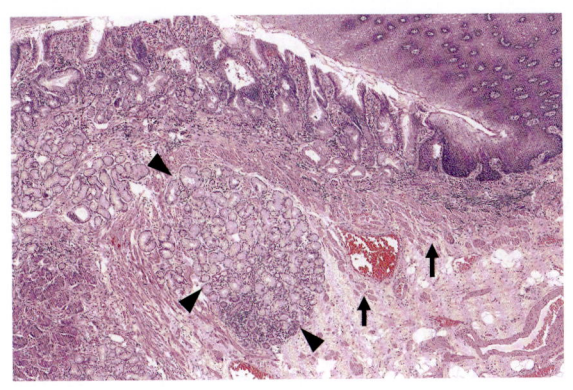

图 4.1.4a Barrett 食管。黏膜下层存在的食管腺体（三角）提示此处为食管，腺体上方的柱状上皮应是原有的鳞状上皮黏膜化生所致。可见黏膜肌层增厚、分层（箭头）

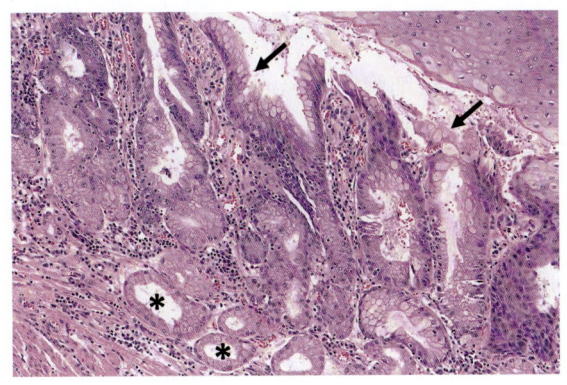

图 4.1.4b Barrett 食管。此例化生的腺上皮表面为胃小凹型上皮（箭头），下方为贲门腺样腺体（星号），固有层间质内可见淋巴单核细胞浸润

- 可有贲门黏液腺样或胃底腺样腺体，也可出现胰腺腺泡细胞化生，黏膜固有层纤维化，淋巴单核细胞浸润。
- 黏膜肌层可增厚或出现复层。
- 化生的上皮出现反应性增生时，需要与 Barrett 食管伴异型增生鉴别（e 图 4.1.4c、d）。

4.1.5 食管鳞状上皮异型增生

- 食管鳞状上皮异型增生（squamous dysplasia）又称食管鳞状上皮内肿瘤（squamous intraepithelial neoplasm），是鳞状细胞癌的癌前病变，指肿瘤性鳞状上皮局限在基底膜内。
- 中老年男性多见。内镜下通常为小灶状表浅或平坦病变，碘染色淡染或不着色。
- 异型增生上皮具有细胞和结构的异型性
  - 细胞：核质比增大，细胞核增大、深染，排列拥挤、重叠，可有多形性、极向紊乱。
  - 结构：上皮失去由基底到表面逐渐分化成熟的正常层次。
- 根据异型程度分为高、低级别
  - 低级别：轻度异型的细胞局限在上皮基底侧 1/2 为低级别异型增生（图 4.1.5a）。
  - 高级别：异型细胞累及上皮厚度超过 1/2（图 4.1.5b），或者异型细胞虽然局限于上皮下 1/2 但细胞具有重度异型性（e 图 4.1.5c、d）。异型细胞累及上皮全层时，等同于原位癌。

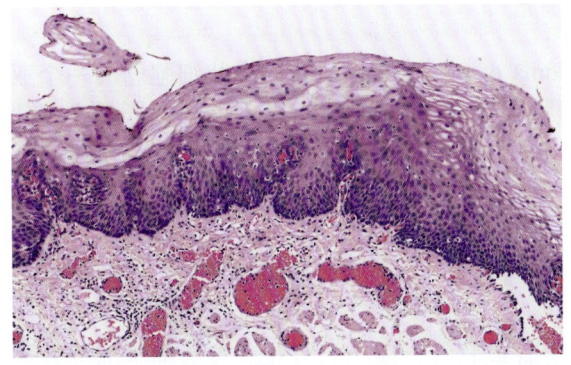

图 4.1.5a 食管鳞状上皮低级别异型增生。异型细胞核质比增大，胞质嗜碱性增强，细胞核增大、深染，但局限在上皮基底侧 1/2

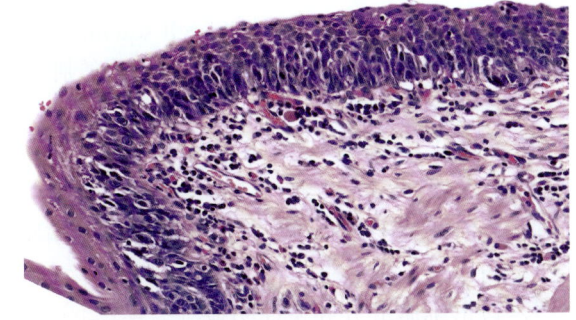

图 4.1.5b 食管鳞状上皮高级别异型增生。异型细胞核质比显著增大，胞质嗜碱性增强，细胞核增大、深染，外形不规则，排列拥挤，极像紊乱，累及鳞状上皮的上 1/2，甚至全层

思考题 2：为什么鳞状上皮异型增生时，内镜下为碘染色淡染或不着色？

4.1.6　食管鳞状细胞癌

- 食管鳞状细胞癌（esophageal squamous cell carcinoma）是食管上皮发生的具有鳞状上皮分化特征的恶性肿瘤。
- 食管鳞状细胞癌是我国高发癌种之一，与饮食习惯、吸烟、饮酒、遗传等因素有关，但与头颈部其他器官鳞状细胞癌不同，绝大多数与 HPV 感染无关。
- 大体特征：好发于食管中段，其次是下段，大体可呈息肉状、溃疡或弥漫浸润生长引起食管狭窄。
- 组织学特征
  ◇ 肿瘤细胞排列呈不规则巢团状，巢团周边细胞类似基底层细胞，中间常可见角化珠形成，细胞之间可见间桥，根据角化珠的比例可将鳞状细胞癌分成高、中、低分化不同级别（图 4.1.6a、b）。癌巢周围间质可见促结缔组织增生反应。
  ◇ 早期浸润癌可见上皮脚不规则向下延伸，固有层浅层浸润时，通常缺乏促结缔组织增生反应，D2-40 染色有助于区别不规则的上皮基底与早期浸润（e 图 4.1.6c、d）。
  ◇ 浸润癌周围的黏膜常可见高级别异型增生 / 原位癌。

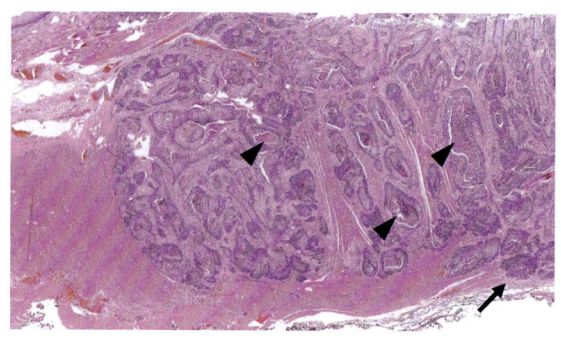

图 4.1.6a　中分化食管鳞状细胞癌，进展期。低倍可见癌侵至外膜（箭头）。肿瘤细胞排列呈不规则巢团状，部分中间可见坏死（三角）

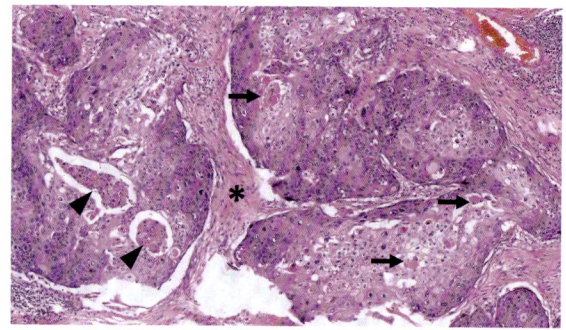

图 4.1.6b　中分化食管鳞状细胞癌。高倍镜下见肿瘤细胞排列呈不规则巢团状，部分中间可见坏死（三角），可见角化珠形成和单个细胞角化（箭头），周围间质可见促结缔组织增生反应（星号）

思考题 3：胃肠道早癌的内镜黏膜下剥离术（ESD）标本发生黏膜下浸润时，建议追加手术的标准分别为浸润深度超过黏膜肌层 > 200 μm（食管）、> 500 μm（胃）、> 1000 μm（肠），为什么食管的标准最严格？

4.1.7　食管梭形细胞鳞癌

- 食管梭形细胞鳞癌（spindle cell squamous carcinoma of the esophagus）是鳞状细胞癌的一个亚型，又称肉瘤样癌、梭形细胞癌。尽管肿瘤可以很大且分化差，但由于以外生性生长为主，预后有时好于经典的鳞癌。
- 大体特征：多呈巨大带蒂息肉样凸向腔内生长。
- 组织学特征
  ◇ 具有鳞状上皮和梭形细胞双向分化，鳞状分化成分多呈中 - 高分化，但可能仅占肿瘤很少部分，需广泛取材（图 4.1.7a）。
  ◇ 梭形细胞成分异型性明显（图 4.1.7b），可伴有骨或软骨、横纹肌分化。梭形细胞部分表达 CK 或 P63。
- 鉴别诊断：需要与真正的间叶来源肿瘤和恶性黑色素瘤鉴别。
  ◇ 胃肠间质瘤：瘤细胞通常缺乏明显多形性，核分裂象不易见，免疫组化 CD117、DOG-1 阳性。
  ◇ 肌源性肉瘤：平滑肌肉瘤或横纹肌肉瘤相对少见，瘤细胞表达 SMA、Desmin 等肌源性标记，不表达上皮性标记。

◇ 恶性黑色素瘤：瘤细胞常有胞质内黑色素和明显的嗜酸性大核仁，HMB45、SOX10、MelanA 等标记阳性。

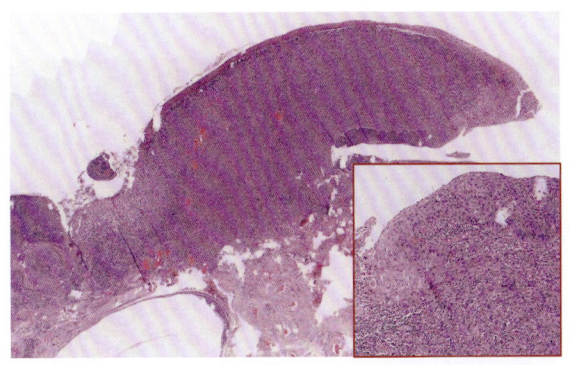

图 4.1.7a 梭形细胞鳞癌。呈息肉状凸向腔内生长，大部分呈梭形细胞分化，仅边缘可见原位癌及明显鳞状分化的区域（右下角插图）

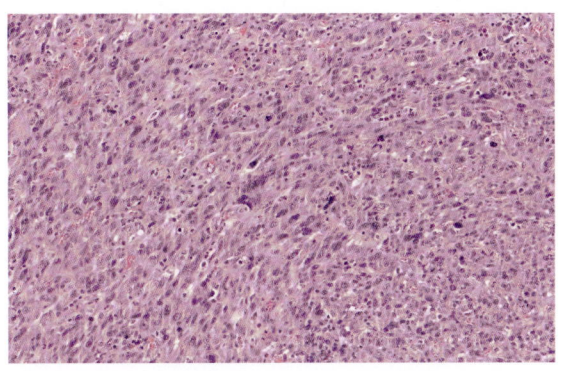

图 4.1.7b 梭形细胞鳞癌。图 4.1.7a 病例，高倍镜下可见肿瘤细胞呈梭形，异型性明显，核分裂象易见

4.1.8 食管基底样鳞状细胞癌

- 食管基底样鳞状细胞癌（basaloid squamous cell carcinoma of the esophagus）是食管鳞癌的一个特殊亚型，预后较普通鳞癌更差。和头颈部形态类似的肿瘤不同，发生在食管者与 HPV 感染无关。
- 组织学特征
  ◇ 类似鳞状上皮基底层细胞的肿瘤细胞排列呈实性巢团，巢团周边瘤细胞排列呈栅栏状，中央可见粉刺样坏死（图 4.1.8a）。
  ◇ 有时瘤细胞排列呈筛状或微囊状、假腺样结构，注意不可误诊为腺癌（图 4.1.8b）。
  ◇ 可与经典鳞癌混合存在。

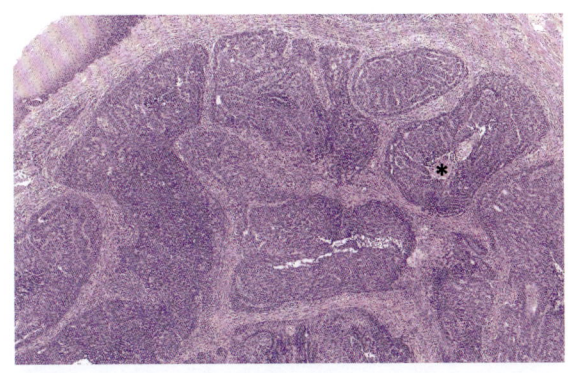

图 4.1.8a 食管基底样鳞状细胞癌。癌细胞排列呈巢团状，部分巢团中央可见粉刺样坏死（星号）

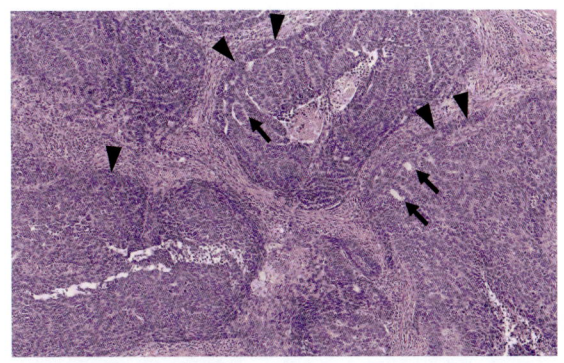

图 4.1.8b 食管基底样鳞状细胞癌。图 4.1.8a 病例，高倍镜下见癌巢周边细胞排列呈栅栏状（三角），部分癌细胞排列呈梁状、假腺样结构（箭头）

4.1.9 食管腺癌

- 食管腺癌（esophageal adenocarcinoma）是食管原发的具有腺样或黏液样分化的恶性上皮性肿瘤，多数与 Barrett 食管相关，少数来源于食管固有腺体或异位的胃黏膜。我国食管腺癌发生率远低于鳞癌。
- 大体特征：多数位于食管下段或胃食管交界处，大体形态与鳞癌类似。
- 组织学特征
  ◇ 食管腺癌可以呈胃型、肠型或混合分化。与胃肠道其他部位的腺癌一样，可呈管状或乳头状，根据腺管形成的比例分为高、中、低分化，也可发生黏液腺癌或印戒细胞癌。
◇ 腺癌周围组织中可见 Barrett 黏膜时，提示癌起源于 Barrett 食管，又称 Barrett 相关腺癌（图 4.1.9a、b）。

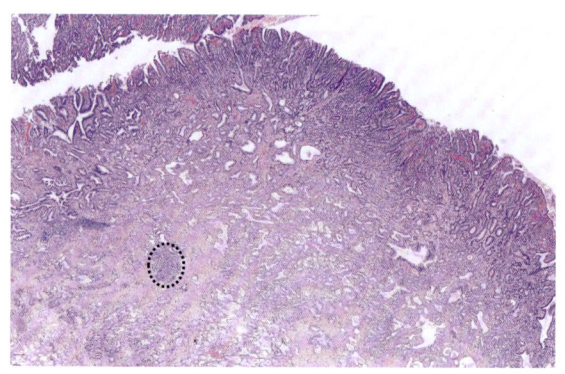

图 4.1.9a　Barrett 相关腺癌。表面呈乳头状结构，下方可见形状不规则、相互融合的的异型腺体，局灶可见黏膜下腺体（圈内），提示腺癌的发生部位是食管

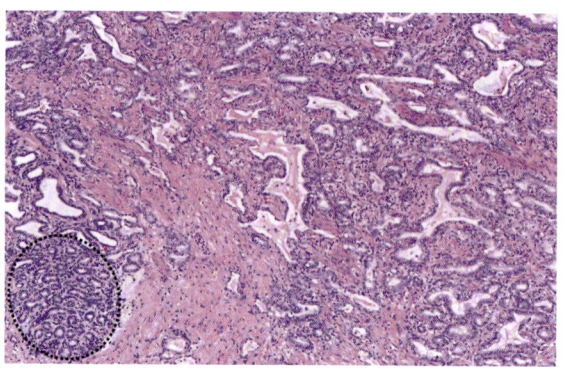

图 4.1.9b　Barrett 相关腺癌。图 4.1.9a 病例，高倍镜下见结构异型明显的密集排列的腺体，左下角可见残留的正常食管黏膜下腺体（圈内）

4.1.10　食管黏液表皮样癌

- 食管黏液表皮样癌（mucoepidermoid carcinoma of the esophagus）是食管发生的由鳞状细胞、中间细胞和黏液细胞混合组成的恶性上皮性肿瘤，来源于食管固有腺体。罕见，临床表现类似普通食管腺癌或鳞癌。
- 大体特征：好发于食管中下段，大体与普通食管腺癌或鳞癌类似。
- 组织学特征
  ◇ 与涎腺发生的黏液表皮样癌形态相同，由鳞状细胞、中间细胞和黏液细胞共同组成，各种成分占比不一（图 4.1.10a、b）。
  ◇ 鳞状上皮成分表达 P40、P63，黏液细胞成分表达 CK7（e 图 4.1.10c、d）。
  ◇ 个别文献报道在食管黏液表皮样癌中检出涎腺同类肿瘤中存在的 *CRTC13-MAML2* 基因融合。

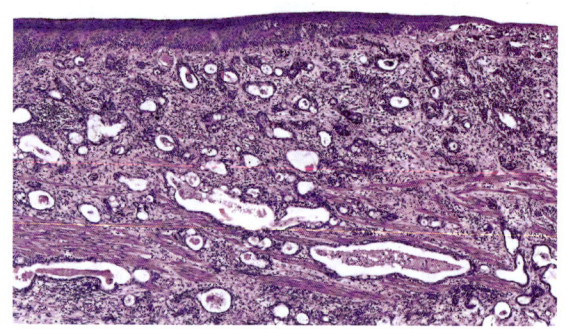

图 4.1.10a　食管黏液表皮样癌。由鳞状细胞、中间细胞和黏液细胞共同组成，部分瘤细胞巢团中间可见囊腔形成

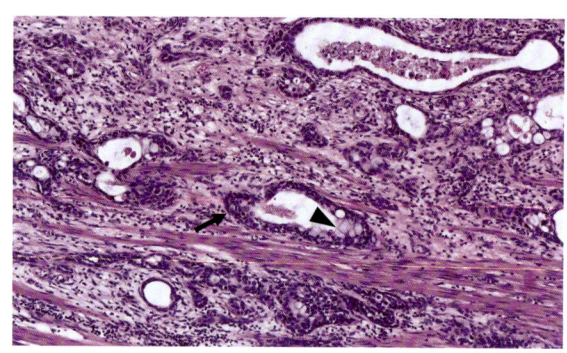

图 4.1.10b　食管黏液表皮样癌。高倍镜下见囊腔内衬黏液上皮（三角），混杂基底样或立方的中间细胞（箭头），缺乏角化现象

4.1.11　食管恶性黑色素瘤

- 食管恶性黑色素瘤（esophageal malignant melanoma）是食管黏膜发生的具有黑色素细胞分化特征的恶性肿瘤。与皮肤发生的恶性黑色素瘤相似，但预后更差，更易发生转移。

- 大体特征：多突出腔内呈息肉状、结节状生长，可继发溃疡形成，部分产生色素较明显的可呈灰褐色。
- 组织学特征
  - 与其他部位黑色素瘤形态类似，肿瘤细胞弥漫生长，部分形成似巢非巢样结构（图 4.1.11a）。
  - 瘤细胞上皮样或梭形，胞质多少不等，可嗜酸或嗜碱性，部分可见黑色素。细胞核形状不规则，通常有明显的嗜酸性核仁（图 4.1.11b），核分裂象易见。
  - 免疫组化表达 HMB45、Melan-A、S100、SOX10、MiTF 等黑色素瘤常用标记，CD117 也可阳性，需注意与胃肠间质瘤鉴别。

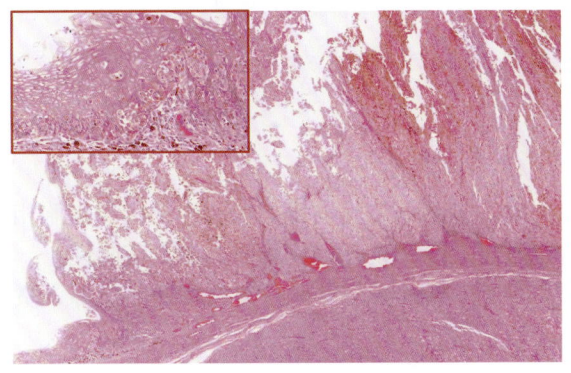

图 4.1.11a 食管恶性黑色素瘤。瘤细胞密集成片，似呈巢团样，鳞状上皮基底部可见黑色素细胞原位病变（左上角插图）

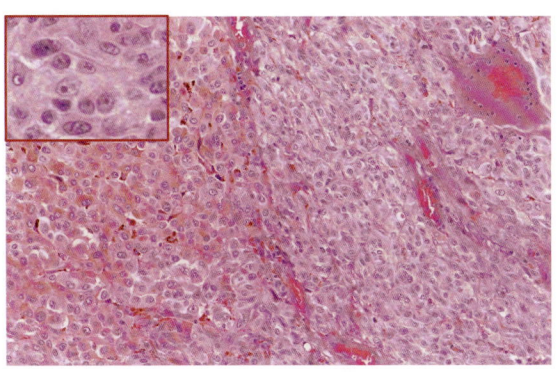

图 4.1.11b 食管恶性黑色素瘤。高倍镜下见瘤细胞密集成片，细胞松散，部分上皮样，部分呈短梭形，左侧细胞胞质内可见黑色素，部分可见嗜酸性核仁（左上角插图）

4.1.12 食管平滑肌瘤

- 食管平滑肌瘤（esophageal leiomyoma）是食管发生的平滑肌分化的良性肿瘤，可起源于黏膜肌或固有肌层。与消化道其他部位不同，食管的平滑肌瘤比胃肠间质瘤更多见。
- 大体特征：食管下段相对多见，可单发或多发，表现为黏膜下隆起，表面黏膜通常正常，直径一般小于 5 cm，切片灰白色，实性，界限清楚。
- 组织学特征
  - 形态温和的平滑肌样细胞呈束状、编织状排列，细胞密度低。细胞无明显异型性，胞质粉染，有时可见粉染的胶原小球（图 4.1.12a）。
  - 核杆状，两端钝圆（腊肠样），核分裂象罕见（图 4.1.12b）。

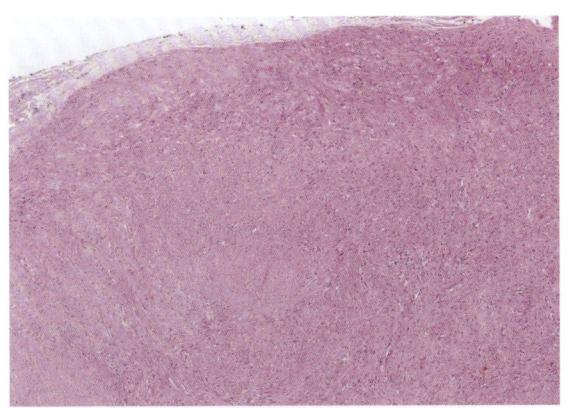

图 4.1.12a 食管平滑肌瘤。肿瘤边界清楚，平滑肌样细胞呈束状、编织状排列，瘤细胞胞质丰富粉染，核稀疏分布

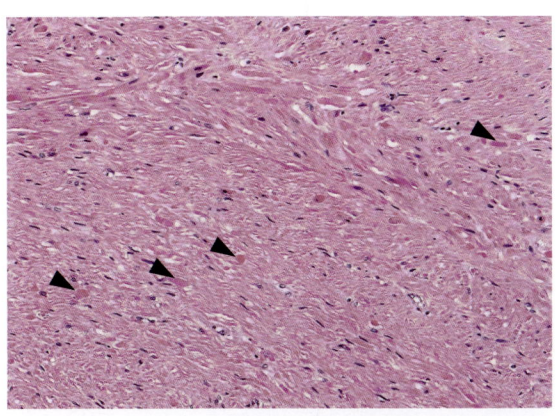

图 4.1.12b 食管平滑肌瘤。图 4.1.12a 病例，高倍镜下见细胞无明显异型性，核杆状，两端钝圆（腊肠样），间质可见粉染的胶原小球（三角）

- 间质偶可见钙化和嗜酸性粒细胞、肥大细胞浸润。
- 免疫组化 SMA 弥漫强阳性（e 图 4.1.12c），CD117 和 DOG-1 染色（e 图 4.1.12d、e）可见平滑肌间夹杂少量增生的间质 Cajal 细胞，注意不可误将其判断为肿瘤细胞阳性。

思考题 4：食管平滑肌瘤免疫组化染色 CD117 阳性细胞为什么看起来比 DOG-1 阳性细胞多？

（叶菊香 编写　石雪迎 审校）

第二节　胃 疾 病

4.2.1　正常胃解剖和组织学

- 胃大体上由贲门、胃底、胃体、胃窦和幽门组成。
- 胃壁分黏膜、黏膜下、肌壁及浆膜四层。
- 胃黏膜均由含有小凹的表浅部分以及深部的腺体构成，各部分表面被覆上皮和小凹内衬细胞相似，均为高柱状黏液细胞，细胞核位于基底。细胞内含中性黏液，PAS 阳性，奥辛蓝阴性。
- 胃底和胃体黏膜内均含胃底腺（泌酸腺）。贲门黏膜含有贲门腺，胃窦和幽门均含幽门腺，贲门腺和幽门腺相似，均为黏液腺。
- 贲门和幽门黏膜
  - 贲门和幽门腺为分支的管状腺，约占黏膜厚度的 1/2。
  - 贲门腺的腺体比较松散，偶尔呈囊性扩张，幽门腺固有膜间质较丰富，腺体胞质可呈泡沫状、空泡状、颗粒状或毛玻璃样（图 4.2.1a）。
- 胃底和胃体黏膜
  - 为泌酸腺黏膜，腺体约占黏膜厚度的 3/4，腺体直，排列紧密。
  - 泌酸腺分为基底、颈部、峡部三部分，基底主要由主细胞组成，峡部主要由壁细胞组成，颈部则含主细胞、壁细胞以及颈黏液细胞（图 4.2.1b）。
  - 主细胞呈立方形，核位于基底，胞质嗜碱性，分泌胃蛋白酶原；壁细胞略呈三角形，核位于中央，胞质强嗜酸性，分泌胃酸及内因子。（e 图 4.2.1c）
  - 颈黏液细胞 HE 染色较难识别，形态与贲门以及幽门黏液腺体的黏液细胞相似。
- 胃黏膜内的淋巴管位于近黏膜肌的固有膜内，因此局限于黏膜层的早期胃癌也可发生淋巴结转移。

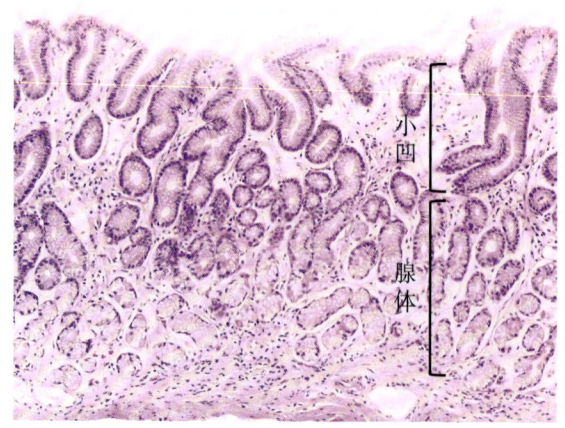

图 4.2.1a　正常胃窦黏膜，由小凹和深部的黏液腺组成，固有膜间质较丰富

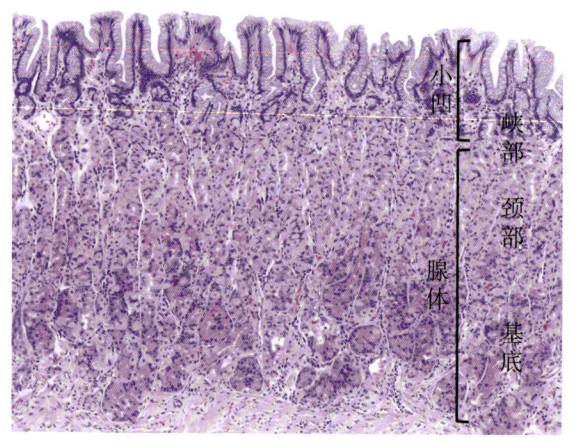

图 4.2.1b　正常胃体黏膜，为泌酸黏膜，腺体排列紧密，增殖带位于峡部

4.2.2 慢性消化性溃疡

- 慢性消化性溃疡（chronic peptic ulcer）又称消化性溃疡病、消化性溃疡，是以胃或十二指肠黏膜形成慢性溃疡为特征的一种常见病。
- 消化性溃疡形成的基本原因是胃液消化自身组织，多数与幽门螺杆菌感染有关。
- 大体特征
  - 胃溃疡好发于胃窦小弯侧，直径多小于 2 cm；十二指肠溃疡多发生在球部，一般小于 1 cm。
  - 溃疡呈圆形或卵圆形，有时呈线状，边缘整齐，底部平坦，通常深达肌层，甚至浆膜，黏膜皱襞向溃疡边缘集中。
- 组织学特征
  - 黏膜部分区域坏死脱落、溃疡形成（图 4.2.2a）。
  - 典型的消化性溃疡有四层结构：最表层为炎性渗出，其下为坏死组织，再下则为肉芽组织，最下层为瘢痕组织（图 4.2.2b）。
  - 瘢痕底部可见动脉内膜增厚，管腔狭窄，可伴血栓形成。神经节细胞以及神经纤维发生变性、断裂和增生。
- 并发症
  - 消化性溃疡可继发出血、穿孔、幽门狭窄。
  - 胃溃疡很少发生癌变，以往所认为的溃疡癌变实际多为溃疡型胃癌；十二指肠溃疡几乎不发生癌变。

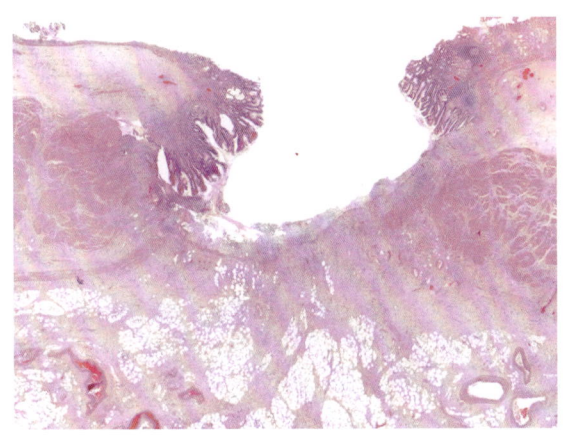

图 4.2.2a　胃消化性溃疡。胃黏膜局灶可见溃疡，溃疡深达浆膜层，周围胃黏膜呈慢性萎缩性胃炎改变

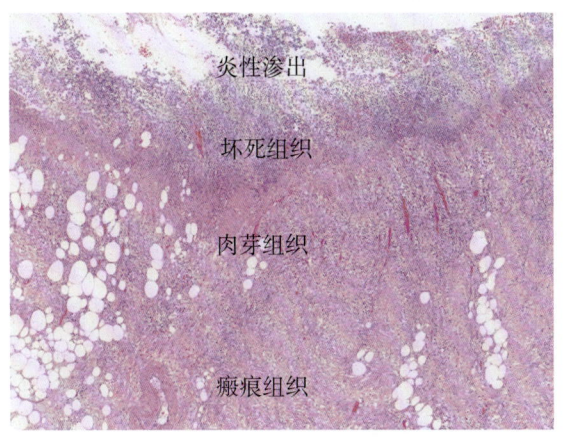

图 4.2.2b　胃消化性溃疡。溃疡从表面至底部分四层：炎性渗出、坏死组织、肉芽组织及瘢痕组织

思考题 5：消化性溃疡四层中哪层为最本质的病变？为什么溃疡底有动脉内膜炎？
思考题 6：十二指肠消化性溃疡前壁及后壁穿孔哪种后果更严重，为什么？

4.2.3 慢性非萎缩性/浅表性胃炎（Hp 相关）

- 慢性非萎缩性/浅表性胃炎（chronic non-atrophic /superficial gastritis）是由多种病因引起的胃黏膜慢性炎症，幽门螺杆菌感染是慢性胃炎最主要的病因。
- 大体特征：胃黏膜充血、水肿，可伴有不同程度的出血、糜烂。
- 组织学特征
  - 黏膜厚度无明显变化，固有腺体数量无减少。
  - 炎症局限于黏膜层，固有膜较多淋巴细胞、浆细胞浸润（图 4.2.3a）。病理报告中需根据炎细胞的密度和范围进行分级。

- 轻度：慢性炎症细胞数量较少，浸润范围不超过固有膜的 1/3，多局限于黏膜浅层。
- 中度：慢性炎症细胞数量较多，范围超过固有膜的上 1/3，在 2/3 以内。
- 重度：慢性炎症细胞密集，范围超过固有膜的 2/3。
○ 可伴有活动性炎，表现为间质和（或）上皮、腺腔内中性粒细胞浸润（图 4.2.3b）。

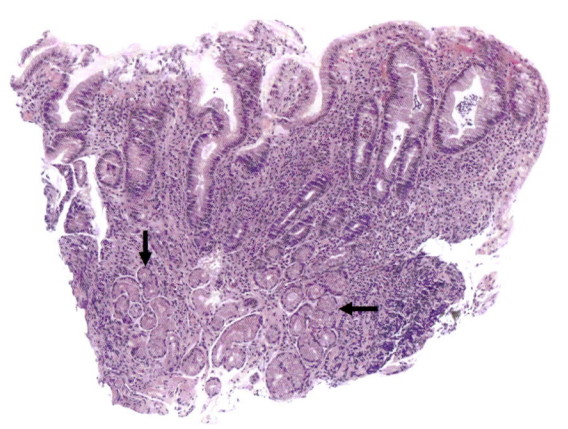

图 4.2.3a 中度慢性浅表性/非萎缩性胃炎。胃窦黏膜浅层固有膜内可见较多淋巴细胞、浆细胞浸润，间质、上皮及腺腔内可见中性粒细胞，固有腺体（箭头）数量未见减少

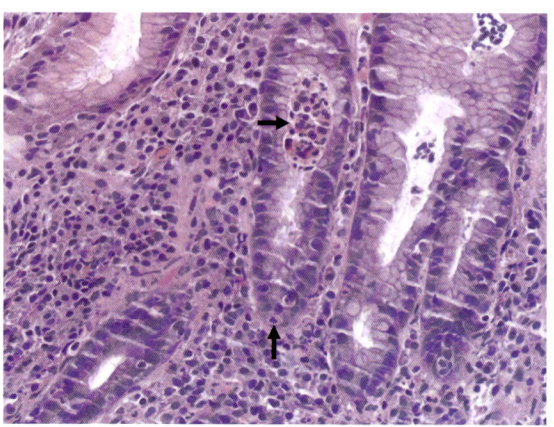

图 4.2.3b 中度慢性浅表性/非萎缩性胃炎。高倍镜下见固有膜内较多淋巴细胞、浆细胞浸润，间质、上皮及腺腔内可见中性粒细胞（箭头）

4.2.4 慢性萎缩性胃炎

- 慢性萎缩性胃炎（chronic atrophic gastritis）是以胃黏膜固有腺体萎缩减少为主要病变的一种慢性胃炎。
- 类型：分 A 型和 B 型，两型发病机制不同，组织学改变类似。
  ○ A 型：又称自身免疫性慢性萎缩性胃炎。病变位于胃体部，多弥漫分布。
  ○ B 型：病变主要位于胃窦部，呈多灶性分布，与幽门螺杆菌感染、胃十二指肠反流等密切相关。
- 大体特征：早期黏膜呈红白相间或以白色为主，黏膜皱襞变窄或平坦，严重者有散在白斑或呈颗粒状，黏膜下血管清晰可见，可伴出血、糜烂。
- 组织学特征
  ○ 胃黏膜固有腺体减少。
  ○ 出现不同程度的肠上皮化生或假幽门腺化生，后者见于胃体和胃底。
  ○ 固有膜间质可见慢性炎细胞浸润，可伴有活动性炎症。
  ○ 萎缩分级：评估萎缩级别的依据是固有腺减少的比例，如果固有腺体发生肠上皮化生，也属于萎缩的一种（化生性萎缩）。
    - 轻度：固有腺体减少的数量不超过原有腺体的 1/3，大部分腺体仍保留。
    - 中度：固有腺体减少的数量超过原有腺体的 1/3，但不足 2/3（图 4.2.4a）。
    - 重度：固有腺体减少的数量超过原有腺体的 2/3，仅残留少数腺体（图 4.2.4b），甚至完全消失。

思考题 7：如何区分发生广泛假幽门腺化生的胃体部黏膜与胃窦黏膜？

4.2.5 自身免疫性胃炎，伴神经分泌细胞增生

- 自身免疫性胃炎（autoimmune gastritis）即 A 型慢性萎缩性胃炎，与自身免疫相关，患者血清中存在抗壁细胞抗体和内因子抗体，血清胃泌素水平升高，维生素 B_{12} 水平降低，常伴难以纠正的恶性贫血。

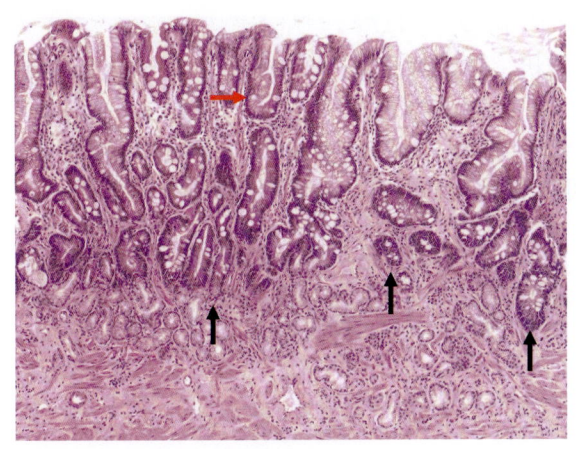

图 4.2.4a 中度慢性萎缩性胃炎。胃小凹（红箭头）和部分胃窦黏膜固有腺（黑箭头）发生肠上皮化生，萎缩的程度根据固有腺减少（包括固有腺肠上皮化生）的程度评价

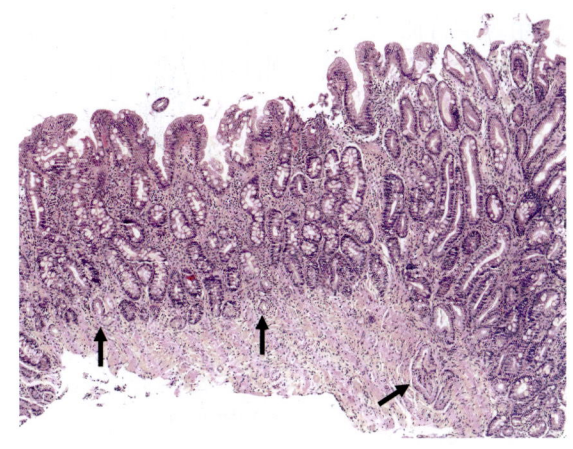

图 4.2.4b 重度慢性萎缩性胃炎。胃窦黏膜固有腺几乎全部被肠上皮化生腺体取代，仅残留个别幽门腺腺体（箭头）

- 大体特征：与其他慢性萎缩性胃炎相似，但病变局限于胃体和胃底。
- 组织学特征
  ◇ 胃泌酸腺破坏，数量减少，常伴肠化、假幽门腺化生或胰腺腺泡细胞化生（图 4.2.5a）。
  ◇ 常伴神经内分泌细胞增生（图 4.2.5b）。
  ◇ 间质多少不等的慢性炎细胞浸润。
  ◇ 免疫组化 CgA、Syn 染色可显示增生的神经内分泌细胞（e 图 4.2.5c）。

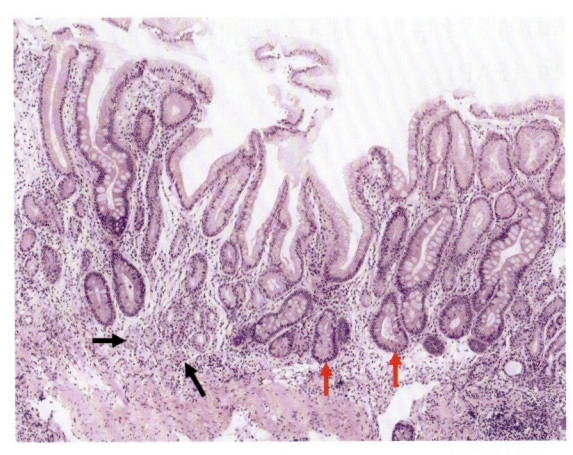

图 4.2.5a A 型慢性萎缩性胃炎。胃体黏膜萎缩，未见胃底腺，可见肠上皮化生（红箭头）、神经内分泌细胞增生（黑箭头），间质炎细胞浸润

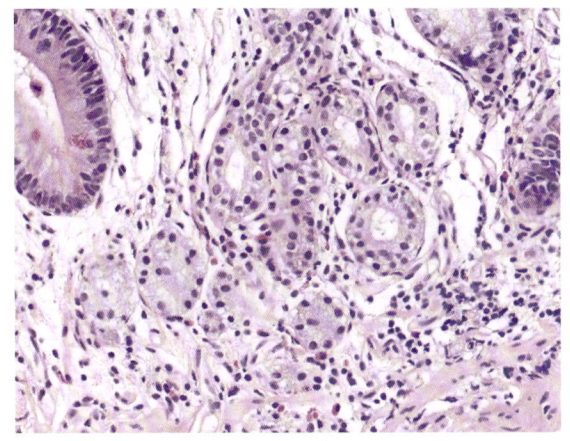

图 4.2.5b A 型慢性萎缩性胃炎。高倍镜下见增生的神经内分泌细胞，细胞体积小，核圆形，胞质淡染或透亮

思考题 8：为何自身免疫性（A 型）慢性萎缩性胃炎患者会出现恶性贫血？
思考题 9：为何自身免疫性（A 型）慢性萎缩性胃炎常常会出现神经内分泌细胞增生？

4.2.6 胃增生性息肉

- 胃增生性息肉（gastric hyperplastic polyp）是以小凹增生、延长、扭曲伴间质水肿及炎细胞浸润为特征的息肉样病变，又称为炎性息肉、再生型息肉。多与慢性胃炎或胃黏膜损伤有关。
- 大体特征：多见于胃窦，一般多发，也可单发。多呈卵圆形、小而无蒂（多 < 1 cm），少数也可呈绒毛状或有蒂。表面可伴糜烂。

- 组织学特征
    - 胃小凹拉长，不规则扭曲，纵切面腺腔呈螺旋状，横切面呈锯齿状或星状，腺体囊性扩张（图 4.2.6a）。
    - 固有膜间质有不同程度水肿和炎症反应，炎性病变可呈急性或慢性，表面可伴有糜烂或溃疡。
    - 上皮细胞常见明显的反应性或再生性改变，可伴有肠上皮化生，无细胞异型性（图 4.2.6b）。

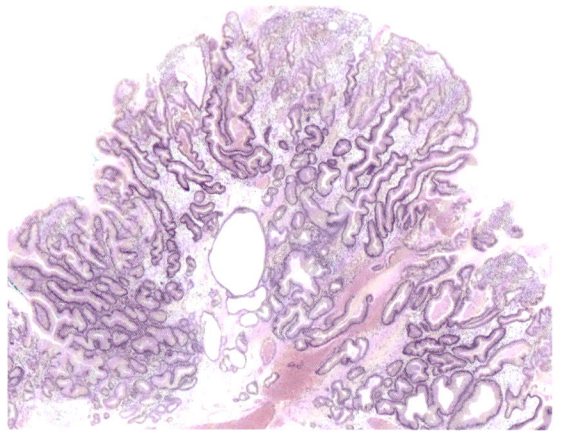

图 4.2.6a　胃增生性息肉。胃小凹上皮增生，小凹伸长、扭曲、扩张，间质水肿伴慢性炎细胞浸润

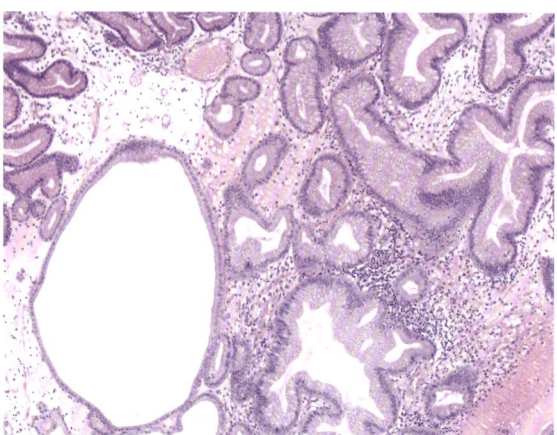

图 4.2.6b　胃增生性息肉。高倍镜下见胃小凹上皮增生、扩张、扭曲，细胞无异型性

4.2.7　胃底腺息肉

- 胃底腺息肉（fundic gland polyp）是胃良性上皮性病变，多散发，见于胃体和胃底，很少恶变。年轻人、多发患者，需要除外家族性腺瘤性息肉病（FAP）。
- FAP 相关者有 APC 基因突变，散发者可有 β-catenin 基因突变。
- 大体特征：可单发或多发，最大径一般＜ 1 cm，表面光滑、充血、半透明、广基底。
- 组织学特征
    - 胃小凹相对变短，胃黏膜泌酸腺增生，部分腺体不同程度扩张（图 4.2.7a）。
    - 囊性扩张的腺体内衬变扁平的壁细胞、主细胞和黏液细胞（图 4.2.7b）。
    - 散发性胃底腺息肉表面的小凹上皮异型增生发生率小于 1%，但 FAP 患者的胃底腺息肉异型增生可高达 40%。

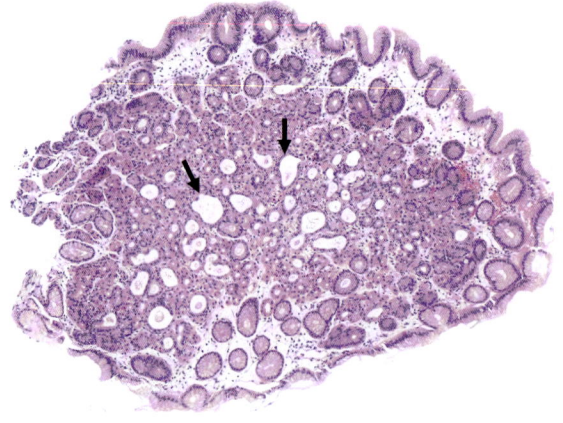

图 4.2.7a　胃底腺息肉。泌酸腺增生，紧密排列，部分腺体扩张（箭头），胃小凹相对短小

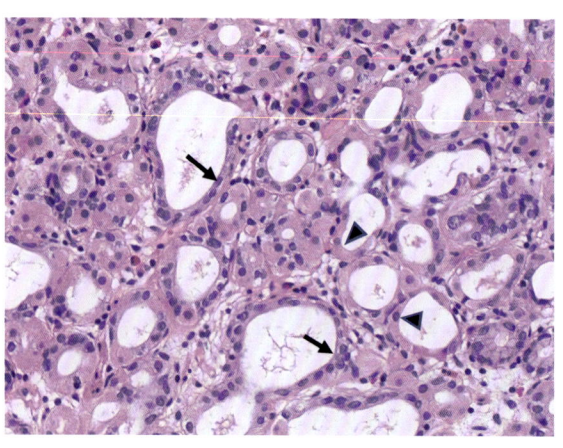

图 4.2.7b　胃底腺息肉。扩张的腺体内衬变扁平的壁细胞（三角）、主细胞（箭头）

4.2.8 胃黏膜上皮异型增生

- 胃黏膜上皮异型增生（gastric epithelial dysplasia）是胃黏膜上皮的良性肿瘤性病变，属癌前病变，无间质浸润的证据。
- 组织学特征及分级
  - 低级别异型增生（图 4.2.8a，e 图 4.2.8c）
    - 病变与周围组织有界限。
    - 腺体拥挤、密集，缺乏复杂分支和乳头结构。
    - 腺上皮细胞出现轻 - 中度异型性，细胞核变长、深染，但仍有极性，无明显核仁，单层或假复层排列，位于腺体基底部。
  - 高级别异型增生（图 4.2.8b，e 图 4.2.8d）
    - 病变与周围组织界限截然。
    - 腺体密集拥挤、排列紊乱，形态不规则，出现分支、乳头结构。
    - 细胞核单层或多层排列，极向紊乱。
    - 细胞核变圆、核质比增高、核仁明显，核分裂象增多，并可见病理性核分裂象。
- 胃黏膜异型增生的诊断可参考 Vienna 分类系统和以此为基础制定的中国上皮性肿瘤胃黏膜活检病理诊断共识（参见第四章补充学习资料1）。
- 大体呈息肉样的异型增生病变，可诊断为腺瘤，根据腺瘤中异型增生上皮的类型不同可进一步分为肠型腺瘤、小凹型腺瘤、幽门腺型腺瘤（e 图 4.2.8e ~ g）和泌酸腺瘤。

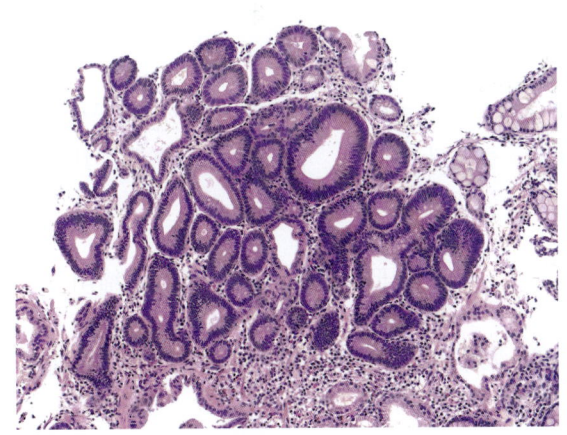

图 4.2.8a 胃低级别异型增生。腺体较拥挤，无复杂分支，细胞有轻 - 中度异型性（箭头）

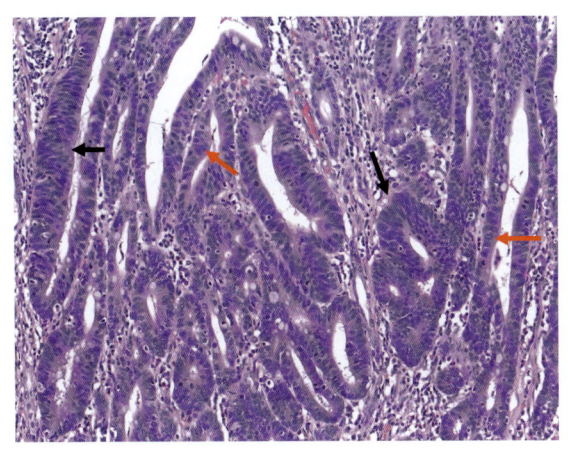

图 4.2.8b 胃高级别异型增生。腺体结构紊乱，呈多层排列，部分占据上皮全层（黑箭头），极向紊乱，部分细胞核圆形、核仁明显（红箭头）

4.2.9 胃泌酸腺瘤

- 胃泌酸腺瘤（oxyntic gland adenoma）是胃良性上皮性肿瘤，主要由主细胞、壁细胞或两者兼而有之的柱状细胞组成，又称主细胞为主型胃异型增生、主细胞为主型胃息肉、泌酸腺息肉 / 腺瘤。浸润至黏膜下层者称胃底腺型腺癌。
- 大体特征：病变主要位于胃近端（胃体及贲门），多单发，直径多小于 1 cm，病变息肉样或平坦。
- 组织学特征
  - 病变多位于黏膜深部，上方覆盖小凹上皮。
  - 肿瘤由成团或不规则、相互吻合的腺体组成（图 4.2.9a）。
  - 腺体类似于泌酸腺，细胞柱状，主要由不成熟的主细胞构成，胞质略嗜碱性，胞核局灶复层化，异型性不明显，核分裂象罕见（图 4.2.9b）。

- 边缘呈推挤性生长，不伴有间质反应。如腺体浸润到黏膜下层，则应诊断为胃底腺型腺癌。
- 可伴有小凹上皮的低级别或高级别异型增生。
- **免疫组化**：肿瘤细胞表达主细胞标记 pepsinogen Ⅰ，壁细胞标记 H+/K+ATPase 和颈黏液细胞标记 MUC6（e 图 4.2.9c），也可表达 Syn，但 CgA（−），可借此与神经内分泌瘤鉴别。

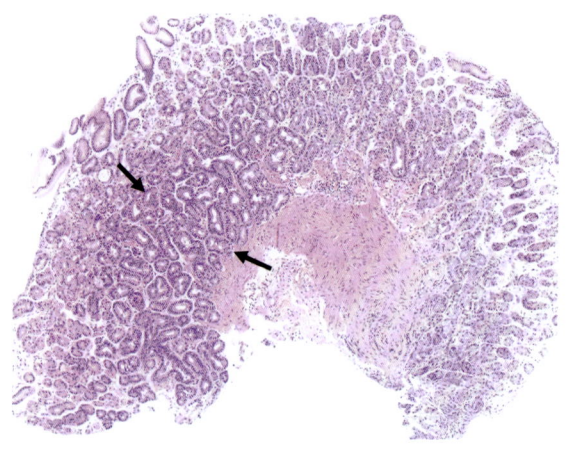 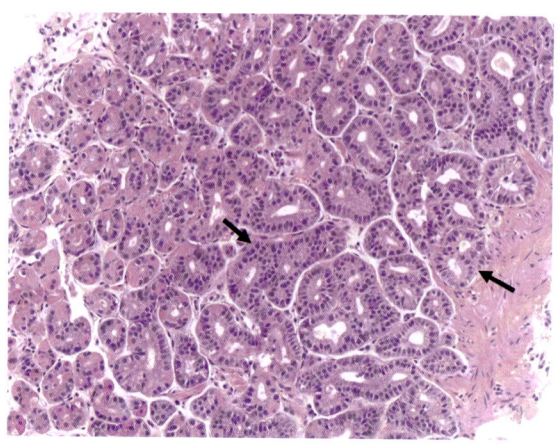

图 4.2.9a　胃泌酸腺瘤。胃体黏膜深部可见增生的腺体，部分腺体形状不规则、相互吻合，细胞柱状，胞质嗜碱性（箭头）

图 4.2.9b　胃泌酸腺瘤。高倍镜下见增生的腺体，部分腺体形状不规则、相互吻合（箭头），细胞核排列稍拥挤，异型性不明显

4.2.10　胃管状腺癌

- 腺癌是胃最常见的恶性上皮性肿瘤，占胃癌的 95% 以上，好发于胃窦小弯侧。组织学类型包括管状腺癌、乳头状腺癌、黏液腺癌、低黏附性癌、微乳头型腺癌、胃底腺型腺癌等，其中管状腺癌（tubular adenocarcinoma）最常见。
- 组织学特征
  - 肿瘤由扩张的或裂隙样分支管状结构组成，管腔大小不一、形态各异，间质纤维结缔组织增生（图 4.2.10a）。
  - 肿瘤细胞呈柱状、立方状或扁平状，核增大深染，核仁明显，核分裂象易见（图 4.2.10b）。

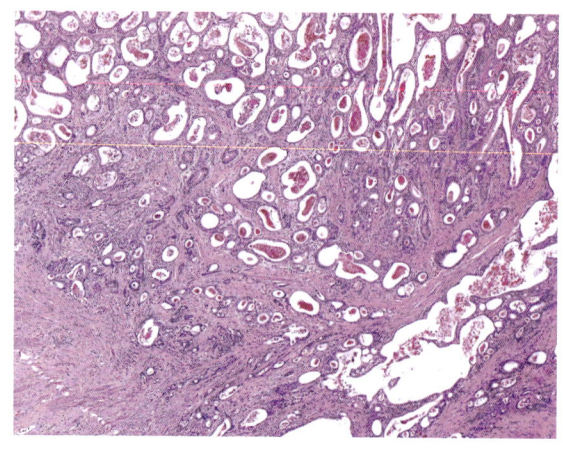 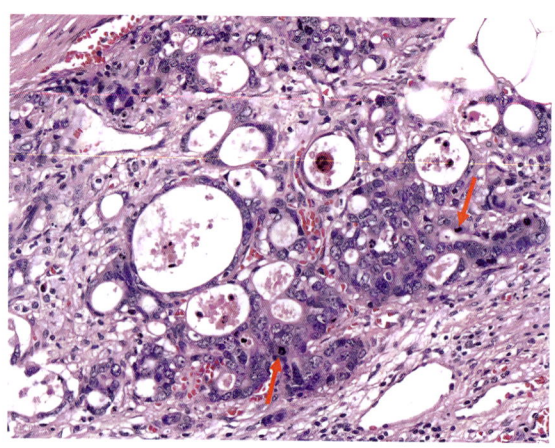

图 4.2.10a　胃中分化管状腺癌。肿瘤形成腺管结构，管腔不规则，管腔内可见坏死物碎片，间质可见促结缔组织增生反应

图 4.2.10b　胃中分化管状腺癌。高倍镜下见肿瘤细胞呈立方状或扁平状，核大深染，核仁明显，核分裂象易见（箭头）

◇ 根据腺管形成的比例，将管状腺癌分为低级别（中-高分化）和高级别（低分化），后者腺管形成不明显，可呈实性巢状或条索状。

思考题10：本例形态属于Lauren分型中的哪一型？如果同一肿瘤中的分化程度不同，HER2免疫组化检测应选择哪个区域？

4.2.11 肝样腺癌

- 肝样腺癌（hepatoid adenocarcinoma）是胃腺癌的一种特殊类型，少见，可发生于胃、肠道等消化系统器官，也可见于消化系统外。患者临床血清学检查可有 AFP 升高，发现时多为中晚期，预后差，易发生静脉侵犯和淋巴结、肝转移。
- 组织学特征
    ◇ 肿瘤细胞排列成实性巢状，细胞多边形，胞质嗜酸性，部分细胞胞质透亮，似肝细胞癌（图4.2.11a、b）。
    ◇ 肿瘤细胞胞质内可见 PAS-D 阳性的嗜酸性小体。
    ◇ 常伴普通腺癌成分（管状/乳头状等）。
    ◇ 免疫组化：肿瘤细胞可表达胚胎分化标记 AFP、SALL4、Glypican3 和（或）肝细胞分化标记 HepPar-1（e 图 4.2.11c）、Arginase-1。

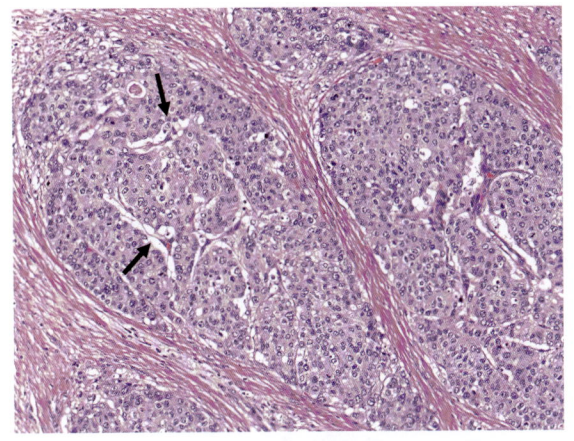

图 4.2.11a 肝样腺癌。肿瘤细胞排列成实性巢状，血窦（箭头）丰富，细胞呈多边形，似肝细胞癌

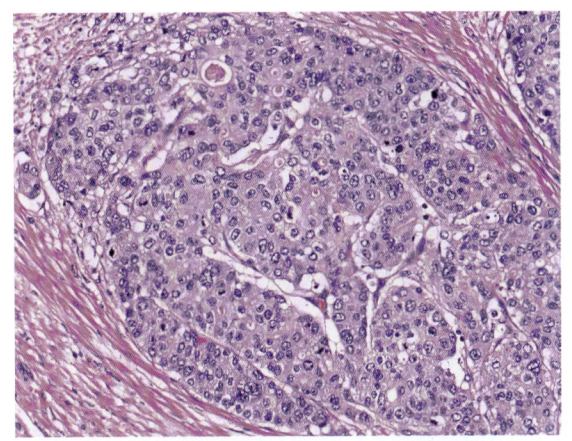

图 4.2.11b 肝样腺癌。高倍镜下见肿瘤细胞呈多边形，似肝细胞癌

4.2.12 低黏附性癌（印戒细胞型）

- 低黏附性癌（poorly cohesive carcinoma，PCC）包括印戒细胞癌（signet-ring cell carcinoma）以及其他亚型，肿瘤由单个散在或小团细胞组成，无腺管形成。当印戒细胞成分占 50% 以上时称为印戒细胞癌。多见于中青年，特别是青年女性，该肿瘤具有高度侵袭转移的生物学特征。
- 大体特征：进展期肿瘤在胃壁内弥漫浸润，可引起胃壁僵硬，蠕动差，典型者称"皮革胃"。
- 组织学特征
    ◇ 肿瘤细胞呈弥漫浸润性生长，呈单个散在或条索样分布，不形成管腔或腺管（图 4.2.12a）。
    ◇ 肿瘤细胞呈印戒样，细胞质丰富、透亮或淡粉染，核位于一边（图 4.2.12b）。
    ◇ 免疫组化 CK（+）、CD68（-），特殊染色 AB/PAS（+），可与组织细胞鉴别；部分印戒细胞癌（包括部分遗传性弥漫性胃癌）的肿瘤细胞存在 *CDH1* 基因异常，导致 E-cadherin 蛋白表达缺失。

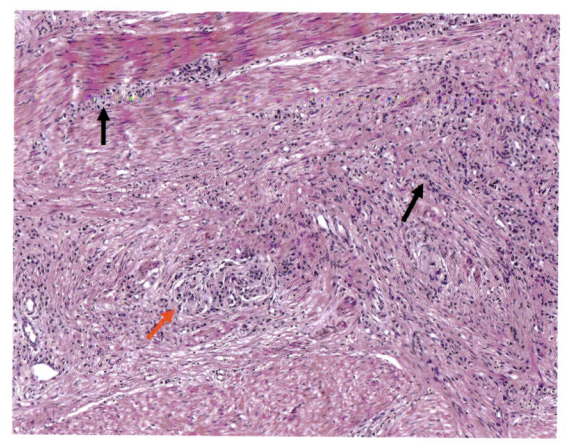

图 4.2.12a 胃印戒细胞癌。肿瘤细胞在胃壁内呈弥漫浸润性生长，单个散在或条索样分布（箭头），不形成腺管样结构

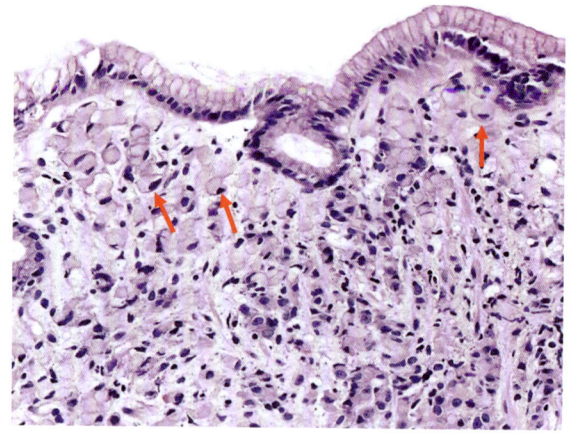

图 4.2.12b 胃印戒细胞癌。胃黏膜固有层可见肿瘤细胞弥漫浸润，细胞散在或条索样分布，肿瘤细胞呈印戒样，胞质丰富、透亮或淡粉染，核位于一边（箭头）

4.2.13 胃早癌内镜下黏膜下切除标本的评估

- 胃早癌是指局限于黏膜或黏膜下层的癌，不论病灶大小及有无局部淋巴结转移。预后与浸润深度有关，黏膜内癌胃周淋巴结转移罕见。
- 胃早癌可通过内镜下黏膜下切除术（endoscopic submucosal dissection，ESD）完整切除，对切除的标本需全部取材并仔细评估，存在下列危险因素时需考虑追加治疗：
  ◇ 组织学类型为低分化腺癌。
  ◇ 黏膜下层浸润深度 > 500 μm：测量浸润深度时，若肿瘤组织内可见残存的黏膜肌，则从残存的黏膜肌层下缘测量至肿瘤浸润前缘（图 4.2.13a）；若黏膜肌层发生损毁性破坏完全消失时，则从肿瘤表面测量至肿瘤浸润前缘（图 4.2.13b）。
  ◇ 存在脉管侵犯。
  ◇ 切缘阳性。取材时应对切缘用墨汁等染料进行标记。

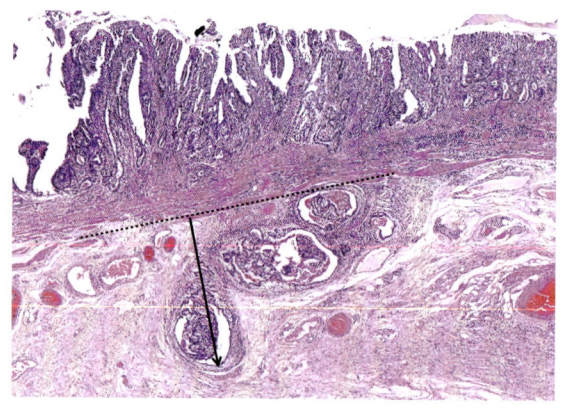

图 4.2.13a 胃早癌黏膜下浸润深度评估。组织内可见残存的黏膜肌，以黏膜肌层下缘为基准，测量至肿瘤浸润前沿（箭头）

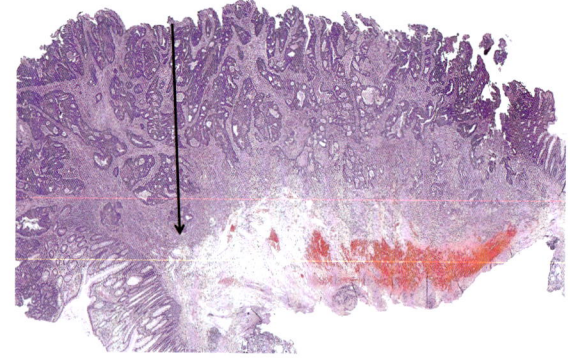

图 4.2.13b 胃早癌黏膜下浸润深度评估。肿瘤组织内黏膜肌层完全破坏，自肿瘤表面测量至肿瘤浸润前缘（箭头）

思考题 11：哪些辅助检查染色有助于识别早癌相关危险因素？

4.2.14 Ⅰ型神经内分泌肿瘤 1 级（NET，G1）

- 神经内分泌肿瘤（neuroendocrine neoplasm，NEN）泛指所有起源于肽能神经元和神经内分泌细胞的肿瘤，包括从发生机制、病理形态及生物学行为均完全不同的两类肿瘤，即神经内分泌瘤（neuroendocrine tumor，NET）和神经内分泌癌（neuroendocrine carcinoma，NEC）。NET 根据核分裂象和 Ki-67 指数进一步分级（参见第四章补充学习资料 2、3）。

- 除分级外，胃神经内分泌肿瘤还根据发生机制和背景病变的不同分为三型，不同分型的治疗方式和预后差别很大，病理诊断时必须予以区分。Ⅰ型和Ⅱ型胃 NET 周围的背景黏膜还常见不同阶段的神经内分泌细胞增生（参见第四章补充学习资料 2、3）。
- Ⅰ型神经内分泌肿瘤是最常见的胃 NEN 类型，发生在自身免疫性胃炎的基础上，存在高胃泌素血症，胃酸低。
- 大体特征：位于胃底、胃体部，常多发、直径小（< 1 cm）、息肉样或结节状。
- 组织学特征
    ◇ 病变最大径 > 0.5 mm 或浸润黏膜下，背景黏膜呈重度慢性萎缩性胃炎改变，肿瘤细胞大小较一致，分化较好，排列成梁状、岛屿状或腺泡样（图 4.2.14a）。
    ◇ 肿瘤细胞胞质透明或粉染，细胞核规则，染色质细腻，核分裂象罕见（< 2 个/10HPF）（图 4.2.14b）。
    ◇ 免疫组化细胞表达 CK、CgA 和 Syn（+）（e 图 4.2.14c），Ki-67 < 3%。

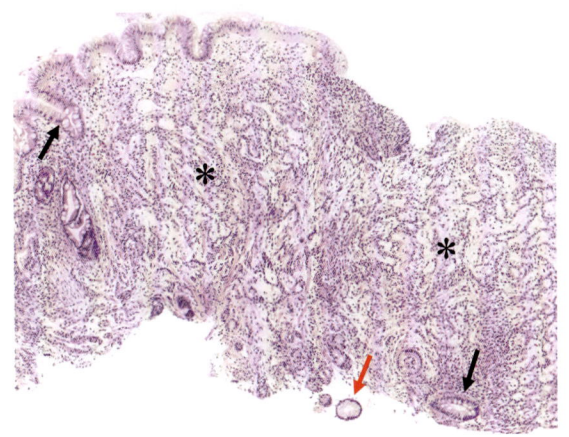

图 4.2.14a Ⅰ型胃神经内分泌瘤 1 级（NET, G1）。肿瘤细胞呈条索状、梁状排列（星号），背景胃黏膜胃底腺消失，可见肠上皮化生（黑箭头）和幽门腺化生（红箭头）

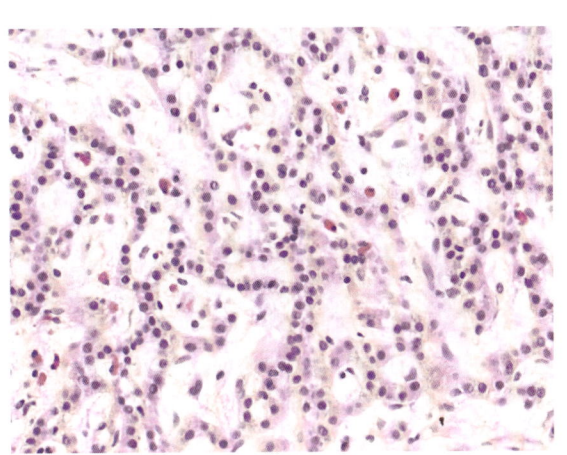

图 4.2.14b Ⅰ型胃神经内分泌瘤 1 级（NET, G1）。高倍镜下见肿瘤细胞形态温和，大小一致，核圆形，染色质细腻，核分裂象罕见

思考题 12： Ⅰ型胃 NET 为什么主要发生在胃体和胃底？

4.2.15 胃肠间质瘤

- 胃肠间质瘤（gastrointestinal stromal tumor，GIST）是胃肠道最常见的间叶性肿瘤，生物学行为不定，有胃肠道 Cajal 细胞分化特点。
- GIST 可见于消化道任何部位，胃为最常见的部位。罕见病例发生在消化道外。
- 大体特征：边界清楚结节，无包膜，切面实性，可有出血囊性变和（或）坏死。
- 组织学特征
    ◇ 梭形细胞型：肿瘤细胞呈束状、漩涡状和编织状排列，胞核长形或卵圆形，两端圆钝，核周空泡可见（图 4.2.15a）。
    ◇ 上皮样细胞型：肿瘤细胞可为卵圆形、星形或多角形上皮样细胞，胞质弱嗜酸性，或空亮，核圆，可见核仁（图 4.2.15b）。
    ◇ 混合细胞型：肿瘤部分细胞呈梭形，部分上皮样。
    ◇ 有的肿瘤胶原丰富，可伴钙化、骨化，有的肿瘤可有明显间质黏液变性。发生于小肠的 GIST

常可见嗜伊红色的丝团样纤维小结（skeinoid fiber）(e 图 4.2.15c)。
- 亚型：
  - SDH 缺陷型 GIST：多见于胃，呈上皮样，多结节状、丛状，脉管侵犯和淋巴结转移常见，多数为 SDHB 表达缺失，少数表现为 SDHA 缺失。
- 免疫组化：约 95% 的肿瘤表达 CD117 和 DOG-1（e 图 4.2.15d），约 70% 的肿瘤表达 CD34，可局灶表达 SMA。
- 分子遗传学异常：大部分存在 *C-KIT* 或 *PDGFRA* 突变，SDH 缺陷型 GIST 存在 *SDH* 亚单位基因的突变或甲基化。酪氨酸激酶抑制剂靶向治疗的疗效和剂量与突变基因和突变类型相关，如拟治疗，必须进行分子检测。
- GIST 危险度评估需要评估原发肿瘤大小、肿瘤有无破裂和核分裂象（参见第四章补充学习资料 4）。

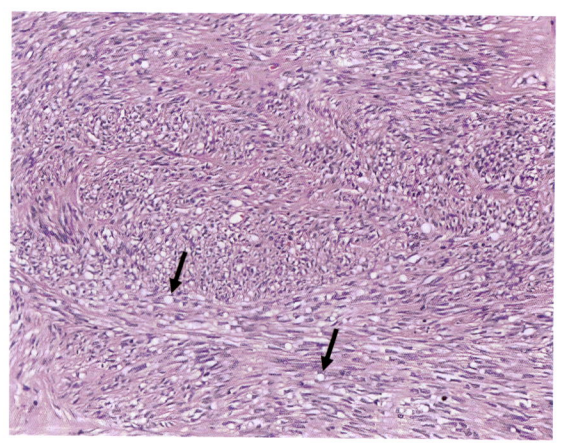

图 4.2.15a　胃 GIST，梭形细胞型。肿瘤细胞呈梭形，胞质少，可见核周空泡（箭头）

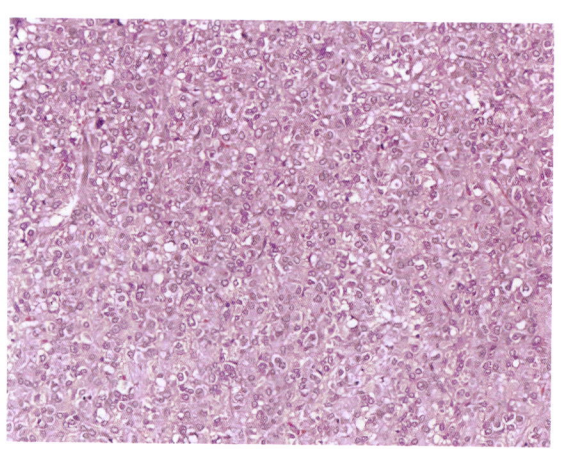

图 4.2.15b　胃 GIST，上皮样细胞型。肿瘤细胞呈卵圆形、多边形。胞质嗜酸性，部分细胞胞质空亮，可见核仁

思考题 13：SDH 缺陷型 GIST 常见多个结节、脉管侵犯和淋巴结转移，是否提示预后较差？

4.2.16　胃结外黏膜相关淋巴组织边缘区淋巴瘤

- 胃结外黏膜相关淋巴组织边缘区淋巴瘤（extranodal marginal zone lymphoma of mucosa-associated lymphoid tissue，MALT lymphoma）是原发于胃的一种结外淋巴瘤，为低级别小 B 细胞淋巴瘤，占原发胃淋巴瘤的 50%，大部分与幽门螺杆菌感染有关。
- 大体特征：最常见于胃窦，病变处胃黏膜增厚、皱襞粗大，有时也呈结节状或息肉样，可伴有糜烂和小溃疡。
- 组织学特征（参见第七章 7.3.7）
  - 肿瘤由小 B 细胞组成，小或中等大小，形态多样，其中可见边缘区（中心细胞样）细胞、单核细胞样细胞、小淋巴细胞以及散在的免疫母细胞和中心母细胞样细胞。部分可伴有浆细胞分化（图 4.2.16a、b）。
  - 肿瘤细胞浸润破坏邻近腺体，形成典型的淋巴上皮病变。
  - 免疫组化：肿瘤细胞表达 CD20（e 图 4.2.16c）等 B 细胞标记，CD5、CD10、CD23、CyclinD1 阴性，缺少特异性表达标记，诊断需除外其他成熟小 B 细胞淋巴瘤。

（叶菊香　编写　石雪迎　审校）

第三节 肠道疾病

4.3.1 十二指肠胃黏膜异位

- 十二指肠胃黏膜异位（heterotopic gastric mucosa in duodenum）为先天性异常，通常无临床意义，但病变大者可导致梗阻症状。
- 大体特征：内镜下病变境界清楚，可表现为散在小结节或无蒂的息肉。
- 组织学特征：异位的胃黏膜为胃底腺型，具有主细胞和壁细胞（图 4.3.1a、b）。

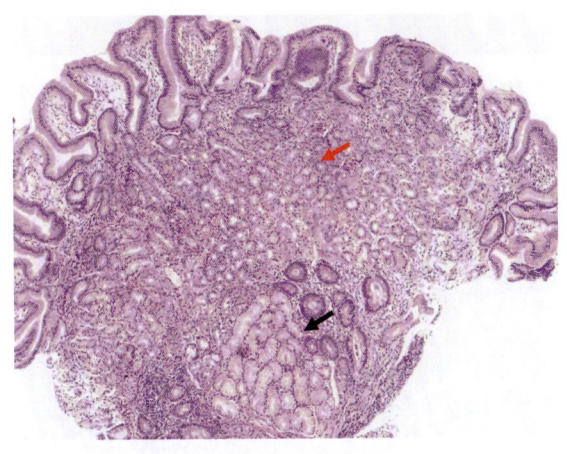

图 4.3.1a　十二指肠胃黏膜异位。病变表面被覆小凹型上皮，下方可见胃底腺（红箭头），深层可见布氏腺（黑箭头）

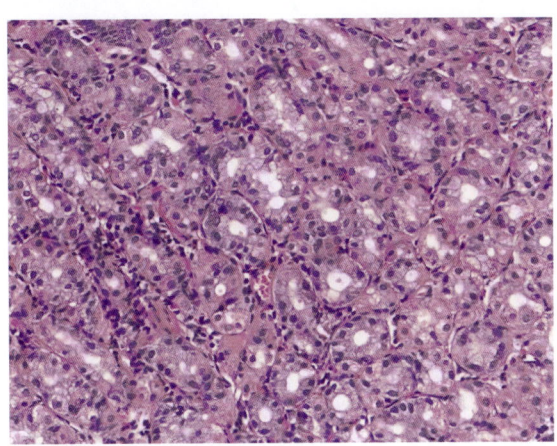

图 4.3.1b　十二指肠胃黏膜异位，高倍镜下见密集排列的胃底腺

4.3.2 空肠异位胰腺继发胰腺导管内乳头状黏液性肿瘤相关浸润癌

- 异位胰腺（heterotopic pancreas）属先天性异常，可见于胃或小肠的任何部位，十二指肠和空肠最常见。异位胰腺可以发生胰腺所能发生的任何病理性改变，包括胰腺炎、神经内分泌肿瘤和腺癌等。
- 大体特征：异位胰腺表现为黏膜下、肌壁间甚至浆膜的结节，继发肿瘤时形成肿块或囊肿。
- 组织学特征
  - 异位胰腺主要由胰腺导管和腺泡构成，通常缺乏胰岛（图 4.3.2a）。
  - 异位胰腺在肠道开口处时可发生导管阻塞，引起导管囊性扩张、感染和脂肪坏死。
  - 图示病例为在空肠异位胰腺基础上继发导管内乳头状黏液性肿瘤相关浸润癌（intraductal papillary mucinous neoplasm with associated invasive carcinoma，IPMN 相关浸润癌），肿瘤具有与原发于胰腺的同类肿瘤相同的形态（图 4.3.2b）（参见本章第五节 4.5.6）。

4.3.3 内翻性麦克尔憩室

- 麦克尔憩室（Meckel diverticulum）是一种小肠先天异常性疾病，为卵黄管近端部分持续存在的结果。成人 Meckel 憩室通常位于回盲瓣近端大约 80 cm 处，总是发生在肠系膜的对侧缘。
- Meckel 憩室多数无症状，少数继发憩室炎、出血、穿孔，少见情况下，麦克尔憩室可以内翻呈息肉样突出至肠腔，甚至引起肠套叠。
- 内翻性麦克尔憩室的组织学特征
  - 息肉样内翻至肠腔内的憩室外观似息肉，但"息肉"轴心不是纤维血管结缔组织，而是肠系膜的脂肪组织（图 4.3.3a），并可很容易地取出。

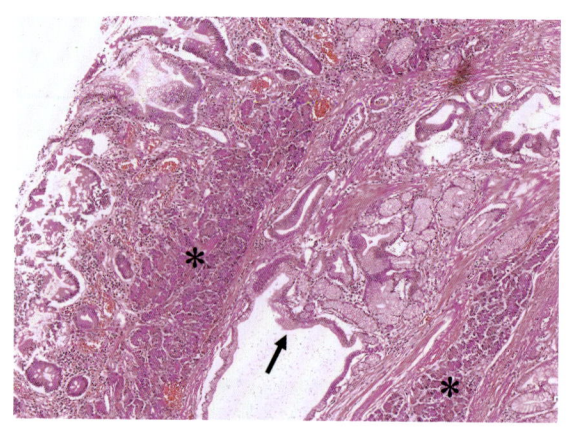

图 4.3.2a　空肠异位胰腺。肠黏膜及肌层可见胰腺腺泡（星号）和导管（箭头），未见胰岛

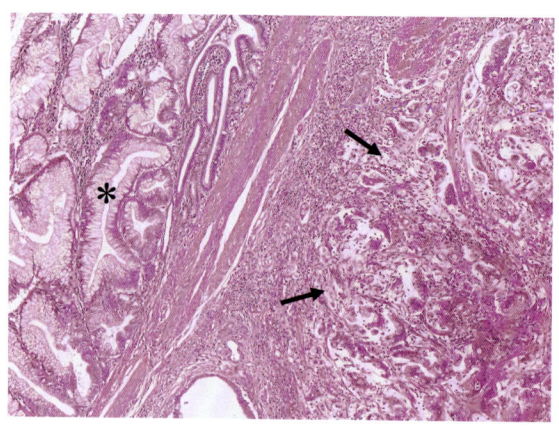

图 4.3.2b　空肠异位胰腺继发 IPMN 相关浸润癌。左侧可见 IPMN（星号），右侧可见浸润癌，癌细胞形成不完整的腺管样结构或条索，细胞异型明显，部分呈印戒细胞样（箭头）

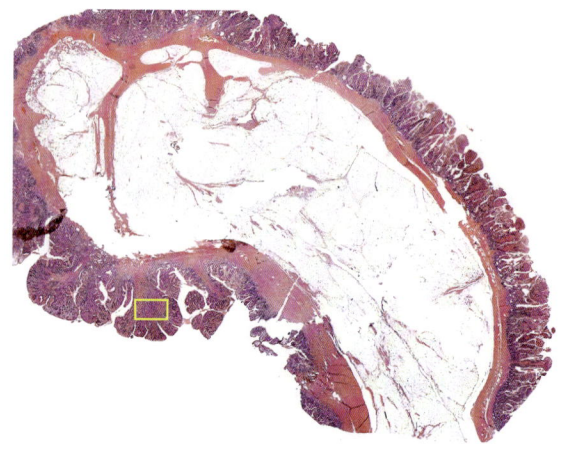

图 4.3.3a　内翻性麦克尔憩室。低倍镜下见呈息肉状，中央为陷入其中的系膜脂肪，表面为包括固有肌层、黏膜下层和黏膜层等肠壁各层结构的憩室壁，可见胃黏膜异位（框内）

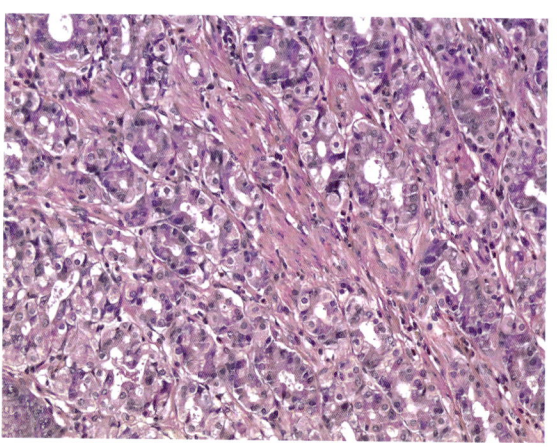

图 4.3.3b　内翻性麦克尔憩室。高倍镜下见图 4.3.3a 中黄色方框内黏膜层异位的胃黏膜

- ◇ "息肉"表面被覆肠壁全层结构，表面的黏膜可以是与邻近的小肠相同的黏膜，也可见到十二指肠或结肠黏膜，常见异位胃黏膜（图 4.3.3b）和异位胰腺。

4.3.4　Peutz-Jeghers 息肉

- Peutz-Jeghers 息肉（Peutz-Jeghers polyp，P-J 息肉）为错构瘤性息肉，可发生于胃肠道任何部位，最常见于小肠。
- P-J 综合征为常染色体显性遗传病，多数患者存在 LKB1 基因胚系突变，患者皮肤、黏膜可见黑色素沉着，发生消化道、胰腺、泌尿生殖系统肿瘤的风险高。
- 大体特征：息肉无蒂或有短而宽的蒂，较大息肉可呈菜花样、分叶状，似腺瘤性息肉。
- 组织学特征
  - ◇ 黏膜肌增生呈树枝状分布，并延伸至息肉表面（图 4.3.4a）
  - ◇ 被覆息肉发生部位的黏膜上皮和固有层成分，堆积成绒毛状结构，无细胞异型性（图 4.3.4b）。
  - ◇ 部分息肉可出现灶状上皮错位、假浸润及良性上皮突入肠壁的现象。

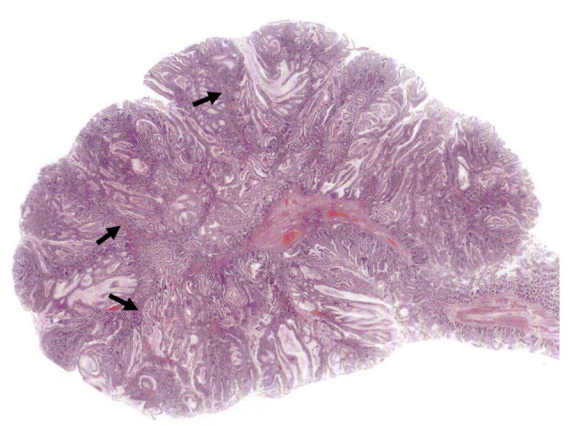

图 4.3.4a 小肠 Peutz-Jeghers 息肉。息肉呈分叶状，被覆的小肠黏膜腺体增生，排列拥挤，黏膜肌（箭头）增生，呈树枝状，穿插在增生的腺体间

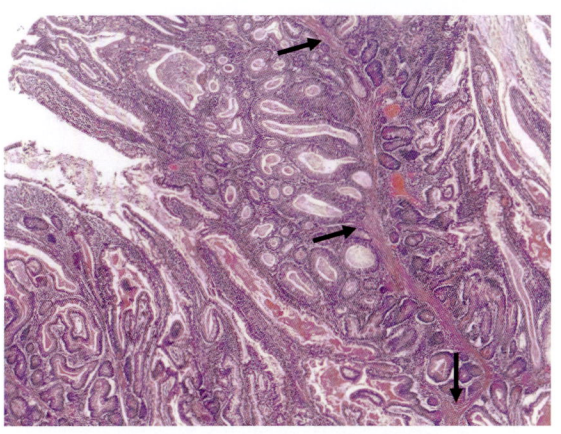

图 4.3.4b 小肠 Peutz-Jeghers 息肉，高倍镜下见腺体扩张，细胞无异型性，上延的平滑肌束（箭头）在腺体间穿插，部分接近黏膜表面

4.3.5 小肠神经内分泌癌

- 神经内分泌癌（neuroendocrine carcinoma，NEC）是低分化的高级别神经内分泌肿瘤，包括小细胞型和大细胞型（参见第四章补充学习资料 2）。
- 组织学特征
  - 小细胞型：细胞小，形态较一致，圆形或卵圆形，胞质稀少，核深染，核仁不明显，呈片状、梁状或巢状分布，核分裂象多见，可伴有坏死（图 4.3.5a、b）。
  - 大细胞型：细胞较大，胞质丰富，嗜酸性，细胞核泡状，核仁明显，呈片状、梁状或巢状分布，核分裂象多见，可伴有坏死。
  - 免疫组化：肿瘤细胞表达 Syn、CgA、INSM1，常见 P53 突变型表达和（或）Rb 蛋白缺失，Ki-67 指数需 > 20%，通常 > 60%。

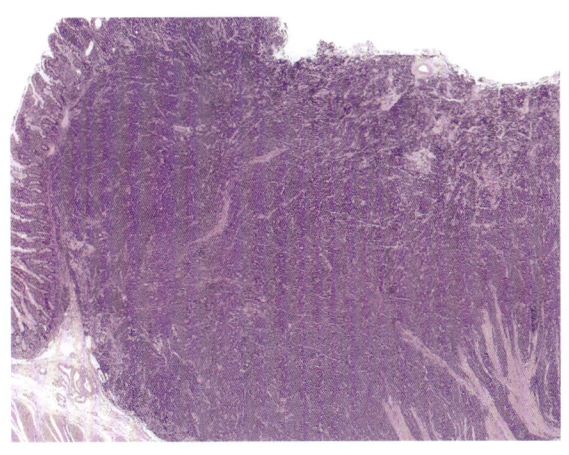

图 4.3.5a 小肠 NEC，小细胞型。肿瘤片状分布，浸润性生长

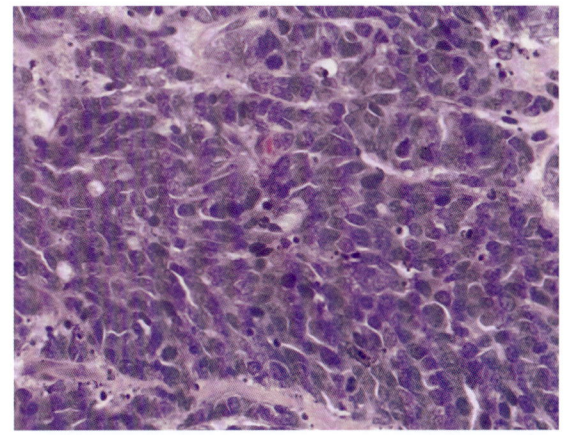

图 4.3.5b 小肠 NEC，小细胞型。肿瘤细胞小，胞质稀少，核深染，核分裂象多见

4.3.6 急性蜂窝织炎性阑尾炎

- 急性蜂窝织炎性阑尾炎（acute phlegmonous appendicitis）是阑尾常见的炎症性疾病，临床上常有转移性右下腹痛、体温升高、呕吐和外周血中性粒细胞增多等表现。
- 大体特征：阑尾明显肿胀变粗，阑尾腔可伴积脓，浆膜表面高度充血，覆以纤维蛋白性或脓性渗出物。

- 组织学特征
  - 阑尾各层均有大量中性粒细胞弥漫性浸润，伴充血、水肿，可伴溃疡形成（图4.3.6a、b）。
  - 浆膜可见渗出的纤维素和中性粒细胞，可见化脓性栓塞性脉管炎（e图4.3.6c）。

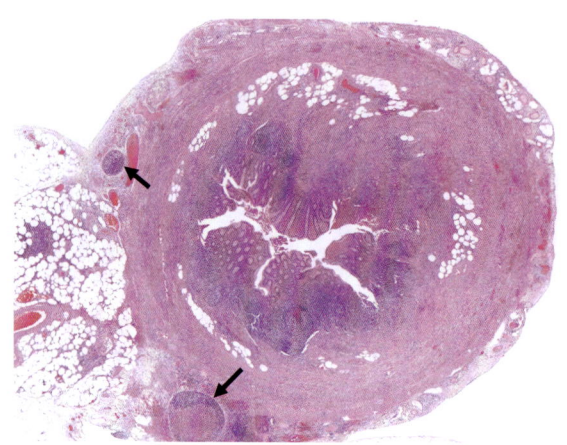 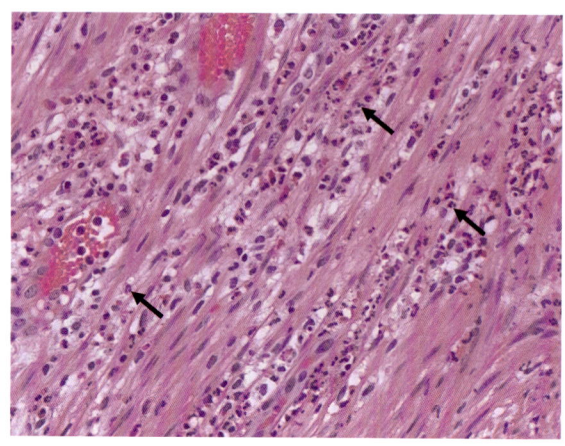

图4.3.6a 急性蜂窝织炎性阑尾炎。阑尾黏膜部分坏死脱落，阑尾壁各层可见中性粒细胞浸润。系膜可见化脓性栓塞性脉管炎（箭头）

图4.3.6b 急性蜂窝炎性阑尾炎。阑尾肌壁内可见大量中性粒细胞浸润（箭头），血管扩张充血

思考题14：化脓性栓塞性脉管炎有何临床意义？

思考题15：化脓性浆膜炎有何临床意义？在何种情况下会发展为弥漫性腹膜炎？在何种情况下会发展为局限性腹膜炎？

4.3.7 阑尾杯状细胞腺癌

- 阑尾杯状细胞腺癌（appendiceal goblet cell adenocarcinoma）是一种由杯状细胞以及数量不等的内分泌细胞和潘氏细胞样细胞组成的恶性肿瘤，肿瘤细胞通常排列成类似肠隐窝的小管状。曾被称为杯状细胞类癌、隐窝细胞癌、黏液类癌。
- 大体特征：阑尾壁均匀增厚，因不形成明显的肿块而易被忽略。高级别肿瘤则可呈浸润性生长，质硬。
- 组织学特征：诊断杯状细胞腺癌需看到典型的低级别组织学成分。
  - 低级别组织学特征
    - 肿瘤在阑尾壁内浸润生长，导致阑尾壁均匀增厚（图4.3.7a）。
    - 肿瘤腺体由杯状细胞以及数量不等的潘氏细胞、神经内分泌细胞形成小管，可无腺腔（图4.3.7b，e图4.3.7c）。
    - 肿瘤细胞可呈单排梁状生长，少数腺体排列拥挤，可融合，或形成簇状。
    - 细胞核异型性不显著，核分裂象不多见。
    - 不伴有间质反应。
  - 高级别组织学特征：
    - 印戒或非印戒样肿瘤细胞单个、条索状浸润，或成片聚集，或形成相互吻合的腺管、筛状结构（e图4.3.7d）。
    - 大量聚集的杯状细胞或黏液池内漂浮的杯状细胞。
    - 可有类似传统腺癌的腺体。
    - 肿瘤细胞核质比高，核分裂象多见，可见坏死。
    - 间质有促结缔组织反应。
  - 分级：低级别成分＞75%为1级，占50%～75%为2级，＜50%为3级。

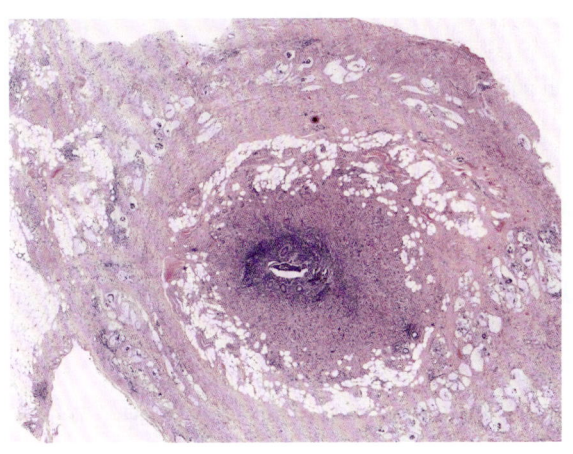

图 4.3.7a　阑尾杯状细胞腺癌。肿瘤在阑尾壁内浸润生长，导致阑尾壁均匀增厚

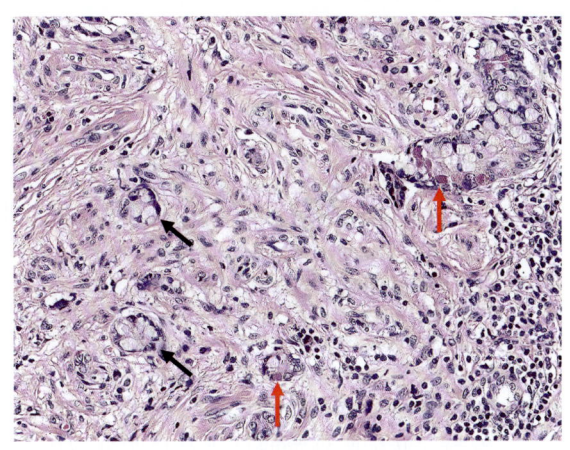

图 4.3.7b　阑尾杯状细胞腺癌。肿瘤形成类似肠隐窝的小管（黑箭头），无明显腺腔，由杯状细胞以及数量不等的潘氏细胞（红箭头）和神经内分泌细胞组成

4.3.8　阑尾低级别黏液性肿瘤

- 阑尾低级别黏液性肿瘤（low-grade appendiceal mucinous neoplasm，LAMN）是阑尾以黏液性上皮增生伴细胞外黏液和推挤性生长前缘的低度恶性或恶性潜能未定的肿瘤。
- 大体特征：阑尾外观正常或呈囊性扩张，囊内含浓稠黏液，囊壁纤维化、钙化。
- 组织学特征
  - 扩张的阑尾腔内衬黏液性肿瘤上皮，绒毛状、波浪状或平坦，无复杂结构，具有膨胀性、推挤性浸润前缘（图 4.3.8a）。
  - 黏膜肌、黏膜下层缺失、纤维化，阑尾壁不同程度纤维化。
  - 肿瘤细胞核略增大、深染，有轻-中度异型性，可呈假复层，类似于低级别大肠腺瘤（图 4.3.8b）。如果出现复杂的结构或高级别细胞核异型性则应诊断为高级别阑尾黏液性肿瘤（HAMN）。
  - 无细胞或含肿瘤性上皮的黏液池可位于阑尾壁内或系膜内，也可穿透阑尾溢出至阑尾壁外。

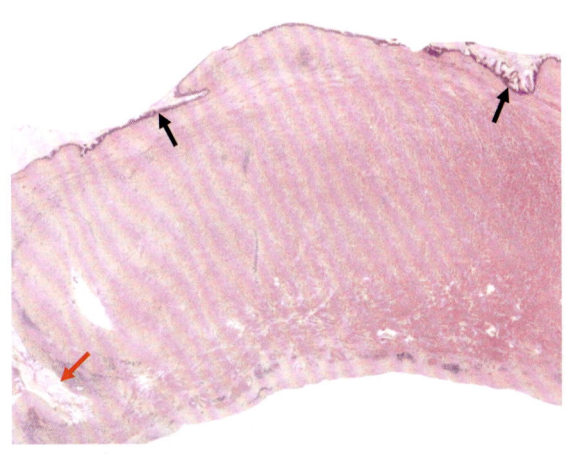

图 4.3.8a　阑尾低级别黏液性肿瘤。肿瘤呈推挤性生长（箭头），壁内可见无细胞黏液池（红箭头）

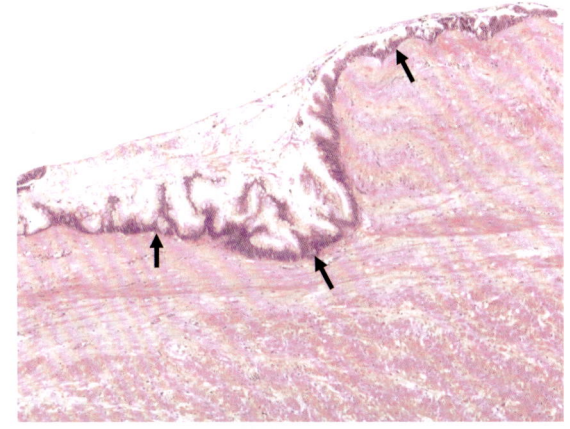

图 4.3.8b　阑尾低级别黏液性肿瘤。肿瘤上皮局灶呈绒毛状，细胞核轻度增大、深染（箭头），黏膜下层纤维化

思考题 16：如何鉴别阑尾 LAMN 与阑尾憩室破裂？

4.3.9 先天性巨结肠

- 先天性巨结肠（Hirschsprung disease）是一种常见的先天性异常，由于肠壁内或黏膜下神经丛缺乏副交感神经节细胞，导致内源性抑制性神经支配丧失，大肠远端缺乏协调性推进运动，引起近端肠管扩张。
- 大体特征：病变肠管狭窄，近端肠管扩张，肌壁肥厚。
- 组织学特征
  - 病变肠管黏膜下及肌间神经丛内神经节细胞缺如（图 4.3.9a），可见神经纤维增生肥大。
  - 病变近端扩张肠管的神经节细胞正常存在。
  - 活检标本中，黏膜下神经节细胞是否存在可反映肌间神经丛神经节细胞的情况。
  - 免疫组化 NSE 或 NeuN 等可协助显示神经节细胞，Calretinin 可显示固有膜内的神经节细胞突起，节细胞缺如时该染色呈阴性（图 4.3.9b）。

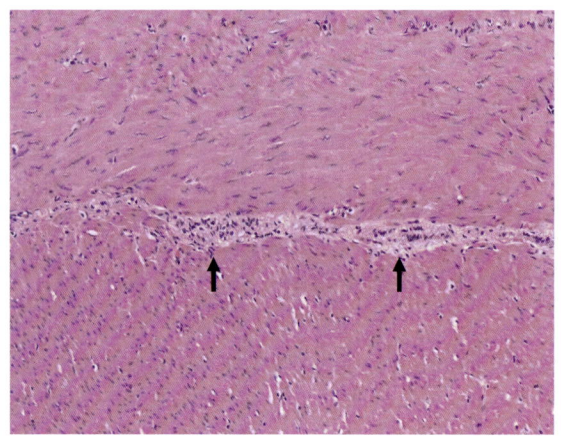

图 4.3.9a 先天性巨结肠。结肠固有肌间可见神经纤维（箭头），但未见神经节细胞

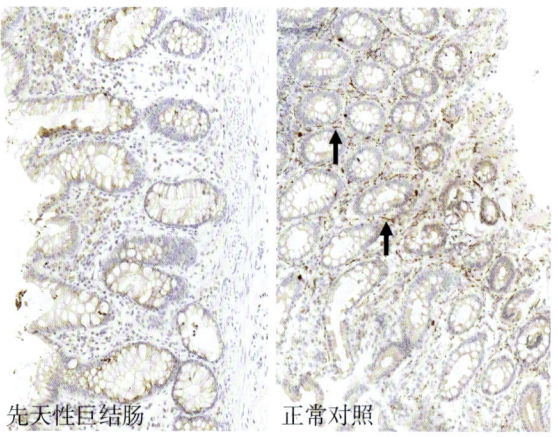

图 4.3.9b 先天性巨结肠。Calretinin 免疫组化染色可显示固有层内的神经节细胞突起（箭头），先天性巨结肠病例中，黏膜固有层该染色呈阴性

4.3.10 溃疡性结肠炎

- 溃疡性结肠炎（ulcerative colitis）是原因不明的慢性结肠炎症，临床表现为反复发作的腹泻、黏液血便和腹痛。与克罗恩病共称炎症性肠病，目前认为此类疾病是致病因素作用于遗传易感个体，引起免疫异常反应导致的组织损伤。
- 常伴肠外免疫性疾病，如游走性关节炎、葡萄膜炎及原发性胆汁硬化性胆管炎。
- 大体特征
  - 病变以远端为著，多从直肠开始，向近端蔓延，连续性、弥漫性分布，可累及全结肠，偶尔累及回肠末端。
  - 病变肠段可见多发性糜烂或表浅小溃疡，进一步发展，肠黏膜可出现大片坏死，并形成溃疡。残存的肠黏膜充血、水肿，可形成假息肉。
- 组织学特征
  - 炎症呈连续弥漫性分布（图 4.3.10a），溃疡表浅，仅累及黏膜下层，严重者可累及浅肌层。
  - 黏膜出现慢性损伤改变：隐窝扭曲、分支以及化生（左半结肠/直肠潘氏细胞化生）；隐窝萎缩、缺失；表面黏膜不平，呈绒毛状。
  - 固有膜全层淋巴细胞、浆细胞浸润，基底部淋巴细胞、浆细胞增多，导致隐窝底部与黏膜肌层分离（图 4.3.10b）。
  - 活动期可见杯状细胞减少，固有膜中性粒细胞浸润，可有隐窝炎（中性粒细胞浸润隐窝上皮）和隐窝脓肿（中性粒细胞聚集在隐窝腔内）（e 图 4.3.10c）。
- 消退期炎细胞可明显减少，仅残留隐窝排列不规则、远端结肠潘氏细胞化生等慢性损伤痕迹（e 图 4.3.10d）。

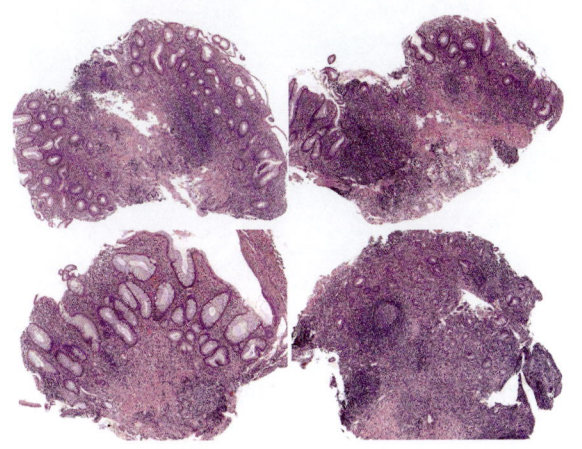

图 4.3.10a 溃疡性结肠炎。多部位活检示炎症连续弥漫分布，不同组织块间、同一组织块内炎症程度基本一致，可见黏膜表面不平、隐窝排列不规则、分支、缺失等慢性结构改变

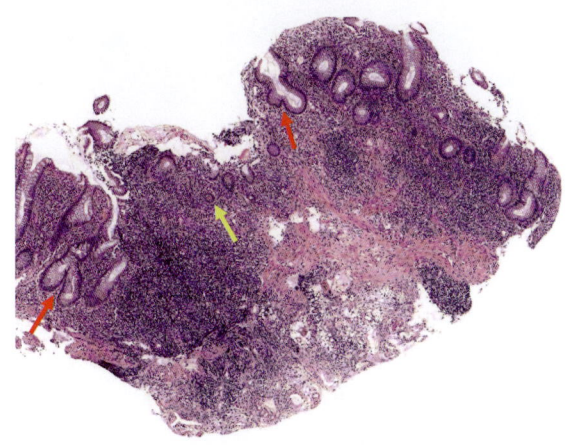

图 4.3.10b 溃疡性结肠炎。放大倍数示隐窝排列不规则，可见隐窝分支（红箭头）、潘氏细胞化生（黄箭头），固有膜大量淋巴、浆细胞浸润，基底部淋巴、浆细胞增多，隐窝底部与黏膜肌层分离

4.3.11 克罗恩病

- 克罗恩病（Crohn disease）是原因不明的胃肠道慢性炎症，病变节段性分布，可累及消化道各个部位，最常见于末端回肠，又称节段性肠炎。临床表现为反复发作的腹痛、腹泻、腹部肿块、肠瘘和肠梗阻。与溃疡性结肠炎并称炎症性肠病。
- 可伴发热、营养障碍等全身表现，以及关节炎、皮肤等消化道外损伤。
- 大体特征
  ◇ 病变呈节段性、跳跃性分布，病变黏膜之间黏膜正常。
  ◇ 黏膜溃疡形成：早期为阿弗他溃疡，病变进展，溃疡融合形成深在纵行溃疡，溃疡之间黏膜水肿，呈铺路石样，也可见炎性息肉和假息肉。
  ◇ 病变累及肠壁全层，或溃疡愈合、肠壁纤维化，导致肠壁弥漫性增厚、僵硬，肠腔狭窄，严重者浆膜和肠系膜受累。
- 组织学特征
  ◇ 慢性炎症呈局灶性、节段性分布，病变肠段肠壁全层可见慢性炎细胞浸润，灶状聚集的淋巴细胞常在黏膜下及浆膜下排列呈串珠样（图 4.3.11a）。
  ◇ 溃疡深而窄，深达肌层，典型者呈裂隙样，周围肠壁肌层破坏、纤维化，神经纤维增生。
  ◇ 部分病例可见非干酪样坏死性肉芽肿（图 4.3.11b，e 图 4.3.11c），是诊断克罗恩的重要线索。肉芽肿体积小，数量较少，很少发生融合，可见于肠壁各层和肠系膜淋巴结内，甚至位于肠壁淋巴管内。
  ◇ 活检标本中，可见不同部位取材的组织、同一块组织内炎症程度不一，间断跳跃或局灶分布（e 图 4.3.11d）。
  ◇ 黏膜可见慢性结构改变
    ■ 小肠绒毛短缩、低平，大肠黏膜表面起伏不定甚至呈绒毛状。
    ■ 隐窝短缩，数量减少，排列不规则，可见分支（e 图 4.3.11e）。
    ■ 可见幽门腺化生（多见于小肠）（e 图 4.3.11f）或潘氏细胞化生（左半结/直肠）。

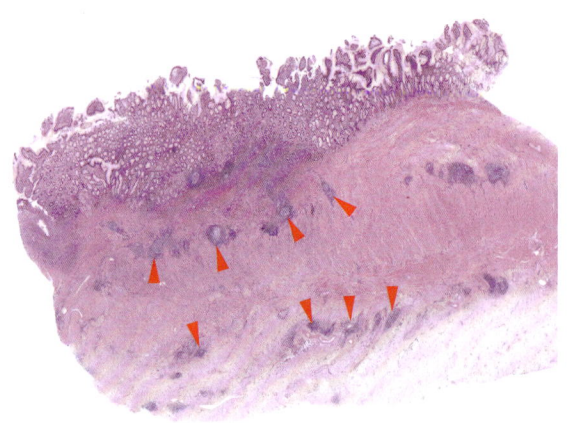

图 4.3.11a 克罗恩病。手术切除标本肠壁全层可见慢性炎细胞浸润，灶状聚集的淋巴细胞在黏膜下及浆膜下排列呈串珠样（三角）

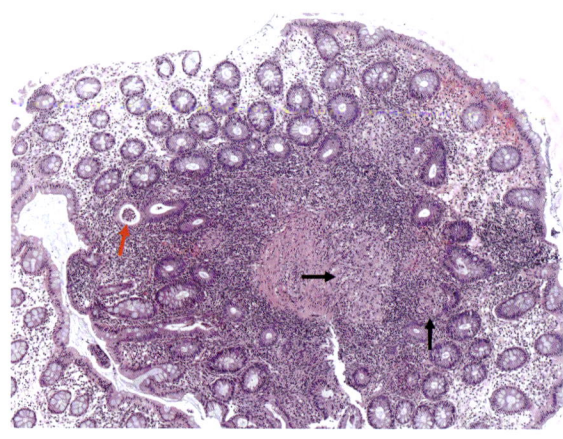

图 4.3.11b 克罗恩病。活检标本黏膜可见炎症局灶性分布，右侧隐窝排列欠规则，固有膜深部可见非干酪样坏死性肉芽肿（黑箭头），左侧可见隐窝脓肿（红箭头）

4.3.12 肠结核

- 肠结核（intestinal tuberculosis）是结核杆菌引起的肠道慢性特异性感染。多发生于回盲部，也可见于其他肠段。
- 大体特征：病变呈节段性，可分为溃疡型和增殖型。
  - 溃疡型：较多见，细菌沿肠壁环形淋巴管扩散形成环形溃疡，溃疡长轴与肠管长轴垂直，溃疡边缘呈潜掘状，底部附有干酪样坏死物。
  - 增殖型：相对少见，病变以受累肠壁高度增厚、肠腔狭窄为特点，黏膜可发生糜烂，形成息肉。
- 组织学特征
  - 炎症可累及肠壁全层，但仅见于溃疡部位。
  - 黏膜糜烂、溃疡形成，伴多量慢性炎细胞浸润，溃疡周边黏膜可有隐窝分支变形、幽门腺化生等慢性结构改变。
  - 可见肉芽肿结构，可伴或不伴干酪样坏死，肉芽肿通常数量多、体积大，可相互融合。典型的干酪样坏死性肉芽肿具有诊断意义（图 4.3.12a、b）
  - 抗酸染色（e 图 4.3.12c）、结核 PCR 检测检出结核杆菌可确诊。

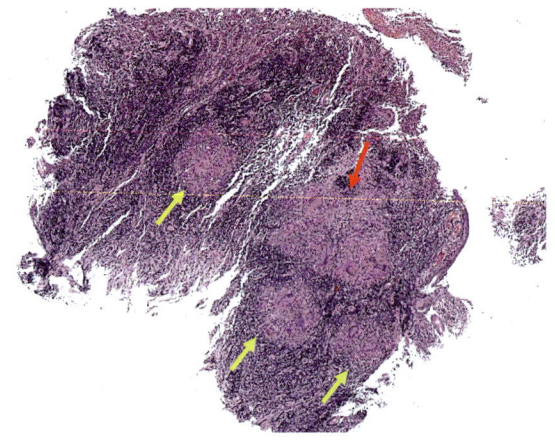

图 4.3.12a 肠结核。结肠黏膜结构破坏，间质多量慢性炎细胞浸润，黏膜及黏膜下可见多个上皮样肉芽肿（黄箭头），部分肉芽肿有融合（红箭头）

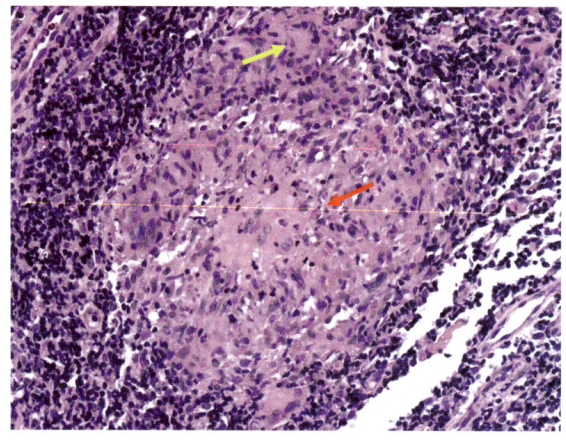

图 4.3.12b 肠结核。高倍镜下见上皮样肉芽肿，体积较大，境界清楚，中央可见小灶坏死（红箭头），外侧可见一 Langhans 多核巨细胞（黄箭头）

思考题 17：如何鉴别肠结核肉芽肿与克罗恩病肉芽肿？

4.3.13 缺血性肠病

- 缺血性肠病（ischemic bowel disease），又称缺血性肠炎，是因局部血液循环障碍导致的肠道病变，与动脉硬化、糖尿病、血管炎、服用避孕药等有关，多见于老年人，年轻人也可发生。结肠脾曲好发。
- 大体特征
  - 病变呈节段性分布，与周围肠管界限较清晰，部分病例肠系膜血管横断挤压可见血栓。
  - 病变肠管呈暗红色或紫黑色，黏膜充血、水肿、糜烂，可伴溃疡形成，肌层破坏时，可导致穿孔和腹膜炎。
  - 慢性缺血溃疡修复后，肠壁纤维化，可导致肠腔狭窄。
- 组织学特征（图 4.3.13a、b）
  - 急性缺血黏膜不同程度变性坏死，严重者黏膜大片脱落、溃疡形成。
  - 残存隐窝表浅上皮退变、坏死，隐窝缩小，深部上皮保留或反应性增生。
  - 间质明显充血、出血伴水肿，粉染纤维蛋白沉积、玻璃样变，部分病例可见小血管内透明血栓。
  - 早期间质仅见少量中性粒细胞浸润，后期炎细胞可增多。
  - 反复发作的慢性缺血可导致肠壁增厚、纤维化，管腔狭窄，需与克罗恩病鉴别。

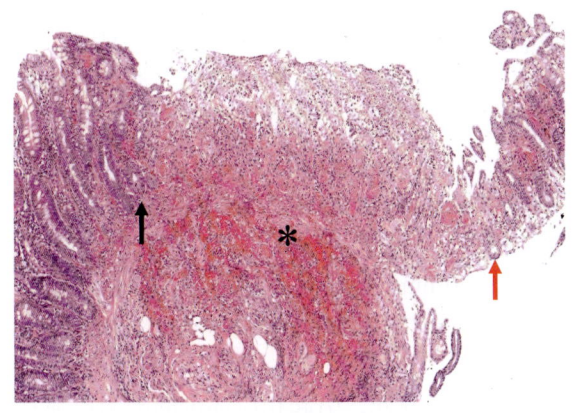

图 4.3.13a 缺血性肠病。急性缺血黏膜不同程度变性坏死，中间部分隐窝完全退变消失，固有膜及黏膜下层间质出血（星号）；右侧隐窝浅层上皮退变，深部尚保留（红箭头）；左侧隐窝基本完好，基底部反应性增生（黑箭头）

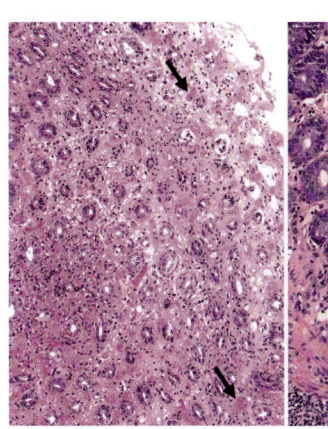 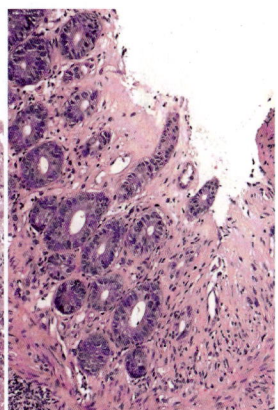

图 4.3.13b 缺血性肠病。左图高倍镜下见缺血黏膜表浅部横切可见隐窝变小，上皮退变，间质粉染纤维蛋白沉积，小血管内可见透明血栓（箭头）；右图高倍镜下见急性期过后隐窝反应性增生明显，间质玻璃样变，炎细胞稀少

4.3.14 伪膜性肠炎

- 伪膜性肠炎（pseudomembranous colitis）是一个形态学诊断名词，目前多指由难辨梭状芽胞杆菌产生的毒素引起的肠炎，多与广谱抗生素使用有关。直肠和乙状结肠最易受累。
- 大体特征：肠黏膜表面可见散在黄白色斑块。
- 组织学特征（图 4.3.14a、b）
  - 病变黏膜隐窝片状坏死，近肠腔侧腺腔扩张，坏死脱落上皮碎片及炎性渗出物附着在黏膜表面，呈蘑菇云状外观。
  - 渗出物中含有较多纤维素，相互联结形成伪膜，覆盖在坏死隐窝和邻近相对正常的结肠黏膜表面，周围隐窝排列规则，间质水肿。

思考题 18：伪膜性肠炎的病因有哪些？

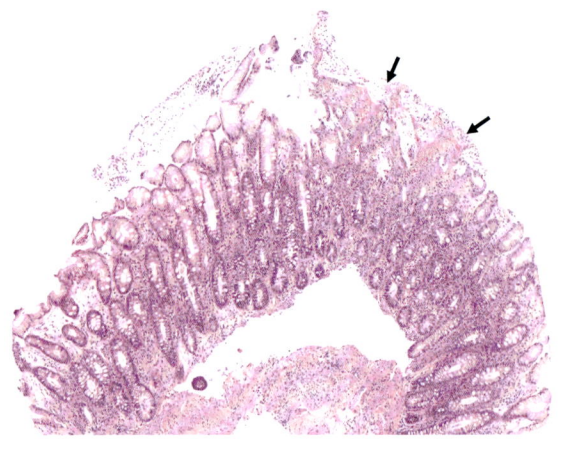 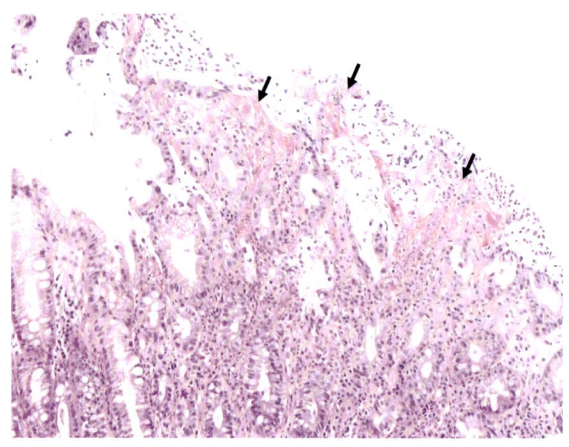

图 4.3.14a　伪膜性肠炎。结肠黏膜局灶坏死，坏死细胞碎片及炎性渗出物附着于黏膜表面（箭头）

图 4.3.14b　伪膜性肠炎。高倍镜下见坏死及炎性渗出物中含较多纤维素（箭头），隐窝浅层腺腔扩张，上皮变性

4.3.15　阿米巴肠炎

- 阿米巴肠炎（amebic enteritis）由溶组织内阿米巴原虫感染引起。可累及肠管的任何部位，多见于盲肠和升结肠。临床上常出现腹痛、腹泻和里急后重等症状，因此又称为阿米巴痢疾。
- 大体特征：内镜下可见点状坏死或散在溃疡，典型者形成口大底小的烧瓶样溃疡，溃疡表面被覆黄白色渗出。溃疡之间黏膜正常。病灶继续扩大，可形成边缘潜行的巨大溃疡。
- 组织学特征
    ◇ 肠黏膜局灶液化性坏死，病灶周围炎症反应轻微，仅见充血、出血及少量炎细胞浸润，阿米巴滋养体多位于坏死组织和碎片中，需仔细观察（图 4.3.15a）。
    ◇ HE 切片中阿米巴滋养体为圆形或卵圆形，直径 6～40 nm，胞质空泡状。核相对较小、圆形，具有明显的核膜以及位于中心的核仁，可见滋养体吞噬红细胞现象（图 4.3.15b）。
    ◇ 特殊染色：阿米巴滋养体 PAS（+）（e 图 4.3.15c）。
- 阿米巴原虫可经血液运行或直接侵袭到达肝、肺、脑和皮肤等处，引起相应部位的阿米巴溃疡或阿米巴脓肿。

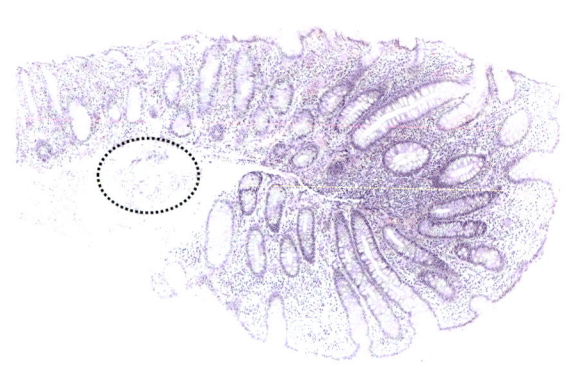 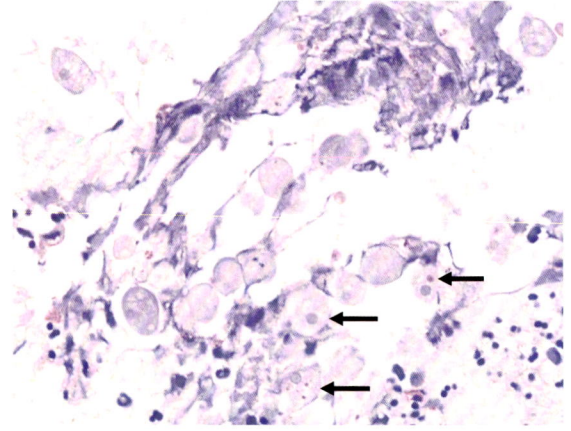

图 4.3.15a　阿米巴肠炎。肠黏膜轻度水肿，炎性渗出物中可见阿米巴滋养体（圈内）

图 4.3.15b　阿米巴肠炎。高倍镜下见阿米巴滋养体呈类圆形，淡蓝染，核小，圆形，可见滋养体吞噬红细胞现象（箭头）

思考题 19：为什么阿米巴肠炎患者的大便为果酱样？

4.3.16 幼年性息肉

- 幼年性息肉（juvenile polyp）属错构瘤性息肉，可散发，也可以是幼年性息肉病的一部分。散发性幼年性息肉是儿童最常见的息肉类型，也可见于成年人。好发于乙状结肠，其次为结肠脾曲近端。
- 大体特征：息肉外形圆整光滑，表面可伴糜烂，多数有较长的蒂，可因蒂扭转而发生自家切除。
- 组织学特征
  - 息肉内含大量囊性扩张的腺体，腺体常扭曲变形，腔内黏液潴留，部分腺体破裂。
  - 扩张腺体周围间质水肿，急慢性炎性细胞浸润，常可见较明显的嗜酸性粒细胞。
  - 腺体上皮无异型性，散发性幼年性息肉无癌变风险。
- 幼年性息肉病相关息肉与散发者形态类似，腺体成分可略丰富。可发生于任何年龄，累及胃肠道各部位，数目可多达数百个。患者约半数存在 *SMAD4* 或 *BMPR1A* 基因的胚系突变，发生消化道癌的风险明显升高。

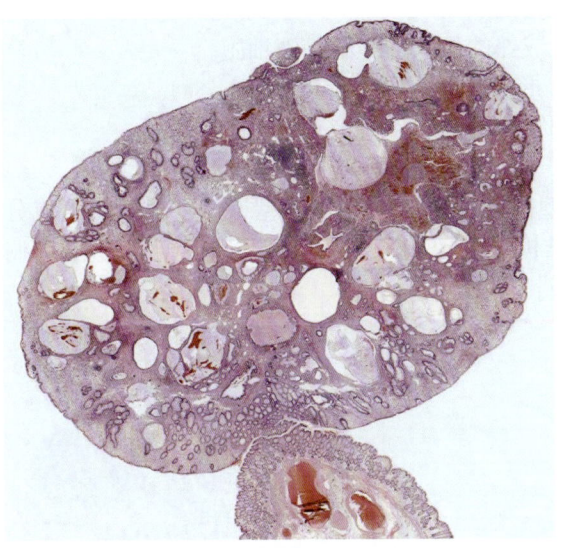

图 4.3.16a 幼年性息肉。息肉内含大量囊性扩张的腺体，腺腔内黏液潴留、间质水肿、出血、炎细胞浸润

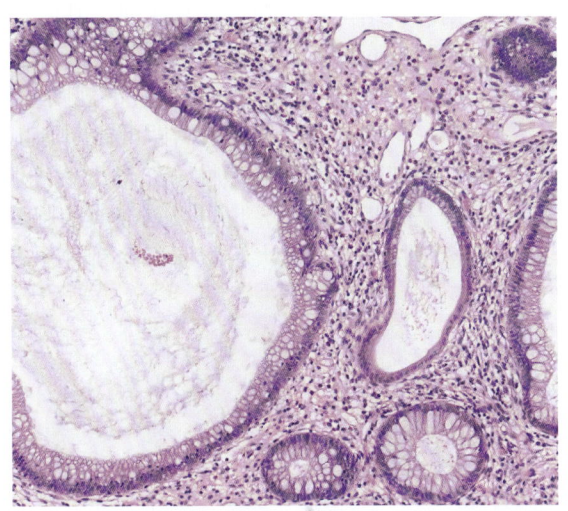

图 4.3.16b 幼年性息肉。高倍镜下见息肉内腺体上皮细胞无异型性，间质水肿、急慢性炎细胞浸润，可见较明显的嗜酸性粒细胞

4.3.17 大肠增生性息肉

- 增生性息肉（hyperplastic polyp）是大肠最常见的锯齿状病变，多见于直肠、乙状结肠。
- 内镜下呈钉突样，表面有黏液帽，可单发或多发，一般 < 0.5 cm。
- 组织学特征
  - 腺腔呈锯齿状，纵切面可见腺体呈口大底小的 V 形，锯齿改变局限于腺体上部，横切面腺腔呈星芒状，细胞无明显异型性（图 4.2.17a、b）。
  - 部分增生性息肉上皮下可见胶原增多，是炎症损伤后的反应性改变。

4.3.18 大肠无蒂锯齿状病变

- 大肠无蒂锯齿状病变（sessile serrated lesion，SSL），又称无蒂锯齿状腺瘤/息肉（sessile serrated adenoma/polyp，SSA/P），属于癌前病变，多见于右半结肠。
- 内镜下病变广基无蒂，边界欠清，形状不规则，一般 > 5 mm。
- 组织学特征
  - 形态与增生性息肉相似，但出现特征性的锯齿状隐窝结构。

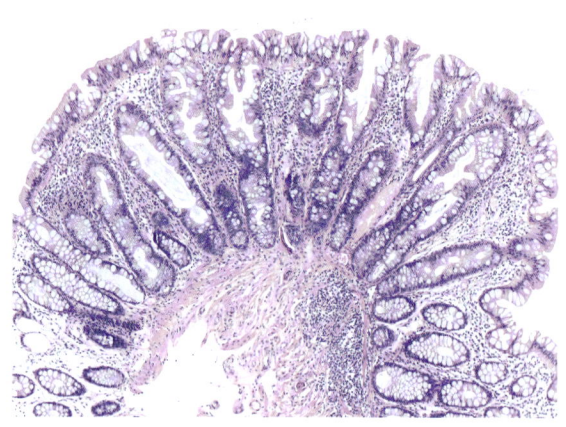

图 4.3.17a 大肠增生性息肉。纵切面可见腺体呈口大底小的 V 形，锯齿改变局限于腺体上部，细胞无异型性

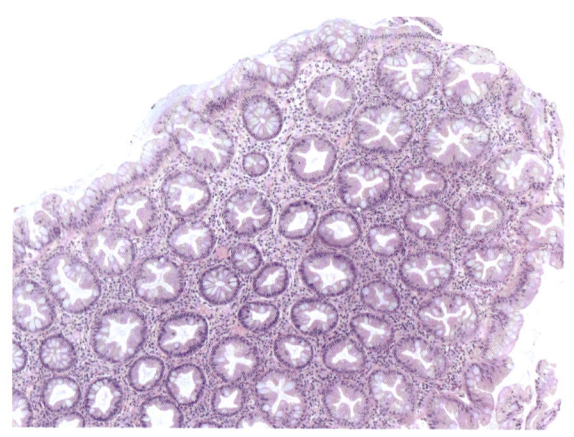

图 4.3.17b 大肠增生性息肉。横切面腺腔呈星芒状

- 锯齿状结构延伸到隐窝基底部，基底部可见成熟的杯状细胞和黏液细胞。
- 隐窝基底部扩张，宽于腺腔开口部分，呈 L 形、靴形或倒 T 形（图 4.3.18a）。
- Ki-67 免疫组化显示增殖带呈不规则或非对称性分布。
- 有一个典型的锯齿状隐窝即可诊断 SSL。

◇ SSL 的细胞无明显异型性，如果出现细胞异型性则诊断为 SSL 伴异型增生，异型增生成分可以是锯齿状结构，也可以是经典的腺瘤样结构（图 4.3.18b）。SSL 伴异型增生者进展为癌的速度快于普通型大肠腺瘤，诊断时不需分级。

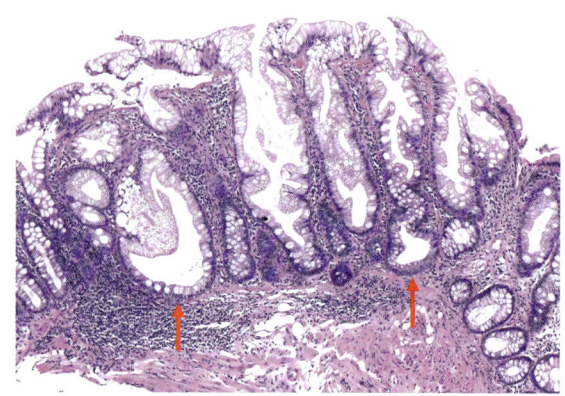

图 4.3.18a 大肠 SSL。大肠黏膜部分腺体呈锯齿状，底部扩张，呈 L 形或倒 T 形（箭头）。结构异型性明显，但缺乏细胞异型性

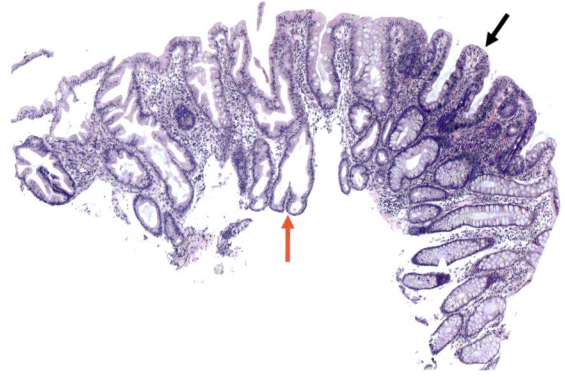

图 4.3.18b 大肠 SSL 伴异型增生。图片左侧可见典型 SSL 腺体（红箭头），右侧腺体上皮增生，核复层化，类似经典的管状腺瘤（黑箭头）

4.3.19 大肠传统型锯齿状腺瘤

- 大肠传统型锯齿状腺瘤（traditional serrated adenoma，TSA）是锯齿状病变中最少见的类型，属于癌前病变，大多位于左半结肠/直肠。
- 大体特征：一般体积较大，呈绒毛状、松塔状，位于远端结肠/直肠者呈息肉样，近端结肠者则多为扁平病变。
- 组织学特征（图 4.3.19a、b）
  ◇ 息肉表面呈绒毛状，可见裂隙样锯齿状结构。
  ◇ 隐窝基底不锚定在黏膜肌上，形成"异位"隐窝结构。
  ◇ 细胞高柱状，胞质嗜酸性，细胞核杆状、有异型性。

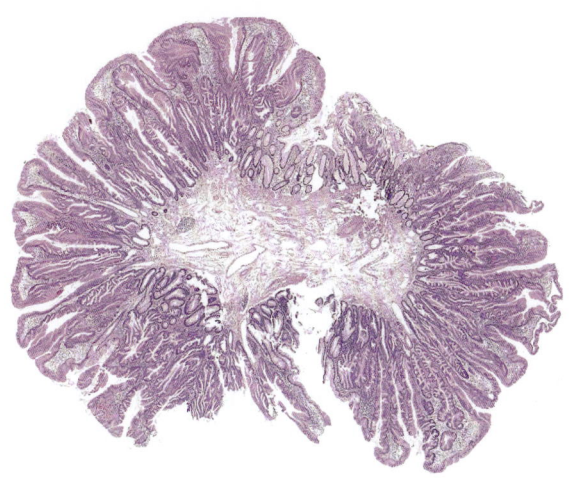

4.3.19a 大肠 TSA。息肉表面呈绒毛状，可见裂隙样锯齿状结构，细胞胞质嗜酸性

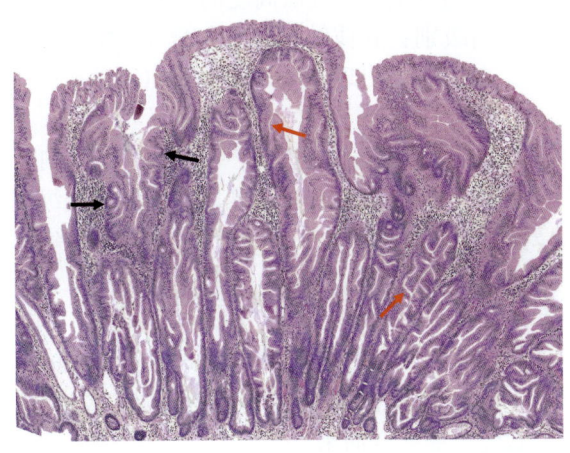

4.3.19b 大肠 TSA。高倍镜下见锯齿深而窄呈裂隙样（红箭头），可见异位隐窝（黑箭头），肿瘤细胞胞质嗜酸，细胞核呈铅笔杆状，复层化

4.3.20 经典型大肠腺瘤

- 经典型大肠腺瘤（conventional colorectal adenoma）是具有异型增生上皮的良性癌前病变，"经典"一词用于与锯齿状病变区别，日常诊断时不必特别说明。
- 大体特征：病变可有蒂或无蒂，可扁平，甚至凹陷。
- 组织学分型
  ◇ 管状腺瘤：最常见，肿瘤由有异型性的管状腺体组成（图 4.3.20a），细胞核质比增大、深染。可有绒毛成分，但比例 < 25%。
  ◇ 绒毛状腺瘤：肿瘤细胞形成类似于小肠的绒毛结构（图 4.3.20b），细胞核质比增大、深染。绒毛成分 > 75%。
  ◇ 管状绒毛状腺瘤：绒毛状结构和管状结构均可见，两者比例都不少于 25%。

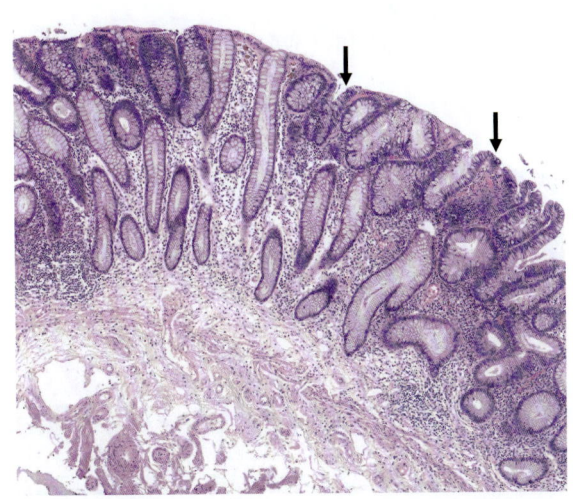

图 4.3.20a 大肠低级别管状腺瘤。异型细胞形成腺管结构，腺管结构简单，细胞核增大、杆状、复层化、异型上皮达隐窝的腺腔面（箭头）

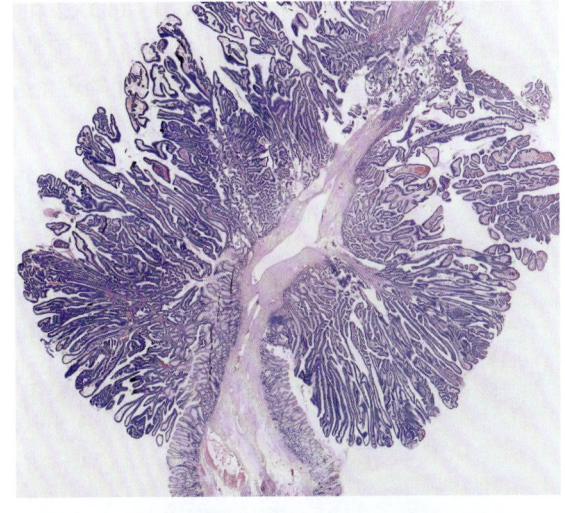

图 4.3.20b 大肠高级别绒毛状腺瘤。肿瘤形成绒毛状结构，绒毛高度超过正常黏膜厚度的 2 倍

- 分级
  ◇ 低级别：组织结构呈管状或绒毛状，细胞排列呈假复层，细胞核卵圆形或杆状，细胞核上移

不超过整个上皮层高度的 3/4（e 图 4.3.20c）。
- 高级别：腺体结构紊乱，复杂拥挤、不规则、筛状，细胞变圆，细胞核有明显异型性，极向丢失，出现于整个上皮层（e 图 4.3.20d），可见明显核仁，可见病理核分裂，腺腔内可见坏死。
- 过去三级分法中的轻、中度异型增生归为为低级别，重度异型增生归为高级别。具有细胞异型性是腺瘤诊断的必要条件，仅有低级别异型性时可不报告级别。

思考题 20：管状腺瘤的肿瘤性腺体如何与缺血性肠病中反应性增生的腺体鉴别？

4.3.21 大肠腺癌，非特指型

- 大肠腺癌，非特指型（colorectal adenocarcinoma, not otherwise specified, CRC, NOS）是大肠上皮发生的恶性肿瘤，通常表现为腺管及黏液分化。中老年人好发，直肠及乙状结肠多见，多数经腺瘤恶变而来。
- 大体特征：多呈息肉样、蕈伞样或溃疡型肿块，富含黏液者切面呈胶冻样。
- 组织学特征
  - 异型的肿瘤细胞排列呈腺管或巢片状，根据腺管形成的比例分级分为低级别（中 - 高分化）和高级别（低分化）。
  - 多数肿瘤为中 - 高分化，可见明显的腺管形成，腺管结构复杂，可形成分支、乳头或筛状结构，腺腔内常见"脏"坏死（dirty necrosis）（图 4.3.21a）。
  - 除组织学类型、分级和肿瘤分期对预后有提示意义外，下列组织学评估指标也对判断预后和指导治疗有意义，应在报告中列明。
    - 神经侵犯；
    - 脉管侵犯，包括肌壁外血管、肌壁内血管（图 4.3.21b，e 图 4.3.21c）和淋巴管。
    - 肿瘤出芽（tumor budding）。
    - 肿瘤细胞沉积（tumor deposits）。
    - 切缘情况和免疫细胞反应情况。
  - 免疫组化和分子遗传学
    - 典型的大肠腺癌表达 CK20、CDX2 和 SATB2，不表达 CK7。
    - 所有新诊断的大肠癌均应进行错配修复蛋白免疫组化染色和（或）PCR-MSI 状态检测，以协助指导治疗、提示预后和筛查 Lynch 综合征。

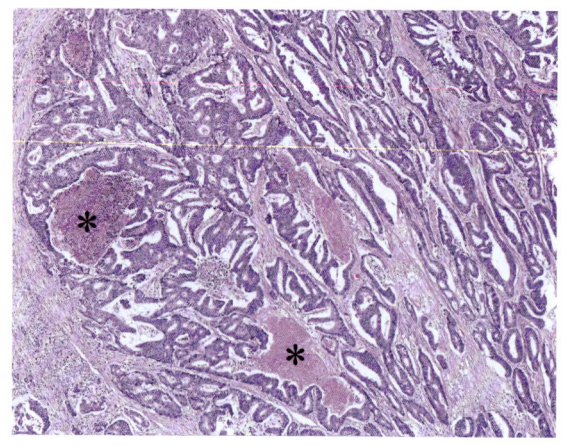

图 4.3.21a 大肠腺癌，NOS。肿瘤形成不规则腺管样结构，可见"脏"坏死（星号）

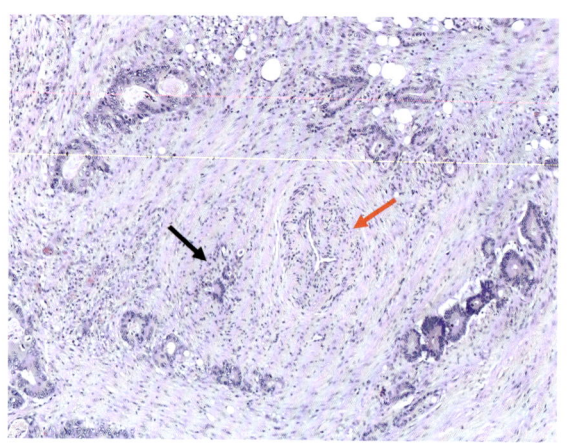

图 4.3.21b 大肠腺癌，NOS。肿瘤侵犯静脉并完全占据管腔（黑箭头），容易被忽视，注意寻找与静脉伴行的动脉（红箭头），有助于防止漏诊

- 拟采用 EGFR 单抗进行靶向治疗的患者应行 RAS、BRAF 突变检测。

思考题 21：评判肿瘤出芽分级的标准是什么？与通常显微镜镜下计数核分裂象的计量方法有什么区别？

4.3.22 错配修复缺陷 / 微卫星不稳定型大肠癌

- 错配修复缺陷 / 微卫星不稳定型大肠癌（mismatch repair-deficient /microsatellite instability-high colorectal adenocarcinomas，dMMR/MSI-H CRC）是由于错配修复基因功能缺陷导致的大肠癌，常表现为高度微卫星不稳定，多位于右半结肠，约占大肠癌的 15%。肿瘤预后相对较好，对免疫靶向治疗敏感。
- 散发性 dMMR/MSI-H 大肠癌与 *MLH1* 启动子甲基化有关，遗传性 dMMR/MSI-H 大肠癌即 Lynch 综合征相关性大肠癌为 *MMR* 基因胚系突变所致。
- 组织学特征
  - 几乎所有髓样癌均为 dMMR/MSI-H，低分化癌、黏液腺癌、印戒细胞癌中 dMMR/MSI-H 大肠癌比例较高。
  - 肿瘤性上皮内及间质中可见明显的淋巴细胞浸润，肿瘤浸润前缘常见淋巴细胞聚集灶，呈 Crohn 病样反应（图 4.3.22a、b）。
  - 免疫组化：出现至少一种错配修复蛋白（MLH1、PMS2、MSH2、MSH6）表达缺失（e 图 4.3.22c）。
- 分子遗传学：约 80% 的 dMMR/MSI-H 大肠癌是 *MLH1* 启动子甲基化引起的散发性大肠癌，其余为 Lynch 综合征相关，其中最常见的是 *MSH2* 胚系突变，其次为 *MLH1* 胚系突变。

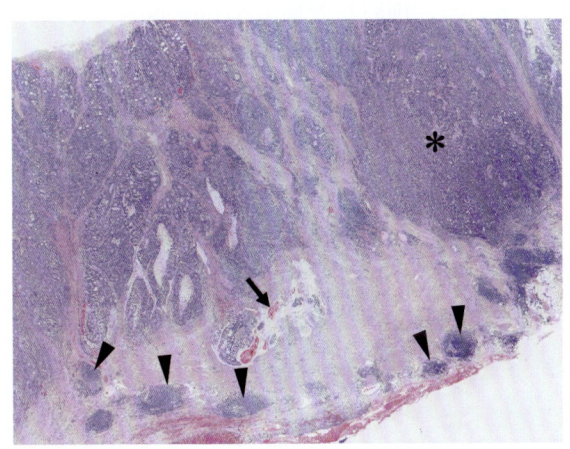

图 4.3.22a dMMR/MSI-H 大肠癌。肿瘤为低分化腺癌，大部分呈实性片样（星号），可见少量不规则小腺腔，局灶可见黏液池形成（箭头）。肿瘤浸润前缘可见 Crohn 病样淋巴细胞聚集灶（三角）

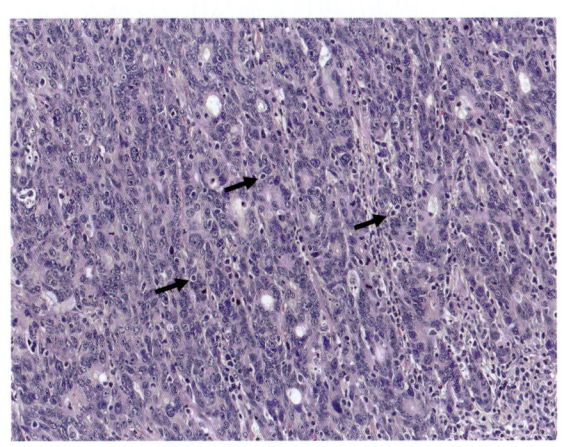

图 4.3.22b dMMR/MSI-H 大肠癌。高倍镜下见肿瘤分化差，细胞异型性明显，局限形成小腺腔，上皮内及间质中可见较多淋巴细胞浸润（箭头）

思考题 22：e 图 4.3.22c 所示错配修复蛋白表达异常模式通常是由于哪种基因异常导致的？应建议患者进一步做哪些检测？

4.3.23 肛门高级别鳞状上皮病变

- 肛门高级别鳞状上皮病变（high grade squamous intraepithelial lesion，HSIL）与宫颈发生的同类病变相似，与高危型 HPV 感染有关，包括既往所称的中度及重度异型增生、原位癌，以及鲍文病和鲍文样丘疹病。

- 组织学特征（图 4.3.23）
  - 鳞状上皮细胞有异型性，细胞核质比增大，细胞核极向消失。
  - 异型细胞达鳞状上皮 2/3 及以上。
  - 核分裂象增多，且核分裂象达鳞状上皮 2/3 以上。
  - 与宫颈同类病变相同，免疫组化 P16 染色呈弥漫阳性。

4.3.24 肛管恶性黑色素瘤

- 肛管恶性黑色素瘤（anorectal melanoma）是黑色素细胞发生的恶性肿瘤，多见于成人，也可见于儿童和青春期人群。
- 大体特征：肿瘤通常位于或接近齿状线，典型者为单发或多发息肉样肿块，表面光滑。

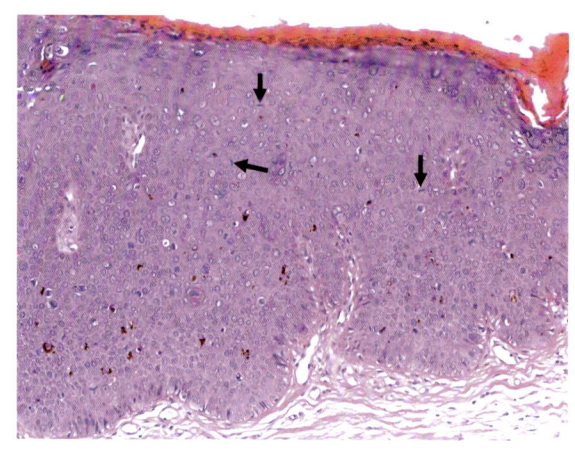

图 4.3.23 肛门 HSIL。鳞状上皮细胞全层有异型性，细胞核质比增大，核分裂象多见，部分核分裂象达鳞状上皮 2/3 以上（箭头）

- 组织学特征（图 4.3.24a、b）
  - 细胞呈巢片状分布，细胞卵圆形、圆形，核仁明显，部分病例可见较多色素。
  - 部分病例邻近黏膜可见雀斑样交界性成分。
  - 免疫组化与其他部位发生的黑色素瘤相似，肿瘤细胞表达 S-100、SOX-10、HMB45、MelanA，通常不表达 CK。
- 黏膜发生的恶性黑色素瘤总体较皮肤发生的黑色素瘤预后差，预后与肿瘤大小和浸润深度有关。

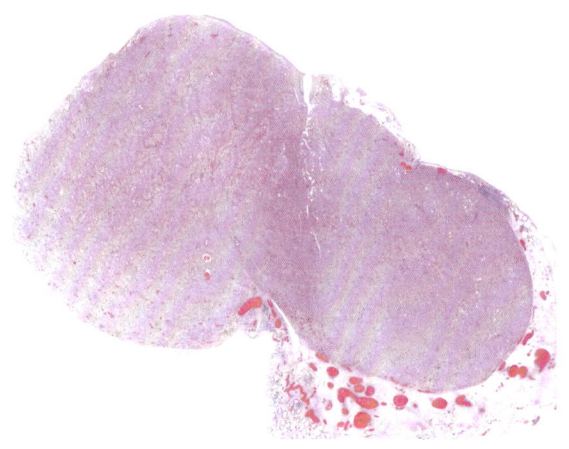

图 4.3.24a 肛管恶性黑色素瘤。肿瘤呈实性结节状，突出于表面黏膜

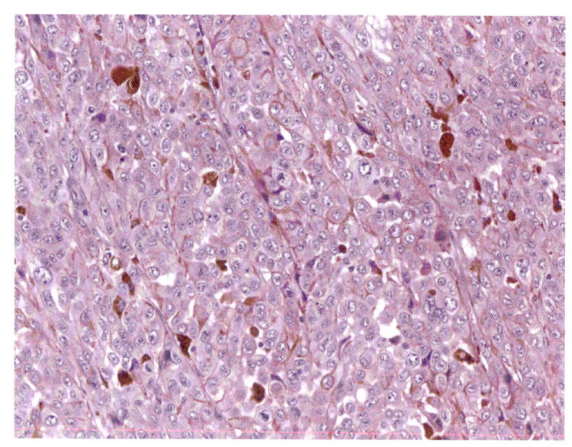

4.3.24b 肛管恶性黑色素瘤。肿瘤细胞呈巢片状分布，细胞卵圆形、核仁明显，细胞内、外可见较多色素

思考题 23：肛管恶性黑色素瘤应与哪些疾病相鉴别？

（叶菊香 编写　石雪迎 审校）

第四节　肝胆疾病

4.4.1　慢性病毒性肝炎

- 病毒性肝炎（viral hepatitis）是指一组由肝炎病毒引起的以肝实质细胞变性、坏死为主要表现的传染病。根据临床经过可分为急性、慢性、重症、亚重症等不同类型。一般病程持续半年以上者为慢性肝炎。
- 组织学特征
  ◇ 汇管区炎症是慢性病毒性肝炎常见的形态学改变，主要表现为汇管区扩大，多少不等的淋巴细胞浸润（图 4.4.1a），汇管区周边小胆管增生。
  ◇ 界面炎是慢性病毒性肝炎最重要的特征之一。主要表现为肝小叶和汇管区交界处发生程度不同的肝细胞的坏死和炎症反应，导致肝小叶界板破坏（图 4.4.1b）。
  ◇ 小叶内肝细胞水肿、气球样变，有的肝细胞胞质呈毛玻璃样，可见不同程度的肝细胞坏死。同时，肝细胞再生可很明显。
  ◇ 不同程度的肝细胞坏死导致肝星状细胞活化及肌纤维母细胞样细胞的转化，生成多量细胞外基质。
  ◇ 日常工作中，需要根据慢性肝炎中炎症、坏死程度，以及纤维化的程度进行分级和分期（参见第四章补充学习资料 5）。

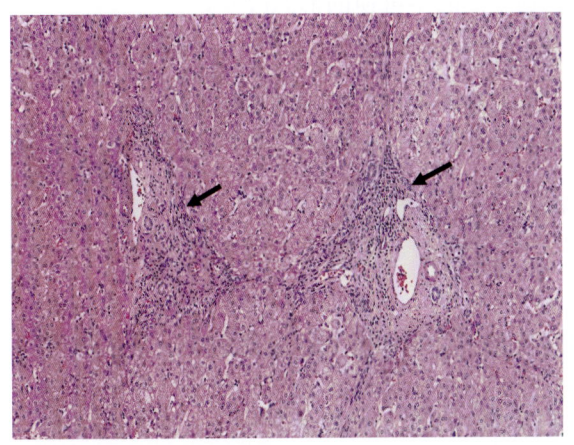

图 4.4.1a　慢性病毒性肝炎。低倍示两个汇管区扩大及炎细胞浸润（箭头）

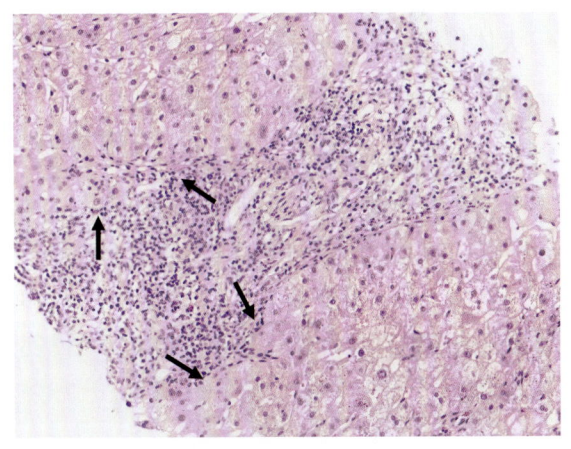

图 4.4.1b　慢性病毒性肝炎。高倍镜下见肝细胞水肿，汇管区扩大，较多淋巴细胞为主的炎细胞浸润，局灶界板破坏（箭头）

思考题 24： 毛玻璃样肝细胞见于哪种病毒性肝炎？产生的原因是什么？

4.4.2　亚急性重症肝炎

- 亚急性重症肝炎（subacute severe hepatitis）多数由急性重症肝炎发展而来，或一开始即为亚急性发病，少数病例由普通型肝炎恶化而来，病程一至数月。
- 大体特征：肝变小，被膜皱缩或因出血坏死而呈红色，因胆汁着染而呈绿色。
- 组织学特征
  ◇ 肝细胞有明显的桥接性坏死或片状融合性坏死（图 4.4.2a）。
  ◇ 肝板的网状支架随着时间的延长可塌陷，形成粗大的纤维瘢痕。
  ◇ 残存肝细胞被分隔成不规则的肝细胞岛，在此基础上，形成由纤维组织包绕的肝细胞再生结节（图 4.4.2b，e 图 4.4.2c）。
  ◇ 小胆管增生，胆汁淤积明显。

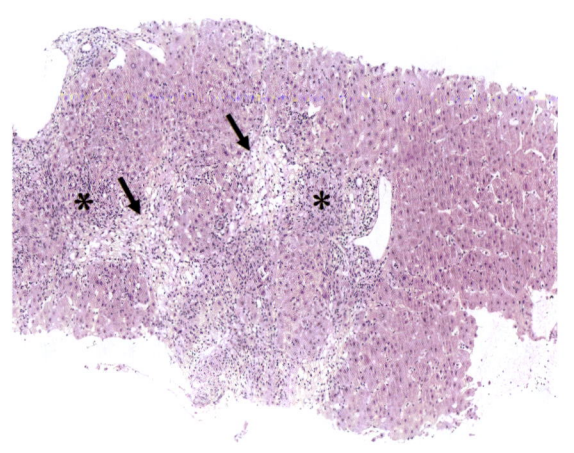

图 4.4.2a 亚急性重症肝炎。肝细胞多灶状坏死,仅残存网状结构(箭头),伴坏死后炎细胞反应(星号)

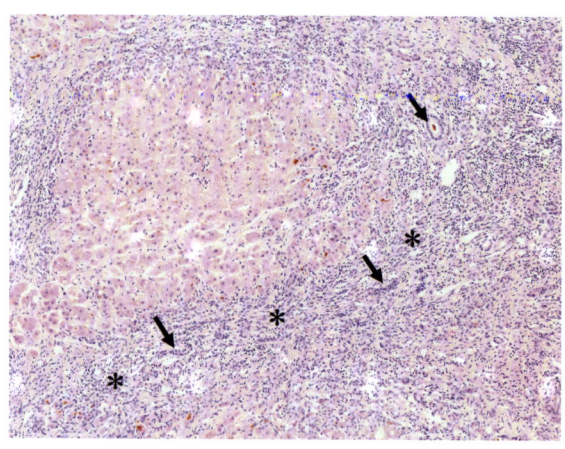

图 4.4.2b 亚急性重症肝炎。残存的肝细胞被大量炎细胞(星号)和活化的(肌)纤维母细胞包绕分隔成不规则的肝细胞岛,伴明显小胆管增生,部分管腔内可见胆汁淤积(箭头)

4.4.3 肝硬化

- 肝硬化(liver cirrhosis)是各种长期慢性肝病发展到晚期的不可逆的形态改变。
- 大体特征:肝质地变硬,体积缩小,表面及切面可见弥漫分布的大小相近的小结节,呈黄褐色或黄绿色。
- 组织学特征
  ◇ 弥漫性肝小叶结构破坏与重建。
  ◇ 弥漫性纤维组织增生和肝细胞再生,纤维间隔分隔再生肝细胞团,形成假小叶(图 4.4.3a)。
  ◇ 假小叶内肝细胞板排列紊乱,中央静脉缺如或两个以上,间隔内小胆管增生(图 4.4.3b,e 图 4.4.3c、d)。

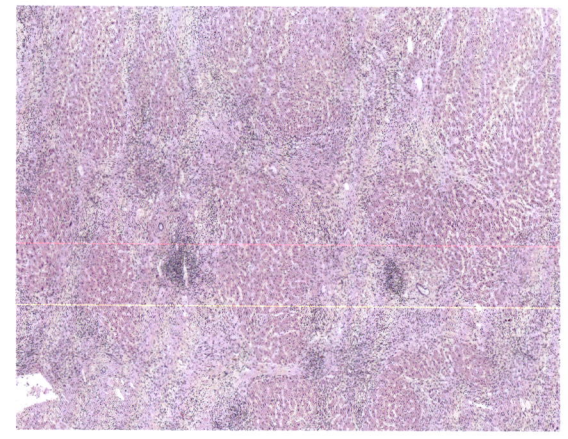

图 4.4.3a 肝硬化。低倍镜示结节状肝硬化的假小叶结构,大小不等的再生肝细胞岛,较宽的纤维增生性间隔,间隔内多量炎症细胞反应,炎症细胞灶状聚集

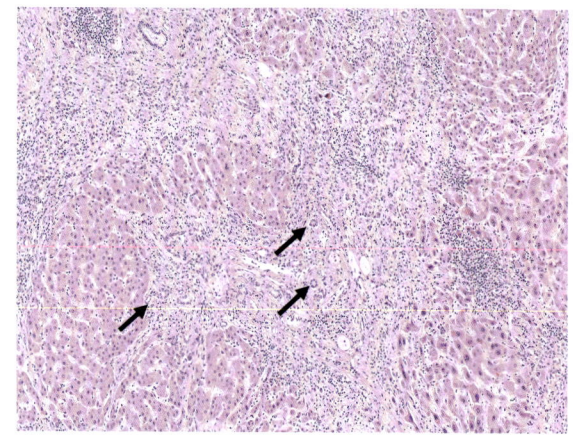

图 4.4.3b 肝硬化。放大倍数示宽大的纤维性间隔,间隔内小胆管增生(箭头)

4.4.4 原发性胆汁性胆管炎

- 原发性胆汁性胆管炎(primary biliary cholangitis,PBC),曾被称为原发性胆汁性肝硬化,是一

种慢性胆汁淤积性自身免疫性肝病，多发生在中年以上女性，较为少见。
- 绝大多数患者血清抗线粒体抗体阳性，诊断需结合临床自身抗体的检测。
- 组织学特征
    ◇ 炎症累及小胆管和叶间隔中胆管，导致胆管破坏而继发胆汁性胆管炎，甚至肝硬化。
    ◇ 汇管区淋巴细胞、浆细胞浸润（图 4.4.4a），浸润的浆细胞多为 IgM 阳性。
    ◇ 形成以间隔或小叶胆管为中心的上皮样肉芽肿，胆管上皮变性坏死（图 4.4.4b）。胆管的破坏为节段性，有时仅累及胆管横切面的一部分。
    ◇ 随病变进展，小叶和间隔的胆管消失，仅存小团聚集的淋巴细胞和组织细胞。汇管区及肝细胞周围多量胶原纤维沉积（e 图 4.4.4c、d）。

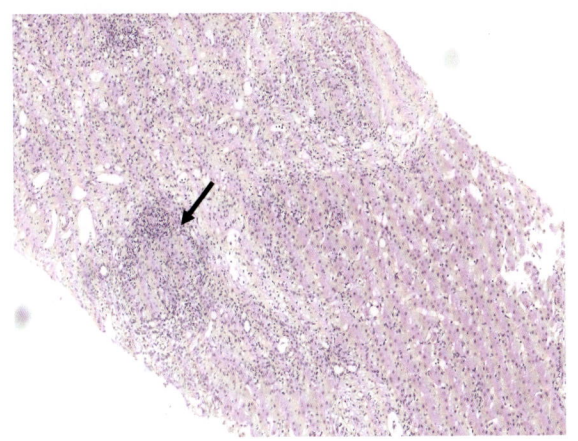

图 4.4.4a　原发性胆汁性胆管炎。汇管区淋巴细胞及浆细胞浸润，并可见肉芽肿结构（箭头）

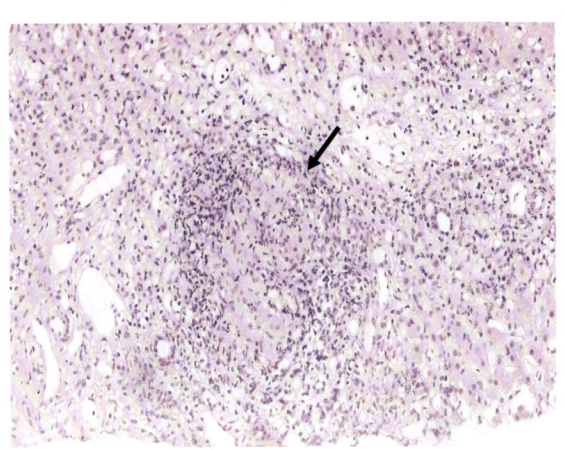

图 4.4.4b　原发性胆汁性胆管炎。高倍镜下见汇管区围绕小胆管的上皮样肉芽肿（箭头）

4.4.5　自身免疫性肝炎

- 自身免疫性肝炎（autoimmune hepatitis）是自身免疫反应介导的慢性肝病，中青年女性多见，严重病例可快速进展为肝硬化和肝衰竭。
- 可出现不同程度的血清转氨酶、γ-球蛋白或 IgG 升高，血清抗核抗体、抗平滑肌抗体等自身抗体阳性。诊断需要结合临床自身抗体的检测。
- 组织学特征
    ◇ 肝界面性肝炎，界面肝细胞变性、坏死（图 4.4.5a）。
    ◇ 肝小叶的病变亦较明显，主要为肝细胞水肿、凋亡，可有灶状坏死，以及不同程度的淋巴细胞和浆细胞浸润。活动期可有明显的中央静脉周围肝细胞坏死和缺失（图 4.4.5b）。肝细胞坏死崩解后，细胞膜等成分被巨噬细胞吞噬后形成蜡质样物（e 图 4.4.5c）。
    ◇ 汇管区较多淋巴细胞浸润，通常有明显的浆细胞（e 图 4.4.5d）。浆细胞多以 IgG 为主，部分自身免疫性肝炎 IgG4 阳性，可有不同程度的纤维化。

4.4.6　阿米巴肝脓肿

- 阿米巴肝脓肿（amebic liver abscess）是溶组织阿米巴滋养体从肠道病变处经血流进入肝，使肝发生坏死所致，多发生在阿米巴结肠炎发病后 1～3 个月内，也可无阿米巴结肠炎而单独存在。
- 大体特征
    ◇ 常为单发，多位于肝右叶，大小不一。
    ◇ 肝局部坏死溶解，脓肿内壁棉絮状，腔内充满咖啡样液化坏死物。

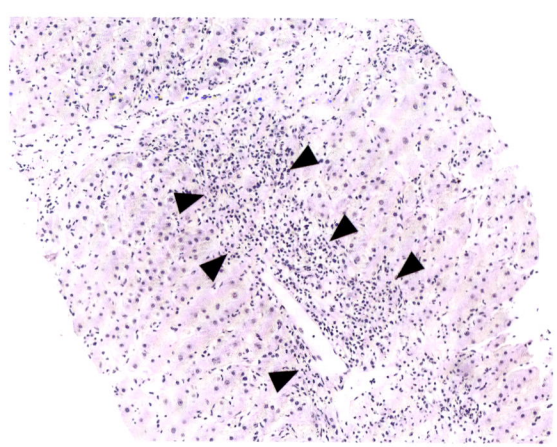

图 4.4.5a　自身免疫性肝炎。肝小叶周边的界板周围（三角）有较多淋巴细胞的浸润

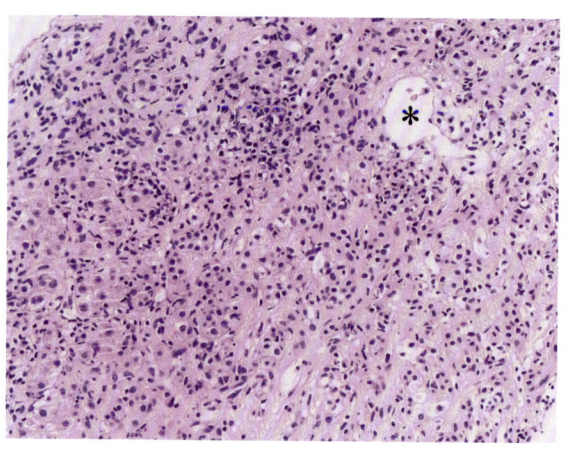

图 4.4.5b　自身免疫性肝炎。小叶内肝细胞水肿，中央静脉（星号）周围肝细胞坏死、缺失，弥漫性淋巴细胞及浆细胞浸润

- 组织学特征
  - 脓肿壁炎性肉芽组织增生，间质纤维化和钙化，脓肿边缘活检常可找到阿米巴滋养体。
  - 阿米巴滋养体多为圆形（直径 20 ~ 40 μm），核小而圆（4 ~ 7 μm），胞质丰富，常含有吞噬的组织碎片、淋巴细胞或红细胞（图 4.4.6a、b）。
  - 坏死灶周边可见残存肝细胞和胆管，并有实性或条索状增生，周围肝组织可有肝硬化或实质萎缩。

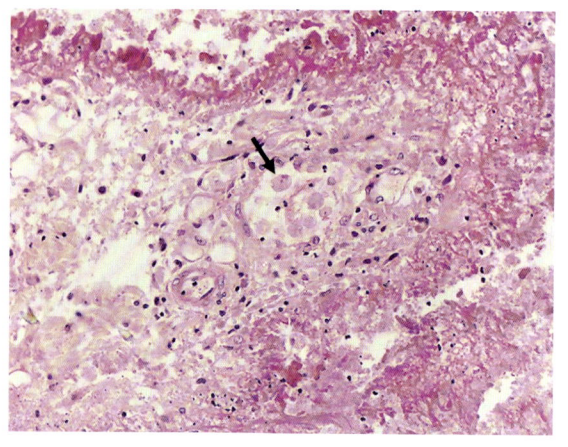

图 4.4.6a　阿米巴肝脓肿。炎性坏死组织内可见阿米巴滋养体（箭头）

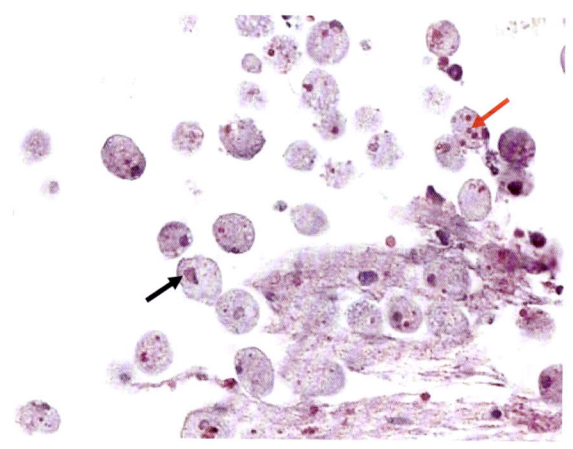

图 4.4.6b　阿米巴肝脓肿。高倍镜下见阿米巴滋养体，胞质丰富，似组织细胞，但细胞核小而圆（黑箭头），染色浅，胞质内可见吞噬的红细胞（红箭头）

思考题 25：阿米巴肝脓肿进一步扩展有何途径？

4.4.7　肝局灶性结节性增生

- 肝局灶性结节性增生（focal nodular hyperplasia，FNH）是因局灶血管异常导致肝细胞反应性增生而形成的瘤样病变，不是真性肿瘤。本病病因不明，青年女性多见，与口服避孕药无明确关联。
- 大体特征：病变多为单个，质较硬，分叶状，直径有时可达到 15 cm。切面灰白色，分叶状，界限清楚，无包膜，中心常见放射状纤维性瘢痕是重要的肉眼诊断线索。背景肝组织多数正常。
- 组织学特征
  - 病变分叶状，可见纤维间隔包绕，病灶中央的放射状纤维瘢痕中可见不规则厚壁动脉（图

4.4.7a）。
- 正常肝组织的各种成分均可见，肝板排列及肝细胞形态正常或伴肝细胞水肿、脂肪变性，纤维间隔和肝细胞之间可见小胆管增生（图 4.4.7b）。
- 典型病例免疫组化 GS 染色呈特征性的地图样着色，CK7 和 CK19 染色可以突出显示小胆管，部分毛细血管化内皮的 CD34 染色阳性。

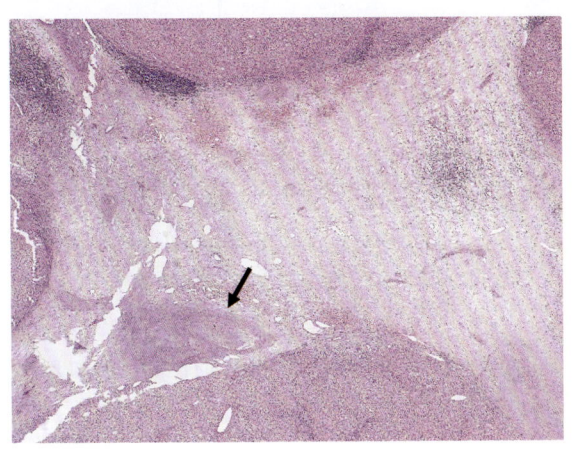

图 4.4.7a　肝 FNH。中心为放射状纤维性瘢痕，其中可见畸形的厚壁动脉（箭头）

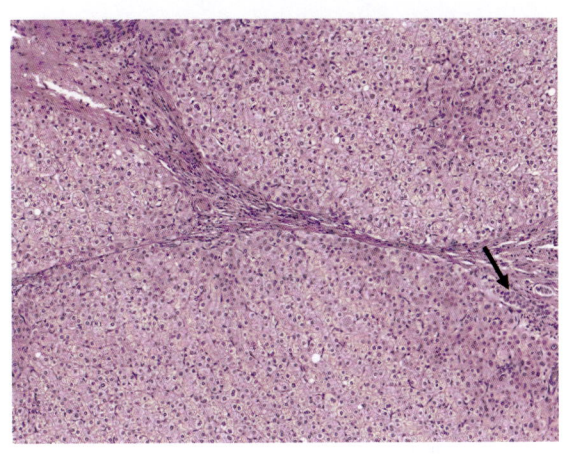

图 4.4.7b　肝 FNH。病变呈小叶状分布，由纤维间隔包绕，增生肝细胞结节边缘可见小胆管（箭头）

思考题 26：同为非肿瘤性瘤样病变，FNH 与结节性再生性增生、代偿性小叶增生在临床病理特点上有何不同？

4.4.8　肝细胞腺瘤

- 肝细胞腺瘤（hepatocellular adenoma）是由分化成熟的肝细胞组成的良性肿瘤。多数发生在育龄期女性，与口服避孕药有关；为健身塑形而服用合成代谢类固醇的男性发病风险也升高。肥胖、代谢综合征、多囊卵巢综合征患者发病风险升高。
- 大体特征：肿瘤实性、质软、黄褐色，常伴有灶性出血和纤维化，边界欠清。
- 组织学特征
  - 肿瘤结节挤压周围肝组织，形成纤维性假包膜，而周围肝组织因受压迫而萎缩（图 4.4.8a）。
  - 肿瘤由分化好的肝细胞构成，排成 1～2 层，通常不超过 3 层厚的肝板，偶可有假腺样结构。肿瘤由孤立的肝动脉供血，病灶内没有汇管区和中央静脉（图 4.4.8b，e 图 4.4.8c）。
  - 多数情况下，肿瘤细胞大小、形态一致，胞质丰富、嗜酸性，常有脂褐素、脂肪和糖原积聚，偶见轻度异型，但无核分裂象。
  - 肿瘤内可继发出血、梗死、纤维化和肝紫癜样病变。
  - 免疫组化：75% 的病例 ER、PR 阳性，雄激素受体仅 20% 阳性。
- 分子病理分型：近年根据发生机制的不同，将肝细胞腺瘤分为 HNF1α 失活型（占 35%～40%）、β-catenin 激活型（占 10%～15%）、炎症型（占 50% 以上）和未分类（占不足 5%）四型，β-catenin 激活型进展为肝细胞癌的风险较高。

4.4.9　肝细胞癌

- 肝细胞癌（hepatocellular carcinoma）是肝原发的伴有肝细胞分化的恶性上皮性肿瘤，占肝原发癌的 75%～80%，绝大多数发生在慢性肝病基础上（包括乙型肝炎、丙型肝炎、酒精性或非酒精性肝病等）或有外源性毒素暴露史（如黄曲霉毒素 B_1 等）。

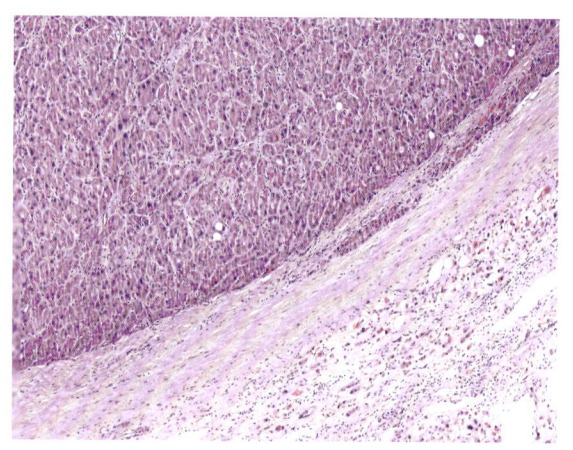

图 4.4.8a　肝细胞腺瘤。低倍镜下见肿瘤结节及周围受到压迫萎缩的肝组织；肿瘤周围形成纤维性假包膜

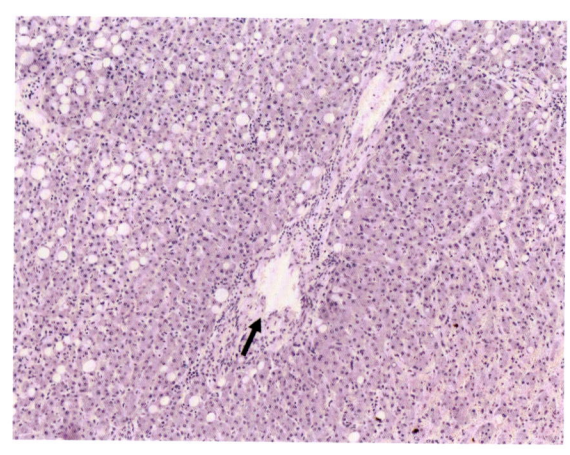

图 4.4.8b　肝细胞腺瘤。肿瘤细胞分化良好，肝板厚度不超过 2 层，部分细胞脂肪变性，病灶仅有单独的动脉供血（箭头），缺乏小胆管和门静脉

- 大体特征：肿瘤可呈单个大结节或多个肝硬化样小结节状，也可为大结节周围伴多个小卫星结节，结节周围常有假包膜，切面灰黄、灰绿色不等，示肿瘤含脂肪和胆汁成分的多少而异。
- 组织学特征
  ◇ 肿瘤细胞排列呈细梁状、假腺样、粗梁状（肝细胞板厚度 ≥ 10 层）、实性团巢结构（图 4.4.9a、b）。部分肝细胞巢团内可有灶状坏死。
  ◇ 肿瘤细胞胞质宽、红染或嗜碱，呈肝细胞样分化，部分肿瘤细胞异型性较明显。肿瘤细胞可伴有脂肪变性或胞质透明，部分肿瘤细胞内可见胆汁淤积和透明小体，假腺样结构的中心有时可见明显胆栓形成（图 4.4.9c、d）。
  ◇ 除纤维板层型（详见本节 4.4.10）和硬化型肝细胞癌（e 图 4.4.9e）外，肿瘤间质纤维组织稀少，有丰富的血窦样血管，免疫组化内皮细胞 CD34 阳性（即窦内皮毛细血管化）（e 图 4.4.9f），而正常肝窦及肝硬化结节内的窦内皮 CD34 阴性，可协助区分高分化肝细胞肝癌和良性增生性结节。
  ◇ 除纤维板层型外，其他各类型肝细胞均可发生肝硬化或非肝硬化背景上。
  ◇ 2019 版 WHO 汇总已有的分级系统，提出了肝细胞癌的三级分级系统，对预后有提示意义（参见第四章补充学习资料 6）。

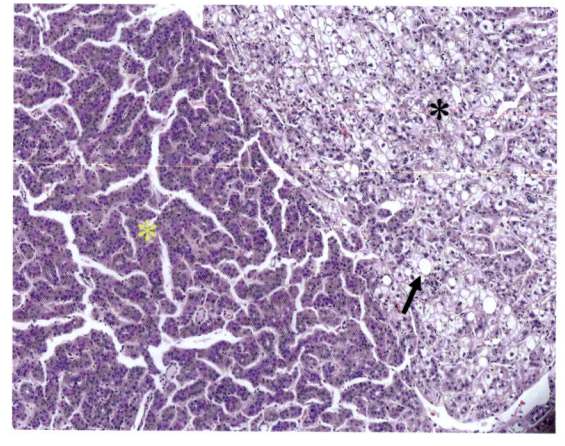

图 4.4.9a　肝细胞癌。肿瘤细胞丰富，间质稀少，瘤细胞排列呈细梁状（黄星号），似肝细胞板，但层次增多，部分肿瘤细胞胞质透明（黑星号），偶见脂肪变性（箭头）

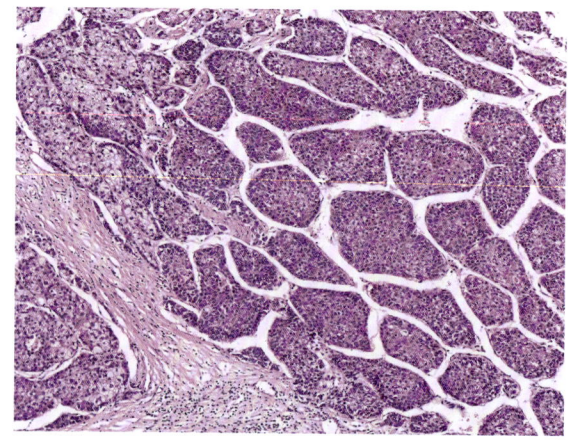

图 4.4.9b　肝细胞癌。肿瘤细胞排列呈粗梁状，间质纤维组织稀少，血窦丰富，胞质丰富、嗜酸

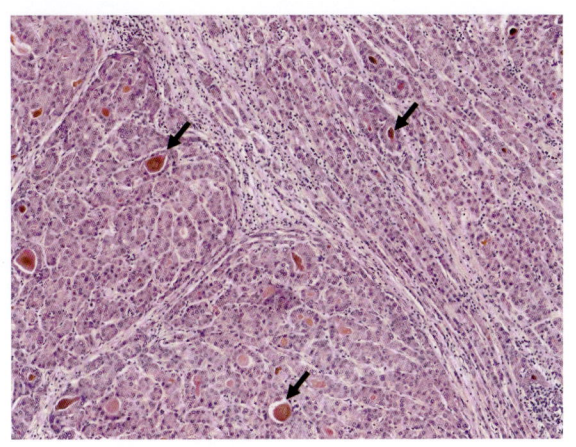

图 4.4.9c　肝细胞癌。肿瘤细胞排列呈梁索状、假腺样，部分假腺样结构的腺腔内见胆栓（箭头）形成

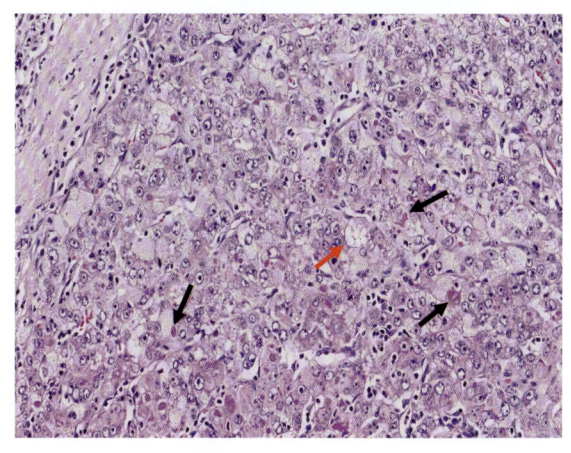

图 4.4.9d　肝细胞癌。有些癌细胞内大小不等的脂滴（红箭头），部分癌细胞内可见透明小体或 Mallory-Denk 小体（黑箭头）

- ◇ 近年研究表明，有些肝细胞癌的不同亚型具有特定的分子变异，部分有预后提示意义。
  - 预后较差：巨梁型（粗梁状区域占比 > 50%，存在 p53 突变和 FGF19 扩增）和富于中性粒细胞型（肿瘤产生粒细胞集落刺激因子）。
  - 预后较好：透明细胞型（透明细胞占比 > 80%）、富于淋巴细胞型（HE 切片上多数区域淋巴细胞多于肿瘤细胞）和纤维板层型。
- ◇ 微血管癌栓（MVI）也对预后有提示意义（e 图 4.4.9g），需对全部切片的 MVI 进行计数并分级。
  - M0：未发现 MVI。
  - M1（低危组）：≤ 5 个 MVI，且发生于近癌旁肝组织区域（≤ 1 cm）。
  - M2（高危组）：> 5 个 MVI，或发生于远癌旁肝组织区域（> 1 cm）。

思考题 27：除 CD34 外，还有哪些免疫组化标记有助于鉴别高分化肝细胞癌和良性肝细胞肿瘤及瘤样病变？

4.4.10　纤维板层型肝细胞癌

- 纤维板层型肝细胞癌（fibrolamellar hepatocellular carcinoma）见于不伴有肝硬化的年轻患者，平均发病年龄 25 岁，预后与其他发生在非肝硬化背景上的肝细胞癌类似。
- 组织学特征
  - ◇ 胞质丰富的肿瘤细胞与纤维性间质交替排列呈板层状（图 4.4.10a）。
  - ◇ 肿瘤细胞多角形，核空泡状，核仁大而突出，可见多核细胞（图 4.4.10b），胞质因大量线粒体增生而呈显著嗜酸性，常可见苍白小体（e 图 4.4.10c）。
  - ◇ 免疫组化和分子遗传学：肿瘤细胞可表达 CK7 和 CK19，存在 *DNAJB1-PRKACA* 融合基因导致 PKA 活化。

4.4.11　肝内胆管癌

- 肝内胆管系统（图 4.4.11a）是由衬覆胆管的上皮细胞及其所属胆管周腺体所构成，依其管径由小到大，可分为小胆管群（赫令管 - 小叶间胆管 - 隔胆管，< 300 μm）和大胆管群（区胆管 - 段胆管，300 ~ 800 μm），由此构成了肝内胆管癌组织学分型的解剖学基础。
- 肝内胆管癌（intrahepatic cholangiocarcinoma）是肝内二级胆管至肝内最小胆管分支的衬覆上皮及其周围腺体发生的恶性上皮性肿瘤。根据发生的胆管级别不同可分为大胆管型（区胆管 - 段胆管起源）和小胆管型（赫令管 - 小叶间胆管 - 隔胆管起源）。

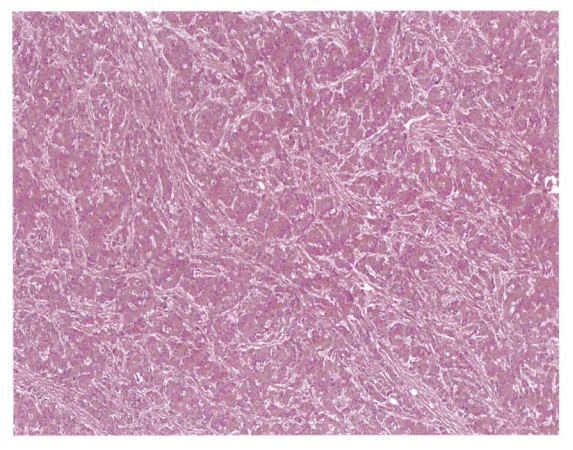

图 4.4.10a 纤维板层型肝细胞癌。低倍镜下见肿瘤细胞呈强嗜酸性，与纤维性间质交替排列呈板层状

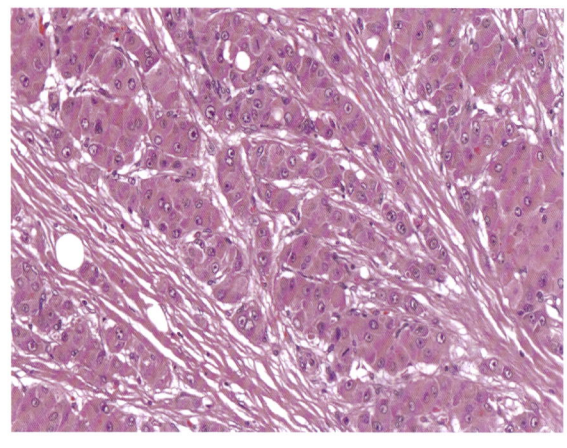

图 4.4.10b 纤维板层型肝细胞癌。高倍镜下见肿瘤细胞排列呈梁状结构，其间可见平行的纤维条索分割。瘤细胞呈多角形，胞质嗜酸，核空泡状，核仁明显，可见双核或多核瘤细胞

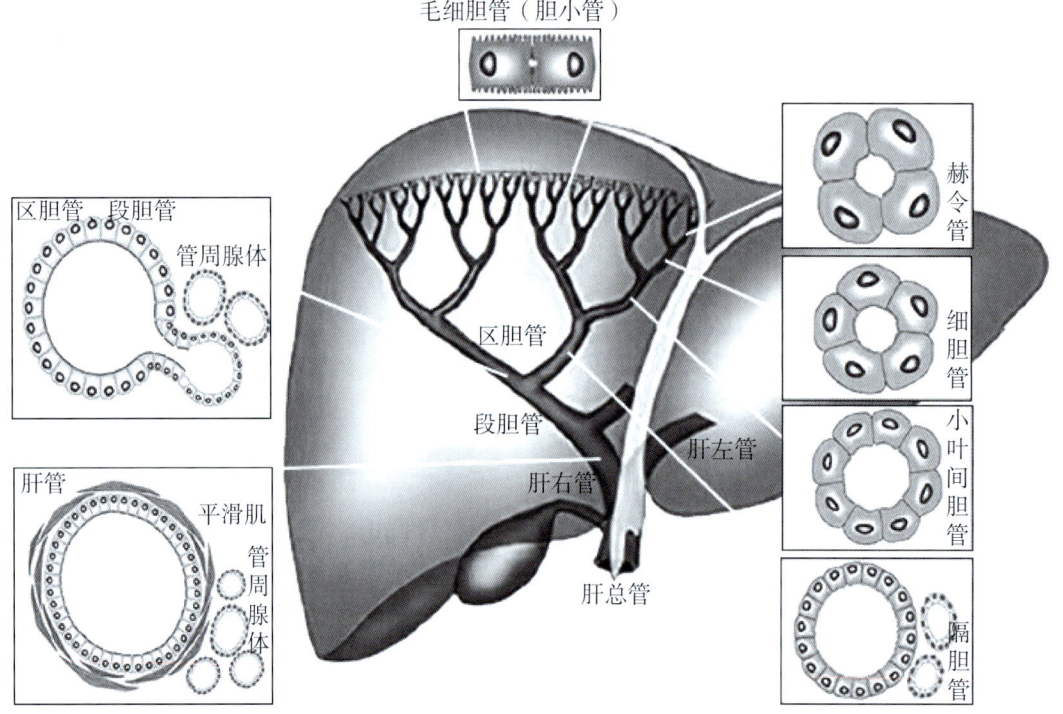

图 4.4.11a 肝内胆管系统解剖学结构示意图

- 大体特征：大胆管型肝内胆管癌多位于靠近肝门部，沿胆管周围浸润性生长，形成大小不等的结节；小胆管型肝内胆管癌多位于肝周边，形成肿块。
- 组织学特征
  - 多数为不同分化程度的腺癌，可分为高、中和低分化。肿瘤常有丰富的间质纤维结缔组织反应。
  - 小胆管型
    - 癌细胞排列呈密集的小腺管结构，也可排列呈分支管状、微囊状、筛状、乳头状或实性巢，纤维间质多位于肿瘤中央。癌细胞立方或矮柱状，缺乏黏液分泌（图 4.4.11b），部分癌细胞胞质透明，间质纤维沉积（图 4.4.11c）；部分起源于隔胆管者可有黏液分泌细胞。

- 较少侵犯邻近汇管区、脉管和神经（e 图 4.4.11d），预后相对好于大胆管型。
- 免疫组化 C 反应蛋白、N-cadherin 和 CD56 阳性（e 图 4.4.11e），部分也可表达 S100P、TFF1，与大胆管型有重叠。代表性分子变异为 IDH1/2 基因突变和 FGFR 基因重排，可作为靶向治疗的靶点。
◇ 大胆管型
- 癌细胞排列呈不规则腺管状结构（图 4.4.11f），中、低分化为主，癌细胞立方状或柱状，有黏液分泌或管腔内可见黏液（图 4.4.11g）。
- 肿瘤侵袭性强，常有汇管区、脉管和神经侵犯（e 图 4.4.11h）。
- 免疫组化 S100P、MUC5AC、MUC6 及 TFF1 阳性。常见 *KRAS* 突变。
◇ 肝内胆管癌有时也可出现不同组织学亚型混合存在的现象。

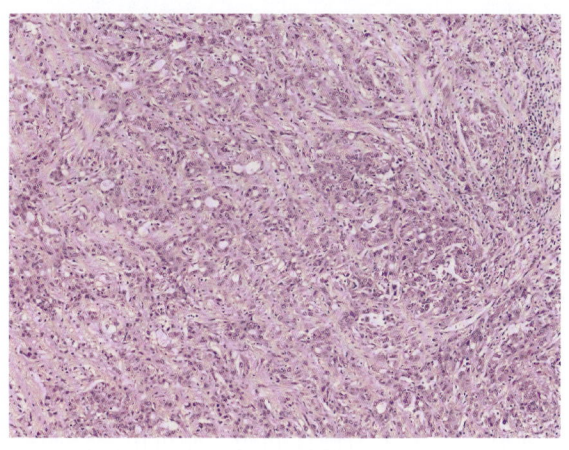

图 4.4.11b 肝内胆管癌，小胆管型。癌细胞排列呈密集的小腺管结构，部分呈实性巢状。癌细胞立方或矮柱状，缺乏黏液分泌。肿瘤细胞巢间可见较多纤维间质

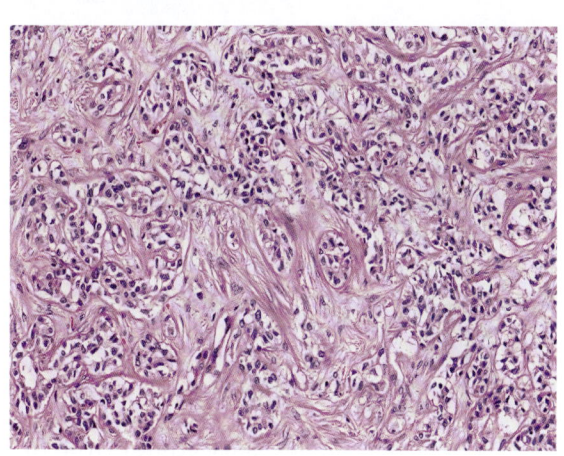

图 4.4.11c 肝内胆管癌，小胆管型。高倍镜下见癌细胞胞质透明状，间质纤维沉积

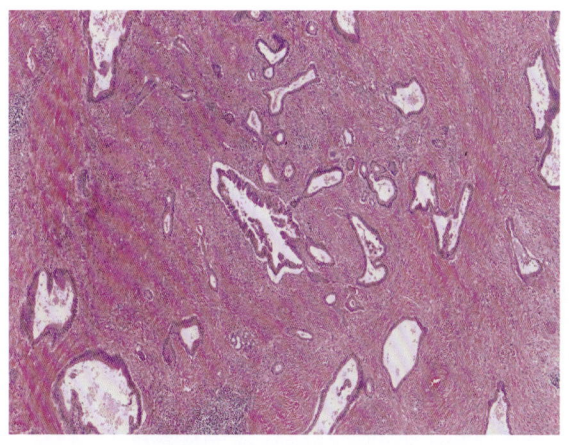

图 4.4.11f 肝内胆管癌，大胆管型。癌细胞排列呈不规则腺管状结构

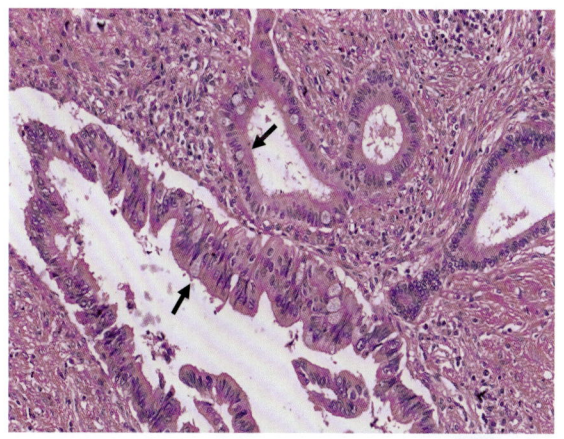

图 4.4.11g 肝内胆管癌，大胆管型。癌细胞立方状或柱状，有黏液分泌（箭头）

思考题 28：肝细胞癌与肝内胆管癌的鉴别要点有哪些？

4.4.12 结肠癌肝转移

- 肝是转移性肿瘤最常累及的器官之一，发现肝肿瘤需首先除外转移性肿瘤。临床上常见肝增大、体重下降、门静脉高压及消化道出血，胆道梗阻和肝细胞严重破坏时可出现黄疸。

- 大体特征：转移肿瘤可为单个结节，但多为多个，甚至整个肝广泛被转移癌所占据。
- 组织学特征
  - 转移瘤的组织学形态一般与原发瘤相同，亦可出现某种程度的分化或去分化。
  - 图示肠癌肝转移的病例肝转移肿瘤（图 4.4.12a），形态与肠道原发肿瘤（图 4.4.12b）形态一致，并且免疫组化 SATB2 阳性（e 图 4.4.12c）。

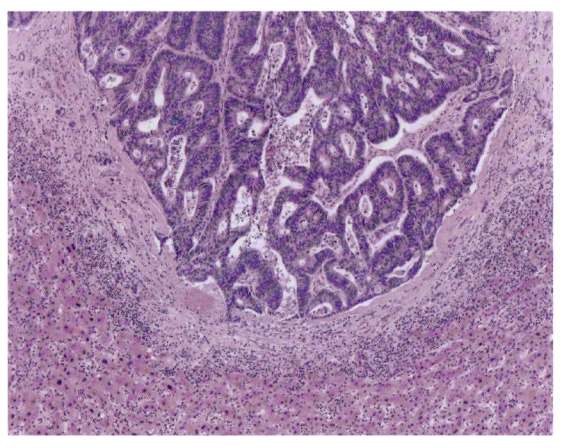

图 4.4.12a 结肠癌肝转移。异型腺体与正常肝组织分界清晰，肿瘤周围结缔组织增生明显，伴淋巴细胞为主的免疫细胞浸润

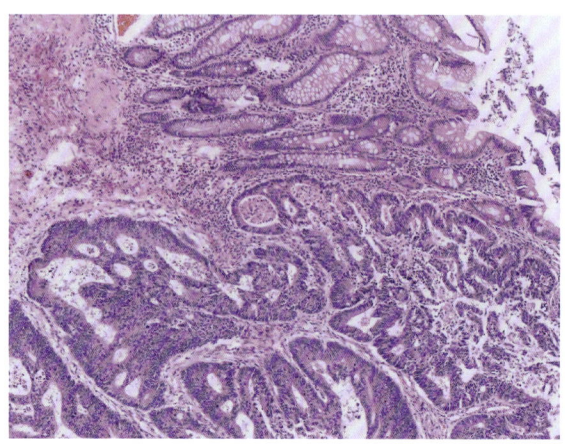

图 4.4.12b 结肠腺癌肝转移病例的结肠原发病灶。肿瘤组织形态与肝组织内的肿瘤组织形态基本一致

4.4.13 慢性结石性胆囊炎

- 慢性胆囊炎（chronic cholecystitis）几乎均与胆石症有关，大多为慢性起病，亦可由急性胆囊炎反复发作而来。发病机制不清，结石造成的反复机械损伤和修复可能起一定作用，也有学者认为与胆汁中的异常成分造成的化学损伤有关。
- 大体特征：胆囊壁常增厚，黏膜可完整，皱襞保留或变平坦。结石的摩擦可造成黏膜糜烂或溃疡。
- 组织学特征
  - 胆囊黏膜萎缩，局灶溃疡形成。
  - 胆囊黏膜上皮或腺体常深深穿入胆囊壁肌层内形成 Rokitansky-Aschoff 窦（R-A 窦）（图 4.4.13a）。有时胆囊壁可广泛纤维化，甚至钙化。
  - 胆囊黏膜上皮增生，可出现肠上皮化生和幽门腺化生（图 4.4.13b）。

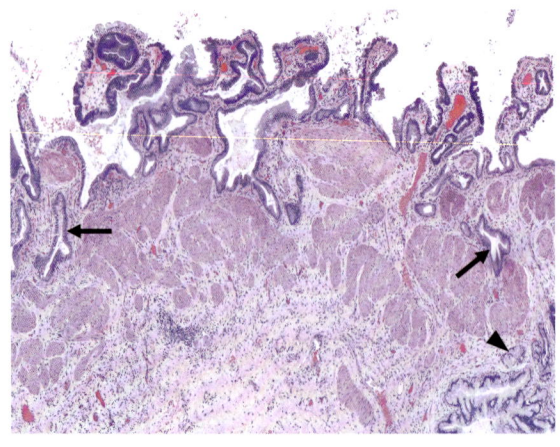

图 4.4.13a 慢性结石性胆囊炎。胆囊壁增厚，纤维组织增生，可见 R-A 窦（箭头）及幽门腺化生（三角），固有膜淋巴细胞及浆细胞浸润

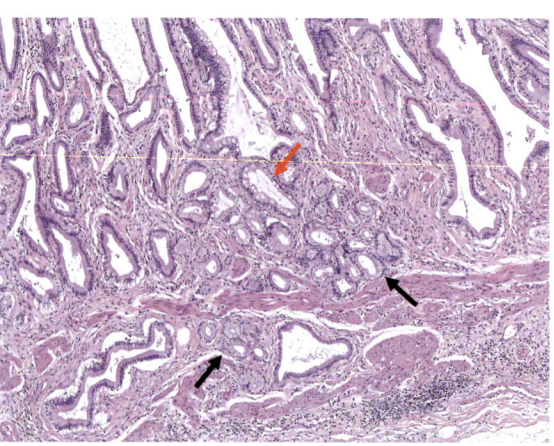

图 4.4.13b 慢性结石性胆囊炎。高倍镜下见幽门腺化生（黑箭头）和肠上皮化生（红箭头）

◇ 大量穿入囊壁的 R-A 窦可形成腺性胆囊炎；伴有平滑肌的增生和肥大而使胆囊壁局灶性增厚时，形成所谓局灶性腺肌症或弥漫性腺肌症。

4.4.14 黄色肉芽肿性胆囊炎

- 黄色肉芽肿性胆囊炎（xanthogranulomatous cholecystitis）是胆囊炎时胆固醇结晶或凝固的胆汁进入胆囊壁内引起异物巨细胞反应和大量泡沫样组织细胞聚集，肉眼呈黄色。
- 组织学特征
  ◇ 胆囊壁增厚、纤维化，慢性炎细胞浸润，局灶胆固醇结晶沉积，伴异物巨细胞反应和大量泡沫样组织细胞聚集（图 4.4.13a、b），严重时可形成肉芽肿样结构。

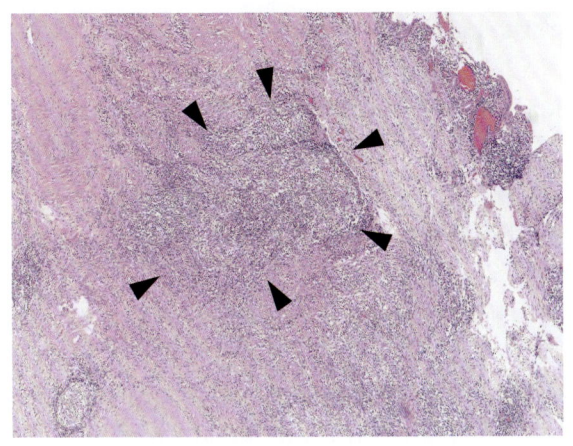

图 4.4.14a 黄色肉芽肿性胆囊炎。胆囊黏膜坏死脱落，胆囊壁增厚纤维化，散在及灶状慢性炎细胞浸润，局灶大量泡沫样组织细胞聚集（三角）

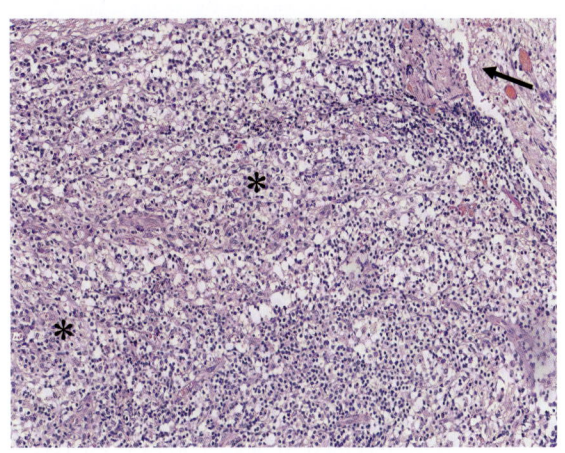

图 4.4.14b 黄色肉芽肿性胆囊炎。高倍镜下见胆囊壁内大量泡沫样组织细胞（星号）聚集，可见纤维素性渗出物（箭头）

思考题 29：除黄色肉芽肿性胆囊炎外，慢性胆囊炎还有哪些特殊亚型？各自有何病理特点？

4.4.15 胆囊胆固醇沉积症伴胆固醇性息肉

- 胆囊胆固醇沉积症（cholesterosis）是指胆囊黏膜固有层中出现聚集的、富含脂质的泡沫细胞，沉积物量大时，可形成息肉突向胆囊腔，称"胆固醇性息肉"（cholesterol polyp）。
- 大体特征：在暗绿或暗褐色的胆囊黏膜中可见脂质沉积形成的亮黄色斑点和条纹，似草莓表面的籽粒，又称"草莓样胆囊"；息肉质软带蒂，体积通常较小。
- 组织学特征
  ◇ 胆囊黏膜皱褶增大，可呈息肉样凸向腔内，息肉蒂部可有血管结缔组织轴心（图 4.4.15a）。
  ◇ 息肉或增粗的皱襞表面被覆立方或矮柱状胆囊上皮，固有层间质内充满胞质透明或泡沫状的组织细胞（图 4.4.15b）。

4.4.16 胆囊内乳头状肿瘤

- 胆囊内乳头状肿瘤（Intracholecystic papillary neoplasm，ICPN）是胆囊发生的，在腔内形成隆起的息肉状或肿块样非浸润性上皮性肿瘤。根据 2019 版 WHO 消化系统肿瘤分类，以往所称的管状腺瘤（除幽门腺瘤外）、乳头状（绒毛状）腺瘤、管状乳头状腺瘤、囊内乳头状肿瘤、乳头状瘤病等均归入此类。
- 大体特征：病变呈乳头状或广基颗粒状突向腔内，色白或红褐色，质软易碎。近 1/3 的病例为多发。

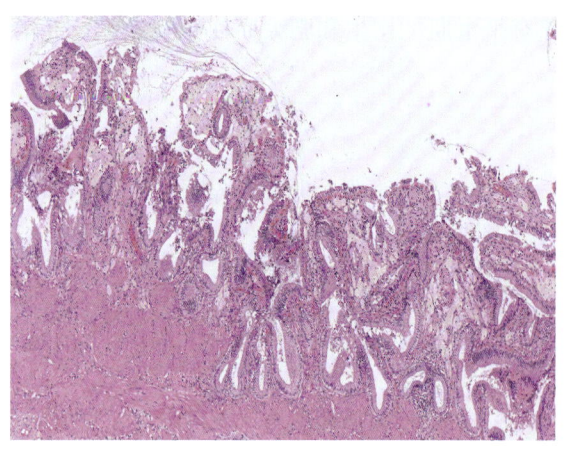
图 4.4.15a 胆囊胆固醇沉积症伴胆固醇性息肉。胆固醇息肉表面被覆立方或矮柱状胆囊上皮，腺体稀少，细胞缺乏异型性，固有层大量泡沫细胞聚集

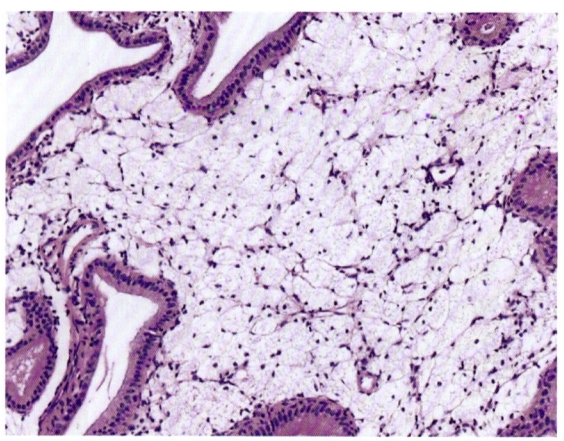
图 4.4.15b 胆囊胆固醇沉积症伴胆固醇性息肉。高倍镜下见息肉间质内充满泡沫细胞样巨噬细胞

- 组织学特征
  - 肿瘤上皮通常凸向腔内形成乳头状结构，部分呈管状乳头状（图 4.4.16a）。
  - 根据上皮类型可分为 4 型，各型成分可混合存在。
    - 胆道上皮型（图 4.4.16b）：最常见，细胞立方，胞质透明或嗜酸，核增大，核仁明显。免疫组化表达 CK7 和 MUC1。
    - 胃型（e 图 4.4.16c）：由拉长的腺体组成，被覆胃小凹样高柱状胞质浅染的黏液上皮，少数由一致的立方细胞组成密集的小腺管状。免疫组化表达 MUC5AC 和 MUC6。
    - 肠型（e 图 4.4.16d）：形态类似结肠腺瘤高柱状细胞排列成假复层，胞质嗜碱。免疫组化表达 CK20、CDX2 和 MUC2。
    - 嗜酸细胞型：最少见，肿瘤细胞排列呈复杂的乳头状，胞质富含嗜酸性颗粒，有单个大核仁。免疫组化表达 MUC1 和 MUC6。
  - 根据异型程度分为低、高级别，低级别病变细胞轻-重度异型，高级别病变结构复杂，核多形伴极向消失。高级别病变可伴有浸润癌。

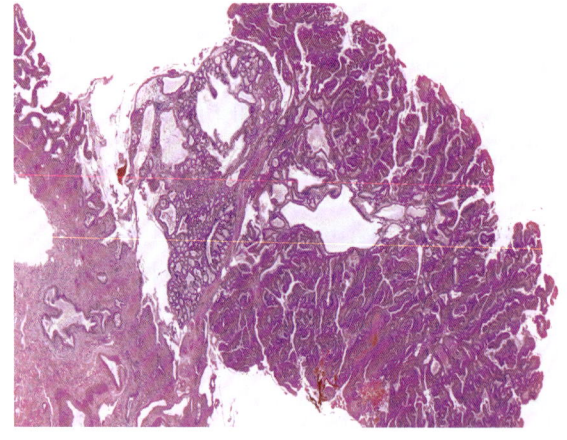
图 4.4.16a 胆囊内乳头状肿瘤。肿瘤突向囊腔内，呈管状、乳头状

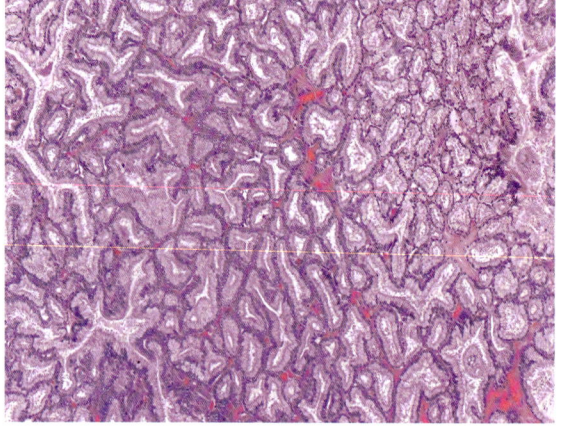
图 4.4.16b 胆囊内乳头状肿瘤，胆道上皮型。肿瘤细胞立方，胞质嗜酸浅粉染，核圆，可见核仁

4.4.17 胆囊腺癌

- 胆囊癌（carcinoma of the gallbladder）是胆囊上皮发生的恶性肿瘤，是胆道系统最常见的恶性

肿瘤。绝大多数胆囊癌为腺癌，胆石症是胆囊癌最常见的危险因素，其他危险因素包括 PSC、黄曲霉毒素、伤寒杆菌感染和胆胰管合流异常等，少数病例与遗传性肿瘤综合征，如 Lynch 综合征和家族性腺瘤性息肉病有关。

- 大体特征：多位于胆囊底部，其次为胆囊体和胆囊颈。多为灰白色平坦浸润性生长，引起胆囊壁增厚，发生在胆囊颈者可因阻塞导致胆囊扩张或萎陷，起源于 ICPN 者多呈息肉状突起。
- 组织学特征
  ◇ 大多数腺癌为胆道上皮型，部分为肠型腺癌、黏液腺癌、透明细胞型或低黏附性癌。
  ◇ 胆道上皮型腺癌最为常见，由长短不一的管状腺体组成，部分伴乳头状结构。腺管被覆上皮呈立方或柱状，类似胆道上皮，胞质内或管腔内可见多少不等的黏液（图 4.4.17a）。
  ◇ 腺体间可有大量纤维间质，常可见神经周围浸润（图 4.4.17b）。

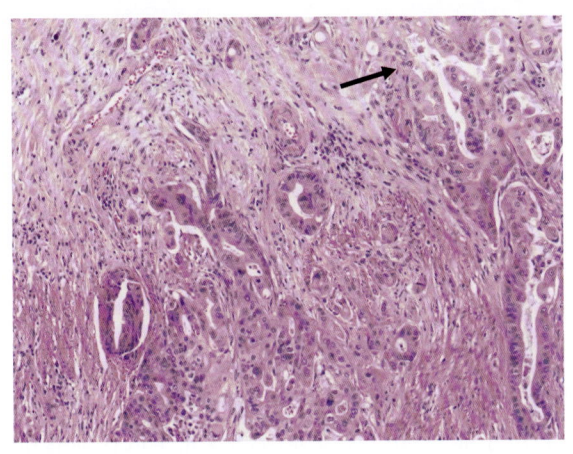

图 4.4.17a 胆囊腺癌。肿瘤由中 - 低分化的腺管状结构构成，被覆立方或矮柱状上皮，类似胆道上皮，胞质内或管腔内可见多少不等的黏液（箭头）

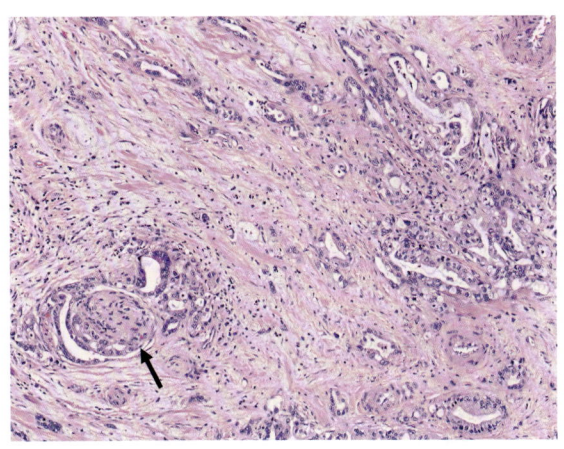

图 4.4.17b 胆囊腺癌。肿瘤间质纤维组织增生明显，常可见神经周围浸润（箭头）

4.4.18 肝外胆管癌

- 肝外胆管包括左右肝管、肝总管、胆囊管和胆总管，肝外胆管癌（carcinoma of the extrahepatic bile ducts）是肝外胆管上皮发生的恶性肿瘤。原发性硬化性胆管炎、胆道结石和寄生虫感染等导致胆管慢性炎症的疾病是肝外胆管的危险因素。
- 大体特征：肝外胆管癌可分为硬化型、结节型或乳头型。硬化型最常见，通常引起胆管壁的环形狭窄，肉眼通常难以确定肿瘤与正常组织的边界。
- 组织学特征
  ◇ 大多数为各种不同分化程度的腺癌，大多数肿瘤上皮为胆道上皮型，瘤细胞形成不规则小腺管或细胞簇、条索，间质伴明显硬化的纤维组织，常见神经侵犯和脉管内癌栓（图 4.4.18a）。
  ◇ 其他组织学亚型包括肠型（图 4.4.18b）、小凹型、黏液型、印戒细胞型、透明细胞型、幽门腺型、肝样腺癌和微乳头型腺癌等。
  ◇ 高分化者需注意与胆管周围的腺体反应性增生鉴别。间质或神经周围浸润，腺管形态不规则成角，管腔不完整，同一腺体内的细胞核相差较大，细胞核质比增高、核仁明显等形态支持癌的诊断（e 图 4.4.18c）。

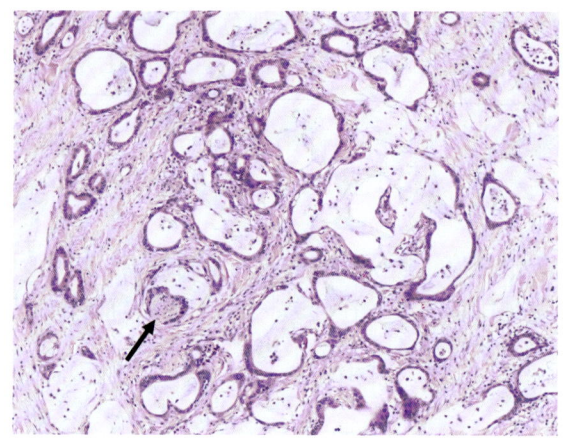

图 4.4.18a 肝外胆管癌,胆道上皮型。瘤细胞形成杂乱排列的不规则腺管,部分腺管不完整(流产型腺体),间质为明显硬化的胶原结缔组织,可见神经侵犯(箭头)

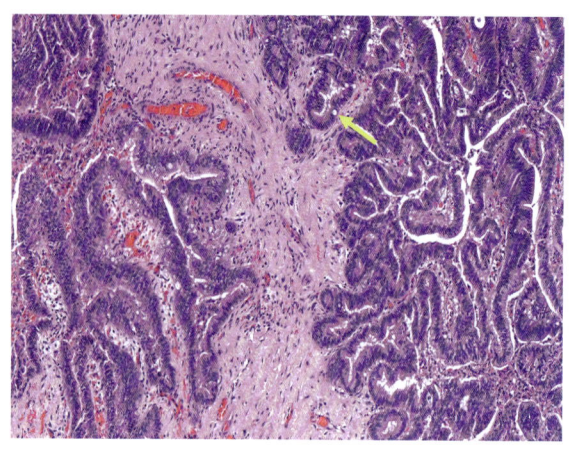

图 4.4.18b 肝外胆管癌。肠型。形态类似结肠腺癌,由高柱状细胞排列成假复层,可见杯状细胞(箭头)

(郭丽梅 编写 石雪迎 审校)

第五节 胰腺及壶腹疾病

4.5.1 壶腹癌

- 壶腹癌(ampullary carcinoma)是指发生在壶腹部(Vater 壶腹)及周围组织的癌。可能来自十二指肠上皮、胆总管远端或胰管,只有癌瘤中心位于壶腹部、环绕壶腹部或完全取代壶腹部者归入壶腹癌。
- 组织学特征
  - 绝大多数为管状腺癌,根据组织类型分为两大类:肠型和胆胰型,约 40% 的肿瘤为混合型。
    - 肠型:类似结肠腺癌,肿瘤腺体被覆高柱状上皮,长铅笔杆样核排列呈假复层,可见散在的杯状细胞、潘氏细胞。免疫组化 CDX2、MUC2 阳性。很多病灶表面可见类似绒毛状腺瘤或绒毛管状腺瘤的形态,但基底部有浸润癌(图 4.5.1a、b)。
    - 胆胰管型或胃型:单层立方或矮柱状上皮形成小腺管,伴显著促结缔组织增生反应,核无明显复层化,但异型性较明显(e 图 4.5.1c)。部分肿瘤可有类似小凹上皮的高柱状细胞,

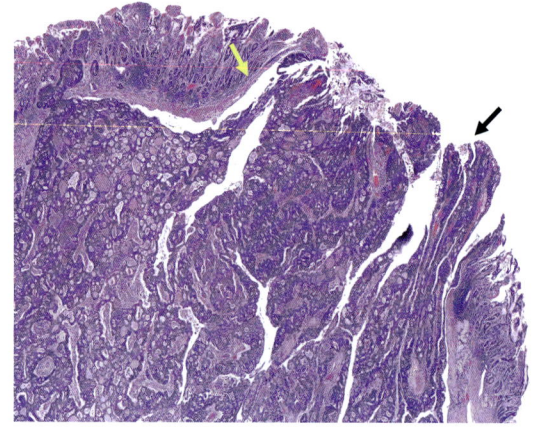

图 4.5.1a 壶腹腺癌,肠型。肿瘤位于末段胆总管和主胰管汇合处并开口于十二指肠(黄箭头),局灶表明类似绒毛状腺瘤(黑箭头),但下方为浸润癌

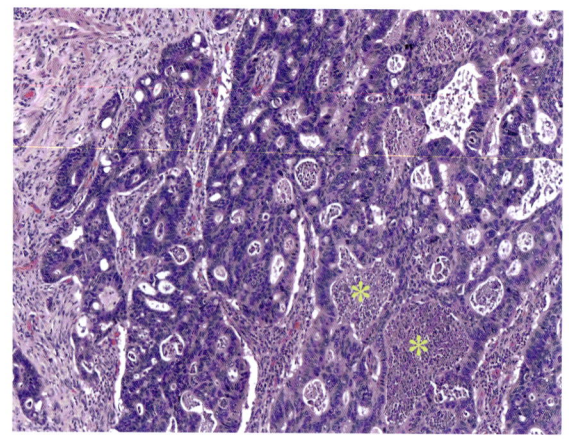

图 4.5.1b 壶腹腺癌,肠型。高倍镜下见肿瘤细胞高柱状,腺管结构复杂,局灶呈筛状,部分腺腔内可见坏死(星号)。肿瘤细胞核杆状或卵圆形,复层排列,极向紊乱

分泌胃型黏液。免疫组化 EMA（MUC1）和 MUC5AC 阳性。
- 其他各种类型的腺癌，如黏液腺癌（e 图 4.5.1d）、透明细胞癌等均可见。偶尔有鳞状细胞癌或腺鳞癌、小细胞癌的报道。

思考题 30： 壶腹癌从大体上可分为哪几种类型？其主要特点是什么？

4.5.2　Ⅰ型自身免疫性胰腺炎

- Ⅰ型自身免疫性胰腺炎（type 1 autoimmune pancreatitis，Type 1 AIP），即 IgG4 相关硬化性胰腺炎，又称淋巴浆细胞性硬化性胰腺炎。
- 组织学特征
  - 胰腺实质组织不同程度的萎缩，导管周围圈层状淋巴细胞和浆细胞浸润（图 4.5.2a）。
  - 间质显著的席纹状纤维化和闭塞性静脉炎（图 4.5.2b），弹力纤维染色可以协助识别易被忽略的静脉病变（e 图 4.5.2c）。
  - 免疫组化显示炎细胞中有丰富的 IgG4 阳性的浆细胞（e 图 4.5.2d）（诊断标准：手术标本 > 50 个 /HPF，活检标本 > 10 个 /HPF；$IgG4^+/IgG^+ > 40\%$）。

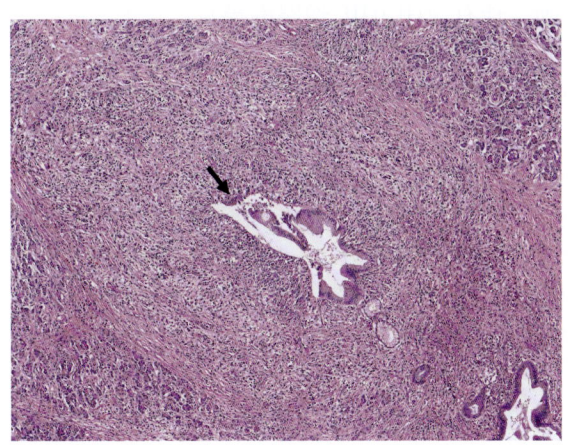

图 4.5.2a　Ⅰ型 AIP。胰腺组织明显萎缩，大量淋巴细胞及浆细胞浸润，病变以胰管（箭头）周围为著，伴明显的纤维化

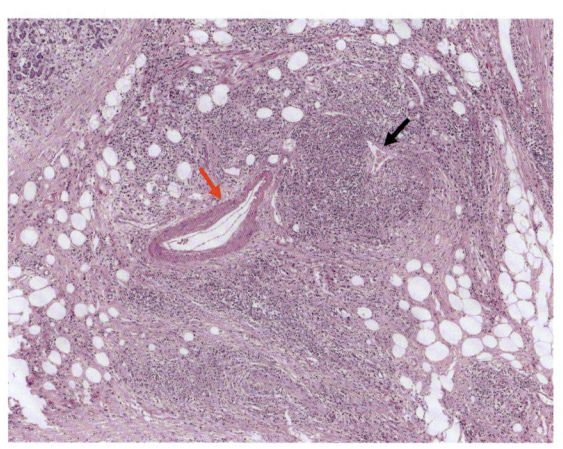

图 4.5.2b　Ⅰ型 AIP。胰腺间质纤维化，可见闭塞性静脉炎（黑箭头），受累静脉壁大量淋巴浆细胞浸润，管壁结构不易辨认，可通过与之伴行的动脉（红箭头）协助确认

思考题 31： Ⅰ型 AIP 与 Ⅱ型 AIP 在组织学上如何鉴别？

4.5.3　胰腺假性囊肿

- 胰腺假性囊肿（pancreatic pseudocyst）多继发于急慢性胰腺炎和胰腺损伤，因胰液外渗、胰液自身消化导致局部组织坏死，继发纤维结缔组织包裹形成，由于囊内无上皮层衬覆，故称假性囊肿。
- 大体特征：假囊肿壁呈不规则增厚，内面不平，囊内含浑浊血性液体。
- 组织学特征
  - 囊壁由纤维组织及肉芽组织构成，内面无上皮衬覆（图 4.5.3a、b），可见纤维素、坏死组织等炎性渗出物，囊壁有多量炎细胞浸润。
  - 囊内容物淀粉酶含量高。

4.5.4　胰腺浆液性囊腺瘤

- 胰腺浆液性囊腺瘤（pancreatic serous cystadenoma）是胰腺发生的、由形态一致的立方状透明

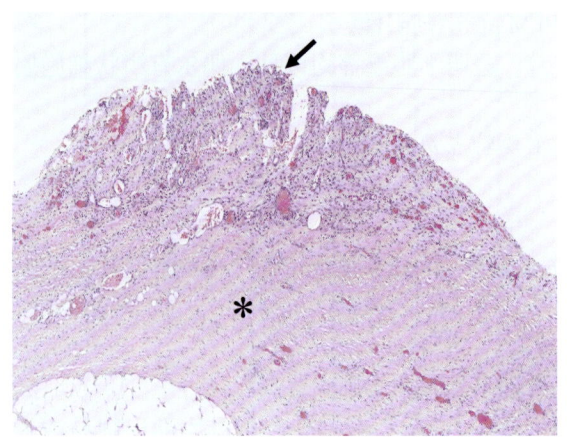 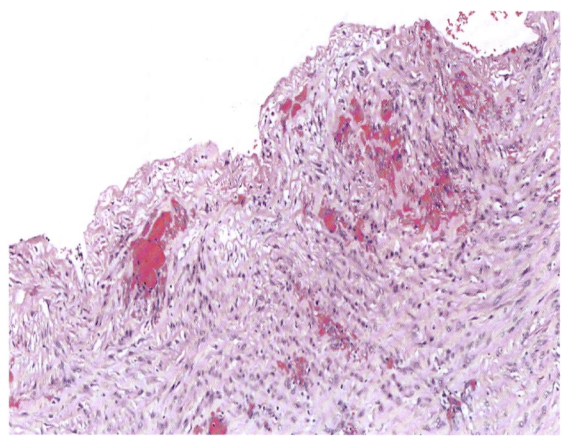

图 4.5.3a　胰腺假性囊肿。囊壁由纤维结缔组织（星号）和肉芽组织（箭头）构成，其内有炎细胞浸润，囊内壁无上皮衬覆

图 4.5.3b　胰腺假性囊肿。高倍镜下见囊壁纤维组织增生，炎细胞浸润，无内衬上皮

细胞构成的良性上皮性肿瘤，可能来源于泡心细胞，伴有 VHL/HIF 通路的异常。
- 大体特征：肿瘤分界清楚，平均 10 cm 大小。部分切面蜂窝状，由多个 1～2 mm 的小囊构成，中央常有特征性的放射状瘢痕（微囊型），部分形成单个大囊（巨囊型），少数呈实性。多发病例多见于 VHL 综合征患者。
- 组织学特征
  - 囊内含有透明液体，但无或有很少黏液。
  - 囊壁衬覆单层立方上皮，肿瘤细胞质透明，富含糖原，核小深染，无明显异型性（图 4.5.4a、b）。某些病例囊内可见乳头、出血或囊性变。
  - 肿瘤细胞表达 inhibin、GLUT1、MUC6，CEA 阴性，特殊染色 PAS 阳性，但淀粉酶消化后的 PAS（D-PAS）阴性。
- 胰腺浆液性肿瘤几乎均为良性，仅有极个别病例报道因出现明确的远处转移或胰腺外侵犯，而诊断为胰腺浆液性囊腺癌。

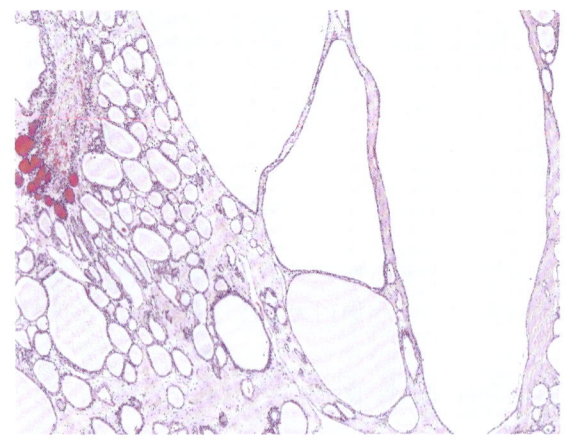 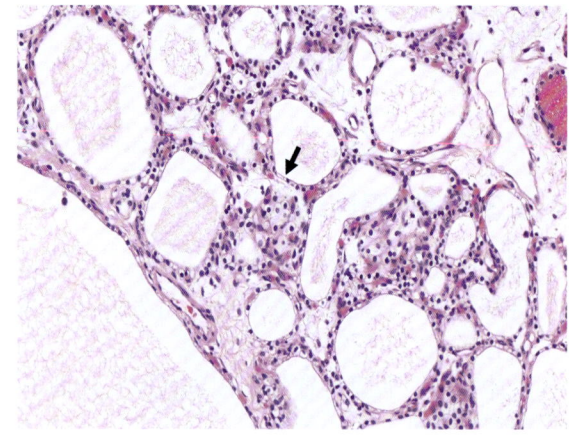

图 4.5.4a　胰腺浆液性囊腺瘤。低倍示肿瘤由多个微小囊腔构成

图 4.5.4b　胰腺浆液性囊腺瘤。高倍镜下见囊壁衬覆立方状上皮，胞质透明（箭头）

4.5.5　胰腺黏液性囊性肿瘤

- 胰腺黏液性囊性肿瘤（pancreatic mucinous cystic neoplasm）是由分泌黏液的上皮构成的囊性肿瘤，囊壁具有特征性的卵巢样间质，可伴有浸润癌。

- 大体特征：多见于胰体尾部，大的多囊或偶尔为单囊的肿物，直径 2～30 cm，常有厚的纤维性包膜，与胰管不相通。
- 组织学特征
  - 囊内含有黏液，某些病例可为水样物。囊内衬覆上皮常为高柱状黏液细胞，常形成乳头。
  - 上皮下间质常为细胞丰富的类似卵巢的间质（图 4.5.5a、b），此型间质常有雌激素受体、孕激素受体（e 图 4.5.5c）或抑制素的表达，甚至出现黄素化。囊壁常有钙化。
  - 根据衬覆上皮的异型程度分为低级别和高级别黏液性囊性肿瘤（e 图 4.5.5d）。出现浸润时称为伴有浸润性癌的黏液性囊性肿瘤。标本应仔细检查，避免遗漏局灶浸润性癌。

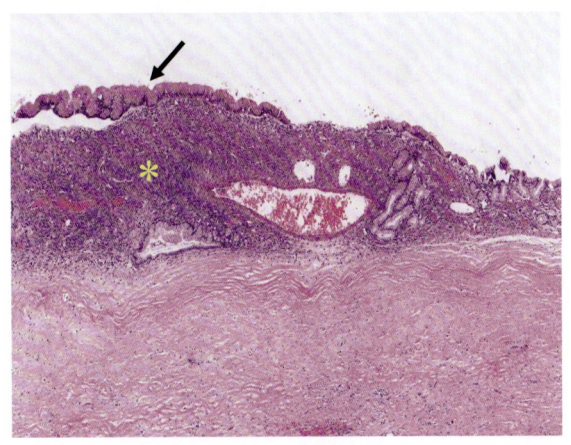

图 4.5.5a 胰腺黏液性囊性肿瘤。低倍镜下见囊壁衬覆高柱状黏液上皮（箭头），略呈波浪状，上皮下为细胞丰富的卵巢样间质（星号）

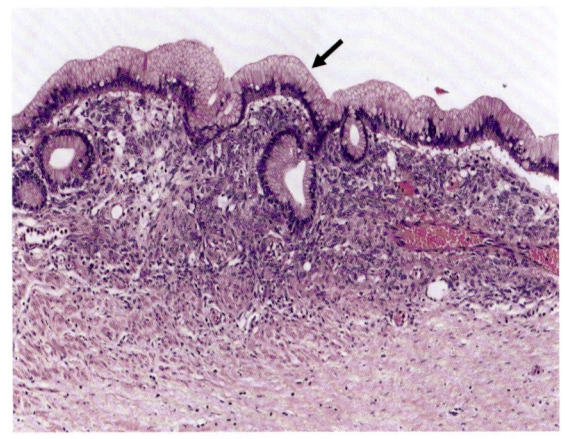

图 4.5.5b 胰腺黏液性囊性肿瘤。高倍镜下见囊壁衬覆的异型性轻微（低级别）高柱状黏液上皮（箭头）和上皮下卵巢样间质

4.5.6　胰腺导管内乳头状黏液性肿瘤

- 胰腺导管内乳头状黏液性肿瘤（pancreatic intraductal papillary mucinous neoplasm，IPMN）是主胰管（主胰管型）或其主要分支（分支胰管型）发生的黏液上皮肿瘤。肿瘤常产生大量黏液，内镜检查时可见黏液自十二指肠乳头溢出。
- 大体特征：肿瘤可单个，也可为多中心性。严重者可累及整个胰管系统。常伴有明显的胰管扩张。约 30% 病例伴浸润性癌，标本仔细检查非常必要。
- 组织学特征
  - 肿瘤衬覆黏液柱状上皮，分为胃型（类似胃小凹上皮）、肠型（类似肠腺瘤上皮）、胰胆管型（类似胆胰管上皮）。
  - 依据肿瘤上皮的异型增生程度分为低级别（图 4.5.6a、b）和高级别导管内乳头状黏液性肿瘤（图 4.5.6c）。伴有浸润癌时可为胶样癌（图 4.5.6d）或导管腺癌等（e 图 4.5.6e）。

思考题 32：不同组织学类型的 IPMN 伴异型增生各自的形态学特点是什么？

4.5.7　胰腺导管内嗜酸细胞乳头状肿瘤

- 胰腺导管内嗜酸细胞乳头状肿瘤（pancreatic intraductal oncocytic papillary neoplasm，IOPN）生长在扩张的胰腺导管内，呈外生结节状突起，被覆嗜酸性腺上皮。约 70% 的病例发生在胰头部，累及主胰管，约 10% 的病例弥漫累及整个胰腺。
- 组织学特征
  - 肿瘤形成复杂的乳头状结构，有纤细的纤维血管轴心（图 4.5.7a）。

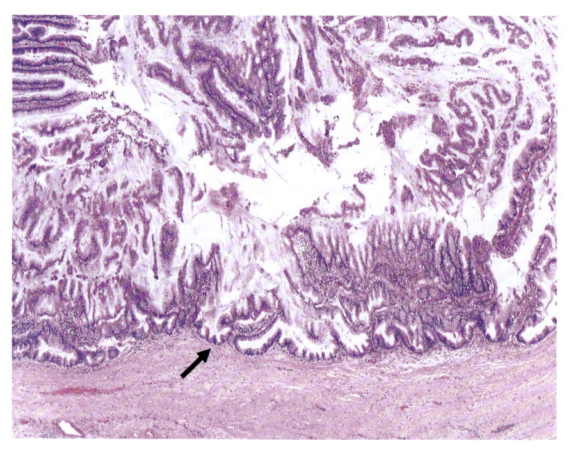

图 4.5.6a　IPMN，胃型。低倍镜下见高柱状黏液上皮增生，呈乳头状排列

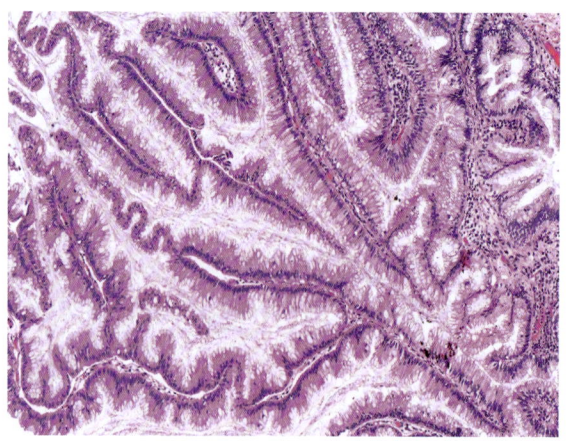

图 4.5.6b　IPMN，胃型。高倍镜下见增生的高柱状黏液上皮似胃小凹上皮，伴轻度异型性

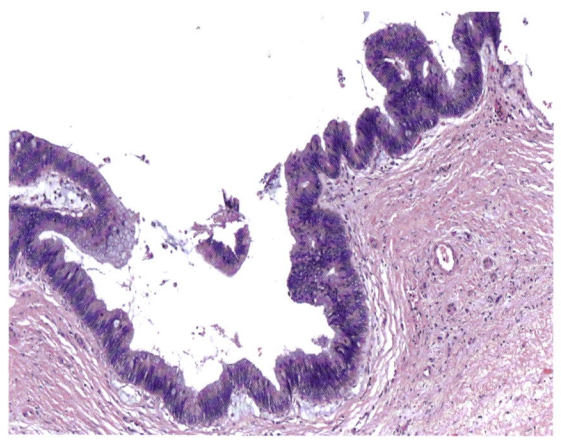

图 4.5.6c　IPMN，肠型。肿瘤上皮伴高级别异型增生

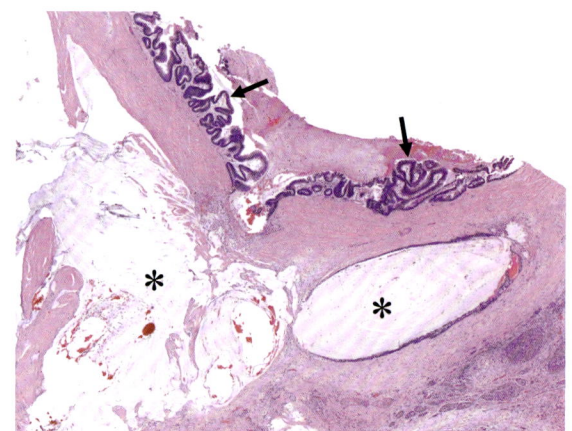

图 4.5.6d　IPMN，肠型（箭头），伴浸润癌。浸润癌成分为胶样癌（星号）

- 乳头由 2～5 层立方形到柱状细胞构成，细胞内因富含线粒体，胞质呈嗜酸性颗粒状，细胞核大而圆，核仁突出（图 4.5.7b）。
- 部分病例可伴有浸润癌成分。

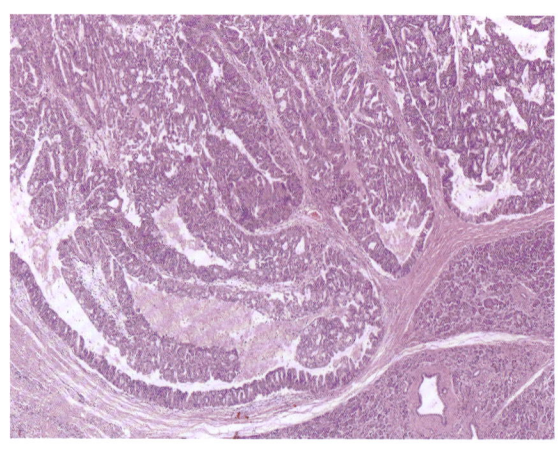

图 4.5.7a　IOPN。低倍镜下见复杂的乳头状结构，有纤细的纤维血管轴心

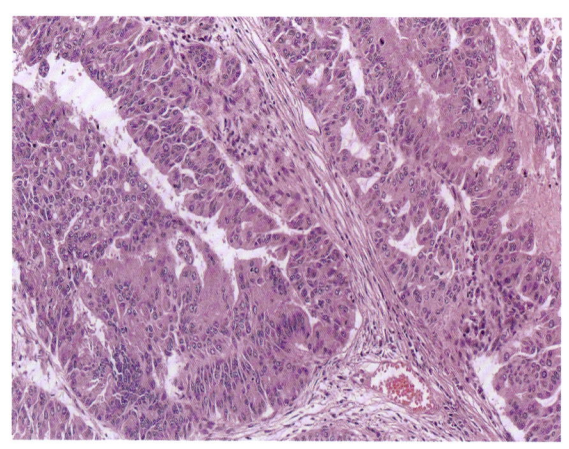

图 4.5.7b　IOPN。高倍镜下见肿瘤细胞胞质丰富，嗜酸性颗粒状，细胞核大而圆，核仁突出

4.5.8 胰腺导管内管状乳头状肿瘤

- 胰腺导管内管状乳头状肿瘤（pancreatic intraductal tubulopapillary neoplasm，ITPN）是胰腺导管内发生的以腺管形成为主、具有高级别异型性的上皮性肿瘤，通常不产生明显的黏液，可伴有浸润癌。
- 大体特征：胰管扩张，管腔内实性、结节性肿块，无明显黏液分泌。
- 组织学特征
  ◇ 主要由背靠背紧密排列的腺管组成，形成大片的筛状结构，长乳头结构较少（图 4.5.8a）。
  ◇ 肿瘤细胞立方状，胞质嗜酸或嗜碱，偶有胞质透明区域，无明显黏液分泌。核圆形、卵圆形，有异型性但形态较一致，核分裂象易见（图 4.5.8b）。
  ◇ 多伴高级别异型增生，约 70% 病例伴有浸润癌成分。

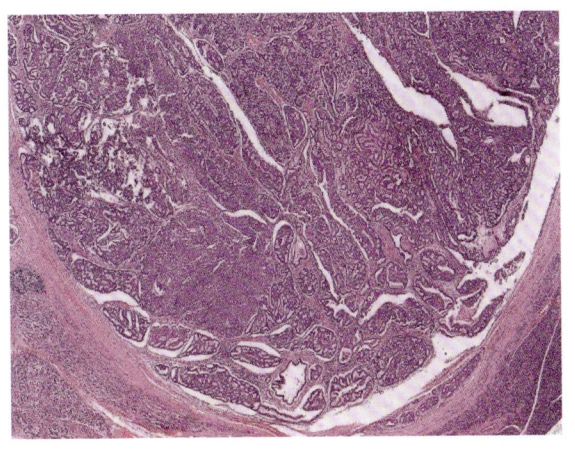

图 4.5.8a　ITPN。低倍镜下见肿瘤结节状，位于导管腔内，由背靠背紧密排列呈筛状的腺管组成，长乳头结构较少

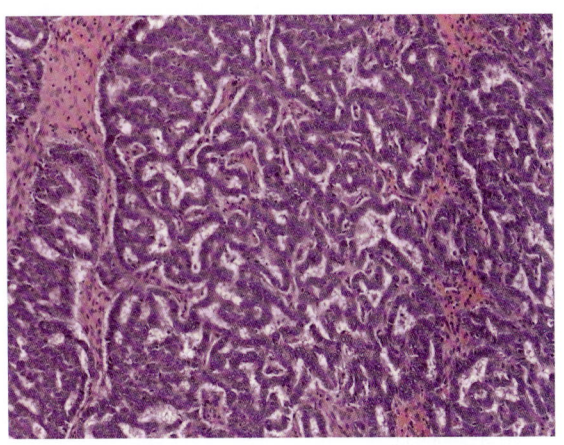

图 4.5.8b　ITPN。高倍镜下见肿瘤细胞形态较一致，立方状，无明显黏液分泌，核深染

4.5.9 胰腺实性假乳头状肿瘤

- 胰腺实性假乳头状肿瘤（solid pseudopapillary neoplasm of the pancreas，SPN）是由低黏附性上皮细胞构成的低度恶性肿瘤，肿瘤细胞缺乏明确的胰腺上皮分化方向。总体预后良好，即使发生复发和肝转移，手术切除后也能获得长期无瘤生存。
- 大体特征：多为分界清楚的肿块，直径常达 10 cm，多有包膜。黄褐到红褐色，质脆，较软。有些亦可有明显的纤维化和囊变区。囊不规则，内含不规则碎屑。
- 组织学特征
  ◇ 肿瘤细胞构成细胞丰富的实性巢，其间有丰富的小血管。远离血管的细胞出现退变，而小血管周围的细胞围绕小血管形成所谓的假乳头状排列（图 4.5.9a），没有真正的腺腔形成。
  ◇ 肿瘤细胞核比较一致，常有纵行核沟，胞质中等、嗜酸性，部分瘤细胞质内可见嗜酸性透明小滴（图 4.5.9b）。
  ◇ 间质常有不同程度的水肿、玻璃样变、黏液变（图 4.5.9b），常见胆固醇结晶、泡沫细胞及异物巨细胞反应。尽管大体上包膜完整，镜下常见病变周围胰腺实质内浸润。
  ◇ 绝大多数病例存在 *CTNNB1* 突变，因此广泛的肿瘤细胞 β-catenin 胞核及胞质阳性是最有价值的免疫组化诊断线索（e 图 4.5.9c），其他阳性免疫组化标记还包括 vimentin、CD10、PR、CD99（核旁点状）（e 图 4.5.9d）、CD56，以及 E-cadherin 表达减弱或缺失。

思考题 33：胰腺实性假乳头肿瘤 E-cadherin 表达缺失与乳腺小叶癌 E-cadherin 表达缺失的机制有什么不同？

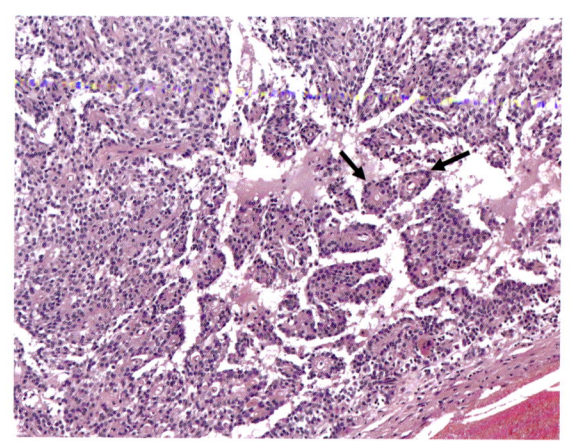

图 4.5.9a SPN。肿瘤细胞实性成片生长，富于血管，远离血管的细胞发生退变，紧邻小血管的细胞形成所谓的假乳头状结构（箭头），瘤细胞核比较一致，胞质中等、嗜酸性

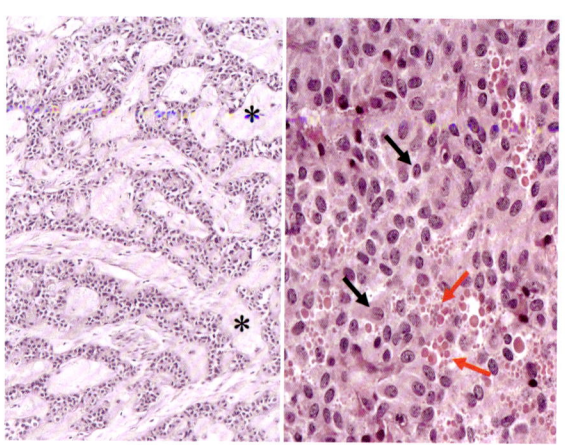

图 4.5.9b SPN。肿瘤间质血管丰富，可见水肿、玻璃样变（星号），肿瘤细胞形态一致，胞质嗜酸或透明，部分肿瘤细胞质内可见嗜酸性小体（红箭头），细胞核卵圆形，可见纵行核沟（黑箭头）

4.5.10 胰腺导管腺癌

- 胰腺导管腺癌（pancreatic ductal adenocarcinoma，PDAC）具有胰腺导管上皮分化的恶性肿瘤，常形成腺管，可见细胞内或腔内黏液，缺少胰腺腺泡或内分泌分化特点。占胰腺恶性肿瘤的90%以上，好发于中老年人，男女比例大致相当，预后很差。
- 大体特征：多数位于胰头部，实性，灰白灰黄色，界限不清，偶可见微囊或大囊腔。
- 组织学特征
  - 胰腺结构破坏，周围伴有慢性胰腺炎、胰腺实质萎缩、胰腺脂肪化的背景，间质有较明显的促纤维结缔组织增生反应，常见炎细胞浸润。在癌周常见索状、大小一致、实性索状的胰岛细胞增生（图 4.5.10a）。
  - 肿瘤细胞排列呈团索状、腺管状，腺管形状不规则，可见不完整的管腔，细胞立方状，核大小不一，外形不规则，可见核分裂象（图 4.5.10b）。少部分是较高分化的乳头状结构。
  - PDAC缺乏特异性的分化标记，大多数导管腺癌表达CK7、CK19、CK8/18、MUC1（e 图

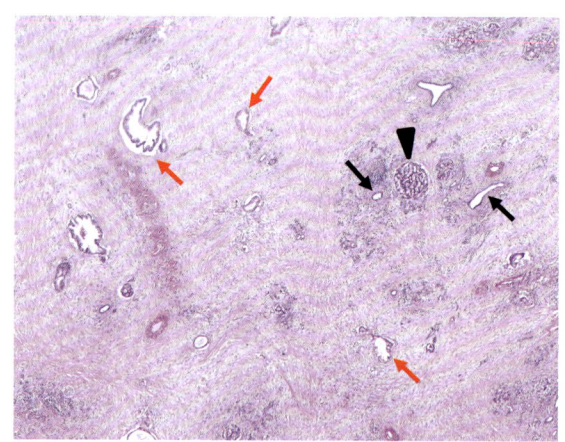

图 4.5.10a PDAC。可见肿瘤性腺体（红箭头）、残存的胰腺导管（黑箭头）和胰岛（三角），间质显著纤维结缔组织增生，可见炎细胞浸润

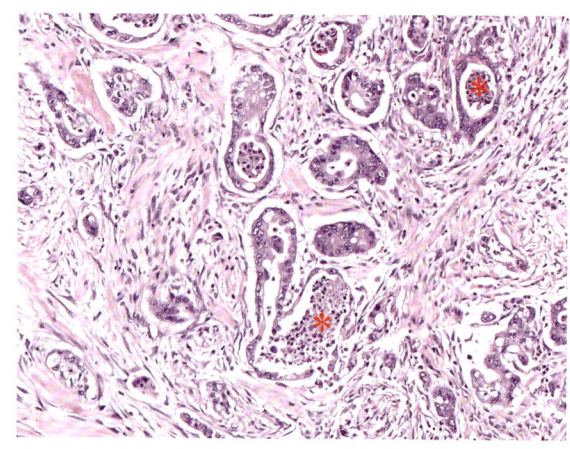

图 4.5.10b PDAC。肿瘤细胞排列呈条索、腺管状，腺管形状不规则，可见不完整的管腔和管腔内坏死碎片（星号），细胞立方状，核大小不一，外形不规则，可有明显核仁

4.5.10c）、MUC3、MUC4 和 MUC5AC，但不表达 MUC2。SMAD4 在 55% 的癌中表达缺失（e 图 4.5.10d），P53 在大部分病例都可检测到突变型表达（e 图 4.5.10e）。
- ◇ 分子遗传学改变：PDAC 中存在高比例的 *KRAS*、*TP53*、*CDKN2A* 和 *SMAD4* 突变。

思考题 34：残存的胰岛细胞与 PDAC 常规 HE 形态如何鉴别？
思考题 35：残存的导管和分化好的 PDAC 常规 HE 形态如何鉴别？

4.5.11 胰腺腺泡细胞癌

- 胰腺腺泡细胞癌（pancreatic acinar cell carcinoma，ACC）是胰腺发生的呈腺泡细胞分化的恶性上皮性肿瘤。较少见，占胰腺肿瘤的 1%～2%，平均发病年龄 60 岁，男性是女性的 2 倍。
- 大体特征：肿瘤通常体积较大，实性，界清，至少部分有包膜，切面灰红，质地较均一，细腻或质脆。
- 组织学特征
  - ◇ 腺泡细胞癌细胞密集，排列呈巢片状或腺泡状结构，核位于基底，有时可见呈小梁状或实性排列。间质反应轻微，在很多病例中几乎无间质（图 4.5.11a）。
  - ◇ 瘤细胞胞质中等，有时胞质丰富，顶端胞质为嗜酸性颗粒状。核圆形或卵圆形，异型性不大，但有明显的单个核仁，核分裂多少不等（图 4.5.11b）。
  - ◇ 免疫组化证实胰蛋白酶（e 图 4.5.11c）、脂肪酶、糜蛋白酶的分泌对诊断有重要价值，抗 BCL-10（克隆 331.1）也是腺泡细胞及其肿瘤特异且敏感的标志（e 图 4.5.11d）。淀粉酶消化后 PAS 阳性染色对确诊有帮助。
  - ◇ 腺泡细胞癌无导管腺癌中常见的 *KRAS*、*TP53*、*CDKN2A* 或 *SMAD4* 等改变，但有较高频率的 APC/β-catenin 通路异常和染色体 11p 的等位基因丢失。

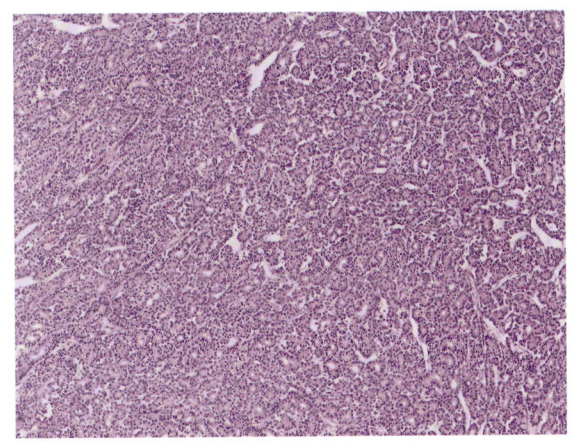

图 4.5.11a　ACC。肿瘤细胞密集，排列呈巢片状或腺泡状，间质成分较少

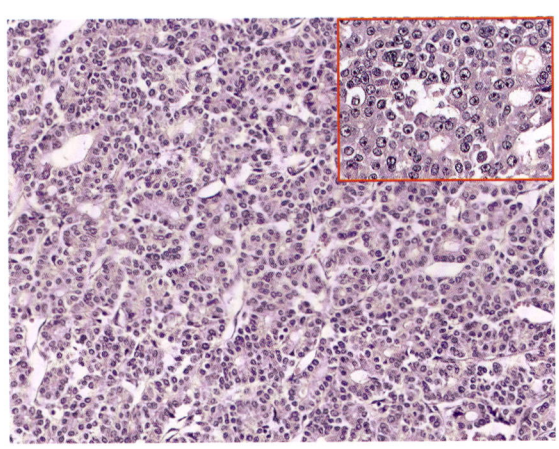

图 4.5.11b　ACC。瘤细胞胞质中等，嗜酸性颗粒状，核圆形或卵圆形，位于基底部，异型性不明显，常见明显的大核仁（右上高倍镜下插图）

4.5.12 胰腺神经内分泌瘤

- 胰腺神经内分泌肿瘤（pancreatic neuroendocrine neoplasm，NEN）与其他部位神经内分泌肿瘤基本相同，包括高分化神经内分泌瘤（pancreatic neuroendocrine tumor，PanNET）和低分化神经内分泌癌（pancreatic neuroendocrine carcinoma，PanNEC）。PanNEC 少见，多数为 PanNET。
- 组织学特征
  - ◇ PanNET
    - ■ 肿瘤细胞排列呈巢状、缎带状、小梁状、腺泡样，间质纤维多少不等，血窦丰富（图 4.5.12a）。

- 瘤细胞形态一致，圆形或小多角形，胞质嗜酸、双染或透亮、细颗粒状；核圆形或卵圆形，形态规则，染色质略粗，椒盐样，核仁多不明显。
  ◇ PanNEC
    - 小细胞型：瘤细胞小，似淋巴细胞或"燕麦样"，胞质稀少，一般小于 3 个淋巴细胞，核细颗粒状或深染，核仁不明显（图 4.5.12b）。
    - 大细胞型：瘤细胞多大于 3 个淋巴细胞，胞质丰富，染色质粗颗粒状，核仁明显。
  ◇ NEN 需根据分化程度、核分裂象和 Ki-67 指数进行进一步分级；如果同时存在非神经内分泌的恶性上皮肿瘤成分且每种成分占比不少于 30% 时，称混合性神经内分泌 - 非神经内分泌癌。
  ◇ 免疫组化
    - 胰腺 NEN 表达通用神经内分泌标记 CgA、Syn 和 INSM1（e 图 4.5.12c），其中 CgA 特异性优于 Syn，Syn 敏感性优于 CgA，INSM1 敏感性、特异性均较好，对分化差、内分泌颗粒发育不良的 NEC 的诊断尤其有帮助。
    - 生长抑素受体 2A 型（SSTR2A）多在 NET 中表达（e 图 4.5.12d），NEC 中表达率低，有助于两者的鉴别诊断，此外，SSTR2A 表达强度与生长抑素受体功能影像表现成正相关，且具有预后意义。
    - 免疫组化可证实激素的存在，如胰岛素、血管活性肠肽、胃泌素、胰多肽、生长抑素、5-羟色胺等，但必须有临床表现才能诊断功能性胰腺内分泌肿瘤。
  ◇ PanNET 存在较高比例的 *ATRX*（e 图 4.5.12e）、*DAXX* 和 *MEN1* 基因突变，而 NEC 常存在 *TP53*（e 图 4.5.12f）和 *RB* 基因突变，检出上述基因突变或免疫组化蛋白异常表达有助于 NET 和 NEC 的鉴别诊断。

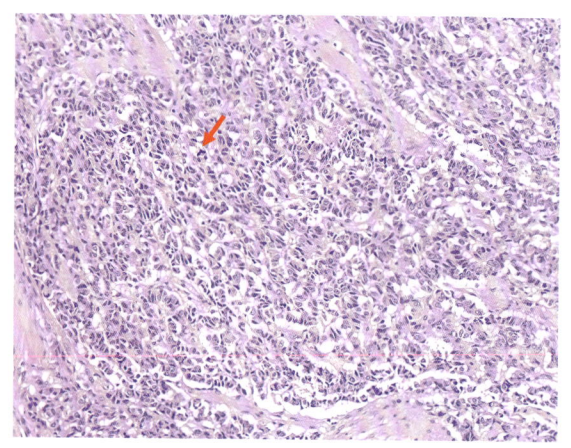 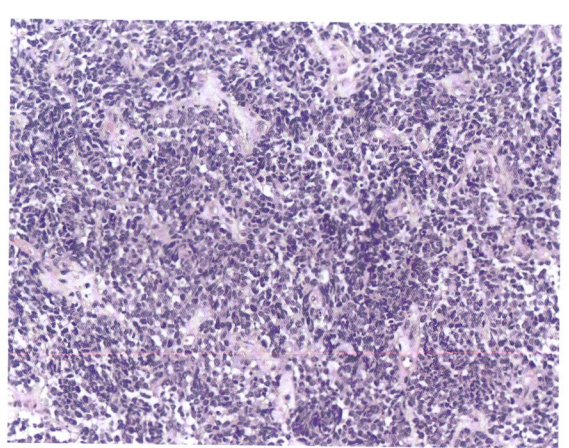

图 4.5.12a　PanNEN，G2。肿瘤细胞排列呈缎带状、小梁状，细胞形态温和，胞质中等量、粉染或透明，可见核分裂象（箭头）。间质纤维多少不等，血窦丰富

图 4.5.12b　PanNEC，小细胞型。密集的肿瘤排列呈巢片状，瘤细胞小，似淋巴细胞或"燕麦样"，胞质稀少，小于 3 个淋巴细胞，核深染，核仁不明显

思考题 36：胰腺腺泡细胞癌与胰腺神经内分泌肿瘤的组织学特点有哪些相似点及不同点？

（郭丽梅 编写　石雪迎 审校）

主要参考文献

[1] WHO Classification of Tumours Editorial Board. Digestive system tumours. 5th ed. Lyon，France：International Agency for Research on cancer，2019：13-550.

[2] Goldblum JR, Lamps LW, McKenney JK, et al. 罗塞和阿克曼外科病理学：第11版. 回允中，译. 北京：北京大学医学出版社，2021：502-935.

[3] Fenoglio-Preiser CM. 胃肠病理学：第3版. 回允中，译. 北京：北京大学医学出版社，2011：593-690, 1099-1160.

[4] Lewin KJ, Riddell RH, Wilfred M, et al. Gastrointestinal pathology and its clinical implications. 2nd ed. Philadelphia, PA: Lippincott Williams & Wilkins, 2014: 795-1582.

[5] 陈杰，步宏. 临床病理学. 2版. 北京：人民卫生出版社，2021：137-158.

[6] 中华医学会病理学分会消化疾病学组，2020年中国胃肠胰神经内分泌肿瘤病理诊断共识专家组. 中国胃肠胰神经内分泌肿瘤病理诊断共识. 中华病理学杂志，2021，50（1）：14-20.

[7] 《胃肠间质瘤病理诊断临床实践指南（2022版）》编写专家委员会. 胃肠间质瘤病理诊断临床实践指南（2022版）. 中华病理学杂志，2022，51（10）：959-969.

[8] 《肝内胆管癌病理诊断专家共识（2022版）》编写专家委员会. 肝内胆管癌病理诊断专家共识（2022版）. 中华病理学杂志，2022，51（9）：820-828.

[9] 中国抗癌协会肝癌专业委员会，中华医学会肝病学分会肝癌学组，中国抗癌协会病理专业委员会，等. 原发性肝癌规范化病理诊断指南（2015版）. 临床与实验病理学杂志，2015，31（3）：241-46.

[10] Dixon MF. Gastrointestinal epithelial neoplasia: Vienna revisited. Gut. 2002, 51: 130-131.

[11] Kovari B, Bathori A, Friedman MS, et al. Histologic Diagnosis of Inflammatory Bowel Diseases. Adv Anat Pathol, 2022 (29): 48-61.

[12] Nagpal SJS, Sharma A, Chari ST. Autoimmune Pancreatitis. Am J Gastroenterol, 2018, 113（9）：1301.

[13] Myers L, Ahn J. Focal Nodular Hyperplasia and Hepatic Adenoma: Evaluation and Management. Clin Liver Dis, 2020, 24（3）：389-403.

[14] Deshpande V, Zen Y, Chan JK, et al. Consensus statement on the pathology of IgG4-related disease. Mod Pathol, 2012, 25（9）：1181-1192.

第五章

泌尿男性生殖系统疾病

◎ 学习目标

1. 掌握泌尿系统的正常组织学特征。
2. 熟悉膀胱炎症性疾病和良性前列腺增生的基本概念及主要病理形态学特征。
3. 了解高血压肾病的病理形态学特征。
4. 掌握肾的常见良恶性肿瘤的基本概念、类型及主要病理形态学特征。
5. 掌握尿路上皮乳头状瘤和尿路上皮癌的基本概念、类型及主要病理形态学特征。
6. 掌握前列腺癌的基本概念、分级及主要病理形态学特征。
7. 熟悉肾常见间叶性肿瘤的基本概念和主要病理形态特征。
8. 掌握睾丸常见生殖细胞肿瘤的类型和主要病理形态特征。

数字资源图片

思考题答案

第一节 肾非肿瘤性病变

5.1.1 肾正常组织学

- 肾实质：肾表面被覆一层纤维膜（被膜），肾实质内有肾小球和肾小管；肾小管分近曲小管和远曲小管，肾小管汇聚形成肾乳头（图5.1.1a、b）。
- 肾窦：由填充肾门区间隙的脂肪组成，其内包含肾静脉、肾动脉、神经和结缔组织；如果肾细胞癌侵犯肾窦，即为T3期（肾外侵犯）。
- 肾盂：表面被覆尿路上皮，上皮下有薄层疏松结缔组织，固有肌层薄、不连续。

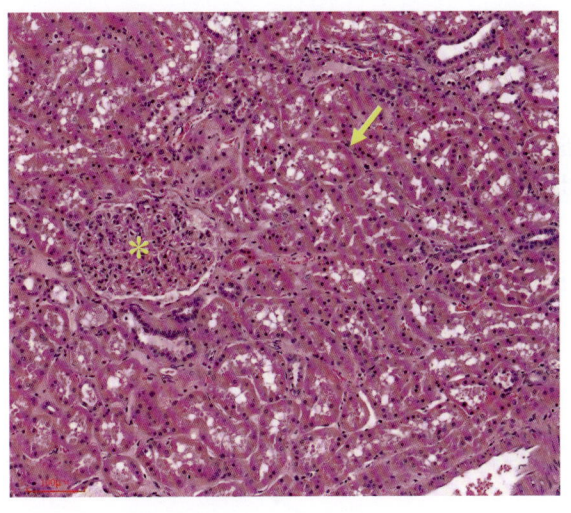

图 5.1.1a 肾正常组织学。肾实质,内有肾小球(星号)和肾小管(箭头)

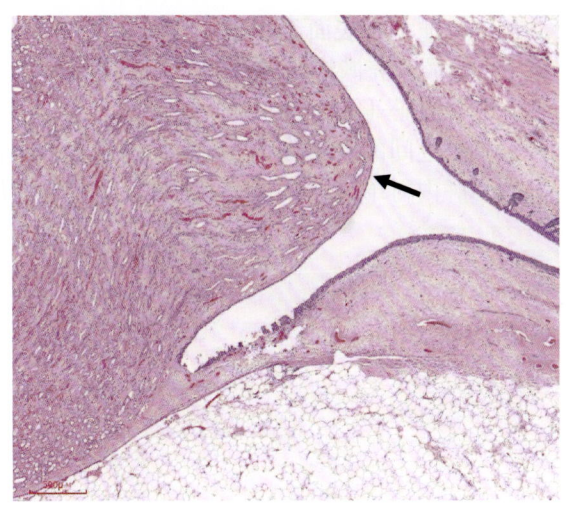

图 5.1.1b 肾正常组织学。肾小管汇聚形成肾乳头(箭头),乳头被覆的尿路上皮与肾小管衔接

5.1.2 IgG4 相关性肾病

- IgG4 相关性肾病(IgG4 related kidney disease)是 IgG4 相关硬化性疾病的一种,主要表现为淋巴细胞和浆细胞浸润伴纤维化,累及小管间质为主。常伴有血中 IgG4 水平升高。
- 组织学特征
    - 肾小管损伤和萎缩,肾间质显著浆细胞浸润,伴多少不等的淋巴细胞、单核细胞及少量嗜酸性粒细胞浸润(图 5.1.2a、b)。
    - 纤维组织增生,典型者增生的纤维组织可交错排列呈席纹样。
    - 肾小球可以正常,可以继发相关病变,慢性期因肾间质病变可出现肾小球缺血病变。
    - 免疫组化:IgG4$^+$ 浆细胞数量应 > 10 个 / 高倍视野(图 5.1.2b),IgG4$^+$ 浆细胞 /IgG$^+$ 浆细胞比值应 > 40%。可同时进行 CD138 染色标记组织中的浆细胞。

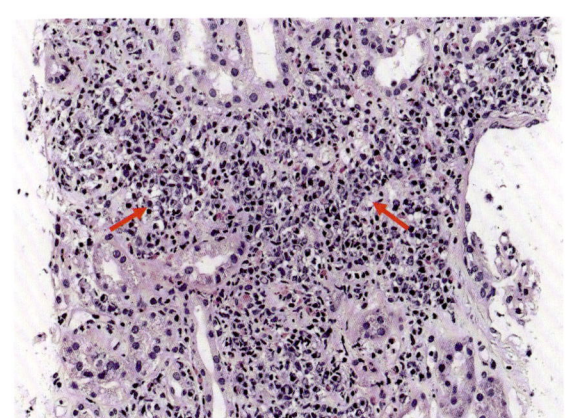

图 5.1.2a IgG4 相关性肾病。肾间质大量浆细胞浸润(箭头)

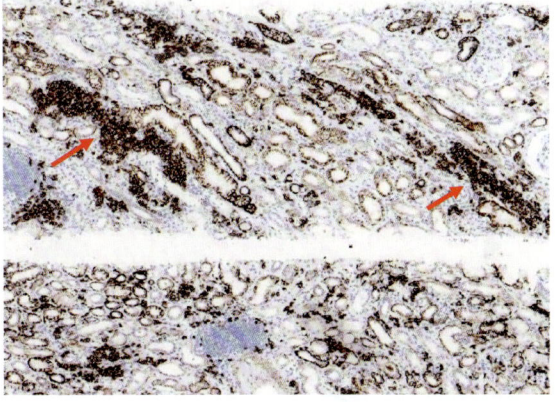

图 5.1.2b IgG4 相关性肾病。免疫组化示浸润的浆细胞中大部分为 IgG4 阳性浆细胞(箭头)

5.1.3 成人型多囊肾

- 成人型多囊肾(adult polycystic kidney)属常染色体显性肾疾病,特点为多发性囊肿弥漫累及整个肾。

- 大体特征：肾表面不规则，切面显示多囊，几毫米到几厘米不等，囊肿间为残留的实性肾实质。囊腔内充满清亮液，偶尔为血性液体。
- 组织学特征（图 5.1.3a、b）
  ◇ 囊肿之间的肾实质显示间质慢性炎，肾小管萎缩和与正常肾小球混合存在的肾小球硬化。
  ◇ 囊肿内衬单层立方或扁平上皮；可见囊内局灶乳头状增生，但被覆细胞无异型性。

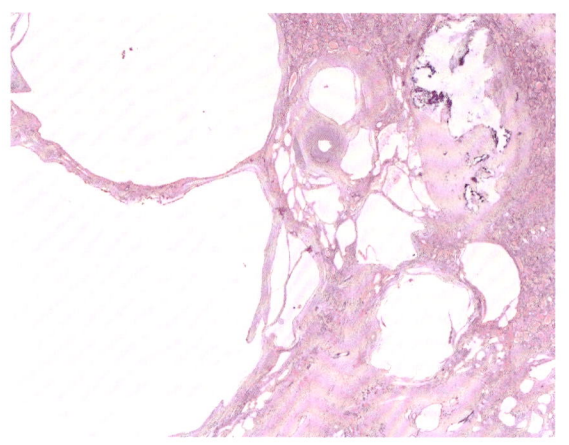 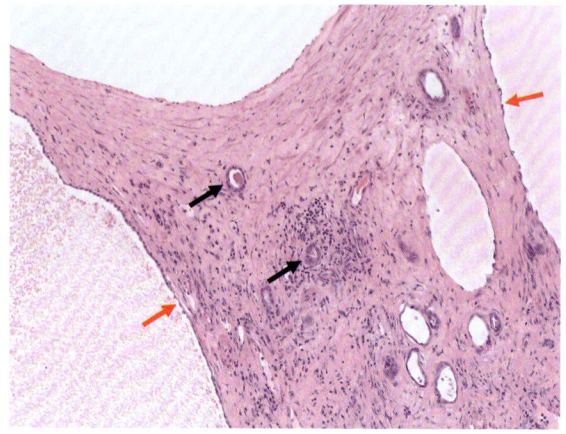

图 5.1.3a　成人型多囊肾。肾内见大小不等的囊腔

图 5.1.3b　成人型多囊肾。囊腔内衬扁平或小立方上皮（红箭头），囊腔之间为残留的肾实质（黑箭头）

思考题 1：您还可以想到哪些大体上可以出现囊性改变的肾病变？

5.1.4　恶性高血压病肾损伤

- 恶性高血压（malignant hypertension）临床表现为严重的高血压（舒张压 > 130 mmHg），视网膜出血、絮状渗出物和视盘水肿，心功能不全，高血压脑病乃至脑卒中，以及肾功能减退，常有少量蛋白尿和血尿。临床上具备前两项即可诊断。
- 恶性高血压累及肾的组织学特征
  ◇ 肾小球缺血性硬化或缺血性皱缩，肾小管至少多灶状萎缩（图 5.1.4a）。
  ◇ 肾间质至少多灶状淋巴、单核细胞浸润，小动脉内膜增生，呈葱皮样，管壁增厚，管腔狭窄（图 5.1.4b）。

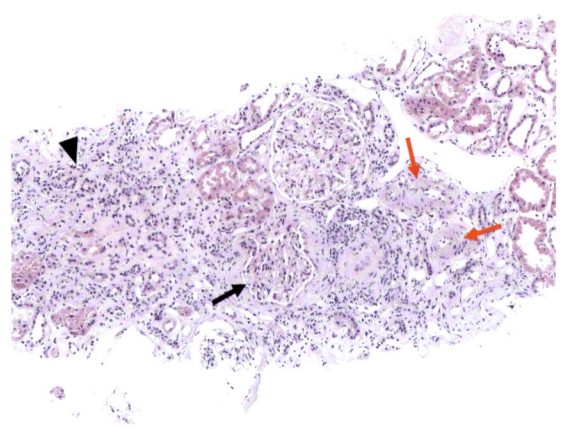 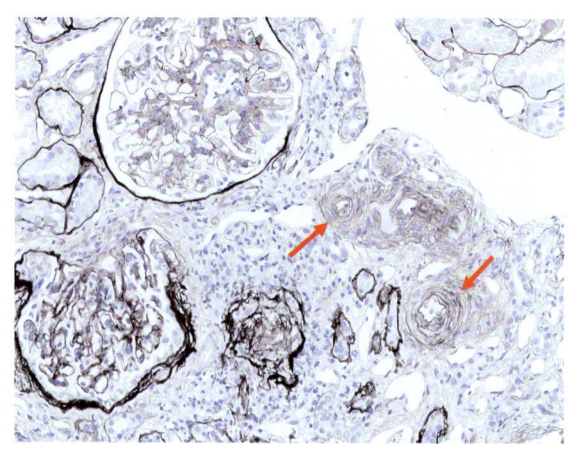

图 5.1.4a　恶性高血压病肾损伤。肾小球缺血性皱缩（黑箭头），肾小管萎缩（三角），小动脉管壁增厚，管腔狭窄（红箭头）

图 5.1.4b　恶性高血压病肾损伤。六胺银染色示小动脉管壁呈洋葱皮样增生，管腔狭窄（箭头）

5.1.5 急性肾小管间质肾病

- 急性肾小管间质肾病（acute tubulointerstitial nephropathy）是以急性肾小管间质炎症为基本特征的一组肾疾病，与药物、感染、移植排异反应等多种因素有关，部分病因不明。以急性肾功能衰竭、血肌酐升高为主要表现。
- 组织学特征（图 5.1.5a、b）
  - 肾间质水肿，肾间质多灶状或弥漫性淋巴、单核细胞伴多少不等的嗜酸性粒细胞和中性粒细胞浸润。
  - 肾小管多灶状萎缩，小管上皮细胞退变，刷毛缘脱落，管腔扩张。
  - 肾小球及血管基本正常。
  - 免疫荧光检查多数为阴性。

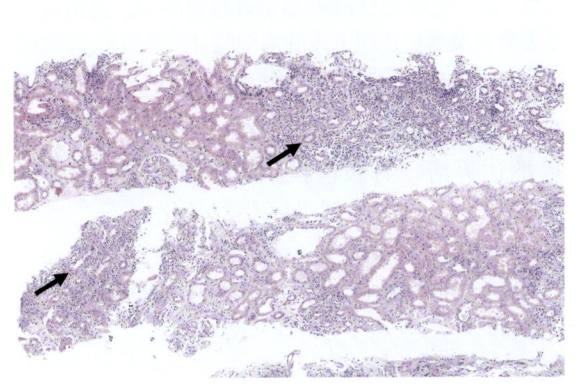

图 5.1.5a 急性肾小管间质肾病。肾间质灶状炎细胞浸润，其内可见萎缩的肾小管（箭头）

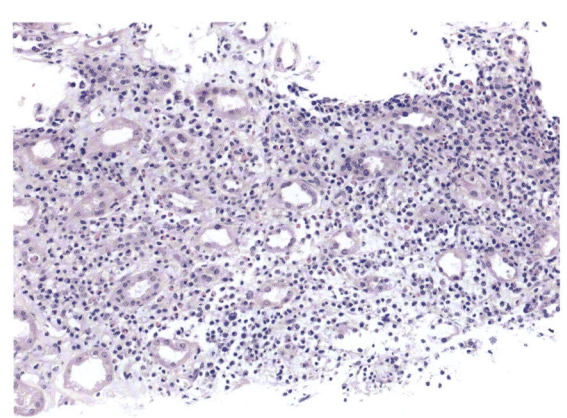

图 5.1.5b 急性肾小管间质肾病。高倍镜下见肾小管萎缩，间质淋巴单核细胞、浆细胞和嗜酸性粒细胞浸润

（陆　敏　编写　贺慧颖　审校）

第二节　肾肿瘤性病变

5.2.1 低度恶性潜能多房囊性肾肿瘤

- 低度恶性潜能多房囊性肾肿瘤（multilocular cystic renal neoplasm of low malignant potential）是由多房囊腔构成的惰性肾肿瘤，囊腔内衬低级别透明细胞。
- 大体特征：肿瘤边界清楚，由大小不等的囊腔构成，囊之间为纤维间隔，囊腔内液体可以透明、胶冻状、浆液性或出血。
- 组织学特征
  - 肿瘤呈多房囊性，囊壁衬覆单层或多层胞浆透明、细胞温和的上皮细胞，WHO核分级（详见本节 5.2.2）1～2 级（图 5.2.1a）。
  - 纤维间隔内可有透明细胞巢，但是最大径不应大于一个 20× 显微镜下视野（1 mm）（图 5.2.1b）。
  - 无坏死、核分裂象、脉管侵犯和横纹肌样/肉瘤样分化。
  - 免疫组化：PAX-8、CA9、CD10 阳性，CK7 阴性。

思考题 2：低度恶性潜能多房囊性肾肿瘤应主要与哪种肾肿瘤鉴别？鉴别要点是什么？

5.2.2 透明细胞肾细胞癌

- 透明细胞肾细胞癌（clear cell renal cell carcinoma，CCRCC）是由透明至嗜酸性细胞等多种形态细胞组成的恶性肾上皮性肿瘤，肿瘤有丰富的血管网，常伴 *VHL* 等位基因的失活。

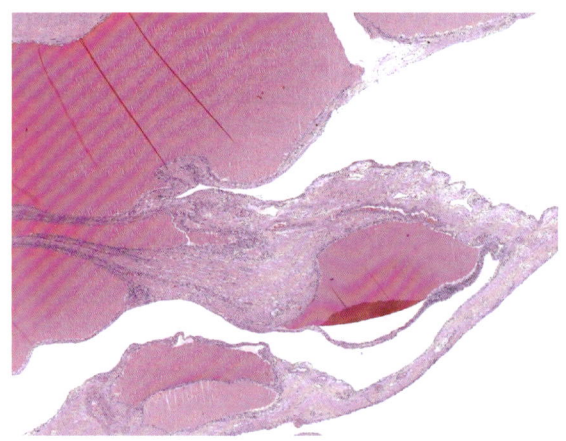

图 5.2.1a 低度恶性潜能多房囊性肾肿瘤。低倍镜下见肿瘤由多房囊腔组成，囊腔内含粉染浆液

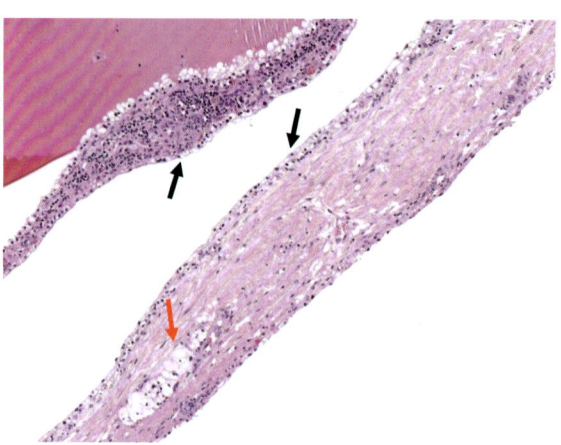

图 5.2.1b 低度恶性潜能多房囊性肾肿瘤。高倍镜下见囊壁衬覆单层透明上皮肿瘤细胞（黑箭头），纤维间隔内可见小巢状透明肿瘤细胞（红箭头）

- 最常见的肾细胞癌类型，占肾细胞癌的 60%～70%，患者多数为 60 岁以上。
- 大体特征：典型者位于肾皮质，并突向于肾外，肿瘤边界清，有假包膜。切面因肿瘤细胞内富于脂质而呈金黄色，并因有出血和坏死而呈多彩状。常见囊性变，偶见钙化和骨化。
- 组织学特征
  - 肿瘤中可有实性片状、囊状、乳头状/假乳头状和管状结构。实性腺泡样结构或巢状结构之间有纤细而复杂的分支状纤维血管分隔（图 5.2.2a）。
  - 可有出血、囊性变，部分肿瘤中央有纤维黏液变性。
  - 典型者肿瘤细胞质透明，细胞膜清晰，部分肿瘤细胞质可呈嗜酸性。
  - 约 5%CCRCC 有肉瘤样或横纹肌样分化。
  - WHO 的核分级是重要的预后指标，分级越高预后越差。
    - 1 级：400 倍镜下不见核仁或有不明显的嗜碱性核仁。
    - 2 级：400 倍镜下可见嗜酸性核仁但 100 倍镜下不明显。
    - 3 级：100 倍镜下可见明显的嗜酸性核仁。
    - 4 级：癌细胞具有极为明显的核多形性，可见瘤巨细胞和（或）任何数量的肉瘤样或横纹肌样分化。

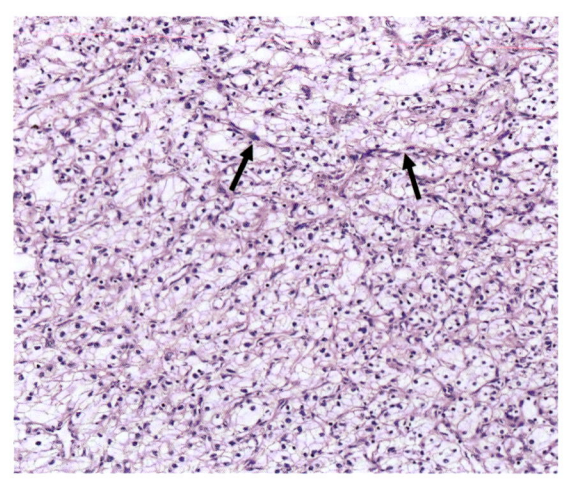

图 5.2.2a 透明细胞肾细胞癌。可见典型的复杂"鸡笼网"样血管结构（箭头），癌细胞透明，边界清楚，无明显核仁，核分级为 1 级

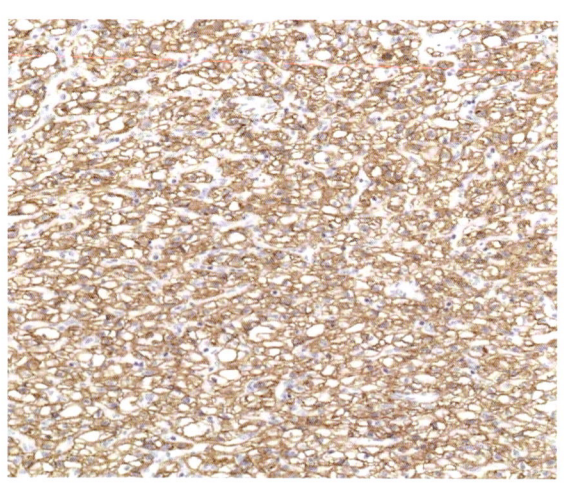

图 5.2.2b 透明细胞肾细胞癌。免疫组化 CA9 阳性

- 免疫组化：Vimentin、EMA、CA9 阳性（图 5.2.2b），但 AE1/AE3 可以仅局灶阳性；PAX-8、CD10 通常阳性；CK7、P504S 通常阴性。

思考题 3：可出现透明细胞特点的肾细胞肿瘤有哪些？如何鉴别诊断？请举例至少 3 种肿瘤。

5.2.3 透明细胞肾细胞癌伴肉瘤样 / 横纹肌样分化

- 透明细胞肾细胞癌伴肉瘤样 / 横纹肌样分化（clear cell renal cell carcinoma with sarcomatoid/rhabdoid differentiation）不是独立的肾细胞类型，是指在透明细胞肾细胞癌中出现高级别梭形细胞肉瘤 / 横纹肌样成分，提示预后较差。
- 组织学特征
  - 透明细胞癌中的肉瘤样成分可以局灶或弥漫分布（图 5.2.3a）。
  - 由恶性梭形细胞 / 横纹肌样细胞组成，瘤细胞多形性明显，核分裂象易见（图 5.2.3b）。
  - WHO 核分级为 4 级。

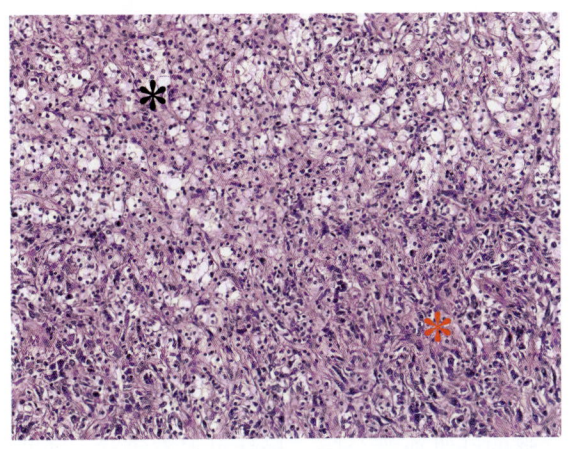
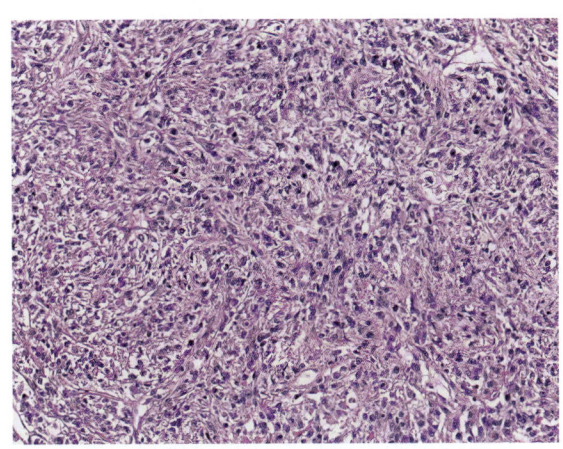

图 5.2.3a 透明细胞肾细胞癌伴肉瘤样分化。左上部分为透明细胞肾细胞癌（黑星号），右下部分为肉瘤样分化（红星号）

图 5.2.3b 透明细胞肾细胞癌伴肉瘤样分化。高倍镜下见肉瘤样分化区域，细胞呈梭形，多形性明显

5.2.4 乳头状肾细胞癌

- 乳头状肾细胞癌（papillary renal cell carcinoma）是边界清楚，具有乳头状或乳头状 / 管状结构的恶性肾上皮性肿瘤，且不具备其他伴有乳头状结构的肾细胞癌的特征。
- 第二大常见的肾细胞癌类型，占肾上皮性肿瘤的 13%～20%。2022 版 WHO 肾细胞癌分类中乳头状肾细胞癌不再区分Ⅰ型和Ⅱ型。
- 大体特征：肿瘤发生于肾皮质，可多发或累及双侧肾。边界清楚，有假包膜，肿瘤切面颜色与显微镜下所见相关，有丰富的泡沫样巨噬细胞的肿瘤切面呈棕黄色至黄色，而伴有出血的肿瘤切面呈深棕色至褐色。有些肿瘤可见明显的坏死。
- 组织学特征
  - 经典的乳头状肾细胞癌呈乳头状或乳头 - 管状结构，被覆立方上皮，胞质稀少，或含少量嗜碱性胞质（图 5.2.4a）。
  - 肿瘤细胞胞质也可透明或空泡状，或具有丰富的嗜酸性胞质（图 5.2.4b），胞质内可有含铁血黄素。
  - 间质可有泡沫样组织细胞和砂砾体。
  - 免疫组化：P504s 弥漫强阳性，CK7 阳性，但在胞质嗜酸的肿瘤细胞中表达减少或阴性。其他如 Vimentin 和 CD10 阳性。

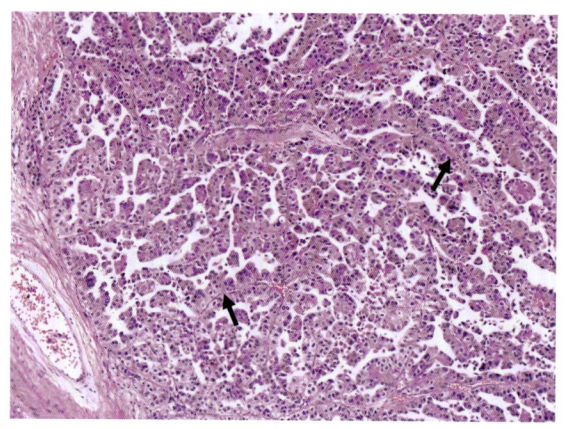

图 5.2.4a 乳头状肾细胞癌。肿瘤细胞排列呈乳头状，乳头中央为纤细的纤维血管轴心（箭头）

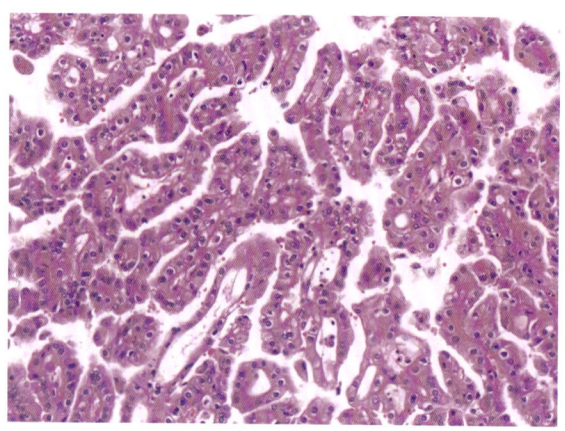

图 5.2.4b 乳头状肾细胞癌。高倍镜下见肿瘤细胞胞质嗜酸，WHO 核分级 2 级

思考题 4： 可出现乳头状结构的肾细胞肿瘤有哪些？如何鉴别诊断？请举例至少 3 种肿瘤。

5.2.5 嫌色性肾细胞癌

- 嫌色性肾细胞癌（chromophobe renal cell carcinoma）具有特征性的胞质淡染的大细胞和（或）胞质嗜酸的小细胞，细胞核皱缩，可见核周空晕。
- 肾细胞癌中位列第三的常见类型，占肾细胞癌的 5%~7%，多为单侧，罕见多发，多发者为家族遗传性。男性略多于女性。
- 大体特征：大多数病例肿瘤边界清楚但无包膜，典型者切面呈均一的米黄色或浅棕黄色，少数呈深棕色和红褐色者多为嗜酸细胞亚型。肿瘤可呈分叶状，15% 的病例可见中央瘢痕，偶尔呈囊性。
- 组织学特征
  - 肿瘤细胞主要呈实性片状排列，有纤细而不完整的纤维血管分隔，局灶可混有管状、小巢状、小梁状、小囊状或乳头状结构。
  - 肿瘤细胞分两型（图 5.2.5a）
    - 大者细胞质淡染、细网状，细胞膜厚（植物细胞样），多位于癌巢的周边。
    - 小者细胞质呈嗜酸性细颗粒状，多位于癌巢中央。
    - 两者细胞核或者核膜皱缩导致核不规则（葡萄干样），或者圆形，可见核周空晕，圆形核和核周空晕更多见于小型细胞。
  - 免疫组化：CD117（图 5.2.5b）和 CK7 呈阳性，Vimentin 阴性；胶样铁染色呈阳性（蓝色）。
- 鉴别诊断：主要需与嗜酸细胞瘤鉴别（见本节 5.2.6）。

5.2.6 肾嗜酸细胞瘤

- 肾嗜酸细胞瘤（oncocytoma of the kidney）是一种胞质嗜酸性、富含线粒体的良性上皮性肾肿瘤。
- 大体特征：肿块呈实性，境界清楚但无包膜，切面颜色从深黄色、棕色到典型的红褐色不等，约三分之一可见中央星状瘢痕。
- 组织学特征
  - 肿瘤细胞排列成实性团巢、小管或微囊状（图 5.2.6a），偶可见小灶乳头状突起。
  - 肿瘤细胞主要为大的胞质嗜酸性的圆形至多角形细胞（图 5.2.6b），少数胞质透明。
  - 肿瘤细胞核圆，染色质分布均匀，可见中央小核仁。核分裂象极为少见。
  - 免疫组化：CD117 和广谱 CK 染色阳性，CK7 阴性或仅个别细胞阳性，Vimentin 阴性。胶样铁染色阴性。

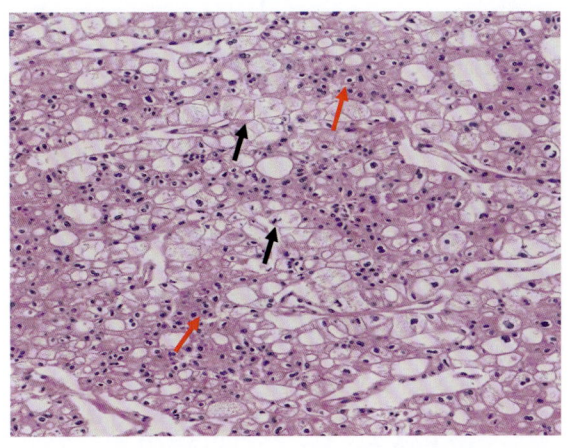

图 5.2.5a 嫌色性肾细胞癌。可见两类细胞：胞质淡染、细网状，胞膜清晰似植物细胞的大细胞（黑箭头），以及胞质嗜酸性、有核周空晕的小细胞（红箭头）

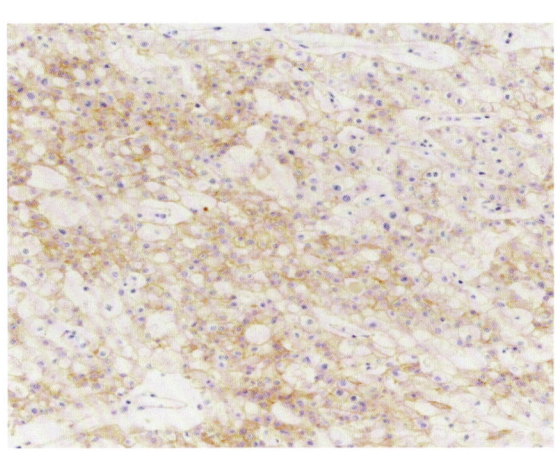

图 5.2.5b 嫌色性肾细胞癌。肿瘤细胞 CD117 免疫组化染色阳性

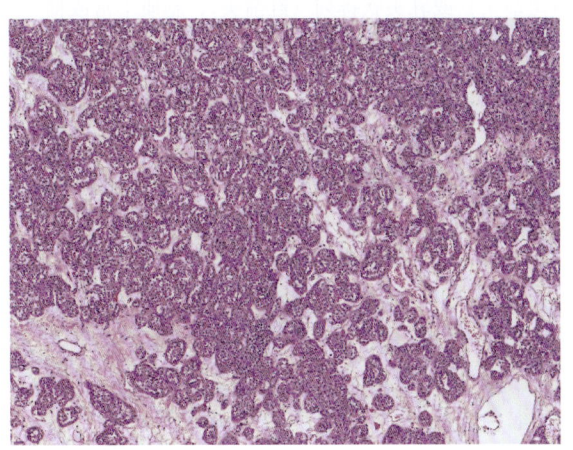

图 5.2.6a 肾嗜酸细胞瘤。肿瘤细胞呈实性团巢状排列，间质疏松、水肿

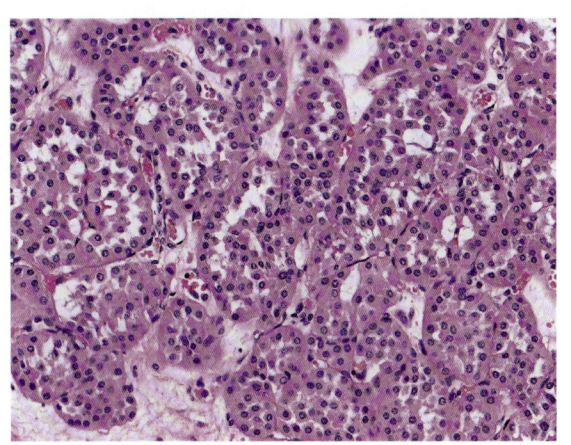

图 5.2.6b 肾嗜酸细胞瘤。肿瘤细胞一致，圆形至多角形，胞质嗜酸，核小而圆

5.2.7 透明细胞乳头状肾肿瘤

- 透明细胞乳头状肾肿瘤（clear cell papillary renal cell tumor）是一种惰性肾上皮性肿瘤，低级别透明细胞排列呈管状、巢状和乳头状，细胞核位于细胞表面（腔面）。免疫组化呈特征性的 CK7 弥漫阳性，CA9 杯口状阳性。以往命名为"透明细胞乳头状肾细胞癌"，经大量数据积累分析，发现其预后良好，故更名。
- 约占成人肾细胞肿瘤的 3%，各年龄段均可见，可发生于终末期肾病患者。约 20% 为多灶，25% 累及双侧肾。
- 大体特征：肿瘤体积较小，通常 < 4 cm，边界清，有包膜，可有囊性变，一般局限于肾内，95% 以上为 pT1。
- 组织学特征
  ◇ 肿瘤细胞按不同比例呈管状、乳头状、巢状和囊状排列（图 5.2.7a），也可表现为几乎均为囊状。
  ◇ 肿瘤细胞呈立方状或矮柱状，细胞核小，一般核级别为 1 级或 2 级，核位于小管和乳头的腔面（图 5.2.7b）。
  ◇ 肿瘤内可有明显的纤维平滑肌间质成分。

◇ 免疫组化：CK7 弥漫阳性，CA9 杯口状阳性（肿瘤细胞腔面阴性）。GATA3、PAX8 和 34βE12 可以阳性。P504s 和 CD10 阴性或仅斑片状阳性。

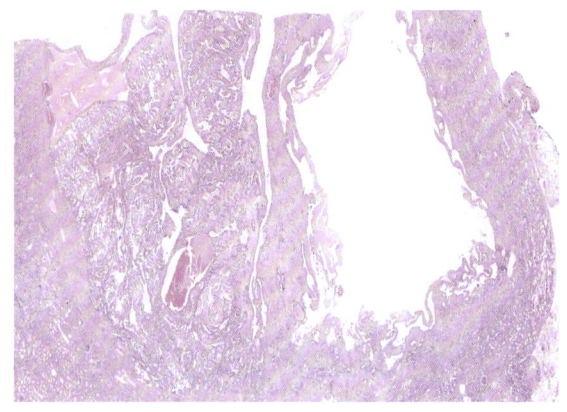

图 5.2.7a 透明细胞乳头状肾肿瘤。肿瘤呈囊实性，实性区肿瘤细胞排列呈管状、乳头状、巢状

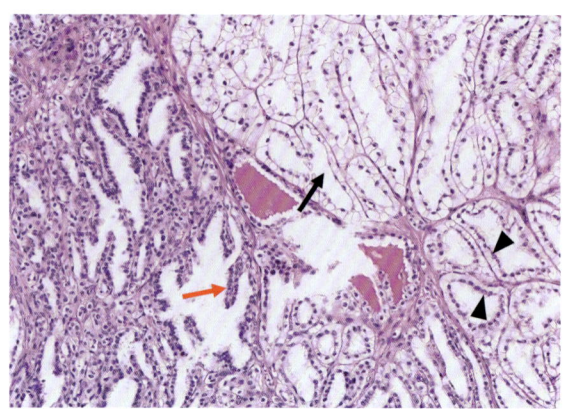

图 5.2.7b 透明细胞乳头状肾肿瘤。肿瘤细胞呈管状（黑箭头）或乳头状排列（红箭头），胞质丰富或稀少，透明或略嗜酸，核分级低（1～2 级），位于小管或乳头的腔面，呈线状排列（三角）

思考题 5：免疫组化 CK7 阳性或 CK20 阳性在哪些肾细胞肿瘤中有诊断意义？

5.2.8 肾黏液小管 - 梭形细胞癌

- 肾黏液小管 - 梭形细胞癌（mucinous tubular and spindle cell carcinoma）是一种管状结构与温和的梭形细胞及黏液样间质混合而成的恶性上皮性肿瘤。
- 占肾肿瘤 < 1%，女性多见［男：女 = 1 :（3～4）］，发病年龄 13～84 岁。
- 大体特征：肿瘤边界清楚，实性，切面呈灰白色、褐色或黄色。
- 组织学特征
  ◇ 肿瘤由紧密排列的温和小管状结构组成，拉长的管状与温和的梭形细胞相互交织、移行，间质含有多少不等的黏液成分（图 5.2.8a、b）。三种成分占比不同使肿瘤或以梭形细胞为主，或以上皮成分为主，或以黏液成分为主。
  ◇ 小管内可有小簇状或小乳头突起，可有灶状泡沫细胞。

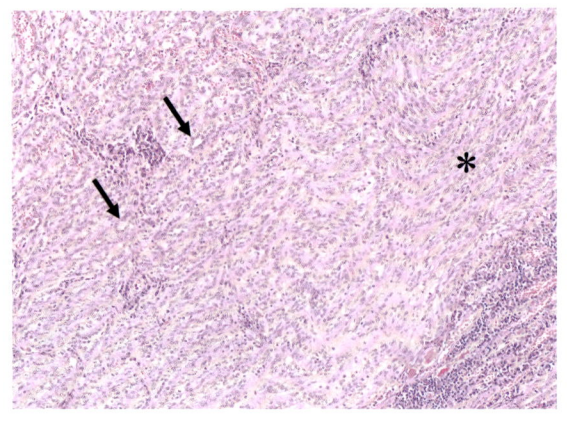

图 5.2.8a 肾黏液小管 - 梭形细胞癌。肿瘤内见小管结构（箭头）和梭形细胞（星号）

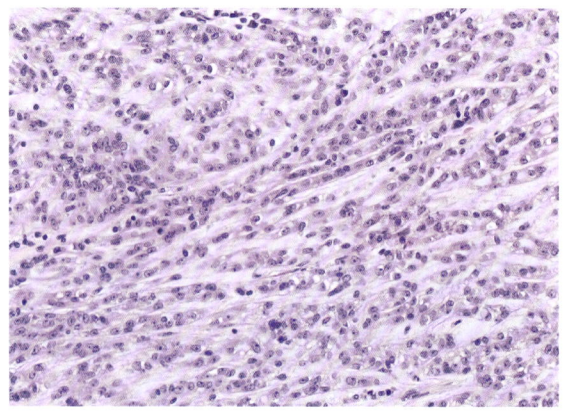

图 5.2.8b 肾黏液小管 - 梭形细胞癌。高倍镜下见小管结构挤压呈条索状，间质黏液状，肿瘤细胞核分级低，罕见核分裂象

◇ 肿瘤细胞胞质透明或嗜酸性，核分级低，罕见核分裂象。
◇ 免疫组化：PAX8、CK7、P504s 阳性，罕见 CD10 阳性。

思考题 6：肾细胞癌中出现梭形细胞有可能是何种情况？

5.2.9 TFE3 重排肾细胞癌

- TFE3 重排肾细胞癌（TFE3 rearranged renal cell carcinoma）是具有 TFE3 基因重排的肾细胞癌，有多种融合伴侣基因，属于 Mit 家族易位性肾细胞癌之一。
- 约占儿童肾细胞癌的 40%，占成人肾细胞癌的 1.6%～4%。
- 组织学特征
    ◇ TFE3 重排肾细胞癌形态学可以与其他肾细胞癌相似，如透明细胞肾细胞癌、乳头状肾细胞癌、透明细胞乳头状肾细胞肿瘤、嗜酸细胞瘤、上皮样血管平滑肌脂肪瘤等。
    ◇ 常见的组织学类型为乳头状结构，被覆的肿瘤细胞胞质透明或嗜酸（图 5.2.9a），可有不同程度的砂砾体。偶见肿瘤细胞内含黑色素。
    ◇ 免疫组化和分子检测：PAX8 阳性，60% 的肿瘤 Cathepsin K 阳性，偶见黑色素细胞标记物表达，肿瘤细胞 TFE3 核强阳性（图 5.2.9b），进一步确诊需 FISH-TFE3 分离探针检测。

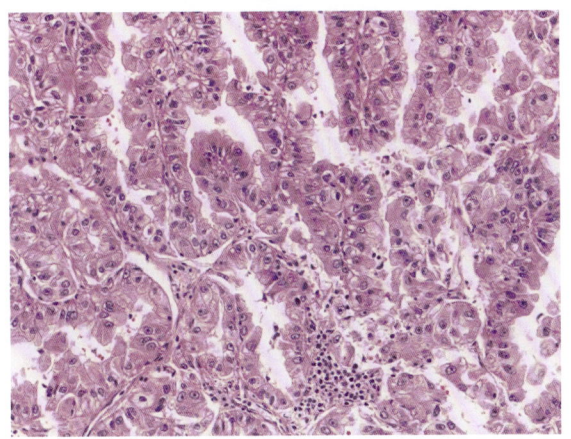

图 5.2.9a TFE3 重排肾细胞癌。肿瘤细胞呈乳头状排列，胞质丰富嗜酸性

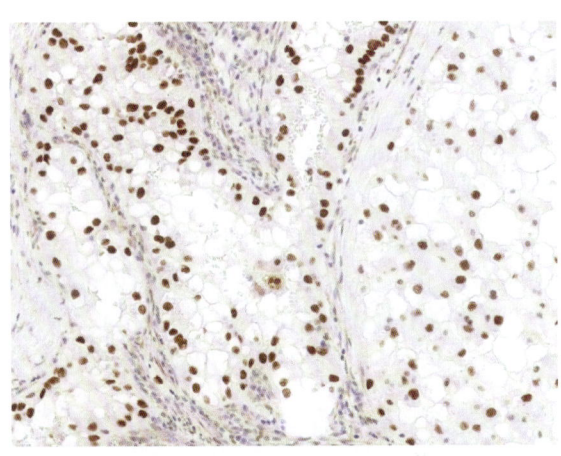

图 5.2.9b TFE3 重排肾细胞癌。免疫组化示肿瘤细胞核 TFE3 弥漫强阳性

5.2.10 FH 缺陷型肾细胞癌

- FH 缺陷型肾细胞癌（fumarate hydratase-deficient renal cell carcinoma）由延胡索酸脱氢酶（FH）基因发生致病性改变导致，肿瘤细胞具有特征性的显著嗜酸性核仁，多种形态学混合存在。可发生于遗传性平滑肌瘤病和肾细胞癌（HLRCC）综合征患者。
- 大体特征：典型者为单发的实性或囊实性肿物。
- 组织学特征
    ◇ 具有多种组织学类型，最常见的是乳头状，其次是实性、管囊状、筛状和囊状（图 5.2.10a），至少部分肿瘤细胞有特征性的嗜酸性大核仁。
    ◇ 近年发现部分肿瘤表现为低级别嗜酸性肿瘤特点。
    ◇ 免疫组化检测可见 FH 表达缺失（图 5.2.10b），2SC 染色呈阳性。
- 分子测序可检出 FH 基因胚系或体细胞突变。

5.2.11 后肾腺瘤

- 后肾腺瘤（metanephric adenoma）是一种细胞丰富的良性上皮性肿瘤，肿瘤细胞小而一致，胚

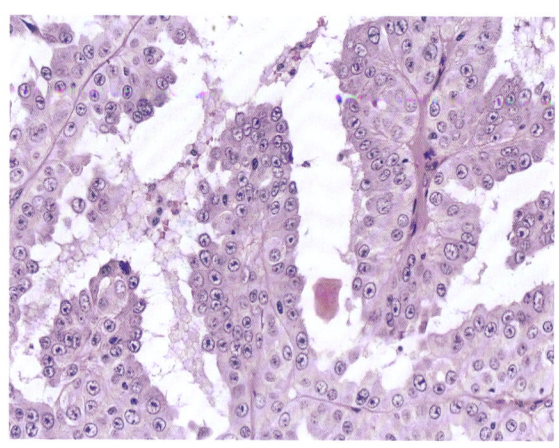

图 5.2.10a　FH 缺陷型肾细胞癌。肿瘤细胞呈管状、乳头状排列，细胞核大，核仁明显

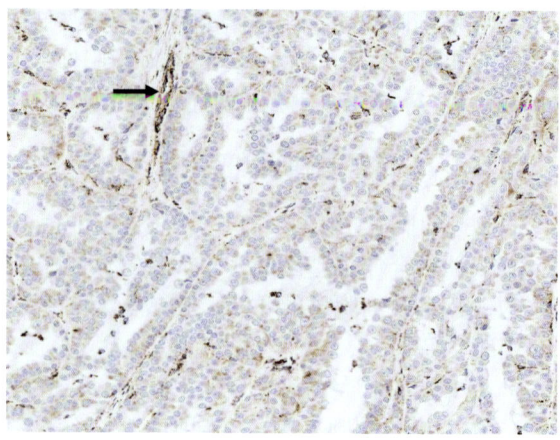

图 5.2.10b　FH 缺陷型肾细胞癌。免疫组化示肿瘤细胞 FH 表达缺失，内对照血管内皮细胞表达良好（箭头）

胎细胞样，常有 BRAF 突变。
- 大体特征：通常单发，实性，平均直径 50～60 mm，边界清楚，无假包膜，切面灰褐色，大者常有出血、坏死、囊性变。
- 组织学特征
  ◇ 肿瘤细胞似胚胎样上皮细胞，形成小而拥挤的腺泡（图 5.2.11a）。
  ◇ 肿瘤细胞胞质稀少，具有比淋巴细胞略大的小而圆的细胞核，无明显核仁。通常无核分裂象或罕见核分裂象。
  ◇ 间质玻璃样变性或水肿。
- 免疫组化：肿瘤细胞 WT1 核阳性，CD57 胞质/膜阳性（图 5.2.11b），CK7 阴性或斑片状阳性，EMA 和 P504s 阴性。
- 分子遗传学：约 90% 具有 BRAF（V600E）突变，少数具有 BRAF（V600D）或（K601L）突变。

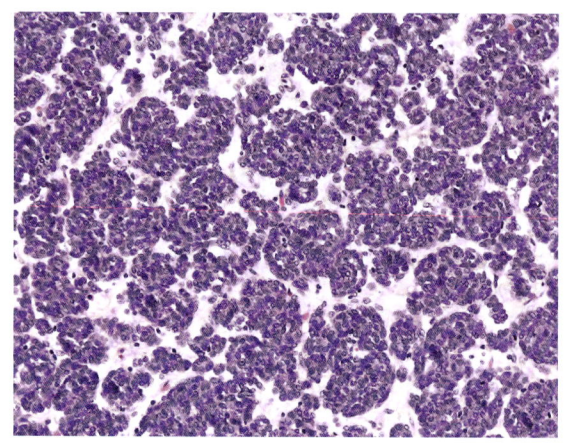

图 5.2.11a　后肾腺瘤。肿瘤细胞似胚胎样上皮细胞，呈腺泡样结构，胞质稀少，核小而圆，无明显核仁

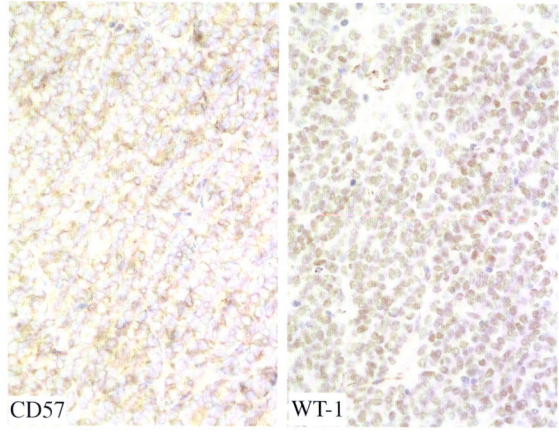

图 5.2.11b　后肾腺瘤。免疫组化染色示 CD57 胞质阳性，WT-1 核阳性

5.2.12　肾髓质间质细胞瘤

- 肾髓质间质细胞瘤（renomedullary interstitial cell tumor）是肾髓质间质细胞来源的良性间叶性肿瘤。多于尸检偶然发现。病变不生长或缓慢生长。几乎无临床意义或临床症状。
- 大体特征：圆形或卵圆形的灰白色小结节，位于肾髓质，最大径很少超过 6 mm。

- 组织学特征
  - 肿瘤境界清楚，由梭形细胞构成，细胞密度低。可见陷入的肾小管和玻璃样变的间质（图 5.2.12a、b）。
  - 免疫组化：梭形细胞 SMA 和 COX2 阳性。ER/PR、CD34、S100 阴性。

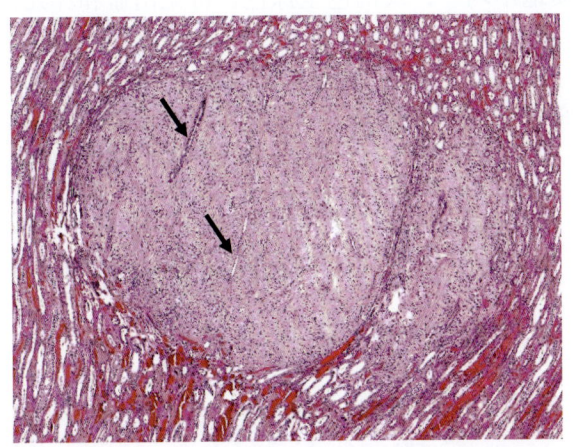

图 5.2.12a　肾髓质间质细胞瘤。肿瘤境界清楚，由梭形细胞构成，可见陷入的肾小管（箭头）

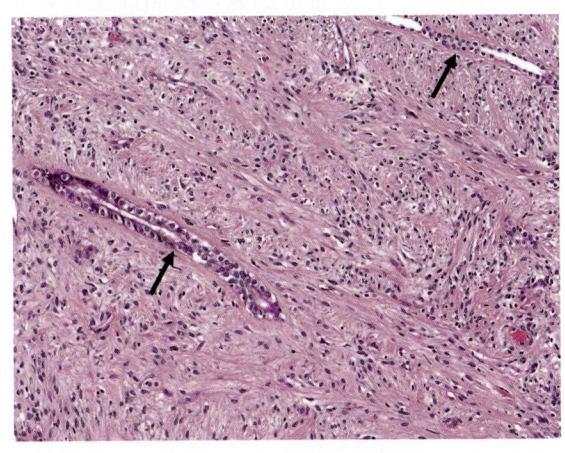

图 5.2.12b　肾髓质间质细胞瘤。高倍镜下见形态温和的梭形细胞和陷入的肾小管（箭头）

5.2.13　肾血管平滑肌脂肪瘤，经典型

- 肾血管平滑肌脂肪瘤（angiomyolipoma，AML）是血管周上皮样细胞肿瘤（PEComa）的一种，由厚壁血管、梭形或上皮样平滑肌细胞和成熟脂肪组织三种成分以不同比例构成的肾良性间叶性肿瘤。
- 大体特征：绝大多数呈实性，边界清楚，无包膜。根据三种成分的占比切面可以表现为黄色（脂肪为主），或灰白色、实性、漩涡状（平滑肌成分为主）。偶见伴囊腔形成。
- 组织学特征（图 5.2.13a）
  - 典型的血管为偏心的厚壁血管，无正常动脉的弹力纤维层，是出血的根源。
  - 梭形或上皮样平滑肌细胞围绕血管呈放射状排列，位于肾被膜下的 AML 可仅由平滑肌细胞构成，又称"被膜瘤"。
  - 脂肪细胞成熟，偶见脂母细胞样细胞。
  - 罕见组织学亚型有伴有上皮性囊肿的 AML 和嗜酸细胞瘤样 AML。
  - 免疫组化 HMB-45（图 5.2.23b）、MelanA 和 Cathepsin K 阳性，有时 HMB-45 可以非常局灶。平滑肌标记物（SMA）阳性。CD68、S100、ER、PR 和 Desmin 也可阳性。

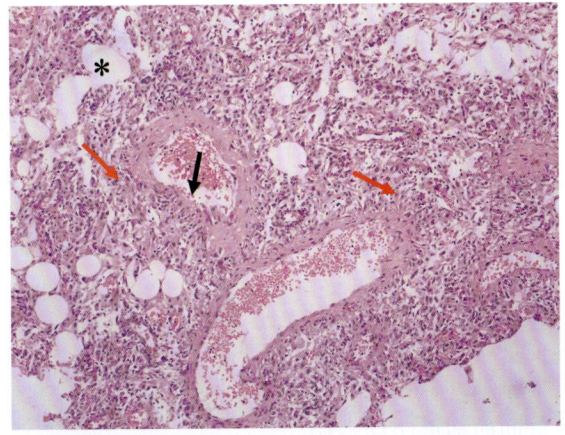

图 5.2.13a　肾血管平滑肌脂肪瘤。肿瘤由畸形的血管（黑箭头）、从血管壁发出的梭形平滑肌细胞（红箭头）和脂肪细胞（星号）构成

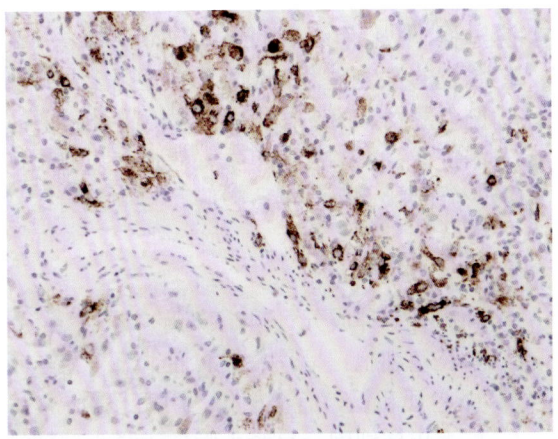

图 5.2.13b　肾血管平滑肌脂肪瘤。免疫组化示 HMB-45 阳性

5.2.14 上皮样血管平滑肌脂肪瘤

- 上皮样血管平滑肌脂肪瘤（epithelioid angiomyolipoma，E-AML）/ 上皮样 PEComa 是血管平滑肌脂肪瘤的罕见亚型，上皮样细胞占肿瘤的 80% 以上。
- 大体特征：肿瘤通常巨大，浸润性生长，切面质地不均一，灰褐色至棕色，可见出血和坏死，可累及肾静脉 / 腔静脉和区域淋巴结。
- 组织学特征
  - 肿瘤内可见多核巨细胞，灶状脂肪和厚壁血管（图 5.2.14a）。
  - 肿瘤可表现为两种分化模式
    - 癌样模式：异型的大嗜酸性细胞呈巢状排列，肿瘤细胞有显著的核仁和核内包涵体，细胞巢之间为纤细的富于血管的间隔。多数肿瘤偶见核分裂象。
    - 上皮样和胖梭形细胞分化模式：肿瘤细胞呈弥漫性生长，大细胞和梭形细胞具有中度异型性，胞质淡染。罕见核分裂象和核内包涵体（图 5.2.14b）。
  - 免疫组化表达模式与经典型血管平滑肌脂肪瘤相同。

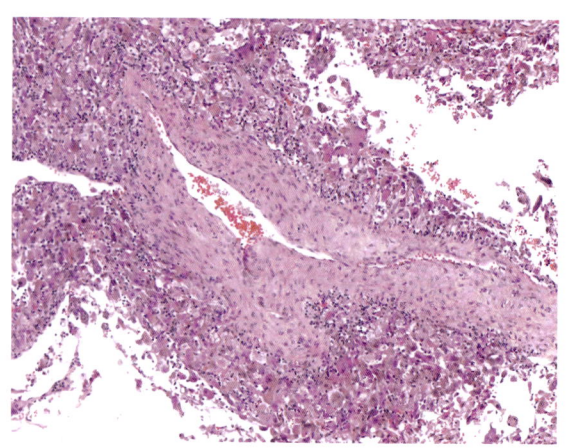

图 5.2.14a 肾上皮样血管平滑肌脂肪瘤。可见厚壁血管，上皮样细胞从血管壁呈放射状发出

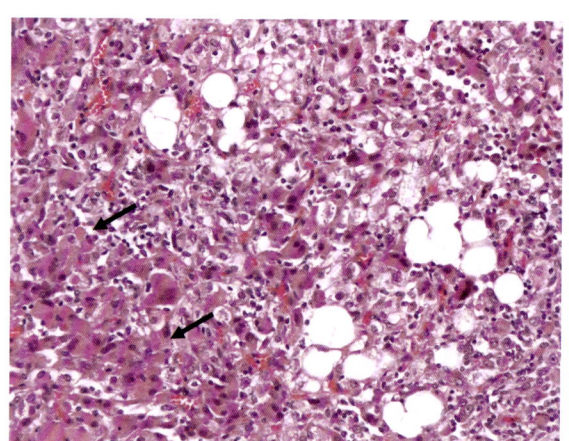

图 5.2.14b 肾上皮样血管平滑肌脂肪瘤。可见大量宽胞质上皮样细胞成分（箭头）

思考题 7：需要与上皮样血管平滑肌脂肪瘤进行鉴别诊断的肾肿瘤有哪些？

5.2.15 肾母细胞瘤

- 肾母细胞瘤（nephroblastoma）是肾恶性胚胎性肿瘤，来源于肾间叶胚基细胞，重现了肾的发育过程，常伴有不同的分化方向。
- 在儿童的发生率为 1/8000，女童略多见（男：女 = 0.9：1），好发于 10 岁以下儿童。绝大多数病例为散发，10% ~ 15% 的病例与相关综合征和先天发育异常有关。
- 大体特征：大多数为单发，偶见多发（占 7%）和累及双侧肾（占 5%）。肿瘤通常为实性，圆形，分叶状，有纤维假包膜，与周围肾组织分界清楚。切面灰白色或棕褐色，通常质地均一，柔软。
- 组织学特征
  - 肿瘤有三种成分（图 5.2.15a）
    - 胚基细胞：呈片状浸润性生长，或呈条索状、巢状。细胞圆形或卵圆形，胞质稀少，核染色质粗糙，有小核仁，可有核重叠。
    - 上皮样细胞：呈肾小管样或肾小球样结构，早期似菊形团样结构。
    - 间叶组织细胞：具有平滑肌和成纤维细胞分化特点。其他间质成分可有脂肪组织、软骨、骨、神经节等。
- 以上三种成分在典型病例中均可出现，部分病例仅有其中 1～2 种成分，此时，需要与相应的软组织肿瘤相鉴别。
- 免疫组化：上皮样成分表达 CK（图 5.2.15b）；胚基细胞可表达或不表达 CK，常局灶表达 Desmin，但不表达其他肌源性标记；多数胚基成分和上皮成分表达 WT1，间质成分 WT1 阴性。

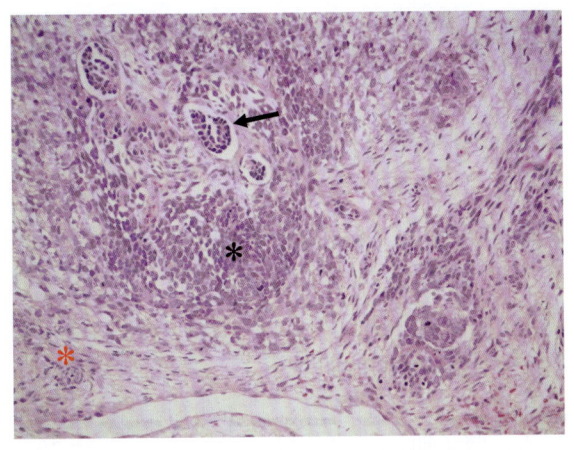

图 5.2.15a　肾母细胞瘤。肿瘤由胚基细胞（黑星号）、上皮样细胞（黑箭头）和间质细胞组成（红星号）

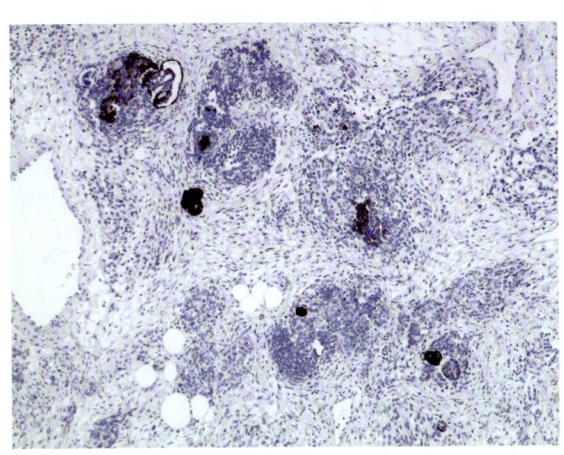

图 5.2.15b　肾母细胞瘤。上皮样细胞免疫组化广谱 CK 阳性

思考题 8：当肾母细胞瘤以胚基成分为主时，主要需与哪些肿瘤进行鉴别？

5.2.16　肾混合性上皮 - 间质肿瘤

- 肾混合性上皮 - 间质肿瘤（mixed epithelial and stromal tumor of the kidney）包括混合性上皮和间质肿瘤（MEST）及成人囊性肾瘤，肿瘤具有被覆良性上皮的囊腔和良性梭形细胞间质的双相成分。
- 好发于中年女性，男：女 = 1：7。70% 的 MEST 有实性成分。
- 大体特征：肿瘤边界清楚，无包膜。成人囊性肾瘤几乎均由囊腔构成，MEST 含有多少不等的间质。两者囊腔大小不等。
- 组织学特征
  - 囊性肾瘤
    - 囊腔内衬上皮扁平、立方或靴钉样，罕见内衬胞质透明的细胞。
    - 间质纤维样间隔通常较薄，细胞多少不等，部分病例类似卵巢间质。
  - 混合性上皮 - 间质肿瘤（图 5.2.16a）
    - 囊腔散在或聚集分布于间质中，小囊内可含有嗜酸性物质，类似甲状腺滤泡，尚可出现具有复杂分支的管状结构、叶状结构和乳头状结构。
    - 内衬上皮扁平、立方或靴钉样，也可以是尿路上皮、纤毛上皮或胞质透明/嗜酸的上皮，具有杯状细胞和子宫内膜分化特征的上皮也有报道。
    - 间质除了类似卵巢的纤维样间质成分，尚可出现平滑肌和脂肪成分，可有黏液变性和水肿。
  - 免疫组化：间质成分 actin、desmin、CD10、ER、PR（图 5.2.16b）阳性，Cathepsin K 阴性。上皮成分 PAX2/8 阳性。

思考题 9：成人多囊肾和肾混合性上皮间质肿瘤如何鉴别？

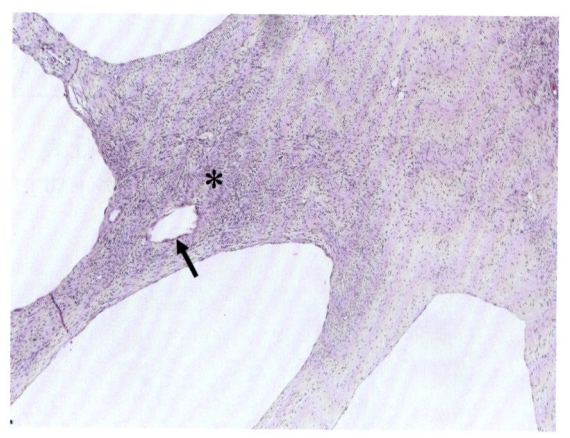 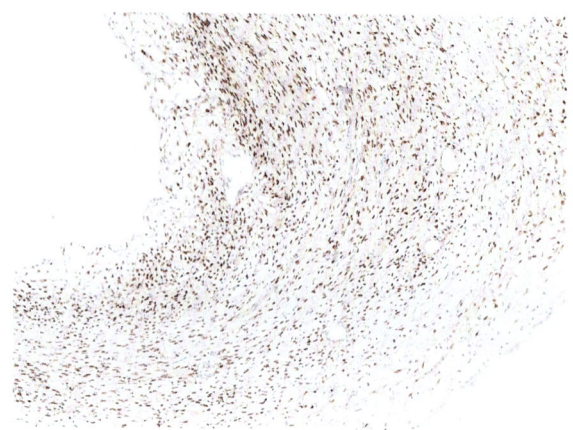

图 5.2.16a　肾混合性上皮-间质肿瘤。囊腔内衬扁平上皮样细胞（箭头），间质似卵巢样间质（星号）

图 5.2.16b　肾混合性上皮-间质肿瘤。卵巢样间质免疫组化 PR 阳性

5.2.17　平滑肌肉瘤

- 平滑肌肉瘤（leiomyosarcoma）是具有平滑肌分化的恶性间叶性肿瘤。
- 罕见，占所有肾恶性肿瘤不到 1%，是肾最常见的肉瘤。主要见于成年人，无性别差异。
- 大体特征：肾平滑肌肉瘤可发生于肾的被膜、肾实质、肾盂肌层或肾静脉（图 5.2.17a），约 30% 起源于肾门和肾静脉壁。肿瘤体积大，边界较清，呈实性，灰白色，质地软或韧，可伴有不同程度的坏死。
- 组织学特征
  ◇ 肾平滑肌肉瘤与发生于其他部位的平滑肌肉瘤相同。肿瘤细胞可以是梭形、上皮样，或具有多形性的细胞，呈束状、网状，或杂乱地排列。
  ◇ 平滑肌肉瘤可以分为低级别和高级别。低级别者，平滑肌细胞分化相对较好，但细胞较丰富，有异型性，可见核分裂象。高级别者，除了具有低级别的特点外，其多形性和核分裂象更为明显。
  ◇ 免疫组化：肾平滑肌肉瘤表达平滑肌肌动蛋白（SMA）（图 5.2.17b）、肌特异性蛋白（MSA）、结蛋白（desmin）以及 H-caldesmon 等，不表达角蛋白、CD34、S-100、HMB45、Melan-A、MyoD1 以及 ALK 等。Ki-67 平均增殖指数约为 20.4%。

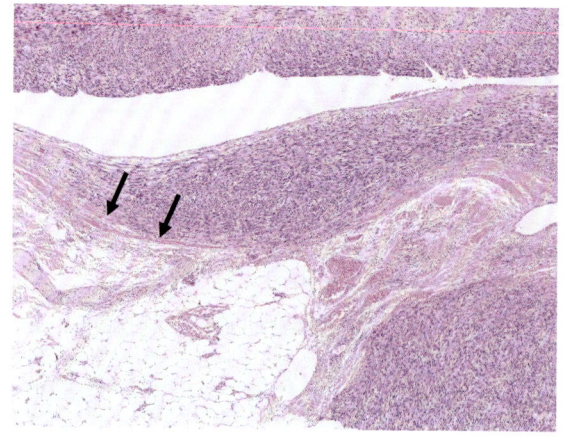 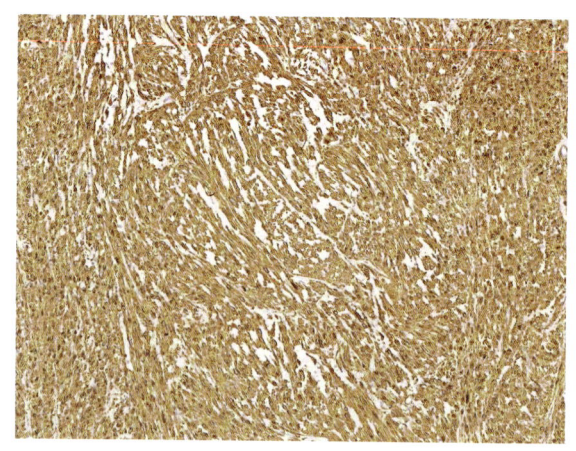

图 5.2.17a　肾平滑肌肉瘤。梭形肿瘤细胞发自静脉壁（箭头）

图 5.2.17b　肾平滑肌肉瘤。免疫组化 SMA 阳性

（陆　敏　编写　贺慧颖　审校）

第三节　膀胱炎症及肿瘤

5.3.1　腺性膀胱炎

- 腺性膀胱炎（cystitis glandularis）是一种常见的尿路上皮反应性病变，具有腺样结构。本质上是一种化生性改变。
- 组织学特征
  ◇ 在 Brunn 巢中出现良性的腺样结构或取代表面的尿路上皮，上皮细胞无非典型性。
  ◇ 当 Brunn 巢或腺样结构呈囊性扩张时，即称为囊性膀胱炎（图 5.3.1a）。
  ◇ 可伴有急性或慢性炎细胞浸润。
  ◇ 可伴有肠型上皮化生，出现杯状细胞（图 5.3.1b）。

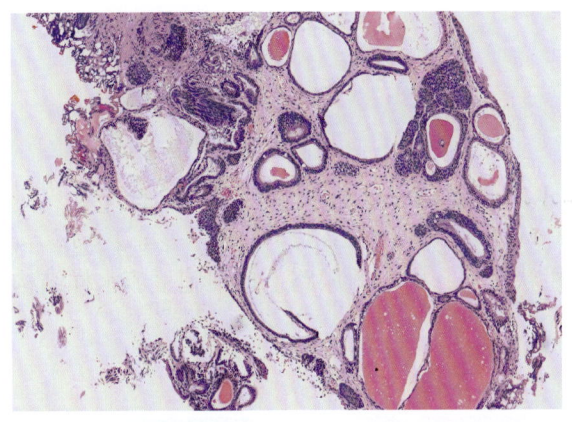 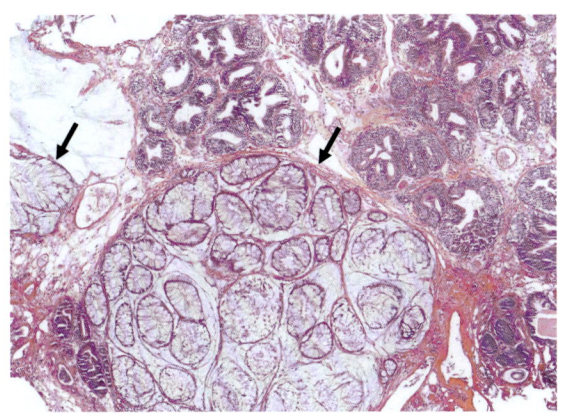

图 5.3.1a　腺囊性膀胱炎。尿路上皮向固有层凹陷形成 Brunn 巢，其内可见腺样结构，部分囊性扩张，内含嗜酸性分泌物

图 5.3.1b　腺性膀胱炎伴肠型上皮化生。图中可见密集的管状黏液腺体，衬复杯状细胞，相似于大肠腺体（箭头）

思考题 10： 如果在腺性膀胱炎的基础上出现肠型上皮化生，应如何诊断？

5.3.2　肾源性腺瘤

- 肾源性腺瘤（nephrogenic adenoma）是一种良性尿路上皮的反应性病变，形成类似于肾小管的管状结构或乳头状结构。膀胱最多见，尿道次之，输尿管少见，个别见于前列腺。
- 来源于脱落的肾小管在损伤的尿路黏膜处发生种植或少数情况下尿路上皮的化生，患者常有损伤史，如器械操作、手术、结石或活检等。
- 大体特征：呈小的息肉或乳头状。
- 组织学特征
  ◇ 单层扁平或立方上皮形成乳头（最多见）、小管结构、囊状结构，少见的有纤维黏液型和平坦型结构（图 5.3.2a）。
  ◇ 有基底膜样物质包绕，肉芽组织样背景，间质水肿，炎细胞浸润。
  ◇ 免疫组化上皮细胞 PAX8（图 5.3.2b）、AMACR（e 图 5.3.2c）、高分子量角蛋白（HWMCK）阳性。

5.3.3　内翻性乳头状瘤

- 内翻性乳头状瘤（inverted papilloma）是一种向固有层呈内翻性生长的尿路上皮良性肿瘤，主要发生在膀胱颈和膀胱三角。

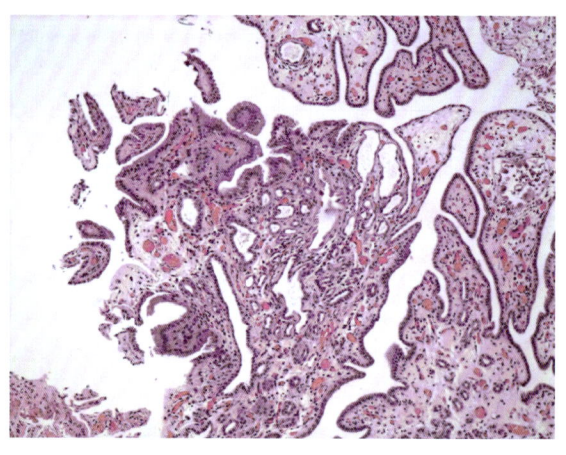

图 5.3.2a 肾源性腺瘤。低倍镜下膀胱黏膜表面及固有层内可见单层上皮构成乳头状、小管状结构，间质水肿，淋巴单核细胞浸润

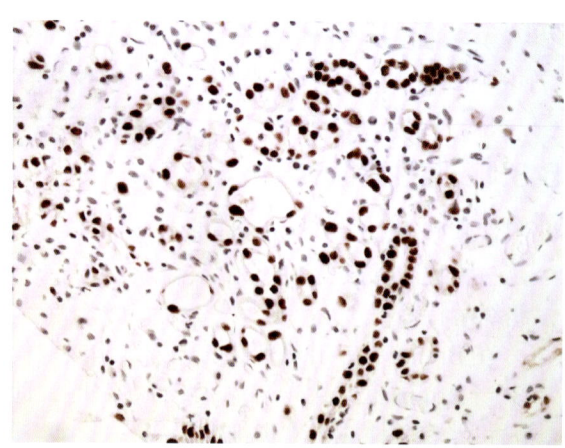

图 5.3.2b 肾源性腺瘤。小管内衬的细胞 PAX8 阳性

- 大体特征：多呈表面光滑的隆起性病变。
- 组织学特征
  - 正常厚度（5～8 层）的尿路上皮呈复杂的小梁状或吻合的带状结构，内翻性生长（图 5.3.3a）。
  - 内翻生长的细胞巢外周的尿路上皮细胞呈栅栏状排列，中心的尿路上皮细胞呈流水样结构（图 5.3.3b）。
  - 无细胞异型性，核分裂象罕见。

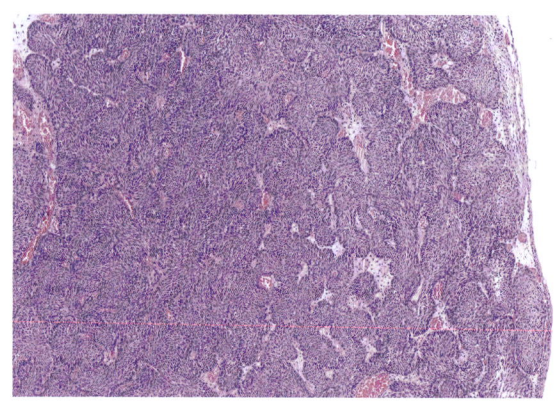

图 5.3.3a 内翻性乳头状瘤。正常厚度的尿路上皮呈吻合的带状结构内翻性生长，中心的细胞呈流水样排列，无细胞异型性

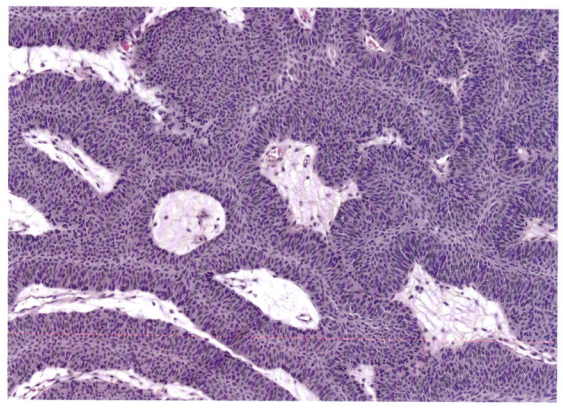

图 5.3.3b 内翻性乳头状瘤。高倍镜下见内翻性生长的细胞带中心的细胞呈流水样排列，无细胞异型性

思考题 11：内翻性乳头状瘤和内翻性生长的低度恶性潜能的尿路上皮肿瘤如何鉴别？

5.3.4 低度恶性潜能的乳头状尿路上皮肿瘤

- 低度恶性潜能的乳头状尿路上皮肿瘤（papillary urothelial neoplasm of low malignant potential, PUNLMP）是一种具有乳头结构的尿路上皮肿瘤，被覆增厚的尿路上皮或细胞密度增加，没有细胞学异型性。患者无尿路上皮癌的病史。
- 大体特征：小的单发的乳头状病变，如同纤细的水草。

- 组织学特征
  - 肿瘤呈分支状的乳头结构,被覆增厚的尿路上皮(图 5.3.4a)。
  - 肿瘤细胞形态一致,轻微增大,核略增大,没有细胞大小、形态和染色质的差别(图 5.3.4b)。

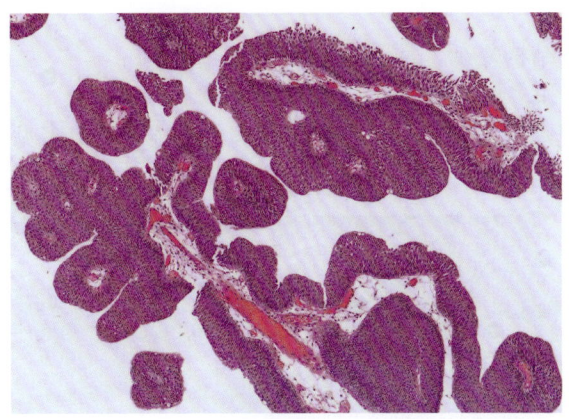

图 5.3.4a　PUNLMP。上皮层次明显增多,极向良好

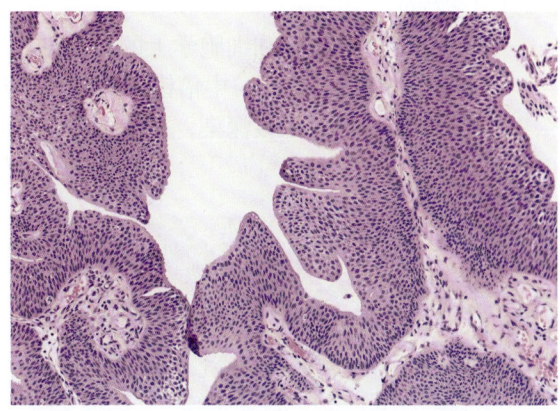

图 5.3.4b　PUNLMP。放大倍数示细胞形态一致,无细胞学异型性

思考题 12: PUMLMP 的生物学行为如何?

5.3.5　非浸润性乳头状尿路上皮癌,低级别

- 非浸润性乳头状尿路上皮癌,低级别(non-invasive papillary urothelial carcinoma,low-grade)是一种恶性的尿路上皮肿瘤,具有乳头结构,被覆轻度结构紊乱和核异型性的尿路上皮,基底膜完整。有 50% 的复发率和 10%～20% 的级别或分期进展率。
- 大体特征:单发或多发,呈大小不等的乳头状肿瘤,半透明状。
- 组织学特征
  - 呈分支或融合的乳头结构,上皮厚度不等,在低倍镜下异型不明显,中 - 高倍镜下可见核大小略不等,散在核深染细胞,轻度失去极向(图 5.3.5a、b)。
  - 可见少量核分裂象,可远离基底层。

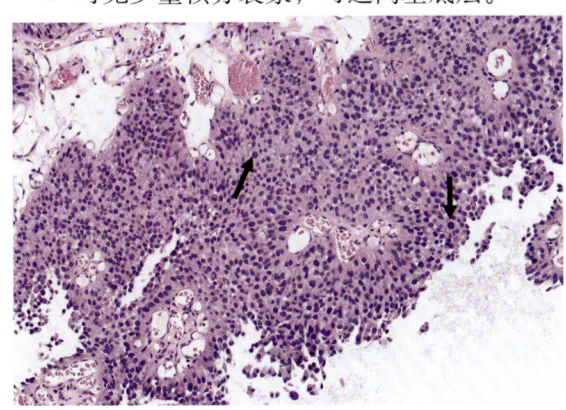

图 5.3.5a　非浸润性乳头状尿路上皮癌,低级别。肿瘤呈外生性乳头状结构,可见乳头融合,上皮中表层可见核大深染的细胞(箭头),上皮极向部分稍紊乱

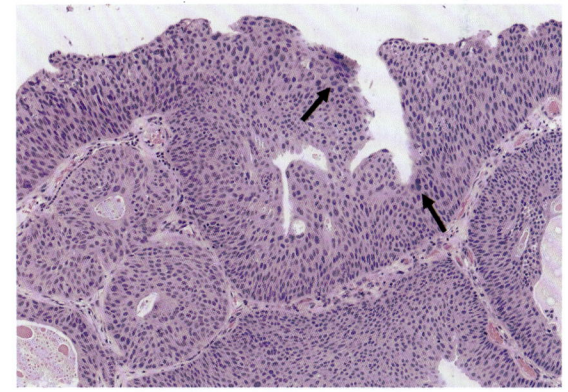

图 5.3.5b　非浸润性尿路上皮癌,低级别。肿瘤部分呈内翻性生长,可见核大深染的异型细胞位于上皮中上层(箭头),部分极向稍紊乱

思考题 13: 核分裂象对于尿路上皮癌的诊断意义如何?

5.3.6　非浸润性乳头状尿路上皮癌,高级别

- 非浸润性乳头状尿路上皮癌,高级别(non-invasive papillary urothelial carcinoma,high-grade)

是一种恶性的尿路上皮肿瘤，具有乳头结构，被覆明显结构紊乱和细胞异型的尿路上皮，基底膜完整。复发和进展为浸润性病变的概率分别为 60% 和 25%。
- 大体特征：肿瘤呈单发或多发的大小不等的乳头状或结节状肿瘤，充血状。
- 组织学特征
    ◇ 具有明显的结构上和细胞学上的异型性，乳头结构复杂，常融合、分支。
    ◇ 细胞失去极向，在低 - 中倍镜下即可见不规则和多形性核（图 5.3.6a）。
    ◇ 核大小不等，可见核深染，突出的核仁和不规则的核轮廓，核分裂象、病理性核分裂象多见（图 5.3.6b）。

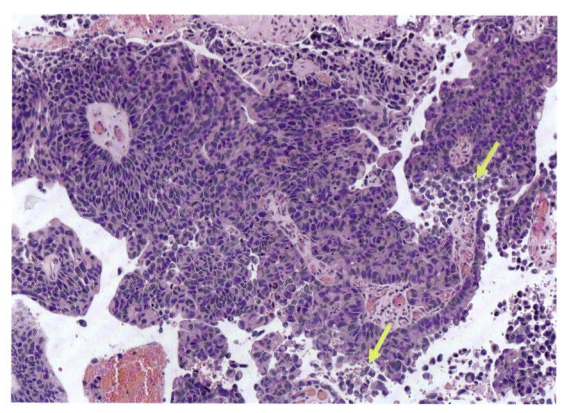 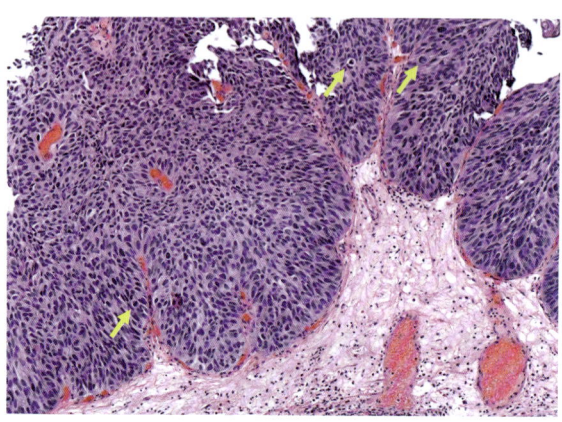

图 5.3.6a　非浸润性乳头状尿路上皮癌，高级别。肿瘤呈外生乳头状，部分融合，细胞异型性显著，部分细胞黏附性差，脱落（箭头）

图 5.3.6b　非浸润性乳头状尿路上皮癌，高级别。外生性乳头结构，上皮极向紊乱，核分裂象易见（箭头）

思考题 14：尿路上皮癌中同时可见低级别和高级别成分，应如何报告？

5.3.7　尿路上皮原位癌

- 尿路上皮原位癌（urothelial carcinoma in situ，CIS）是一种平坦型的高级别恶性尿路上皮的肿瘤性病变，上皮厚度不等，无乳头结构形成。常共存或随后发生高级别乳头状或浸润性尿路上皮癌。
- 大体特征：病变呈红斑状，可以稍隆起、颗粒样或天鹅绒样，很难发现。
- 组织学特征
    ◇ 膀胱黏膜上皮被高级别异型肿瘤细胞取代，上皮可不增厚，甚至变薄，因细胞黏附性差，可明显脱落（图 5.3.7a）。
    ◇ 肿瘤细胞不需要占据黏膜全层，可呈 Paget 样或穿凿样形态。
    ◇ 肿瘤细胞极向紊乱，核大、多形、深染、染色质粗，常见细胞失去极向、拥挤，核分裂象易见（图 5.3.7b）。
    ◇ 免疫组化 CK20 异常全层阳性（正常仅表层伞细胞表达），P53 异常表达，CD44 表达降低，但并不特异。

思考题 15：对于细胞水平上不足以诊断 CIS 的平坦型肿瘤性尿路上皮病变如何诊断？免疫组化是否有帮助？

5.3.8　浸润性尿路上皮癌

- 浸润性尿路上皮癌（invasive urothelial carcinoma）是起源于尿路上皮、伴有浸润的恶性上皮性肿瘤。
- 大体特征：可单发或多灶，表现可呈乳头状、息肉样、结节状或溃疡状等多种形态。

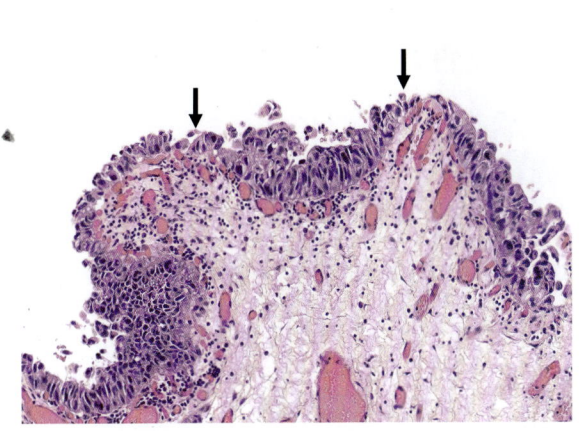

图 5.3.7a 尿路上皮原位癌。膀胱黏膜上皮无明显增厚,被高级别异型肿瘤细胞取代,核大深染,染色质粗,极向紊乱,部分细胞脱落(箭头)

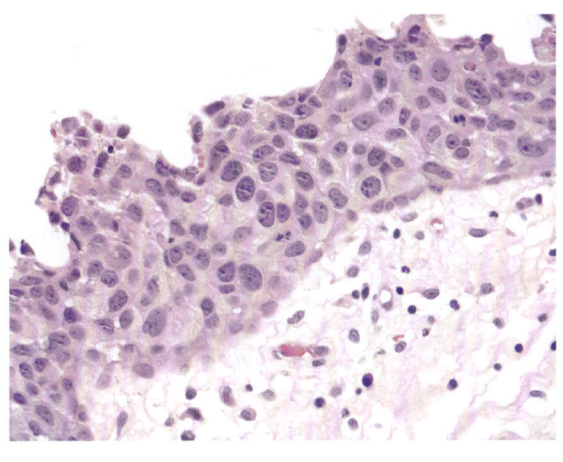

图 5.3.7b 尿路上皮原位癌。上皮全层极向紊乱,核明显增大(＞淋巴细胞4倍以上),多形,可见核分裂象

- 组织学特征
  - 具有多种形态学特征,可表现为经典的尿路上皮癌伴有不同方向的上皮分化如鳞状、腺样、小细胞神经内分泌分化等。
  - 结构上呈大小不等的巢状、片状、梁状、索状和单个细胞形态(图5.3.8a)。
  - 特定的组织学亚型包括微乳头型、浆细胞样(图5.3.8b)、肉瘤样、巢状型、微囊型、透明细胞型(e 图5.3.8c)、淋巴上皮瘤样、巨细胞型等,其中前三种具有明确的预后不良意义。
  - 细胞学上呈高级别,低级别浸润性癌非常罕见。
  - 可见促纤维结缔组织反应性间质,炎细胞浸润等。

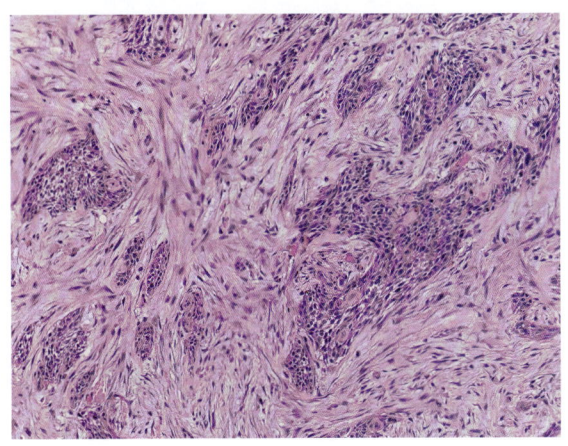

图 5.3.8a 膀胱浸润性尿路上皮癌。可见不规则巢团状肿瘤细胞在固有层中浸润,可见间质明显的促纤维结缔组织反应

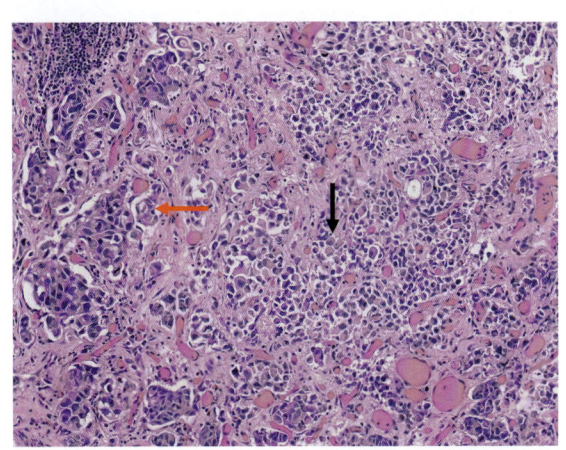

图 5.3.8b 膀胱浸润性尿路上皮癌。含浆细胞样亚型(黑箭头,肿瘤细胞散在分布,胞质丰富,核偏位,呈浆细胞样)和微乳头亚型(红箭头,由没有纤维血管轴心的小簇状肿瘤细胞组成,周围有空隙,似血管侵犯)成分

(贺慧颖 编写　陆 敏 审校)

第四节 前列腺癌及良性增生

5.4.1 硬化性腺病

- 硬化性腺病（sclerosing adenosis of the prostate）是前列腺良性病变，特点是密集的小腺体和梭形细胞间质呈小叶状增生。
- 组织学特征
  ◇ 密集增生的小腺体排列拥挤，腺腔受压，但无腺体融合，腺上皮可有细胞核非典型性，可见核增大，有时核仁明显（图 5.4.1a）。
  ◇ 腺体之间有明显的梭形细胞，无明显细胞非典型性。
  ◇ 免疫组化（图 5.4.1b）基底细胞标记物斑片状阳性，AMACR 阴性，梭形细胞相似于肌成纤维细胞，呈 S100 和 SMA 阳性。

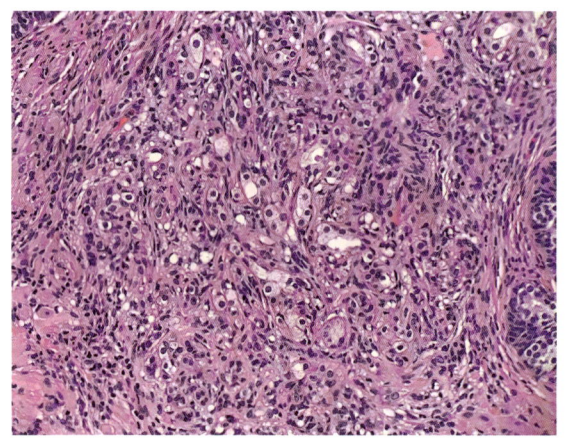

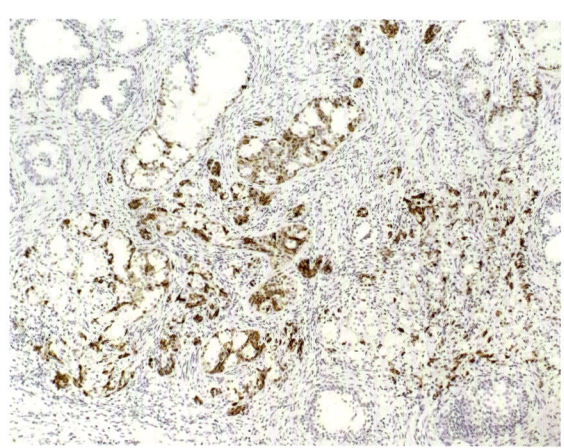

图 5.4.1a 前列腺硬化性腺病。密集的小腺体和梭形细胞呈小叶状增生。腺体拥挤，腺腔受压，腺上皮核增大

图 5.4.1b 前列腺硬化性腺病。部分基底细胞和梭形间质细胞 S100 阳性

思考题 16：前列腺硬化性腺病的临床意义是什么？

5.4.2 基底细胞增生

- 基底细胞增生（basal cell hyperplasia）是常见的前列腺病变，为基底细胞的良性增生。
- 组织学特征
  ◇ 腺泡内衬多层细胞，可出现核沟，偶见核分裂象，非典型性少见（图 5.4.2a、b）。
  ◇ 部分病例可出现明显的基底细胞巢。
  ◇ 免疫组化上基底细胞标记物高分子量角蛋白（HMWCK）和 P63 阳性，AMACR 和 PSA 阴性。

5.4.3 前列腺间质增生结节

- 前列腺间质增生结节（prostate stromal hyperplastic nodule）是良性前列腺增生的一种，表现为间质成分呈结节状增生。多数发生在移行区。
- 组织学特征
  ◇ 前列腺间质局灶间质梭形肌成纤维细胞增生，形成境界清楚的结节，可见明显的小血管增生（图 5.4.3a、b）。
  ◇ 常伴有腺体的增生。

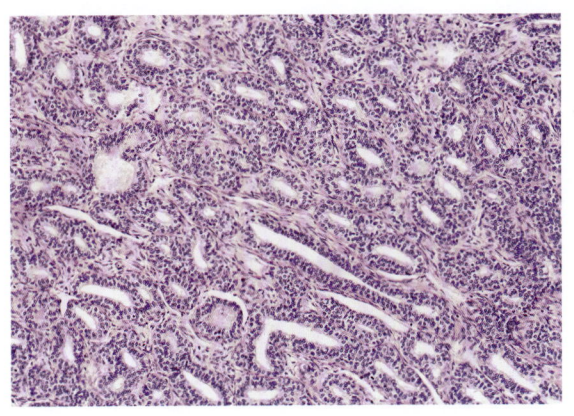

图 5.4.2a　前列腺基底细胞增生。前列腺腺泡可见多层的基底细胞增生，细胞一致，无非典型性

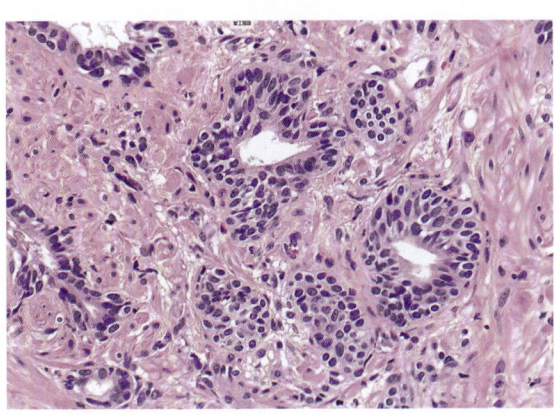

图 5.4.2b　前列腺基底细胞增生。少数情况下增生的基底细胞核增大，可见核仁

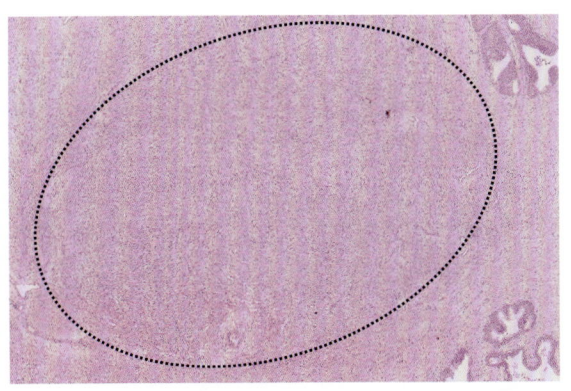

图 5.4.3a　前列腺间质增生结节。低倍镜下在前列腺移行区腺体之间见一梭形细胞增生结节，界限相对清楚（圈内）

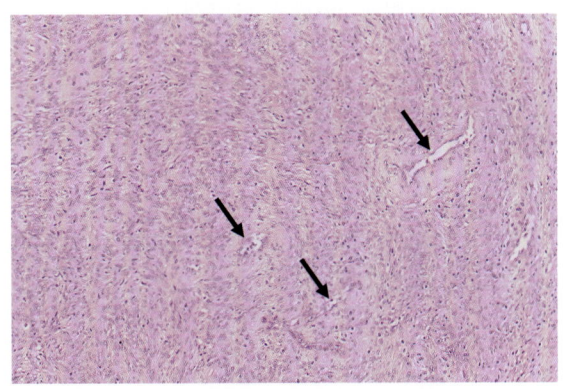

图 5.4.3b　前列腺间质增生结节。放大倍数示肌成纤维细胞和小血管明显增生（箭头），细胞温和

5.4.4　高级别前列腺上皮内瘤变

- 高级别前列腺上皮内瘤变（high-grade prostatic intraepithelial neoplasia，HGPIN）是一种局限于前列腺导管和腺泡内的非典型分泌细胞的增生，是前列腺腺泡腺癌的癌前病变。本病只可在显微镜下诊断。
- 组织学特征
  - 前列腺腺泡为正常大小或增生状态，因腺泡细胞层数增多深染，在低 - 中倍镜下即可识别。
  - 有三种形态结构：簇状型（最常见）、微乳头、平坦型，但无临床意义。
  - 分泌细胞核增大、深染，胞质嗜双色性，出现明显的核仁是诊断的必要条件（图 5.4.4a、b）。
  - 免疫组化 HMWCK 和 P63 证实基底细胞存在。

思考题 17：高级别 PIN 如何与前列腺导管内癌鉴别？

5.4.5　前列腺腺泡腺癌

- 前列腺腺泡腺癌（prostatic acinar adenocarcinoma）是显示分泌上皮分化的前列腺最常见的恶性上皮性肿瘤。前列腺外周区多见，常多灶发生。
- 组织学特征
  - 特异性的组织学特征包括肾小球样结构、胶原小结、神经周侵犯，但穿刺组织中少见。
  - 主要的诊断依据包括浸润性生长方式、缺乏基底细胞、细胞核异型性：核增大、常见突出的核仁（图 5.4.5a、b）。

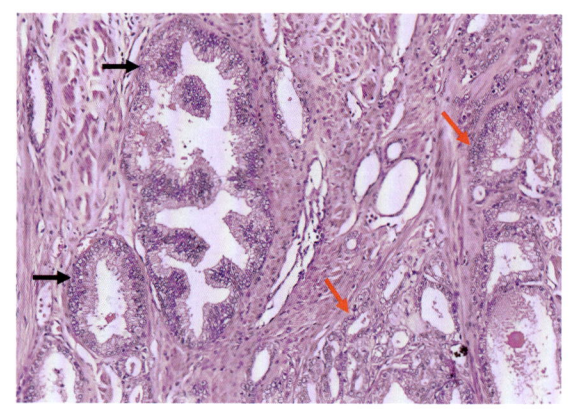

图 5.4.4a 前列腺高级别 PIN，簇状型。腺泡上皮呈簇状增生，层次增多，分泌细胞可见明显的核仁（黑箭头）；右侧可见腺泡腺癌成分（红箭头）

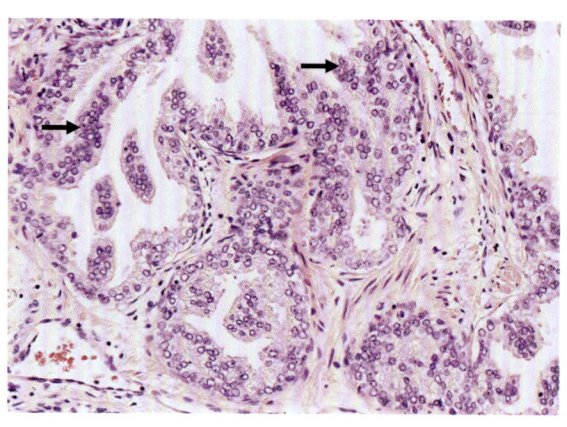

图 5.4.4b 前列腺高级别 PIN。放大倍数示腺泡上皮层次增多，分泌细胞可见明显的核仁（箭头）

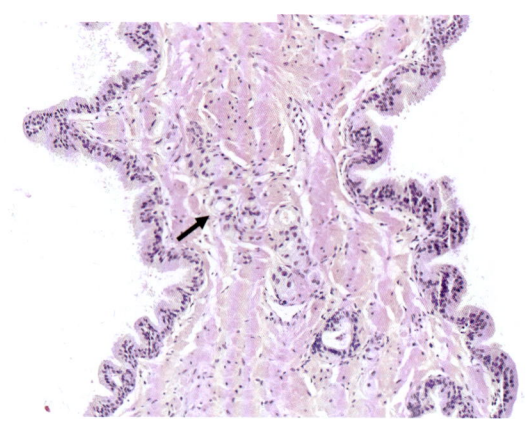

图 5.4.5a 前列腺腺泡腺癌。穿刺组织中见数个拥挤的小腺体（箭头），胞质浅染，核稍增大，少数细胞可见核仁

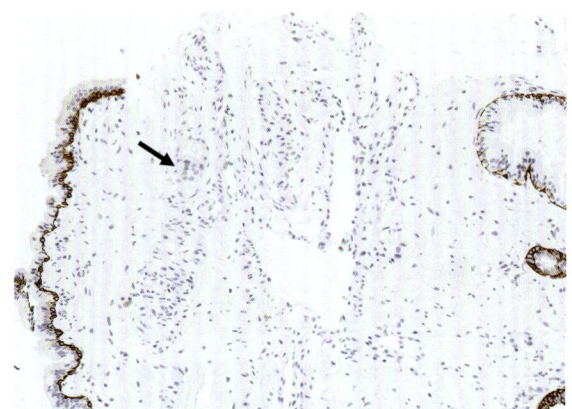

图 5.4.5b 前列腺腺泡腺癌。基底细胞标记物 HMWCK 显示基底细胞消失（箭头）

- ◇ 次要的诊断依据包括嗜双色性胞质、核深染、腔内无定型物质、类晶体、蓝染黏液等。
- ◇ Gleason 分级系统是全球应用最广的前列腺癌分级系统（e 图 5.4.5c-f）：
  - ■ 基于组织结构而非细胞的异型性将前列腺癌评为 1（分化最好）~ 5（分化最差）级。
  - ■ Gleason 评分 = 主要成分的分级 + 次要成分的分级，穿刺组织中默认起始评分为 6。
  - ■ 基于 Gleason 评分将前列腺癌进行分级分组：1 组 ≤ 6 分，2 组 =3+4 分，3 组 =4+3 分，4 组 = 8 分，5 组 ≥ 9 分。
- ◇ 基底细胞免疫组化标记物（P63、HMWCK）显示基底细胞消失，AMACR 大部分阳性。

思考题 18：Gleason 4 级和 5 级前列腺癌的结构特征是什么？

5.4.6 前列腺导管腺癌

- 前列腺导管腺癌（prostatic ductal carcinoma）是由乳头结构和（或）复杂的筛状结构组成的前列腺腺癌，被覆高柱状假复层细胞。主要位于外周区，也可位于移行区；可在尿道形成外生性肿物。
- 组织学特征
  - ◇ 乳头和大筛状结构最多见（图 5.4.6a）。
  - ◇ 乳头和腺体衬覆高柱状假复层上皮，胞质嗜双色性，核拉长、核仁突出，核分裂象常见。
  - ◇ 大多数与腺泡腺癌共存（图 5.4.6b）。
  - ◇ 导管腺癌分级分组基本是 4 组，有粉刺样坏死者为 5 组。

第五章　泌尿男性生殖系统疾病

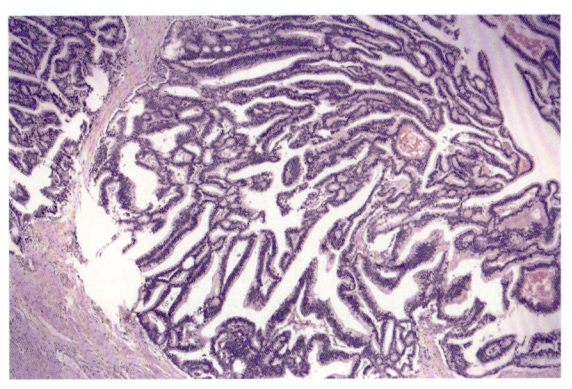

图 5.4.6a　前列腺导管腺癌。肿瘤在前列腺尿道形成外生性乳头状肿物

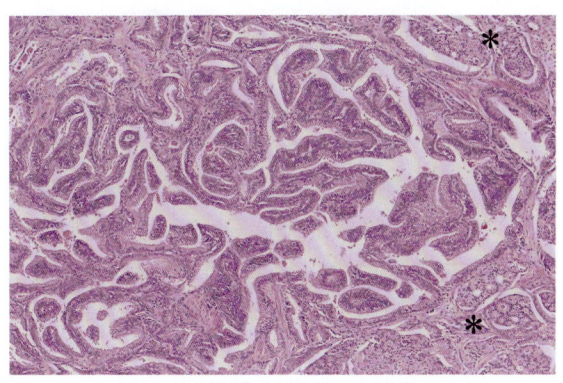

图 5.4.6b　前列腺导管腺癌。假复层上皮形成明显的乳头结构，胞质嗜双色性。右侧上部和下部均可见伴有少量腺泡腺癌成分（星号）

思考题 19：在转移部位，如何鉴别前列腺导管腺癌和结直肠腺癌？

5.4.7　前列腺导管内癌

- 前列腺导管内癌（intraductal carcinoma of the prostate，IDC-P）是累及前列腺既有的导管 - 腺泡结构的一种肿瘤性病变，其特征是结构和细胞学上的异型性超过了高级别 PIN 的程度。
- 组织学特征
    - 肿瘤细胞在既有的前列腺导管和腺泡中排列呈致密的筛状、实性结构，或排列呈疏松的筛状结构具有明显的细胞异型性伴或不伴粉刺样坏死（图 5.4.7a）。
    - 至少部分保留基底细胞（图 5.4.7b）。
    - 往往和高级别高分期的前列腺癌相伴随。

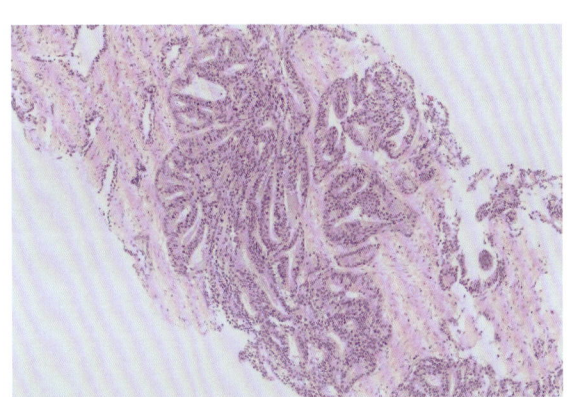

图 5.4.7a　前列腺导管内癌。肿瘤细胞位于既有的前列腺导管和腺泡内，呈致密的筛状结构，细胞核增大深染，具有异型性

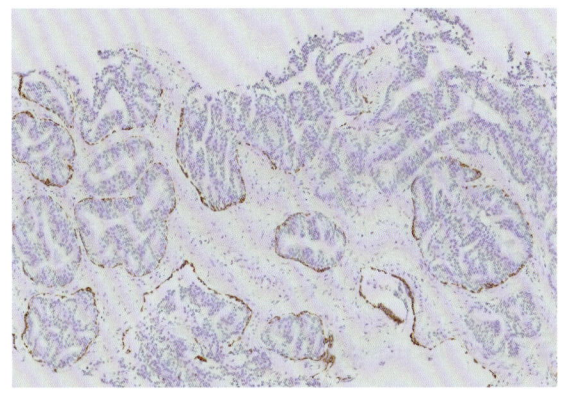

图 5.4.7b　前列腺导管内癌。基底细胞标记物 HWMCK 显示有部分基底细胞存在

思考题 20：IDC-P 的临床意义是什么？

5.4.8　治疗相关的前列腺神经内分泌癌

- 治疗相关的前列腺神经内分泌癌（treatment-related neuroendocrine prostatic carcinomas，t-NEPCs）是 2022 年第 5 版 WHO 分类中新增的前列腺癌亚型，定义为雄激素剥夺治疗后的前列腺腺癌显示完全的或部分的神经内分泌分化。
- 去势抵抗前列腺癌（Castration Resistant Prostate Cancer，CRPC）是指前列腺癌患者经过初始持

续雄激素剥夺治疗后，血清睾酮水平达到去势水平（＜ 50 ng/dl 或 ＜ 1.7 nmol/L），但是疾病依然进展的前列腺癌阶段。

- 组织学特征
  ◇ 可以是完全的神经内分泌癌，以小细胞癌多见（图 5.4.8a），也可以是神经内分泌癌成分和经典的腺泡腺癌成分混合存在，两种成分常截然分界。
  ◇ 神经内分泌癌不进行 Gleason 分级。
  ◇ 绝大多数神经内分泌癌的病例至少一个神经内分泌免疫组化标记阳性（图 5.4.8b），少数小细胞癌病例可神经内分泌标记完全阴性；少部分病例可表达 PSA，NKX3.1 和 AR 等前列腺标志物，但通常仅为局灶表达；约半数表达 TTF1；常见 P53 突变型表达和 RB1 表达缺失；Ki-67 指数通常超过 50%（e 图 5.4.8c）。

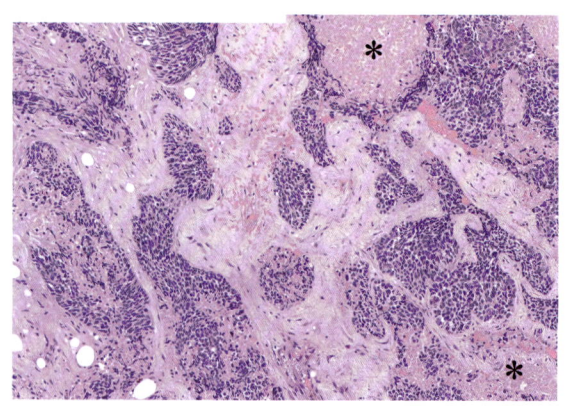 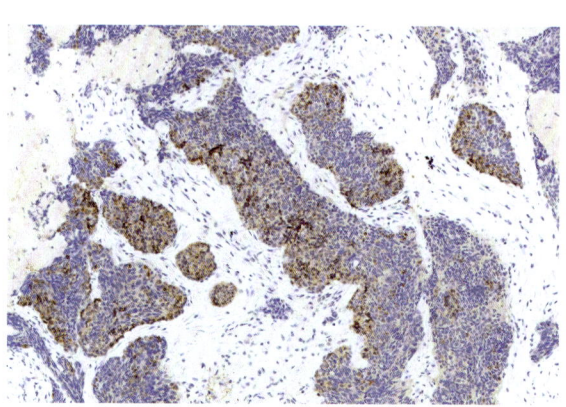

图 5.4.8a　治疗相关的前列腺神经内分泌癌。前列腺腺泡腺癌雄激素剥夺治疗后发生去势抵抗（CRPC），骨转移灶切除标本显示肿瘤发生小细胞神经内分泌癌转化伴明显坏死（星号）。核深染，胞质稀少，看不到核仁

图 5.4.8b　治疗相关的前列腺神经内分泌癌。免疫组化 CgA 显示部分细胞阳性

思考题 21：经典的腺泡腺癌是否需要应用神经内分泌标记？

（贺慧颖　编写　陆　敏　审校）

第五节　睾丸肿瘤

5.5.1　原位生殖细胞肿瘤

- 原位生殖细胞肿瘤（germ cell neoplasia in situ，GCNIS）是所有精原细胞瘤和绝大多数成人非精原细胞瘤的生殖细胞肿瘤（germ cell tumor，GCT）的一种前驱病变。
- 组织学特征
  ◇ 本病只能在镜下诊断。
  ◇ 由相似于生殖母细胞的非典型细胞组成，单层排列于曲细精管靠近基底部。
  ◇ 细胞胞质丰富透明，成角，染色质粗块状（图 5.5.1a）。
  ◇ 存在原位生殖细胞肿瘤的曲细精管无生精现象（图 5.5.1b）。

思考题 22：是否所有的生殖细胞肿瘤都能找到原位生殖细胞肿瘤？

5.5.2　精原细胞瘤

- 精原细胞瘤（seminoma）是由类同于胚胎发育早期的原始生殖细胞 / 生殖母细胞的细胞所发生

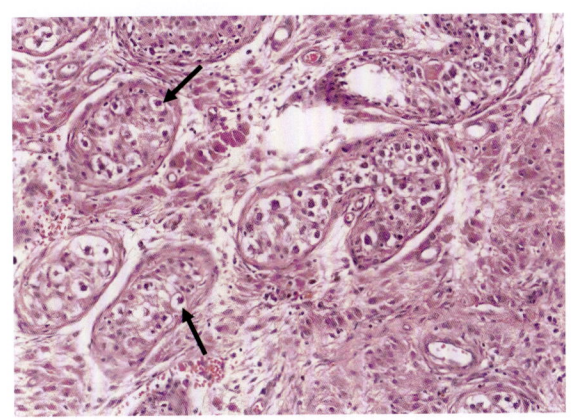

图 5.5.1a 原位生殖细胞肿瘤。非典型生殖细胞呈单层位于曲细精管靠近基底部。细胞胞质丰富透明,成角,染色质粗块状(箭头)

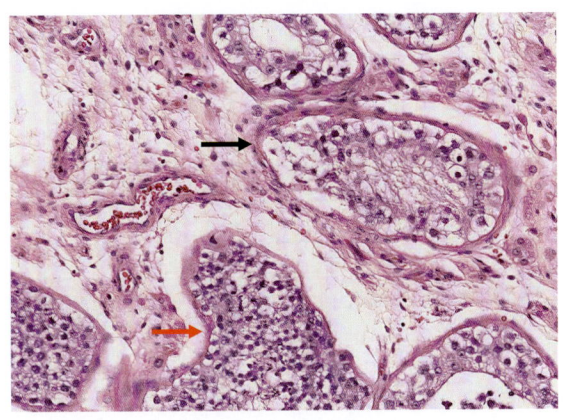

图 5.5.1b 原位生殖细胞肿瘤。存在原位生殖细胞肿瘤的曲细精管无生精现象(黑箭头),其旁正常的小管内可见生精现象(红箭头)

的恶性生殖细胞肿瘤,是睾丸最常见的生殖细胞肿瘤,占 50%。
- 组织学特征
  - 肿瘤细胞呈弥漫片状分布,由富含淋巴细胞的纤维间隔分隔,细胞界限清楚,胞质丰富透明,细胞核大小一致,略方形,核仁明显(图 5.5.2a)。
  - 可伴有肉芽肿结构。
  - 免疫组化:OCT3/4、CD117(图 5.5.2b)、D2-40 阳性。

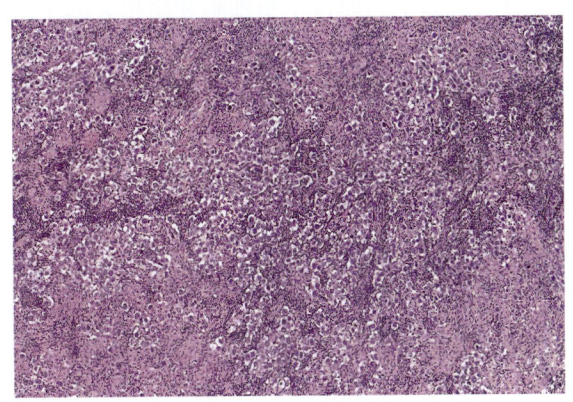

图 5.5.2a 精原细胞瘤。肿瘤细胞小片状分布,间质富于淋巴细胞。细胞界限清楚,胞质透明,细胞核大小一致,略方形

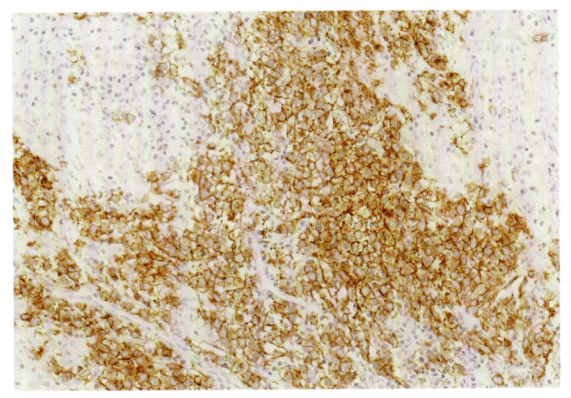

图 5.5.2b 精原细胞瘤。免疫组化 CD117 显示清晰的胞膜阳性

思考题 23:精原细胞瘤出现细胞体积增大,细胞核不规则、深染时,如何诊断?

5.5.3 胚胎性癌

- 胚胎性癌(embryonal carcinoma)是由原始的大而多形的上皮样细胞组成的恶性生殖细胞肿瘤,相似于胚胎发育的早期阶段。
- 是睾丸第二常见的生殖细胞肿瘤,可以是纯的胚胎性癌或作为混合性生殖细胞肿瘤中的主要成分。
- 组织学特征
  - 肿瘤呈实性、腺样、乳头状结构。
  - 肿瘤细胞体积大而多形,呈上皮样,细胞界限不清,胞质嗜双色性(图 5.5.3a)。

◇ 具有空泡状核，细胞核重叠，有一个或多个大核仁，核分裂象多见。
◇ 出血坏死常见。
◇ 免疫组化 CD30（图 5.5.3b）、OCT3/4、SALL4 和 AE1/AE3 阳性。

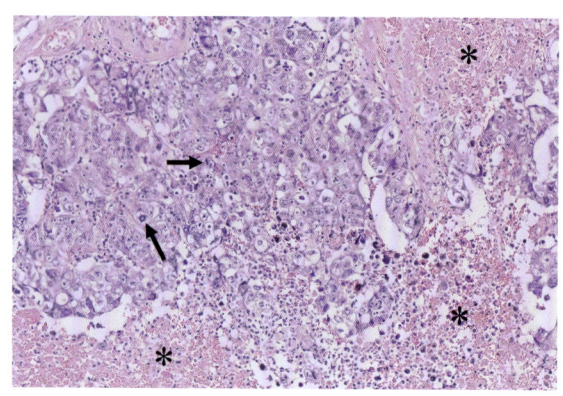

图 5.5.3a　胚胎性癌。肿瘤呈实性排列，细胞体积大，胞界不清，多形性明显，核分裂象易见（箭头），伴有明显的出血坏死（星号）

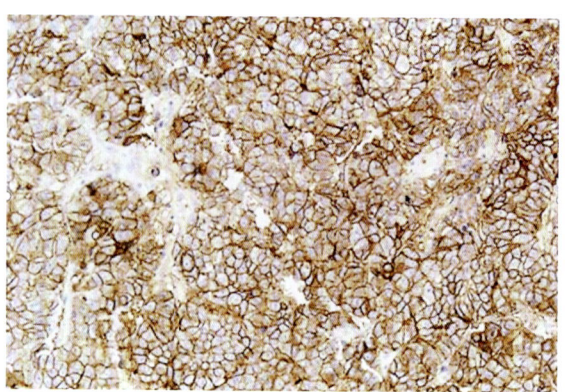

图 5.5.3b　胚胎性癌。免疫组化显示肿瘤细胞膜 CD30 弥漫强阳性

思考题 24： 转移性胚胎性癌应如何诊断？

5.5.4　混合性生殖细胞肿瘤

- 混合性生殖细胞肿瘤（mixed germ cell tumor）是含有一种以上与原位生殖细胞肿瘤相关的生殖细胞肿瘤成分的肿瘤。
- 临床上均被视为非精原细胞瘤性肿瘤，而不论其是否含有精原细胞瘤成分，均占所有非精原细胞瘤性肿瘤中的大部分。
- 组织学特征
    ◇ 最常见的组合方式是胚胎性癌和畸胎瘤、精原细胞瘤或卵黄囊瘤（图 5.5.4a、b）。
    ◇ 应用免疫组化标记物识别各种成分（e 图 5.5.4c、d），并分别报告其比例。

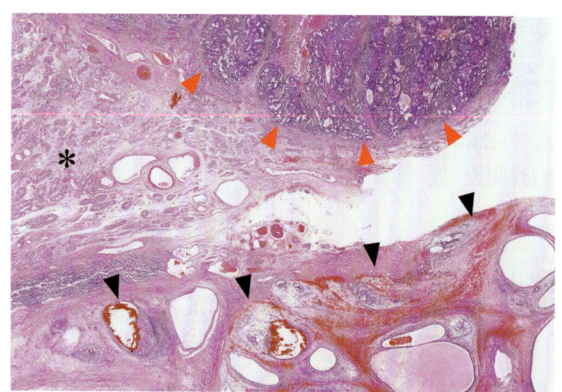

图 5.5.4a　混合性生殖细胞肿瘤。由胚胎性癌（红箭头）和畸胎瘤（黑箭头）成分构成，左侧可见残留睾丸组织（星号）

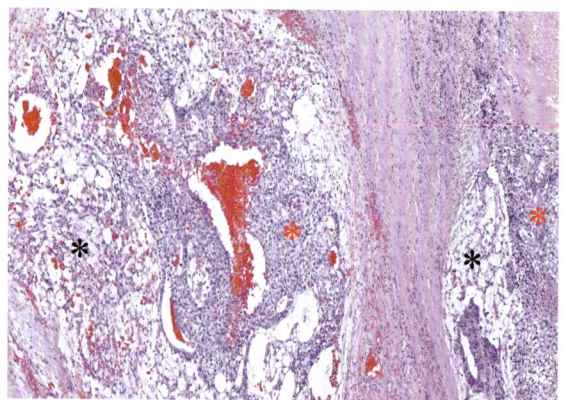

图 5.5.4b　混合性生殖细胞肿瘤 含有胚胎性癌（红星号）和卵黄囊瘤成分（黑星号），后者呈稀疏网状、条带状，容易被忽略

思考题 25： 卵黄囊瘤和胚胎性癌共存时，卵黄囊瘤常表现隐匿，如何通过免疫组化识别卵黄囊瘤成分？

5.5.5 腺瘤样瘤

- 腺瘤样瘤（adenomatoid tumor）是一种良性的间皮来源的肿瘤。最常见于附睾尾部，也可发生在精索、白膜、鞘膜及睾丸实质内。
- 组织学特征
    - 肿瘤细胞排列呈巢状、索状、腺样或血管腔样结构，呈浸润性生长（图 5.5.5a）。
    - 肿瘤细胞立方或扁平，形态温和，可见小核仁，可呈上皮样、实性团巢、印戒细胞样形态。
    - 免疫组化 AE1/AE3、CK7、calretinin（图 5.5.5b）、WT1、HBME1、BAP1、L1CAM 均阳性。

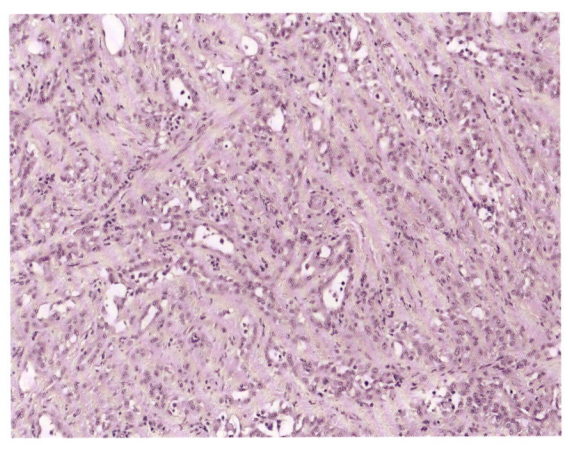

图 5.5.5a 腺瘤样瘤。肿瘤呈索状、腺样或血管腔样结构，细胞形态温和，可见小核仁

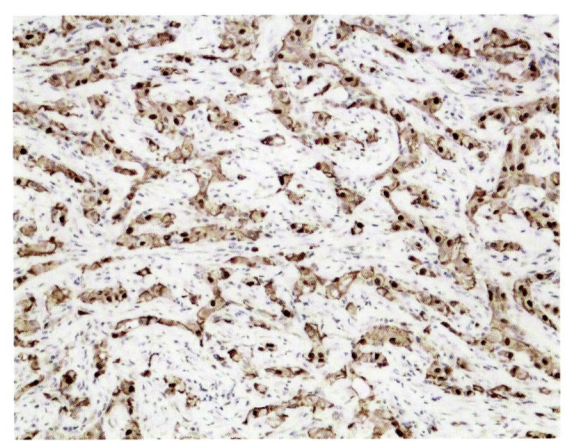

图 5.5.5b 腺瘤样瘤。高倍镜下见肿瘤呈索状、腺样或血管腔样结构，细胞形态温和，可见小核仁

思考题 26：如果腺瘤样瘤的细胞出现非典型性，可见核分裂象，该如何诊断？

5.5.6 支持细胞瘤

- 支持细胞瘤（sertoli cell tumor）是一种由 Sertoli 细胞构成的性索间质肿瘤。
- 组织学特征
    - 呈多种生长方式，最常见的是中空或实性的管状结构，间质不同程度纤维化（图 5.5.6a）。
    - 肿瘤细胞一致，立方或柱状，胞质较少，浅染或透明，核圆形、椭圆形，相对一致，通常无大的核仁（图 5.5.6b）。

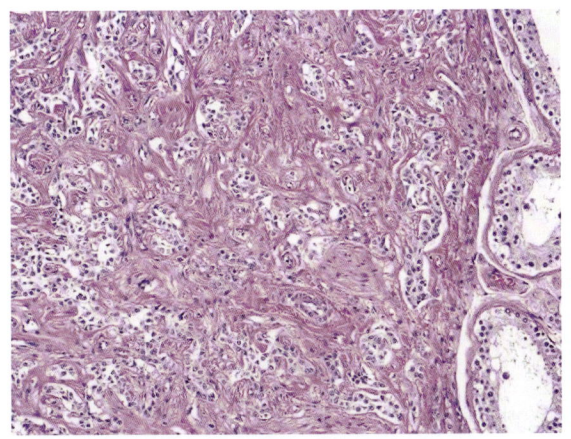

图 5.5.6a 睾丸支持细胞瘤。肿瘤形成管状结构，细胞一致，核圆形，间质明显纤维化

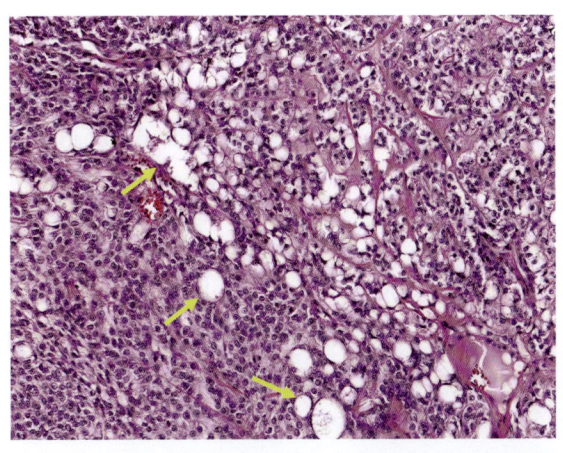

图 5.5.6b 睾丸支持细胞瘤。图中右侧可见少量管样结构，左侧为实性片状结构，伴有脂肪化生（箭头），细胞一致，核圆形，可见小核仁

- 免疫组化 AE1/AE3、核 β-catenin、vimentin 大多数阳性，inhibin、calretinin、SF1、CD99 和 WT1 常阳性。

思考题 27：支持细胞瘤如何与神经内分泌肿瘤相鉴别？

5.5.7 间质细胞瘤

- 间质细胞瘤（Leydig cell tumor）是由相似于非肿瘤性的 Leydig 细胞组成的肿瘤，是最常见的睾丸性索间质肿瘤。
- 组织学特征
  - 肿瘤细胞弥漫、小叶状分布（图 5.5.7a）。
  - 细胞呈大的多角形，胞质丰富嗜酸，圆形核，核仁清楚，中位，部分病例可见 Reike 结晶或脂褐素（图 5.5.7b）。
  - 免疫组化 inhibin、calretinin、SF1、Melan-A、CD99 阳性。

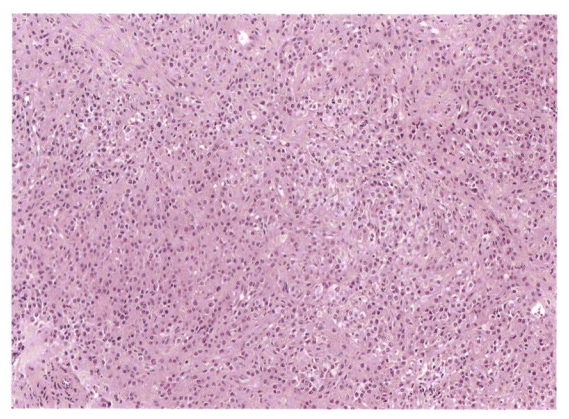
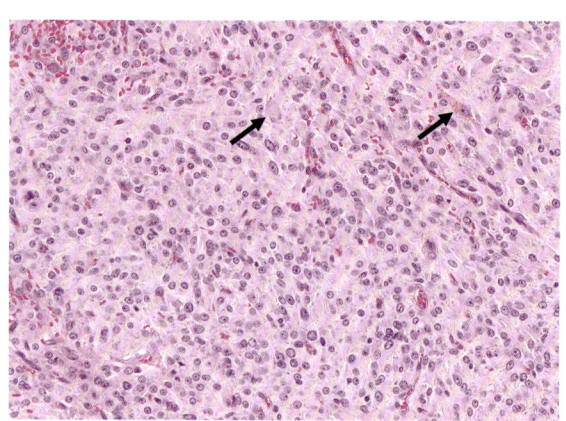

图 5.5.7a　睾丸间质细胞瘤。肿瘤细胞弥漫分布，细胞多角形，胞质丰富嗜酸

图 5.5.7b　睾丸间质细胞瘤。高倍镜下见肿瘤细胞多角形，胞质嗜酸，部分可见脂褐素（箭头），核圆，核仁清楚

思考题 28：间质细胞瘤与 Leydig 细胞增生应如何鉴别？

（贺慧颖　编写　陆　敏　审校）

主要参考文献

[1] WHO Classification of Tumours Editorial Board. WHO classification of tumours. Urinary and male genital tumours. 5th ed. Lyon，France：International Agency for Research on Cancer，2022：31-304.

[2] Cheng L，MacLennan GT，Bostwick DG. Urologic Surgical Pathology. 4th ed. Philadelphia，PA：Elsevier，2020：703-807.

[3] 杨熙明，贺慧颖，郑杰，等. 实用泌尿生殖系统病理学. 北京：北京大学医学出版社，2018：167-250.

[4] Lobo J，Ohashi R，Amin MB，et al. WHO 2022 landscape of papillary and chromophobe renal cell carcinoma. Histopathology，2022（81）：426-438.

[5] Mohanty SK，Lobo A，Cheng L. The 2022 revision of the World Health Organization classification of tumors of the urinary system and male genital organs：advances and challenges. Hum Pathol，2023（136）：123-143.

[6] Akgul M，Williamson SR. Immunohistochemistry for the diagnosis of renal epithelial neoplasms. Semin Diagn Pathol，2022（39）：1-16.

[7] Berney DM, Cree I, Rao V, et al. An introduction to the WHO 5th edition 2022 classification of testicular tumours. Histopathology, 2022, 81（4）：459466.

[8] Samaratunga H, Delahunt B, Yaxley J, et al. Tumour-like lesions of the urinary bladder. Pathology, 2021, 53(1)：44-55.

[9] Dashora A, Wagner T, Berney DM. Testicular Tumors：New Developments in Germ Cell and Sex Cord Stromal Tumors. Surgical pathology clinics. 2022, 15（4）：729-743.

[10] Kench JG, Amin MB, Berney DM, et al. WHO Classification of Tumours fifth edition：evolving issues in the classification, diagnosis, and prognostication of prostate cancer. Histopathology. 2022, 81（4）：447-458.

第六章

女性生殖系统疾病

◎ 学习目标

1. 掌握子宫内膜的正常生理变化及增生性病变的组织形态学特征。
2. 掌握子宫内膜癌及其癌前病变的基本概念、分型及病理形态学特征。
3. 掌握子宫常见间叶性肿瘤的基本概念、类型及病理形态学特征。
4. 熟悉宫颈炎症及宫颈息肉的病理形态学特征。
5. 掌握宫颈鳞状上皮病变及鳞状细胞癌的基本概念、分型、分级及病理形态学特征。
6. 掌握宫颈原位腺癌及浸润性腺癌的基本概念、类型及主要病理形态学特征。
7. 了解常见输卵管和卵巢炎症性疾病及发育残件囊肿。
8. 熟悉卵巢囊肿、子宫内膜异位及异位妊娠的病理形态学特征。
9. 掌握常见卵巢上皮性肿瘤和性索间质肿瘤的基本概念、分型及主要病理形态学特征及相关分子改变。
10. 熟悉卵巢生殖细胞及滋养叶细胞肿瘤的基本概念、分型及主要病理形态学特征。

数字资源图片

补充学习资料

思考题答案

第一节　宫体疾病

6.1.1　增殖早期子宫内膜

- 腺体少而直、腺腔小，螺旋动脉未增生，位于内膜基底（图6.1.1a）。
- 腺上皮细胞呈立方或矮柱状；胞质少，核位于基底部、体积小（图6.1.1b）。

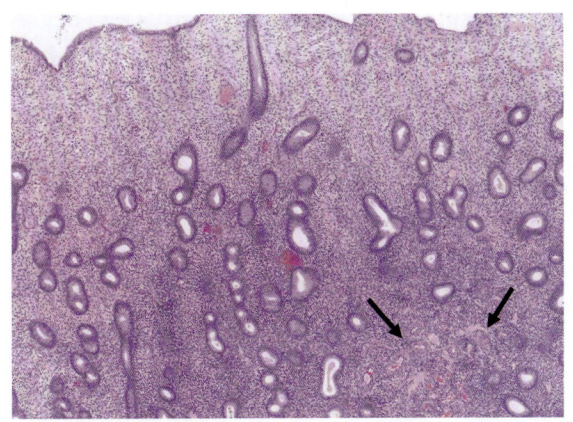

图 6.1.1a 增殖早期子宫内膜。低倍镜下见腺体小而直，间质细胞排列致密，螺旋动脉成簇分布（箭头）

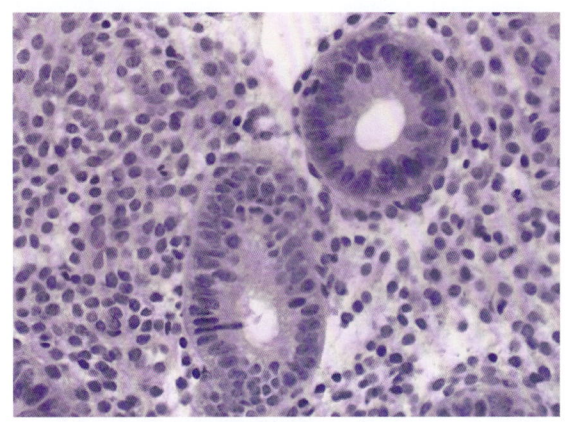

图 6.1.1b 增殖早期子宫内膜。高倍镜下见腺上皮呈矮柱状，核呈卵圆形、深染

- 间质细胞排列致密，呈短梭形，体积小，胞核深染、呈卵圆形。

6.1.2 增殖晚期子宫内膜

- 腺体较多，腺腔扩张并可见明显弯曲（图 6.1.2a）。
- 腺上皮呈假复层排列，细胞呈高柱状，核增大、深染，可见核仁，分裂象多见（图 6.1.2b）；少量上皮细胞可见散在核下空泡。
- 间质细胞增生、密集排列，呈短梭形，可见核分裂象。
- 螺旋动脉增生，管壁增厚。

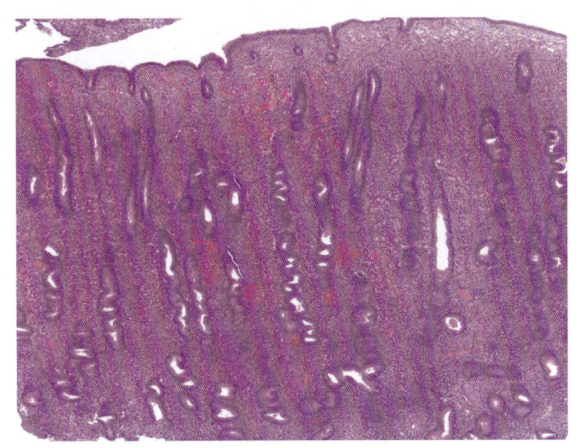

图 6.1.2a 增殖晚期子宫内膜。低倍镜下见腺体弯曲、腺腔扩张

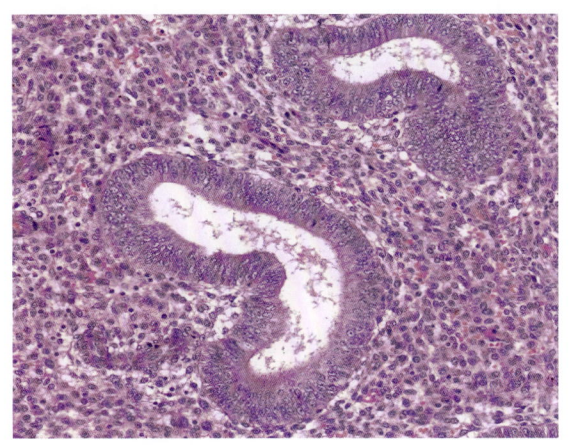

图 6.1.2b 增殖晚期子宫内膜。高倍镜下见腺上皮呈高柱状，核复层化

6.1.3 分泌早期子宫内膜

- 腺腔弯曲并显著扩张，使腺体密度有所增加（图 6.1.3a）。
- 腺上皮呈柱状，大于 50% 的细胞出现均一的核下空泡；细胞核染色质疏松淡染，可见小核仁（图 6.1.3b）。
- 间质较致密或轻度水肿。
- 螺旋动脉进一步增生，并向功能层延伸。

6.1.4 分泌晚期子宫内膜

- 分泌晚期子宫内膜的功能层明显分化出两层结构：致密层与海绵层（图 6.1.4a）。

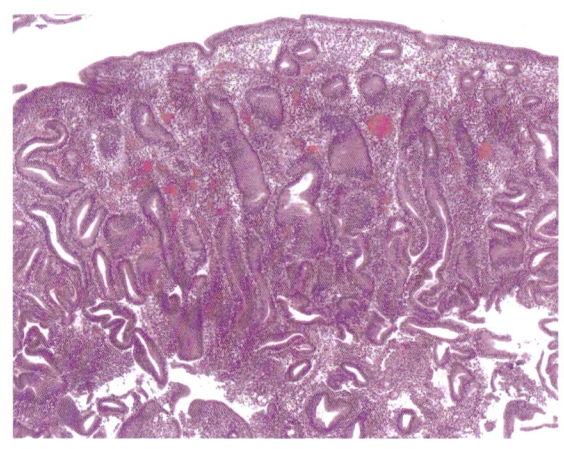

图 6.1.3a 分泌早期子宫内膜。腺腔进一步弯曲、扩张，腺体轻度密集

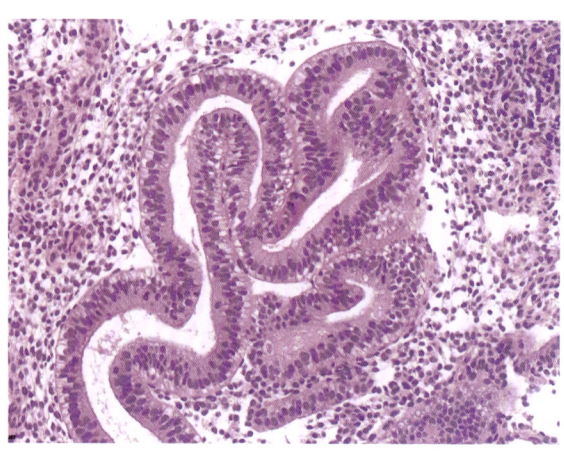

图 6.1.3b 分泌早期子宫内膜。腺上皮细胞核假复层程度减轻，核染色变浅，核分裂象减少，绝大部分细胞出现了均一的核下空泡

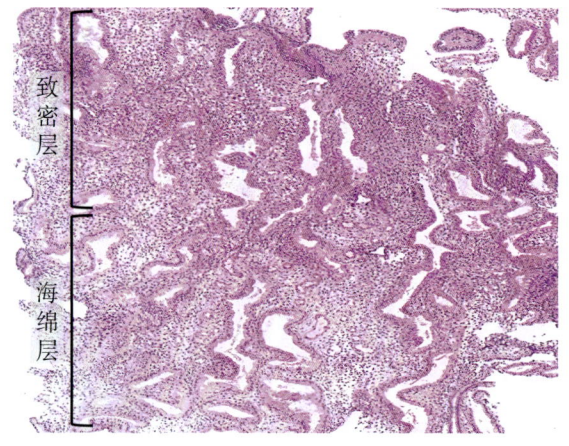

图 6.1.4a 分泌晚期子宫内膜。低倍示子宫内膜功能层分为致密层和海绵层

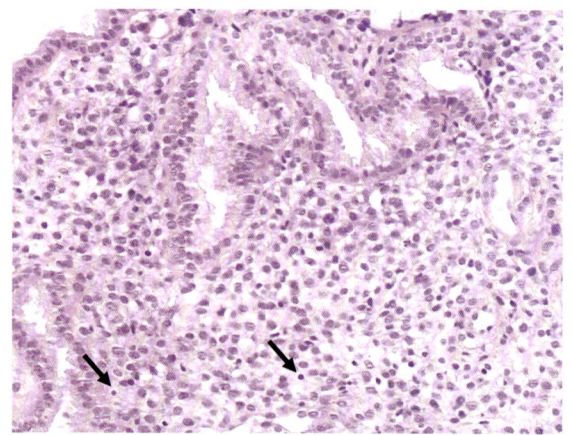

图 6.1.4b 分泌晚期子宫内膜。腺体高度弯曲扩张，细胞核小而浅染、位于基底部；间质细胞蜕膜样变，出现深染的小淋巴细胞（箭头）

- ◇ 致密层位于内膜表面，主要由显著蜕膜样变的间质细胞组成，细胞体积大、呈多边形或不规则形、胞质丰富，致密层内腺体较少。
- ◇ 海绵层位于致密层下方，腺体丰富，腺腔高度扩张、弯曲，腺上皮细胞分泌活动明显，部分腺上皮细胞可因分泌旺盛而致胞质稀少，腺腔内可见分泌物（图 6.1.4b）。
- 间质内出现散在小而圆、胞核致密、胞质稀少的小淋巴细胞。
- 基底层可见螺旋小动脉显著增生，并进入功能层，管壁增厚且内皮细胞肿胀。

6.1.5 子宫内膜腺体 A-S 现象

- Arias-Stella 现象（Arias-Stella phenomenon）又称 A-S 反应，是一种与妊娠、妊娠滋养细胞疾病或大剂量应用黄体酮有关的良性子宫内膜改变，表现为内膜腺体由大而深染的鞋钉样细胞组成，但核质比保持不变。
- 组织学特征
  - ◇ 典型的 A-S 反应见于海绵层。
  - ◇ 腺体密集、拥挤，甚至呈背靠背排列，腺上皮有时可形成细胞簇；但整体结构简单，不形成复杂分支的乳头结构，更不会出现实性生长区域（图 6.1.5a）。

- ◇ 腺腔高度扩张，腔内可见多量无定形的嗜酸性分泌物。
- ◇ 腺上皮常见鞋钉细胞，核大呈球茎状，外形不规则，染色质污秽或呈空泡状，但核分裂象罕见（图 6.1.5b）。
- 大部分腺上皮细胞胞质丰富，可为嗜酸性或因富含糖原而透明。
- 子宫内膜间质显著蜕膜样变，该特点在致密层表现充分（e 图 6.1.5c）。

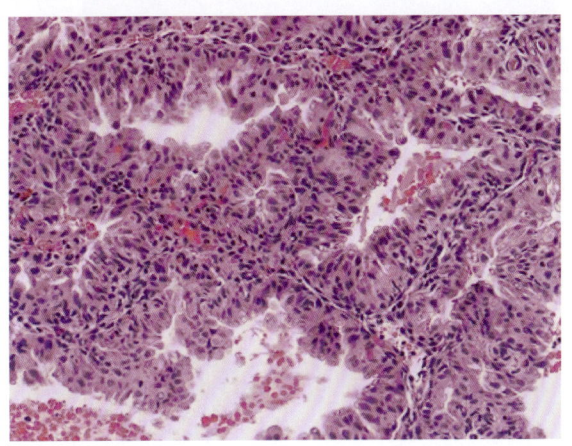

图 6.1.5a 子宫内膜腺体 A-S 现象。腺体密集、拥挤，甚至呈背靠背排列，但腺体结构简单，缺乏复杂的乳头结构及实性区域

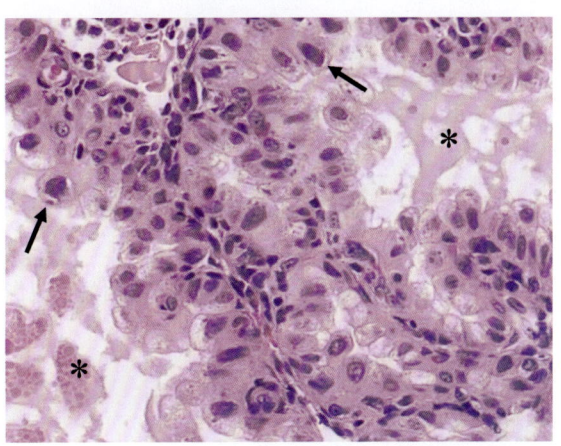

图 6.1.5b 子宫内膜腺体 A-S 现象。高倍镜下见腺上皮细胞核增大、深染，呈鞋钉样凸向腺腔（箭头），甚至呈簇状，但未见核分裂象。腺腔扩张，腔内可见多量嗜酸性分泌物（星号）

思考题 1：如何鉴别旺炽性 Arias-Stella 反应与透明细胞癌？

6.1.6 子宫内膜息肉

- 子宫内膜息肉（endometrial polyp）是子宫内膜腺体、间质和厚壁扭曲血管杂乱增生所形成局限的、息肉样的良性病变。
- 组织学特征
  - ◇ 大多数情况下，息肉内腺体密度仅轻度增加、不规则扩张，上皮细胞可伴纤毛化生或黏液化生，往往与周围子宫内膜腺体不同步。
  - ◇ 息肉体积较大时，其内腺体受到重力的抻拽作用，会向同一方向拉伸，出现特有的排列极向（图 6.1.6a）。
  - ◇ 间质可为内膜间质，常伴有不同程度的纤维化，偶见平滑肌化生。
  - ◇ 成簇分布的厚壁（血管平滑肌细胞大于 3 层）畸形血管是诊断子宫内膜息肉的要点（图 6.1.6b）。
  - ◇ 大息肉易扭转，可导致出血性梗死、腺上皮化生和细胞非典型性。
  - ◇ 有时腺体可显著增生，甚至癌变。

6.1.7 子宫腺肌病

- 子宫腺肌病（uterine adenomyosis）指子宫肌层中出现岛屿状子宫内膜腺体和间质（距离子宫内膜-肌层交界处 ≥ 2.5 mm）。
- 大体特征：子宫肌层中可见"蓝紫色结节"和"毛巾征"改变。
- 组织学特征
  - ◇ 腺肌病是由子宫内膜基底层的腺体和间质下陷所致，周围常环绕增生的平滑肌组织（图 6.1.7a）。
  - ◇ 腺肌病内的腺体来源于基底层（图 6.1.7b），对激素刺激不敏感，通常表现为增殖期样，极少出现真正的分泌现象。但使用药物治疗后，腺体可呈惰性、萎缩性改变。

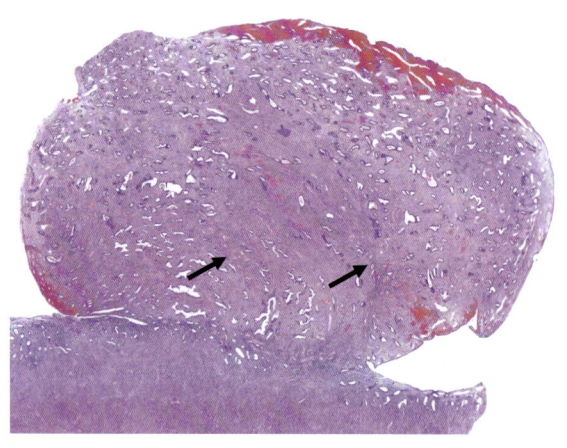

图 6.1.6a 子宫内膜息肉。厚壁血管（箭头）成簇分布于不规则扩张的腺体之间，且腺体在息肉的抻拽作用下向同一方向拉伸

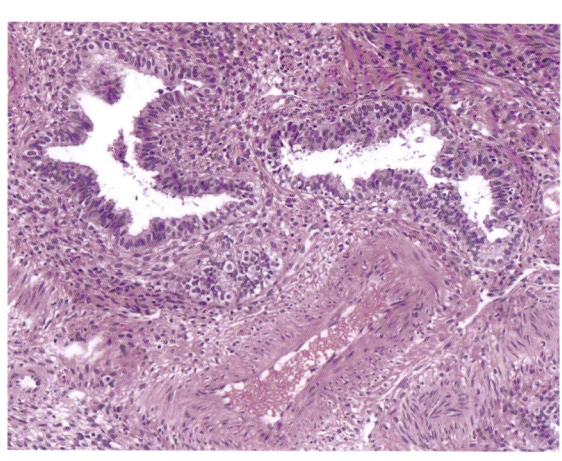

图 6.1.6b 子宫内膜息肉，高倍镜下见腺体不规则扩张，腺上皮呈纤毛细胞化生，可见厚壁畸形的血管

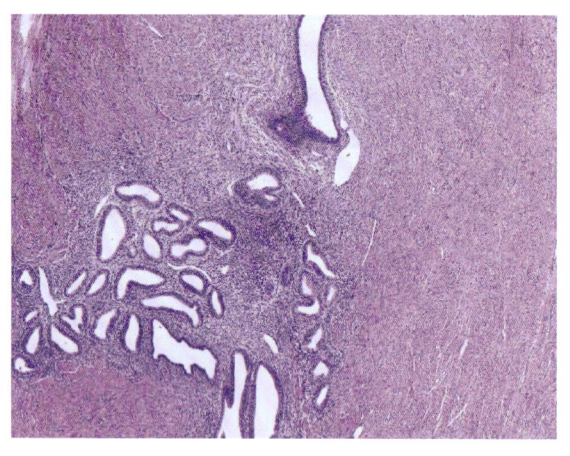

图 6.1.7a 子宫腺肌病。岛屿状子宫内膜腺体和间质位于肌层内

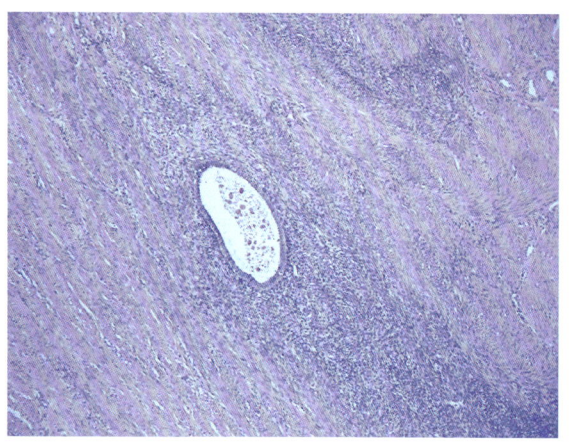

图 6.1.7b 子宫腺肌病。腺体和间质形态类似于内膜基底层

思考题 2： 在刮宫标本的平滑肌碎片中看到子宫内膜的腺体和间质，可以诊断子宫腺肌病吗？

6.1.8　子宫内膜不规则增殖

- 子宫内膜不规则增殖（disordered proliferative of endometrium）是无孕激素拮抗的雌激素短期刺激（超过 3 周但通常仅在几个月内），例如偶然发生的无排卵周期，导致的子宫内膜增生。
- 组织学特征
  ◇ 子宫内膜腺体不规则扩张、伴轻度的出芽和分支，排列略紊乱，但腺体密度无明显增加（图 6.1.8a、b）。
  ◇ 是介于周期性内膜的增殖期与"不伴细胞非典型性的子宫内膜增生"之间的过渡阶段，可归为"半生理性"状态。

思考题 3： 显微镜下如何鉴别子宫内膜不规则增殖和子宫内膜息肉？

6.1.9　不伴细胞非典型性的子宫内膜增生

- 不伴细胞非典型性的子宫内膜增生（endometrial hyperplasia without cellular atypia）是指子宫内膜腺体增生，形状不规则、大小不一，但不伴有显著的细胞异型性。
- 与无孕激素拮抗的雌激素持续性（多为数月）刺激相关，常见于围绝经期女性或多囊卵巢综合征患者。

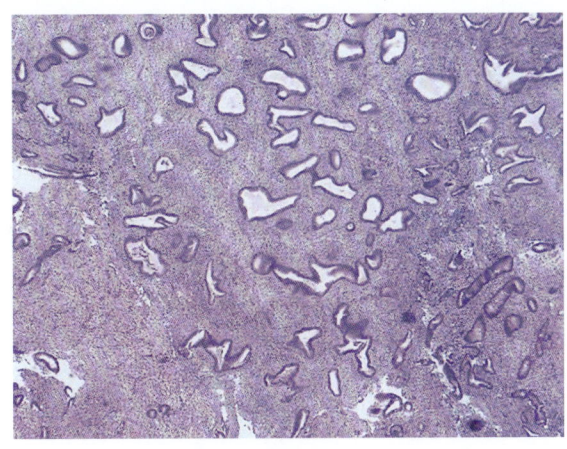
图 6.1.8a　子宫内膜不规则增殖。低倍镜下见腺体排列紊乱,但腺体密度无明显增加

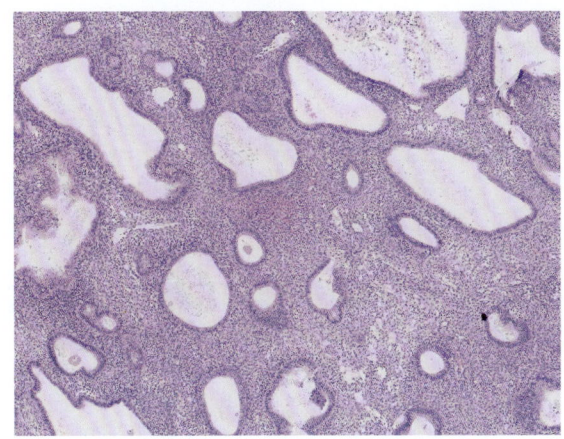
图 6.1.8b　子宫内膜不规则增殖。高倍镜下见腺体不规则扩张,伴轻度出芽

- 组织学特征
  - 内膜腺体密度升高,腺体与间质比例大于 1∶1,可出现"背靠背"区域,但腺体间仍有少量间质分隔(图 6.1.9a)。
  - 腺腔大小不一,可呈囊性扩张,也可呈复杂的分支状结构。
  - 腺上皮形态类似于增殖期内膜,核呈笔杆样、假复层排列,极向正常,染色质分布均匀,核仁不明显,不具有异型性(图 6.1.9b)。

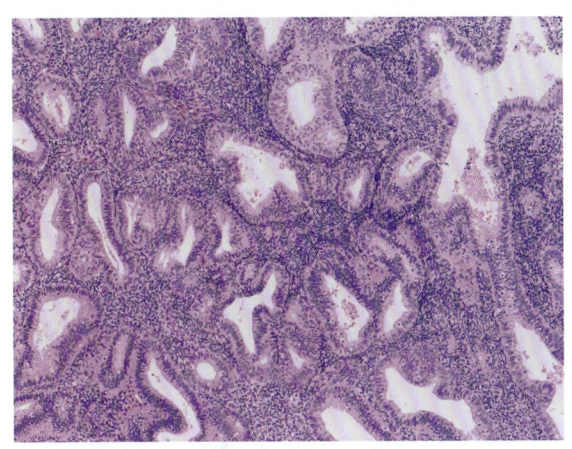
图 6.1.9a　不伴细胞非典型性的子宫内膜增生。子宫内膜腺体密集、排列不规则

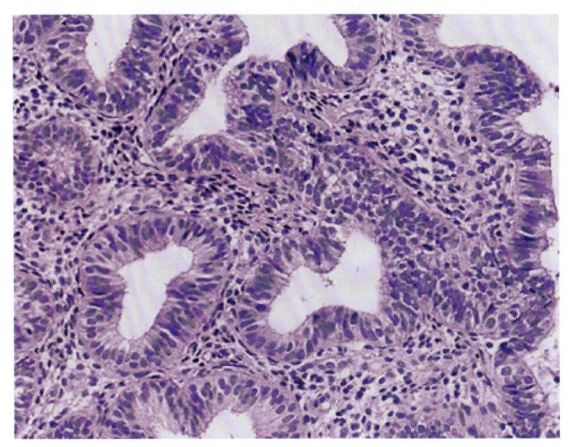
图 6.1.9b　不伴细胞非典型性的子宫内膜增生。高倍镜下见增生的腺体细胞核呈笔杆样、假复层排列,极向正常,染色质均匀,核仁不明显

6.1.10　伴细胞非典型性的子宫内膜增生/子宫内膜上皮内瘤变

- 伴细胞非典型性的子宫内膜增生/子宫内膜上皮内瘤变(endometrial atypical hyperplasia/endometrial intraepithelial neoplasia,EAH/EIN),指子宫内膜腺体增生的同时伴有腺上皮细胞的异型性,是子宫内膜在无孕激素拮抗的雌激素长期持续性(多为数年)刺激下发生了克隆性增生。
- 组织学特征
  - 密集增生的子宫内膜腺体的细胞核及胞质与背景腺体均明显不同(图 6.1.10a)。
  - 非典型增生的腺上皮细胞增大、变圆、失去极向、排列紊乱,细胞核可为椭圆形至圆形、淡染,常呈空泡状,染色质分布不均,核仁显著(图 6.1.10b)。

思考题 4:如何理解伴细胞非典型性的子宫内膜增生与不伴细胞非典型性的子宫内膜增生的不同?

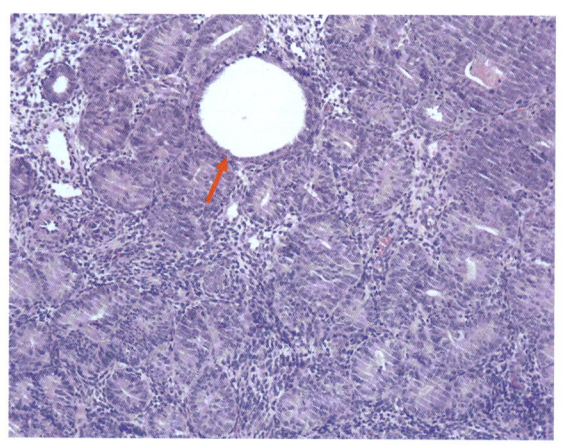
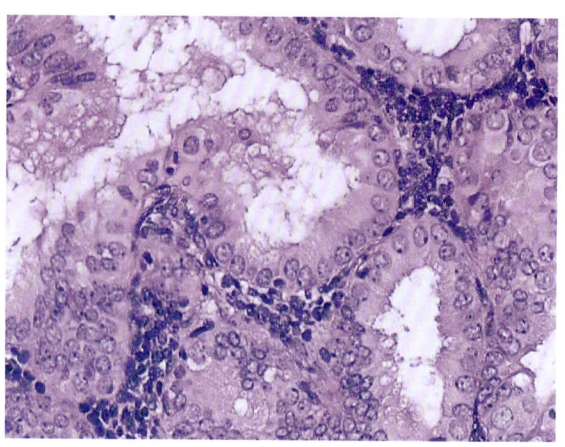

图 6.1.10a EAH/EIN。低倍镜下见非典型增生的腺体与间质比值 > 1:1,腺上皮形态与残留的正常腺体(箭头)明显不同

图 6.1.10b EAH/EIN。高倍镜下见非典型增生的腺体细胞核变圆、核仁显著、极向紊乱

思考题 5: 如何正确理解伴细胞非典型性的子宫内膜增生与 EIN?

6.1.11 不伴细胞非典型性的子宫内膜增生伴局灶纤毛细胞化生

- 散在的纤毛细胞是增殖期子宫内膜的正常成分,在子宫下段和近输卵管开口处较易见到,不伴细胞非典型性的子宫内膜增生伴局灶纤毛细胞化生(endometrial hyperplasia without atypia with ciliated cell metaplasia)是高雌激素状态导致的纤毛细胞数量增多。
- 组织学特征
  ○ 纤毛细胞具有较丰富的胞质和大而圆的空泡状细胞核,常具有复层化倾向,但不形成复杂的乳头状或筛状结构(图 6.1.11a、b)。
  ○ 当伴有纤毛细胞化生的腺体结构较为简单时,即使出现了细胞学的非典型性,比如核大、深染等,也不足以诊断为子宫内膜非典型增生,分子生物学研究表明非典型细胞并未发生遗传学改变,更倾向为细胞对各种刺激做出的反应性改变。
  ○ 当伴有纤毛细胞化生的腺体结构较为复杂时,比如出现了乳头状或筛状结构,即使未伴有显著的细胞学非典型性,也常可检测到遗传学改变,如 *PTEN* 突变等,此时应诊断为子宫内膜非典型增生伴纤毛细胞化生。

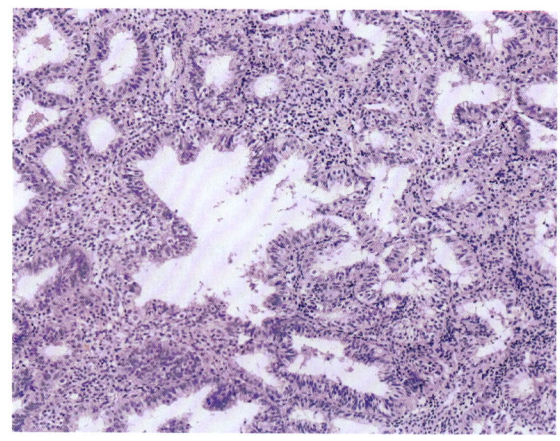
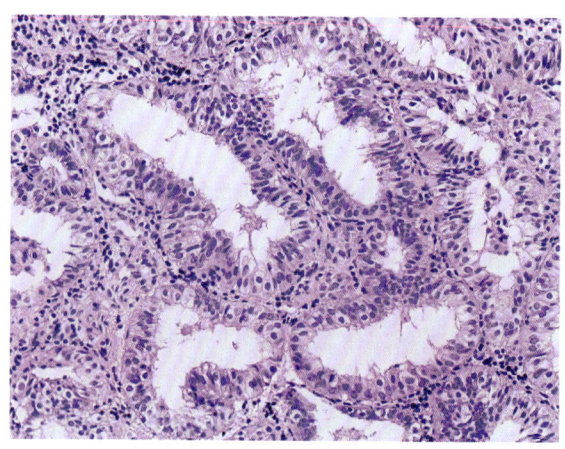

图 6.1.11a 不伴细胞非典型性的子宫内膜增生伴局灶纤毛细胞化生。低倍镜下见不规则腺体密集排列,未形成复杂的乳头状或筛状结构

图 6.1.11b 不伴细胞非典型性的子宫内膜增生伴局灶纤毛细胞化生。高倍镜下见增生的细胞核大而圆、浅染,腔缘可见纤毛

- 纤毛细胞化生发生在子宫峡部时易与宫颈腺体原位癌混淆，但化生的腺体 p16 多呈斑驳状而非连续性表达，Ki-67 增殖指数也未显著增高，另外，纤毛细胞还可表达 bcl-2、p73 和 Lhs28 等标记物，可作为鉴别诊断的依据。

6.1.12 不伴细胞非典型性的子宫内膜增生伴局灶桑葚样化生

- 发生于子宫内膜的成熟性鳞状细胞化生比较少见，非成熟性鳞化或称桑葚样化生（modular metaplasia）比较常见。
- 多见于绝经前女性，或接受外源性激素治疗以及伴有多囊卵巢综合征的患者，常与子宫内膜增殖症伴随。
- 组织学特征
  - 桑葚样小体由实性细胞团构成、界清、可累及单个腺腔，也可同时出现在多个腺腔内（图 6.1.12a）；若桑葚样小体体积较大或相互融合，中心可出现小灶状坏死，并非恶性指征。
  - 构成桑葚样小体的细胞形态呈椭圆形或短梭形，细胞核较小、温和而均一，淡染，核膜薄而光滑，核仁不明显，无核分裂象，少量胞质呈嗜酸性（图 6.1.12b）。
  - 桑葚样小体呈终末分化的无功能状态，缺乏激素受体，增殖指数极低（e 图 6.1.12c、d）。

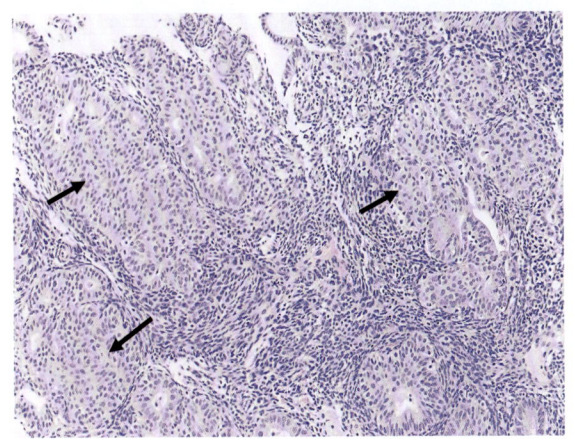

图 6.1.12a 不伴细胞非典型性的子宫内膜增生伴局灶桑葚样化生。腺腔内可见呈实性团状的桑葚样小体（箭头）

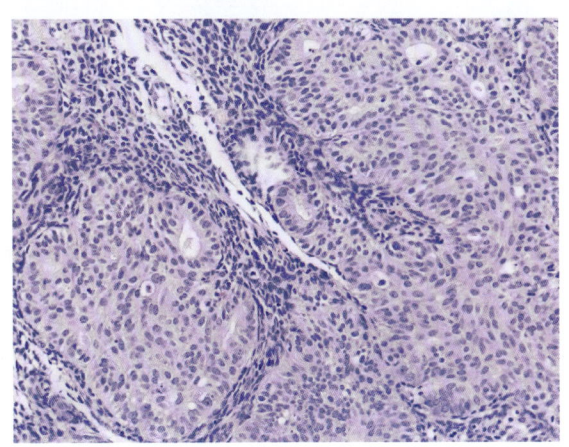

图 6.1.12b 不伴细胞非典型性的子宫内膜增生伴局灶桑葚样化生。桑葚样小体的细胞体积小而一致，核温和淡染，未见核分裂象

6.1.13 高分化子宫内膜样癌

- 子宫内膜样癌（endometrioid carcinoma）是由腺样、乳头样和实性结构组成的向子宫内膜样方向分化的恶性上皮性肿瘤。
- 大体特征：可见子宫内膜增厚粗糙，呈息肉样、结节状或菜花样肿块，不同程度地浸润子宫肌层。
- 子宫内膜样癌的组织学分级依据肿瘤的组织学结构和细胞的异型程度而定。
  - 肿瘤的实性成分 < 5% 时为高分化。
  - 实性成分 5% ~ 50% 时为中分化。
  - 实性成分 > 50% 时为低分化。
  - 当大多数（> 50%）细胞存在显著的细胞异型性时上升一个级别，但此时应首先除外浆液性癌的可能。
- 高分化子宫内膜样组织学特征
  - 诊断标准：实性成分 < 5%，且肿瘤细胞缺乏显著的异型性。

- 可见增生的腺上皮呈密集的腺管状、乳头状或迷路样排列，腔缘齐平（图 6.1.13a）。
- 细胞呈高柱状、复层化（图 6.1.13b）；可伴桑葚样化生或黏液样化生。
- 内膜间质显著减少、消失，或伴纤维性间质反应。
- 免疫组化：ER、PR 和 vimentin 呈阳性表达，p16 仅斑驳阳性，CEA 阴性，可据此与 HPV 感染相关性宫颈腺癌鉴别，后者 p16 呈弥漫阳性，CEA 不同程度阳性，vimentin 和 ER、PR 多为阴性。

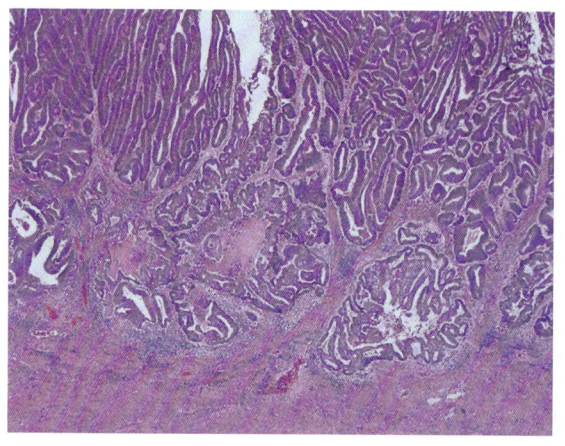

图 6.1.13a 高分化子宫内膜样癌。低倍镜下见密集拥挤的癌性腺体，乳头状外生性生长，同时浸润肌层

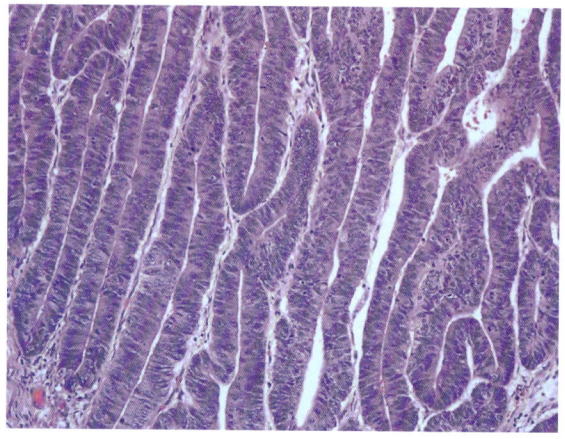

图 6.1.13b 高分化子宫内膜样癌。高倍镜下见"背靠背"排列的腺体，腔缘齐平，深染的肿瘤细胞呈高柱状、复层化，密集排列

思考题 6：宫体的高分化内膜样癌一定是低度风险分组吗？

6.1.14 中分化子宫内膜样癌

- 诊断标准：实性成分 > 5% 且 < 50%，且肿瘤细胞缺乏显著的异型性（图 6.1.14a）；或实性成分 < 5% 的子宫内膜样癌，但肿瘤细胞具有显著的异型性，此时应首先除外浆液性癌的可能。
- 腺样结构中，细胞呈高柱状，腔缘齐平，腔内无脱落的细胞簇（图 6.1.14b）。
- 乳头状结构中，乳头分支简单，细胞呈高柱状、排列整齐。

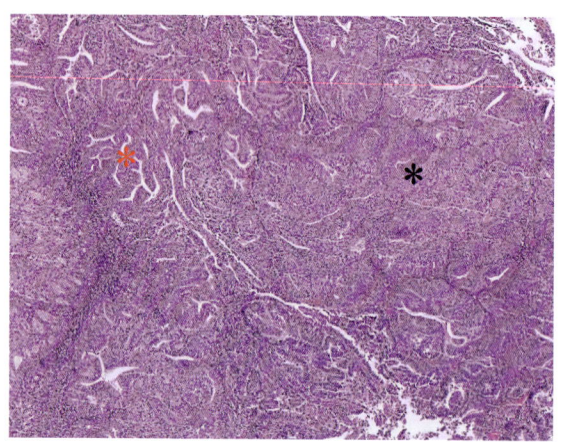

图 6.1.14a 中分化子宫内膜样癌。低倍镜下见肿瘤由腺样结构（红星号）和实性区域（黑星号）构成。总体评估，实性成分占 5%～50%

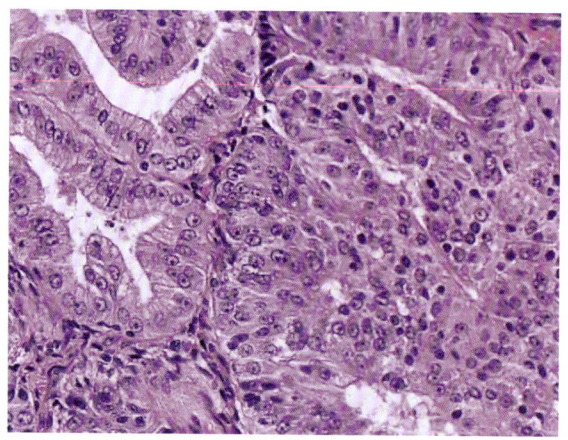

图 6.1.14b 中分化子宫内膜样癌。高倍镜下见实性区域的肿瘤细胞形态与腺样区域相似，细胞核无显著异型性，腺样区腺管腔缘齐平、腔内无脱落细胞

6.1.15 低分化子宫内膜样癌

- 诊断标准：实性成分＞50%，肿瘤细胞往往缺乏显著异型性（图6.1.15a）；或实性成分占5%～50%，且肿瘤细胞具有显著异型性。
- 肿瘤细胞异型性显著时，首先应与浆液性癌鉴别。
    ◇ 浆液性癌多以复杂分支的乳头状结构为主，腺腔多呈狭长而不规则的裂隙样，常见成簇的细胞凸出腔缘或脱落至腺腔；细胞多呈鞋钉样、异型性显著，核仁大、呈樱桃红色，常见核高度深染、结构不清的污秽细胞。
    ◇ 内膜样癌多以腺样结构为主，腺腔较为圆整且腔缘齐平；核多呈高柱状，复层排列，异型性不显著（图6.1.15b）。
- 肿瘤细胞异型性显著且伴有较多淋巴细胞浸润时，应考虑到错配修复缺陷（mismatch repair deficient，MMR-d）或 *POLE* 突变等子宫内膜癌分子亚型的可能。

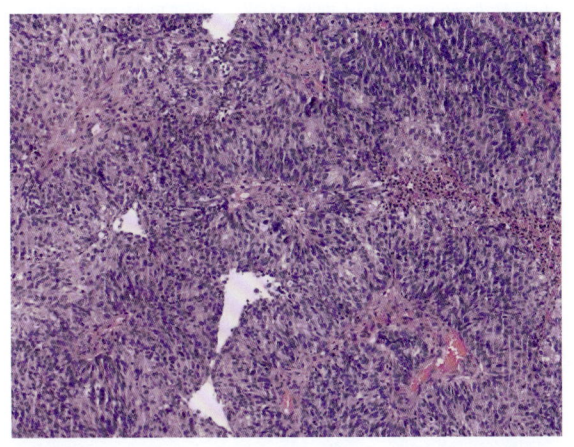

图6.1.15a 低分化子宫内膜样癌。低倍镜下见肿瘤主要由实性成分构成

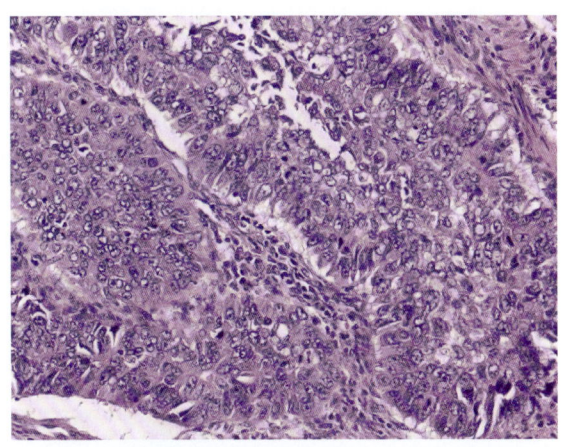

图6.1.15b 低分化子宫内膜样癌。高倍镜下见实性区肿瘤细胞形态与腺样区相似，细胞核异型性不显著

思考题7：如何鉴别低分化子宫内膜样癌和伴有广泛桑葚样化生的高分化子宫内膜样癌？

6.1.16 子宫内膜浆液性癌

- 子宫内膜浆液性癌（endometrial serous carcinoma）是 Ⅱ 型子宫内膜癌的主要类型，占所有子宫内膜癌的5%～10%。多发生于绝经后女性，高度侵袭，预后差。
- 组织学特征
    ◇ 肿瘤细胞可排列呈乳头状、腺样或实性。
    ◇ 乳头结构分支繁复，多构成癌的优势成分（图6.1.16a）。
    ◇ 以腺样结构为主者，腺腔多呈狭长不规则的裂隙样，常见上皮细胞簇凸出腔缘或脱落至腺腔内。
    ◇ 癌细胞异型性显著，常见多核及巨核肿瘤细胞，染色质深染、呈团块样，可见嗜酸性大核仁；核分裂活跃，并可见病理性核分裂象（图6.1.16b）。
    ◇ 免疫组化p53呈突变型（无义突变或错义突变）表达，p16呈弥漫强阳性。

6.1.17 POLE 突变型子宫内膜癌

- 子宫内膜癌的分子分型与患者的预后高度相关，在WHO第5版女性生殖系统肿瘤分类采用了该分型（参见本章补充学习资料1）。

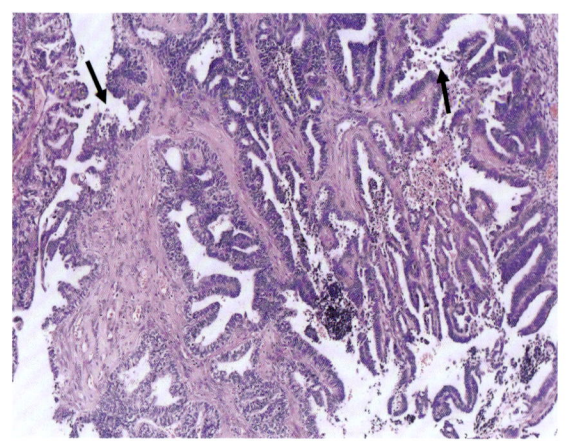

图 6.1.16a 子宫内膜浆液性癌。低倍镜下见复杂分支的乳头状结构,并可见成簇脱落的细胞团(箭头)

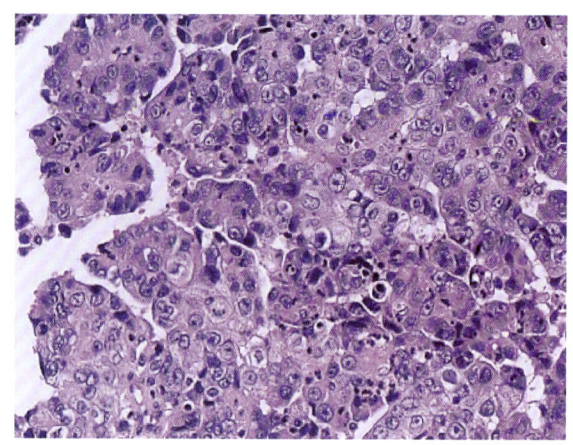

图 6.1.16b 子宫内膜浆液性癌。高倍镜下见具有嗜酸性大核仁的癌细胞异型性显著,并可见核高度深染、污秽的细胞

- *POLE* 突变型子宫内膜癌约占子宫内膜癌的 7%~12%,好发于年轻女性,是预后最好的子宫内膜癌,罕见复发或致死病例,且对 PD-1/PD-L1 相关的免疫靶向治疗反应良好。
- 组织学特征
  - 可表现为多种组织学形态,常具有显著细胞异型性而易被误归为高级别内膜癌,分子病理 DNA 测序是确保该类型获得诊断的金标准。
  - 肿瘤前缘多呈推挤性生长而非损毁性浸润(图 6.1.17a)。
  - 常出现肿瘤浸润性淋巴细胞(tumor infiltrating lymphocyte,TIL)(图 6.1.17b)。

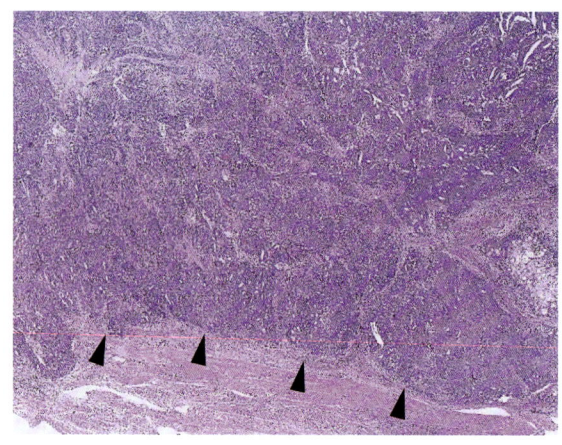

图 6.1.17a *POLE* 突变型子宫内膜癌。低倍镜下见肿瘤主要呈实性团巢状生长,肿瘤前缘(三角)呈推挤性浸润

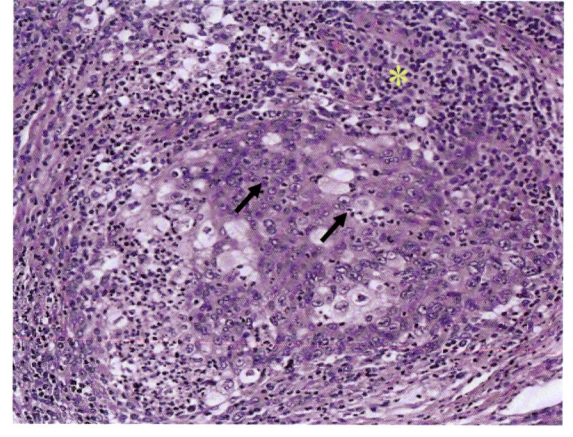

图 6.1.17b *POLE* 突变型子宫内膜癌。高倍镜下见肿瘤细胞分化差,肿瘤团巢内(箭头)及周围(星号)均可见多量淋巴细胞浸润

6.1.18 错配修复缺陷型子宫内膜癌

- 错配修复缺陷型(mismatch repair deficiency,MMR-d)子宫内膜癌,由 DNA 错配修复基因(主要是 MLH1、PMS2、MSH2 和 MSH6)功能缺陷引起,表现为高度微卫星不稳定(high microsatellite instability,MSI-H)。大部分错配修复缺陷由 MLH1 启动子甲基化引起;少部分由错配修复基因的胚系突变导致,即 Lynch 综合征(参见本章补充学习资料 1)。
- 约占子宫内膜癌的 30%。整体预后差于 POLE 亚型,但好于 p53 异常型,其中 MLH1 启动子甲基化者预后又差于错配修复基因胚系突变者。该亚型同样对 PD-1/PD-L1 相关的免疫靶向治疗反应良好。
- 组织学特征
  ◇ 肿瘤通有较明显的异型性和淋巴细胞浸润（图 6.1.18a、b）。
  ◇ 有时可伴黏液分化和 MELF 样生长方式（e 图 6.1.18c）。
  ◇ 免疫组化可检测出 DNA 错配修复蛋白表达缺失，通常表现为 MLH1/PMS2（e 图 6.1.18d、e）或 MSH2/MSH6 联合缺失；少数情况下表现为 PMS2 或 MSH6 的单独缺失。

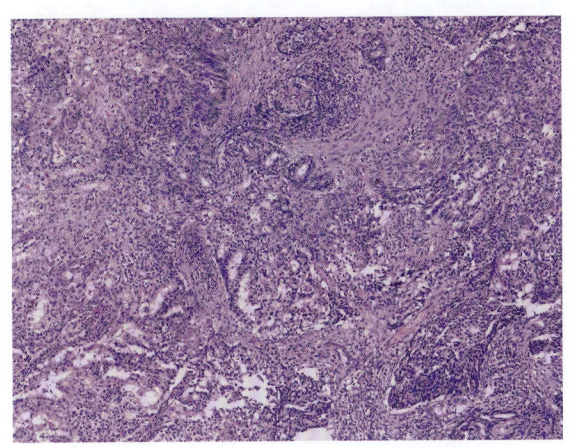

图 6.1.18a MMR-d 型子宫内膜癌。低倍镜下见肿瘤由腺样和实性成分组成，符合中 - 低分化腺癌

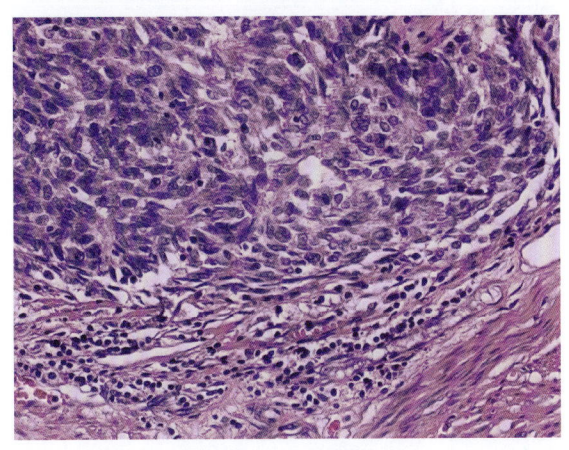

图 6.1.18b MMR-d 型子宫内膜癌。高倍镜下见肿瘤细胞异型性显著，癌巢周围可见较多淋巴细胞浸润

思考题 8：形态学上归入"高级别子宫内膜癌"的病例预后一定差吗？

思考题 9：在排除了 MLH1 启动子甲基化后，MMR-d 亚型的子宫内膜癌为什么还需做 NGS 检测以明确是否为 Lynch 综合征？

6.1.19　p53 异常型子宫内膜癌

- p53 异常型子宫内膜癌存在 *TP53* 错义或无义突变，同时不具有 *POLE* 致病性突变或 MMR-d。
- 该亚型生物学行为高度侵袭，具有很高的复发、转移率，是预后最差的子宫内膜癌亚型。
- 组织学特征
  ◇ 常表现为浆液性癌（图 6.1.19a）或低分化子宫内膜样癌，罕见情况下也可表现为高 - 中分化子宫内膜样癌。
  ◇ p53 免疫组化染色示＞ 70% 的肿瘤细胞核呈弥漫一致的强阳性着色（错义突变）（图 6.1.19b）或肿瘤细胞呈全阴性表达（无义突变）（e 图 6.1.19c、d）。p53 这种染色模式反映了肿瘤的单克隆性起源。间质细胞、血管内皮和淋巴细胞有不同程度的核着色，可作为阳性内对照。

思考题 10：p53 免疫组化着色模式与 *TP53* 基因状态的对应关系有哪些？

6.1.20　非特殊分子亚型子宫内膜癌

- 非特殊分子亚型（Non-specific molecular profile，NSMP）子宫内膜癌不具备 *POLE* 致病性突变、MMR-d 和 p53 异常，是最常见的子宫内膜癌分子亚型，占子宫内膜癌的 30% ~ 70% 左右（参见本章补充学习资料 1）。
- 预后具有异质性，大多居中或较好。*CTNNB1* 第三外显子突变与高复发相关。
- 组织学特征：大部分组织学表现为高 - 中分化子宫内膜样癌（图 6.1.20a、b），且常常伴有鳞状或桑葚样化生，缺乏肿瘤相关淋巴细胞。

思考题 11：如何理解 NSMP 分子表型的子宫内膜癌？

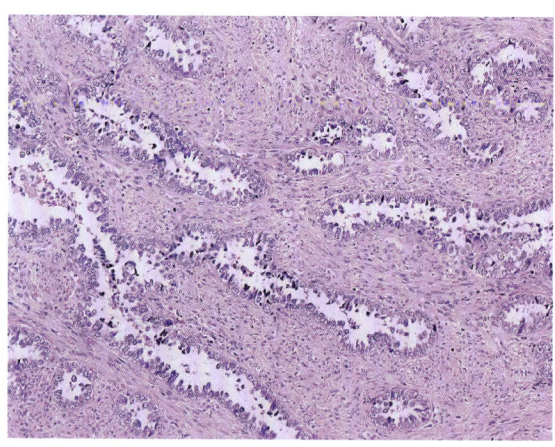

图 6.1.19a　p53 异常型子宫内膜癌。组织学呈浆液性癌

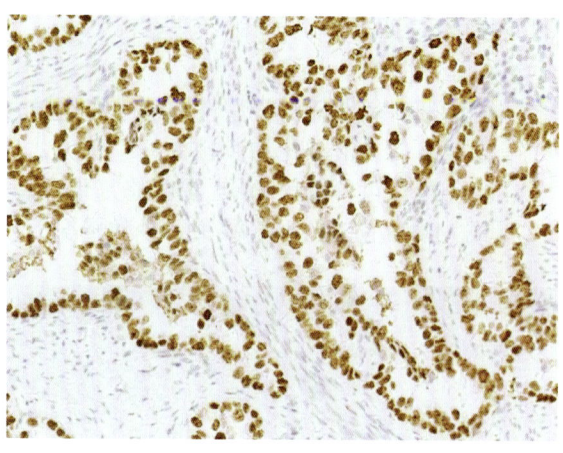

图 6.1.19b　p53 异常型子宫内膜癌。p53 免疫组化示 >70% 的肿瘤细胞核呈弥漫一致的强阳性着色

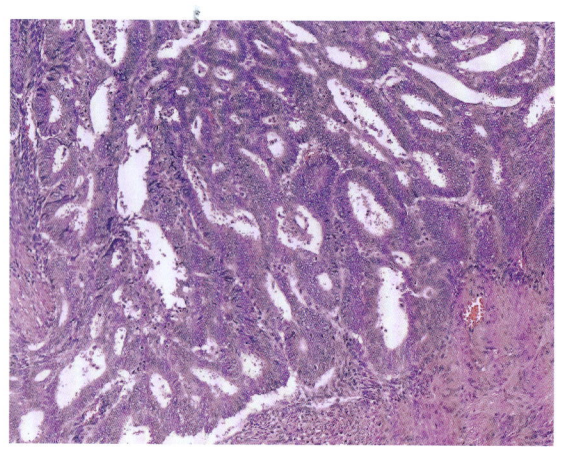

图 6.1.20a　NSMP 型子宫内膜癌。组织学表现为高分化内膜样癌

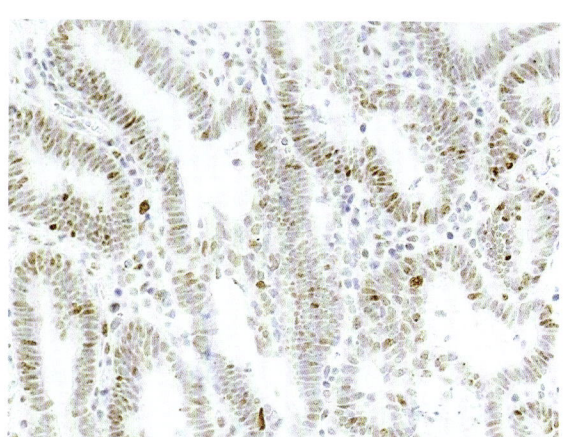

图 6.1.20b　NSMP 型子宫内膜癌。p53 免疫组化示肿瘤细胞呈不同程度的核着色，即野生型表达模式

6.1.21　子宫癌肉瘤

- 子宫癌肉瘤（uterine carcinosarcoma）是由高级别癌和肉瘤构成的双相分化的子宫恶性肿瘤。
- 比较罕见，仅占子宫内膜癌的 5%，好发于老年女性。部分癌肉瘤发生与他莫昔芬治疗史或放疗史相关。
- 目前比较公认，肉瘤成分是癌在演进过程中通过上皮 - 间质转化即发生"转分化"（trans-differentiation）而来。
- 大体特征：一般呈巨大息肉样肿块凸向宫腔。
- 组织学特征
  - 恶性上皮成分一般为腺癌，最常见的类型是浆液性癌，也可以是内膜样癌或其他类型。
  - 肉瘤成分可以是非特异性肉瘤，如纤维肉瘤，细胞异型性显著，多呈梭形、束状排列，与腺癌成分分界截然；也可以是同源性肉瘤（如平滑肌肉瘤或子宫内膜间质肉瘤）或异源性肉瘤（横纹肌肉瘤、骨肉瘤和软骨肉瘤等）（图 6.1.21a、b）。
  - 癌与肉瘤成分往往紧密混合，可以一种成分为主，另一种成分仅占很少比例。
- 癌肉瘤和子宫内膜癌一样，也可以分为四个分子亚型，其生物学行为及预后具有异质性。
  - POLE 突变型约占 5%，与子宫内膜癌 POLE 突变型相似，具有极好的预后。
  - 错配修复缺陷型占 5%～10%，预后有待进一步研究。

- p53 异常型占 60～80%，是癌肉瘤最常见的分子亚型，该亚型和占 20%～30% 的非特殊分子亚型均预后极差，甚至远差于子宫内膜癌的 p53 异常型。

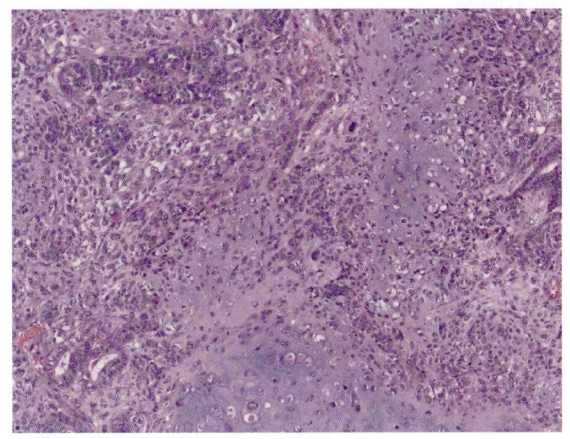

图 6.1.21a　子宫癌肉瘤。左侧为癌成分，右侧为肉瘤成分

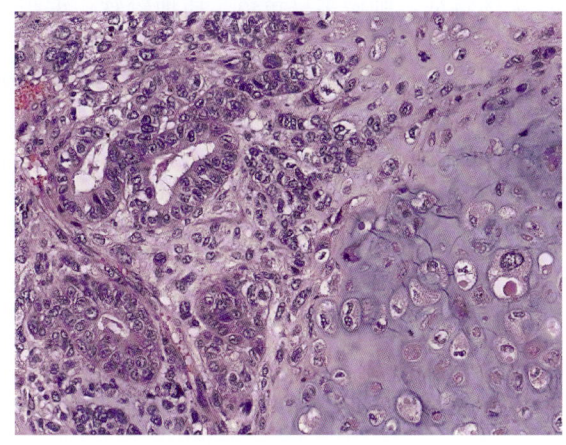

图 6.1.21b　子宫癌肉瘤。高倍镜下见肉瘤中内膜样癌成分（左）和软骨肉瘤成分（右）

思考题 12：子宫癌肉瘤是癌和肉瘤的碰撞瘤吗？
思考题 13：如何鉴别癌肉瘤与去分化子宫内膜癌？

6.1.22　普通型子宫平滑肌瘤

- 子宫平滑肌瘤（uterine leiomyoma）是起源于子宫平滑肌的良性间叶性肿瘤，形态多样，普通型子宫平滑肌瘤（usual-type leiomyoma）是最常见的类型。
- 大体特征：常多发，边界清楚，无包膜，切面实性、质地韧、色灰白、编织状。
- 组织学特征
  - 肿瘤呈结节状膨胀性生长，细胞束状排列，呈编织状或旋涡状生长（图 6.1.22a）。
  - 细胞呈长梭形、边界不清，胞质丰富、嗜酸性，胞核呈雪茄状、两端钝圆，核仁小，核分裂象一般 < 5 个 /10HPF（图 6.1.22b）。
  - 肿瘤与周围正常肌层之间可见裂隙形成（e 图 6.1.22c）。

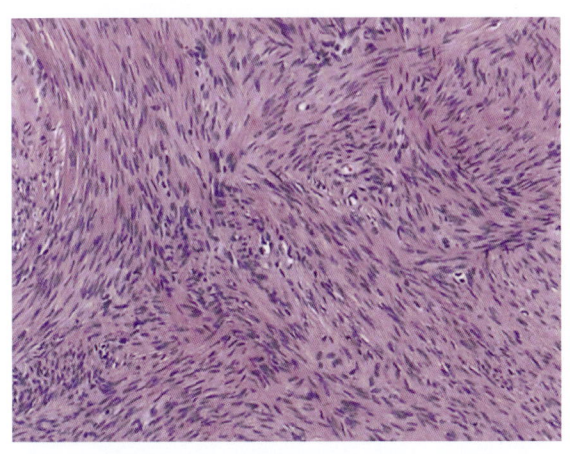

图 6.1.22a　普通型子宫平滑肌瘤。梭形平滑肌细胞呈编织状排列

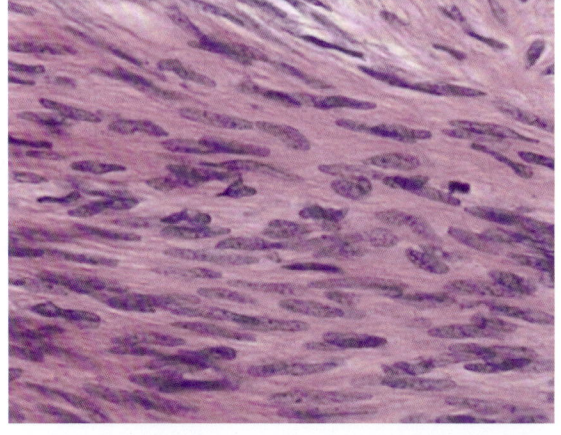

图 6.1.22b　普通型子宫平滑肌瘤。高倍镜下见平滑肌细胞核两端钝圆、呈雪茄样，胞质红染、界限不清

6.1.23　富于细胞的子宫平滑肌瘤

- 富于细胞的子宫平滑肌瘤（cellular leiomyoma）多发生于绝经后或促性腺激素释放激素激动剂

（GnRHa）、米非司酮等药物治疗后的患者，由于激素水平降低，平滑肌细胞胞质萎缩，使细胞核质比增高、细胞密度升高。
- 大体特征：肿瘤多呈黄色，质地较软，编织状结构不明显。
- 组织学特征
    ◇ 肿瘤细胞不同程度的保留束状、编织状排列，缺乏螺旋动脉样血管网，也缺乏围绕血管的同心圆样生长方式（图 6.1.23a）。
    ◇ 肿瘤细胞虽然胞质稀少，但核仍保持长梭形，同时缺乏异型性，核分裂象罕见（图 6.1.23b）。
    ◇ 肿瘤内肌束间常可见狭长的裂隙样间隙。
    ◇ 肿瘤边界通常稍不规则，并与周围肌层略有穿插。这通常是整个肌瘤萎缩后的结局，并不是对周围肌层的浸润（e 图 6.1.23c）。
    ◇ 肿瘤细胞弥漫高表达 SMA、desmin 和 H-caldesmon 等肌源性标记物，约 1/3 可表达 CD10，需要结合形态和 FISH 检测以防误诊为低级别子宫内膜间质肉瘤。

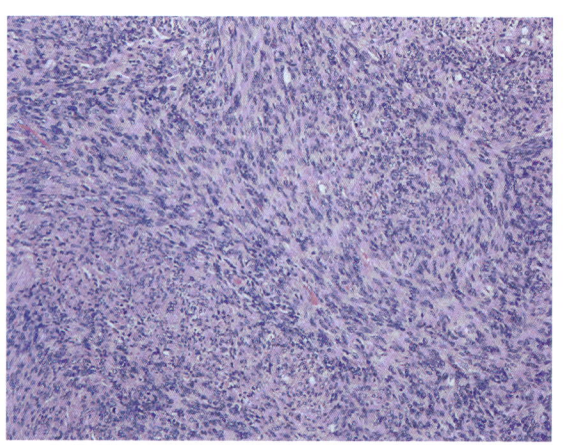

图 6.1.23a 富于细胞的子宫平滑肌瘤。肿瘤细胞丰富密集，间质缺乏螺旋动脉样血管网

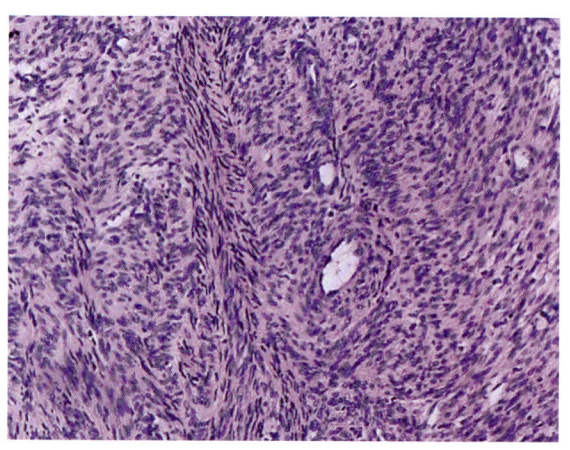

图 6.1.23b 富于细胞的子宫平滑肌瘤。高倍镜下见肿瘤细胞胞质稀少，核质比增大，但细胞核仍呈长梭形，形态温和，核分裂象罕见

6.1.24 分裂象活跃的子宫平滑肌瘤

- 分裂象活跃的子宫平滑肌瘤（mitotically active leiomyoma）是指核分裂象在 6～14 个 /10HPF（显微镜视野直径 0.55 mm）的平滑肌瘤。
- 常见于育龄期妇女，或与处于妊娠期、黄体期及应用激素类药物相关。
- 大体特征：常位于黏膜下（可能与表面摩擦导致的激惹有关），境界清晰。
- 组织学特征
    ◇ 形态与普通型子宫平滑肌瘤相同，仅表现为核分裂活跃（图 6.1.24a），Ki-67 增殖指数 10%～30%（图 6.1.24b）。
    ◇ 缺乏细胞异型性和肿瘤性坏死。

6.1.25 Bizarre 核型子宫平滑肌瘤

- Bizarre 核型子宫平滑肌瘤（leiomyoma with bizarre nuclei）是细胞核形态高度奇异的平滑肌瘤。
- 大体特征：大多数肿瘤边界清楚，与普通型平滑肌瘤相似。
- 组织学特征
    ◇ 在普通型平滑肌瘤的背景中奇异核细胞呈多灶状分布（图 6.1.25a）。奇异核细胞可为单核或多核，染色质深染、污秽，常见核假包涵体，核仁不明显，胞质嗜酸性（图 6.1.25b）。

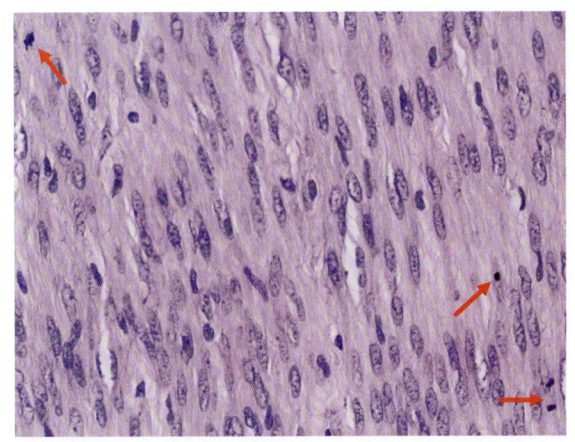

图 6.1.24a 分裂象活跃的子宫平滑肌瘤。细胞形态温和，核分裂象（箭头）活跃

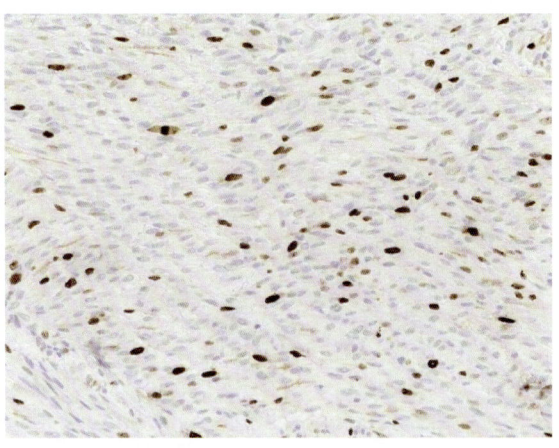

图 6.1.24b 分裂象活跃的子宫平滑肌瘤。Ki-67 染色示肿瘤细胞增生活跃

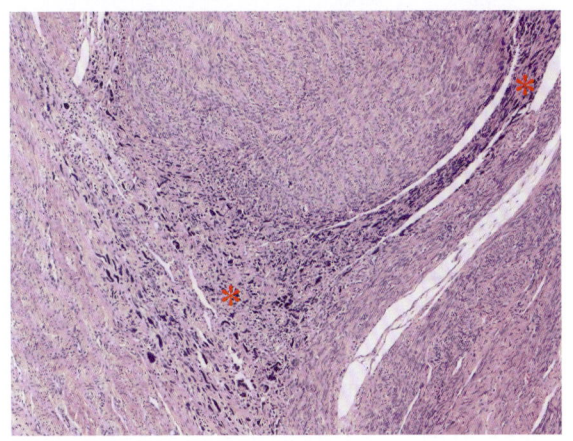

图 6.1.25a Bizarre 核型子宫平滑肌瘤。奇异核细胞呈灶状分布（星号），背景为普通型平滑肌瘤

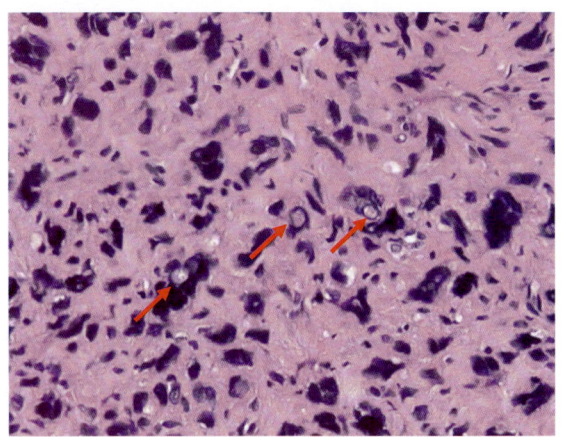

图 6.1.25b Bizarre 核型子宫平滑肌瘤。肿瘤细胞核高度异型、深染、结构不清，常见核内假包涵体（箭头）

- 核分裂象少见，一般 < 2 个 /mm²（相当于 < 5 个 /10HPF，显微镜视野直径 0.55 mm），但核退变及核碎裂并不少见，容易被误认作核分裂象。此时应结合 Ki-67 和 PHH3 免疫组化协助辨认。
- 缺乏肿瘤性坏死。

6.1.26 FH 缺陷型子宫平滑肌瘤

- FH 缺陷型子宫平滑肌瘤（fumarate hydratase-deficient leiomyoma）是由延胡索酸水合酶（fumarate hydratase，FH）基因胚系突变或体细胞突变导致的具有一系列特殊形态学改变的平滑肌瘤。
- 胚系突变多见，患者多小于 30 岁，症状重，易复发；体细胞突变者少见，年龄可较大。
- 若患者携带有 FH 胚系突变，则可能罹患遗传性平滑肌瘤病与肾癌综合征（hereditary leiomyomatosis and renal cell carcinoma syndrome，HLRCC），发生肾细胞癌的风险高，侵袭性强（参见本章补充学习资料 2）。
- 大体特征：子宫黏膜下、肌壁间和浆膜下均可见多发性平滑肌瘤。
- 组织学特征
    - 细胞核有不同程度的非典型性，常可见嗜酸性大核仁和核仁周围空晕，胞质内嗜酸性小球（图 6.1.26a）。

- 间质可见鹿角状分支的薄壁血管（图 6.1.26b）和肺泡样水肿（e 图 6.1.26c）。
- 免疫组织化学：FH 蛋白表达缺失或减低（e 图 6.1.26d）。
- *FH* 基因突变（包括胚系突变及体细胞突变）检测是诊断的金标准。

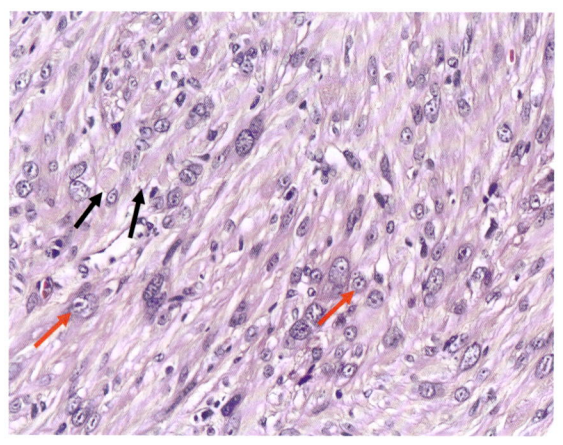

图 6.1.26a FH 缺陷型子宫平滑肌瘤。肿瘤细胞具非典型性，可见胞质内嗜酸性小球（黑箭头）、嗜酸性核仁及核周空晕（红箭头）

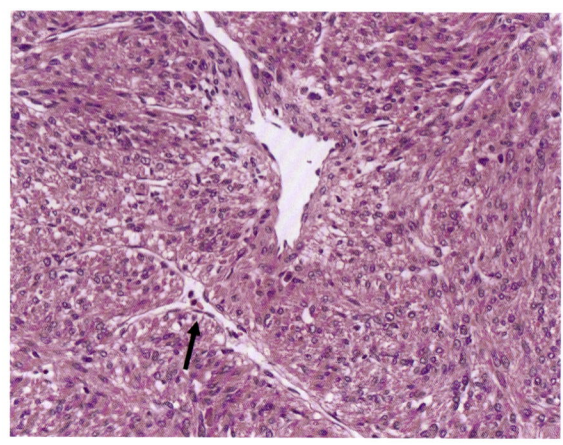

图 6.1.26b FH 缺陷型子宫平滑肌瘤。图示间质薄壁的鹿角样血管（箭头）

思考题 14：为什么免疫组化已经证实为 FH 缺陷型的良性平滑肌瘤，还需使用患者的外周血做 *FH* 基因突变检测？

6.1.27 子宫平滑肌瘤伴出血性梗死（红色变性）

- 子宫平滑肌瘤伴出血性梗死（uterine leiomyoma with hemorrhagic infarction）与生理性高孕激素水平（如年轻患者）、孕激素类药物使用及妊娠相关，肿瘤外观呈暗质地均一的红色牛肉样，又称红色变性（red degeneration of uterine leiomyoma）。
- 组织学特征
  - 肿瘤呈明显的"分带"现象（图 6.1.27a），外围为平滑肌细胞修复性增生（图 6.1.27b），内侧可见肉芽组织修复或伴瘢痕形成，中心为出血性梗死灶，完全梗死的肿瘤细胞可见残存细胞影，仅有嗜酸性细胞，称为"木乃伊细胞"（e 图 6.1.27c）。

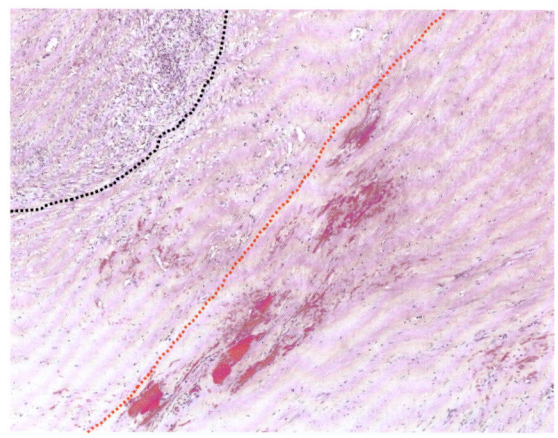

图 6.1.27a 子宫平滑肌瘤伴出血性梗死。图中从右下至左上，虚线依次区分出出血梗死区、瘢痕区和修复性增生的平滑肌

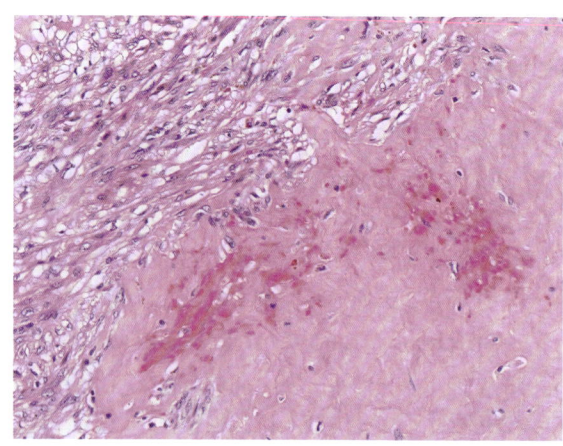

图 6.1.27b 子宫平滑肌瘤伴出血性梗死。高倍镜下见梗死灶周围的平滑肌细胞无异型性

- ◇ 修复性增生的平滑肌细胞可呈上皮样或具有轻度非典型性，且核分裂象较为活跃，不要误诊为平滑肌肉瘤。

6.1.28 梭形细胞子宫平滑肌肉瘤

- 子宫平滑肌肉瘤（leiomyosarcoma）是一种向平滑肌分化的恶性间叶性肿瘤，根据形态分为梭形细胞平滑肌肉瘤、上皮样平滑肌肉瘤和黏液样平滑肌肉瘤，其中梭形细胞平滑肌肉瘤最为常见。
- 大体特征：通常单发，体积大、平均直径10厘米，边界不清，质软、湿润、鱼肉样，常伴地图样坏死和出血。
- 组织学特征
  - ◇ 诊断需至少包含以下三项中的两项：
    - ■ 肿瘤性坏死：存活细胞与坏死细胞转换突兀、缺乏过渡（图 6.1.28a），坏死组织内残留深染、异型的细胞核，称为"鬼影细胞"。（e 图 6.1.28c）；
    - ■ 弥漫性中 - 重度异型性（图 6.1.28b）；
    - ■ 核分裂象活跃（e 图 6.1.28d），≥ 10 个分裂象 /10HPF（显微镜视野直径 0.55 mm），且常见病理性核分裂象。
  - ◇ 其他特点包括肿瘤细胞丰富，损毁性浸润，可见脉管内瘤栓等。

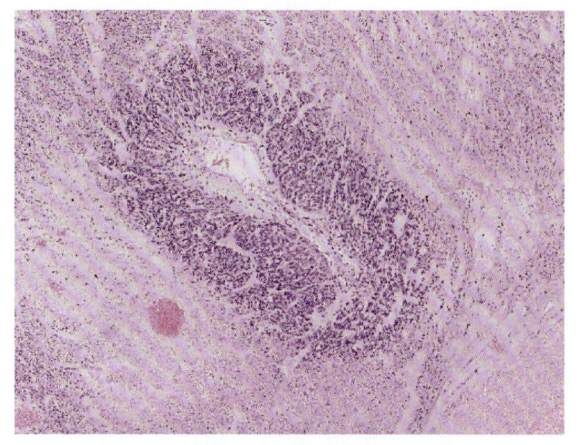

图 6.1.28a 梭形细胞子宫平滑肌肉瘤。血管周围的肿瘤细胞存活，外围的肿瘤细胞与坏死区截然分界十分突兀，缺乏过渡

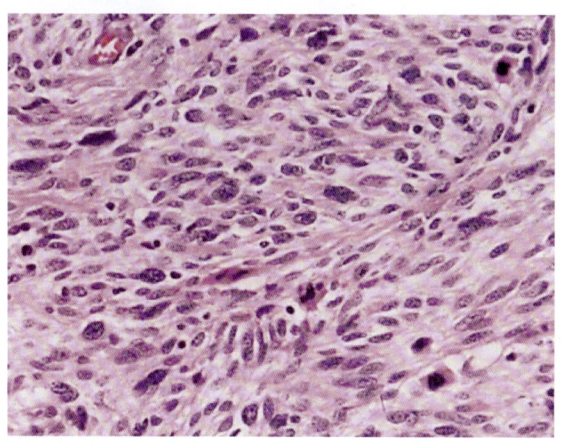

图 6.1.28b 梭形细胞子宫平滑肌肉瘤，图示肿瘤细胞丰富伴显著的异型性

思考题 15：如何鉴别子宫奇异型平滑肌瘤和平滑肌肉瘤？

6.1.29 低级别子宫内膜间质肉瘤

- 低级别子宫内膜间质肉瘤（low-grade endometrial stromal sarcoma）是一种向子宫内膜间质分化的恶性间叶性肿瘤。
- 大体特征：呈凸向宫腔的息肉或肌壁间结节，边界不清，黄色，质软细腻，侵犯脉管时可表现为蠕虫样瘤栓。
- 组织学特征
  - ◇ 肿瘤细胞丰富，边缘可见密集的细胞呈"舌状"（类似蟾蜍尖细舌头）浸润子宫肌层（图 6.1.29a），这种舌状浸润灶易见，至少有 3 个以上，且舌状突起的长度往往 > 3 mm；常可见脉管内瘤栓（图 6.1.29b）。
  - ◇ 肿瘤细胞呈短梭形或卵圆形，围绕螺旋动脉样小血管呈同心圆样、而非束状排列；细胞核小而一致、核仁不明显，胞质稀少、蓝染、缺乏肌性分化，核质比稍大，类似于增殖期子宫内膜间质细胞（e 图 6.1.29c）。
- ◇ 可伴星爆现象（指伴平滑肌分化时，玻璃样变的胶原同平滑肌细胞一起从结节中心向周围放射状发生）、透明斑块、泡沫样组织细胞；有时可见囊性变和坏死。
- ◇ 偶尔，肿瘤细胞呈长梭形纤维样改变伴间质黏液样变性，称为纤维黏液样亚型；有时还可见到性索样分化，需与类似于性索肿瘤的子宫肿瘤鉴别。
- ◇ 肿瘤通常表达 CD10 和 IFITM1，但二者的特异性和敏感性均不理想，不能作为诊断的金指标；肿瘤细胞几乎全部表达 ER 和 PR；另外，肿瘤细胞偶尔灶性表达肌源性标记物，特别是在伴有肌性分化的区域，应注意不要误诊为富于细胞的平滑肌瘤。
- *JAZF1* 和 *PHF1* 等基因易位具有一定诊断意义，但只有 60% ~ 70% 的肿瘤可以检测到上述异位，因此 FISH 结果阴性并不能除外诊断，还应结合形态学特别是肿瘤的生长方式、免疫组化等综合判断。

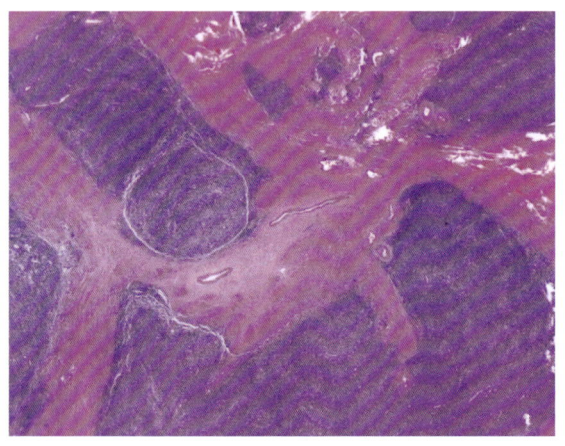

图 6.1.29a　低级别子宫内膜间质肉瘤。肿瘤呈"舌状"浸润肌层

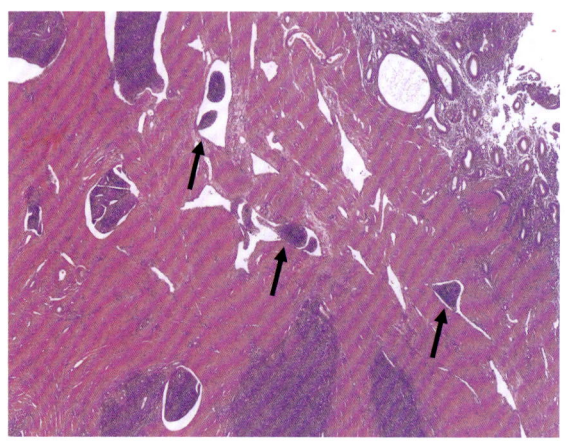

图 6.1.29b　低级别子宫内膜间质肉瘤。易见脉管内瘤栓（箭头）

思考题 16：如何鉴别高度富于细胞的平滑肌瘤和低级别子宫内膜间质肉瘤？

（王小熙　宋子秀　王玉湘　编写　刘从容　审校）

第二节　宫颈疾病

6.2.1　正常宫颈鳞状上皮

- 宫颈被覆非角化型鳞状上皮，鳞状上皮由 4 层组成：基底层、副基底层、中间层（海绵层）和表层（图 6.2.1）。
  - ◇ 基底层细胞的细胞质稀少，核卵圆形或立方形，染色质致密，核分裂象少见。
  - ◇ 副基底层位于基底层之上，细胞比基底层稍大，细胞质增多，常可见核分裂象。
  - ◇ 中间层细胞的胞质丰富，核较小，常有糖原蓄积，因此胞质呈细颗粒状或透明。
  - ◇ 表层细胞的细胞核固缩，细胞质丰富透明。
- 鳞状上皮的基底/副基底层细胞胞质稀少，

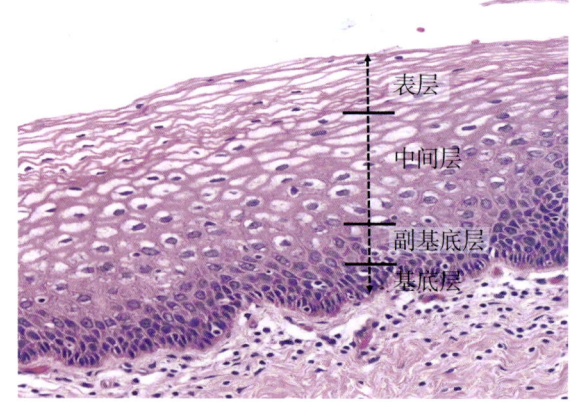

图 6.2.1　正常宫颈鳞状上皮。宫颈被覆非角化型鳞状上皮，具有从基底向表层逐渐分化成熟的 4 层结构

染色质致密，而中间层、表层细胞由于糖原蓄积，胞质丰富透明，细胞核较小，被称为鳞柱上皮的表面成熟现象。

6.2.2 正常宫颈移行带

- 宫颈鳞状上皮和柱状上皮交界的区域称为鳞柱交界（图 6.2.2a）。
- 原始鳞柱交界区是固有外宫颈鳞状上皮和柱状上皮的交界处；功能性鳞柱交界区是柱状上皮被鳞状上皮取代的位置，此交界区通常不规则，呈斑片状，其轮廓和位置在生育期内不断变化。
- 原始鳞柱交界和功能性鳞柱交界之间的区域，称为移行带。
- 柱状上皮被鳞状上皮取代的过程，被称为鳞状上皮化生，化生的鳞状上皮常常失去表面成熟现象，表现为上皮全层的细胞形态较一致，胞质嗜酸，细胞核轻度增大，但核膜光滑、染色质细腻（图 6.2.2b）。

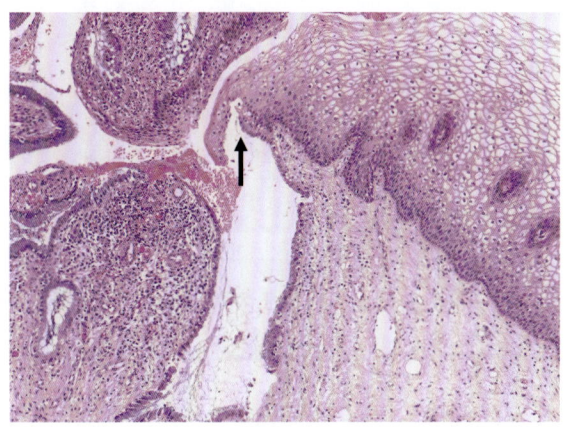

图 6.2.2a 正常宫颈鳞柱交界。鳞状上皮、柱状上皮的交界处，为鳞柱交界（箭头）

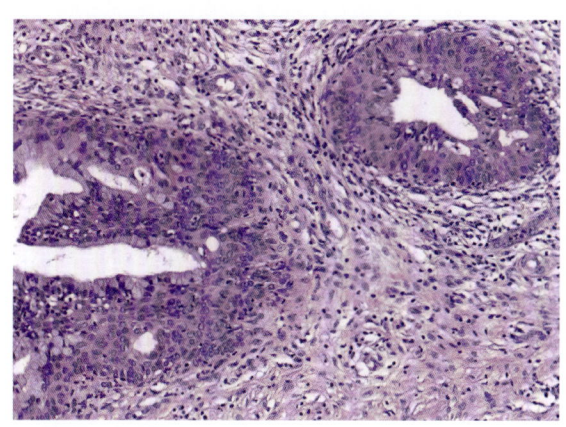

图 6.2.2b 宫颈鳞柱交界的鳞状上皮化生。化生的鳞状上皮失去表面成熟现象，上皮全层的细胞形态较一致，胞浆嗜酸，细胞核轻度增大，但核膜光滑、染色质细腻

思考题 17：为什么移行带容易发生鳞状上皮内病变？

6.2.3 宫颈息肉

- 宫颈息肉（cervical polyp）是宫颈发生的非肿瘤性病变，是慢性炎症性改变。
- 病变呈息肉状隆起，表面被覆鳞状上皮或宫颈黏液腺上皮，间质水肿伴炎细胞浸润（图 6.2.3a、b）。

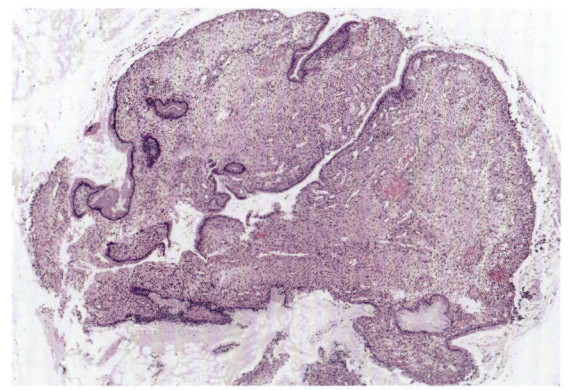

图 6.2.3a 宫颈息肉。低倍镜下可见息肉状结构，间质水肿

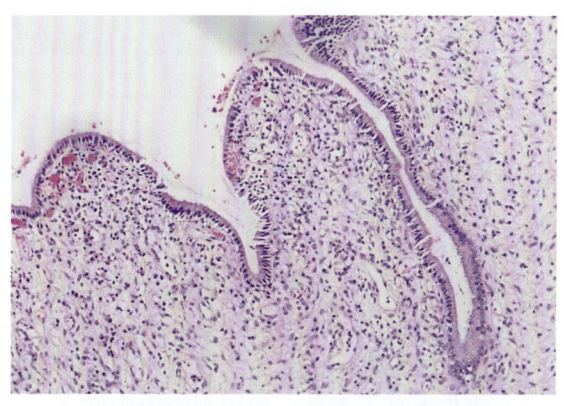

图 6.2.3b 宫颈息肉。息肉被覆宫颈黏液腺上皮，血管充血，伴炎细胞浸润

6.2.4　挖空细胞

- 挖空细胞（Koilocyte）是鳞状上皮感染HPV后的重要形态学特征。
- 组织学特征
  - 挖空细胞主要位于鳞状上皮上1/3层（图6.2.4a）。
  - 细胞内可见核周空晕，细胞核增大，染色质浓聚，核膜皱缩（葡萄干样），有时可见双核和多核细胞（图6.2.4b）。

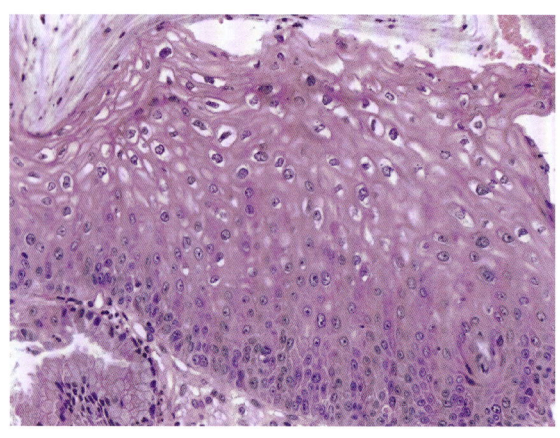
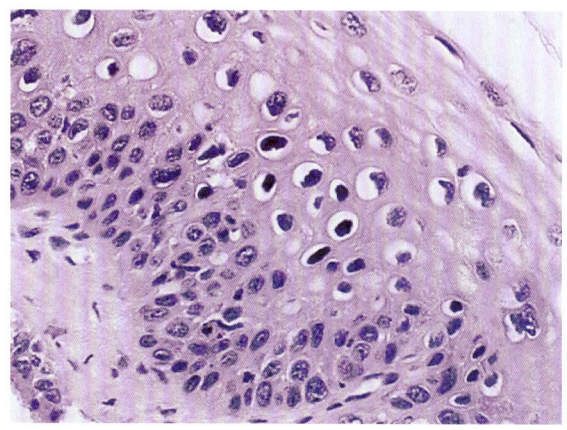

图6.2.4a　挖空细胞。挖空细胞主要位于鳞状上皮中表层

图6.2.4b　挖空细胞。高倍镜下见挖空细胞内可见核周空晕，细胞核增大，染色质浓聚，核膜皱缩

思考题18：挖空细胞核周空晕形成的机制是什么？

6.2.5　低级别鳞状上皮内病变（LSIL）（CIN1级）

- 鳞状上皮内病变（squamous intraepithelial lesion，SIL）是宫颈鳞状上皮发生的癌前病变，根据异型程度分为低级别（LSIL，对应宫颈上皮内肿瘤1级，CIN1级）和高级别（HSIL，对应CIN2级和3级）。
- 组织学特征
  - 基底层/副基底层细胞增生，增生的细胞主要位于表皮下1/3层，可有核分裂活性，但很少出现病理性核分裂。
  - 表皮上2/3的细胞出现分化成熟趋势，表现为细胞密度降低，胞质变丰富，细胞核逐渐变小，上1/3层可见核浓染固缩、核膜不规则的挖空细胞（图6.2.5a）。
  - ki-67染色可见基底层/副基底层细胞阳性，中表层偶见个别阳性的细胞（图6.2.5b），p16染色呈完全不着色或斑驳着色，应判读为阴性（e图6.2.5c、d）。

6.2.6　HSIL（CIN2级）

- 组织学特征
  - 表皮下2/3层细胞密度增加，核质比增加，染色质粗大深染，核膜不规则，核分裂象可延伸至上皮中层（图6.2.6a）。
  - 上皮中1/3层胞质分化减少，但仍可见胞质分化，表层细胞有分化成熟趋势，细胞密度降低，细胞内可见胞质分化，细胞核体积较中层细胞变小。
  - p16染色可见鳞状上皮全层弥漫连续着色（图6.2.6b）或仅基底和副基底层连续弥漫着色但表皮上部不着色，均应判读为阳性（e图6.2.6c）。Ki-67染色可见阳性细胞主要集中于表皮下2/3层（e图6.2.6d）。

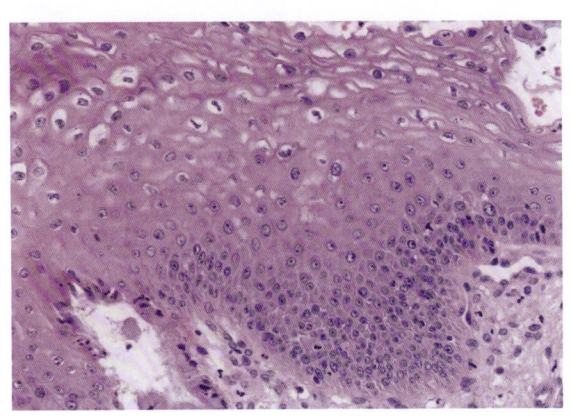

图 6.2.5a　LSIL。鳞状上皮基底层/副基底层增生，中表层可见挖空细胞

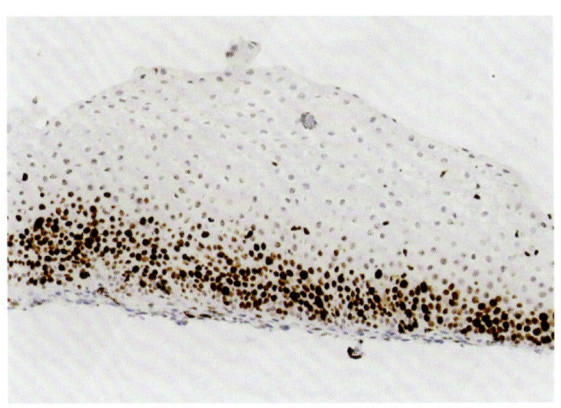

图 6.2.5b　LSIL。Ki-67 染色示基底层/副基底层细胞阳性

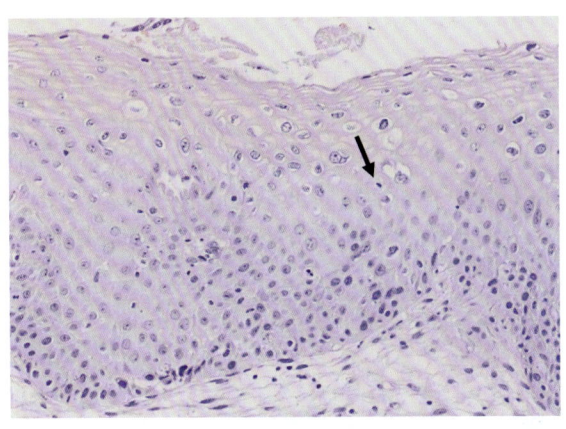

图 6.2.6a　HSIL（CIN2 级）。表皮下 2/3 层细胞核异常，核质比增加，染色质粗大深染，上皮中层可见核分裂象（箭头）

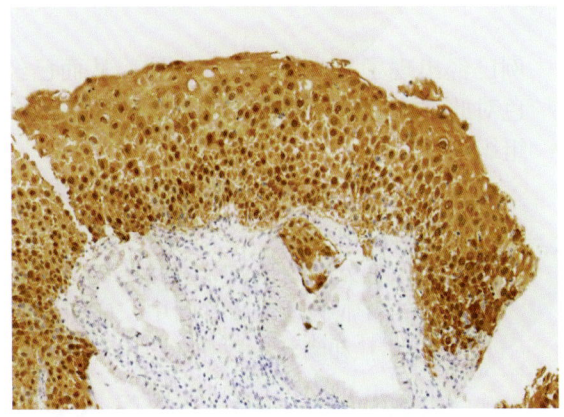

图 6.2.6b　HSIL（CIN2 级）。p16 染色鳞状上皮全层连续弥漫着色，判读为 p16 阳性

思考题 19：为什么挖空细胞主要见于 LSIL，但在 HSIL（CIN3 级）中却常常不如 LSIL 和 HSIL（CIN2 级）常见？

思考题 20：HSIL 病变中为什么会出现 p16 弥漫连续着色？为什么仅基底和副基底层连续弥漫着色但表皮上部不着色也应判读为阳性？如何理解 p16 组化阳性对诊断 HSIL 的必要性和充分性？

6.2.7　HSIL（CIN3 级）

- 组织学特征
  - 鳞状上皮全层细胞失去极向，细胞密度较 CIN2 级增加，全层细胞胞质分化均不明显，表层细胞缺乏胞质增多、细胞密度减小等分化成熟趋势（图 6.2.7a）。
  - 核分裂象易见，可分布于上皮全层，常见病理性核分裂象。
  - p16 染色呈连续弥漫阳性，Ki-67 染色可见阳性细胞遍布表皮全层（图 6.2.7b）。

6.2.8　宫颈非典型鳞状上皮化生

- 鳞状上皮化生是指分泌黏液的腺上皮被复层鳞状上皮取代。从经典病理形态学的角度，当化生细胞的核质比、核的染色质等特征超越了上述生理性的范畴、但程度尚不足以诊断 HSIL 时，称为非典型鳞状上皮化生（atypical squamous metaplasia）。
- 非典型鳞状上皮化生是 p16 免疫组化没有广泛应用前，对于单纯形态判读困难的灰区病变的模糊诊断，现代病理学已经证实大部分非典型鳞状上皮化生均伴有 HPV 的感染，并且有部分病

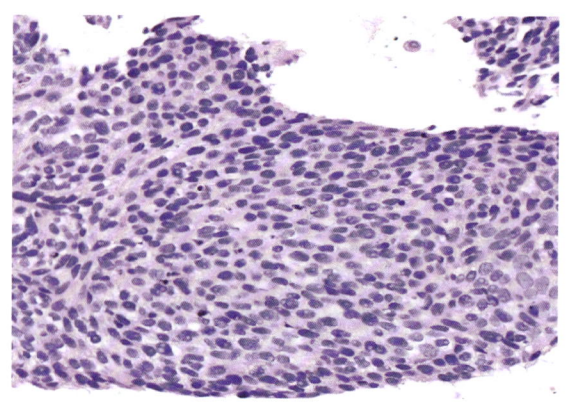

图 6.2.7a HSIL（CIN3 级）。全层细胞核异常，表层细胞无分化成熟现象。细胞核增大，染色质粗糙，核分裂象易见

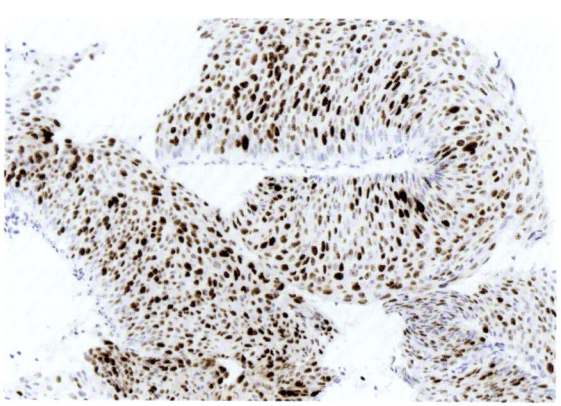

图 6.2.7b HSIL（CIN3 级）。Ki-67 染色示阳性细胞遍布表皮全层

例已经出现了 E6/E7 的过度表达，从而已经达到前驱病变（HSIL）的范畴。现应依据 p16 染色对此类病变进行明确分流，而不再使用这种模棱两可的诊断名词。

- 组织学特征
    - 化生的鳞状上皮常常失去表面成熟现象，表现为上皮中表层细胞的形态与基底层细胞类似。
    - 化生细胞的核质比增大，核仁明显，但核膜光滑、染色质细腻。核分裂象可见，但一般位于基底层，部分细胞核大深染，具有非典型性（图 6.2.8a）。
    - 在当今的日常病理临床诊断中，应依据免疫组化 p16 的结果进一步分流为 HSIL（p16 阳性）（图 6.2.8b）和鳞状上皮化生（p16 阴性）。

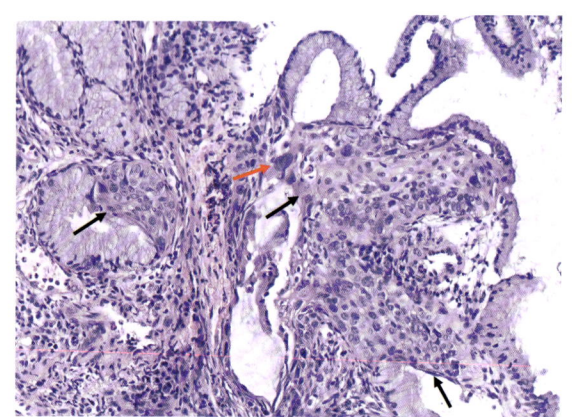

图 6.2.8a 宫颈非典型鳞状上皮化生。腺上皮被鳞状上皮取代（黑箭头），化生的鳞状上皮失去表面成熟现象，细胞具有一定程度的非典型性，核质比增大（红箭头）

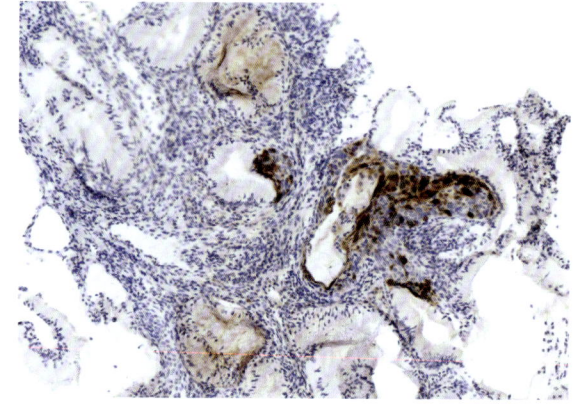

图 6.2.8b 宫颈非典型性鳞状上皮化生。该例非典型鳞状上皮化生的 p16 染色阳性，应诊断为 HSIL

6.2.9 宫颈微小浸润性鳞状细胞癌

- 2018 版 FIGO 宫颈癌分期对微小浸润性鳞状细胞癌（minimally invasive squamous cell carcinoma）的定义为浸润深度 ≤ 5 mm 的早期浸润性鳞状细胞癌，是仅显微镜下可见的浸润。
- 组织学特征
    - 出芽性浸润（图 6.2.9a）是最早期的浸润形式，表现为从 HSIL 病变基底部突出的芽状细胞团，基底膜消失，上皮细胞常出现反向成熟（细胞密度减小，最外缘的细胞失去垂直于基底膜生长的极向、同时胞质变得丰富，嗜酸性增强），细胞团外缘不圆整、呈扇贝样，间质黏液水肿或可见促结缔组织增生反应。

- 迷芽状浸润（图 6.2.9b）的肿瘤细胞团脱离基底膜，散在分布于间质中，细胞团轮廓不圆整，基底膜消失，上皮细胞常出现反向成熟，间质黏液水肿或可见促结缔组织增生反应。

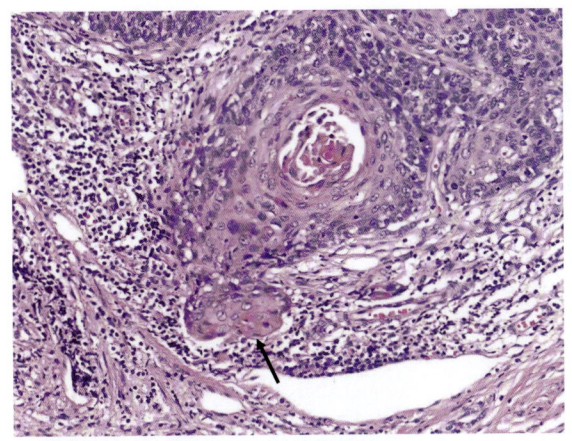

图 6.2.9a 宫颈微小浸润性鳞状细胞癌。出芽性浸润可见 HSIL 基底部出现突出的芽状细胞团（箭头），基底膜消失，上皮细胞出现反向成熟，间质黏液水肿伴炎细胞浸润

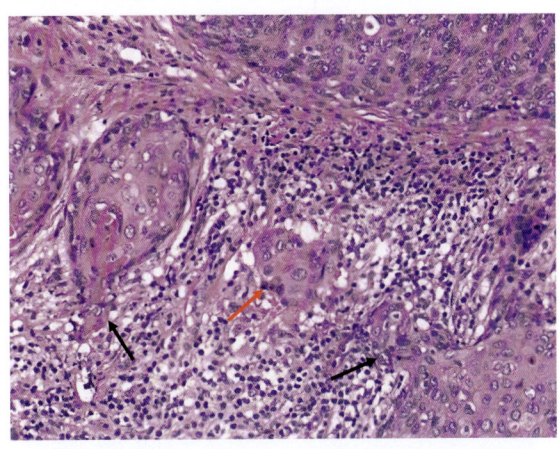

图 6.2.9b 宫颈微小浸润性鳞状细胞癌。迷芽状浸润的肿瘤细胞团脱离基底膜（红箭头），间质黏液水肿伴炎细胞浸润，两侧可见两团出芽性浸润（黑箭头）

思考题 21： 微小浸润性鳞状细胞癌早期浸润与 HSIL 伴孕腺的形态学特征有哪些区别？

6.2.10 宫颈浸润性鳞状细胞癌（角化型）

- 宫颈浸润性鳞状细胞癌（角化型）（invasive squamous cell carcinoma, keratinizing type）有明显的角化珠形成。
- 组织学特征
  ◇ 纤维增生或炎症基质中，可见浸润、成角、大小形状不规则的肿瘤细胞巢团。肿瘤细胞巢团轮廓不圆整，常向间质伸出"触手"，巢团周围无基底膜包绕（图 6.2.10a）。
  ◇ 细胞巢中央可见角化珠，肿瘤细胞胞质呈多角形、宽大红染，可见细胞间桥。细胞核大且分布不均，染色质呈粗块状，核仁不明显（图 6.2.10b）。
  ◇ 间质黏液水肿伴明显炎细胞浸润，可见促结缔组织增生反应；有时癌巢周围可见厚壁血管，提示存在深肌层浸润。

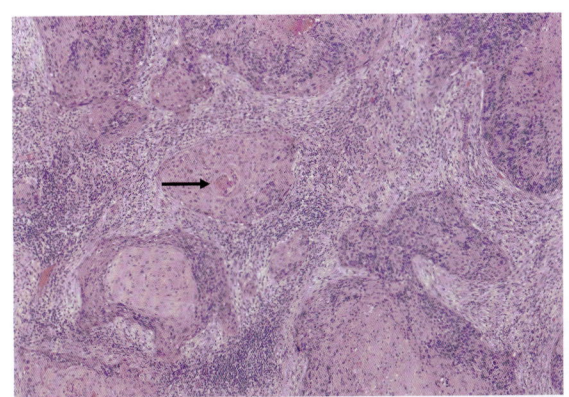

图 6.2.10a 宫颈浸润性鳞状细胞癌（角化型）。纤维增生或炎症基质中，可见浸润、成角、大小形状不规则的肿瘤细胞巢团，细胞巢中央可见角化珠（箭头）

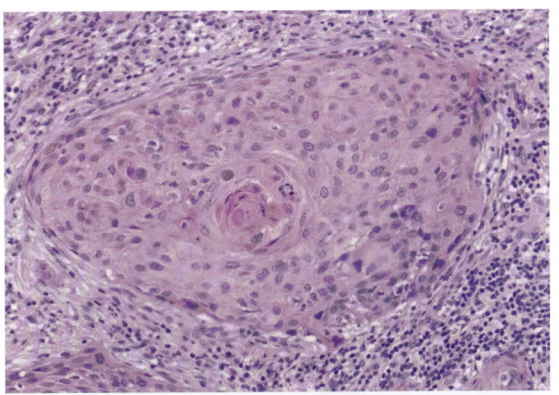

图 6.2.10b 宫颈浸润性鳞状细胞癌（角化型）。高倍镜下见肿瘤细胞胞浆呈多角形、宽大红染，细胞巢中央可见角化珠，周围间质可见促结缔组织增生反应伴炎细胞浸润

6.2.11 宫颈浸润性鳞状细胞癌（非角化型）

- 宫颈浸润性鳞状细胞癌（非角化型）(invasive squamous cell carcinoma, non-keratinizing type) 可见细胞间桥和单个细胞角化，但无角化珠形成。
- 组织学特征
  - 纤维炎性间质中，可见巢状或片状浸润、成角、大小形状不规则生长的鳞状细胞巢团，无角化珠形成（图 6.2.11a）。
  - 细胞呈多角形，核异型性明显，核深染，核质比高，核分裂象多见（图 6.2.11b）。
  - 细胞巢团的排列及间质特征等类似角化型鳞状细胞癌。

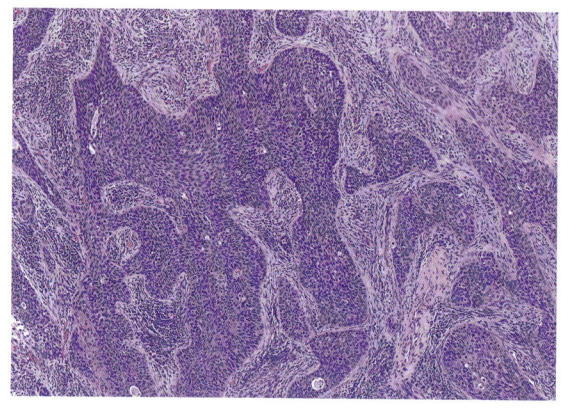

图 6.2.11a 宫颈浸润性鳞状细胞癌（非角化型）。纤维炎性间质中，可见巢状或片状生长的鳞状细胞巢团，无角化珠形成

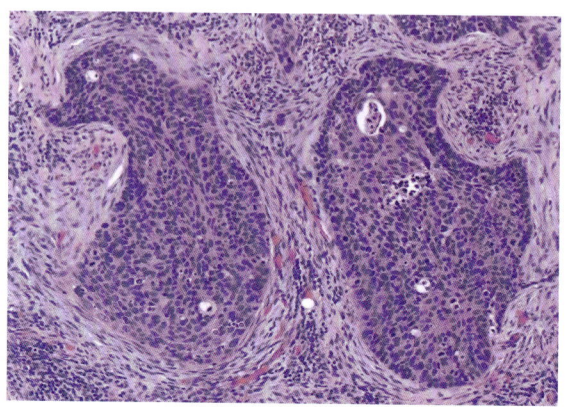

图 6.2.11b 宫颈浸润性鳞状细胞癌（非角化型）。细胞呈多角形，核异型性明显，核深染，核质比高，核分裂象多见

思考题 22：宫颈浸润性鳞状细胞癌是否都与 HPV 感染相关？

6.2.12 正常宫颈腺体上皮

- 宫颈腺体上皮除覆盖宫颈管表面以外，还可内折到基质中，形成分泌黏液的子宫颈腺体（图 6.2.12a）。子宫颈腺体为分支管状腺体，开口于表面的主腺体可以发出多个分支腺体，形成小叶状结构。
- 宫颈管内膜的腺上皮由一层分泌黏液的柱状细胞构成，细胞核呈杆状，沿基底膜整齐排列，细胞内黏液靠近腔面（图 6.2.12b）。

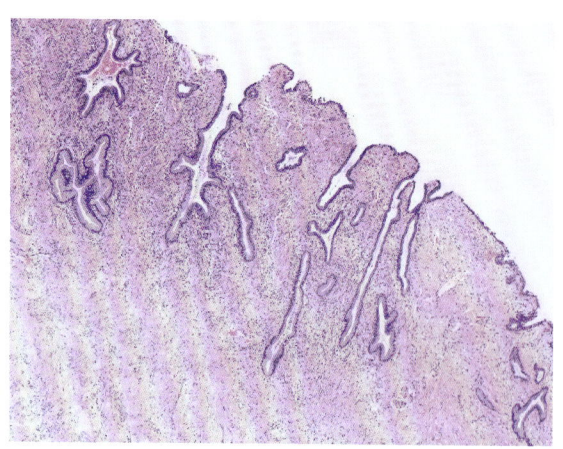

图 6.2.12a 正常宫颈腺体上皮。宫颈腺体上皮覆盖宫颈管表面，并陷入间质部，形成宫颈内膜腺体

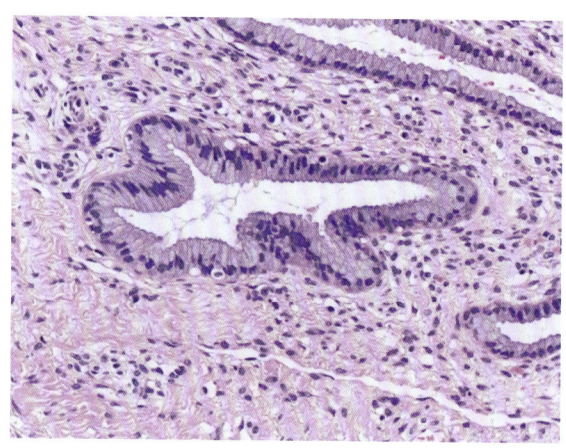

图 6.2.12b 正常宫颈腺体上皮。宫颈内膜的腺上皮为单层黏液的柱状细胞，细胞核位于基底

6.2.13 宫颈输卵管上皮化生

- 宫颈输卵管上皮化生（tubal metaplasia of the uterine cervix），又称腺体纤毛细胞化生，是指宫颈内膜腺体被覆的黏液柱状细胞被具有输卵管分化特征的纤毛细胞取代，多为损伤（如炎症或者活检创伤）修复的结果。
- 组织学特征
  - 腺体腔面可见纤毛，细胞呈单层排列，极向可轻度紊乱，细胞核增大、变圆，有时可见小核仁，但核分裂象罕见（图 6.2.13a、b）。
  - 纤毛细胞显著时，形态可类似于原位腺癌，可行免疫组化进一步鉴别。纤毛化生的上皮 Bcl-2 阳性，p16 阴性；原位腺癌 Bcl-2 阴性，p16 阳性。

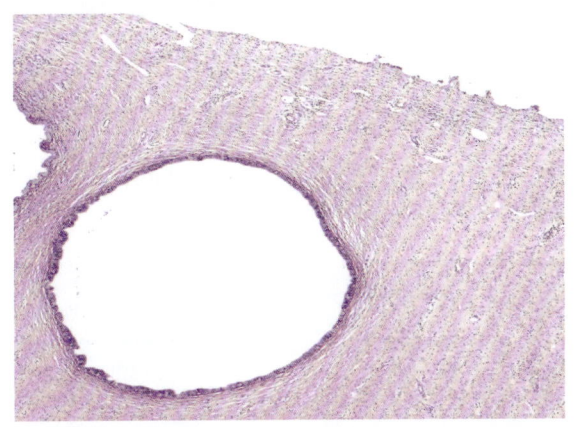

图 6.2.13a 宫颈输卵管上皮化生。宫颈黏膜表面可见糜烂，急、慢性炎细胞浸润，下方腺体的衬覆上皮具有输卵管上皮分化特征

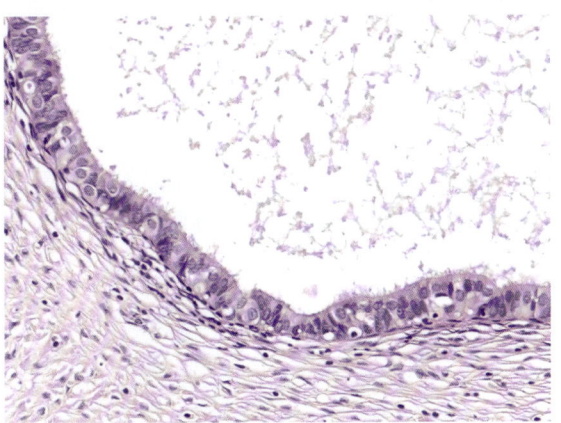

图 6.2.13b 宫颈输卵管上皮化生。高倍镜下见上皮细胞腔面可见纤毛，细胞核呈杆状、极向好，核分裂象罕见

6.2.14 宫颈腺体原位癌

- 宫颈腺体原位癌（adenocarcinoma in situ of the uterine cervix）是宫颈腺上皮发生的非浸润性腺上皮肿瘤，多数与 HPV 感染相关。
- 组织学特征
  - 宫颈分支管状腺体的轮廓保留，呈小叶状分布，腺腔结构完整，偶可见细胞簇和小乳头，但不会出现复杂分支和密集的乳头，也无较大面积的筛状结构（图 6.2.14a）。
  - 细胞核复层化，极向紊乱。腺上皮具有重度异型性，胞质内黏液减少，甚至消失，细胞核增大，染色质增粗，细胞核仁明显。
  - 核分裂象易见，且常常上浮于腺上皮的腔缘（floating mitosis），常同时可见细胞凋亡（图 6.2.14b）。
  - 免疫组化：每个腺上皮均呈 p16 阳性（e 图 6.2.14c），常与残留的正常腺上皮（阴性）具有截然的分界，Ki-67 指数明显升高（e 图 6.2.14d）。

思考题 23：如何鉴别宫颈腺体纤毛细胞化生与宫颈原位腺癌？

6.2.15 HPV 感染相关的浸润性宫颈腺癌 Silva A 型生长方式

- 浸润性宫颈腺癌的 Silva 分型依据腺癌的浸润生长方式，分为 A、B、C 三型，不同分型的预后不同，对腺癌的治疗有指导意义。
- 组织学特征（A 型）
  - 腺体呈膨胀性生长，大致保持原有小叶轮廓、成群分布，腺体呈圆形、外轮廓完整（图 6.2.15a）。

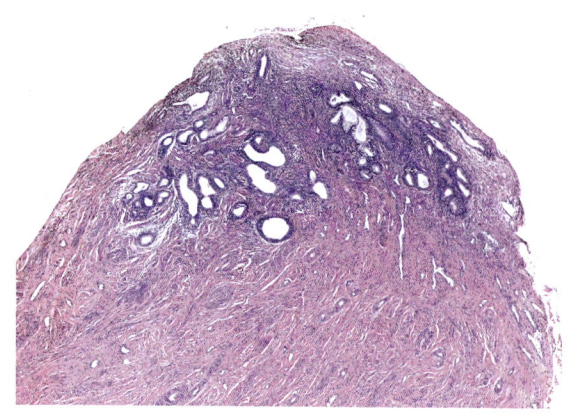

图 6.2.14a 宫颈腺体原位癌。腺体保留正常小叶结构，但腺上皮排列呈复层，核质比增大

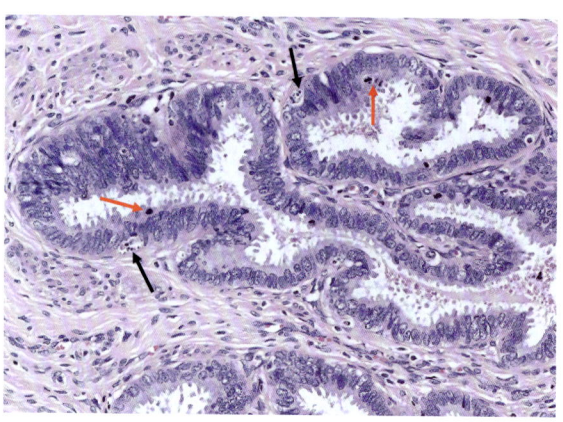

图 6.2.14b 宫颈腺体原位癌。高倍镜下见原位腺癌腺体的细胞核复层化，极向紊乱，核分裂活跃、位置上移（红箭头），可见细胞凋亡（黑箭头）

- 腺体内部上皮增生为密集筛状和乳头等复杂结构，周围无破坏性间质，也缺乏肿瘤硬化性间质和大量炎症细胞，无脉管内瘤栓（图 6.2.15b）。

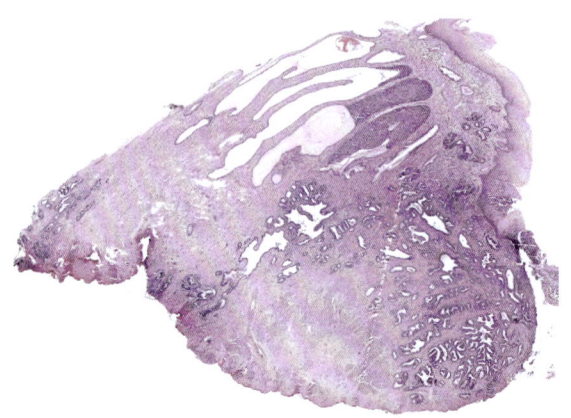

图 6.2.15a HPV 感染相关的浸润性宫颈腺癌 Silva A 型生长方式。腺体呈膨胀性生长，大致保持原有小叶轮廓，成群分布

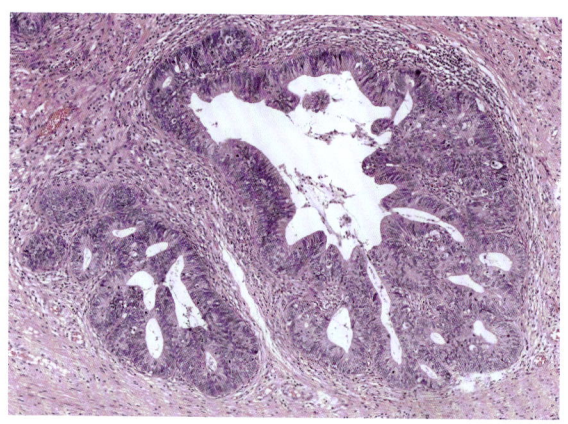

图 6.2.15b HPV 感染相关的浸润性宫颈腺癌 Silva A 型生长方式。腺体呈圆形、外轮廓完整，无明显间质反应，腺体内部上皮增生为筛状和乳头等复杂结构

6.2.16　HPV 感染相关的浸润性宫颈腺癌 Silva B 型生长方式

- 组织学特征
  - 肿瘤大部分区域仍然显示为 A 型的膨胀性生长（图 6.2.16a）。
  - 肿瘤浸润前缘偶见单个或小灶游走、侵袭的肿瘤细胞，局灶间质呈现出促纤维结缔组织增生性、水肿性或者炎症性间质（图 6.2.16b）。上述侵袭性生长的浸润灶最大径 < 5 mm。
  - 缺乏实性的生长方式。

6.2.17　HPV 感染相关的浸润性宫颈腺癌 Silva C 型生长方式

- 组织学特征
  - 腺体广泛浸润性生长，可见大量腺体成角、管腔细小或开放性腺体（图 6.2.17a）。
  - 弥漫性的间质浸润破坏，出现广泛的促纤维结缔组织增生性、硬化性肿瘤间质（图 6.2.17b）。
  - 部分病例可见大片实性区域。

思考题 24：Silva 分型的诊断要点及临床预后意义是什么？

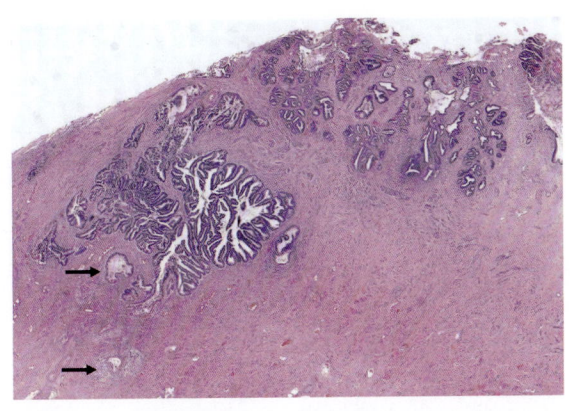

图 6.2.16a HPV 感染相关的浸润性宫颈腺癌 Silva B 型生长方式。肿瘤大部分区域仍然显示为 A 型的膨胀性生长，局灶间质呈现出炎性水肿的间质（箭头）

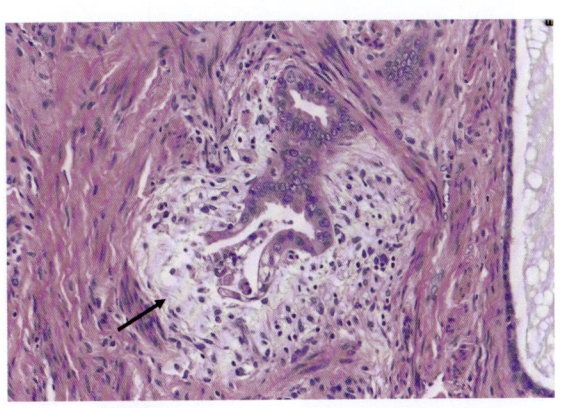

图 6.2.16b HPV 感染相关的浸润性宫颈腺癌 Silva B 型生长方式。高倍镜下见肿瘤浸润前缘偶见单个或小灶游走、侵袭的肿瘤性腺体，周围可见炎性水肿的间质（箭头）

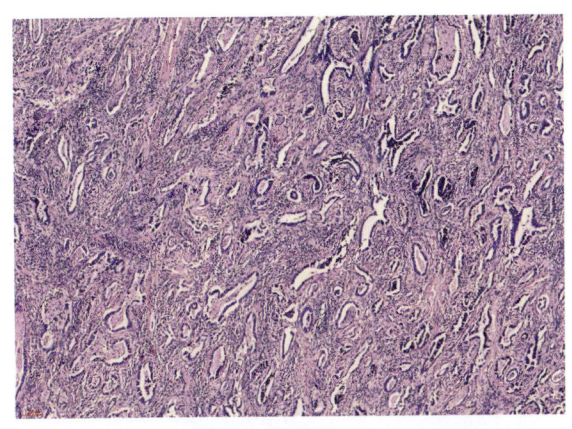

图 6.2.17a HPV 感染相关的浸润性宫颈腺癌 Silva C 型生长方式。肿瘤呈广泛浸润性生长，可见大量腺体成角、管腔细小或开放性腺体

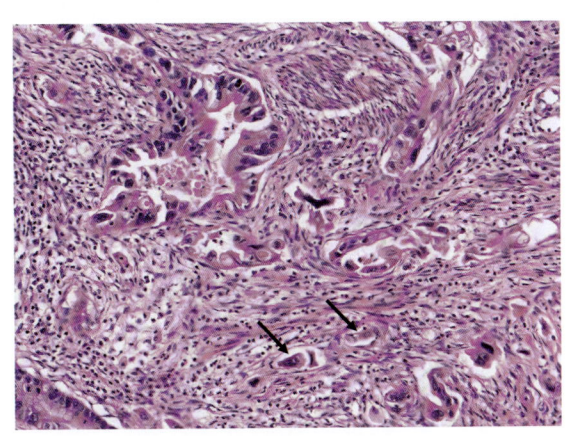

图 6.2.17b HPV 感染相关的浸润性宫颈腺癌 Silva C 型生长方式。高倍镜下见腺体成角、不规则，可见单个浸润的肿瘤细胞（箭头），间质促结缔组织增生反应伴炎细胞浸润

6.2.18 宫颈胃型腺癌

- 宫颈胃型腺癌（adenocarcinoma, gastric type, of the uterine cervix）是胃（幽门腺）样分化的宫颈腺癌，为非 HPV 感染相关腺癌。
- 组织学特征
    - 肿瘤由分化良好的腺体构成，腺体轮廓平滑完整，但腺体分布异常，出现深肌层浸润（图 6.2.18a）。当子宫颈增生腺体侵犯子宫颈深度超过正常腺体深度 8 mm 以上时，或在淋巴管、血管、神经周围伴有异常腺体成分时，要警惕胃型腺癌的可能。
    - 形态学差异大，部分病例腺体分化良好，部分病例腺体为低分化。
        - 分化良好的胃型腺癌（过去称为"微偏腺癌"）：腺体由高柱状细胞构成，胞质丰富、泡沫状，细胞边界清晰，细胞核异型性较轻微。
        - 分化差的胃型腺癌，腺体成角、形状不规则，间质黏液水肿（图 6.2.18b）。

思考题 25：宫颈胃型腺癌的发病机制是什么？

6.2.19 外阴尖锐湿疣

- 外阴尖锐湿疣（condyloma acuminatum）是 HPV 感染导致的外阴良性疣状、乳头状病变。

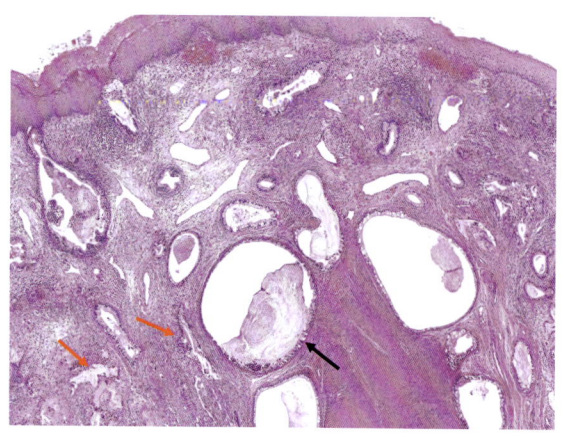

图 6.2.18a　宫颈胃型腺癌。肿瘤由分化良好的腺体构成，大部分腺体轮廓平滑完整，但分布异常，出现深肌层浸润（黑箭头）；部分腺体成角、形状不规则（红箭头）

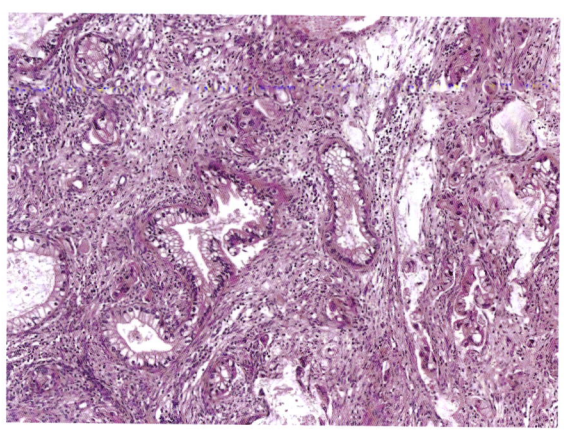

图 6.2.18b　宫颈胃型腺癌。腺体成角、轮廓不规则，腺体由高柱状细胞构成，胞质丰富、泡沫状，间质黏液水肿伴炎细胞浸润

- 组织学特征
  - 鳞状上皮呈外生或内翻性乳头状增生，可伴角化亢进、角化不全（图 6.2.19a）。
  - 增生的棘层内见挖空细胞，主要位于棘层中上部，细胞核增大、深染，核膜凹凸不平，核周有空晕（图 6.2.19b）。
  - 真皮内血管扩张、上移，伴慢性炎细胞浸润。

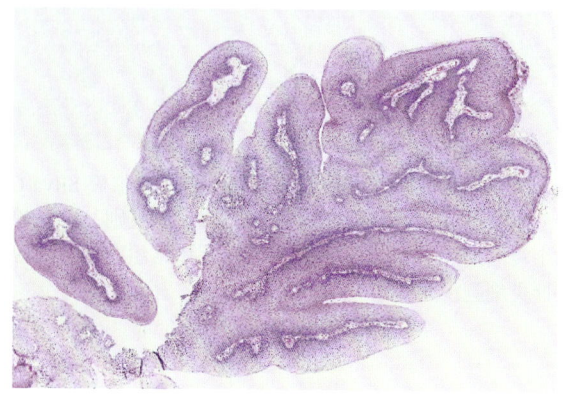

图 6.2.19a　外阴尖锐湿疣。鳞状上皮呈外生性、乳头状增生，局灶伴角化亢进、角化不全

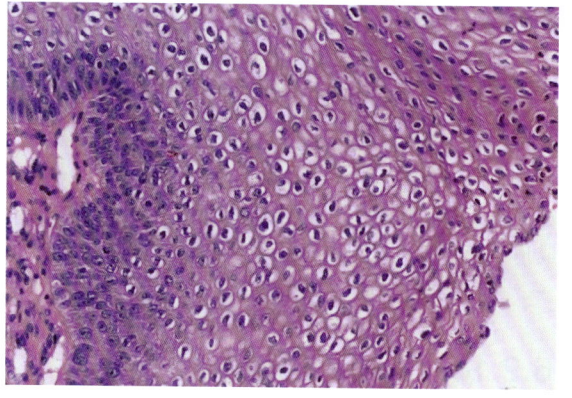

图 6.2.19b　外阴尖锐湿疣。增生的棘层内见挖空细胞，主要位于棘层中上部，细胞核增大、深染，核膜凹凸不平，核周有空晕

思考题 26：外阴尖锐湿疣的病因是什么？可否直接诊断为外阴 LSIL？

（杨　菁　编写　刘从容　审校）

第三节　卵巢疾病

6.3.1　卵巢包涵囊肿

- 卵巢包涵囊肿（ovarian inclusion cyst）是卵巢皮质浅层出现的腺体或上皮性小囊肿（通常小于 1 cm）。可能源于脱落的输卵管伞端上皮、异位子宫内膜腺体或排卵后卵巢表面上皮的损伤性修复。

- 组织学特征
  - 良性病变，腺体或囊壁衬覆单层扁平或立方上皮（图 6.3.1a）。
  - 常伴有输卵管上皮化生（图 6.3.1b），也可见黏液化生或内膜样化生。

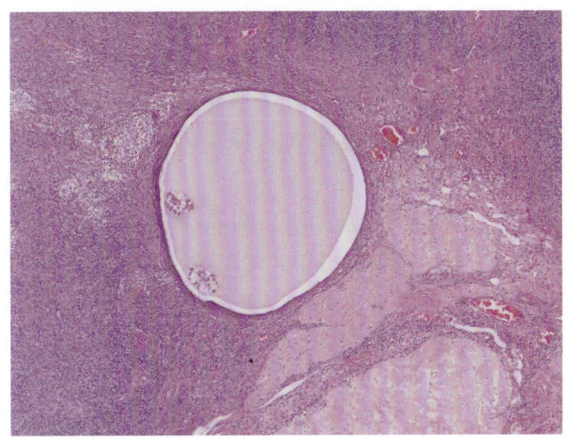

图 6.3.1a 卵巢包涵囊肿。腺体或囊壁衬覆单层扁平上皮或立方上皮

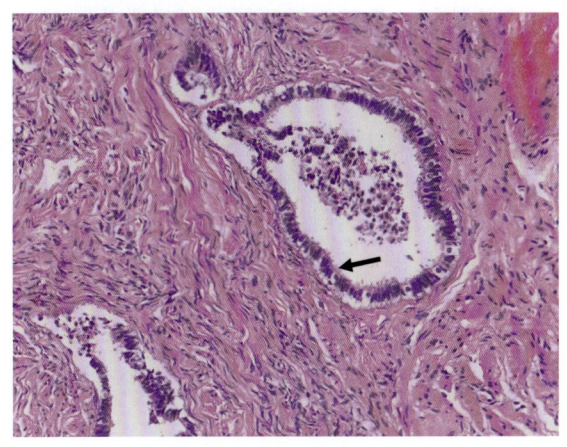

图 6.3.1b 卵巢包涵囊肿。伴输卵管上皮化生，可见纤毛细胞（箭头）

6.3.2 卵巢浆液性囊腺瘤

- 卵巢浆液性囊腺瘤（serous cystadenoma of the ovary）是衬覆输卵管型上皮的良性上皮性肿瘤。
- 大体特征：内外壁光滑的囊性肿物，通常大于 1 cm，囊内含清亮液体。
- 组织学特征
  - 被覆上皮类似于输卵管上皮，呈单层立方或低柱状纤毛上皮细胞，细胞无异型性（图 6.3.2a），偶有分泌，有时受囊液压力挤压，上皮变得扁平。间质可出现砂粒体。
  - 当仅在小灶区域出现上皮细胞的轻 - 中度非典型性（细胞核质比略增大、细胞复层或簇状），但总面积小于上皮总量的 10% 时，应称为浆液性囊腺瘤 / 纤维瘤伴局灶性上皮增生（图 6.3.2b），而不应归入"交界性浆液性肿瘤"范畴。
  - 伴有明显的纤维性间质细胞成分者称为浆液性腺纤维瘤或囊腺纤维瘤。

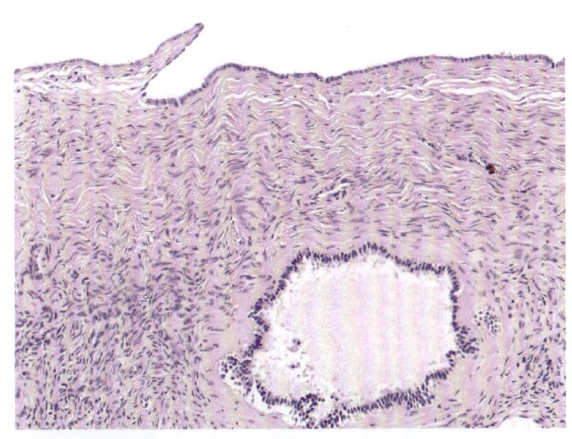

图 6.3.2a 卵巢浆液性囊腺瘤。囊和乳头被覆良性的立方至柱状细胞，局灶有纤毛细胞

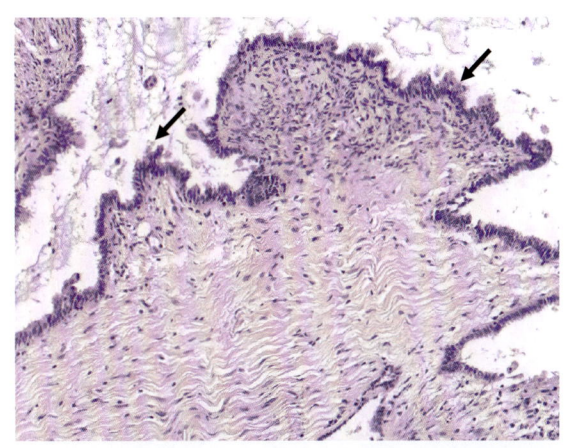

图 6.3.2b 卵巢浆液性囊腺瘤伴局灶性上皮增生，细胞排列呈复层或簇状（箭头），且比例小于 10%

思考题 27：卵巢浆液性囊腺瘤与包涵囊肿、滤泡囊肿等非肿瘤性病变如何鉴别？

6.3.3 卵巢交界性浆液性肿瘤

- 卵巢交界性浆液性肿瘤（borderline serous tumor of the ovary）是一种非浸润性、低级别、增生性浆液性上皮性肿瘤，其细胞增殖活性和异型性程度介于浆液性囊腺瘤和低级别浆液性癌之间。
- 大体特征：囊壁粗糙不平或可见乳头，40%～70%累及卵巢表面，1/3患者为双侧。
- 组织学特征
  - 肿瘤呈大量不规则的、多级分支状乳头，最终变成脱落的上皮簇。乳头被覆假复层或复层立方-纤毛柱状细胞，伴有数量不等的嗜酸性鞋钉样细胞，核中度增大，深染，可见不明显的核仁，间质可见砂粒体（图6.3.3a、b）。
  - 约10%的交界性浆液性肿瘤伴微小浸润，表现为乳头的纤维血管轴心间质见具有丰富嗜酸性胞质的单个或小簇细胞，单灶（不同病灶之间最大径不累加）病变最大径＜5 mm，可为多灶性，不伴有促纤维增生性间质反应。
  - 免疫组化表达ER、PR以及CK、EMA、WT1、PAX-8等标志物，p53为野生型表达。约50%的病例具有 *KRAS* 或 *BRAF* 基因体细胞突变。
  - 微乳头亚型（e图6.3.3c）
    - 微乳头直接从大的、纤维化乳头上发散出来，无复杂分支，高度/宽度之比≥5∶1，间质很少或无间质。部分微乳头可融合形成筛状，甚至完全表现为筛状结构。
    - 肿瘤细胞呈立方或多角形，无纤毛，核质比较高，核非典型性更明显，可见小而明显的核仁。
    - "交界性浆液性肿瘤微乳头亚型"的诊断标准是至少一个微乳头/筛状结构区域最大径＞5 mm。如小于5 mm则诊断为："交界性浆液性肿瘤，局灶可见微乳头结构，但最大径均＜5 mm"。
  - 非浸润性种植（e图6.3.3d）
    - 呈现多级分支乳头或脱落的细胞簇伴非纤维化间质的种植，并且没有破坏性浸润者，称为"上皮型非浸润性种植"。
    - 单个细胞或细胞簇埋陷于反应性（类似肉芽组织或筋膜炎样）或致密的纤维组织中，但反应性成分比例大于上皮性成分者，称为"促结缔组织增生型非浸润性种植"。
  - 浸润性种植（e图6.3.3d）
    - 卵巢外出现的致密的巢状、乳头、小而复杂的微乳头、倒置的微乳头或腺样结构。
    - 上皮成分比例超过间质，微乳头/筛状结构周围可见收缩假象，通常伴有网膜等种植处原有结构的破坏。

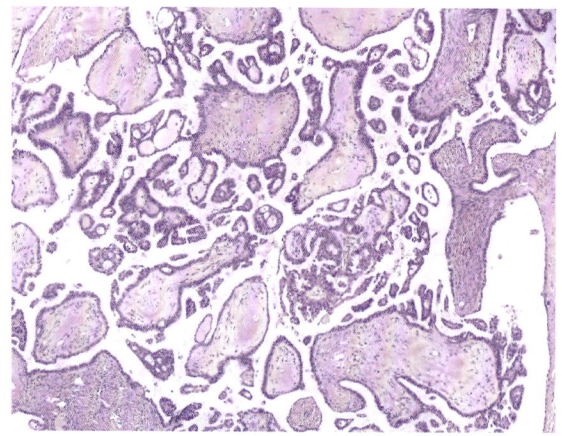

图6.3.3a 卵巢交界性浆液性肿瘤。可见多级分支乳头结构

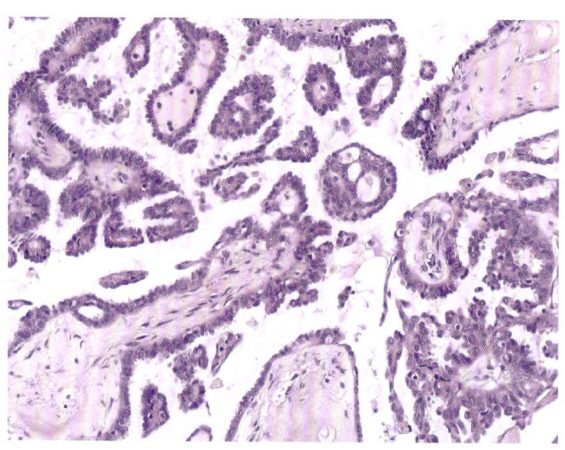

图6.3.3b 卵巢交界性浆液性肿瘤。具有复层、簇状或乳头状结构，被覆立方或鞋钉样上皮细胞，轻-中度细胞学异型性

- 淋巴结受累（involvement）（e 图 6.3.3e）
  - 单个、腺样或小簇状的肿瘤细胞出现在淋巴结被膜下窦，虽然细胞具有轻 - 中度异型性、结构可以出现簇或乳头结构，但缺乏复杂的乳头分支、且没有弥漫实性生长，也没有水肿硬化性黏液样间质出现。
  - 通常与输卵管内膜 / 子宫内膜异位所继发的盆腔淋巴结的苗勒（Müllerian）源性包涵囊肿有关，不属于盆腔交界性上皮性肿瘤伴淋巴结转移的范畴，不影响盆腔交界性肿瘤的分期和治疗策略。

思考题 28：交界性浆液性肿瘤伴微小浸润与微浸润性低级别浆液性癌的鉴别要点有哪些？

6.3.4 卵巢低级别浆液性癌

- 卵巢低级别浆液性癌（low-grade serous carcinoma of the ovary）是一种具有低级别恶性细胞学特征的浸润性卵巢浆液性肿瘤。约占所有浆液性癌的 5%。
- 大体特征：通常为双侧发生，呈囊实性，形成丰富的各级乳头状结构，常见钙化。
- 组织学特征
  - 癌可具有多种生长方式，包括单个细胞和形状不规则的实性细胞巢杂乱地浸润间质，以及微乳头、倒置微乳头状结构（图 6.3.4a），周围可见组织收缩假象，砂粒体常见。
  - 肿瘤细胞小而一致，核呈轻 - 中度异型性，多形性不明显（核大小相差 < 3 倍），核分裂活性低（通常 3～5 个 /10HPF）（图 6.3.4b）。

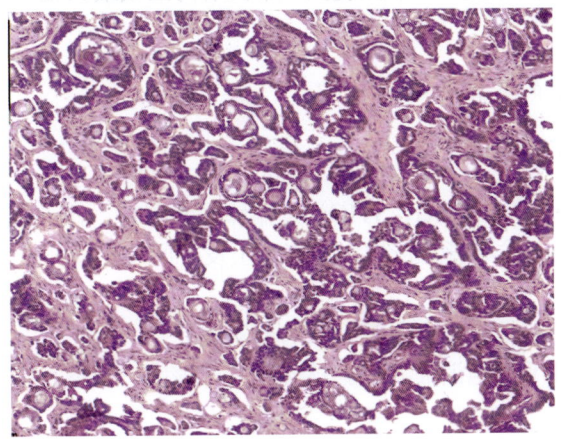

图 6.3.4a　低级别浆液性癌。乳头结构杂乱地浸润间质

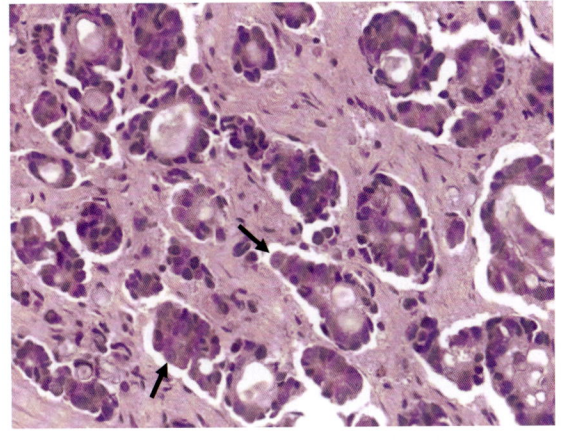

图 6.3.4b　低级别浆液性癌。细胞核小而圆，大小一致，常有单个、小而明显的核仁（箭头）

6.3.5 卵巢高级别浆液性癌

- 卵巢高级别浆液性癌（high-grade serous carcinoma of the ovary）是一种显示浆液性分化的高级别卵巢恶性上皮性肿瘤。
- 大体特征：通常双侧发生，呈外生性、实性、乳头状生长，可见囊腔、坏死、出血。
- 组织学特征
  - 肿瘤生长方式包括实性、乳头状、腺样、筛状、迷路样和裂隙样，绒毛 - 管状结构和微乳头结构少见（图 6.3.5a）。
  - 肿瘤细胞核大、深染，异型性明显，常见有大的奇异形核或肿瘤性多核瘤巨细胞，核分裂象易见，常见病理性核分裂（图 6.3.5b）。
  - SET（solid，endometrioid，transitional）亚型（e 图 6.3.5c、d）：指实性、内膜样和移行细胞样生长方式，可伴有微乳头和肿瘤巨细胞，常见地图样坏死和淋巴管癌栓，该形态往往提示肿瘤与 DNA 同源重组修复缺陷相关，BRCA1/2 的突变比率较高。

- 免疫组化 p53 呈突变型表达模式：常见弥漫一致核强阳性（错义突变）（e 图 6.3.5e），少数为肿瘤细胞弥漫性胞质强着色或完全不染色、但间质内对照细胞阳性（无义突变）。
- 约 40% 具有包括 *BRCA1/2* 在内的同源重组修复（homologous recombination repair，HRR）基因遗传学异常所致的同源重组修复缺陷（homologous recombination deficiency，HRD），且与遗传易感性相关。

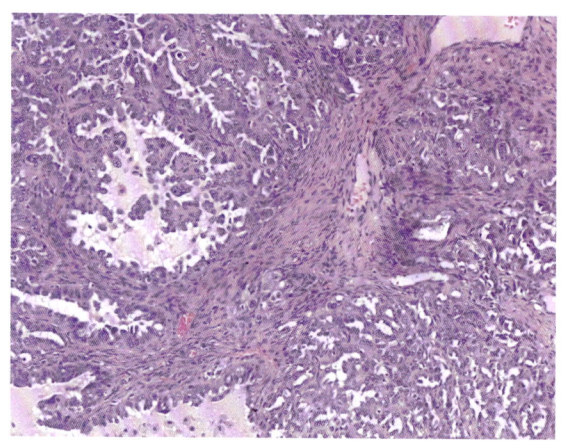

图 6.3.5a 卵巢高级别浆液性癌。肿瘤呈复杂的乳头状增生，伴间质浸润

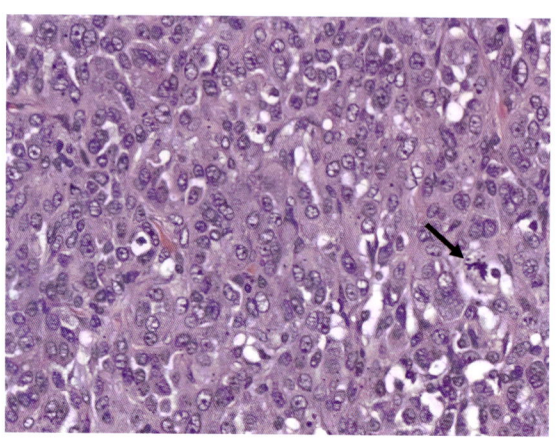

图 6.3.5b 卵巢高级别浆液性癌。肿瘤细胞排列呈实性细胞团块伴裂隙样空隙，核具高度异型性，可见病理性核分裂象（箭头）

思考题 29：卵巢高级别浆液性癌与低级别浆液性癌的鉴别要点有哪些？

6.3.6 浆液性输卵管上皮内癌（输卵管 STIC）

- 浆液性输卵管上皮内癌（serous tubal intraepithelial carcinoma，STIC）是输卵管起源的、显示浆液性分化的非浸润性、高级别上皮性肿瘤，局限于输卵管上皮内，不伴有上皮下间质的浸润。
- 组织学特征
  - 常见于输卵管伞端的腹膜移行区，一般认为是卵巢高级别浆液性癌的前驱病变。
  - 表现为上皮细胞极向消失，可出现复层化，纤毛细胞消失，细胞核质比高，核大，多形，染色质深，可见核分裂象（图 6.3.6a、b）。
  - 90% 出现 p53 突变型表达，Ki-67 阳性细胞 > 10%。

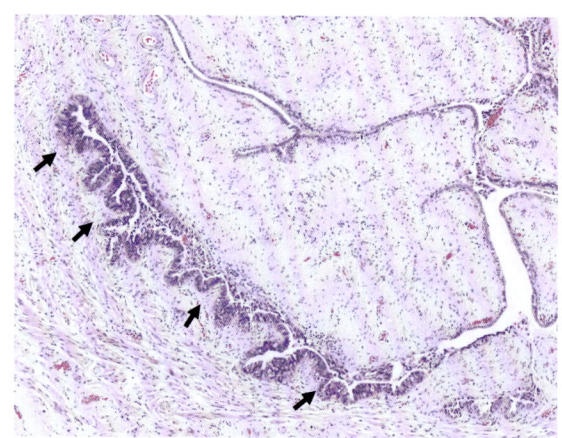

图 6.3.6a 输卵管 STIC。病变部位（箭头）上皮细胞极向消失，核质比高，核大，多形

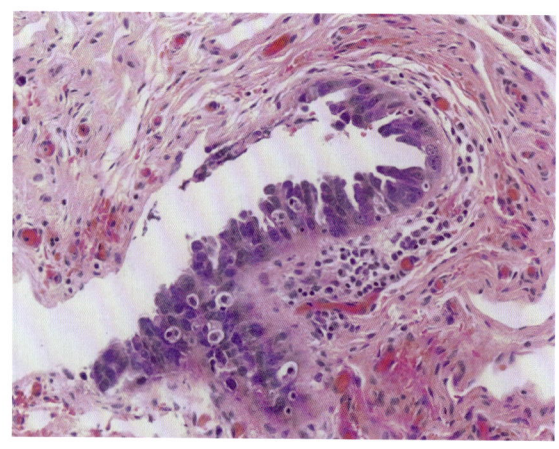

图 6.3.6b 输卵管 STIC。高倍镜下见肿瘤细胞核具有重度异型性，无纤毛细胞

思考题 30：输卵管 STIC（浆液性输卵管上皮内癌）的诊断标准有哪些？不能符合全部标准的病变如何诊断？

6.3.7　卵巢子宫内膜异位性囊肿

- 卵巢子宫内膜异位性囊肿（ovarian endometrial cysts）是子宫内膜异位到卵巢实质而形成的囊肿，常伴有其他部位的子宫内膜异位症和疼痛。
- 大体特征：囊内可见陈旧性出血，又称巧克力囊肿。
- 组织学特征
  - 囊肿壁被覆子宫内膜样上皮，下方可见子宫内膜样间质（也可以没有），常伴有出血和吞噬含铁血黄素的组织细胞（图 6.3.7a、b）。
  - 陈旧性病变的囊壁中，上皮可以缺失，囊壁仅见大量吞噬含铁血黄素的组织细胞，此时可以诊断为"陈旧性出血性囊肿"。

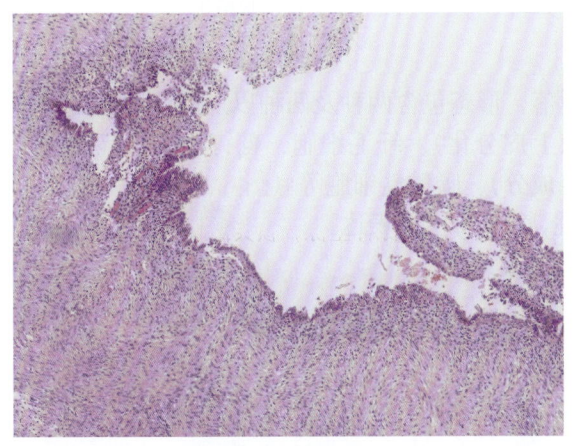

图 6.3.7a　卵巢子宫内膜异位性囊肿。囊肿壁被覆子宫内膜样上皮，下方可见子宫内膜样间质

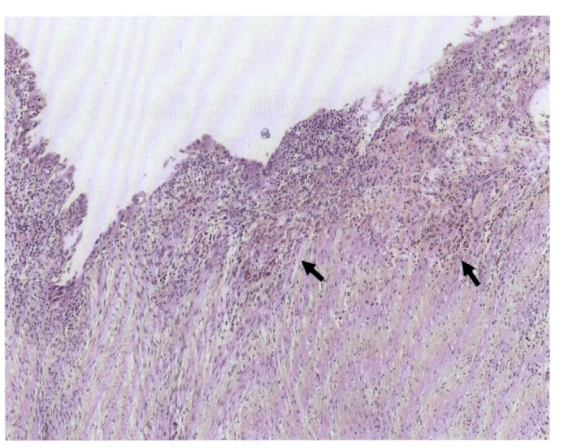

图 6.3.7b　卵巢子宫内膜异位性囊肿。陈旧性病变的间质中常见含铁血黄素及组织细胞（箭头）

思考题 31：与子宫内膜异位相关的卵巢上皮性肿瘤有哪些？

6.3.8　卵巢交界性内膜样肿瘤

- 卵巢交界性内膜样肿瘤（endometrioid borderline tumor of the ovary）是一种由拥挤的子宫内膜样腺体组成，缺乏毁损性间质浸润和（或）融合性浸润的卵巢上皮性肿瘤。
- 大体特征：多为单发，外表面光滑，切面囊实性，囊内含出血性内容物。
- 组织学特征
  - 在腺纤维瘤样背景上，腺体增殖可表现为囊内乳头状生长或拥挤的、背靠背的子宫内膜样腺体，形成细胞桥或筛状结构（图 6.3.8a）。
  - 细胞伴轻或中度异型性，通常呈复层化，类似于非典型子宫内膜增生（图 6.3.8b）。
  - 鳞状（桑葚样）化生或黏液化生常见。

6.3.9　卵巢交界性浆黏液性肿瘤

- 卵巢交界性浆黏液性肿瘤（ovarian seromucinous borderline tumor）是一种结构复杂的乳头状肿瘤，由混合性（2 种以上）苗勒（Müllerian）上皮构成，缺乏融合性或间质毁损性浸润。
- 与子宫内膜异位症相关，1/3 具有 *ARID1A* 缺失，近 70% 具有 *KRAS* 突变。
- 组织学特征
  - 肿瘤形成复杂分支的乳头，有粗大的纤维间质轴心，有不同程度的水肿或显著的中性粒细胞

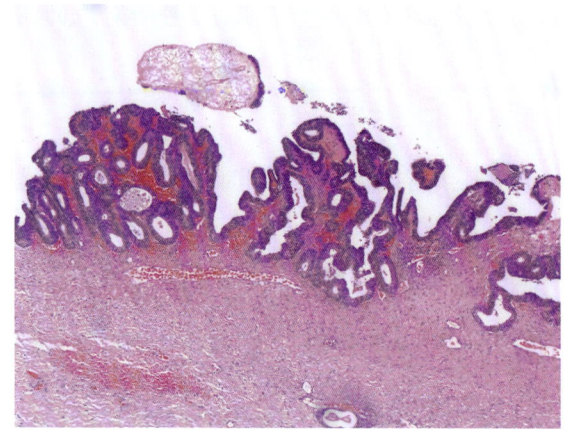

图 6.3.8a 卵巢交界性内膜样肿瘤。拥挤的、背靠背的子宫内膜样腺体，形成细胞桥或筛状结构

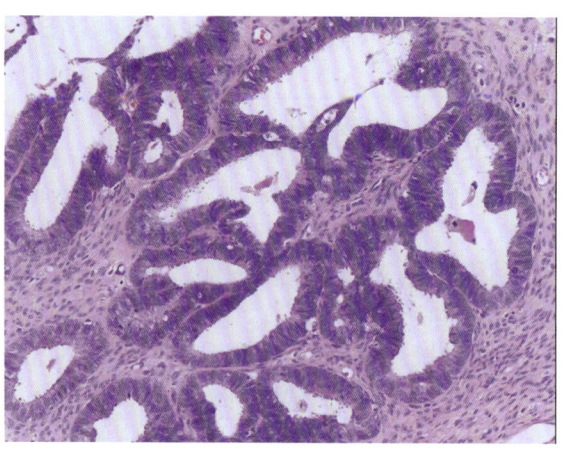

图 6.3.8b 卵巢交界性内膜样肿瘤。细胞伴轻或中度异型性，类似于非典型子宫内膜增生

（图 6.3.9a）。
- 乳头衬覆的上皮细胞形态温和，常复层化或脱落，形态包含两种及两种以上的苗勒上皮，如内膜样细胞（伴局灶鳞化/黏液/宫颈型黏液上皮分化）、纤毛细胞、鞋钉样细胞、透明细胞（仅仅是形态上胞质透明，并非透明细胞癌成分）、嗜酸性细胞等（图 6.3.9b）。
- 免疫组化：ER、PR、PAX-8 阳性，WT-1 阴性，p53 野生型表达。

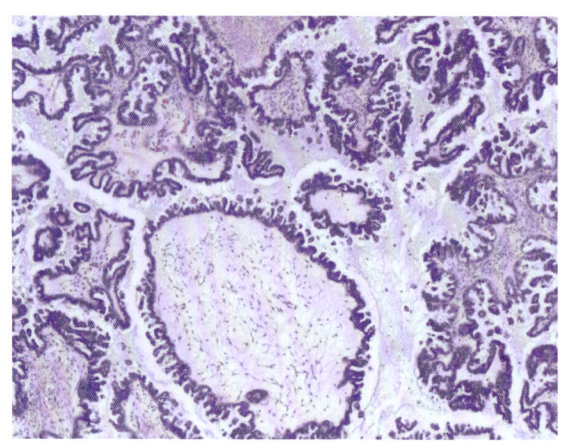

图 6.3.9a 卵巢交界性浆黏液性肿瘤。复杂分支的乳头，纤维间质轴心，具有不同程度的水肿或显著的中性粒细胞

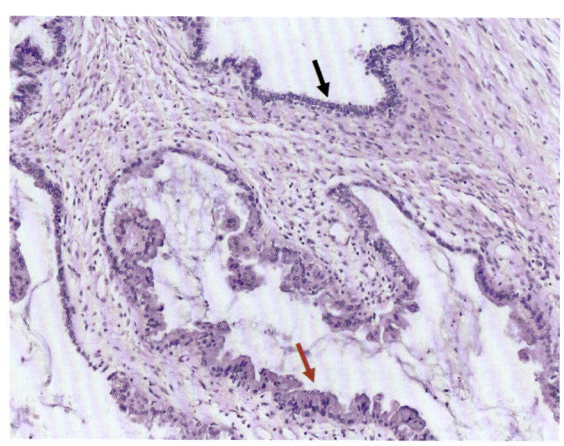

图 6.3.9b 卵巢交界性浆黏液性肿瘤。乳头衬覆两种苗勒氏上皮：浆液性细胞（黑箭头）和宫颈型黏液细胞（红箭头）

6.3.10 卵巢内膜样癌，高分化

- 卵巢内膜样癌（endometrioid carcinoma of the ovary）是卵巢发生的形态类似宫体发生的内膜样癌，包括与交界性浆黏液性肿瘤对应的浆黏液性癌。
- 绝大部分起源于子宫内膜异位灶，约 1/4 同时具有子宫体内膜样癌，分子特征也与宫体内膜样癌类似。
- 组织学特征
  - 肿瘤呈膨胀性和浸润性两种生长方式，根据腺体形成的比例和核级别分为高、中、低分化或低级别（高、中分化）和高级别（低分化）。
    - 大多数肿瘤为膨胀性生长，显示圆形、卵圆形或管状腺体呈背靠背排列，相互融合，形成筛状，或者复杂密集的乳头聚集生长（图 6.3.10a），病灶长径超过 5 mm。

- 少数肿瘤呈浸润性生长，表现为明显浸润间质的腺体、细胞簇或单个细胞无序地浸润间质，常伴促结缔组织增生性间质反应或炎症性间质反应。
◇ 肿瘤常伴有分泌性改变或鳞状分化（图 6.3.10b），后者应当与高级别的实性区鉴别。

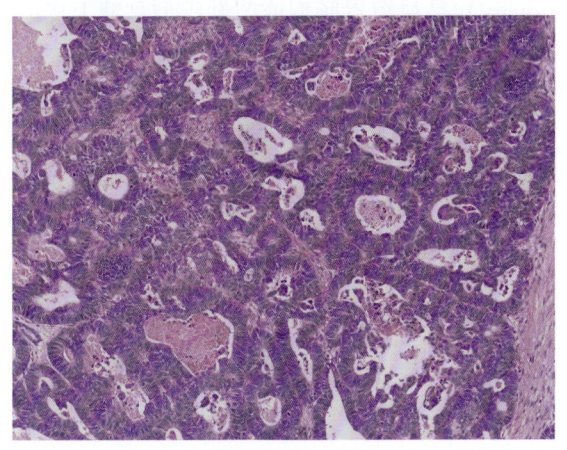

图 6.3.10a 高分化子宫内膜样癌。融合性生长的腺体，间质消失，腺腔内可见坏死

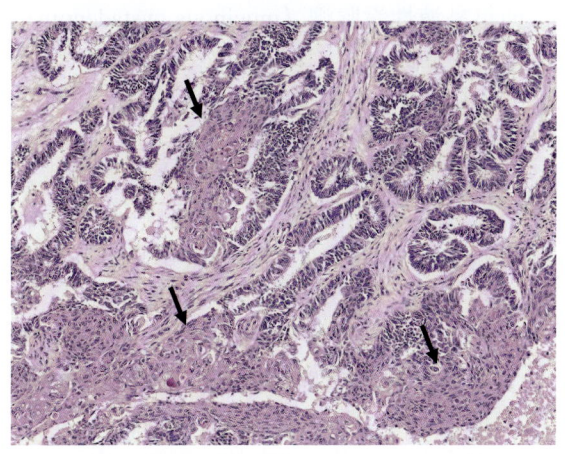

图 6.3.10b 高分化子宫内膜样癌。局灶可见鳞状分化（箭头）

思考题 32：卵巢内膜样癌分级的具体标准是什么？

6.3.11 卵巢透明细胞癌

- 卵巢透明细胞癌（clear cell carcinoma of the ovary）是由透明、嗜酸、鞋钉样细胞构成，排列成管囊、乳头和实性典型结构的卵巢恶性上皮性肿瘤。
- 与子宫内膜异位症相关，常伴有透明细胞腺纤维瘤 / 交界性透明细胞肿瘤。
- 大体特征：通常为单侧性，厚壁单囊或多囊结构，囊腔内常见实性乳头、结节突入囊腔，伴局灶出血，坏死。
- 组织学特征
  ◇ 肿瘤呈乳头、管囊、实性或混合性结构。乳头和管囊状结构衬覆大量鞋钉样细胞，实性区的肿瘤细胞为多角形。乳头一般较规则、较小，伴透明变性的纤维血管轴心，可见嗜酸性小体（图 6.3.11a、b）。
  ◇ 免疫组化：表达 PAX-8、NapsinA 和 HNF1β，不表达 WT-1、ER 和 PR。
  ◇ 常见突变基因包括 *ARID1A*、*PIK3CA* 和 *PTEN*，部分为 Lynch 综合征相关。

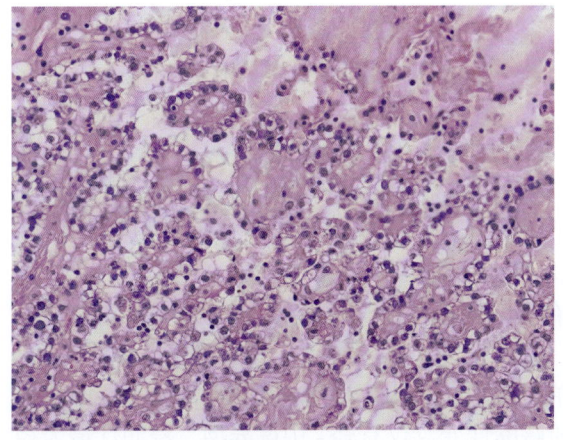

图 6.3.11a 卵巢透明细胞癌。鞋钉样肿瘤细胞排列成乳头结构，纤维轴心伴玻璃样变

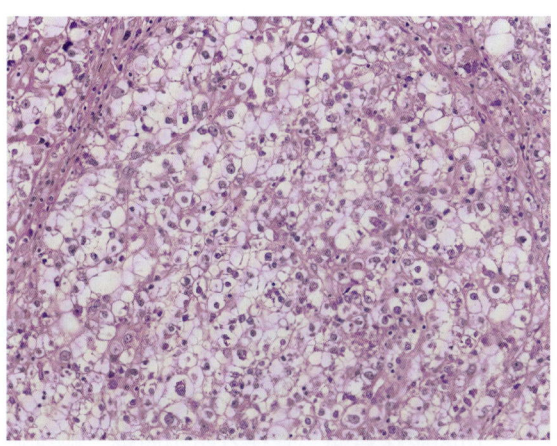

图 6.3.11b 卵巢透明细胞癌。肿瘤细胞胞质透明，排列成实性团巢

思考题 33：请说出卵巢内膜样癌与透明细胞癌的异同。

6.3.12 卵巢黏液性囊腺瘤

- 卵巢黏液性囊腺瘤（mucinous cystadenoma of the ovary）是衬覆胃肠型或苗勒氏型黏液上皮的良性肿瘤。
- 大体特征：绝大多数为单侧，体积大，表面光滑，切面呈多房囊性，囊壁内表面光滑。
- 组织学特征
  - 肿瘤由多个囊肿和腺体组成，被覆非复层化黏液性上皮，类似于胃小凹或肠型上皮（图 6.3.12a），后者可见杯状细胞、神经内分泌细胞或潘氏细胞，但杯状细胞在交界性黏液性肿瘤中更易见到。细胞学异型性轻微，可有局灶假复层化，但核分裂象罕见或无（图 6.3.12b）。
  - 局灶出现上皮复层和簇状排列，同时细胞具有轻 - 中度异型性时，当这样的区域小于肿瘤上皮成分的 10% 时，很可能是切面所导致的假象，应客观描述并诊断为"黏液性囊腺瘤伴局部上皮增生"，而不应归入"局灶交界"。
  - 由于囊肿破裂，10% 的病例间质内可出现黏液外渗和黏液肉芽肿。
  - 10% 的病例可能伴有皮样囊肿或 Brenner 肿瘤。
  - 半数以上病例可检出 *KRAS* 基因突变。

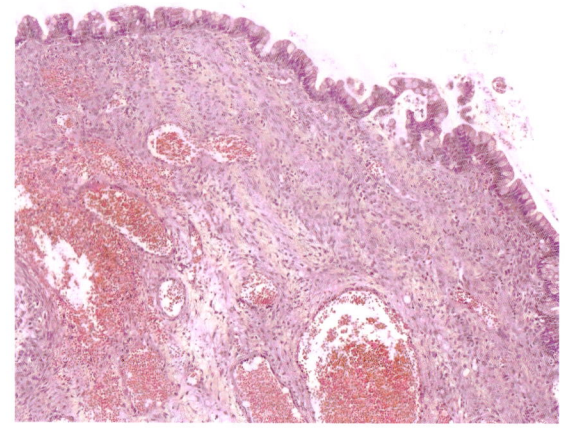

图 6.3.12a 卵巢黏液性囊腺瘤。囊壁衬覆形态一致的胃肠型黏液细胞

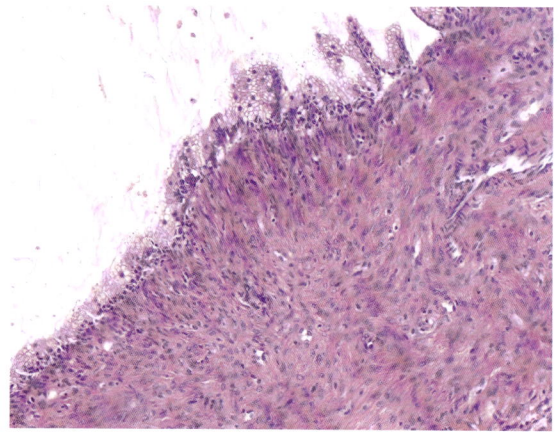

图 6.3.12b 卵巢黏液性囊腺瘤。局灶细胞呈轻微假复层，不伴细胞学异型性

6.3.13 卵巢交界性黏液性肿瘤

- 卵巢交界性黏液性肿瘤（mucinous borderline tumor of the ovary）是卵巢具有胃肠型上皮分化的、结构复杂的非浸润性黏液性肿瘤。
- 大体特征：大多数为单侧，体积大，多房囊性，囊壁常见突出的包块和乳头。
- 组织学特征
  - 囊肿被覆胃肠型上皮，瘤细胞显示轻 - 中度异型。上皮复层排列，可见乳头状结构（图 6.3.13a、b）。约 20% 的病例可见黏液外渗及肉芽肿形成。
  - 交界性黏液性肿瘤伴上皮内癌：小灶细胞具有重度核异型性（须见到非常突出的核仁），但局限于上皮内。
  - 黏液性交界性肿瘤伴微小浸润：间质内出现单个细胞、腺体、小的细胞簇/细胞巢、筛状结构的腺体浸润，常伴有组织收缩，瘤细胞胞质嗜酸性变，仅有轻 - 中度异型，浸润灶最大径不超过 5 mm。

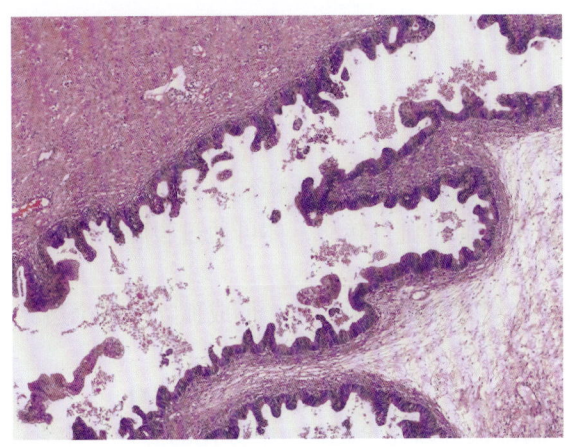

图 6.3.13a 卵巢交界性黏液性肿瘤。肿瘤上皮细胞呈复层排列，可见乳头结构

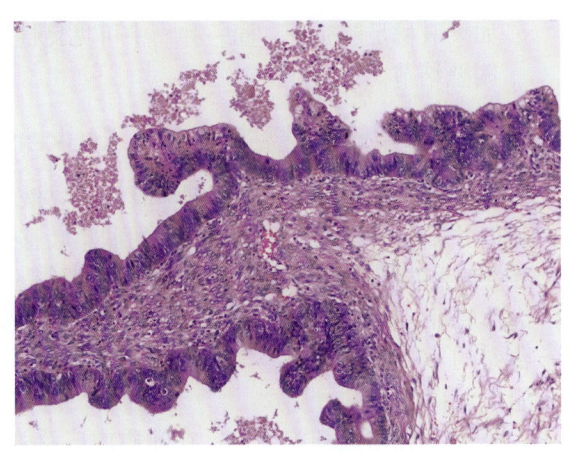

图 6.3.13b 卵巢交界性黏液性肿瘤。囊壁被覆胃肠型上皮，瘤细胞显示轻-中度异型性

思考题 34：卵巢黏液性肿瘤伴发的附壁结节有哪几种？

6.3.14 卵巢黏液腺癌

- 卵巢黏液腺癌（mucinous carcinoma of the ovary）是卵巢发生的由胃肠型上皮细胞构成的浸润性黏液性肿瘤。
- 大体特性：常为单侧，体积较大，多为囊实性。
- 组织学特征
  ◇ 具有两种特征性浸润模式
    ■ 膨胀性浸润表现为腺体融合性生长，极少或无间质，多表现为在高度扩张的腺腔内生长，有多量具有密集复杂拥挤的乳头状结构，或腺体呈迷宫样或筛状结构，上述复杂结构之间失去卵巢原有的间质（不包括乳头轴心内的间质，这是肿瘤本身的支持营养成分，而非卵巢原有的间质）（图 6.3.14a、b）。
    ■ 毁损性间质浸润较少见，表现为伴有恶性细胞学特征的不规则腺体、细胞巢和单个细胞浸润间质，常有促结缔组织增生反应。
    ■ 无论哪种浸润方式，最大径 ≥ 5 mm 才可诊断。
  ◇ 肿瘤细胞异型性变化较大，有时仅有中度异型性，有时可以显著，染色质浓聚，胞质嗜酸性，内含有丰富的黏液，有时可推挤细胞核形成印戒样细胞，核分裂象多，常见病理性核分裂。

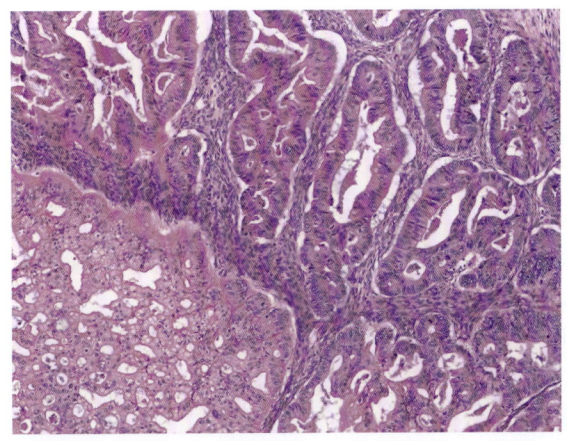

图 6.3.14a 卵巢黏液腺癌。腺体融合性生长，形成迷宫样或筛状结构

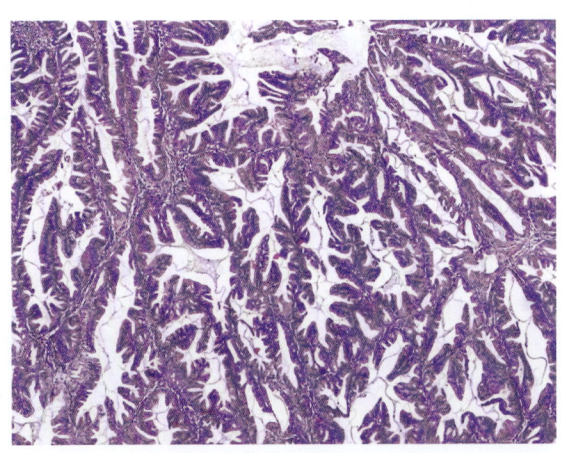

图 6.3.14b 卵巢黏液腺癌。腺体融合性生长，形成高度复杂密集乳头，乳头之间几乎看不到卵巢固有的间质

- 如果取材足够充分，同一肿瘤中可见良性、交界性和癌性区域，也可见局灶间变性癌，形成附壁结节。

6.3.15 卵巢转移性黏液腺癌（Krukenberg 瘤）

- Krukenberg 瘤最初是指转移到卵巢的胃黏液腺癌，现泛指具有腺癌分化特征（常有印戒细胞分化但并非必须）的任何部位来源的卵巢转移性癌。主要通过血行转移，亦可通过腹腔播散、直接蔓延和淋巴转称等方式转移而来。
- 大体特征：70% 的转移性黏液腺癌均为双侧受累及，多在卵巢表面生长，形成孤立或多个边界清楚的不规则结节。
- 组织学特征
  - 肿瘤可以印戒细胞为主，在间质内广泛弥漫浸润，也可以完全是高 - 中分化的腺体、小管、小梁、细胞巢、实性细胞团和肠型腺体（图 6.3.15a、b）。
  - 血管和淋巴管癌栓易见。
  - 间质细胞数量不等，常呈反应性增生形态类似纤维瘤，也可稀少伴显著水肿，常见间质黄素化。

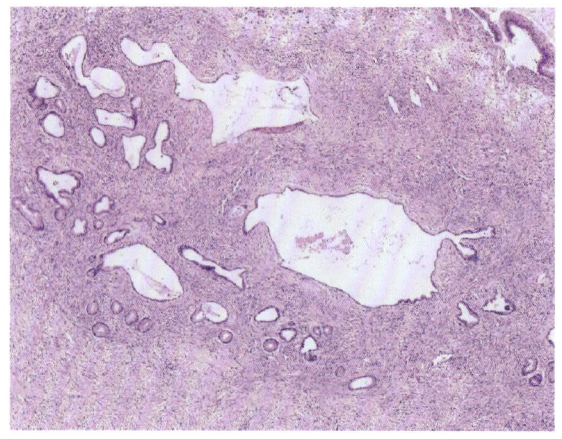

图 6.3.15a 卵巢转移性黏液腺癌。肿瘤性腺体结构简单，结构简单的腺体轮廓不规则，在间质内散在浸润，缺乏原发肿瘤常见的密集乳头等复杂结构

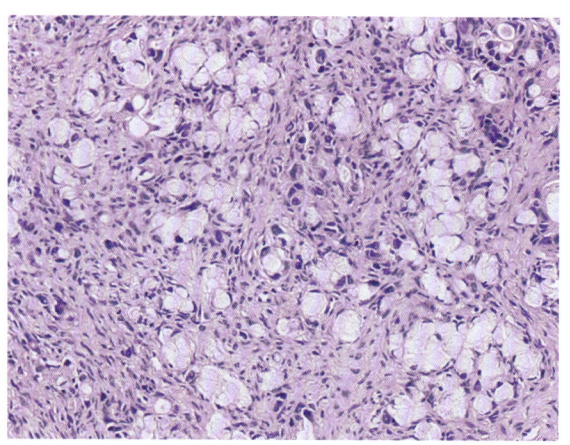

图 6.3.15b 卵巢转移性黏液腺癌。可见印戒样肿瘤细胞在间质内弥漫浸润

思考题 35：卵巢原发性和转移性黏液腺癌的鉴别要点有哪些？

6.3.16 卵巢纤维瘤

- 卵巢纤维瘤（ovarian fibroma）是卵巢良性间质性肿瘤，由数量不等的胶原性间质和成纤维细胞样细胞组成，是最常见的纯卵巢间质肿瘤。
- 大体特征：单侧发生，大小不一，表面平滑或结节状凸起，质硬，切面灰白色，漩涡状，常伴有囊性变，偶见钙化。
- 组织学特征
  - 肿瘤由梭形成纤维细胞及纤维细胞构成，呈束状或漩涡状排列，胶原纤维丰富，可有玻璃样变性、黏液变性、水肿、钙化或骨化（图 6.3.16a）。
  - 肿瘤细胞胞质稀少，可含少量脂质或嗜酸性透明小球，核呈长梭形，形态温和，核分裂象少见。
  - 肿瘤基本不表达 inhibin、calretinin 和其他性索标记物
  - 约 10% 的病例肿瘤细胞非常丰富而胶原稀少，称为富于细胞性纤维瘤（图 6.3.16b），核分裂活跃者（＞4 个 /10HPF），称为核分裂活跃的富细胞性纤维瘤。

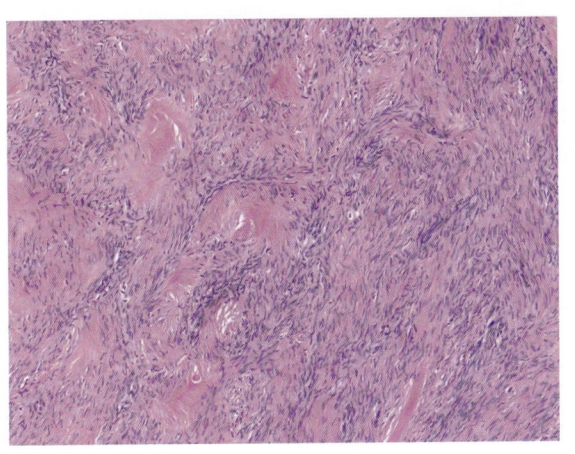
图 6.3.16a 卵巢纤维瘤。梭形细胞核形态温和，胞质稀少，排列成交叉束状，与胶原相混杂

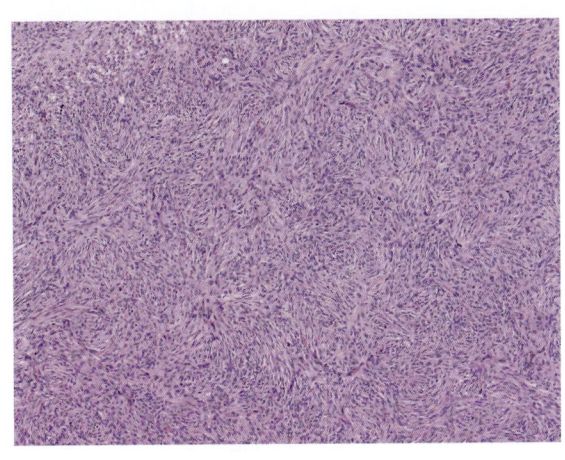
图 6.3.16b 富于细胞性纤维瘤。肿瘤细胞非常丰富而胶原稀少

6.3.17 卵巢卵泡膜细胞瘤

- 卵巢卵泡膜细胞瘤（thecoma）是卵巢间质肿瘤，瘤细胞类似于内层卵泡膜细胞。绝经后常见，可有雌激素增多的表现（绝经后出血或月经异常）。
- 大体特征：单侧发生，切面常为实性和黄色，囊性变、出血、坏死和钙化少见。
- 组织学特征
  - 肿瘤由成片的一致细胞组成，核卵圆形至圆形，轻微或无异型性，核分裂象少见。细胞质呈淡灰红色，边界不清，偶见含有丰富脂质（图 6.3.17a）。常见透明斑块，可见局灶钙化。
  - 许多卵泡膜细胞瘤有类似于纤维瘤的区域，可归类为纤维卵泡膜细胞瘤（图 6.3.17b）。
  - 肿瘤表达 inhibin、calretinin 和其他性索标记物，网状纤维通常围绕单个细胞。

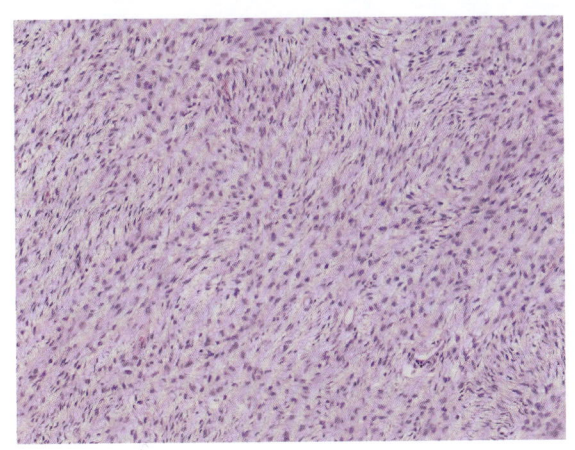
图 6.3.17a 卵巢卵泡膜细胞瘤。瘤细胞核为圆形和卵圆形，胞质淡染呈空泡状，胞界不清

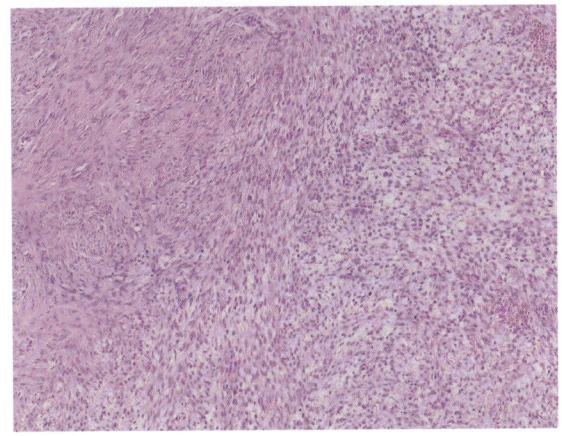
图 6.3.17b 卵巢纤维卵泡膜细胞瘤。卵泡膜细胞瘤内有类似于纤维瘤的区域（左上）

6.3.18 卵巢成人型粒层细胞瘤

- 卵巢成人型颗粒细胞瘤（adult granulosa cell tumor）是由不同生长方式的粒层细胞组成的卵巢性索肿瘤，通常伴数量不等的成纤维细胞和卵泡膜细胞。
- 发病高峰为 50～55 岁，常有性激素分泌紊乱症状，低度恶性肿瘤，可远期（长达 30 年）复发或转移。
- 大体特征：单侧，有包膜，类圆形，表面光滑或呈分叶状。切面呈黄色或灰白色，实性或囊实性，可见灶状出血坏死。

- 组织学特征
  - 肿瘤细胞有多种生长方式，通常为混合方式。弥漫性结构最常见，肿瘤细胞成片生长。其他常见的生长方式包括条索状、小梁状、起伏的缎带状、巢状（岛状结构）或大滤泡结构。粒层细胞围绕小腔隙，形成微滤泡结构（Call-Exner 小体），腔隙含有嗜酸性分泌物，有时伴核碎屑，偶为透明变性物质（图 6.3.18a）。
  - 瘤细胞小，呈圆形、多边形或短梭形，有少量淡伊红染的胞质，胞界不清。细胞核呈圆形、卵圆形或梭形，典型者可见纵行核沟（图 6.3.18b），核染色质呈致密团块状或疏松空泡状，核仁较小，核分裂象 < 1～2 个 /10HPF。少数病例中可见较大的怪异核和多核巨细胞。偶尔可发生黄素化。
  - 粒层细胞瘤含有多少不等的纤维瘤样或卵泡膜细胞瘤样间质。除间质区域外，粒层细胞瘤的网状纤维围绕肿瘤细胞巢。
  - 免疫组化：inhibin、calretinin、FOXL2、SF-1、WT1 和 CD56 阳性。广谱 CK 和低分子量 CK 可能阳性，CK7 和 EMA 通常阴性。
  - 大多数病例具有 *FOXL2* 基因 C134W 错义突变。

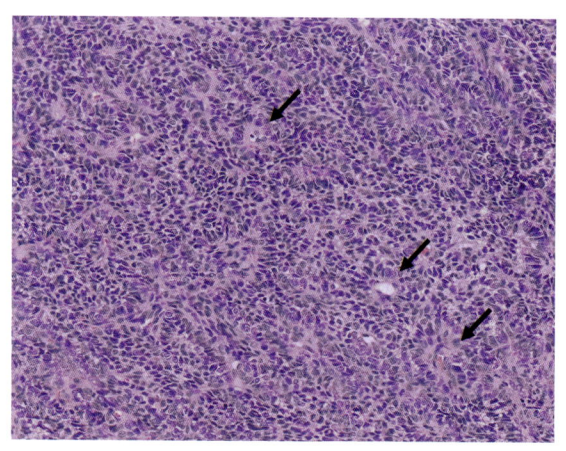

图 6.3.18a 卵巢成人型粒层细胞瘤。肿瘤细胞排列成巢状或微滤泡结构（Call-Exner 小体）（箭头）

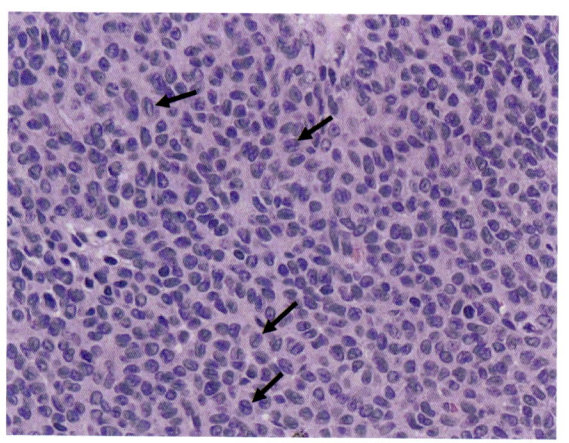

图 6.3.18b 卵巢成人型粒层细胞瘤。肿瘤细胞小而一致，有纵行核沟，形似咖啡豆（箭头）

思考题 36：卵巢成人型粒层细胞瘤与幼年型粒层细胞瘤的鉴别要点有哪些？

6.3.19 卵巢中-低分化支持间质细胞瘤

- 卵巢支持间质细胞瘤（Sertoli-Leydig cell tumor）是由不同比例的 Sertoli 细胞和 Leydig 细胞（低分化时常常见不到）组成，在中分化和低分化肿瘤中可能有原始的性腺间质成分或异源性成分。
- 40%～60% 的患者出现男性化，2%～3% 的肿瘤有卵巢外播散，但淋巴结转移罕见。
- 大体特征：单侧性，实性，囊实性，实性区域呈肉样、淡黄色、暗红色或灰色，偶见出血坏死。
- 组织学特征
  - 根据 Sertoli 细胞成分呈管状分化的程度（随级别升高而减少）和原始性腺间质的数量（随级别升高而增多），进一步分为高分化、中分化和低分化亚型。Leydig 细胞随着级别升高而减少。异源性成分和（或）网状结构可见于中、低分化亚型。
  - 中分化肿瘤中深染的 Sertoli 细胞形成细胞丰富的小叶状结构，胞质稀少，小叶的周围 Leydig 细胞杂乱地成簇分布，通常由水肿性间质分隔（图 6.3.19a、b）。中分化肿瘤的平均核分裂象 5 个 /10HPF。
  - 低分化肿瘤以类似于原始性腺间质的肉瘤样间质为主要特征，通常只有很少程度的中分化肿瘤样分叶状排列，许多区域核分裂高达 20 个 /10HPF。
- ◇ 网状型 Sertoli-Leydig 细胞瘤：肿瘤含有类似于睾丸网的、吻合的裂隙样腔隙的明显区域，仅见于中、低分化 Sertoli-Leydig 细胞瘤。
- ◇ 异源性成分（e 图 6.3.19c）：不属于固有性索-间质分类的组织类型，包括上皮性和（或）间叶性组织和由这些成分形成的肿瘤。高达 20% 的 Sertoli-Leydig 细胞瘤可见异源性成分，但仅见于中、低分化或网状型肿瘤。最常见异源性成分是肠型黏液性上皮，可表现为增殖、交界性改变和癌。少见的上皮性成分是异源性肝细胞或类癌。异源性间叶性成分比上皮性成分更少见，通常是胎儿型软骨或骨骼肌。
- ◇ Sertoli 细胞表达 Vimentin、CK，不同程度表达 α-inhibin、calretinin、SF-1、FOXL2 和 WT-1 等性索标志，但网状型和低分化肿瘤可以阴性；Leydig 细胞不表达或少数表达 FOXL2 和 WT-1，但可表达 α-inhibin 和 Melan-A；异源性成分显示各自的免疫表达谱。
- ◇ 60% 的 Sertoli-Leydig 细胞瘤具有 *DICER1* 基因突变。

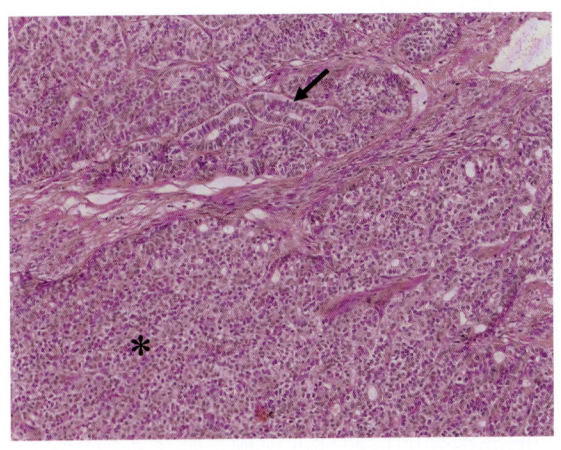

图 6.3.19a 中分化 Sertoli-Leydig 细胞瘤。肿瘤主要为 Sertoli 细胞，呈管状（箭头）和实性巢状（星号）

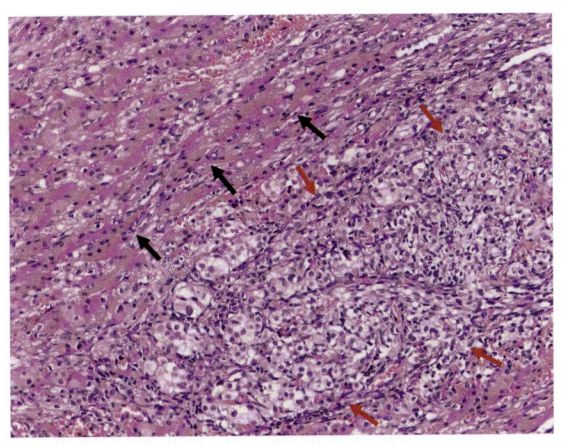

图 6.3.19b 中分化 Sertoli-Leydig 细胞瘤。成团的 Sertoli 细胞（红箭头）周围可见散在胞质红染的 Leydig 细胞（黑箭头）

思考题 37：卵巢支持间质细胞瘤的鉴别诊断有哪些？

6.3.20 卵巢成熟性畸胎瘤

- 卵巢成熟性畸胎瘤（mature teratoma）是由起源于 2 个或 3 个胚层（外胚层、中胚层和内胚层）的成熟组织构成的生殖细胞肿瘤。这里不包括单胚层畸胎瘤（详见 6.3.21）。
- 大体特征：大多数肿瘤是单侧，单房囊性（成熟性囊性畸胎瘤），囊内充满皮脂腺物质和毛发，可见牙齿，常有一个实性结节（Rokitansky 结节 / 头结节，由脂肪组织、牙齿和骨骼构成的突向囊内的结节）。
- 组织学特征
  - ◇ 镜下可见来源于两胚层或三胚层的成熟组织杂乱无章排列：外胚层衍生物包括鳞状上皮及其附属器结构，以及脑组织（如胶质、室管膜小管和小脑），是最丰富的肿瘤成分。中胚层衍生物可见骨、软骨、平滑肌和脂肪组织（图 6.3.20a）。内胚层衍生物较少见，例如胃肠和呼吸 / 支气管上皮、甲状腺和涎腺。
  - ◇ 罕见病例可能在显微镜下发现小灶的不成熟性神经组织，但无未成熟神经管结构（图 6.3.20b）。
  - ◇ 成熟性畸胎瘤可恶变为鳞状细胞癌、腺癌、类癌、肉瘤及恶性黑色素瘤等。

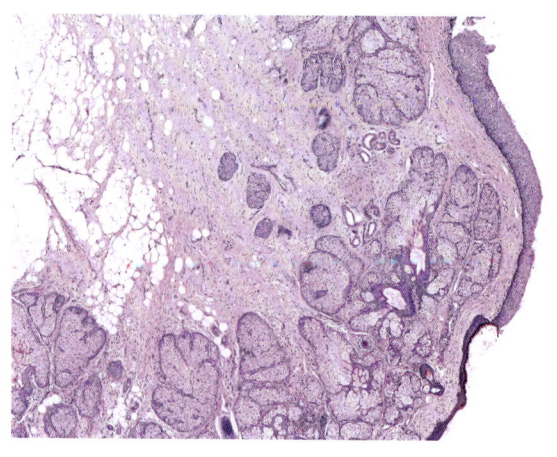

图 6.3.20a 卵巢成熟性畸胎瘤。可见分化成熟的鳞状上皮、皮脂腺、毛囊和脂肪组织

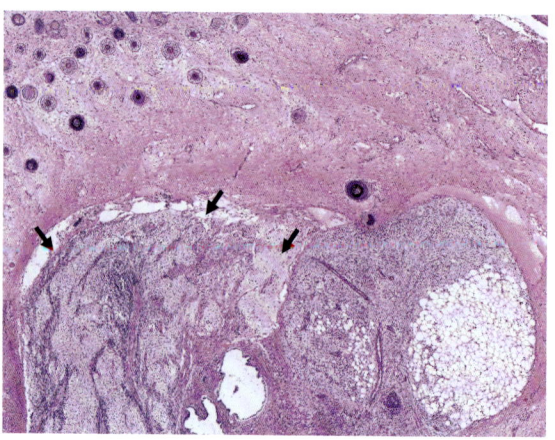

图 6.3.20b 卵巢成熟性畸胎瘤。部分区域可见成熟的神经胶质（箭头）

6.3.21 卵巢甲状腺肿

- 卵巢甲状腺肿（struma-ovarii）是成熟性畸胎瘤的一种，全部或主要由甲状腺组织组成，是最常见的单胚层畸胎瘤。
- 大体特征：通常单侧性，实性，切面呈牛肉红色至褐色，分叶状。
- 组织学特征
    ◇ 镜下为充满胶质的甲状腺腺泡，可见微滤泡、小管及实性区域，腺泡衬覆立方细胞，胞质丰富，嗜酸性或透明（图 6.3.21a、b），表达甲状腺球蛋白和 TTF1。腺泡由水肿或纤维瘤样间质分割。
    ◇ 甲状腺肿内起源的甲状腺癌又名"恶性卵巢甲状腺肿"，大多数为乳头状癌，包括其滤泡亚型，其次为滤泡癌。由于继发于卵巢甲状腺肿的滤泡癌的诊断标准模糊，临床实践中必须非常慎重。

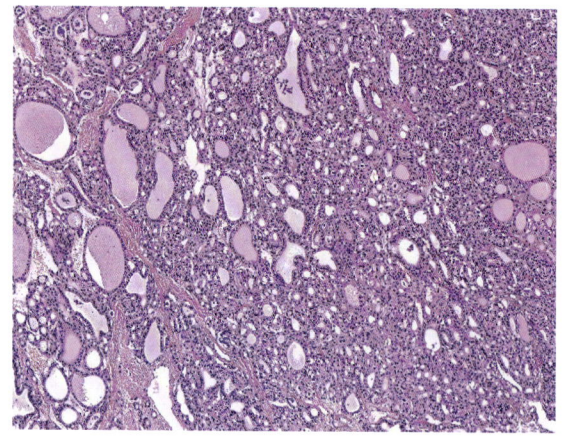

图 6.3.21a 卵巢甲状腺肿。肿瘤腺泡内可见粉红色胶质

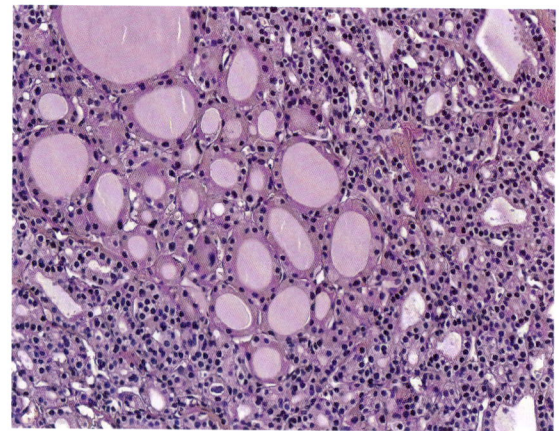

图 6.3.21b 卵巢甲状腺肿。肿瘤由腺泡被覆单层嗜酸性立方细胞

6.3.22 卵巢未成熟畸胎瘤，Ⅰ级

- 卵巢未成熟畸胎瘤（immature teratoma），Ⅰ级是含有不成熟组织（通常为原始/胚胎性神经外胚层）和数量不等的成熟组织的畸胎瘤，且任 1 张切片（不同切片之间不累加）中未成熟神经上皮灶 ≤ 1 个低倍视野（直径 4.5 mm）。
- 大体特征：多数为单侧，10%～15% 的病例在对侧卵巢可见囊性成熟性畸胎瘤。切面为多彩状，囊实性，以实性区为主，常见出血及坏死。
- 组织学特征
  ◇ 镜下可见 3 个胚层的未成熟和成熟组织，但诊断依据为是否存在幼稚神经外胚层组织或原始神经管，表现为神经上皮呈菊形团排列或原始神经管，常内衬拥挤的嗜碱性细胞，核深染，核分裂象多见（图 6.3.22a）。
  ◇ 根据任 1 张切片中未成熟神经上皮出现的低倍视野数量，可将未成熟畸胎瘤分为Ⅰ、Ⅱ、Ⅲ级。目前两级分类系统更常用，即低级别（Ⅰ级）和高级别（Ⅱ、Ⅲ级）。
  ◇ 部分未成熟畸胎瘤伴有腹膜多发的成熟神经胶质结节，而不含有未成熟神经成分，称为腹膜胶质瘤病 0 级（图 6.3.22b）。该病变为良性病变，会逐渐纤维化，本身无需特别治疗。对于该类患者的治疗策略应该依据卵巢原发病灶的级别。

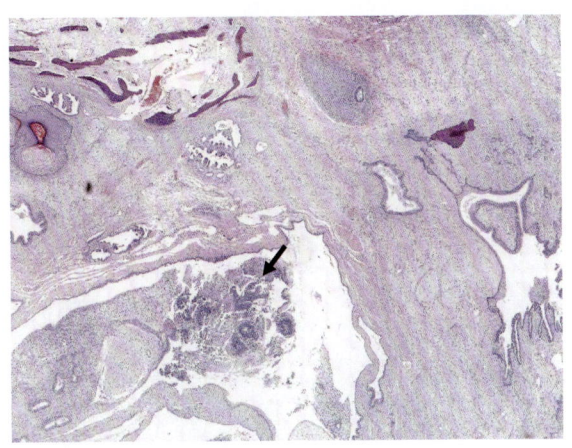

图 6.3.22a 卵巢未成熟畸胎瘤，Ⅰ级。可见＜1 个低倍视野的未成熟神经上皮成分（箭头）

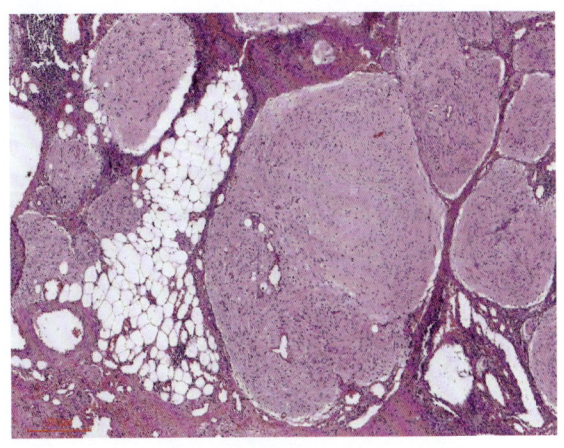

图 6.3.22b 腹膜胶质瘤病。腹膜脂肪之间可见多个成熟的神经胶质结节

思考题 38：有助于鉴别未成熟神经上皮成分的免疫组化标志物有哪些？

6.3.23 卵巢未成熟畸胎瘤，Ⅱ级

- 卵巢未成熟畸胎瘤，Ⅱ级是含有不成熟组织（通常为原始/胚胎性神经外胚层）和数量不等的成熟组织的畸胎瘤，且任 1 张切片（不同切片之间不累加，同一张切片内不同病灶需要累加）中未成熟神经上皮灶 ＞1 且 ≤3 个低倍视野（直径 4.5 mm）。
- 组织学特征
  ◇ Ⅱ级和Ⅲ级未成熟畸胎瘤属于高级别肿瘤。
  ◇ 除未成熟神经成分外，还通常出现不成熟性软骨、脂肪组织、骨、骨骼肌以及少见的内胚层结构，如肝组织、不成熟性胃肠道和胚肾组织（图 6.3.23a、b）。
  ◇ 可见明显的反应性增生的血管。

6.3.24 卵巢未成熟畸胎瘤，Ⅲ级

- 卵巢未成熟畸胎瘤，Ⅲ级是含有不成熟组织（通常为原始/胚胎性神经外胚层）和数量不等的成熟组织的畸胎瘤，且任 1 张切片中未成熟神经上皮灶 ＞3 个低倍视野（直径 4.5 mm）（不同切片之间不累加，同一张切片内不同病灶需要累加）（图 6.3.24a、b）。

6.3.25 卵巢无性细胞瘤

- 卵巢无性细胞瘤（dysgerminoma）是一种原始生殖细胞肿瘤，肿瘤细胞无特异性分化，相当于睾丸的精原细胞瘤，是卵巢最常见的恶性原始生殖细胞肿瘤，平均发病年龄 22 岁，可伴血清

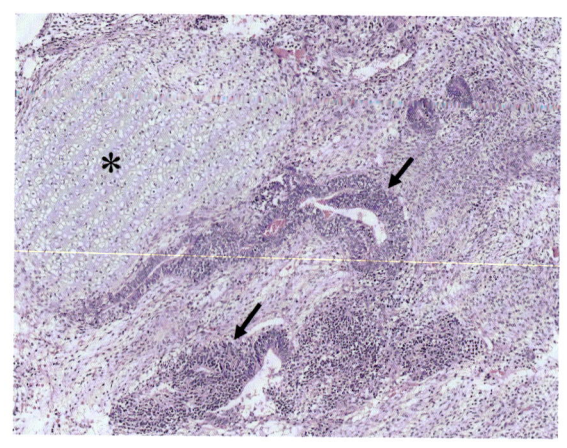

图 6.3.23a 卵巢未成熟畸胎瘤，Ⅱ级。原始神经细胞形成多个原始神经管（箭头），周围可见未成熟软骨（星号）

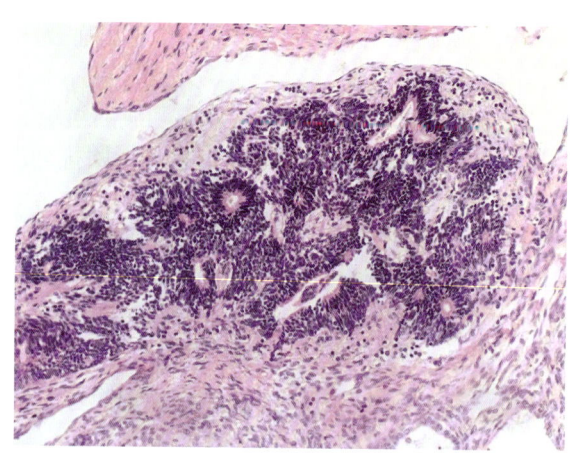

图 6.3.23b 卵巢未成熟畸胎瘤，Ⅱ级。原始神经细胞形成多个原始神经管

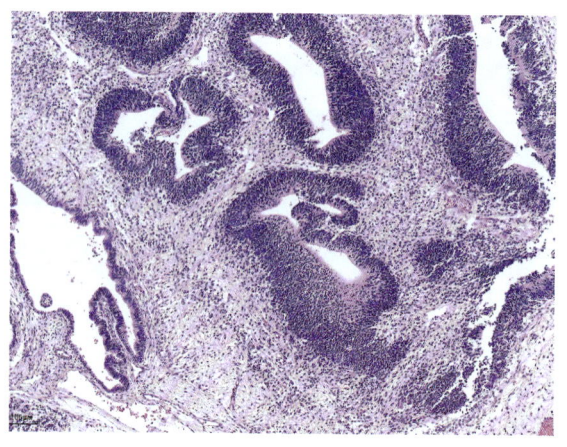

图 6.3.24a 卵巢未成熟畸胎瘤，Ⅲ级。未成熟性神经外胚层小管伴成片的不成熟性神经细胞

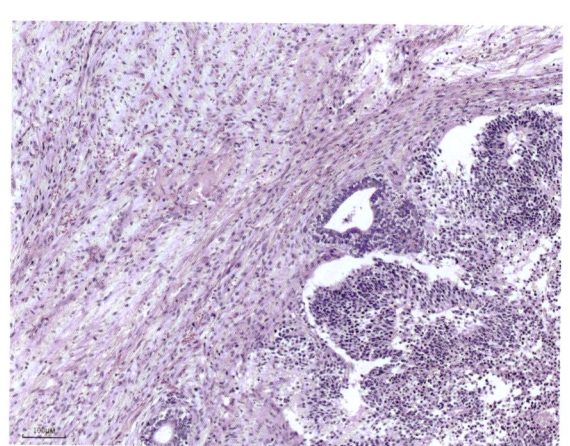

图 6.3.24b 卵巢未成熟畸胎瘤，Ⅲ级。未成熟神经成分（右下）和未成熟间叶组织（左上）

乳酸脱氢酶（LDH）升高。
- 大体特征：90% 为单侧性，切面灰白、实性、质韧，表面光滑，包膜完整，如出现钙化提示伴有性腺母细胞瘤；伴出血坏死则可能混有其他原始生殖细胞肿瘤。
- 组织学特征
  ◇ 肿瘤细胞较大，均匀一致，呈圆形或多边形，胞质丰富且透明，核居中，大而圆，核膜清楚，伴有一个或多个核仁，核分裂象易见。
  ◇ 瘤细胞呈巢状、条索状或弥漫性分布，巢团被纤维间质分隔，常伴有淋巴细胞浸润（图 6.3.25a），部分可见少量性腺母细胞瘤成分（图 6.3.25b），少数病例可见多核巨细胞和肉芽肿。
  ◇ 3% ~ 5% 的病例可见合体滋养细胞样巨细胞，但无细胞滋养细胞。可出现血清绒毛膜促性腺素（hCG）轻度升高。此时不能诊断伴绒癌分化（绒癌必须同时看到细胞滋养细胞 + 合体滋养细胞）。
  ◇ 肿瘤细胞表达 PLAP、CD117 和 D2-40，也表达原始生殖细胞核转录因子 OCT-4 和 SALL4。CK 可能呈胞质的点状或环状染色，但 EMA 阴性。合体滋养细胞巨细胞表达 hCG。
- 大多数具有等臂染色体 12p（i12p），25% ~ 50% 具有 *KIT* 基因突变。

思考题 39：性腺母细胞瘤的临床病理特征是什么？与无性细胞瘤有何关系？

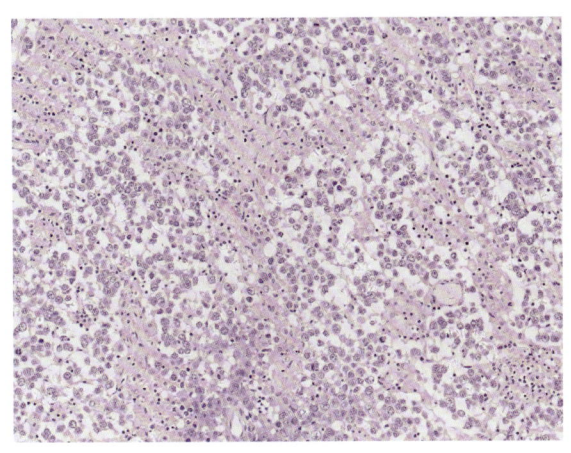

图 6.3.25a 卵巢无性细胞瘤。成巢的肿瘤细胞胞浆透亮，纤维间隔内含有淋巴细胞

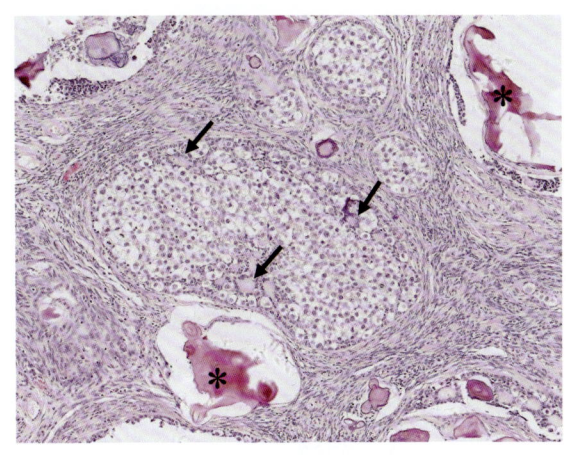

图 6.3.25b 卵巢无性细胞瘤。肿瘤内可见多灶钙化（星号）及少量性腺母细胞瘤成分（箭头），后者由性索细胞环绕着原始生殖细胞或基底膜型物质形成腺样结构

6.3.26 卵巢卵黄囊瘤

- 卵巢卵黄囊瘤（Yolk sac tumor）是一种原始生殖细胞肿瘤，显示多种独特的生长方式，体现了胚外内胚层的分化（第二卵黄囊和尿囊）或胚体内胚层的分化（肠、肝和间充质）。
- 大体特征：单侧发生，体积大，表面光滑，包膜完整，切面灰红、灰黄色，实性，鱼肉状，可伴囊性变和（或）黏液变性，常继发出血和坏死。
- 组织学特征
  - 微囊或网状结构：由微囊、疏松的黏液样基质和迷路样裂隙构成特征性的网状结构（图 6.3.26a），内衬扁平、立方上皮细胞，细胞有非典型性，具有大的泡状核，核仁显著。
  - S-D 小体：卵黄囊瘤的特征性结构，但仅出现于 1/5 的病例中，形态为乳头状纤维血管结构，有中央血管，外围肿瘤细胞，并突入被覆肿瘤细胞的腔隙内（图 6.3.26b）。
  - 透明（嗜酸）小体：大小不等的圆形或卵圆形小球，位于胞质内或间质中，PAS 阳性。
  - 基底膜样物质：透明变性的 PAS 阳性物质形成条索状、团块状或无定型絮状物，分布于肿瘤内。
  - 其他组织学结构：
    - 多泡卵黄囊：大小不等的囊泡，囊腔被覆扁平细胞，有明显的纤维性间隔；扁平细胞可能移行为柱状黏液性上皮。

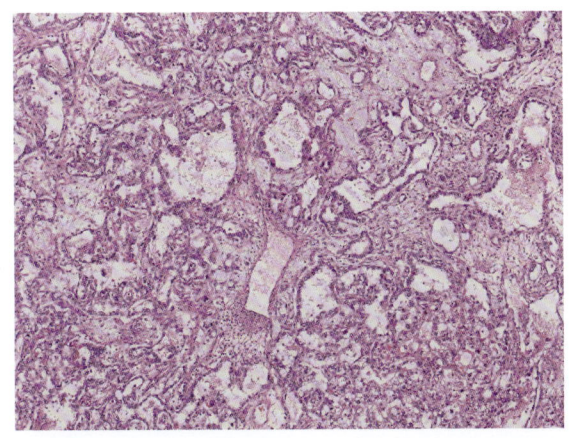

图 6.3.26a 卵巢卵黄囊瘤。由微囊、疏松的黏液样基质和迷路样裂隙构成特征性的网状结构

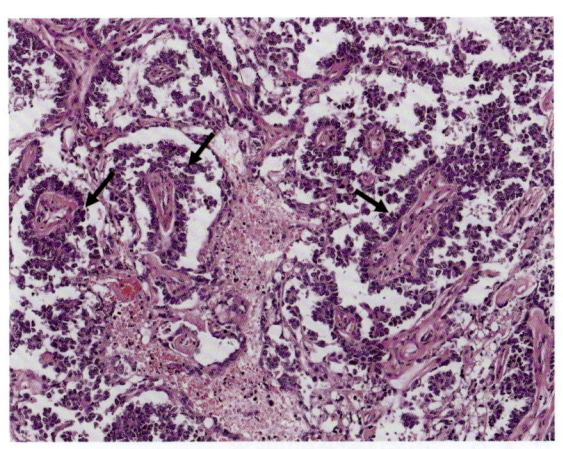

图 6.3.26b 卵巢卵黄囊瘤。S-D 小体（箭头），中央为纤维血管轴心，表面衬覆单层立方或鞋钉样细胞

- 肝样结构：灶性或弥漫性肝细胞样成分。
- 腺样结构：不同分化程度的原始内胚层腺样结构，一种变异型类似分泌型子宫内膜样癌。
- 实体结构：肿瘤细胞聚集成实性片状。
  ◇ 卵黄囊瘤表达 AFP、CK、PLAP、SALL4、glypican-3，不表达 OCT4、SOX2、D2-40 和 CD30。

思考题 40：如何理解混合性生殖细胞肿瘤？

（刘 岩 编写 刘从容 审校）

第四节 输卵管疾病

6.4.1 正常输卵管

- 输卵管肌层由内环肌和外纵肌组成，从肌壁上伸出狭长的皱襞突向输卵管腔面（图 6.4.1a）。
- 输卵管黏膜皱襞被覆单层上皮，由纤毛细胞、分泌细胞和插入细胞构成，核分裂象少见（图 6.4.1b）。
  ◇ 纤毛细胞腔面可见纤毛，核沿基底膜呈杆状排列，细胞极向好。
  ◇ 分泌细胞核呈圆形，朝腔面排列。
  ◇ 插入细胞被认为是一种储备细胞，是分泌细胞的前体，常规切片中不易辨识。

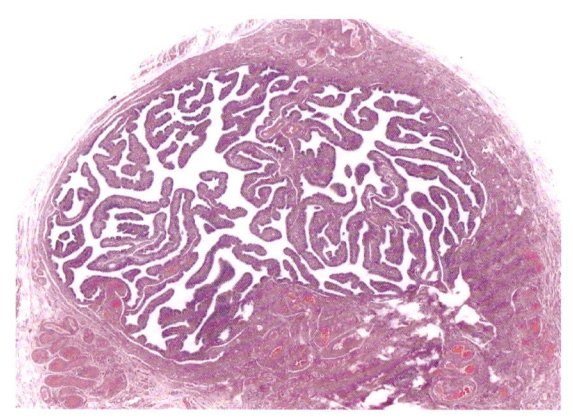

图 6.4.1a 正常输卵管。输卵管从肌壁上伸出狭长的皱襞突向输卵管腔面，输卵管内衬单层上皮

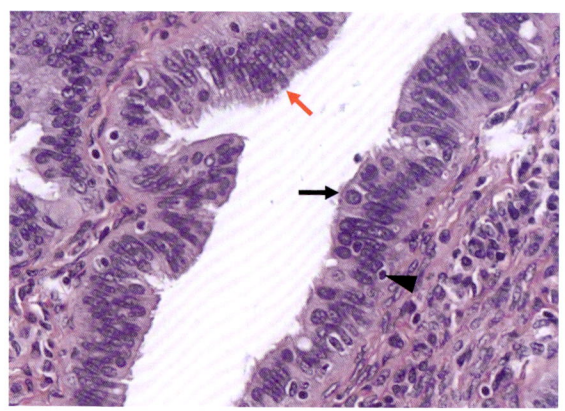

图 6.4.1b 正常输卵管。输卵管黏膜被覆单层上皮，可见核呈铅笔杆样的纤毛细胞（红箭头）和核呈圆形的分泌细胞（黑箭头），上皮细胞间还可见淋巴细胞（三角）

思考题 41：输卵管黏膜各种细胞的分布及生理功能是什么？

6.4.2 输卵管慢性炎伴输卵管积水

- 输卵管慢性炎伴输卵管积水（chronic salpingitis with hydrosalpinx）是输卵管炎症导致管腔粘连狭窄后，继发管腔扩张和渗出物潴留。
- 大体特征：输卵管扩张，以远端为著，常使输卵管外观呈烧瓶样。
- 组织学特征
  ◇ 炎症导致输卵管黏膜皱襞融合，间质炎细胞浸润（图 6.4.2a）。
  ◇ 输卵管皱襞不同程度变平坦甚至消失，上皮扁平，管壁变薄、纤维化（图 6.4.2b）。

6.4.3 滤泡性输卵管炎

- 滤泡性输卵管炎（follicular salpingitis）是指输卵管炎症时，输卵管皱襞显著融合，形成滤泡样

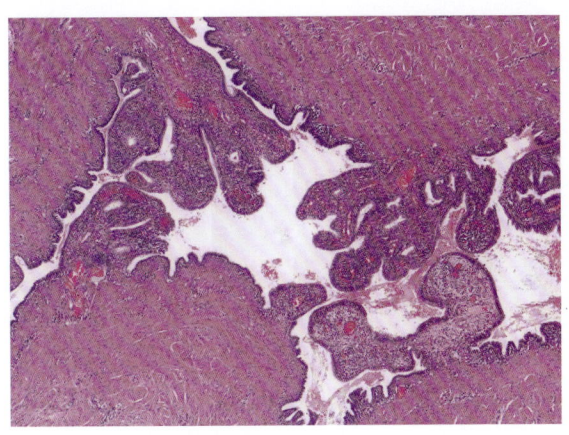

图 6.4.2a 输卵管慢性炎伴输卵管积水。输卵管黏膜皱襞融合，间质炎细胞浸润

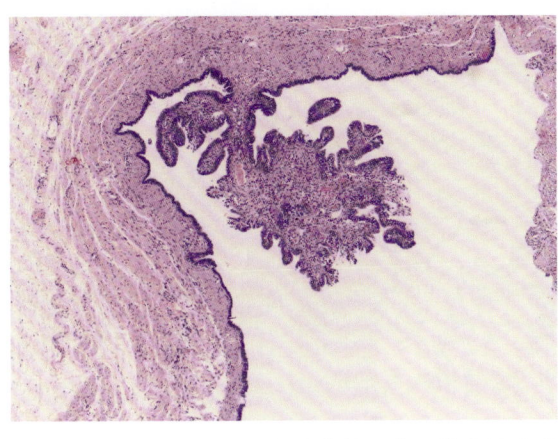

图 6.4.2b 输卵管慢性炎伴输卵管积水。输卵管黏膜皱襞变平坦，上皮扁平，管壁变薄、纤维化

的网状结构。
- 组织学特征
  - 输卵管黏膜皱襞相互粘连，形成大小不等假腺样或滤泡网状结构（图 6.4.3a）。
  - 间质内可见淋巴细胞、浆细胞等慢性炎细胞浸润（图 6.4.3b）。

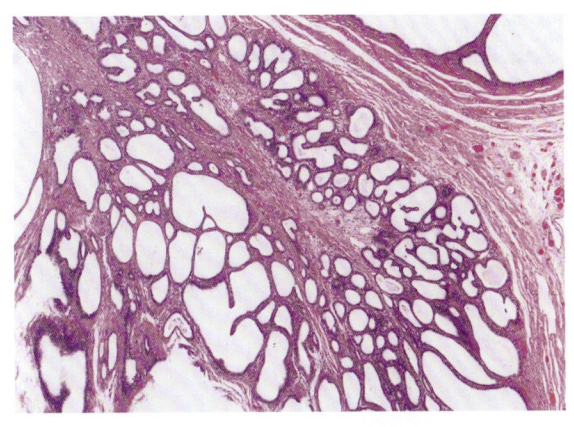

图 6.4.3a 滤泡性输卵管炎。输卵管黏膜皱襞互相粘连，形成滤泡样网状结构

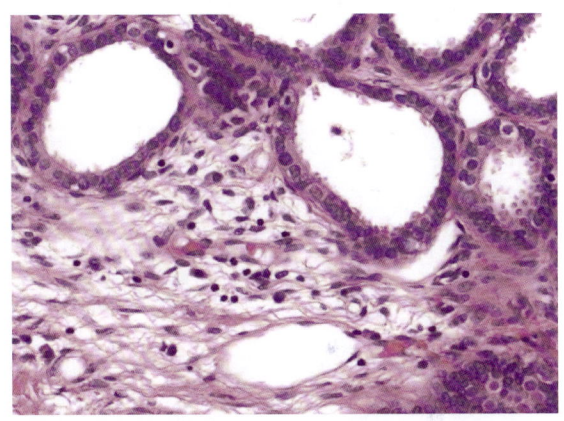

图 6.4.3b 滤泡性输卵管炎。间质内可见少量淋巴细胞、浆细胞等慢性炎细胞浸润

6.4.4 输卵管异位妊娠

- 异位妊娠（ectopic pregnancy）是指发生在宫腔以外的妊娠，输卵管是最常见的异位妊娠部位。
- 大体特征：输卵管肿胀，有时可见破裂口，破口处或伞端常有血凝块，血凝块中可见绒毛组织。
- 组织学特征
  - 输卵管腔内可见绒毛，并插入输卵管壁（图 6.4.4a）。
  - 输卵管黏膜可见局限性蜕膜反应和纤维素样物质沉积（胚胎种植时中间型滋养细胞所分泌）。
  - 黏膜、肌层内及动脉壁内常可见种植部位中间型滋养叶细胞，胞质丰富、嗜酸或透明，核圆形或卵圆形，多为单核，偶见多核，常可见大而扭曲的核（图 6.4.4b）。
  - 在缺乏典型绒毛的病例中，种植部位中间型滋养叶细胞可作为确诊异位妊娠的依据。

思考题 42：输卵管妊娠的发病机制及诊断要点是什么？

6.4.5 输卵管结核

- 输卵管结核（tubal tuberculosis）多由血行播散而来，是引起不孕症的常见原因之一。

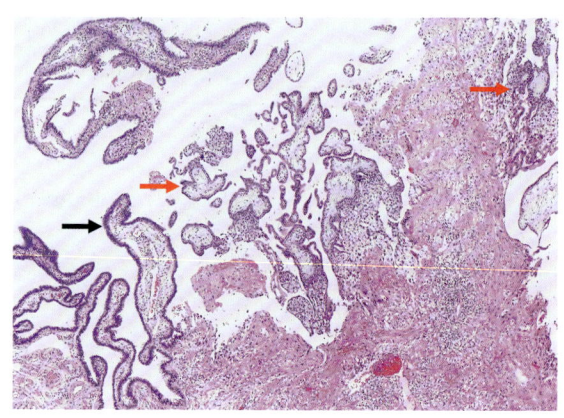

图 6.4.4a 输卵管异位妊娠。输卵管管腔内可见绒毛组织（红箭头），左侧为输卵管皱襞（黑箭头）

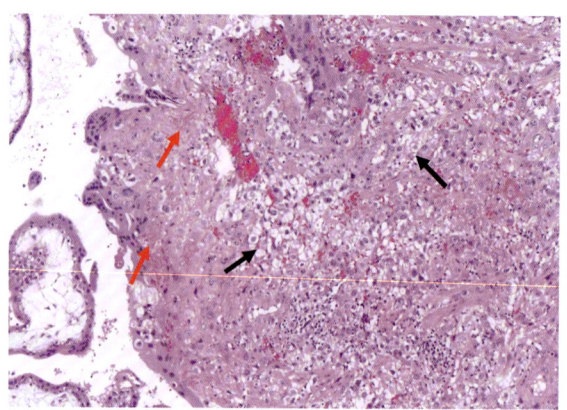

图 6.4.4b 输卵管异位妊娠。输卵管肌层内可见大片中间型滋养叶细胞（黑箭头）和纤维素样物质沉积（红箭头）

- 大体特征：输卵管结核多为双侧受累，也可为单侧。输卵管壁增厚，管腔内可见干酪样坏死物。
- 组织学特征
  - 可见肉芽肿性结节，主要位于输卵管黏膜皱襞，病变严重时可累及肌层和浆膜。
  - 肉芽肿以上皮样细胞为主，常见多核巨细胞，结节周围大量淋巴细胞浸润；有时肉芽肿中心可见干酪样坏死，这是结核肉芽肿较典型的形态学特征（图 6.4.5a、b）。
  - 当肉芽肿形态不典型时，可进行抗酸染色、免疫荧光等辅助诊断。

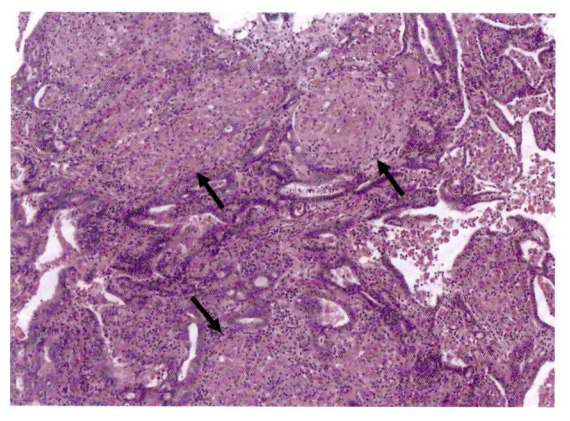

图 6.4.5a 输卵管结核。输卵管黏膜内可见多个以上皮样细胞为主的肉芽肿（箭头）

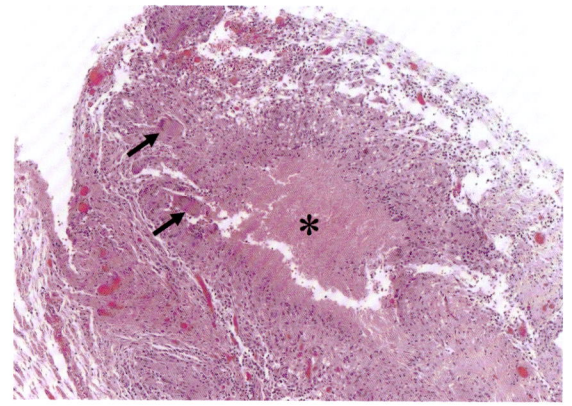

图 6.4.5b 输卵管结核。较大的肉芽肿中心可见干酪样坏死（星号），周围见 Langhans 巨细胞（箭头）和淋巴细胞浸润

思考题 43：输卵管肉芽肿性炎的常见病因有哪些？

6.4.6 卵巢冠囊肿

- 卵巢冠囊肿（parovarian cyst）是位于阔韧带内靠近输卵管或卵巢的囊肿，为良性囊肿。
- 组织学特征：目前认为其组织学来源有三种：中肾管来源、副中肾管来源、间皮来源。
  - 中肾管型：被覆立方上皮伴有或无纤毛，无分泌细胞及乳头皱褶，基底膜清晰，外绕平滑肌束。
  - 副中肾管型：被覆输卵管型或子宫内膜型上皮，可有纤毛及分泌细胞，基底膜缺如，囊内壁有乳头状皱褶，形态与输卵管相似（图 6.4.6a）。
  - 间皮型：被覆扁平或立方上皮，外绕少量纤维组织（图 6.4.6b）。
  - 在临床实践中，无需在报告中对上述三种亚型进行明确。

- 日常工作中需要特别注意，因为卵巢冠囊肿等发育残件囊肿可以看上去酷似输卵管，不能镜下看到类似"输卵管样"组织，就简单报告"送检为输卵管组织"，必须严格以临床送检部位为准，以免引发医疗纠纷。

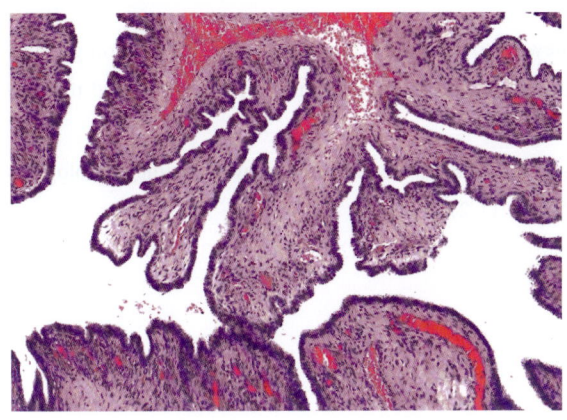

图 6.4.6a 卵巢冠囊肿。副中肾管型：被覆输卵管型上皮，囊内壁有乳头状皱褶，形态与输卵管相似

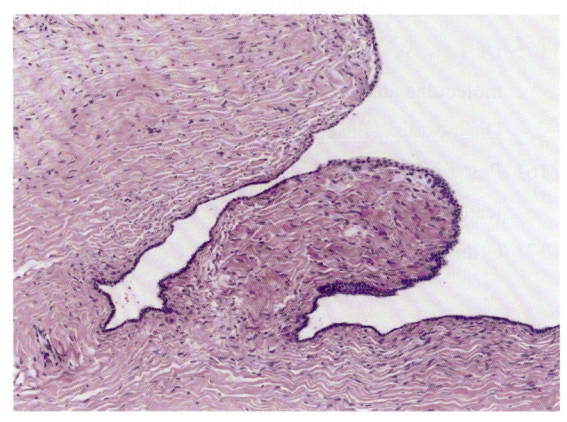

图 6.4.6b 卵巢冠囊肿。间皮型：被覆扁平和立方上皮，偶见纤毛，外绕纤维组织

思考题 44：卵巢冠囊肿与残件囊肿的异同点是什么？

（杨　菁　编写　刘从容　审校）

主要参考文献

[1] WHO Classification of Tumours Editoral Board. WHO classification of tumours, female genital tumours. 5th ed. Lyon, France：International Agency for Research on Cancer, 2020：31-450.

[2] Kurman RJ, Ronnett BM, Ellenson L. Blaustein's pathology of the female tract. New York：Springer：2019：842-1113.

[3] 郑文新. 妇产科病理学. 2 版. 北京：科学出版社, 2021：606-658.

[4] Stacey Mill. 病理医师实用组织学：第 5 版. 薛德斌, 译. 北京：北京科学技术出版社, 2021：991-1054.

[5] 刘彤华. 诊断病理学. 4 版. 北京：人民卫生出版社, 2018：564-568.

[6] 陈杰, 步宏. 临床病理学. 2 版. 北京：人民卫生出版社, 2021：228-286.

[7] Goldblum JR, Lamps LW, McKenney JK, et al. 罗塞和阿克曼外科病理学：第 11 版. 回允中, 译. 北京：北京大学医学出版社, 2021：1224-1339.

[8] Wang, W, Song GY, Lin J, et al, Study of the revisited, revised, and expanded Silva pattern system for Chinese endocervical adenocarcinoma patients. Hum Pathol, 2019（84）：35-43.

[9] Mallinger WD, Quick CM. Benign and Premalignant Lesions of the Endometrium. Surgical Pathology Clinics, 2019, 12（2）：315-328.

[10] Lucas E, Carrick K S. Low grade endometrial endometrioid adenocarcinoma：A review and update with emphasis on morphologic variants, mimics, immunohistochemical and molecular features. Semin Diagn Pathol, 2022, 39（3）：159-175.

[11] Murali R, Delair D F, Bean S M, et al. Evolving Roles of Histologic Evaluation and Molecular/Genomic Profiling in the Management of Endometrial Cancer. J Natl Compr Canc Ne, 2018, 16（2）：201-209.

[12] Thompson E F, Huvila J, Jamieson A, et al. Variability in endometrial carcinoma pathology practice：opportunities for improvement with molecular classification Mod Pathol, 2022, 35（12）：1974-1982.

[13] Momeni-Boroujeni A, Chiang S. Uterine mesenchymal tumours：recent advances. Histopathology, 2020, 76(1)：

64-75.

[14] Shi W, Liu Y, Aisagbonhi O, et al. Fumarate hydratase-deficient leiomyoma of the uterine corpus: comparative morphologic analysis of protein-deficient tumors with and without pathogenic germline fumarate hydratase gene mutations. Int J Surg Pathol, 2023: 115023363.

[15] De Leo A, Santini D, Ceccarelli C, et al. What is new on ovarian carcinoma: integrated mrphologic and molecular analysis following the new 2020 World Health Organization classification of female genital tumors. Diagnostics (Basel), 2021, 11 (4): 697.

[16] Prat J, D'Angelo E, Espinosa I. Ovarian carcinomas: at least five different diseases with distinct histological features and molecular genetics. Hum Pathol, 2018, 80 (1): 11-27.

[17] Ordulu Z. Update on Ovarian Sex Cord-Stromal Tumors. Surg Pathol Clin, 2022, 15 (2): 235-258.

第七章

淋巴造血系统疾病

◎ 学习目标

1. 掌握淋巴结的正常组织学特征。
2. 掌握常见良性淋巴组织增生疾病及淋巴结炎症性疾病的基本概念、病因及主要病理学特征。
3. 掌握霍奇金淋巴瘤的分型、病理学特征及预后。
4. 了解B细胞淋巴瘤分型的基本原则，掌握弥漫性大B细胞淋巴瘤及常见小B细胞淋巴瘤的病理形态学、免疫表型和分子特征。
5. 了解T细胞淋巴瘤分型的基本原则，掌握常见外周T细胞淋巴瘤的病理形态学、免疫标记和分子特征。
6. 了解组织细胞增生性疾病及肿瘤，熟悉朗格汉斯细胞组织细胞增生症的概念、类型及病理形态学、免疫标记和分子特征。

数字资源图片

思考题答案

第一节 良性淋巴组织增生性病变

7.1.1 淋巴结正常组织学

- 淋巴结表面有结缔组织构成的被膜，输入淋巴管穿过被膜与其下边缘窦相连通。淋巴结实质可分为皮质和髓质两部分，两者无明确的界限（图7.1.1a）。
- 皮质（cortex）：位于被膜下方，由浅层皮质、副皮质区及皮质淋巴窦构成。

- 浅层皮质含淋巴滤泡，为 B 细胞区（图 7.1.1b）。
- 副皮质区即 T 区，位于皮质深层，为较大片弥散淋巴组织，主要由 T 细胞构成。副皮质区富含高内皮静脉，是淋巴细胞再循环途径的重要部位。
- 髓质（medulla）：由髓索及其间的髓窦构成。髓索是相互连接的条索状淋巴组织，主要含浆细胞、B 细胞和巨噬细胞。髓窦与皮质的淋巴窦结构相似，但更为宽阔，且其内的巨噬细胞也较多。

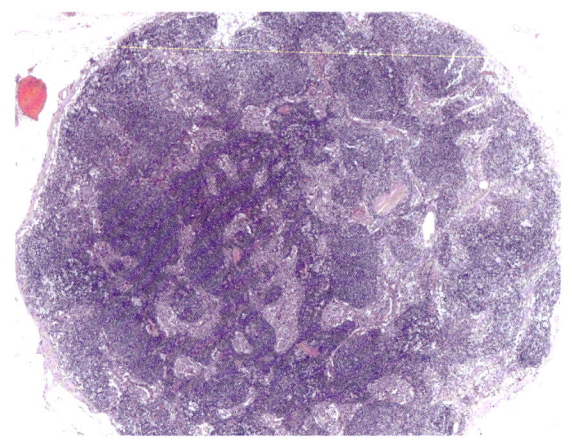

图 7.1.1a　正常淋巴结。显示皮质及髓质结构清晰

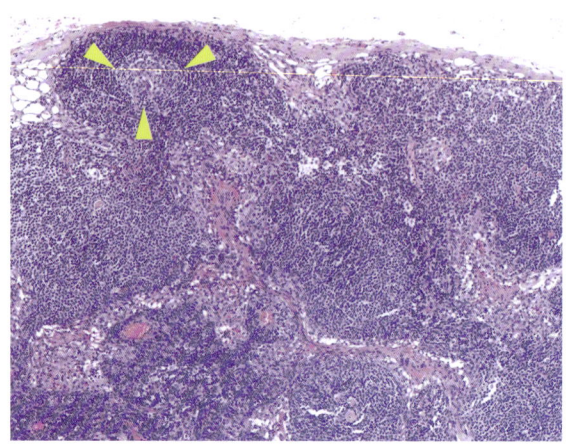

图 7.1.1b　正常淋巴结。淋巴滤泡中央浅染为生发中心（三角），外周为深染的套区以及套区外的边缘区

7.2.2　滤泡反应性增生

- 滤泡反应性增生（reactive follicular hyperplasia）属于非特异性淋巴结炎，可见于各种炎症或免疫性疾病。
- 组织学特征
  - 淋巴滤泡增生明显，滤泡数量增多、大小不一，部分滤泡形态不规则（图 7.1.2a）。
  - 滤泡生发中心扩大，星空现象较明显（图 7.1.2b）。

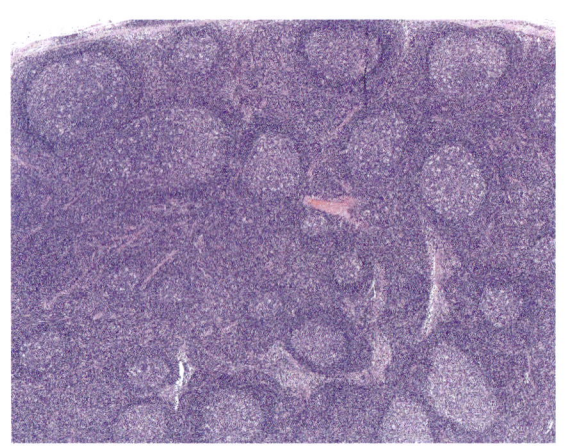

图 7.1.2a　滤泡反应性增生。低倍显示淋巴结结构基本存在，淋巴滤泡增生明显，滤泡数量增多、大小不一，部分滤泡形态不规则

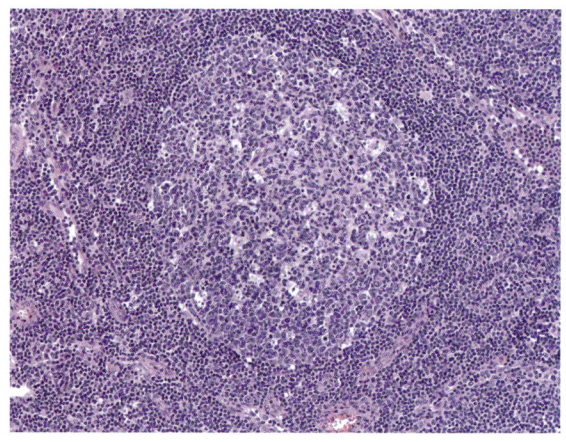

图 7.1.2b　滤泡反应性增生。放大倍数显示淋巴滤泡生发中心扩大、星空现象明显，周围套区、边缘区变窄

思考题 1：什么是星空现象？

7.1.3　生发中心进行性转化

- 生发中心进行性转化（progressive transformation of germinal centers）是 1975 年首先由 Lennert

和 Muller-Hermelink 报道的一种良性淋巴结病变，常见于慢性非特异性淋巴结炎的淋巴结中。
- 有研究提出其可能是结节性淋巴细胞为主型霍奇金淋巴瘤的前驱病变。
- 组织学特征
  ◇ 低倍镜下，淋巴结内出现大的淋巴滤泡，为周围淋巴滤泡的 3～5 倍（图 7.1.3a）。
  ◇ 中高倍镜下观察，可见套区小淋巴细胞增生并伸入生发中心，可将生发中心分割（图 7.1.3b），有时生发中心可完全闭塞消失。

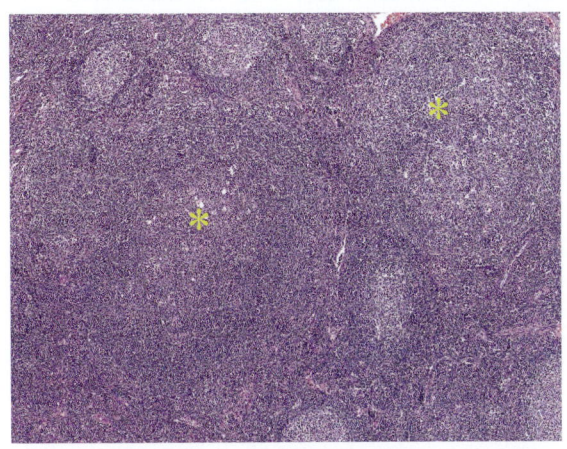

图 7.1.3a　生发中心进行性转化。低倍镜下见淋巴滤泡增生活跃，并可见 2 个大的滤泡样结节（星号）

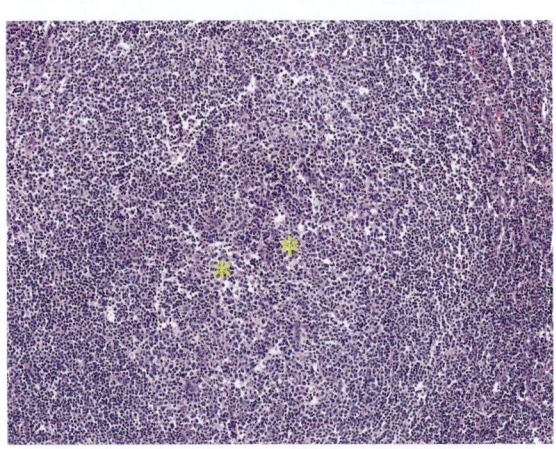

图 7.1.3b　生发中心进行性转化。高倍镜下见大的滤泡样结节界限不清，套区小淋巴细胞增生向生发中心延伸并将其分割成碎片状（星号）

7.1.4　副皮质区反应性增生

- 副皮质区反应性增生（reactive paracortical hyperplasia）也称为副皮质区增生，属于非特异性淋巴结炎，常见于病毒感染。
- 组织学特征
  ◇ 淋巴结结构基本存在，副皮质区增宽（图 7.1.4a）。
  ◇ 增宽的副皮质区内可见小淋巴细胞、组织细胞及散在免疫母细胞增生，并常伴有高内皮静脉增生（图 7.1.4b）。

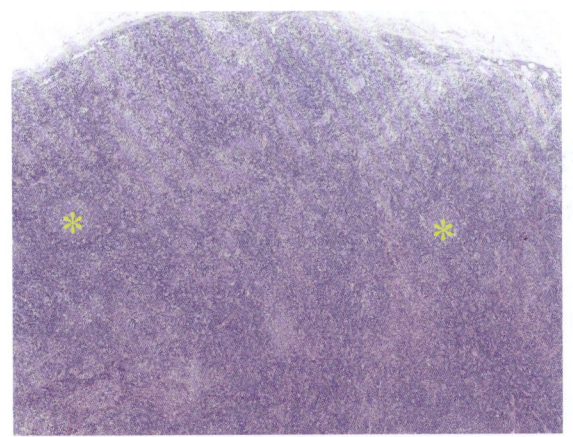

图 7.1.4a　副皮质区反应性增生。淋巴结结构存在，淋巴滤泡清楚（星号），局灶副皮质区增宽

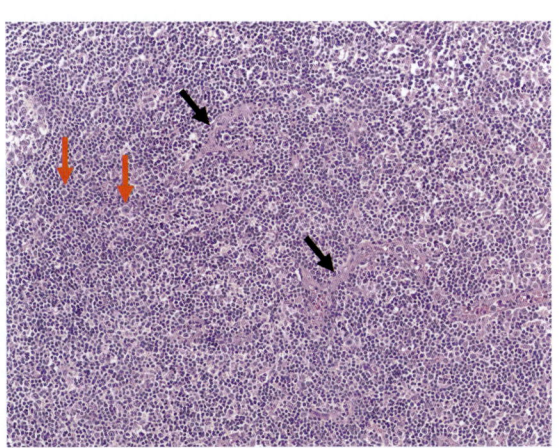

图 7.1.4b　副皮质区反应性增生。高倍镜下见增宽的副皮质区内细胞成分较混杂，可见多量小淋巴细胞及散在免疫母细胞（红箭头），并可见高内皮静脉（黑箭头）增生

7.1.5 血管淋巴组织增生伴嗜酸性粒细胞浸润

- 血管淋巴组织增生伴嗜酸性粒细胞浸润（angiolymphoid hyperplasia with eosinophilia），又称木村病（Kimura disease），是一种慢性进行性免疫性疾病。
- 临床表现为颈部淋巴结肿大，外周血嗜酸性粒细胞及血清 IgE 升高。
- 组织学特征
  ◇ 淋巴滤泡旺炽增生（图 7.1.5a），滤泡旁区显著的高内皮静脉增生伴多量嗜酸性粒细胞、浆细胞、肥大细胞浸润。
  ◇ 大量嗜酸性粒细胞可形成嗜酸性脓肿（图 7.1.5b）。

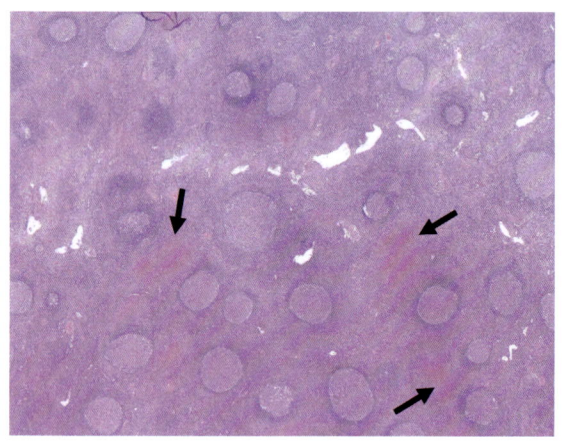
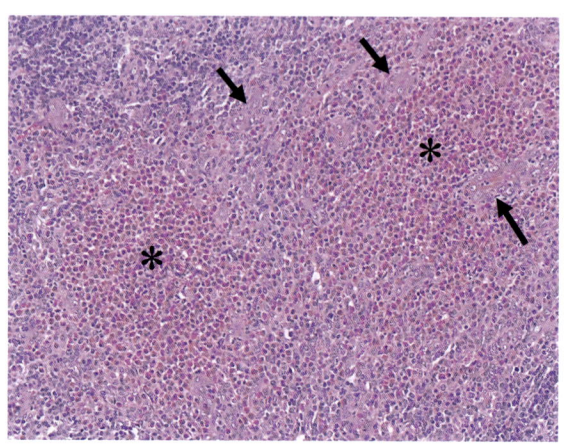

图 7.1.5a　血管淋巴组织增生伴嗜酸性粒细胞浸润。低倍镜下见淋巴滤泡结构清楚，生发中心扩大，部分滤泡间区可见片状红染区（箭头）

图 7.1.5b　血管淋巴组织增生伴嗜酸性粒细胞浸润。高倍镜下见小血管（箭头）增生明显，并伴有大量嗜酸性粒细胞浸润，嗜酸性小脓肿形成（星号）

思考题 2：简述木村病与上皮样血管瘤的鉴别要点。

7.1.6 组织细胞坏死性淋巴结炎

- 组织细胞坏死性淋巴结炎（histiocytic necrotizing lymphadenitis）又称为 Kikuchi 病（Kikuchi disease），是一种良性、自限性疾病，多表现为颈部浅淋巴结肿大。
- Kikuchi 病 1972 年首次由 M. Kikuchi 和 Fujimoto 在日本报道，流行病学特点有明显的地域/人种差异，主要发生于亚洲年轻女性。
- 组织学特征
  ◇ 淋巴结皮质区片状不规则浅染区（图 7.1.6a）。
  ◇ 高倍镜下见浅染区为坏死灶，其内细胞核碎明显（图 7.1.6b）；坏死程度和范围在不同病例间差异较大。
  ◇ 大部分病例坏死灶周围可见组织细胞增生，并常伴有反应性的免疫母细胞增生。
  ◇ Kikuchi 病通常没有浆细胞与中性粒细胞浸润。
  ◇ 免疫组化可见坏死灶周围多量 CD68 阳性组织细胞增生，这些细胞同时特征性表达 MPO（e 图 7.1.6c、d）。

思考题 3：Kikuchi 病中增生的组织细胞的免疫表型特点是什么？

7.1.7 猫爪病

- 猫抓病（cat-scratch disease）是由汉塞巴尔通体经宠物（如猫）抓、咬后侵入人体而引起的感染性疾病。

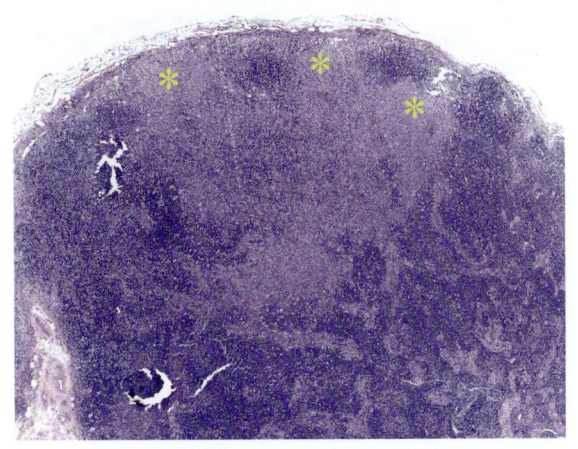

图 7.1.6a　Kikuchi 病。淋巴结结构部分破坏，被膜下副皮质区片状不规则坏死灶（星号）

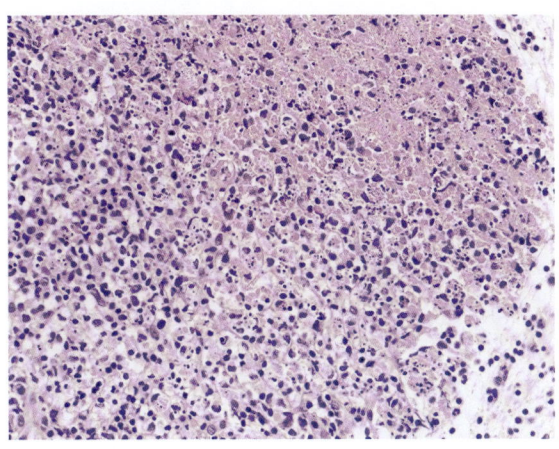

图 7.1.6b　Kikuchi 病。高倍镜下见坏死灶内有纤维素样沉积和大量的核碎片

- 发病人群以儿童及青少年为主，临床呈自限性，以局部皮损及引流区域淋巴结肿大为主要特征。
- 组织学特征
  - 淋巴结部分结构破坏，可见肉芽肿形成（图 7.1.7a）。
  - 肉芽肿中央为中性粒细胞构成的微脓肿（图 7.1.7b）。
  - 汉赛巴通体为纤细、多形态的棒状小杆菌，直径 0.3～1.0 μm，长 0.6～3.0 μm，革兰氏染色阴性，Warthin-Starry 银染可显示菌体。

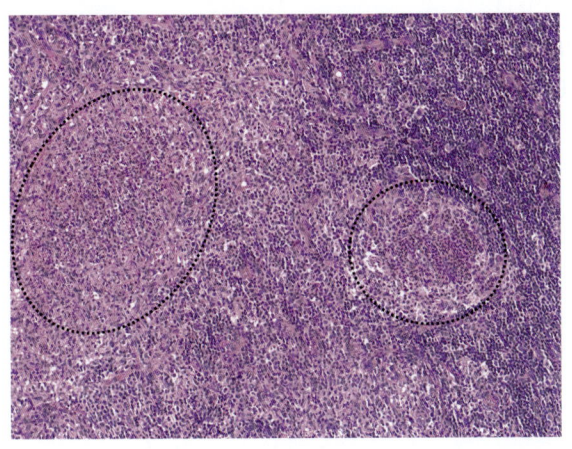

图 7.1.7a　猫抓病。淋巴结 T 区增宽，增生细胞成分混杂，并可见肉芽肿样结构（圈内）

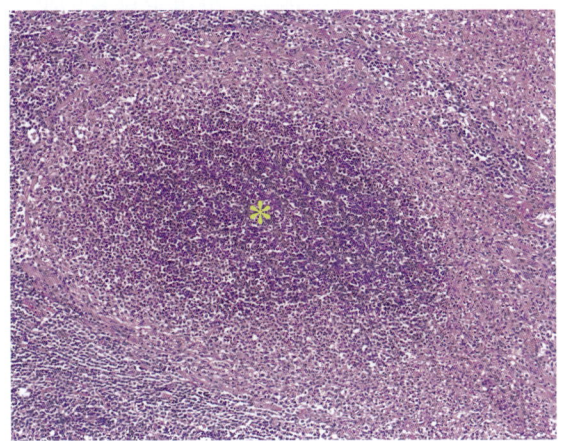

图 7.1.7b　猫抓病。高倍镜下见肉芽肿中央为中性粒细胞构成的微脓肿（星号）

思考题 4：猫抓热中肿大淋巴结的分布特点是什么？

7.1.8　皮病性淋巴结炎

- 皮病性淋巴结炎（dermatopathic lymphadenitis）是淋巴结良性增生性病变，是一种特殊类型的副皮质区增生，常继发于各种全身性皮炎，由于慢性皮肤炎症刺激导致引流区域淋巴结肿大。亦有研究显示此类淋巴结改变也可发生在无皮炎患者。
- 组织学特征
  - 淋巴结正常结构基本存在，副皮质区可见片状浅染区（图 7.1.8a）。
  - 高倍镜下，浅染区内可见增生的 Langerhans 细胞和组织细胞，并常可见吞噬色素现象（图 7.1.8b）。
  - 免疫组化染色 Langerhans 细胞 S-100、CD1a、Langerin、CD68 阳性。

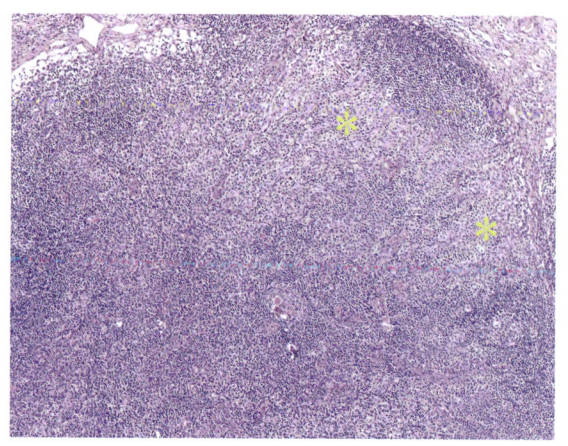 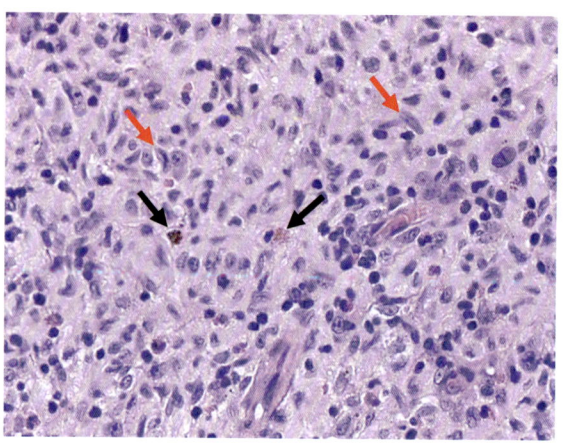

图 7.1.8a 皮病性淋巴结炎。淋巴结结构可见，淋巴滤泡清楚，被膜下副皮质区见片状浅染区（星号）

图 7.1.8b 皮病性淋巴结炎。浅染灶内可见色素沉着（黑箭头），并可见宽胞质细胞增生，部分细胞核不规则，可见核沟（红箭头）

7.1.9 Rosai-Dorfman 病

- Rosai-Dorfman 病（Rosai-Dorfman disease）又称为窦组织细胞增生伴巨大淋巴结病（Sinus histiocytosis with massive lymphadenopathy），是一种病因不明、罕见的良性淋巴组织细胞增生性疾病。
- 组织学特征
  - 淋巴结结构基本保存，淋巴窦显著扩张（图 7.1.9a）。
  - 淋巴窦内可见吞噬淋巴细胞、浆细胞或红细胞的组织细胞，即所谓"豆袋细胞"（图 7.1.9b）。
  - 免疫组化染色提示此类组织细胞 CD68 和 S-100 阳性，但 CD1a、Langerin 均阴性。

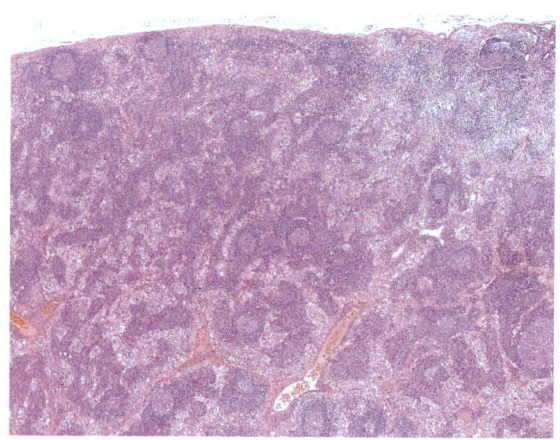 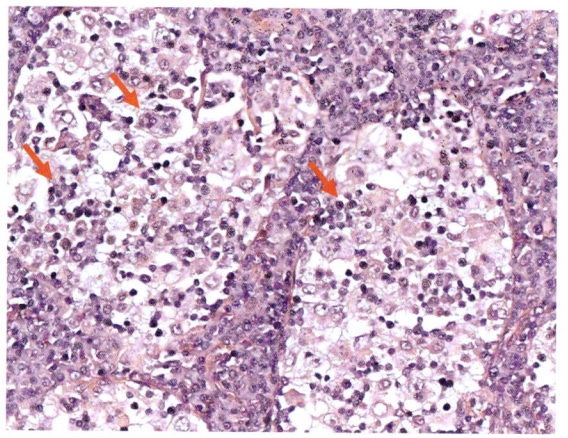

图 7.1.9a Rosai-Dorfman 病。低倍镜下见淋巴结结构基本存在，淋巴窦明显扩张

图 7.1.9b Rosai-Dorfman 病。高倍镜下见扩张的淋巴窦内充满淋巴细胞、浆细胞，并可见吞噬淋巴细胞、红细胞的组织细胞（箭头）

7.1.10 淋巴结结节病

- 淋巴结结节病（sarcoidosis）是淋巴结的慢性肉芽肿性疾病，其原因不明，一般认为是免疫反应异常的表现。常累及肺门淋巴结。
- 组织学特征
  - 淋巴结正常结构被破坏，代之以多个增生的肉芽肿结节（图 7.1.10a）。
  - 肉芽肿为非干酪性坏死性肉芽肿，由上皮样细胞及散在多核巨细胞构成的（图 7.1.10b），有时在多核巨细胞胞质内可见 PAS 阳性的星状小体。

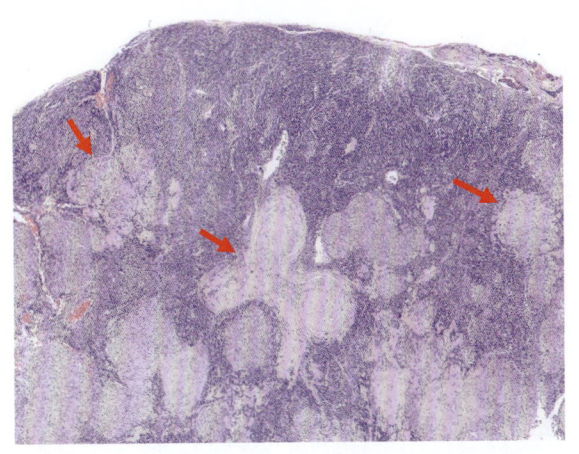

图 7.1.10a 淋巴结结节病。低倍镜下见淋巴结结构部分破坏，代之以多个上皮样细胞构成的肉芽肿结节（箭头），结节境界清楚，部分呈融合性生长

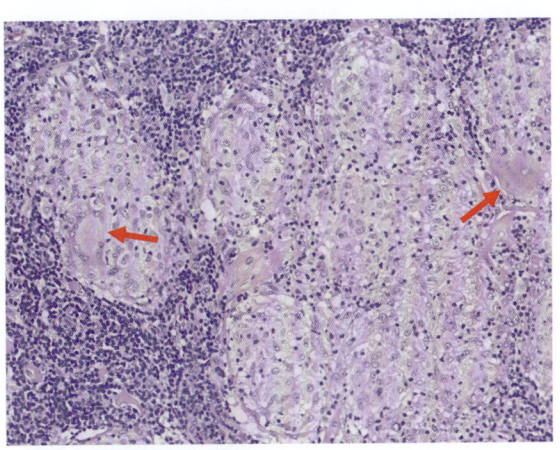

图 7.1.10b 淋巴结结节病。高倍镜下见肉芽肿中央无明显坏死，主要由上皮样细胞构成，部分可见多核巨细胞（箭头），淋巴细胞较少，散在分布

7.1.11 Castleman 病，透明血管型

- Castleman 病（Castleman disease，CD）于 19 世纪 20 年代首次被描述，由于本病淋巴结肿大常十分明显，有时直径可达 10 cm 以上，故又称为巨大淋巴结增生（giant lymph node hyperplasia）。
- 80%～90% 的 CD 病例为透明血管型（hyaline vascular type）。
- 组织学特征
    ◇ 低倍镜下显示淋巴结结构尚可辨认（图 7.1.11a），但淋巴滤泡缩小，生发中心萎缩，可表现为仅剩滤泡树突状细胞。
    ◇ 套区细胞增生呈洋葱皮样结构（图 7.1.11b）。
    ◇ 滤泡旁区血管明显增生，并可见血管插入淋巴滤泡现象，形成网球拍样外观，也曾被称为血管滤泡性淋巴结增生。

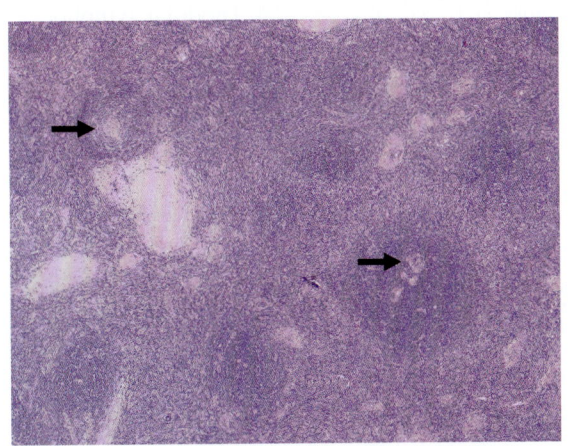

图 7.1.11a Castleman 病，透明血管型。低倍镜下见淋巴滤泡结构存在，但生发中心明显缩小（箭头）

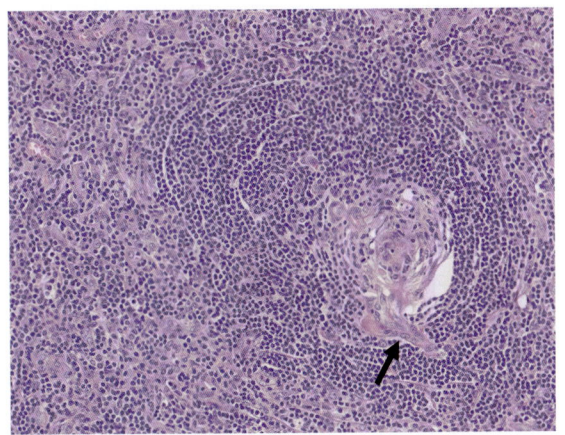

图 7.1.11b Castleman 病，透明血管型。高倍镜下见生发中心萎缩，可见小血管插入现象（箭头）；周围套区小淋巴细胞成洋葱皮样排列

7.1.12 Castleman 病，浆细胞型

- 浆细胞型（plasma cell type）占 CD 病例的 10%～20%。患者常伴有全身症状，包括外周血球蛋白升高。

- 组织学特征
  - 淋巴结淋巴滤泡生发中心萎缩不明显，甚至可表现为生发中心扩大（图 7.1.12a）。
  - 滤泡旁区血管增生亦不明显，而表现为浆细胞片状增生（图 7.1.12b），可见卢梭小体，并伴有少量淋巴细胞及免疫母细胞增生。
  - 免疫组化 CD138 显示滤泡旁区大量增生的浆细胞，为多克隆性（e 图 7.1.12c-e）

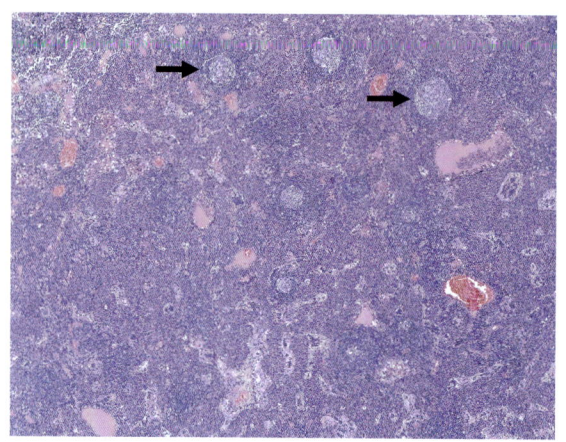 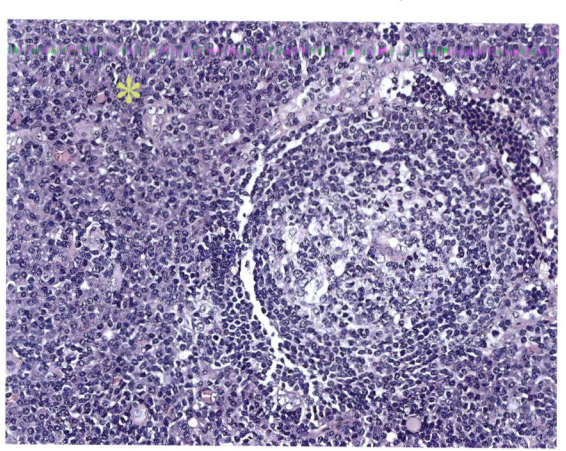

图 7.1.12a Castleman 病，浆细胞型。低倍镜下见淋巴滤泡结构存在，生发中心清楚、无明显萎缩（箭头）

图 7.1.12b Castleman 病，浆细胞型。高倍镜下见滤泡旁区大量浆细胞增生（星号），细胞分化成熟

（黄　欣 编写　李　敏 审校）

第二节　霍奇金淋巴瘤

7.2.1　结节性淋巴细胞为主型霍奇金淋巴瘤

- 霍奇金淋巴瘤（Hodgkin lymphoma，HL）是淋巴组织恶性肿瘤，通常发生在淋巴结。根据免疫表型、肿瘤细胞形态和病变背景分为结节性淋巴细胞为主型霍奇金淋巴瘤（nodular lymphocyte predominant Hodgkin lymphoma，NLPHL）和经典型霍奇金淋巴瘤（classic Hodgkin lymphoma，CHL）。
- NLPHL 约占霍奇金淋巴瘤的 5%。
- 组织学特征
  - 肿瘤多呈结节状增生（图 7.2.1a），部分病例呈弥漫性生长（多见于复发或进展期病例），或两种生长方式同时存在。
  - 结节内存在滤泡树突网（FDC 网），但无生发中心，主要由小淋巴细胞与组织细胞构成，肿瘤性大细胞主要分布于结节内，结节外亦可见到肿瘤性大细胞。
  - 肿瘤细胞被命名为 LP 细胞（lymphocyte-predominant cell），具有多分叶核及空泡状染色质，形似爆米花，故也曾被称为爆米花细胞（图 7.2.1b）。
  - NLPHL 肿瘤细胞来源于生发中心 B 细胞，表达 pan-B 细胞标记，但不表达 CD15 和 CD30。
  - 半数病例可见到由小 T 细胞，主要是滤泡辅助性 T 细胞（TFH 细胞），围绕肿瘤性大 B 细胞形成的花环样结构。

思考题 5：结节性淋巴细胞为主型霍奇金淋巴瘤形成结节状结构时，如何与低级别滤泡性淋巴瘤（FL）鉴别？

7.2.2　混合细胞型经典霍奇金淋巴瘤

- 混合细胞型经典霍奇金淋巴瘤（classic Hodgkin lymphoma，mixed cellularity，MCCHL）是亚

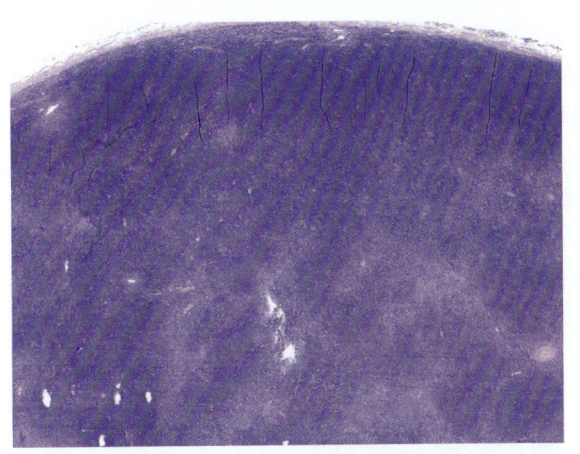

图 7.2.1a NLPHL。低倍镜下见淋巴结正常结构破坏，淋巴组织增生形成界限不清、模糊的结节状结构

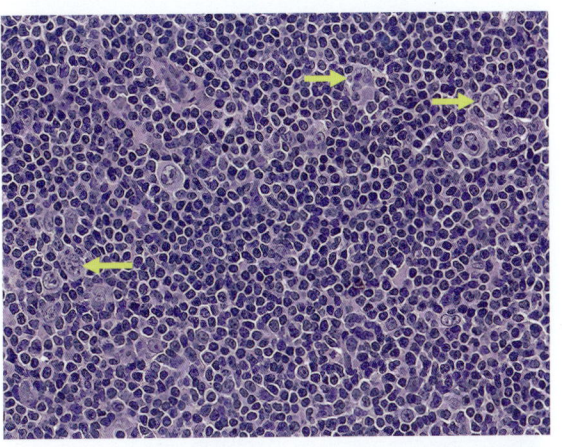

图 7.2.1b NLPHL。高倍镜下见大量小淋巴细胞及少数组织细胞构成的背景中散在分布少数肿瘤性大细胞（LP 细胞，箭头）

洲包括我国最为常见的霍奇金淋巴瘤类型，西方国家相对少见，占 HL 的 20%～25%。
- 可见于任何年龄，中位发病年龄 38 岁；男性多于女性。
- 组织学特征
  ◇ 淋巴结结构部分或完全破坏，不同比例的混合性炎细胞背景中散在分布肿瘤性大细胞（图 7.2.2a），诊断性 Hodgkin 细胞和 Reed-Sternberg（H/R-S）细胞较为常见（图 7.2.2b）。R-S 细胞也称为镜影细胞，是指双核肿瘤细胞，两个核呈面对面排列，彼此对称，形似镜中之影。Hodgkin 细胞是指单核的肿瘤细胞。
  ◇ 与 NLPHL 不同，CHL 的肿瘤细胞表达 CD30（e 图 7.2.2c）和 CD15（e 图 7.2.2d），PAX5 弱阳性，但通常不表达或仅少数肿瘤细胞强弱不等地表达 CD20 和 CD79a。
  ◇ MCCHL 与 EB 病毒感染密切相关，>70% 的病例 EB 病毒检测阳性（e 图 7.2.2e）。

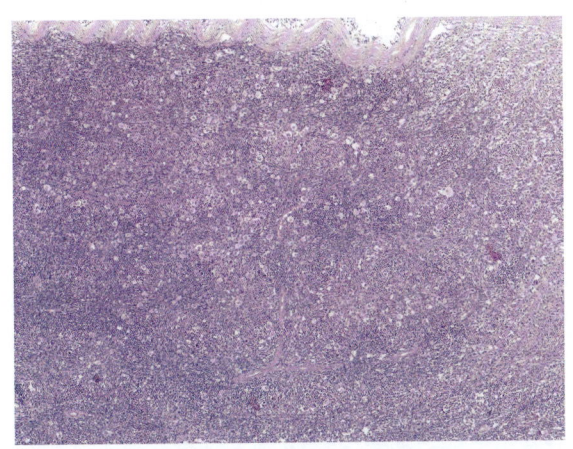

图 7.2.2a MCCHL。淋巴结正常结构破坏，混合性炎性背景中可见散在分布的肿瘤性大细胞

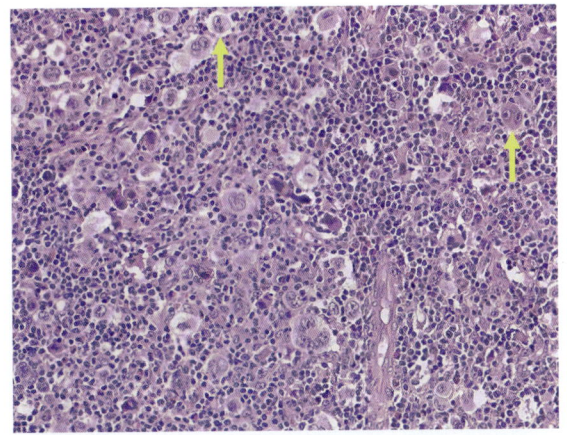

图 7.2.2b MCCHL。高倍镜下可见典型的 RS 细胞（箭头）

7.2.3 结节硬化型经典霍奇金淋巴瘤

- 结节硬化型经典霍奇金淋巴瘤（classic Hodgkin lymphoma, nodular sclerosis, NSCHL）是发达国家最常见的 CHL 类型，占全部 CHL 的 40%。
- 多见于年轻人（发病年龄 15～34 岁），女性高发。纵隔或颈部淋巴结是最常见的累及部位。

- 组织学特征
  - 肿瘤呈结节状生长，至少可见到一个由粗大胶原完整包绕的结节（图 7.2.3a）。
  - 肿瘤细胞主要为陷窝细胞，而典型的 R-S 细胞较少。陷窝细胞是 R-S 细胞的一种变异型，是由于福尔马林固定导致肿瘤细胞胞质收缩，使胞核有如落在陷窝内而得名（图 7.2.3b）。
  - 背景为混合性炎细胞，嗜酸性粒细胞常较丰富。
  - 肿瘤细胞免疫组化表达 CHL 的免疫表型。
  - NSCHL 与 EB 病毒感染相关性较小，约 20% 的病例 EBV 阳性。

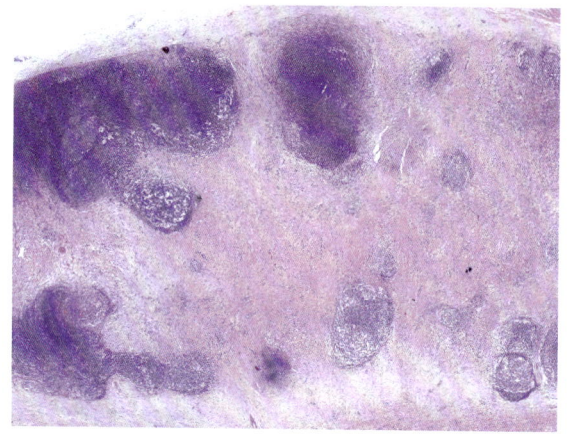

图 7.2.3a　NSCHL。低倍镜下见淋巴结正常结构破坏，粗大的增生胶原将淋巴组织分隔包绕，形成结节状结构

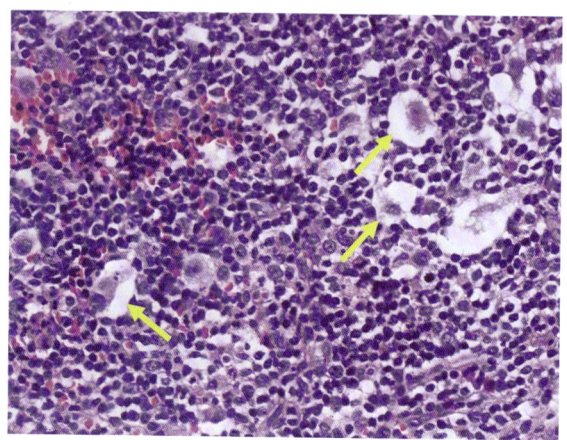

图 7.3.3b　NSCHL。高倍镜下见陷窝细胞（箭头）

7.2.4　结节硬化型经典霍奇金淋巴瘤，2 级

- 结节硬化型经典霍奇金淋巴瘤分级最初由英国淋巴瘤研究组（BNLI）提出，并将其分为 1 级和 2 级，认为 2 级预后较差，但亦有其他研究认为两者预后无明显差异。
- 组织学特征
  - 淋巴结正常结构破坏，为肿瘤结节所取代，结节周围可见致密的粗大胶原包绕（图 7.2.4a）。
  - 高倍镜下见肿瘤细胞丰富，呈片状增生（图 7.2.4b）。此种形态有时被误诊为间变性大细胞淋巴瘤或转移癌。
  - BNLI 所提出的结节硬化型经典霍奇金淋巴瘤 2 级的诊断标准
    - ＞25% 的结节肿瘤背景网状淋巴细胞显著减少。

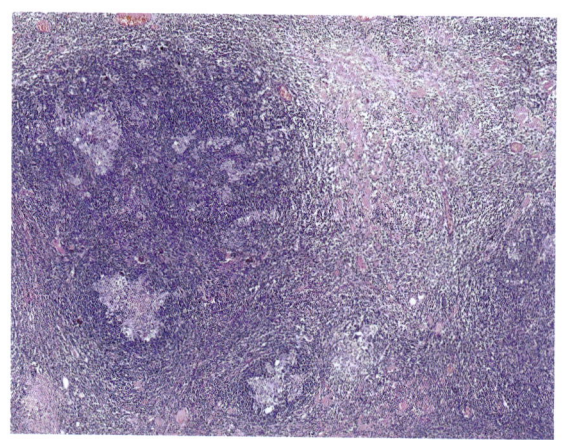

图 7.2.4a　NSCHL（G2）- 合体细胞变异型。低倍镜下见胶原分割形成的肿瘤性结节

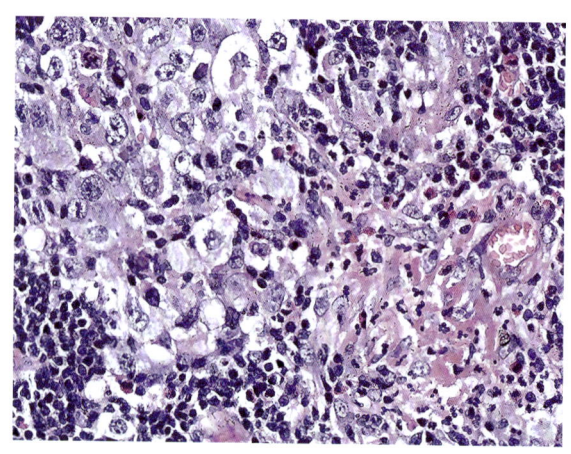

图 7.2.4b　NSCHL（G2）- 合体细胞变异型。高倍镜下见片状增生的肿瘤性大细胞

- > 80% 的结节出现纤维组织细胞样变异型。
- > 25% 的结节内出现多量大而怪异或间变形态的肿瘤细胞,背景淋巴细胞消减不明显。

思考题6:结节硬化型经典霍奇金淋巴瘤(2级),肿瘤细胞成片状增生时如何与间变性大细胞淋巴瘤(ALCL)鉴别?

7.2.5 富于淋巴细胞型经典霍奇金淋巴瘤

- 富于淋巴细胞型经典霍奇金淋巴瘤(Classic Hodgkin lymphoma,Lymphocyte-rich,LRCHL)占CHL的4%~5%。
- 组织学特征
  - 肿瘤成结节性和(或)弥漫性生长,结节主要由套区小淋巴细胞构成,有时可见到缩小、偏心的生发中心结构(图7.2.5a)。
  - Hodgkin和Reed-Sternberg(H/RS)细胞散在分布于小淋巴细胞间(图7.2.5b)。
  - 背景细胞主要由小淋巴细胞与组织细胞构成,无嗜酸性粒细胞或中性粒细胞。
  - 约40%的病例为EB病毒相关性。

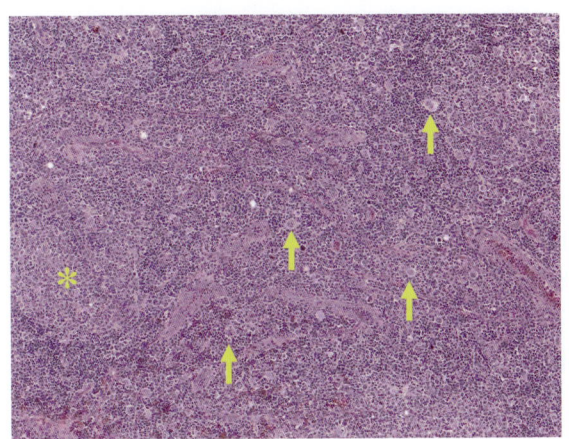

图 7.2.5a LRCHL。淋巴结结构部分可见,淋巴滤泡有残留(星号),大部分区域见小淋巴细胞弥漫增生,其间散在分布肿瘤性大细胞(箭头)

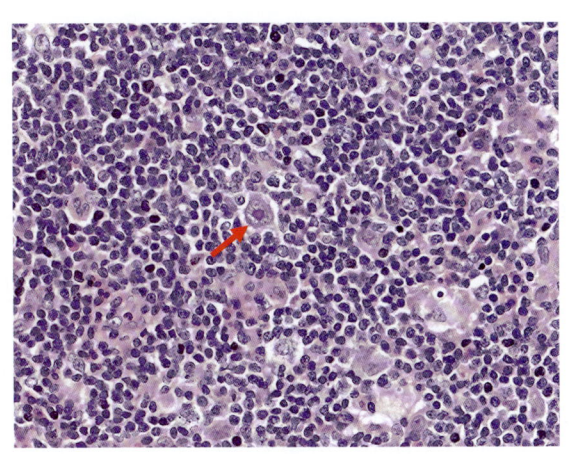

图 7.2.5b LRCHL。高倍镜下见淋巴细胞为主的炎性背景中可见一个肿瘤性大细胞(箭头),单核,中央可见一大红核仁

7.2.6 淋巴细胞消减型经典霍奇金淋巴瘤

- 淋巴细胞消减型经典霍奇金淋巴瘤(classic Hodgkin lymphoma,Lymphocyte-depletion,LDCHL)是CHL的罕见亚型,占比不足1%。
- 常见于HIV感染人群,腹腔或腹膜后淋巴结受累较外周淋巴结更为常见。
- 组织学特征
  - 淋巴结正常结构完全破坏,反应性小淋巴细胞罕见,甚至缺如,可出现凝固型坏死和杂乱排列的纤维组织增生(图7.2.6a)。
  - 肿瘤细胞数目不一,多形性明显,部分细胞与HRS细胞相似(图7.2.6b)。
  - 主要存在两种形态学变异型:①弥漫纤维化型,纤维化背景中散在极少数HRS细胞;②网状或肉瘤样型,可见大量HRS细胞。

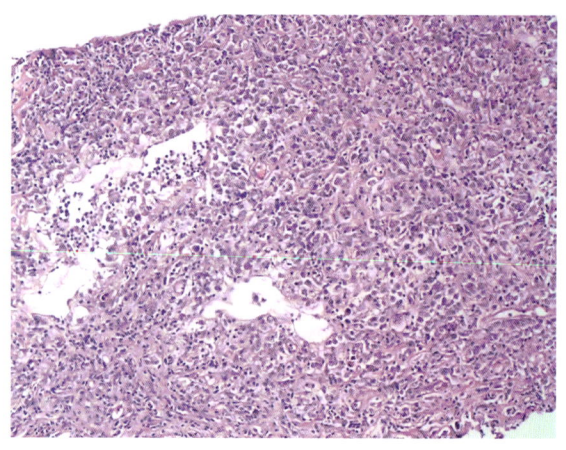

图 7.2.6a LDCHL。低倍镜下见淋巴结正常结构消失，混合性细胞增生

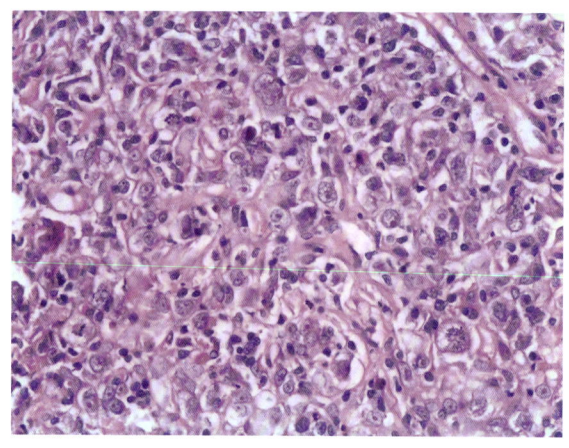

图 7.2.6b LDCHL。高倍镜下见多量体积大的肿瘤细胞片状增生，但未见经典的 RS 细胞

（黄　欣 编写　李　敏 审校）

第三节　B 细胞淋巴瘤

7.3.1　B 淋巴母细胞淋巴瘤 / 白血病

- B 淋巴母细胞淋巴瘤 / 白血病（B-lymphoblastic lymphoma/leukaemia，B-LBL/ALL）是来源于 B 细胞的淋巴母细胞肿瘤，当存在广泛骨髓、血液受累时诊断为 B-ALL，如果患者存在结内或结外瘤块，无外周血及骨髓侵犯或骨髓中原始细胞 ≤ 25%，则诊断为 B-LBL。
- 组织学特征
  - 受累部位正常结构部分或完全破坏，淋巴结部分受累时可呈皮质旁区浸润。
  - 单一肿瘤细胞增生，细胞体积小 - 中等大小，胞质少，核圆形或椭圆形，染色质细腻，核仁通常不明显，分裂象易见（图 7.3.1a）。
  - 部分病例可见局灶"星天"现象。形态上难以与 T-LBL 鉴别。
  - 免疫组化
    - 几乎所有病例均表达 TdT（图 7.3.1b）。
    - 表达 B 细胞标记，包括 CD19、CD79a 和 CD22，但并不特异，多种标记物阳性具有诊断价值。

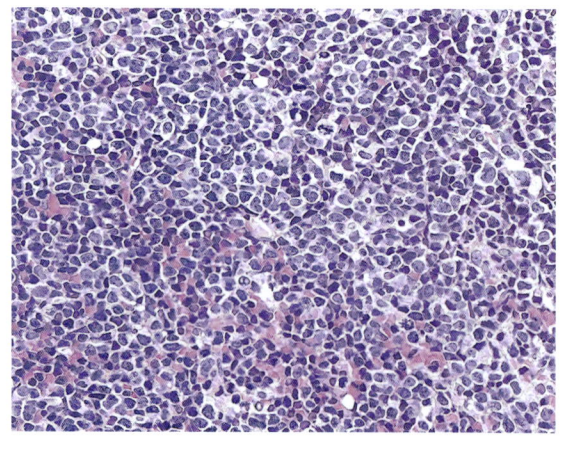

图 7.3.1a B-LBL。肿瘤细胞弥漫增生浸润，细胞中等大小，胞质少，核染色质细腻，核仁不明显

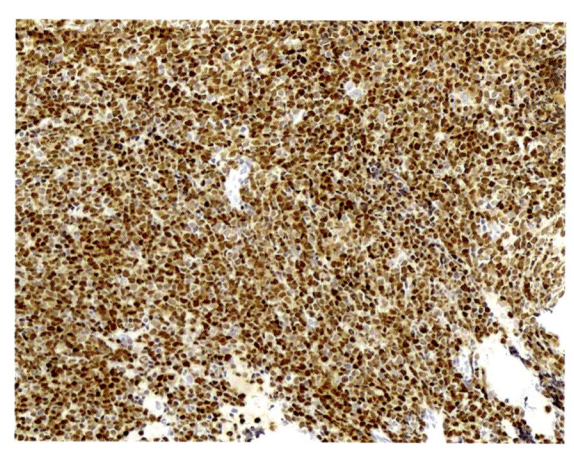

图 7.3.1b B-LBL。肿瘤细胞广泛强表达 TdT，阳性信号位于细胞核

- 大部分病例表达 CD10、CD22 和 PAX5；CD20 和 CD34 的表达不一。
- 增殖指数 Ki-67 很高。
- 部分病例可伴有髓系分化标记表达，如 CD13、CD33、CD117、MPO。
- 分子遗传学
  - 几乎全部病例可检测到 IgH 克隆性重排，相当比例的病例可出现 TCR 基因重排（约 70%），因此基因重排不能作为系别分化的判断依据。
  - 大多数病例存在细胞遗传学异常，并与预后相关，依据细胞遗传学异常可分为非特殊性和伴重现性遗传学异常的 B-LBL。

思考题 7： B 淋巴母细胞淋巴瘤/白血病与成熟 B 细胞淋巴瘤如何鉴别？

7.3.2 慢性淋巴细胞白血病/小淋巴细胞淋巴瘤

- 慢性淋巴细胞白血病/小淋巴细胞淋巴瘤（chronic lymphocytic leukemia/small lymphocytic lymphoma，CLL/SLL）是一种成熟 B 淋巴细胞肿瘤。累及外周血及骨髓且淋巴细胞计数 ≥ 5×10^9/L 时称为 CLL，累及髓外淋巴结或形成结外肿块时称为 SLL。
- 组织学特征
  - 淋巴结正常结构消失，瘤细胞弥漫浸润。瘤细胞以小淋巴样细胞为主，胞质少，核圆形或类圆形，深染，核分裂象少见。
  - 小淋巴样细胞间可见数量不等的前淋巴细胞（体积中等大小、胞质较丰富，核染色质较细腻，可见小核仁）和副免疫母细胞（体积中等-大，胞质略嗜碱性，核圆形或卵圆形，可见中位的单个核仁），可聚集成片，形成假滤泡（增殖中心）结构，即在低倍镜下见深蓝染的小淋巴样细胞之间有片状浅染区，为 CLL/SLL 诊断中具特征性的结构（图 7.3.2a、b）。
  - 免疫组化：表达 B 细胞标记 CD19、CD20、CD79a，特征性表达 CD5（e 图 7.3.2c）及 CD23。而 CD10 及 CyclinD1 阴性。瘤细胞表面表达弱 IgM 或 IgD。
- 分子遗传学：肿瘤细胞 IgH 基因重排阳性。20% 病例存在 12 三体，50% 病例有 13q14 缺失，20% 病例存在 11q22-23 缺失。

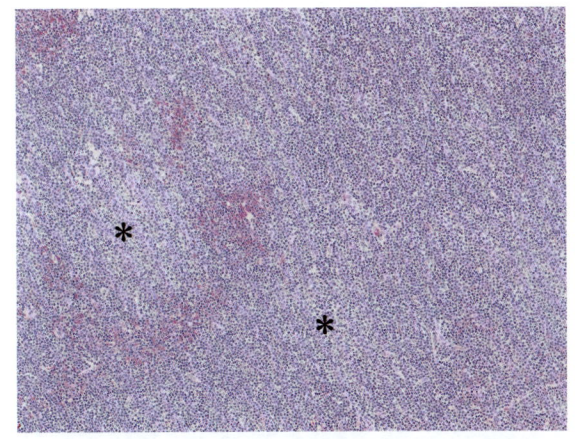

图 7.3.2a SLL。正常淋巴结结构破坏，肿瘤细胞弥漫浸润，深染的小细胞区间可见片状浅染区（星号）

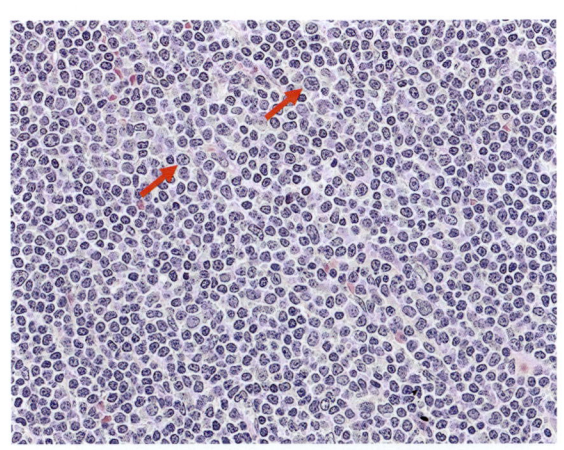

图 7.3.2b SLL。肿瘤细胞大部分为成熟小淋巴细胞，增殖中心（浅染区）中可见副免疫母细胞（箭头）

思考题 8： 诊断 CLL/SLL 是否一定要 CD5 及 CD23 同时阳性？单一标记阳性时如何诊断？

7.3.3 滤泡性淋巴瘤，1-2 级

- 滤泡性淋巴瘤（follicular lymphoma，FL）是滤泡生发中心 B 细胞来源的肿瘤。主要累及淋巴结。

- 组织学特征
  - 大部分病例肿瘤细胞多形成滤泡状结构，肿瘤性滤泡大小相近，排列紧密，通常边界欠清，缺乏套区结构（图 7.3.3a）。
  - 按肿瘤性滤泡结构形成的比例，可分为滤泡型（滤泡结构＞75%）、滤泡与弥漫型（滤泡结构 25～75%）和局灶滤泡/弥漫为主型（滤泡结构＜25%）。
  - 滤泡内细胞成分较单一，排列无极向，无明显的吞噬细胞。滤泡内主要包括两种细胞：中心细胞和中心母细胞（图 7.3.3b）。
    - 中心细胞小到中等大小，胞质少，核不规则，核仁不明显。
    - 中心母细胞体积较大，核圆形或卵圆形，空泡状染色质，1～3 个核膜下核仁。
  - 按照滤泡内中心母细胞的比例进行组织学分级（选择切片内有代表性的 10 个滤泡，计数高倍视野内中心母细胞的数量）：1 级中心母细胞 0～5 个/HPF，2 级中心母细胞 6～15 个/HPF，3 级中心母细胞＞15 个/HPF。
  - 免疫组化
    - 肿瘤细胞表达 B 细胞相关抗原，如 CD19、CD20、CD22、CD79a。
    - 表达生发中心 B 细胞标记 CD10、Bcl6、LMO2、GCET-1 及 HGAL。
    - 较特异性表达 Bcl2。由于大部分滤泡性淋巴瘤病例存在 t（14；18）从而引起 Bcl-2 蛋白过表达，但部分病例可能因为基因突变导致免疫表位无法被常规抗体识别导致阴性染色结果，且随着肿瘤级别升高，阳性率降低，其中 1～2 级 85%～90% 阳性，3 级＜50% 阳性，因此 Bcl2 阴性不能排除 FL 诊断。
    - CD21、CD23 染色可显示滤泡结构，FDC 网常较松散，较正常滤泡不规则。
    - Ki-67 表达一般与组织学分级有关，大部分 1～2 级 FL＜20%，而大部分 3 级 FL＞20%。
- 分子遗传学：肿瘤细胞 IgH 基因重排阳性。70%～95% 的病例存在 t（14；18）（q32；q21），从而引起 Bcl-2 蛋白的过表达。5～15% 病例存在 3q27 和（或）BCL6 基因重排。
- 鉴别诊断
  - 滤泡反应性增生：后者淋巴结正常结构基本保存，增生的滤泡大小、形状不一，套区存在，极向存在；滤泡内增生细胞混杂，吞噬现象明显；滤泡内 Bcl-2 阴性，Ki-67 增殖指数较高。IgH 基因重排阴性。
  - 其他小 B 细胞淋巴瘤（详见后文）。

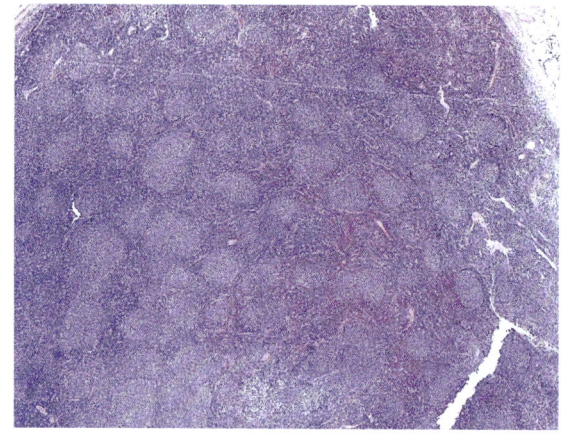

图 7.3.3a　FL，1～2 级。淋巴结正常结构消失，肿瘤细胞增生形成大小相近类圆形结节

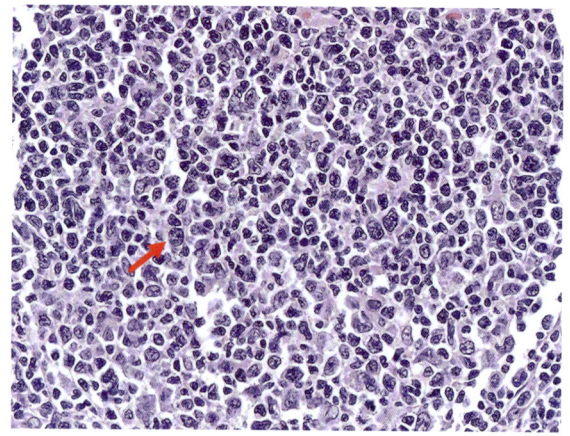

图 7.3.3b　FL，1～2 级。结节内细胞稍单一，主要中心细胞组成，偶见有核仁的中心母细胞

7.3.4　滤泡性淋巴瘤，3a 级

- 3 级滤泡性淋巴瘤临床经过更具侵袭性，可进一步分为 3a 和 3b 级。

- 组织学特征
  - 肿瘤细胞多形成滤泡状结构（图 7.3.4a），但滤泡结构比例可能较低级别滤泡性淋巴瘤低，弥漫型更为常见。
  - 滤泡内以中心母细胞为主，3a 级为中心母细胞和少量中心细胞混合存在（图 7.3.4b），3b 级基本为中心母细胞。
  - 免疫组化
    - 肿瘤细胞表达 B 细胞相关抗原如 CD19、CD20、CD22、CD79a，表达生发中心 B 细胞标记 CD10、Bcl6、LMO2、GCET-1 及 HGAL。
    - BcL2 的表达较低级别滤泡性淋巴瘤低（< 50%）。
    - 弥漫型生长的病例 CD21、CD23 染色可显示滤泡性结构，支持 FL 诊断。
    - Ki-67 表达大部分病例 > 20%。
- 分子遗传学：肿瘤细胞 IgH 基因重排阳性。约 60% 的病例存在 t（14；18）(q32；q21)，从而引起 Bcl-2 蛋白的过表达。
- 鉴别诊断
  - 弥漫性大 B 细胞淋巴瘤：滤泡性结构的存在及生发中心免疫表型更支持 FL 诊断，如果滤泡性结构不明显，可借助免疫组化显示 FDC 网存在与否以鉴别两者。

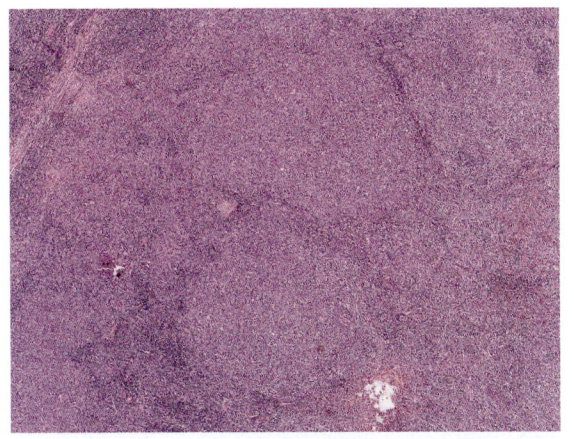

图 7.3.4a　FL，3a。低倍镜下见肿瘤亦有结节状结构形成

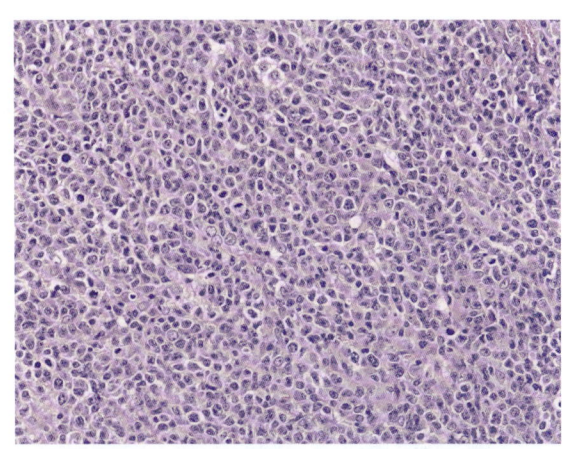

图 7.3.4b　FL，3a。高倍镜下见肿瘤细胞大部分为体积大、核类圆、核仁明显的中心母细胞样细胞，偶见不规则核的中心细胞

思考题 9：诊断滤泡性淋巴瘤需要哪些诊断依据？

7.3.5　十二指肠型滤泡性淋巴瘤

- 十二指肠型滤泡性淋巴瘤（duodenal-type follicular lymphoma，DTFL）是 FL 的一个独特类型，大部分发生于小肠，常侵犯十二指肠第 2 段，表现为多发性小息肉，肠镜偶然发现，病变局限，临床经过呈惰性，预后极佳。
- 组织学特征
  - 肿瘤位于黏膜/黏膜下，组织学表现类似于结内的低级别滤泡性淋巴瘤（图 7.3.5a）。
  - 免疫表型及分子遗传学改变与结内滤泡性淋巴瘤一致（图 7.3.5b）。

7.3.6　套细胞淋巴瘤

- 套细胞淋巴瘤（mantle cell lymphoma）是套区 B 淋巴细胞肿瘤，来源于生发中心前 B 细胞。易出现骨髓累及。

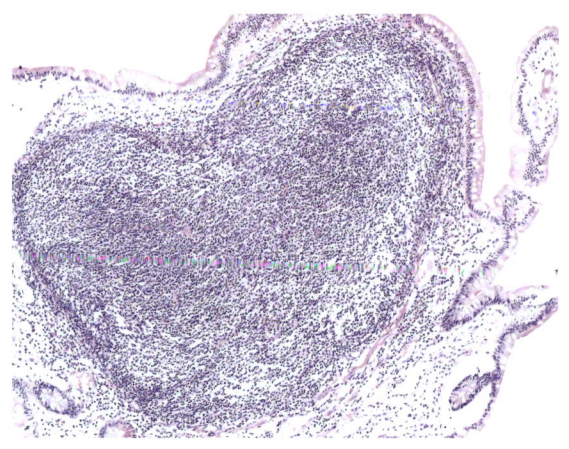

图 7.3.5a DTFL。十二指肠黏膜下可见一滤泡样结构，极向不明显

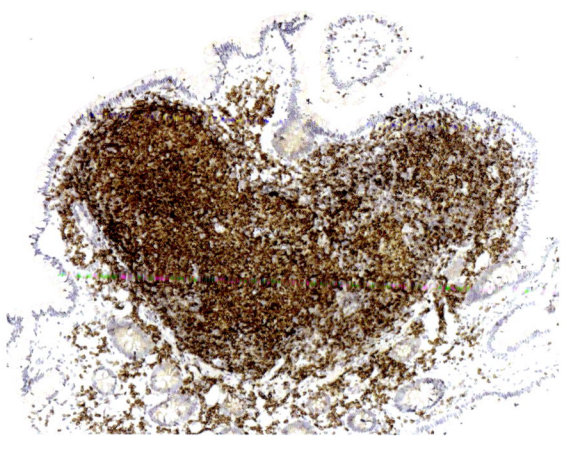

图 7.3.5b DTFL。免疫组化染色显示滤泡中心的细胞表达 Bcl-2

- 组织学特征
  - 肿瘤的生长方式可为套区增宽、结节状和弥漫性三种类型。脾以白髓受累为主。
  - 肿瘤细胞为形态一致的小至中等大小的淋巴样细胞（图 7.3.6a），胞质少，核略不规则，部分病例可出现母细胞性和多形性的形态学变异型。
  - 免疫组化
    - 肿瘤细胞表达全 B 细胞标记 CD19、CD20、CD79a。
    - 通常表达 CD5，特异性表达 CyclinD1（＞95%）（图 7.3.6b），＞90% 的病例表达 SOX11。
    - Ki-67 指数 5%～50%。
- 分子遗传学：肿瘤细胞 IgH 基因重排阳性。几乎所有病例存在 t（11；14）（q13；q32），从而引起 CyclinD1 的过表达。

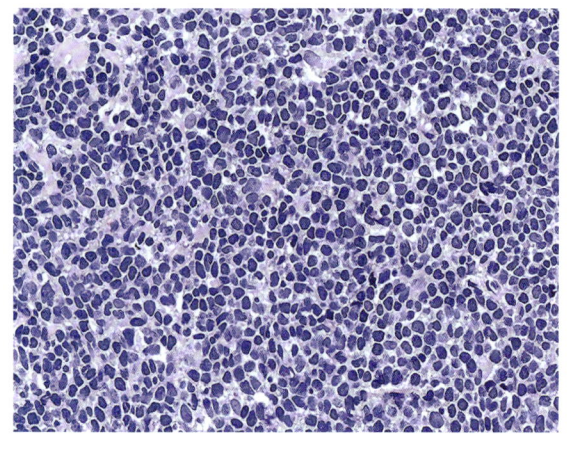

图 7.3.6a 套细胞淋巴瘤。肿瘤细胞小 - 中等大小，弥漫生长，细胞核略不规则

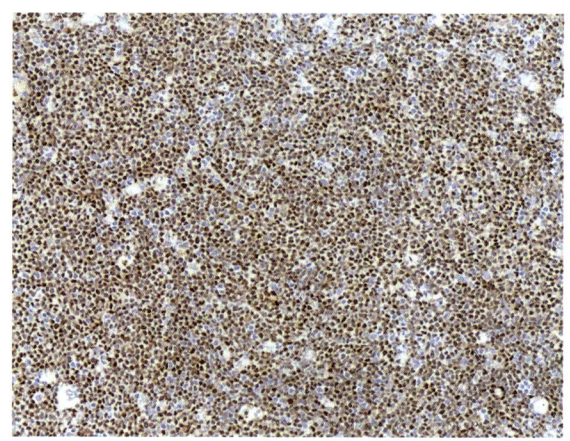

图 7.3.6b 套细胞淋巴瘤。肿瘤细胞表达 CyclinD1

7.3.7 黏膜相关淋巴组织结外边缘区淋巴瘤

- 黏膜相关淋巴组织结外边缘区淋巴瘤（extranodal marginal zone lymphoma of mucosa-associated lymphoid tissue，MALT lymphoma）是起源于黏膜相关淋巴组织（MALT）的成熟 B 淋巴细胞肿瘤。最常累及胃肠道，其次累及肺、涎腺、眼附属器、皮肤、甲状腺及乳腺等。
- MALT 淋巴瘤为排除性诊断，诊断需除外其他成熟小 B 细胞淋巴瘤，如 CLL/SLL、套细胞淋巴瘤及滤泡性淋巴瘤等。

- 组织学特征
  - 肿瘤早期常表现为淋巴滤泡边缘区增宽，最后融合成片，部分可取代部分或全部滤泡（滤泡植入），弥漫浸润（图 7.3.7a）。
  - 腺上皮常被肿瘤细胞浸润破坏，形成所谓的淋巴上皮病变（图 7.3.7b），是 MALT 淋巴瘤最具特征性的改变。
  - 肿瘤细胞小-中等大小，胞质少，核略不规则，染色质细腻，核仁不明显，分裂象罕见。部分病例可出现浆样分化，甚至可以浆样分化的细胞为主。
  - 可见散在分布的大细胞，当大细胞弥漫成片时应诊断 MALT 淋巴瘤伴弥漫性大 B 细胞淋巴瘤转化。
  - 免疫组化
    - 表达全 B 细胞标记：CD19、CD20、CD79a。
    - CD5、CyclinD1、CD10、CD23 常为阴性。
    - 无特异性标记表达，轻链限制性表达有助于与反应性淋巴组织增生鉴别。
- 分子遗传学：存在肿瘤细胞 IgH 基因重排阳性。60% 病例存在 3 号染色体三体，20%～25% 存在 t (11; 18)。

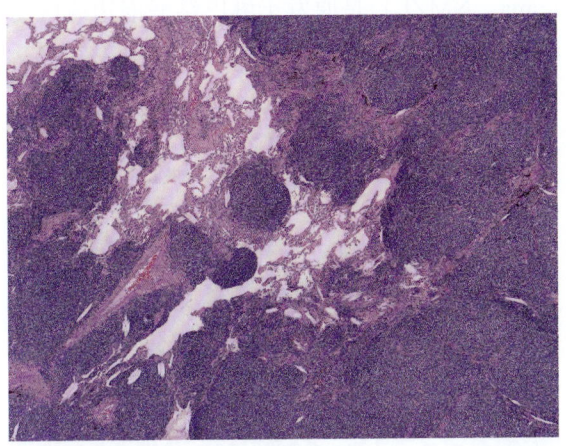

图 7.3.7a 肺 MALT 淋巴瘤。肺的结构大部分破坏，淋巴细胞弥漫增生

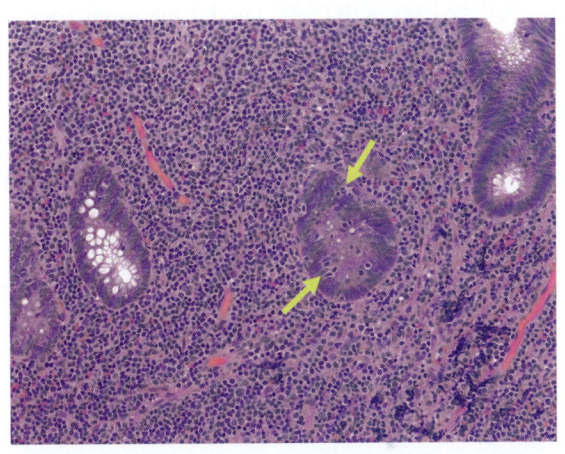

图 7.3.7b 胃 MALT 淋巴瘤。肿瘤细胞小，胞质少，核略不规则，可见淋巴上皮病变（箭头）

思考题 10：诊断 MALToma 需要注意哪些问题？

7.3.8 脾边缘区淋巴瘤

- 脾边缘区淋巴瘤（splenic marginal zone lymphoma，SMZL）是原发于脾白髓淋巴滤泡边缘区 B 细胞的肿瘤。常累及脾门淋巴结及骨髓。
- 组织学特征
  - 脾白髓滤泡不同程度扩大（图 7.3.8a），边缘区增宽，红髓可见肿瘤细胞浸润。
  - 单核样 B 细胞增生，细胞体积小至中等，核略不规则，染色质细腻，核仁不明显（图 7.3.8b），分裂象罕见。超过一半病例可出现浆样细胞分化。
  - 免疫组化：免疫表型同 MALT 淋巴瘤。
- 分子遗传学：存在肿瘤细胞 IgH 基因重排阳性。约 40% 病例存在 7q21-32 等位基因缺失。3 号染色体三体和 t (11; 18) 不如 MALT 淋巴瘤常见。

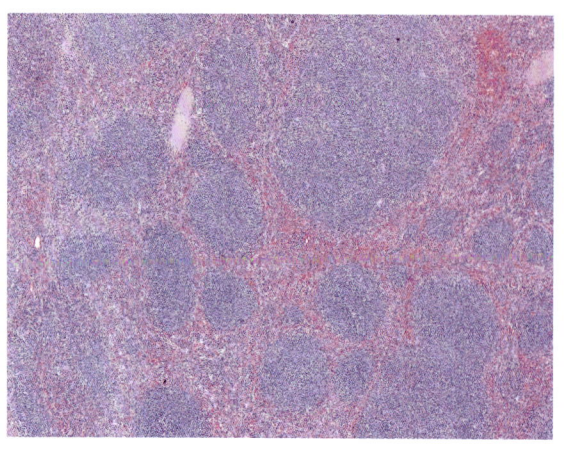 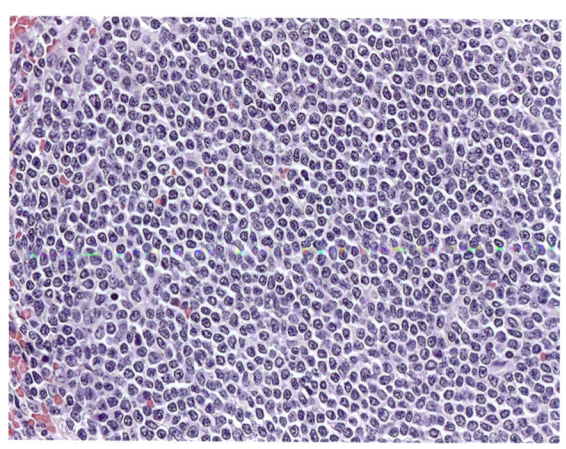

图 7.3.8a SMZL。脾白髓淋巴细胞呈结节状增生，无明显生发中心结构

图 7.3.8b SMZL。增生淋巴细胞较单一，小至中等，胞质少，核略不规则，核仁不明显，分裂象罕见

7.3.9 淋巴结边缘区淋巴瘤

- 淋巴结边缘区淋巴瘤（nodal marginal zone lymphoma，NMZL）是原发于淋巴结滤泡边缘区的小 B 细胞肿瘤，不伴 MALT 淋巴瘤或脾边缘区 B 细胞淋巴瘤。
- 组织学特征
  - 肿瘤常表现为淋巴滤泡边缘区增宽（图 7.3.9a），进而瘤细胞植入滤泡（图 7.3.9b）。
  - 瘤细胞多为单核样 B 细胞，体积中等，胞质丰富浅染，核圆形或不规则，染色质稍粗，分裂象罕见。浆细胞分化可很明显。
  - 免疫组化：免疫表型同 MALT 淋巴瘤。
- 分子遗传学：存在肿瘤细胞 IgH 基因重排阳性。60% 病例可见完全或部分性 3 号、7 号、12 号和 18 号染色体三体。

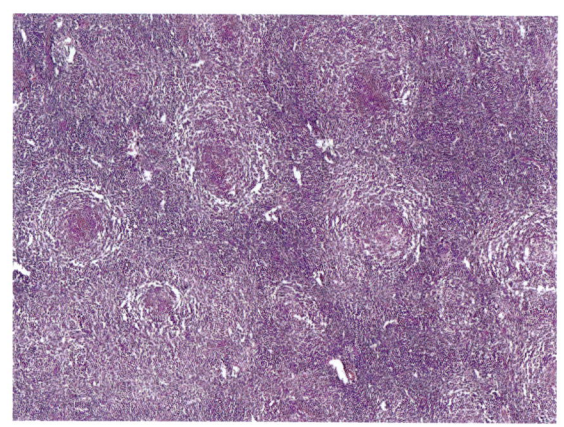 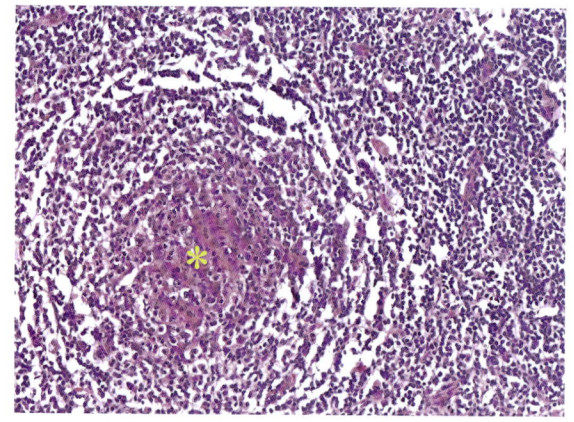

图 7.3.9a NMZL。低倍镜下可见滤泡样结构，但生发中心不明显，边缘区明显增宽

图 7.3.9b NMZL。高倍镜下见生发中心明显缩小（星号），边缘区增宽，单核样 B 细胞增生

7.3.10 淋巴浆细胞淋巴瘤

- 淋巴浆细胞淋巴瘤（lympholasmacytic lymphoma）是成熟 B 淋巴细胞肿瘤。由小淋巴细胞、浆样淋巴细胞及浆细胞混合而成。易侵犯骨髓、淋巴结及脾，临床多存在血清高单克隆 IgM 巨球蛋白（Waldenstrom 巨球蛋白血症）。
- 组织学特征
  - 常累及淋巴结副皮质区和边缘窦，部分病例淋巴结结构可保留，累及骨髓时常为结节性或弥漫浸润（图 7.3.10a），脾浸润主要位于白髓。
- ◇ 肿瘤细胞由小淋巴细胞、浆样淋巴细胞及浆细胞混合组成（图 7.3.10b），Dutcher 小体（含免疫球蛋白的核内假包涵体）容易找到。
- ◇ 免疫组化
  - 表达 B 细胞相关抗原 CD19、CD20、CD79a、CD22、CD38 及 CD138，伴轻链限制性表达。
  - 一般不表达 CD5、CD23、CD10、CyclinD1。
  - 与多发性骨髓瘤不同，LPL 肿瘤细胞同时表达 CD138 和 CD19 以及 CD45。
  - 与正常浆细胞以及边缘区 B 细胞淋巴瘤 MUM1-/PAX5+ 不同，LPL 通常 CD138+/MUM1+。
- 分子遗传学：IgH 基因重排阳性，> 90% 病例存在 *MYD88* 基因突变。

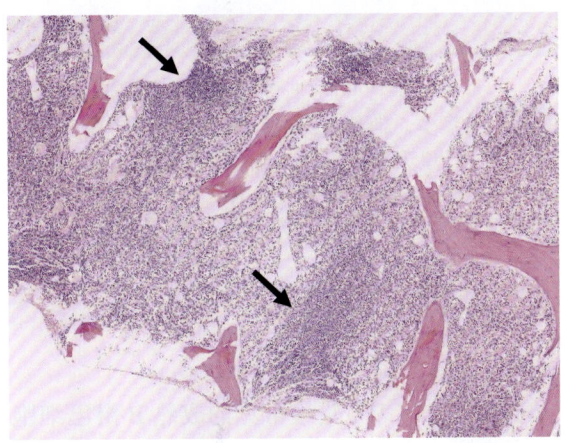

图 7.3.10a 淋巴浆细胞淋巴瘤累及骨髓。肿瘤细胞呈结节状浸润（箭头）

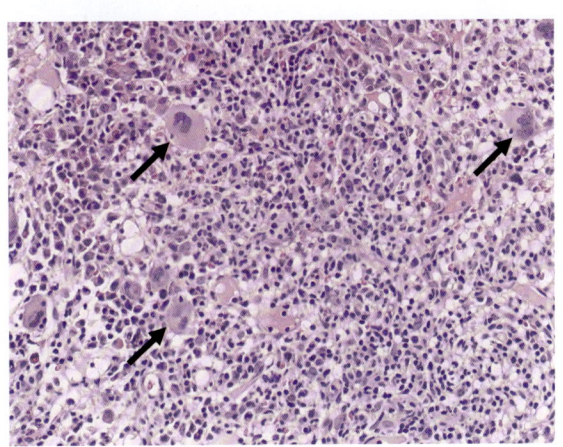

图 7.3.10b 淋巴浆细胞淋巴瘤累及骨髓。骨髓内可见残存的巨核细胞（箭头），肿瘤为小淋巴细胞、浆样淋巴细胞及浆细胞混合性浸润

7.3.11 伯基特淋巴瘤

- 伯基特淋巴瘤（Burkitt lymphoma，BL）是生发中心 B 细胞来源的高度侵袭性淋巴瘤。常累及结外部位，表现为生长迅速的巨大肿物，少数可表现为白血病。
- 根据流行病学特点，BL 分为三个亚型。
  - ◇ 地方性 BL：好发于非洲赤道地区，儿童最常见，最常累及颌骨，几乎所有病例都存在 EB 病毒感染。
  - ◇ 散发性 BL：全球各地均可发生，常见于儿童和年轻人，常表现为腹部肿物，约 30% 伴 EB 病毒感染。
  - ◇ 免疫缺陷相关性 BL：常见于 HIV 感染患者，EBV 阳性率为 25%～40%。
- 组织学特征
  - ◇ 肿瘤细胞形态单一、弥漫浸润。
  - ◇ 瘤细胞体积中等，胞质少或中等、嗜碱性，常见脂质空泡。
  - ◇ 核类圆，染色质粗块状，可见 2～4 个小核仁。核分裂象易见，凋亡易见，可见多量吞噬瘤细胞或凋亡小体的巨噬细胞，形成星天现象（图 7.3.11a、b）。
  - ◇ 免疫组化：
    - 表达全 B 细胞表达，包括 CD20、CD19、CD22 等。
    - 表达生发中心标记物 CD10、Bcl6。
    - Bcl-2 常为阴性，C-MYC 常表达增高。
    - Ki-67 指数通常 > 90%。
- 分子遗传学：IgH 基因重排阳性，所有病例均存在 MYC 基因易位，无 *BCL2*、*BCL6* 基因易位。

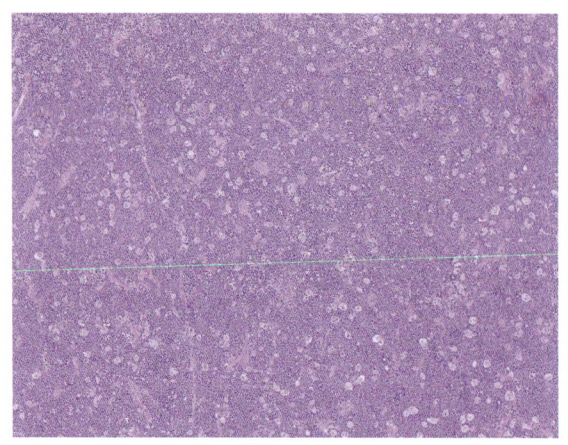

图 7.3.11a 伯基特淋巴瘤。肿瘤细胞弥漫增生，深染的成片肿瘤细胞中散布明显胞质浅染的巨噬细胞，形成星天现象

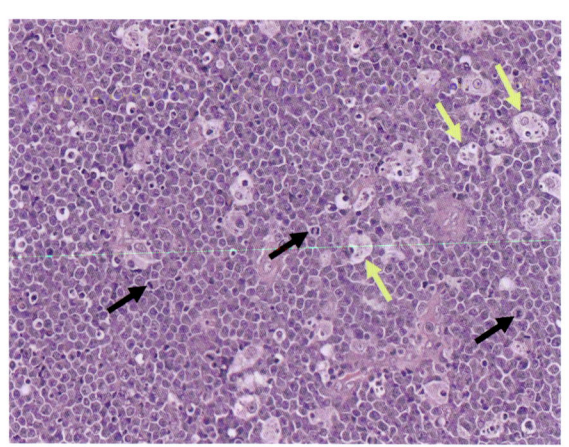

图 7.3.11b 伯基特淋巴瘤。高倍镜下见肿瘤细胞体积中等，胞浆少，染色质深染，核分裂象（黑箭头）及凋亡易见，星天现象由巨噬细胞吞噬瘤细胞或凋亡小体所致（黄箭头）

思考题 11：Burkitt 淋巴瘤的诊断是否一定要做 FISH-MYC 检测？

7.3.12 弥漫性大 B 细胞淋巴瘤，非特指型

- 弥漫性大 B 细胞淋巴瘤（diffuse large B-cell lymphoma，DLBCL）是最常见的成熟 B 淋巴细胞肿瘤。可发生于淋巴结内外，根据临床表现、组织形态学、免疫表型及分子生物学不同又分为若干变异型与亚型，是一组异质性肿瘤。
- 组织学特征
  - 淋巴结及结外受累可以是完全性或部分性。肿瘤细胞弥漫增生浸润，累及淋巴结时常累及淋巴结周围软组织。
  - 肿瘤细胞体积大，胞质中等或丰富，核一般等于或大于正常巨噬细胞的核或超过正常淋巴细胞的 2 倍以上（图 7.3.12a），不同病例或同一病例中肿瘤细胞体积可有很大差别。
  - 细胞形态多样，非特指型（NOS）是最常见的类型，其他常见的形态学变异型包括中心母细胞型、免疫母细胞型以及间变型。
  - 间质偶见硬化。
  - 免疫组化
    - 肿瘤细胞表达全 B 细胞表达，包括 CD20（图 7.3.12b）、CD19、CD22、CD79a、PAX5 等，但其中一项或几项可能不表达。
    - Ki-67 阳性率通常 > 40%，可超过 90%。
    - 可不同程度表达 CD10、Bcl-6 及 MUM1，并根据表达情况可分为生发中心（GC）以及非生发中心（Non-GC）两组（Hans 肿瘤细胞起源模型）。
    - 30% ~ 60% 的病例表达 Bcl-2，C-MYC 表达高低不等，超过一半的病例存在 Bcl-2 及 C-MYC 高表达（Bcl-2 ≥ 50%，C-MYC ≥ 40%，所谓的双重表达淋巴瘤）（e 图 7.3.12c、d）。
    - 少数病例表达 CD5，部分表达 CD30。
- 分子遗传学：DLBCL 是一组多基因作用的肿瘤，具有明显的异质性。基因表达谱分析肿瘤细胞来源于两类：生发中心 B 细胞及生发中心外活化 B 细胞。20% ~ 30% 的病例可出现 *BCL2* 基因易位，少数病例（< 10%）可出现 C-MYC 基因重排合并 *BCL2/BCL6* 基因重排，即所谓的双重打击淋巴瘤（e 图 7.3.12e、f），在 2016 年 WHO 分类中被归入高级别 B 细胞淋巴瘤，伴 *MYC* 和 *BCL2/BCL6* 重排。

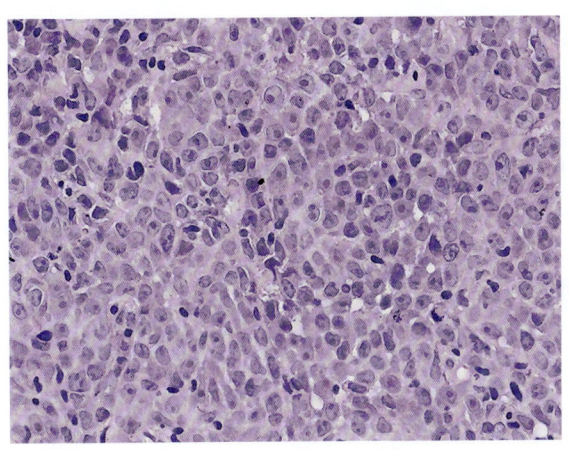

图 7.3.12a　DLBCL，NOS。肿瘤细胞弥漫增生，细胞体积大，胞质少，核大略不规则，染色质细腻，部分可见核仁

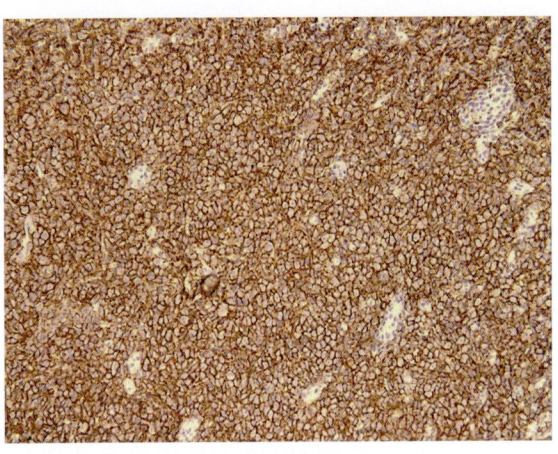

图 7.3.12b　DLBCL，NOS。肿瘤细胞广泛强表达 CD20

思考题 12： 诊断弥漫性大 B 细胞淋巴瘤，非特指型是否满足大的肿瘤性 B 细胞弥漫性生长即可？

7.3.13　富于 T/ 组织细胞大 B 细胞淋巴瘤

- 富于 T/ 组织细胞大 B 细胞淋巴瘤（T-cell/histiocyte-rich large B-cell lymphoma，THRLBCL）是大 B 细胞淋巴瘤的少见类型。指少数大 B 淋巴细胞散在分布于多量的小 T 淋巴细胞和组织细胞的背景之中，诊断需除外结节性淋巴细胞为主型霍奇金淋巴瘤以及间变性大细胞淋巴瘤等。
- 组织学特征
  - 背景为弥漫性增生的 T 细胞及组织细胞，散布单个异型大 B 淋巴细胞（图 7.3.13a），瘤细胞不聚集成片，部分病例肿瘤细胞可类似霍奇金细胞（图 7.3.13b）。
  - 背景中未见嗜酸性粒细胞或浆细胞增生。
  - 免疫组化
    - 肿瘤细胞表达全 B 细胞标记。
    - Bcl6 阳性，Bcl2 及 EMA 表达不等。
    - 不表达 CD138、CD30 及 CD15，可据此与结节性淋巴细胞为主型霍奇金淋巴瘤鉴别。
- 分子遗传学：利用瘤细胞显微微切割技术检测证实瘤细胞存在 IgH 克隆性基因重排。

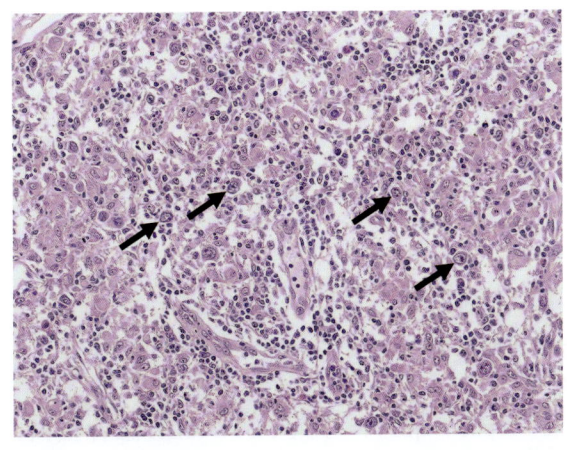

图 7.3.13a　THRLBCL。混合性增生的淋巴细胞及组织细胞背景中可见散在的异型大细胞（箭头）

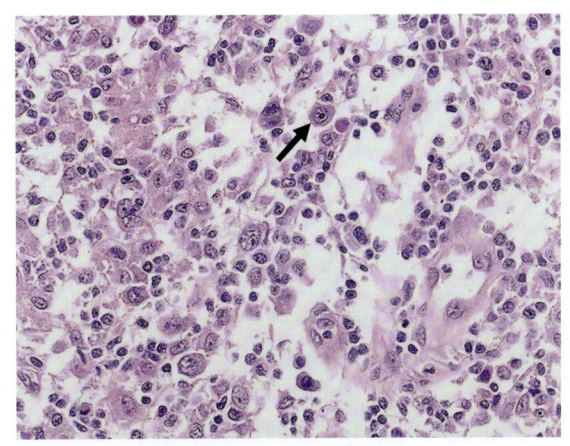

图 7.3.13b　THRLBCL。异型细胞体积大，胞质丰富，核大、多形，部分可见大红核，类似霍奇金细胞（箭头）

7.3.14 原发纵隔（胸腺）大 B 细胞淋巴瘤

- 原发纵隔（胸腺）大 B 细胞淋巴瘤［primary mediastinal (thymic) large B-cell lymphoma，PMBL］是原发于纵隔（胸腺）的 B 淋巴细胞，具有独特的临床、免疫表型和分子遗传学特征。多见于年轻女性，中位年龄 35 岁，通常只表现为局部与前纵隔肿块相关的症状。
- 组织学特征
  ◇ 不同病例形态学表现不一，瘤细胞弥漫增生，常见纤细的硬化纤维间质（图 7.3.14a）。
  ◇ 瘤细胞形态多样，中等至大细胞，胞质丰富淡染，核圆形或卵圆形；部分病例多形性明显，可类似 R-S 细胞。
  ◇ 免疫组化
    ■ 瘤细胞表达 B 细胞相关标记物，包括 CD20、CD19、CD22、CD79a、PAX5 等。
    ■ ＞80% 病例 CD30 阳性但染色通常较弱（图 7.3.14b），70% 病例 CD23 阳性。EBV 通常阴性。
- 分子遗传学：存在 Ig 克隆性基因重排，伴超体细胞突变。

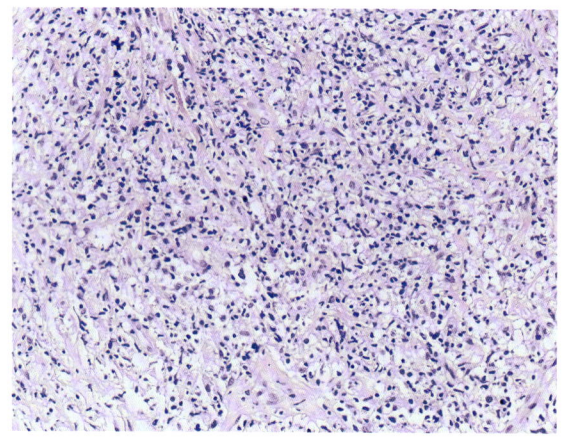

图 7.3.14a　PMBL。纤细的胶原纤维间可见致密的异型淋巴细胞增生浸润，肿瘤细胞胞质淡染、空亮

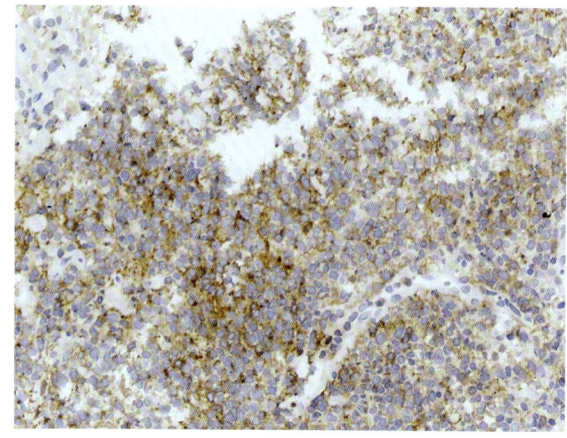

图 7.3.14b　PMBL。肿瘤细胞部分表达 CD30

思考题 13：是否可以认为形态学上明显的纤维化是原发纵隔大 B 细胞淋巴瘤独特的形态学改变？

7.3.15 ALK 阳性大 B 细胞淋巴瘤

- ALK 阳性大 B 细胞淋巴瘤（ALK-positive large B-cell lymphoma）是罕见的大 B 细胞淋巴瘤，由 ALK 阳性大 B 细胞组成，通常具有浆细胞表型。
- 组织学特征
  ◇ 主要侵犯淋巴结，表现特异性的窦性浸润生长模式。
  ◇ 肿瘤细胞为单形性免疫母细胞样大细胞，核圆形淡染，有中位大核仁，胞质丰富嗜酸；部分呈浆母细胞分化，可见非典型多核瘤巨细胞（图 7.3.15a）。
  ◇ 免疫组化
    ■ CD45 阴性或弱阳性。
    ■ B 细胞相关标记如 CD20、CD79a 阴性或仅个别细胞阳性。
    ■ 肿瘤细胞 ALK 胞质或核浆阳性（图 7.3.15b），EMA 阳性。
    ■ 浆细胞标记 CD138、VS38C 及 MUM1 阳性。
- 分子遗传学：Ig 克隆性基因重排。常见 t (2；17)(p23；q23)，导致 CLTC-ALK 融合蛋白；少数存在 t (2；5)(p23；q35)。

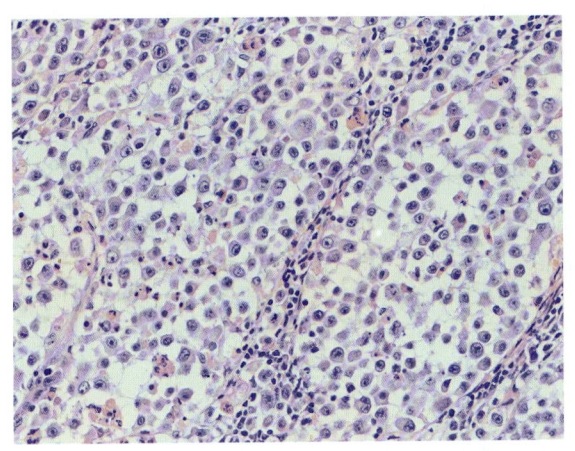

图 7.3.15a　ALK 阳性大 B 细胞淋巴瘤。肿瘤细胞呈窦内浸润性生长，细胞异型性明显，呈浆母细胞样改变

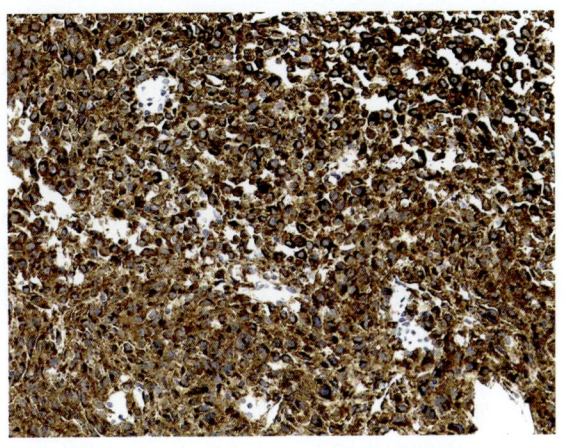

图 7.3.15b　ALK 阳性大 B 细胞淋巴瘤。肿瘤细胞 ALK 胞质阳性

7.3.16　EBV 阳性弥漫性大 B 细胞淋巴瘤，非特指型

- EBV 阳性弥漫性大 B 细胞淋巴瘤，非特指型（EBV-positive diffuse large B-cell lymphoma, NOS）是 EBV 阳性的大 B 细胞淋巴瘤。老年人常见。不包括其他 EBV 相关疾病（如淋巴瘤样肉芽肿、浆母细胞淋巴瘤、慢性炎症相关性 DLBCL 及 EBV 黏膜溃疡）。
- 组织学特征
    ◇ 组织学同 DLBCL，NOS，肿瘤细胞弥漫增生浸润正常结构，常见地图样坏死（图 7.3.16a）。
    ◇ 肿瘤细胞可呈中心母细胞、免疫母细胞、RS 样细胞及多形性细胞形态。
    ◇ 免疫组化
        ■ 肿瘤细胞表达全 B 细胞标记物 CD20、CD79a。
        ■ 不同程度表达 CD30，多数肿瘤细胞 EBER 阳性（图 7.3.16b）。
- 分子遗传学：存在 Ig 克隆性基因重排。

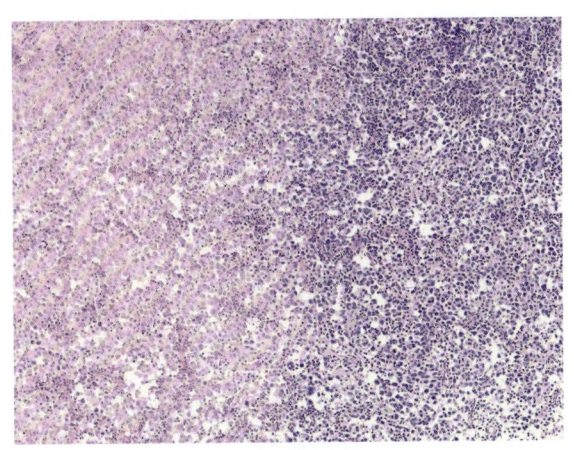

图 7.3.16a　EBV 阳性 DLBCL。体积大的肿瘤细胞弥漫增生，左侧可见片状凝固性坏死

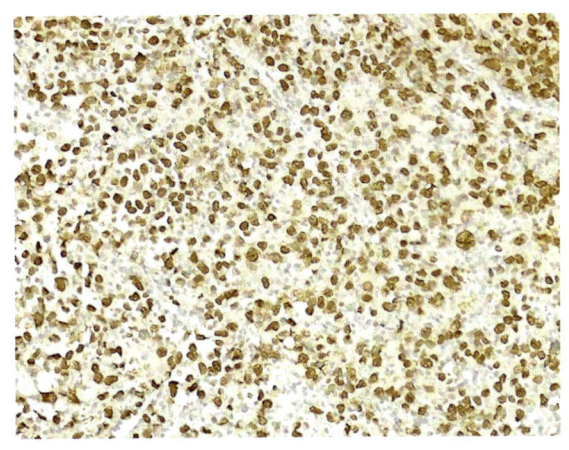

图 7.3.16b　EBV 阳性 DLBCL。EBER 可见肿瘤细胞弥漫阳性

思考题 14：为什么在日常工作中，所有的侵袭性 B 细胞淋巴瘤都建议进行 EBV-EBER 检测？

（李　敏　编写　刘翠苓　审校）

第四节　T 细胞淋巴瘤

7.4.1　T 淋巴母细胞性白血病 / 淋巴瘤

- T 淋巴母细胞性白血病 / 淋巴瘤（T-lymphoblastic leukaemia / lymphoma，T-ALL/LBL）是一种 T 细胞系的淋巴母细胞肿瘤，是淋巴母细胞肿瘤最常见的表现形式。
- 青少年男性多见，约 3/4 病例处于临床Ⅲ期或Ⅳ期，约 3/4 患者有前纵隔肿块，约 50% 患者有淋巴结肿大。
- 组织学特征
  - 原有的组织结构被破坏，小至中等大小的母细胞片状或条索状增生。
  - 肿瘤细胞胞质少，核质比高，核圆形或扭曲，染色质细腻，核仁小或不明显，核分裂象多见（图 7.4.1a）。
  - 免疫组化
    - 肿瘤细胞表达一个或多个幼稚细胞标记物 TdT、CD99、CD34、CD10、LMO2，尤其是 TdT（图 7.4.1b）。
    - 同时表达一个或多个 T 细胞标记物 CD3ε、CD2、CD4、CD5、CD7、CD8、CD1a（e 图 7.4.1c、d）。
- 分子遗传学：最常见的分子遗传学异常为涉及 T 细胞受体（TCR）基因的异常，包括 14q11.2 的 *TCRα/δ*，7q35 的 *TCRβ*，和 7p14-15 的 *TCRγ*。

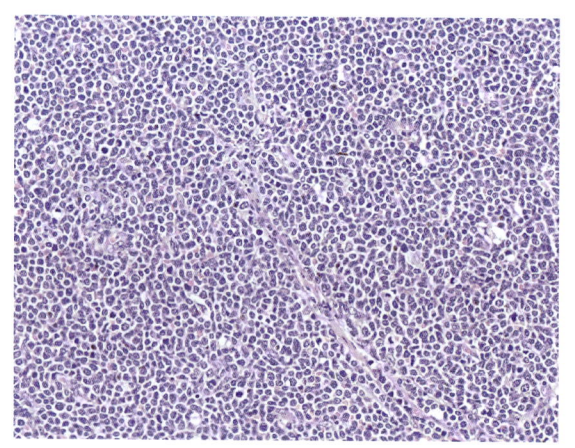

图 7.4.1a　T-ALL/LBL。淋巴结结构破坏，中等大小的母细胞弥漫性增生，细胞胞质少，核染色质细腻，核仁不明显，核分裂象易见

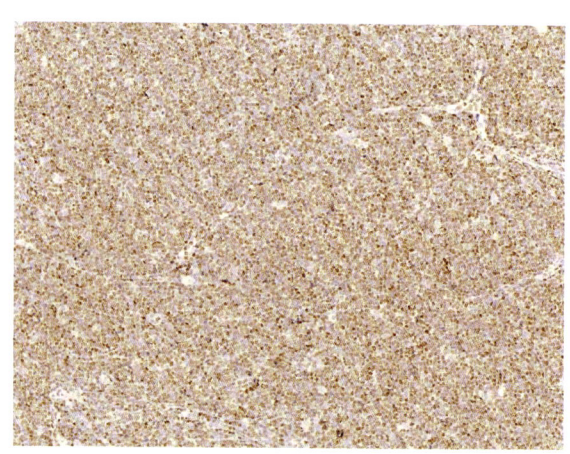

图 7.4.1b　T-ALL/LBL。免疫组化染色示肿瘤细胞 TdT 阳性。阳性信号位于细胞核

思考题 15：白血病 / 淋巴瘤的名称有什么不同的含义？

思考题 16：T-ALL/LBL 如何与 B 淋巴母细胞性白血病 / 淋巴瘤和髓系肉瘤相鉴别？

7.4.2　结外 NK/T 细胞淋巴瘤

- 结外 NK/T 细胞淋巴瘤（extranodal NK/T-cell lymphoma）是 NK 细胞或 T 细胞来源，主要发生在结外部位的淋巴瘤。肿瘤浸润、破坏血管，引起明显组织坏死，具有细胞毒性免疫表型，以及与 EBV 感染有关是其关键特征。
- 成年男性多见，累及鼻腔、鼻咽部、鼻窦及腭部等，皮肤、软组织、胃肠道也常见，少部分病例可累及淋巴结。

- 组织学特征
  - 肿瘤浸润和破坏血管，组织坏死明显（图 7.4.2a）。
  - 肿瘤细胞形态多样，可为小、中、大或间变细胞，多数为中等大小混合细胞，胞质淡染或透亮，细胞核不规则，染色质颗粒状，核仁不明显，核分裂象易见（图 7.4.2b）。
  - 免疫组化：肿瘤细胞典型的免疫表型是表达 CD3ε（e 图 7.4.2c）、CD56，以及细胞毒性分子 granzyme B（e 图 7.4.2d）、TIA-1 和 perforin，少数细胞毒性 T 细胞来源者表达 CD5、CD8。
  - 肿瘤与 EBV 感染关系密切，原位杂交显示几乎所有肿瘤细胞均呈 EBER 阳性（e 图 7.4.2e）。

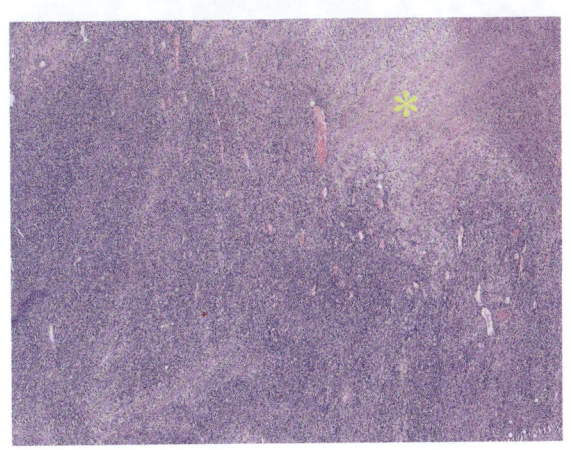
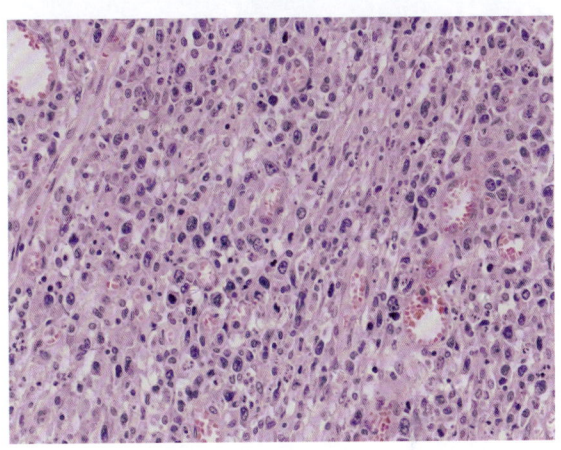

图 7.4.2a　结外 NK/T 细胞淋巴瘤。肠壁结构破坏，异型淋巴样细胞弥漫性增生，局部组织凝固性坏死（星号）

图 7.4.2b　结外 NK/T 细胞淋巴瘤。高倍镜下见组织结构破坏，中等大小的异型淋巴样细胞弥漫性增生

思考题 17：结外 NK/T 细胞淋巴瘤名称的含义是什么？

思考题 18：结外 NK/T 细胞淋巴瘤与坏死性肉芽肿性多血管炎的鉴别点是什么？

7.4.3　单形性嗜上皮性肠道 T 细胞淋巴瘤

- 单形性嗜上皮性肠道 T 细胞淋巴瘤（monomorphic epitheliotropic intestinal T-cell lymphoma，MEITL）是来源于肠道上皮内 T 细胞的淋巴瘤。占肠道 T 细胞淋巴瘤的 10%～20%，中位发病年龄 60 岁，男女发病率相同。
- 大部分累及空肠或回肠，呈单个或多个大溃疡或黏膜肿块，部分患者表现为小肠梗阻或穿孔。
- 组织学特征
  - 肠壁结构破坏，肠壁全层见致密的淋巴样细胞浸润。
  - 细胞体积中等大小，胞质淡染，核深染、核仁不明显。相邻黏膜腺体常见多量上皮内淋巴细胞浸润（图 7.4.3a）。
  - 肿瘤细胞表达 CD3ε（图 7.4.3b）、CD8、CD56（e 图 7.4.3c），TCRγδ，但 EBER 阴性。
- 分子遗传学：存在 TCR 基因单克隆性重排。

思考题 19：MEITL 与结外 NK/T 细胞淋巴瘤的鉴别点是什么？

7.4.4　肝脾 T 细胞淋巴瘤

- 肝脾 T 细胞淋巴瘤（hepatosplenic T-cell lymphoma，HSTL）是一种侵袭性的、发生于淋巴结外的系统性 T 细胞淋巴瘤，来源于细胞毒性 T 细胞（通常为 γδT 细胞）。中位发病年龄 35 岁，男性多于女性。20% 患者有免疫抑制史。
- 患者常有明显的肝、脾肿大和骨髓受累，而周围淋巴结不肿大。

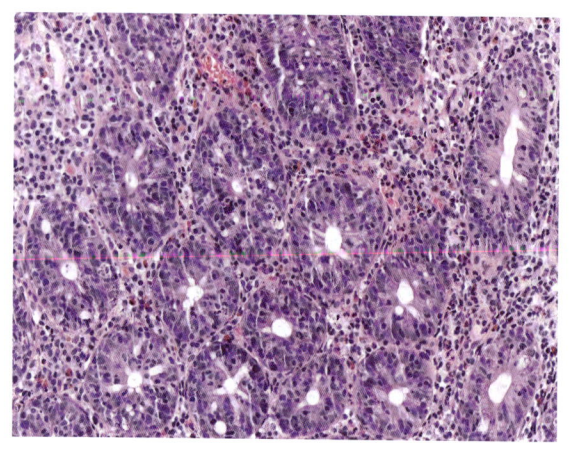
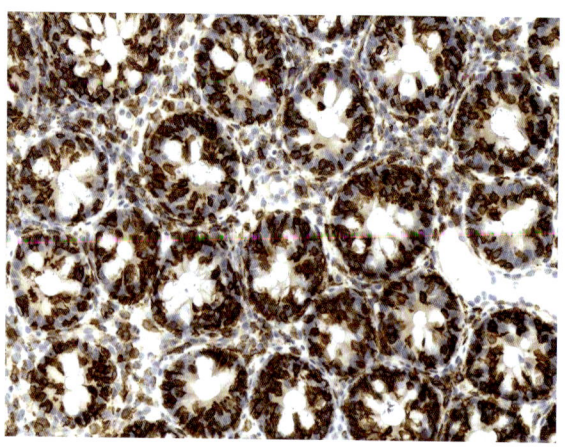

图 7.4.3a　MEITL。肠黏膜活检示腺上皮细胞间及间质内单一性淋巴细胞浸润，细胞体积中等，比成熟小淋巴细胞体积大

图 7.4.3b　MEITL。免疫组化染色示间质和上皮内浸润的淋巴细胞 CD3ε 阳性。阳性信号位于细胞膜和细胞质

- 组织学特征
    - 在肝表现为明显的窦内浸润；在脾主要累及红髓的脾索和脾窦（图 7.4.4a），白髓萎缩。
    - 肿瘤细胞体积中等，胞质淡染，染色质颗粒状，核不规则形，核仁小而不明显（图 7.4.4b）。
    - 肿瘤细胞表达 CD2（e 图 7.4.4c）、CD3ε、TCRγδ、TIA-1，部分表达 CD8、CD56，不表达 CD5、granzyme B、perforin。
    - EBER 阴性。
- 分子遗传学：存在 TCR 基因单克隆性重排。

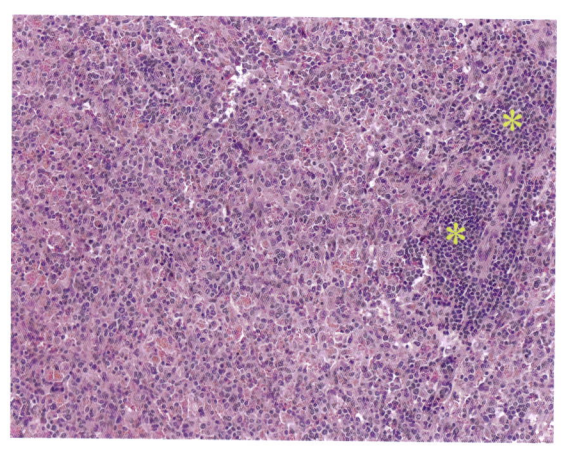
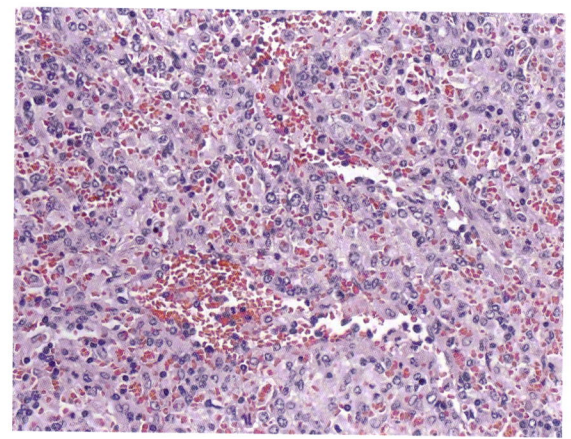

图 7.4.4a　HSTL。脾结构破坏，局部残存灶性小淋巴细胞（星号），大部分区域弥漫性淋巴细胞增生

图 7.4.4b　HSTL。脾红髓窦内见多量体积中等的淋巴细胞增生，胞质淡染，核不规则形，染色质颗粒状

思考题 20：HSTL 与侵袭性 NK 细胞白血病/淋巴瘤的鉴别点是什么？

7.4.5　皮下脂膜炎样 T 细胞淋巴瘤

- 皮下脂膜炎样 T 细胞淋巴瘤（subcutaneous panniculitis-like T-cell lymphoma，SPTCL）是好发于皮下脂肪组织的细胞毒性 T 细胞的惰性淋巴瘤，通常 TCRαβ 阳性。
- 患者常表现为四肢或躯干的、孤立的或多发的皮下结节或斑块。可发生在任何年龄，男女发病比例相同。
- 组织学特征
    - 皮下脂肪组织间弥漫性肿瘤细胞浸润，真皮和表皮常无受累（图 7.4.5a）。

- 不同病例间的肿瘤细胞大小可明显不同，通常肿瘤细胞体积小到中等，部分患者肿瘤细胞体积大而异型或具有明显的多形性。
- 具有诊断性的特征是肿瘤细胞在单个脂肪细胞的周边围绕，细胞胞质少、淡染或透亮，核深染、染色质颗粒状，核仁不明显，核分裂象可见。多见凋亡和核碎片（图 7.4.5b）。
- 绝大多数病例 $CD3\varepsilon^+$、$CD8^+$（e 图 7.4.5c）、$CD4^-$、$TCR\alpha\beta^+$。
- 分子遗传学：TCR 基因单克隆性重排。

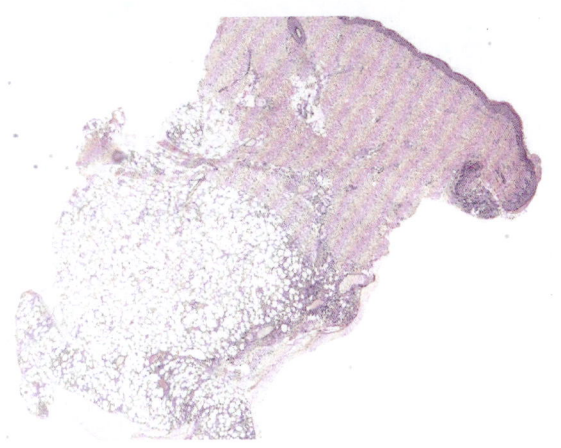

图 7.4.5a　SPTCL。皮肤活检组织，表皮及真皮无明显异常，病变主要位于皮下脂肪组织

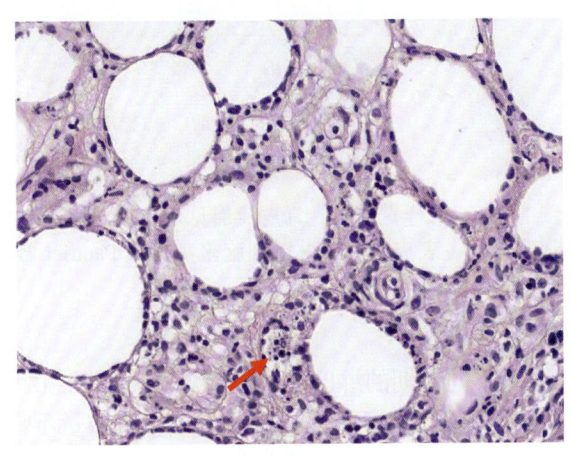

图 7.4.5b　SPTCL。皮下脂肪细胞周边见肿瘤细胞围绕，细胞胞质少，核深染，核仁不明显。可见凋亡及核碎片（箭头）

思考题 21：SPTCL 与原发皮肤 γδT 细胞淋巴瘤的鉴别点是什么？

7.4.6　蕈样霉菌病

- 蕈样霉菌病（mycosis fungoides）是最常见的原发于皮肤的惰性成熟 T 细胞淋巴瘤。50～60 岁成人多见，偶见于儿童，男女发病比例约为 2∶1。
- 常表现为躯干部皮肤的斑片和（或）斑块，病变可持续多年，可逐步进展为肿瘤，出现肿块或溃疡。可分为红斑期、斑块期和肿瘤期。
- 组织学特征
  - 早期病变位于表皮和真皮交界处呈带状浸润。
  - 随着病变发展，真皮浅层出现致密的带状浸润，表皮内可见淋巴细胞聚集形成 Pautrier 微脓肿（图 7.4.6a、b）。
  - 淋巴细胞体积小到中等大小，核深染、扭曲，呈脑回状。
  - 肿瘤期见真皮层淋巴细胞浸润，可缺乏表皮内浸润（亲表皮性）。大的肿瘤细胞占比超过 25% 时，提示发生了大细胞转化。
  - 变异型：亲毛囊型、亲汗腺型、肉芽肿性皮肤松弛症、派杰样网状细胞增生症。
  - 免疫表型：$CD3\varepsilon^+$、$CD4^+$（e 图 7.4.6c）、$CD8^-$、$TCR\alpha\beta^+$。
- 分子遗传学：TCR 基因单克隆性重排。

思考题 22：蕈样霉菌病与炎症性皮肤病的主要鉴别点是什么？

7.4.7　淋巴瘤样丘疹病

- 淋巴瘤样丘疹病（lymphomatoid papulosis）是一种复发性、反复自愈性的慢性皮肤病。在病程不同阶段可出现丘疹、丘疹样坏死和（或）结节性皮肤病变。

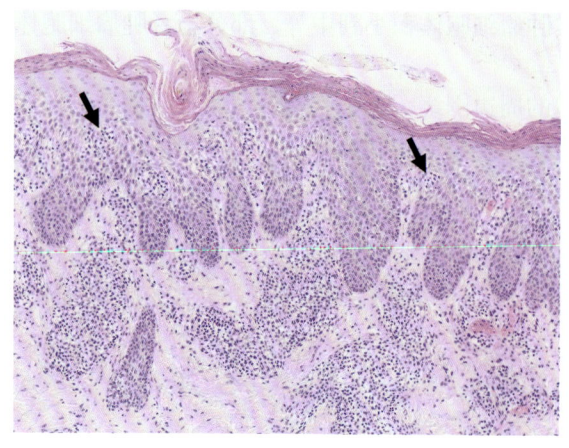

图 7.4.6a 蕈样霉菌病。真皮浅层见灶性及片状淋巴细胞浸润，表皮内可见淋巴细胞聚集形成 Pautrier 微脓肿（箭头）

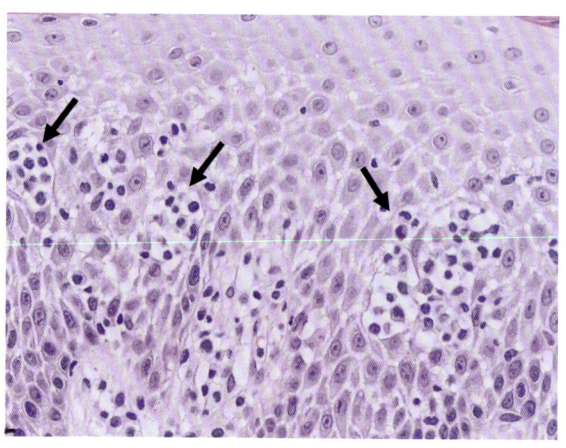

图 7.4.6b 蕈样霉菌病。高倍镜下见表皮内 Pautrier 微脓肿（箭头）

- 组织学特征
  - 不同时期的淋巴瘤样丘疹病有不同的组织学表现。早期病变显示，真皮血管周围局限性淋巴细胞增生聚集（图 7.4.7a），伴有数量不等的炎细胞浸润，包括嗜酸性粒细胞和中性粒细胞，并可见散在的大的非典型细胞（图 7.4.7b）。
  - 皮损进展，出现真皮层淋巴细胞数量聚集，混有类似免疫母细胞的巨大非典型细胞，包括 HRS 样的双核和多核细胞。
  - 主要有 6 种组织学类型，A 型、B 型、C 型、D 型、E 型和伴有 6p25.3 重排的淋巴瘤样丘疹病。
  - 免疫表型：$CD3\varepsilon^+$、$CD4^+$、$CD8^-$、$TCR\alpha\beta^+$。大的非典型细胞 $CD30^+$（e 图 7.4.7c）。
- 分子遗传学：约 1/2 病例存在 TCR 基因单克隆性重排。

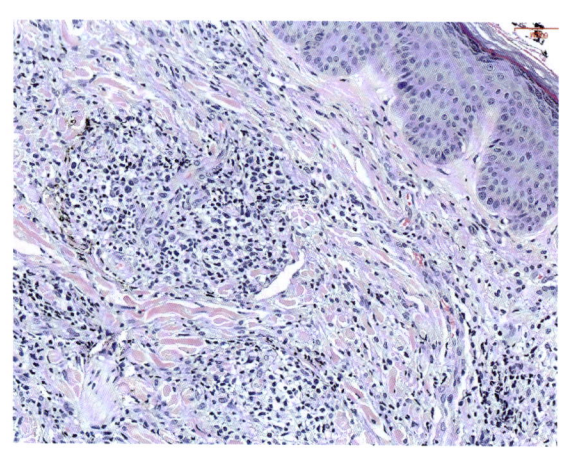

图 7.4.7a 淋巴瘤样丘疹病。表皮未见明显异常，真皮层血管及附属器周围见较多量淋巴细胞增生，其中散在少数大细胞

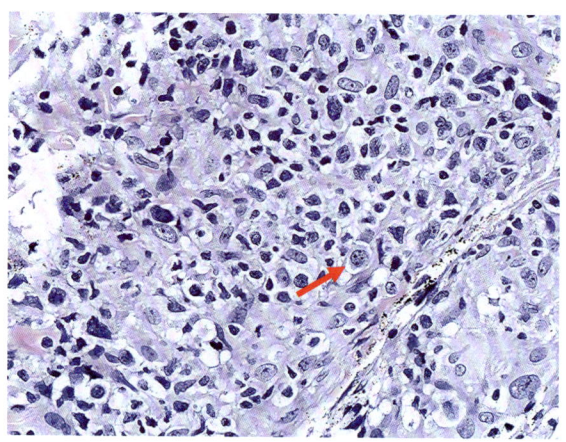

图 7.4.7b 淋巴瘤样丘疹病。真皮层灶性淋巴细胞增生，小淋巴细胞背景中散在少数大细胞，部分可见核仁（箭头）

思考题 23：淋巴瘤样丘疹病与原发皮肤间变性大细胞淋巴瘤的鉴别点是什么？

7.4.8 原发皮肤间变性大细胞淋巴瘤

- 原发皮肤间变性大细胞淋巴瘤（primary cutaneous anaplastic large cell lymphoma，C-ALCL）与淋巴瘤样丘疹病同属于原发皮肤 CD30 阳性 T 淋巴细胞增殖性疾病。病变由大 T 细胞组成，肿瘤细胞 CD30 阳性。诊断时几乎病变均局限于皮肤。

- 常见于面部、躯干及四肢，呈孤立的或局部肿瘤、结节等，可有溃疡形成。好发于老年人，男性多于女性。
- 组织学特征
  - 病变主要位于真皮层，可向下延伸累及皮下脂肪组织，向上累及表皮。
  - 真皮层弥漫性异型大细胞增生（图 7.4.8a），核大、多形（图 7.4.8b），有时可出现多核巨细胞、HRS 样细胞。
  - 免疫表型：CD30$^+$（e 图 7.4.8c）、CD3ε$^{-/+}$、CD4$^+$、CD8$^-$、CD2$^{-/+}$（e 图 7.4.8c、d）、细胞毒性分子$^+$、ALK$^-$。
- 分子遗传学：TCR 基因单克隆性重排。

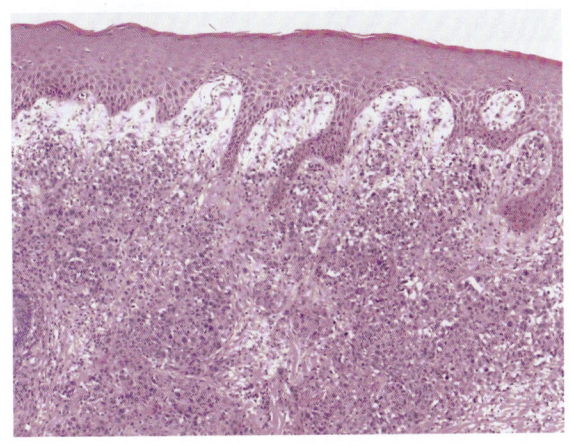

图 7.4.8a　C-ALCL。表皮未见明显异常，真皮层片状异型大细胞增生

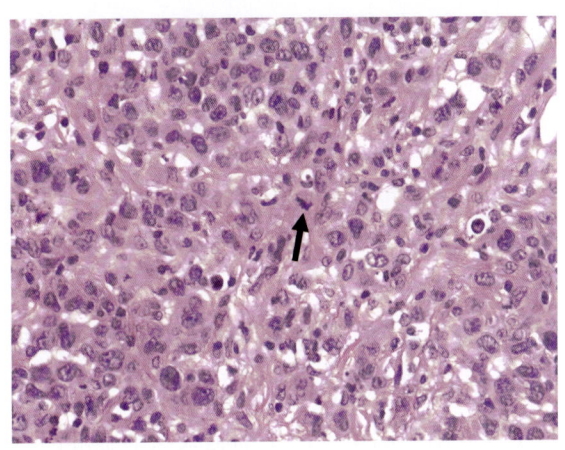

图 7.4.8b　C-ALCL。高倍镜下见异型大细胞胞质粉染，核大、多形，可见核仁，核分裂易见（箭头）

思考题 24：原发皮肤淋巴瘤的含义是什么？

7.4.9　血管免疫母细胞性 T 细胞淋巴瘤

- 血管免疫母细胞性 T 细胞淋巴瘤（angioimmunoblastic T-cell lymphoma，AITL）是起源于 CD4 阳性的滤泡辅助 T 细胞（TFH）的外周 T 细胞淋巴瘤，特征包括淋巴结肿大、系统性疾病，且通常存在免疫失调和免疫缺陷。临床侵袭性强，中位生存期不足 3 年。
- 是滤泡辅助 T 细胞淋巴瘤的一种亚型，又称为滤泡辅助 T 细胞淋巴瘤，血管免疫母细胞型。滤泡辅助 T 细胞淋巴瘤还包括滤泡型（即滤泡 T 细胞淋巴瘤）和非特指型（即结内外周 T 细胞淋巴瘤伴 TFH 表型）。患者常有贫血、嗜酸性粒细胞增多症及多克隆性高 γ 球蛋白血症。
- 组织学特征
  - 淋巴结构部分或全被破坏（图 7.4.9a）。
  - 肿瘤性 T 细胞体积小至中等大小，胞质透明或淡染，可在滤泡和高内皮微静脉（HEV）周围聚集成簇状（图 7.4.9b）。
  - 滤泡树突细胞（FDC）增生，通常围绕鹿角状增生的 HEV。
  - 背景细胞数量不一、形态多样，反应性小淋巴细胞、浆细胞、嗜酸性粒细胞和组织细胞背景中，可见突出的 B 免疫母细胞。
  - 免疫表型：CD2$^+$、CD3$^+$、CD4$^+$、CD8$^-$；不同数量的 B 免疫母细胞 CD30$^+$；TFH 表型标记物至少 2 个阳性，包括 CD10、BCL6、CXCL13、PD-1、ICOS 等（e 图 7.4.9c ~ e）。80% ~ 90% 的病例 EBER$^+$。
- 分子遗传学：TCR 基因单克隆性重排。

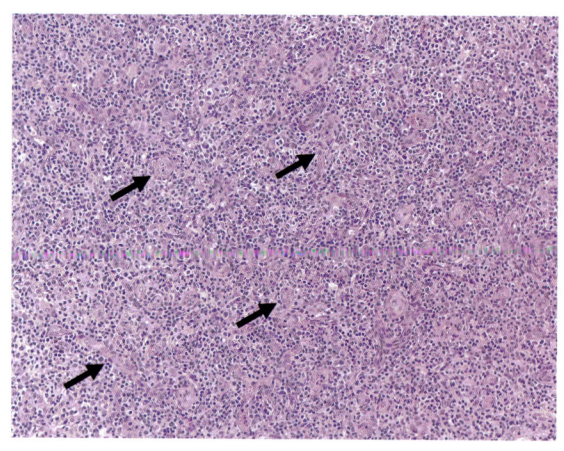

图 7.4.9a AITL。淋巴结结构破坏，未见淋巴滤泡及淋巴窦结构；淋巴样细胞弥漫增生；间质血管增生明显，内皮肥胖（箭头）

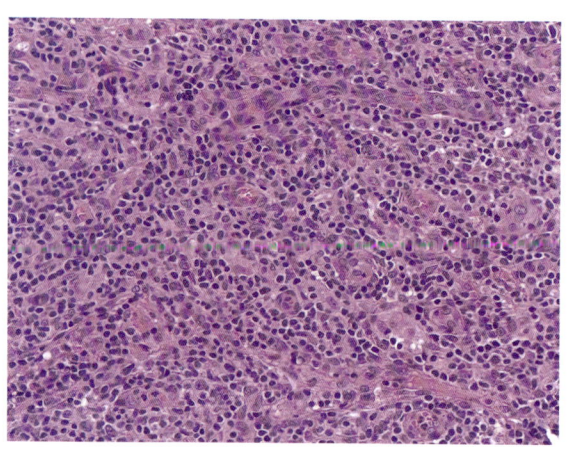

图 7.4.9b AITL。高倍镜下见增生的异型淋巴细胞体积中等，胞质透明，核深染、形状不规则，核仁不明显

思考题 25：检测 EBV 的方法有哪些？哪种方法更适合于病理科的常规病理诊断？

思考题 26：如何鉴别病毒性淋巴结炎与血管免疫母细胞性 T 细胞淋巴瘤（AITL）？

7.4.10　ALK 阳性间变性大细胞淋巴瘤

- ALK 阳性间变性大细胞淋巴瘤（ALK-positive anaplastic large cell lymphoma，ALK^+ALCL）是 CD30 阳性的系统性 T 细胞或裸细胞淋巴瘤，伴有涉及 2p23/ 间变性淋巴瘤激酶（ALK）的染色体异常。
- 常见于儿童及青少年，男性多见。大多数患者处于临床 Ⅲ 或 Ⅳ 期，约 60% 患者有结外受累。
- 组织学特征
  - 肿瘤细胞易侵犯淋巴窦，肿瘤细胞具有黏附性和间变性，细胞体积变异大，大小不一。
  - 典型的肿瘤细胞体积大，核怪异呈肾形或马蹄形，有明显的核旁嗜酸性 Golgi 区，称为 Hallmark 细胞（标志细胞）（图 7.4.10a、b）。
  - 免疫表型
    - 肿瘤细胞一致性 CD30 阳性，呈核膜和核旁阳性表达模式（e 图 7.4.10c）。
    - ALK 阳性，呈核和胞质或胞膜阳性表达模式（e 图 7.4.10d）。

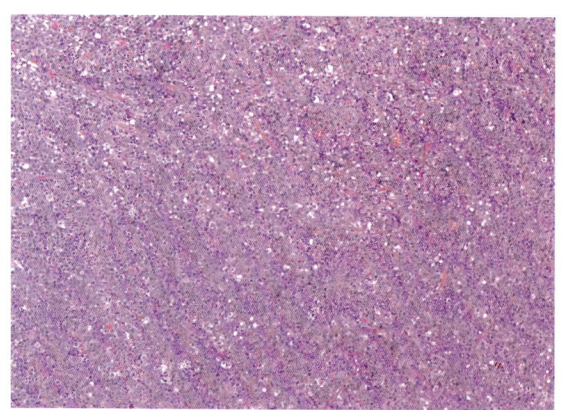

图 7.4.10a ALK^+ALCL。淋巴结正常结构破坏，弥漫性肿瘤细胞增生

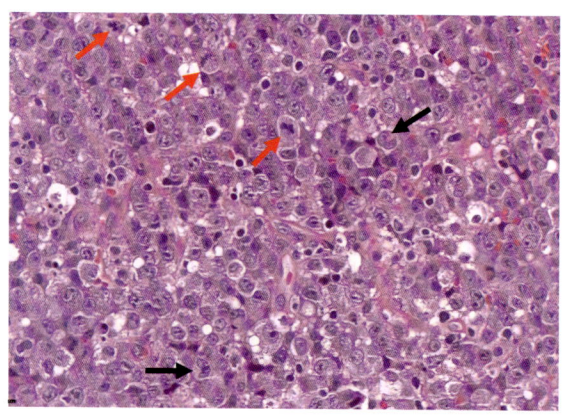

图 7.4.10b ALK^+ALCL。肿瘤细胞体积大，胞质淡染，核大、核仁明显，可见 Hallmark 细胞（黑箭头），核分裂象易见（红箭头）

- 可表达或不表达 T 细胞标记物，大多数 CD3⁻、CD5⁻，常见 CD4⁺、CD2⁺，可表达细胞毒性分子，如 granzyme B、TIA-1 等。
- 分子遗传学：ALK 位点存在断裂重排，t（2；5）(p23；q35) 最常见。

思考题 27：除了 ALK 阳性间变性大细胞淋巴瘤可表达 ALK 蛋白外，还有哪些肿瘤可表达 ALK 蛋白？

7.4.11 ALK 阴性间变性大细胞淋巴瘤

- ALK 阴性间变性大细胞淋巴瘤（ALK-negative anaplastic large cell lymphoma，ALK-ALCL）组织学上相似于 ALK 阳性间变性大细胞淋巴瘤，且 CD30 阳性，但缺乏 ALK 蛋白表达及 ALK 基因断裂重排。
- 组织学特征
  - 与 ALK 阳性间变性大细胞淋巴瘤极为相似，常常细胞间变性显著，Hallmark 细胞较少（图 7.4.11a、b）。
  - 具有 DUSP22 重排的病例，肿瘤细胞常呈片状生长，多形性较小，常见面包圈细胞。
  - 免疫表型上，肿瘤细胞 CD30 一致性强阳性，ALK 阴性，常有异常的 T 细胞免疫表型，且常表达细胞毒性分子。
- 分子遗传学
  - 肿瘤具有 TCR 基因单克隆性重排。
  - 根据分子遗传学异常的不同分为三个亚组：约 30% 病例存在 6p25.3/DUSP22 重排，预后好；约 8% 病例存在 3q28/TP63 异常，预后非常差；剩余病例两者均为阴性，预后介于中间。

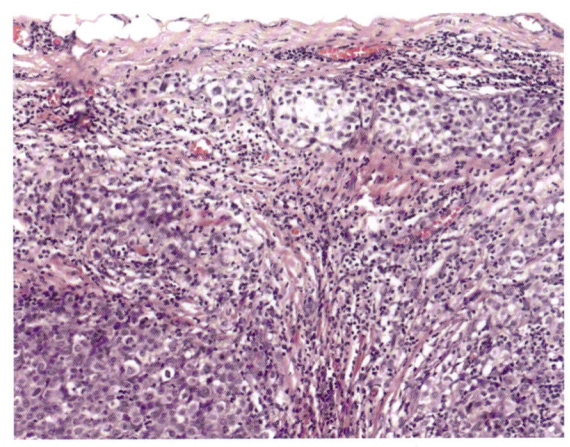

图 7.4.11a ALK-ALCL。淋巴结被膜轻度增厚，边缘窦内见体积大的异型肿瘤细胞增生；未见淋巴滤泡结构，异型肿瘤细胞片状增生，残存散在及灶性小淋巴细胞

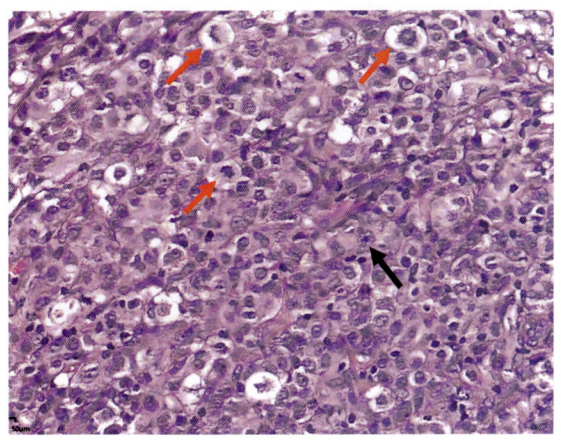

图 7.4.11b ALK-ALCL。肿瘤细胞体积大，胞质淡染，核大，部分可见核仁，核分裂象（红箭头）易见，可见 Hallmark 细胞（黑箭头）。背景中散在小淋巴细胞及组织细胞

思考题 28：ALK-ALCL 与原发皮肤间变性大细胞淋巴瘤如何鉴别？

7.4.12 外周 T 细胞淋巴瘤，非特指型

- 外周 T 细胞淋巴瘤，非特指型（peripheral T-cell lymphoma, not otherwise specified，PTCL-NOS）指无法归入特定 T 细胞淋巴瘤类别的成熟 T 细胞淋巴瘤，是一组异质性较大的疾病群体。在某种程度上是排除性诊断。
- 多见于中老年人，儿童罕见；常为临床 Ⅲ 或 Ⅳ 期，伴有 B 症状；通常累及淋巴结，结外部位也常受累。在肿瘤发生前，可出现免疫异常相关性疾病，如桥本甲状腺炎、类风湿关节炎、免疫

性血小板减少性紫癜等。
- 组织学特征
  ◇ 淋巴结副皮质区结构破坏，或弥漫性结构破坏（图 7.4.12a）。
  ◇ 肿瘤细胞形态谱系广，细胞体积大小不一，胞质稀疏或丰富，细胞核多样，呈泡状、深染，或多形，可见多核或 RS 样细胞（图 7.4.12b）。
  ◇ 背景常存在多量炎症细胞，可伴有毛细血管后微静脉增生。
  ◇ 免疫表型上，80% 病例中有异常的 T 细胞表型，常见 $CD4^+$、$CD8^-$，细胞毒性分子 $^{+/-}$。
- 分子遗传学：TCR 基因单克隆性重排。

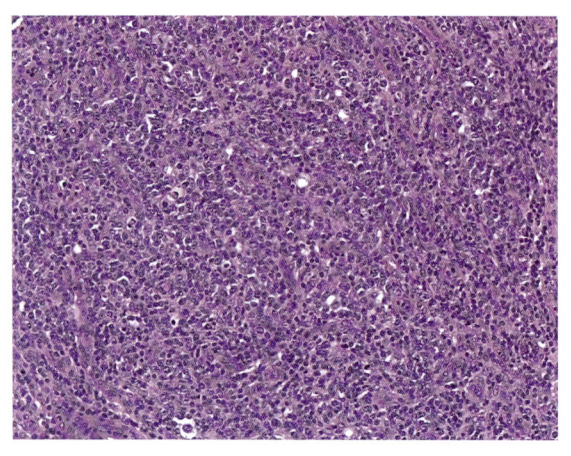

图 7.4.12a PTCL-NOS。淋巴结正常结构破坏，异型淋巴样细胞弥漫增生，其间散在小淋巴细胞，偶见嗜酸性粒细胞浸润，间质血管增生

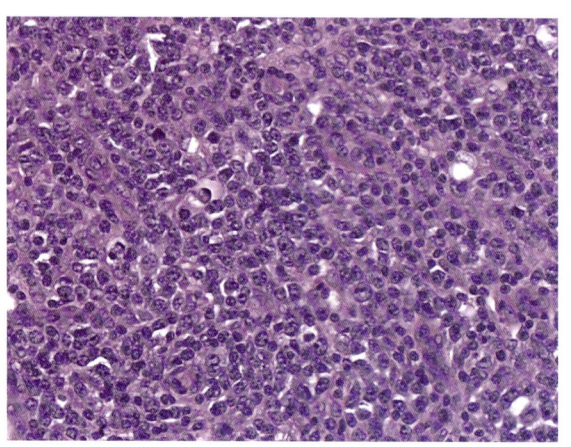

图 7.4.12b PTCL-NOS。肿瘤细胞体积中等大小，胞质丰富，淡染，核大，略不规则，染色质稀疏，可见核仁样物质

思考题 29：部分 PTCL-NOS 中，肿瘤细胞可表达细胞毒颗粒蛋白，这部分病例有哪些特点？
思考题 30：部分 PTCL-NOS 病例可表达 CD30 抗原，与 ALK-ALCL 如何鉴别？

（刘翠苓 编写　黄　欣 审校）

第五节　组织细胞增生性疾病及肿瘤

7.5.1　组织细胞肉瘤

- 组织细胞肉瘤（histiocytic sarcoma）是由成熟组织细胞组成的恶性肿瘤，结外多于结内。非常罕见。
- 多见于成人，中位年龄 52 岁，男性略多见。常表现为无痛性孤立性肿块，患者可有发热、体重减轻、肝脾肿大、全血细胞减少等。部分病例表现为多部位系统性病变。
- 组织学特征
  ◇ 肿瘤细胞黏附性差，弥漫性分布，在淋巴结、肝和脾中可呈窦性分布。
  ◇ 细胞形态较单一，体积大，核大、圆形或椭圆形或不规则折叠，常偏心分布，常见大的多核细胞，胞质丰富、嗜酸性（图 7.5.1a）。
  ◇ 背景可见反应性细胞，包括小淋巴细胞、浆细胞、组织细胞和嗜酸性粒细胞等（图 7.5.1b）。
  ◇ 免疫表型上，阳性表达 CD68、CD163（e 图 7.5.1c、d），S-100、LCA、CD43 有时可局灶弱阳性。B 细胞、T 细胞、髓系及树突细胞标记均为阴性。

思考题 31：组织细胞肉瘤的诊断主要基于形态学和免疫表型，电镜下组织细胞肉瘤有什么特点？

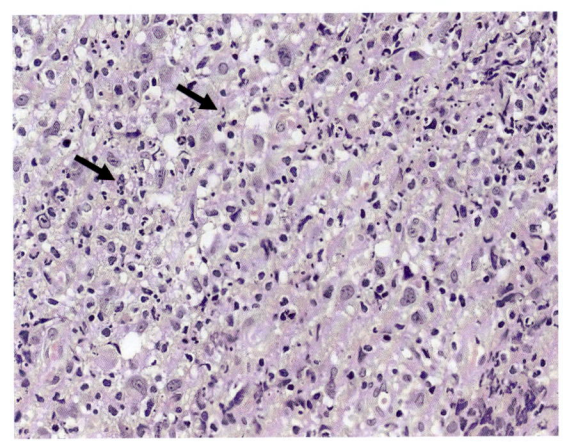

图 7.5.1a　组织细胞肉瘤。局部可见坏死及中性粒细胞浸润（箭头），多量异型性明显的肿瘤细胞增生，细胞体积大，胞质丰富、粉染

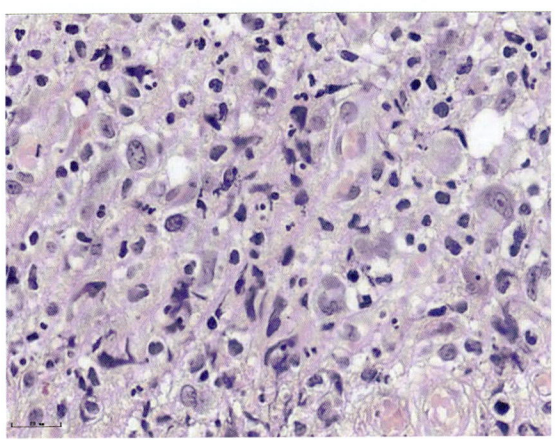

图 7.5.1b　组织细胞肉瘤。肿瘤细胞体积大、多形，胞质丰富、粉染，以单核为主，偶见双核，核大、异型，部分可见核仁。背景中散在小淋巴细胞、组织细胞和中性粒细胞，间质小血管增生

7.5.2　朗格汉斯细胞组织细胞增生症

- 朗格汉斯细胞组织细胞增生症（Langerhans cell histiocytosis，LCH）是朗格汉斯细胞克隆性增生肿瘤，肿瘤细胞表达朗格汉斯细胞标记 CD1a、Langerin 和 S-100，电镜下可见 Birbeck 颗粒。
- 任何年龄均可发病，但儿童高发，男性略多见。可局灶单发病变，也可累及皮肤、骨、肺、肝、脾及垂体等多个部位或多个系统。
- 根据不同的临床病理特点分为孤立性嗜酸性肉芽肿、Hand-Schuller-Christian 病及 Letterer-Siwe 病三种综合征。单发病变预后通常较好，多系统者预后不一。
- 组织学特征
  - 肿瘤细胞有典型的朗格汉斯细胞特征，直径 10～25μm，圆形或椭圆形，细胞质中等，略嗜酸性；细胞核有核沟、皱褶、凹陷或分叶状，染色质细腻，核仁小，核分裂象不易见（图 7.5.2a）。
  - 背景中常伴有不等量的嗜酸性粒细胞，也可伴有组织细胞、破骨细胞样多核巨细胞、小淋巴细胞等（图 7.5.2b）。

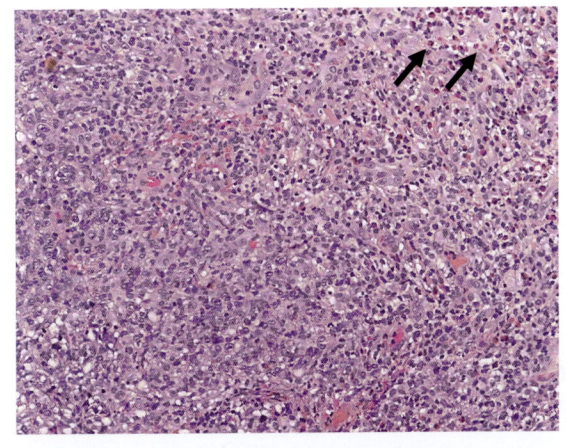

图 7.5.2a　LCH。正常淋巴结结构被破坏，多量朗格汉斯细胞浸润，背景中散在嗜酸性粒细胞（箭头）、小淋巴细胞及组织细胞等

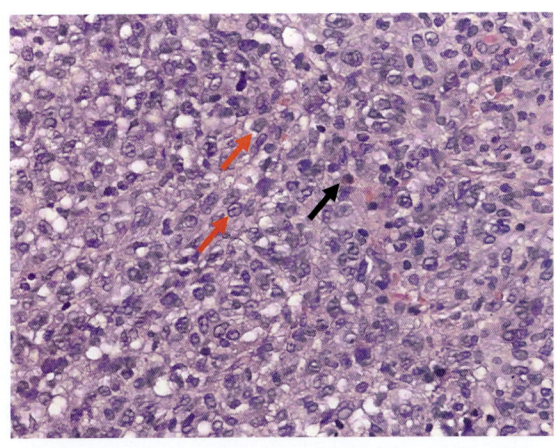

图 7.5.2b　LCH。高倍镜下见增生的朗格汉斯细胞体积中等，核圆形或椭圆形，染色质细腻，可见核沟（红箭头）。背景中见嗜酸性粒细胞浸润（黑箭头）

- ◇ 免疫表型上，肿瘤细胞 S-100、CD1a 和 Langerin 阳性（e 图 7.5.2c-e），LCA、CD68 弱阳性或不恒定。
- ◇ 电镜下可见典型的 Birbeck 颗粒。
- 分子遗传学：约 50% 的病例具有 *BRAF V600E* 突变。

思考题 32：LCH 与反应性朗格汉斯细胞增生的鉴别点是什么？

7.5.3 朗格汉斯细胞肉瘤

- 朗格汉斯细胞肉瘤（Langerhans cell sarcoma）具有明确恶性细胞学特征的朗格汉斯细胞肿瘤性增生。
- 通常朗格汉斯细胞肉瘤是初始发生，少数病例可由先前的朗格汉斯细胞组织细胞增生症进展而来。大约 20% 患者表现为淋巴结病，多器官受累较常见。
- 组织学特征
    - ◇ 组织学上，肿瘤细胞的增生模式可表现为弥漫性增生（图 7.5.3a）、形成边界不清的结节状，或呈窦内增生模式。
    - ◇ 细胞异型性明显（图 7.5.3b），核分裂象易见（> 50 个/HPF），常出现片状凝固性坏死。通常只有少数细胞类似于朗格汉斯细胞。背景中可见小灶状嗜酸性粒细胞。
    - ◇ 免疫表型上，S-100、CD1a 和 Langerin 阳性（e 图 7.5.3c）；CD68$^{+/-}$、CD45$^{+/-}$，可以较弱或强弱不等；Ki-67 增殖指数高（e 图 7.5.3d）。
    - ◇ 电镜下可见典型的 Birbeck 颗粒。

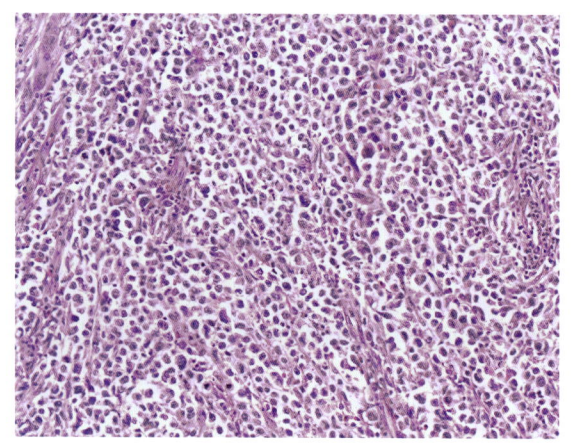

图 7.5.3a 朗格汉斯细胞肉瘤。肿瘤细胞弥漫性增生，细胞较密集，以单核为主，偶见多核巨细胞；间质血管增生，偶见嗜酸性粒细胞及中性粒细胞浸润

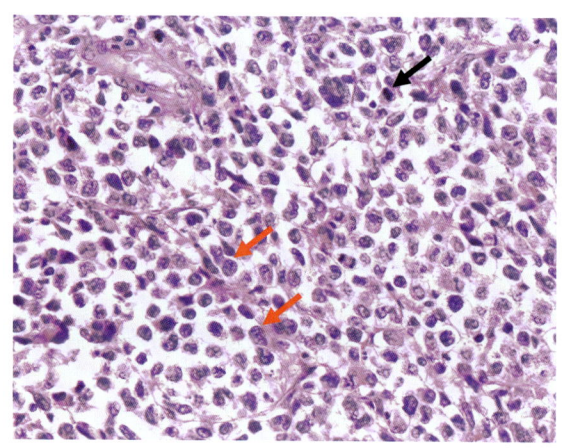

图 7.5.3b 朗格汉斯细胞肉瘤。肿瘤细胞多形，单核为主，偶见多核，少数细胞可见核沟（红箭头），核分裂象（黑箭头）可见

思考题 33：朗格汉斯细胞肉瘤有哪些基因异常？

7.5.4 滤泡树突状细胞肉瘤

- 滤泡树突状细胞肉瘤（follicular dendritic cell sarcoma）是滤泡树突状细胞增殖性肿瘤。肿瘤细胞具有滤泡树突状细胞形态和免疫表型（CD21、CD23 和 CD35 阳性），恶性度低至中等。
- 发病年龄广，常表现为无痛性肿块，多见于颈部淋巴结，腋下、纵隔、肠系膜及腹膜后淋巴结均可发生，结外部位以韦氏环常见。脾炎性假瘤型可能与 EBV 感染有关，部分继发或伴发 Castleman 病。
- 组织学特征
    - ◇ 普通型形态与滤泡树突状细胞或类上皮细胞相似，肿瘤细胞椭圆形或梭形，呈编织状、漩涡状或席纹状排列。
- 有三种形态变异型：上皮样、炎性假瘤样及黏液样。炎性假瘤样型好发于肝、脾等结外部位，组织学与普通型类似，但淋巴细胞、浆细胞及组织细胞反应更为显著（图 7.5.3a）。
- 肿瘤细胞界限不清，胞质淡染，核膜薄，染色质细且稀少，核仁小，居中（图 7.5.3b），细胞异型性不明显，与炎性假瘤相似，伴有 EBV 感染（e 图 7.5.4c），核分裂象数目不定，背景中见小淋巴细胞及浆细胞等反应性细胞。
- 免疫表型上，CD21、CD23、CD35 阳性（e 图 7.5.4d、e），CXCL13、D2-40 阳性，部分病例 S-100、CD68、actin、fascin 等阳性，Ki-67 指数 1%～25%。
- 电镜可见桥粒连接。

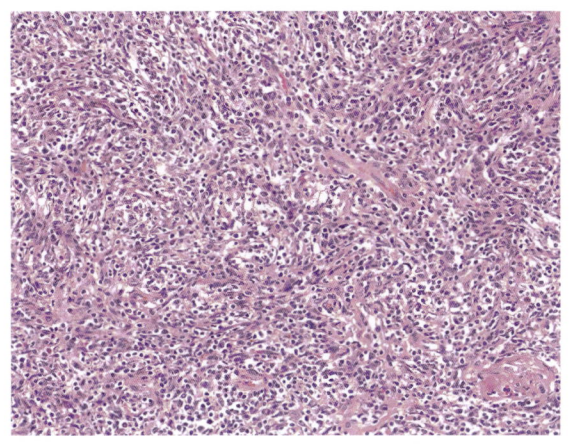 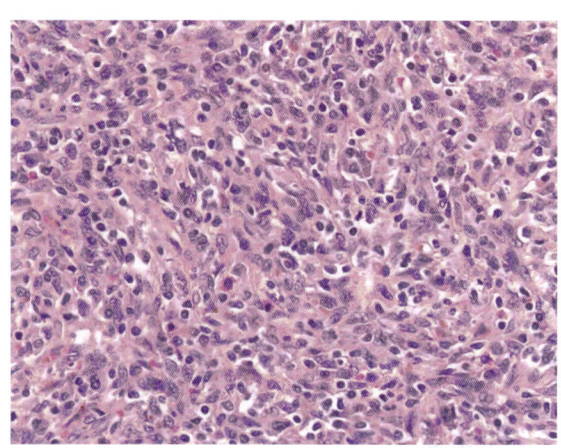

图 7.5.4a　滤泡树突状细胞肉瘤。脾结构破坏，椭圆形或梭形肿瘤细胞增生，呈漩涡状或席纹状排列；背景中见散在小淋巴细胞及嗜酸性粒细胞

图 7.5.4b　滤泡树突状细胞肉瘤。肿瘤细胞呈椭圆形或梭形，细胞界限不清，胞质淡染，核膜薄，染色质细且稀少，可见小核仁；背景中见散在淋巴细胞及嗜酸性粒细胞

思考题 34： 滤泡树突状细胞肉瘤与指状突树突细胞肉瘤形态相似，两者的鉴别点是什么？

（刘翠苓　编写　黄　欣　审校）

主要参考文献

[1] Deaver D, Horna P, Cualing H, et al. Pathogenesis, diagnosis, and management of Kikuchi-Fujimoto disease. Cancer Control, 2014 (21): 313-321.

[2] Hoffmann C, Hentrich M, Tiemann M, et al. Recent advances in Castleman disease. Oncol Res Treat, 2022, 45 (11): 693-704.

[3] Swerdlow SH, Campo E, Harris NL, et al. World Health Orgnazation classification of tumours of haematopoietic and lymphoid tissues, revised 4th edition. Lyon, France: International Agency for Research on Cancer, 2017: 423-442.

[4] Jaffe ES. Lymphoma nomenclature-what's in a name? Br J Haematol, 2022 (197): 539-543.

[5] Campo E, Jaffe ES, Cook JR, et al. The International Consensus Classification of mature lymphoid neoplasms: a report from the Clinical Advisory Committee. Blood, 2022 (140): 1229-1253.

[6] Tousseyn TA, King RL, Fend F, et al. Evolution in the definition and diagnosis of the Hodgkin lymphomas and related entities. Virchows Archiv, 2023 (482): 207-226.

［7］ Horn H, Kohler C, Witzig R, et al. Gene expression profiling reveals a close relationship between follicular lymphoma grade 3A and 3B, but distinct profiles of follicular lymphoma grade 1 and 2. Haematologica, 2018 (103): 1182-1190.

［8］ Ennishi D, Jiang A, Boyle M et al. Double-Hit Gene Expression Signature Defines a Distinct Subgroup of Germinal Center B-Cell-Like Diffuse Large B-Cell Lymphoma. J Clin Oncol, 2019 (37): 190-201.

［9］ Feldman AL, Laurent C, Narbaitz M, et al. Classification and diagnostic evaluation of nodal T- and NK-cell lymphomas. Virchows Arch, 2023 (482): 265-279.

［10］ Bisig B, Savage KJ, Leval LD. Pathobiology of nodal peripheral T-cell lymphomas: current understanding and future directions. Haematologica, 2023, 108 (12): 3227-3243.

第八章

骨关节疾病

> ◇ **学习目标**
>
> 1. 掌握骨的常见良性及恶性肿瘤的基本概念、病理形态学特征及常见分子改变。
> 2. 掌握软骨常见良性及恶性肿瘤的基本概念及主要病理形态学特征。
> 3. 熟悉主要累及骨的淋巴造血系统肿瘤的类型及主要病理形态学特征。
> 4. 了解骨关节非肿瘤性病变的基本概念及主要病理形态学特征。

数字资源图片

思考题答案

第一节 骨关节原发性肿瘤

8.1.1 骨的纤维结构不良（骨纤维异常增殖症）

- 骨的纤维结构不良（fibrous dysplasia of bone），又称骨纤维异常增殖症，是一种良性纤维骨性肿瘤，由纤维组织和未充分矿化的不规则骨组织构成。好发于颌骨、股骨、胫骨和肋骨，可单发或多发。
- 大体特征：受累骨膨胀，切面灰黄灰褐色，质韧，可有砂粒感、囊性变。
- 组织学特征
  ◇ 稀疏纤维组织增生，细胞大多为梭形成纤维细胞样，异型性不明显。纤维组织内多数血管扩张充盈（图 8.1.1a）。
  ◇ 增生纤维组织内散在梁状或片状骨组织形成，骨组织较成熟，部分有钙化，大部分骨小梁表面无骨母细胞（图 8.1.1b）。

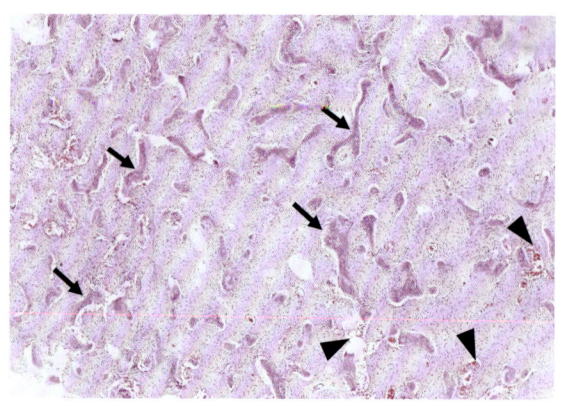

图 8.1.1a 骨的纤维结构不良。纤维组织增生，疏松排列，其中散在形状不规则的骨小梁（箭头），血管扩张充盈（三角）

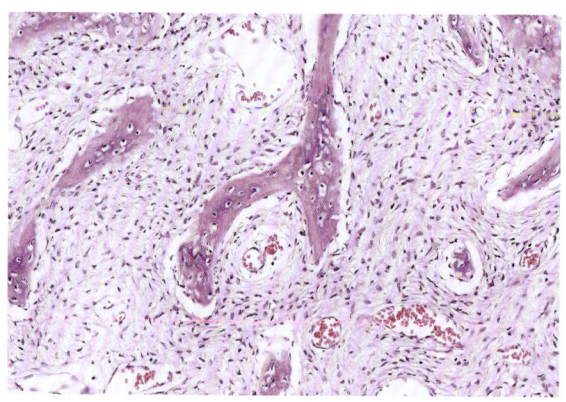

图 8.1.1 b 骨的纤维结构不良。高倍镜下见增生的梭形细胞异型性不明显，骨小梁表面无骨母细胞

思考题 1：骨的纤维结构不良与骨性纤维结构不良（osteofibrous dysplasia）有何异同点？

8.1.2 骨软骨瘤

- 骨软骨瘤（osteochondroma）是一种良性软骨肿瘤。在骨表面形成突起，表面被覆软骨帽，凸出物有骨髓腔形成并与下方骨组织骨髓腔相连续。
- 大体特征：发生在软骨化骨的部位，广基或有蒂，表面有薄的软骨帽，下方骨的皮质与髓腔与病变连续。
- 组织学特征
  - 病变有软骨膜、软骨和骨三层结构（图 8.1.2a）。软骨膜与基底骨的骨膜连续。
  - 软骨轻度增生形成软骨帽，表浅部位的软骨细胞呈簇状，临近骨移行区有不规则软骨成骨现象，软骨与骨组织交界处软骨变性、钙化、血管增生，新生骨基质形成（软骨化骨）（图 8.1.2b），有少数破骨细胞形成。

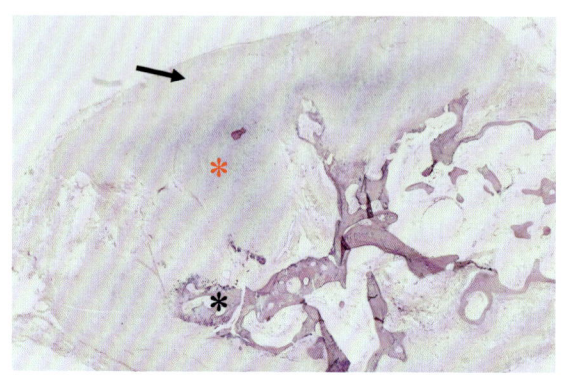

图 8.1.2a 骨软骨瘤。病变具有软骨膜（箭头）、软骨（红星号）和骨（黑星号）三层结构

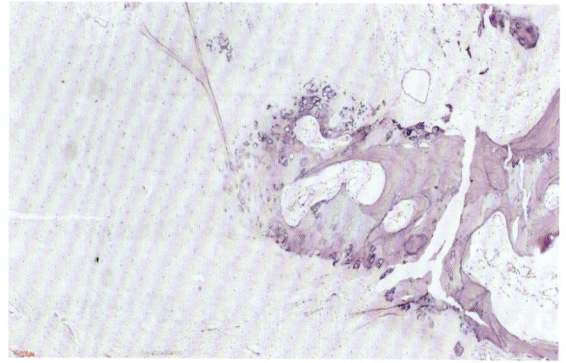

图 8.1.2b 骨软骨瘤。高倍镜下见增生的软骨逐渐骨化

8.1.3 内生软骨瘤

- 内生软骨瘤（enchondroma）是发生于骨髓腔内的良性透明软骨肿瘤。
- 大体特征：可单发或多发，多数为刮除送检的碎组织，灰白色或乳白色夹杂红黄色砂砾样钙化或骨化灶。

- 组织学特征
  - 肿瘤界限清楚，周围有明显骨壳形成，增生的软骨组织直接贴于纤维性骨壳。
  - 软骨组织呈小叶结构，大多为透明软骨，可有黏液变性。
  - 软骨分化较好，部分肿瘤组织出血坏死，可有软骨成骨。

思考题 2：内生软骨瘤与高分化软骨肉瘤如何鉴别？

8.1.4 软骨母细胞瘤

- 软骨母细胞瘤（chondroblastoma）是一种成软骨的良性肿瘤，好发于干骺端和骨突起位置，由软骨母细胞和嗜酸性软骨样基质构成。多发生在长骨。

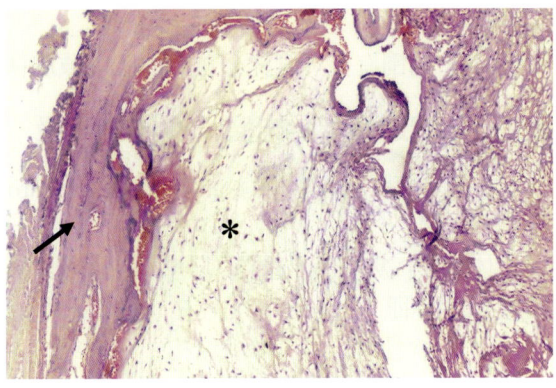

图 8.1.3 内生软骨瘤。骨髓腔内软骨组织增生（星号），周围有骨壳形成（箭头），软骨细胞稀疏，异型性小

- 组织学特征
  - 肿瘤形成分叶状结构，小叶中心大多有透明软骨形成（图 8.1.4a）。
  - 软骨母细胞界限清楚，胞质宽、红染或浅染，细胞周围有形成透明软骨倾向（图 8.1.4b）。
  - 小叶间有血管增生及多核巨细胞形成，有少数梭形成纤维细胞增生。
  - 部分区域有裂隙状血腔形成，形成动脉瘤样骨囊肿样结构。
  - 部分有软骨成骨现象。

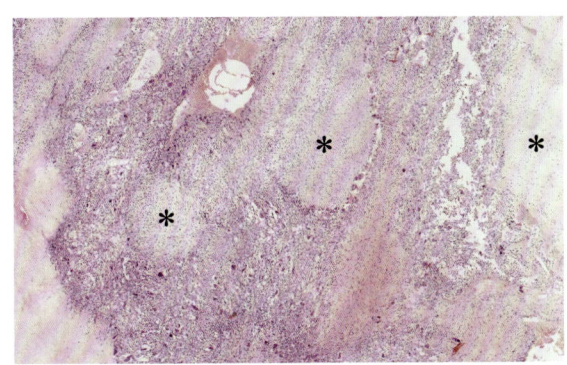

图 8.1.4a 软骨母细胞瘤。肿瘤形成分叶结构，有透明软骨形成（星号）

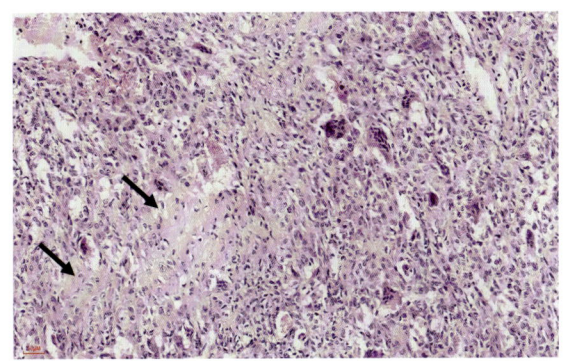

图 8.1.4b 软骨母细胞瘤。肿瘤细胞核可见核沟，胞浆宽、红染或浅染，有软骨样基质产生（箭头），多核巨细胞散在分布

思考题 3：软骨母细胞瘤与骨巨细胞瘤如何区别？

8.1.5 软骨瘤性错构瘤

- 软骨瘤性错构瘤（chondromatous hamartoma）是发生于气道的良性肿瘤，由分化成熟软骨、结缔组织、支气管上皮和腺体构成，但组织结构排列紊乱（参见第三章呼吸系统疾病 3.3.22）。
- 组织学特征（图 8.1.5）
  - 肿瘤由比较成熟的软骨和多少不等分化良好的间叶组织（脂肪、平滑肌、纤维）

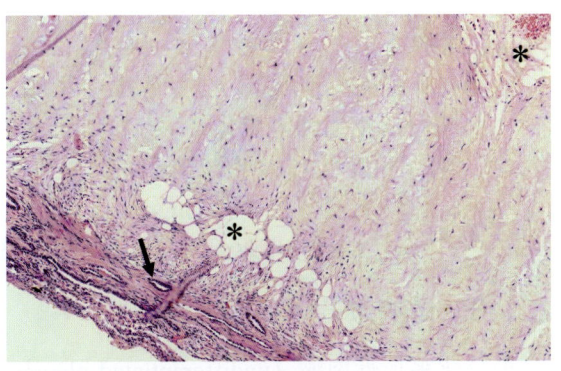

图 8.1.5 软骨瘤性错构瘤。肿瘤位于气道内，大部分为比较成熟的软骨，可见少量脂肪纤维组织（星号），周围可见支气管样腺体（箭头）

构成。
- 肿瘤周围有支气管样分化好的腔隙或腺体。

8.1.6 普通型软骨肉瘤，WHO Ⅰ级

- Ⅰ级普通型软骨肉瘤（conventional chondrosarcomas）是在局部侵袭性生长的低度恶性透明软骨肿瘤。
- 大体特征：灰蓝色半透明，分叶状，可有黏液变和囊性变区域，钙盐沉积区域灰黄色，有沙砾感。
- 组织学特征
  - 增生软骨组织呈分叶状结构，在软组织中浸润性生长（图 8.1.6a）。
  - 软骨细胞有一定异型性，大部分软骨细胞有明显红染胞质，并可见双核或异型核的软骨细胞（图 8.1.6b）。
  - 可见散在软骨成骨现象，未见肿瘤性成骨（e 图 8.1.6c）。

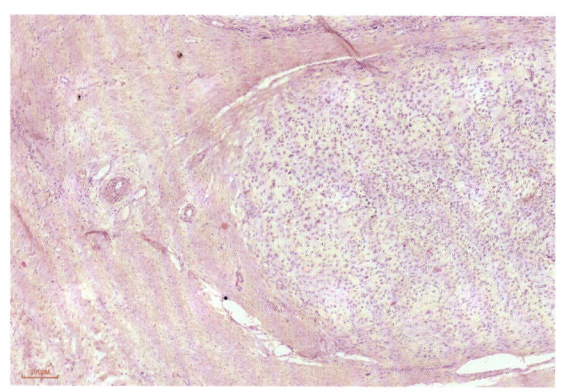 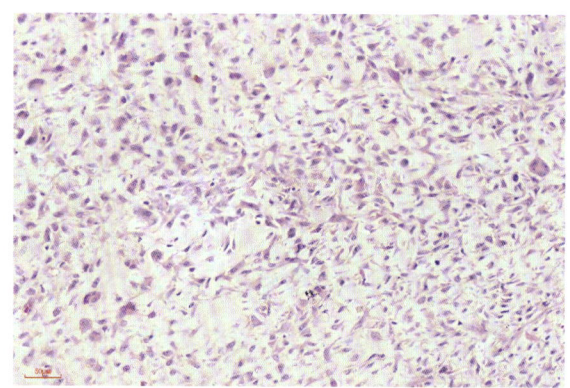

图 8.1.6a Ⅰ级普通型软骨肉瘤。增生的肿瘤性软骨组织浸润至骨周围纤维结缔组织

图 8.1.6b Ⅰ级普通型软骨肉瘤。软骨细胞核质比大，有异型性，可见双核

思考题 4：软骨肉瘤与软骨肉瘤样骨肉瘤如何鉴别？

8.1.7 间叶性软骨肉瘤

- 间叶性软骨肉瘤（mesenchymal chondrosarcoma）是高度恶性、有双相分化的间叶性肿瘤，由分化良好的透明软骨和原始间叶组织构成。
- 分布广泛，颅面骨多见，1/5～1/3 发生在软组织。
- 大体特征：肿瘤灰白灰红色，质地软硬不等，有不同程度的质硬矿化区域，有的可见明显的软骨样外观。
- 组织学特征
  - 可见典型的两种形态，分界清楚或逐渐混合在一起：
    - 未分化小圆细胞成分（图 8.1.7a），由短梭形和小圆形细胞构成，密集排列，有分枝状血管，免疫组化 CD99、Vimentin 阳性，与 Ewing 肉瘤（尤因肉瘤）鉴别困难。
    - 分化较成熟的透明软骨成分（图 8.1.7b），免疫组化 S100 阳性。

思考题 5：间叶性软骨肉瘤如何与 Ewing 肉瘤鉴别？

8.1.8 骨的未分化多形性肉瘤

- 未分化多形性肉瘤（undifferentiated pleomorphic sarcoma）是一种多形性恶性间叶性肿瘤，经充分工作未能识别明确分化方向，是一种排除性诊断。

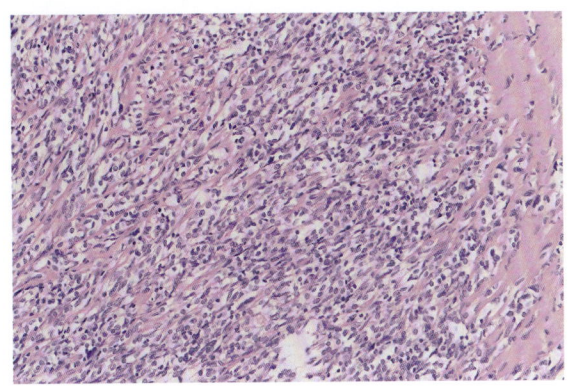

图 8.1.7a 间叶性软骨肉瘤。肿瘤主要由短梭形和小圆形细胞构成

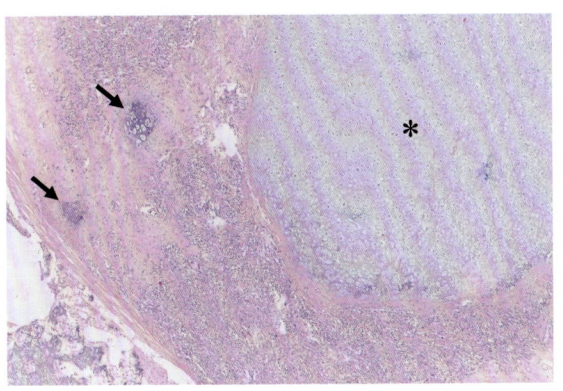

图 8.1.7b 间叶性软骨肉瘤。肿瘤局灶有较成熟的透明软骨岛形成（箭头及星号）

- 组织学特征
  - 肿瘤由梭形和多形性细胞构成，有明显坏死，部分有玻璃样变性（图 8.1.8a）。
  - 肿瘤细胞胞质宽，细胞大小不等，差异明显，可见多核瘤巨细胞，核分裂易见，并有病理分裂象（图 8.1.8b）。
  - 所有病例必须充分取材，经充分工作，除外可识别的分化方向，如脂肪母细胞和"恶性"骨样组织等的存在。

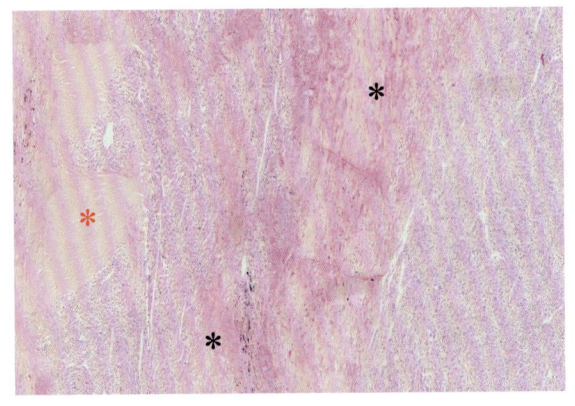

图 8.1.8a 骨的未分化多形性肉瘤。肿瘤细胞丰富，可见坏死（黑星号）和玻璃样变（红星号）

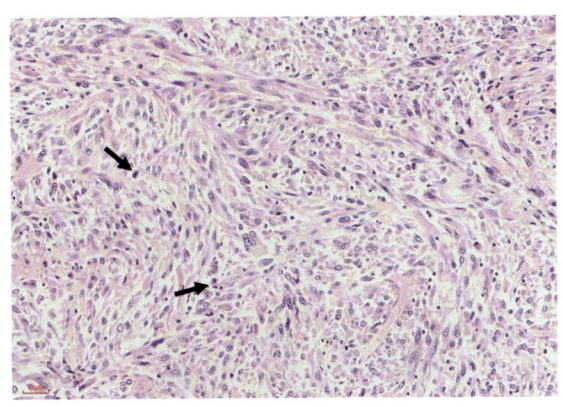

图 8.1.8b 骨的未分化多形性肉瘤。细胞异型性显著，多形性明显，核分裂象（箭头）易见

思考题 6：骨的未分化多形性肉瘤如何与骨肉瘤鉴别？

8.1.9 腱鞘滑膜巨细胞肿瘤（腱鞘纤维组织细胞瘤）

- 腱鞘滑膜巨细胞肿瘤（giant cell tumor of the tendon sheath）包括一组有滑膜分化的病变，主要发生在滑膜、滑囊、腱鞘部位。局限性生长的病变以良性为主，在关节腔内弥漫性生长的病变有局部复发潜能。
- 大体特征：局限性巨细胞肿瘤界限清楚，可呈分叶状，灰白色，伴黄褐色区。
- 组织学特征
  - 肿瘤大部分为椭圆、短梭和梭形成纤维细胞样细胞，混有单核或多核宽胞质的组织样细胞，间质有多少不等均质性玻璃样变及瘢痕组织（图 8.1.9a、b）。
  - 某些区域可见淋巴样炎症细胞混合存在，少部分有滑膜样间隙形成。
  - 免疫组化单个核细胞 CD68 阳性，有些细胞同时表达肌特异性肌动蛋白。

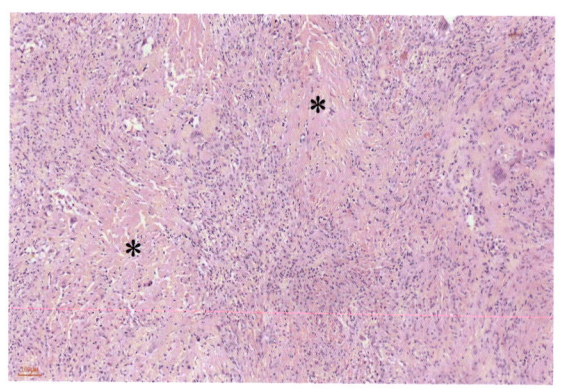

图 8.1.9a　腱鞘滑膜巨细胞肿瘤。肿瘤组织密度不均，部分间质玻璃样（星号），有结节性结构

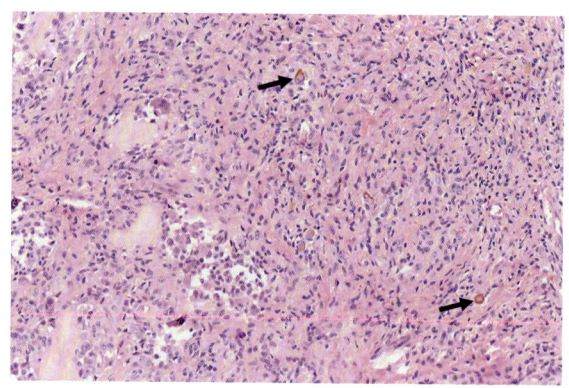

图 8.1.9b　腱鞘滑膜巨细胞肿瘤。肿瘤由成纤维细胞、单核或多核组织细胞和炎症细胞混合构成，并见吞噬含铁血黄素的组织细胞（箭头）

8.1.10　弥漫性腱鞘巨细胞肿瘤（色素性绒毛结节状滑膜炎）

- 色素绒毛结节性滑膜炎（pigmented villonodular synovitis）是在关节腔内弥漫性生长的腱鞘滑膜巨细胞肿瘤，与周围正常组织界限不清，局部复发率高。
- 大体特征：绒毛状或多结节状，色彩多样，黄白、棕褐色交织。
- 组织学特征
  ◇ 滑膜乳头状或绒毛状增生，并有结节状增生，混杂有慢性炎症细胞，部分间质有玻璃样变性（图 8.1.10a）。
  ◇ 多数病例可见成片泡沫细胞和多量吞噬含铁血黄素的组织细胞（图 8.1.10b）。

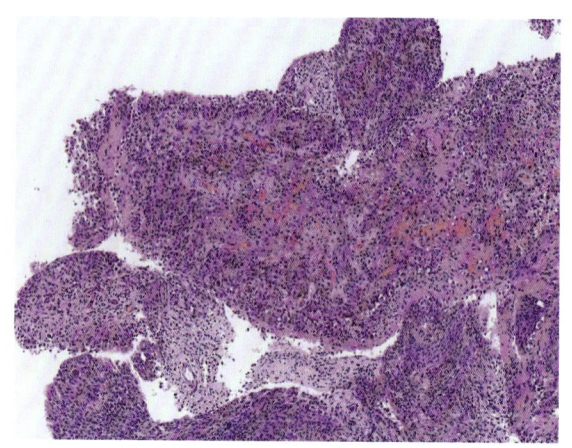

图 8.1.10a　色素绒毛结节性滑膜炎。滑膜乳头状绒毛状增生，滑膜下方肿瘤细胞结节状增生

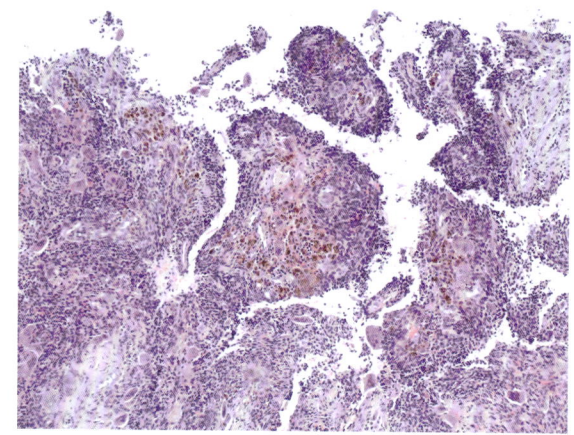

图 8.1.10b　色素绒毛结节性滑膜炎。滑膜下方成纤维细胞和组织细胞混合增生，吞噬含铁血黄素的组织细胞聚集

思考题 7：色素绒毛结节性滑膜炎和弥漫性腱鞘巨细胞瘤有何异同？

8.1.11　骨巨细胞瘤

- 骨巨细胞瘤（giant cell tumor）是在局部侵袭性生长的中间性肿瘤，由肿瘤性单核基质细胞和反应性的单核巨噬细胞及多核巨细胞混合构成。
- 大体特征：好发于长骨末端，为境界清楚的偏心性骨破坏区，常包绕不完整的薄骨壳，质软，棕红色，有时可见充满血液的囊性区。

- 组织学特征
  - 肿瘤主要由两型细胞构成（图 8.1.11a、b）
    - 一种为大小不等的反应性破骨细胞性巨细胞。
    - 另一种为圆形、椭圆形或梭形单核基质细胞，部分间质细胞密集，可见核分裂象，但没有病理性核分裂，这是真正的肿瘤成分。
    - 单核细胞表达的 RANKL（NFκB 受体活化因子配体）有刺激破骨细胞的前体细胞向破骨细胞转化和成熟的作用。
  - 部分肿瘤细胞间有玻璃样间质形成，可有软骨及骨样组织化生，可见出血灶。

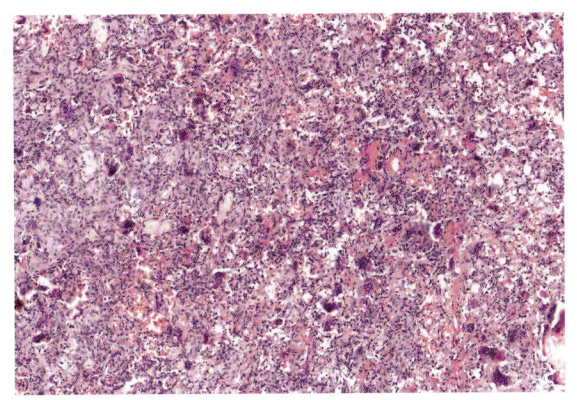

图 8.1.11a　骨巨细胞瘤。单核基质细胞与多核巨细胞混合存在，巨细胞分布均匀，间质可见出血

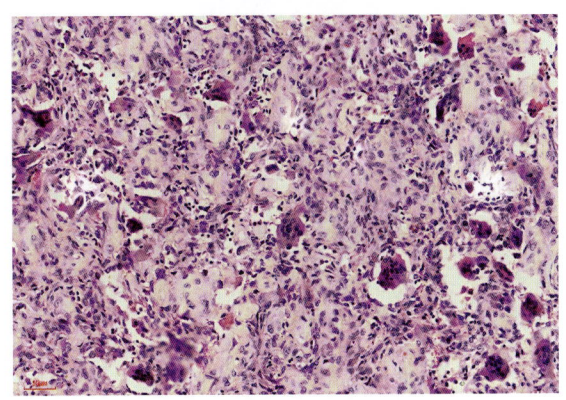

图 8.1.11b　骨巨细胞瘤。高倍镜下见单核基质细胞界限不清，核浅染，有小核仁

思考题 8：骨巨细胞瘤的生物学行为如何？

8.1.12　骨巨细胞瘤继发出血囊性变

- 骨巨细胞瘤常继发局部出血囊性变，形成动脉瘤样骨囊肿结构，疾病本质仍为骨巨细胞瘤。
- 组织学特征
  - 肿瘤部分呈实性，部分囊性变，囊壁可见骨化，部分囊腔内充满血液（图 8.1.12a）。
  - 实性区单核基质细胞和多核巨细胞增生，巨细胞分布均一，单核基质细胞异型性不明显（图 8.1.12b）。

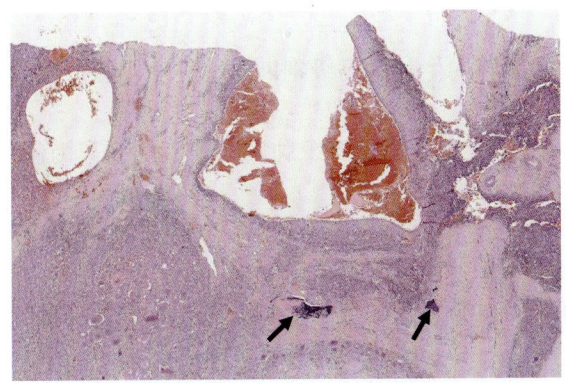

图 8.1.12a　骨巨细胞瘤继发出血囊性变。肿瘤呈囊实性，囊腔内充满血液，囊壁可见骨化（箭头）

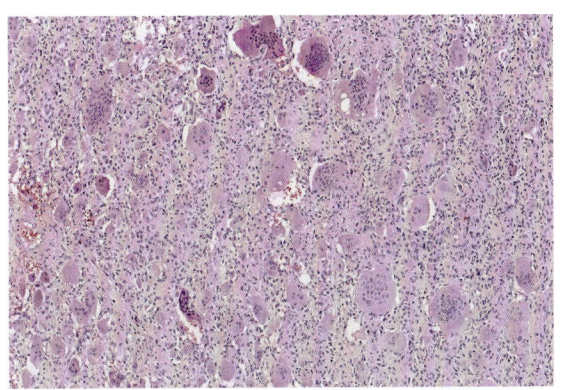

图 8.1.12b　骨巨细胞瘤继发出血囊性变。实性区巨细胞均匀分布，单核基质细胞异型性不明显

思考题 9：如何区分原发性和继发性动脉瘤样骨囊肿？

8.1.13 动脉瘤样骨囊肿

- 动脉瘤样骨囊肿（aneurysmal bone cyst）是一种骨组织良性肿瘤，由多房含有血液的囊腔构成。
- 大体特征：长骨多见，病变境界清楚，呈多房囊性，囊内充满血液，间隔灰白、棕黄色，砂砾样。
- 组织学特征
    - 囊壁有多核巨细胞和增生的梭形成纤维细胞，核分裂常见。
    - 梭形细胞间有少量骨样基质形成（骨化生）（图 8.11.13）。
    - 大部分肿瘤有 USP6 基因易位。

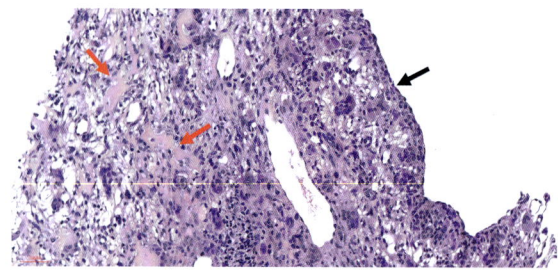 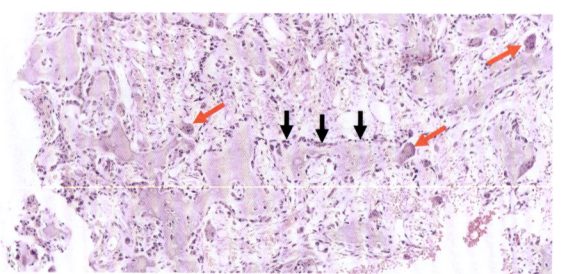

图 8.1.13 动脉瘤样骨囊肿。病变局部呈囊性，囊壁（黑箭头）多核细胞和纤维母细胞增生，并有骨形成（红箭头）

图 8.1.14 骨母细胞瘤。肿瘤形成的新生骨小梁排列紊乱，小梁表面被覆单层骨母细胞（黑箭头），间质薄壁血管丰富，可见散在分布的破骨细胞（红箭头）

思考题 10：动脉瘤样骨囊肿与骨巨细胞瘤如何鉴别？

8.1.14 骨母细胞瘤

- 骨母细胞瘤（osteoblastoma）是局部侵袭性生长的成骨性肿瘤，肿瘤有进行性生长趋势，最大径 > 2 cm。好发于脊柱，也可发生在颌骨。
- 大体特征：肿瘤圆形或卵圆形，周边可有反应性薄骨壳，棕红色，有砂砾感。可继发囊性变。
- 组织学特征（图 8.1.14）
    - 肿瘤主要由不规则新生骨小梁构成，小梁排列紊乱。
    - 骨小梁间质是血管丰富的疏松结缔组织，部分区域间质出血。
    - 小梁表面被覆单层骨母细胞，骨母细胞胞质丰富，嗜碱性，浆细胞样，胞核大小较一致。
    - 可见散在分布的破骨巨细胞。

思考题 11：骨母细胞瘤与骨样骨瘤有何区别？

8.1.15 普通型骨肉瘤

- 普通型骨肉瘤（conventional osteosarcoma）是在骨髓腔内生长的高级别肉瘤，肿瘤细胞产生骨样基质。
- 大体特征：以干骺为中心的肉样或质硬肿瘤，常破坏骨皮质与软组织肿块相连。切面灰褐色，颗粒状，成软骨明显者切面黄白色，可有黏液样区域。
- 组织学特征
    - 肿瘤多破坏骨皮质，浸润周围结缔组织和横纹肌组织（图 8.1.15a）。
    - 肿瘤细胞排列呈肉瘤样结构，细胞圆形、多角形及梭形，单核或多核，有明显异型性，核分裂象易见。
    - 有散在骨及软骨分化，部分肿瘤细胞间有均一、浅粉染骨样基质形成。部分骨样基质有线样或团块样钙化（图 8.1.15b），部分肿瘤细胞胞质红染或弱嗜碱性，核偏位呈骨母细胞分化，这些细胞间有不规则骨样基质形成，并可见肿瘤性成骨。
    - 肿瘤内可见少数破骨细胞。

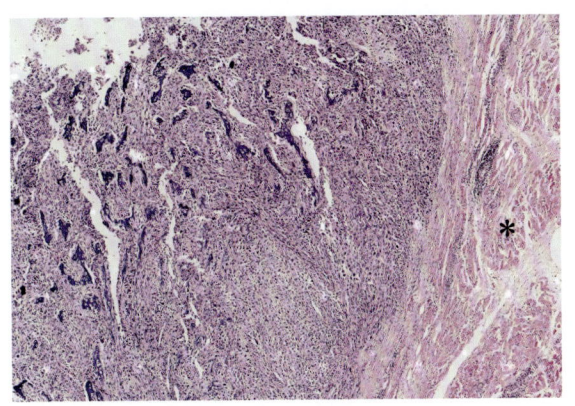

图 8.1.15a 普通型骨肉瘤。肿瘤破坏骨皮质，浸润至横纹肌组织（星号）

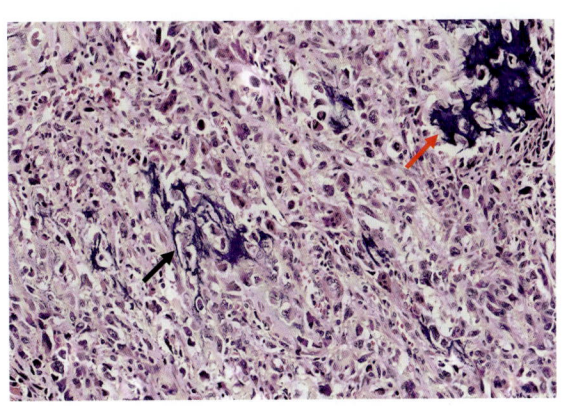

图 8.1.15b 普通型骨肉瘤。肿瘤细胞显著异型，核分裂象多见。有线状（黑箭头）和团块状钙化（红箭头）

思考题 12：何为肿瘤性成骨？

8.1.16　普通型脊索瘤

- 脊索瘤（chordoma）是有脊索分化的恶性骨肿瘤，常发生于中轴骨。
- 大体特征：分叶状，棕灰至蓝白色，质脆或胶冻样，有光泽。
- 组织学特征
  ◇ 肿瘤分叶状，被纤维条带分隔，肿瘤细胞片状或条索状散布于黏液样间质中（图 8.1.16a）。
  ◇ 肿瘤细胞胞质丰富，部分细胞内有空泡形成，呈蜘蛛状或印戒样或脂肪母细胞样（所谓囊泡细胞），细胞核小，异型性不明显，核分裂象少见（图 8.1.16b）。
  ◇ 间质明显黏液样，血管少。

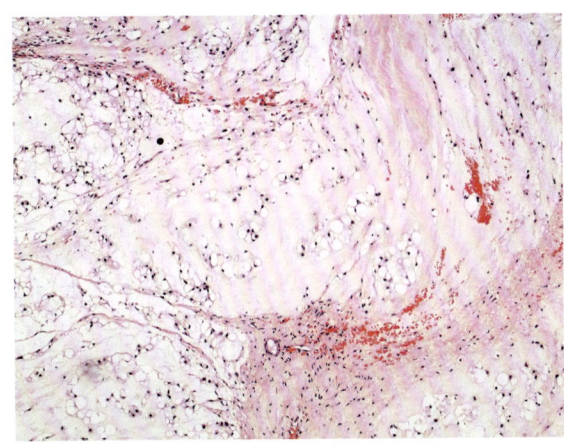

图 8.1.16a 普通型脊索瘤。肿瘤有显著黏液样间质，其中可见条索状、小巢状分布的肿瘤细胞

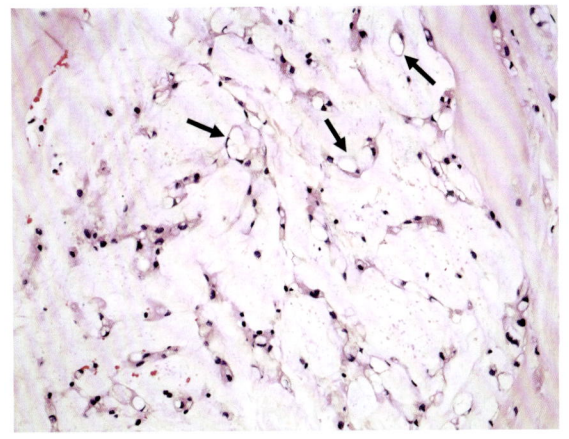

图 8.1.16b 普通型脊索瘤。高倍镜下见肿瘤细胞胞质丰富，部分细胞内有空泡形成（囊泡细胞，箭头），细胞核小，无明显异型性

思考题 13：脊索瘤与转移性肾细胞癌如何鉴别？

8.1.17　软骨样脊索瘤

- 脊索瘤常见于中轴骨上下两端，部分肿瘤可有大面积透明软骨分化，称软骨样脊索瘤。

- 组织学特征
  - 肿瘤呈分叶状结构，小叶内有明显玻璃样软骨结构（图 8.17a）。
  - 部分区域间质黏液样，其中有胞质丰富红染或空泡状的上皮样细胞（图 8.17b）。

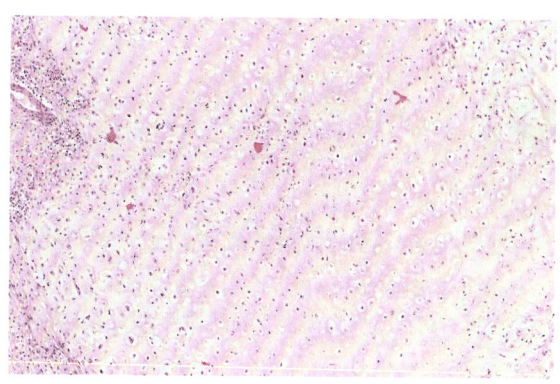

图 8.1.17a　软骨样脊索瘤。肿瘤内可见大片软骨样间质

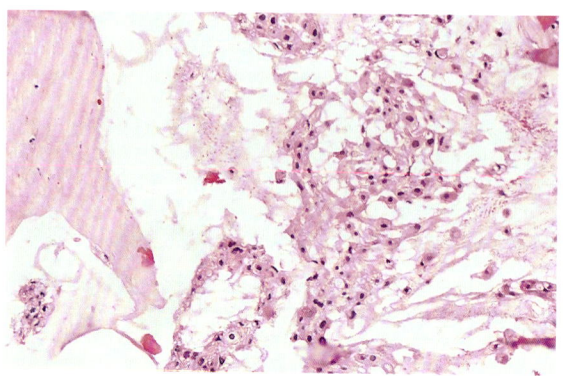

图 8.1.17b　软骨样脊索瘤。部分区域可见经典的脊索瘤样黏液性间质，其中漂浮着胞质丰富的上皮样肿瘤细胞

思考题 14：软骨肉瘤与脊索瘤如何鉴别？

8.1.18　骨尤因肉瘤

- 尤因肉瘤（Ewing sarcoma）是小圆形细胞肉瘤的经典类型，以 *FET* 家族基因和 ETS 转录因子基因融合为特征。
- 大体特征：边界不清的包块，好发于长骨的骨干和干骺偏干侧，骨盆和肋骨也常累及。切面棕灰色，常伴出血、坏死。
- 组织学特征
  - 小细胞肿瘤，细胞形态单一，圆或椭圆形，部分有梭形分化，并有较丰富的血管形成（图 8.1.18a）。
  - 部分有软骨化骨现象，无肿瘤性成骨，部分可见假菊形团形成。
  - 肿瘤中可见残存骨组织，并侵及周围组织，肿瘤有明显出血坏死（图 8.1.18b）。

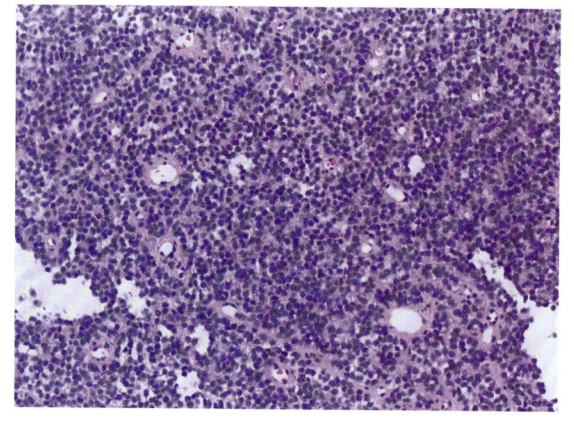

图 8.1.18a　骨尤因肉瘤。肿瘤细胞形态较一致，呈小圆形和短梭形，胞质少，间质血管丰富

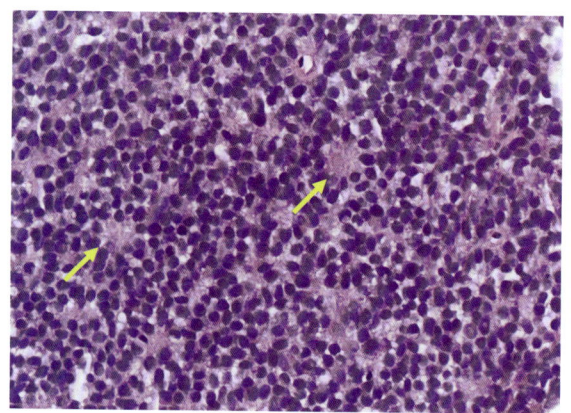

图 8.1.18b　骨尤因肉瘤。肿瘤细胞形态一致，局灶可见菊形团结构（箭头）

8.1.19　浆细胞骨髓瘤

- 浆细胞骨髓瘤（plasma cell myeloma）是单克隆性浆细胞肿瘤性增生，多发生于骨，孤立性或

多发病灶。
- 组织学特征
  ◇ 肿瘤细胞弥漫分布，无肿瘤性间质（图 8.1.19a）。
  ◇ 大多数肿瘤细胞大小不等，胞质宽，红染，核偏位，呈浆样分化，核分裂象较易见（图 8.1.19b）。

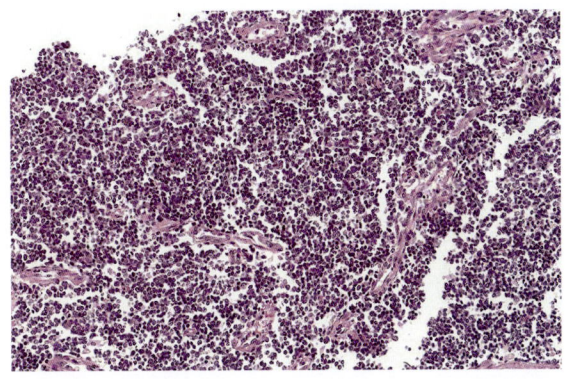

图 8.1.19a 浆细胞骨髓瘤。大小一致的小细胞肿瘤弥漫成片排列，细胞松散，间质稀少

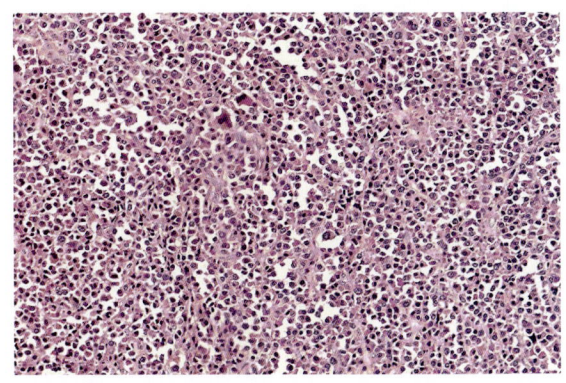

图 8.1.19b 浆细胞骨髓瘤。高倍镜下见肿瘤细胞弥漫增生，间质稀少，细胞呈浆样分化，胞浆宽，核偏位

思考题 15：骨的浆细胞瘤与多发性骨髓瘤的关系是什么？

8.1.20 Langerhans 组织细胞增生症（骨的嗜酸性肉芽肿）

- Langerhans 组织细胞增生症（Langerhans cell histiocytosis）是骨髓腔中 Langerhans 型树突状细胞增生，单灶性或多灶性。只累及骨组织的病变称为骨的嗜酸性肉芽肿。
- 大体特征：最常发生在颅骨，肿瘤色红，质软。
- 组织学特征
  ◇ 炎症细胞背景中见组织样细胞（Langerhans 组织细胞）增生聚集（图 8.1.20a），呈肉芽肿样结构，组织样细胞胞质丰富，核浅染，可见核沟（图 8.1.20b），核分裂象易见。
  ◇ Langerhans 组织细胞与炎症细胞混合，可见较明显的嗜酸性粒细胞。
  ◇ 局灶可见破骨细胞样多核巨细胞。
  ◇ Langerhans 组织细胞表达 S100 和 CD1a。

思考题 16：嗜酸性肉芽肿如何与结核肉芽肿鉴别？

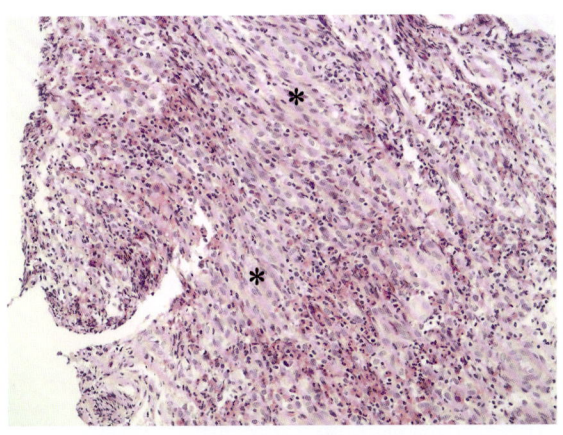

图 8.1.20a Langerhans 组织细胞增生症。可见胞质丰富、浅染的组织样细胞聚集（星号），炎症细胞背景中可见明显的嗜酸性粒细胞

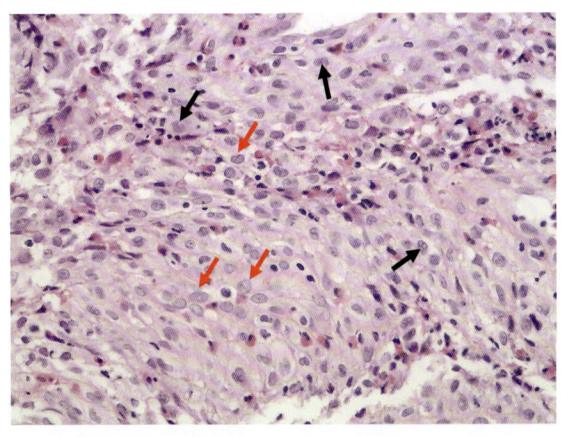

图 8.1.20b Langerhans 组织细胞增生症。高倍镜下见 Langerhans 组织细胞胞质丰富，浅粉染，细胞核浅染，核膜清晰，常见切迹（黑箭头）和核沟（红箭头）

8.1.21 骨转移瘤

- 转移瘤是骨肿瘤的常见类型，分化较好的肿瘤可根据形态推测原发部位，可结合病史及免疫组化结果确诊。
- 图示为前列腺癌骨转移。
- 组织学特征
  - 癌组织在宿主骨间浸润，破坏宿主骨（图 8.1.21a）。
  - 肿瘤细胞主要排列呈筛状、腺泡样，部分为实性，瘤细胞形态较一致，部分可见核仁（图 8.1.21b）。
  - 免疫组化 NKX3.1 核阳性（e 图 8.1.21c）。

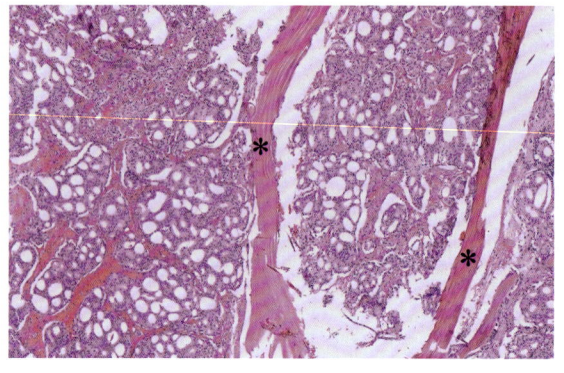

图 8.1.21a 前列腺癌骨转移。肿瘤呈巢团状、筛状，在骨小梁间浸润生长，并破坏宿主骨（星号）

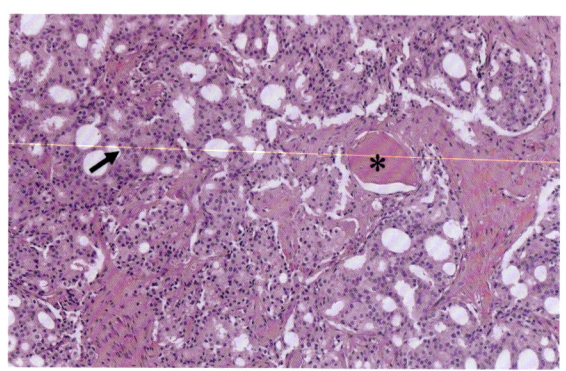

图 8.1.21b 前列腺癌骨转移。癌巢筛状、腺泡状结构明显，癌细胞形态较一致，可见核仁（箭头）。癌巢间可见残存的宿主骨（星号）

第二节　骨关节非肿瘤性病变

8.2.1 佝偻病之肋骨

- 佝偻病（rickets）是骨基质钙盐沉积障碍所致，表现为软骨及骨样组织堆积，不能正常钙化。多因维生素 D 缺乏导致，婴幼儿发病，可影响小儿生长发育。
- 大体特征：多表现为囟门闭合延迟，长骨弯曲，肋软骨增生肥厚呈串珠样。
- 组织学特征
  - 肋软骨增生，软骨细胞明显增生肥大，高柱状排列，软骨囊内有多个软骨细胞（图 8.2.1a、b）。
  - 无明显软骨骨化现象（e 图 8.2.1c）。

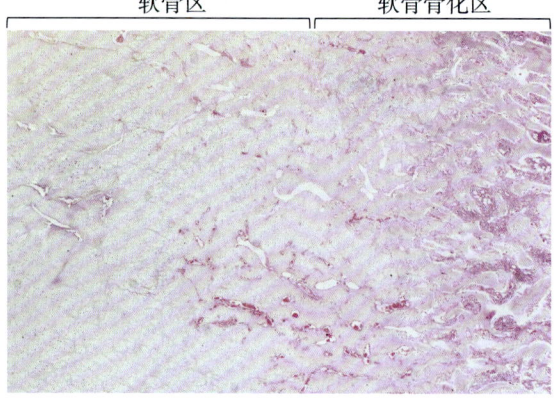

图 8.2.1a 佝偻病之肋骨。肋软骨增生肥厚，软骨区增厚

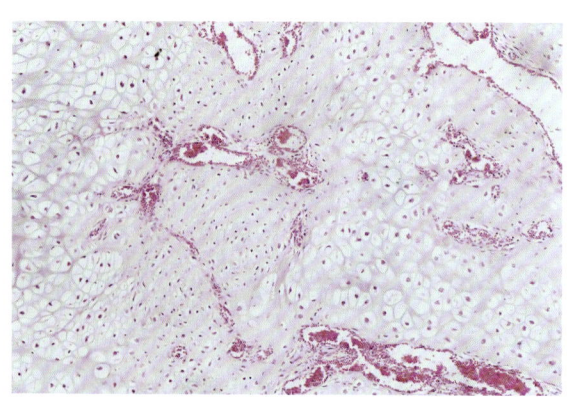

图 8.2.1b 佝偻病之肋骨。高倍镜下见软骨细胞增生肥大，高柱状排列，软骨囊内有多个软骨细胞

8.2.2 大骨节病—软骨成骨障碍

- 大骨节病（Kashin-beck disease）是以关节软骨和骺板软骨变性坏死为基本病变的地方性骨病，病因未明。儿童及青少年多见，以四肢关节疼痛、增粗、变形、活动受限为主要表现。
- 组织学特征
  - 增生软骨交错存在，有软骨直接成骨现象，无明显软骨化骨现象，部分骨组织粘合线不规则，较粗（图 8.2.2a、b）。
  - 软骨不规则增生，有双核或多核软骨囊形成。

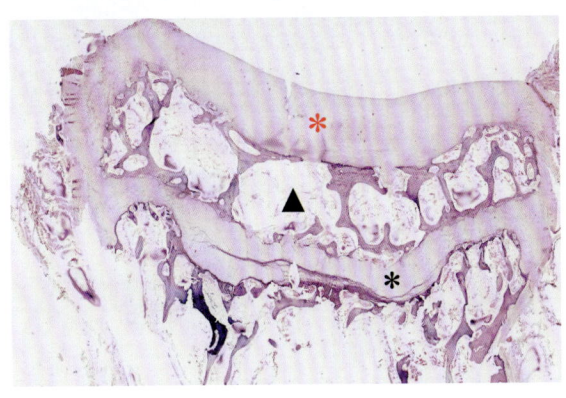

图 8.2.2a 大骨节病。低倍镜下见关节软骨（红星号）、骨骺（三角）和骺板软骨（黑星号）

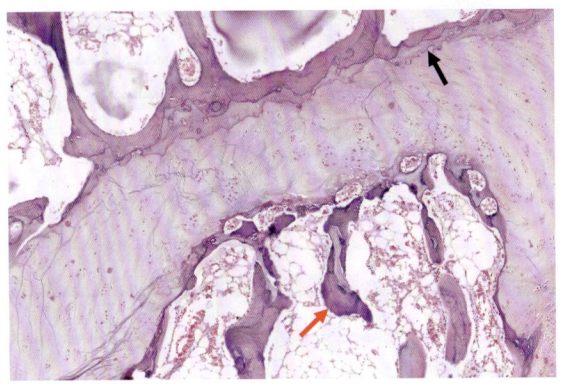

图 8.2.2b 大骨节病。高倍镜下见软骨不规则增生，直接骨化（红箭头），无正常软骨化骨，黏合线不规则（黑箭头）

8.2.3 骨干酪坏死性结核

- 骨结核（tuberculosis）可表现为干酪坏死性炎症或肉芽肿性炎症，常有两种结构混合存在。
- 组织学特征（图 8.2.3）
  - 骨组织大片凝固性坏死，坏死为粉染、颗粒状的干酪样。
  - 小灶可见组织细胞增生聚集，形成不典型肉芽肿结构。

8.2.4 类风湿关节炎

- 类风湿关节炎（rheumatoid arthritis）的主要病变是滑膜炎症，主要累及手、足小关节的多关节，对称性分布，常伴有关节外器官受累及血清类风湿因子阳性。

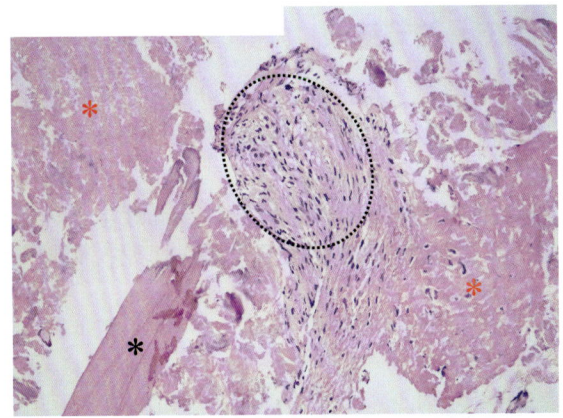

图 8.2.3 骨干酪坏死性结核。骨组织大面积凝固性坏死（红星号），可见小块残留的宿主骨（黑星号），局灶上皮样细胞聚集（圈内）

- 组织学特征
  - 滑膜乳头状增生，滑膜下方密集慢性炎症细胞渗出，可有淋巴滤泡形成（图 8.2.4a）。
  - 炎症细胞中可见大量浆细胞，小血管显著增生（图 8.2.4b）。

思考题 17： 类风湿关节炎如何与反应性滑膜炎鉴别？

8.2.5 痛风性关节炎

- 痛风性关节炎（gouty arthritis）是嘌呤代谢紊乱所致高尿酸血症，尿酸晶体沉积于关节周围，

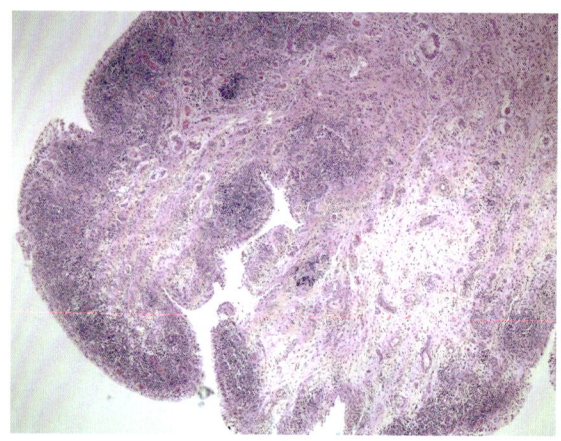

图 8.2.4a 类风湿关节炎。滑膜乳头状增生，下方密集炎症细胞渗出，小血管增生

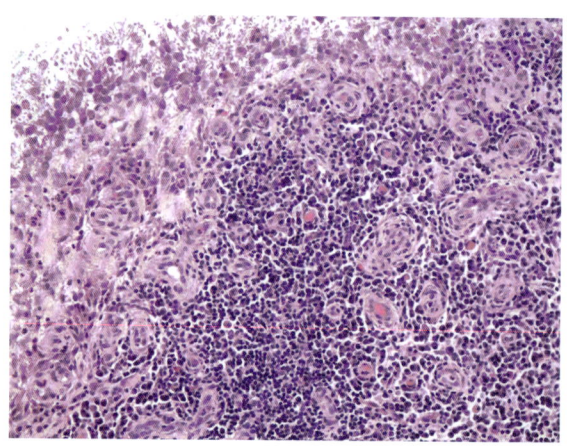

图 8.2.4b 类风湿关节炎。高倍镜下见表面滑膜细胞增生，下方以浆细胞为主的慢性炎症细胞渗出，小血管显著增生

激发了巨细胞吞噬和炎症反应。尿酸晶体也可沉积在软组织、肾等部位，引起炎症。
- 组织学特征（图 8.2.5）
  ◇ 骨及结缔组织组织中团块状粉染无结构物质沉积（痛风石）。
  ◇ 痛风石周围大量组织细胞和多核巨细胞围绕，并有少量淋巴细胞浸润。

8.2.6 关节结核

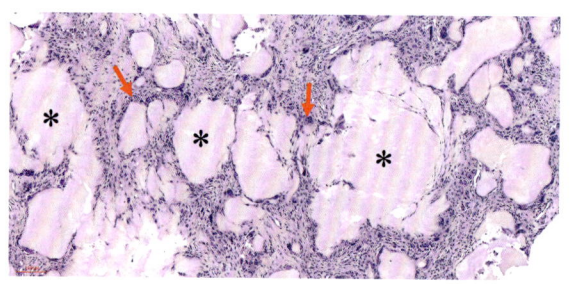

图 8.2.5 痛风性关节炎。病灶内可见粉染团块状无结构物质（痛风石，星号）沉积，周围多核异物巨细胞（箭头）围绕

- 关节结核（joint tuberculosis）表现为滑膜组织慢性炎症，可有干酪样坏死和肉芽肿形成。
- 组织学特征
  ◇ 滑膜组织呈重度慢性炎症，局灶上皮样细胞聚集形成肉芽肿。
  ◇ 局灶肉芽肿中央可见干酪样坏死，周围上皮样细胞增生聚集，可见 Langhans 巨细胞。

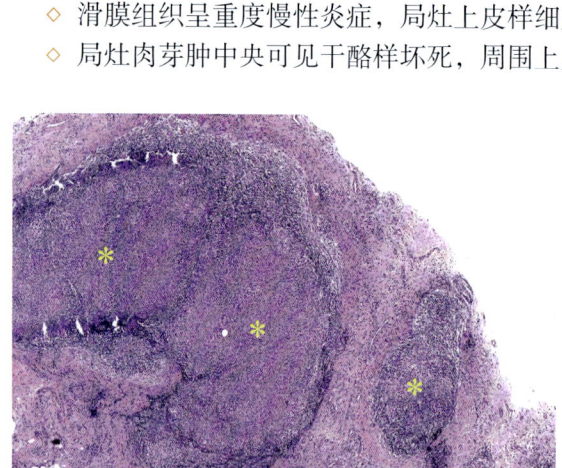

图 8.2.6a 关节结核。滑膜组织可见大量炎细胞浸润，局灶上皮样细胞聚集形成肉芽肿（星号）

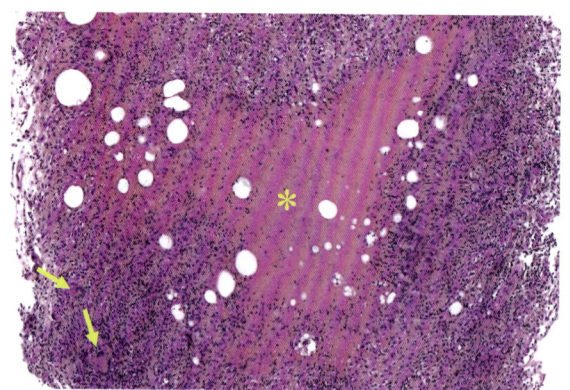

图 8.2.6b 关节结核。病变中心可见干酪样坏死（星号），周围类上皮细胞增生聚集，可见 Langhans 巨细胞（箭头）

（杨邵敏 编写　张 波 审校）

主要参考文献

[1] WHO Classification of Tumors Editorial Board. Soft tissue and bone tumours. 5th ed. Lyon，France：International Agency for Research on Cancer，2020：337-483.

[2] Mills SE，Greenson JK，Hornick JL，et al. 施滕伯格诊断外科病理学：第6版. 回允中，译. 北京：北京大学医学出版社，2017：245-332.

[3] Goldblum JR，Lamps LW，McKenney JK，et al. 罗塞和阿克曼外科病理学：第11版. 回允中，译. 北京：北京大学医学出版社，2021：1740-1797.

[4] Folpe AL，Inwards CY. Bone and soft tissue pathology. Philadelphia：Elsevier，2009：239-453.

[5] Wold LE，Krishnan UK，Sim FH，et al. 骨科病理学图谱：第3版. 郭卫，沈丹华，译. 北京：北京大学医学出版社，2011：23-30.

第九章

软组织肿瘤

◎ 学习目标

1. 掌握脂肪组织常见良性及恶性肿瘤的基本概念、分型、特征性病理形态学及分子改变。
2. 掌握常见肌源性良性及恶性肿瘤的基本概念、分型、特征性病理形态学及分子改变。
3. 掌握常见成纤维细胞/肌成纤维细胞来源良性及恶性肿瘤的基本概念、特征性病理形态学及分子改变。
4. 熟悉纤维组织细胞来源肿瘤的基本概念、特征性病理形态学及分子改变。
5. 掌握常见血管源性良性及恶性肿瘤的基本概念、分型、特征性病理形态学及分子改变。

数字资源图片

思考题答案

第一节 脂肪组织肿瘤

9.1.1 脂肪瘤

- 脂肪瘤（lipoma）是分化成熟的脂肪细胞构成的良性肿瘤。
- 大体特征：境界清楚，有包膜，切面黄色至浅褐色，有光泽，发生在深部组织者体积常较大，可伴坏死、钙化。
- 组织学特征
  ◇ 肿瘤周围可见纤维性包膜（图9.1.1a）。
  ◇ 由成熟脂肪组织构成，可见纤维血管结缔组织间隔（图9.1.1b）。

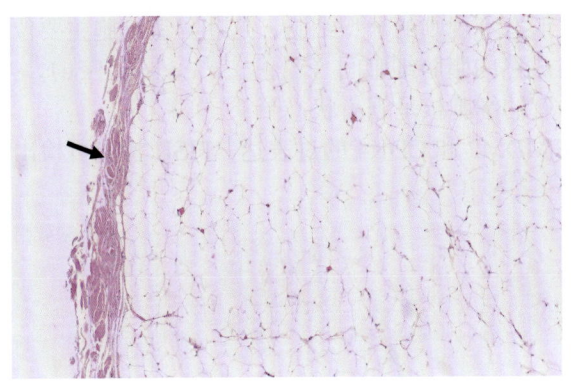

图 9.1.1a 脂肪瘤。肿瘤周围可见纤维组织构成的包膜（箭头）

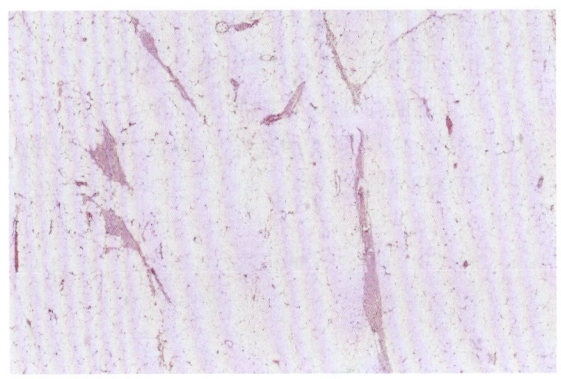

图 9.1.1b 脂肪瘤。肿瘤由成熟脂肪组织构成，并由纤维间隔分隔成不规则小叶状

- ◇ 瘤细胞无明显异型性，在细胞形态和免疫组化方面和正常脂肪组织均无差异。

思考题 1：脂肪瘤中是否可以见到脂肪母细胞？

9.1.2 冬眠瘤（棕色脂肪瘤）

- 冬眠瘤（hibernoma）是一种少见的具有棕色脂肪分化的良性脂肪肿瘤。
- 大体特征：肿瘤界限清楚，略呈分叶状，棕黄色。
- 组织学特征
  - ◇ 肿瘤呈分叶状，小叶间隔为少量纤维血管结缔组织（图 9.1.2a）。
  - ◇ 典型的棕色脂肪细胞膜较厚，胞质丰富、粉染，呈颗粒状或多泡状，核小，深染，无异型性及核分裂象（图 9.1.2b）。
  - ◇ 棕色脂肪细胞间可见含有单个大空泡的白色脂肪细胞。

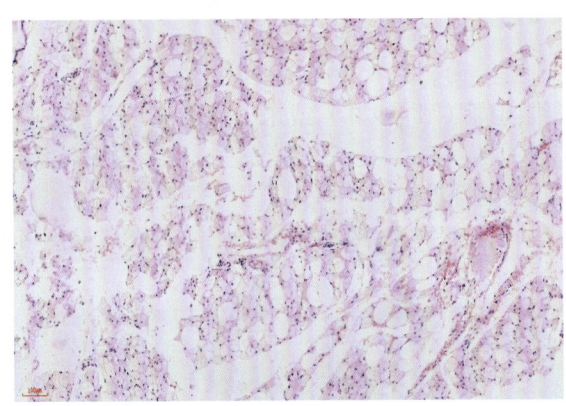

图 9.1.2a 冬眠瘤。低倍镜下见肿瘤呈分叶状，间质富于毛细血管

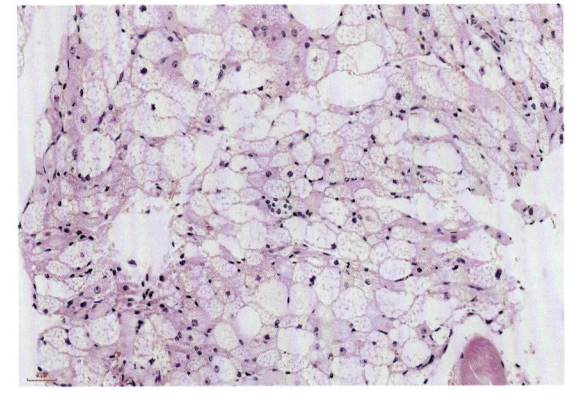

图 9.1.2b 冬眠瘤。高倍镜下见肿瘤细胞胞膜较厚，胞质丰富、多泡状，核小，深染

思考题 2：冬眠瘤与脂肪母细胞瘤如何鉴别？

9.1.3 非典型脂肪瘤样肿瘤 / 高分化脂肪肉瘤

- 非典型脂肪瘤样肿瘤 / 高分化脂肪肉瘤（atypical lipomatous tumor/well-differentiated liposarcoma, ALT/WDL）是由近似成熟的脂肪细胞组成的肿瘤，可见具有异型性的间质细胞和脂肪母细胞。
- 大体特征：肿瘤体积较大，呈分叶状，局灶可呈胶冻状。
- 组织学特征
  - ◇ 肿瘤由纤维组织分隔成大小不等的小叶。

- 脂肪细胞大小不一。可见散在分布的核深染、形态不规则的异型细胞，这些异型细胞主要位于小叶间穿行的纤维束中，或散在分布于相对成熟的脂肪细胞间（图 9.1.3a，e 图 9.1.3c）。
- 可见脂肪母细胞，胞质内含单个或多个空泡，有的细胞核呈锯齿状（图 9.1.3b）。
- 免疫组化和分子遗传学：多数 ALT/WDL 存在 MDM2 和 CDK4 的过表达，FISH 检测可检出 MDM2 扩增。

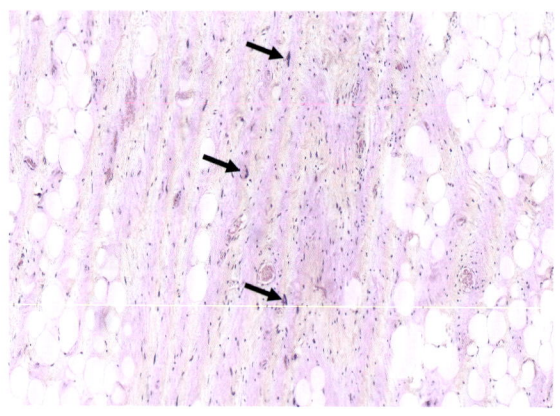

图 9.1.3a　ALT/WDL。肿瘤主要由分化成熟的脂肪细胞组成，间质中可见散在的异型细胞（箭头）

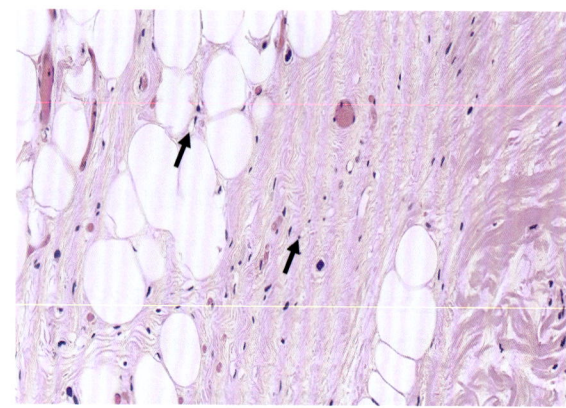

图 9.1.3b　ALT/WDL。肿瘤中可见脂肪母细胞（箭头）

思考题 3：高分化脂肪肉瘤的生物学行为如何？

9.1.4　去分化脂肪肉瘤

- 去分化脂肪肉瘤（dedifferentiated liposarcoma）是一种从非典型脂肪瘤样肿瘤 / 高分化脂肪肉瘤向不同分化程度的非脂肪源性肉瘤移行的恶性肿瘤，偶尔也可有同源性多形性脂肪肉瘤的成分。
- 大体特征：肿瘤呈多结节状，可见灰黄色脂肪瘤样区域和实性灰白色质韧区域。
- 组织学特征
  - 肿瘤包括高分化脂肪肉瘤区域和去分化区域（图 9.1.4a）。
  - 去分化成分一般为高度恶性，类似于高级别纤维肉瘤（图 9.1.4b）或未分化肉瘤，可伴有黏液样变性。
  - 去分化成分也可为低度恶性，类似纤维瘤病、低级别纤维肉瘤。
- 免疫组化和分子遗传学：几乎均存在 MDM2（e 图 9.1.4c）和 CDK4 的核过表达，FISH 检测可检出 MDM2 基因扩增（e 图 9.1.4d）。

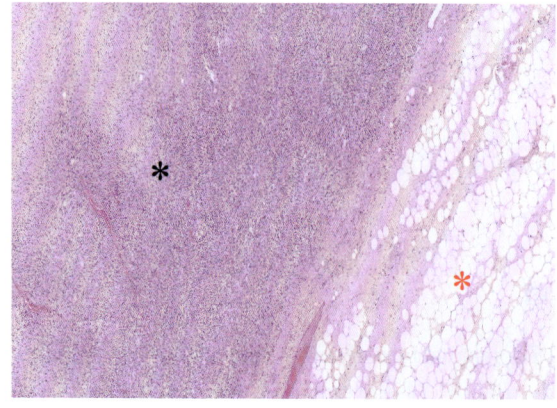

图 9.1.4a　去分化脂肪肉瘤。肿瘤包括高分化脂肪肉瘤区域（红星号）和去分化区域（黑星号）

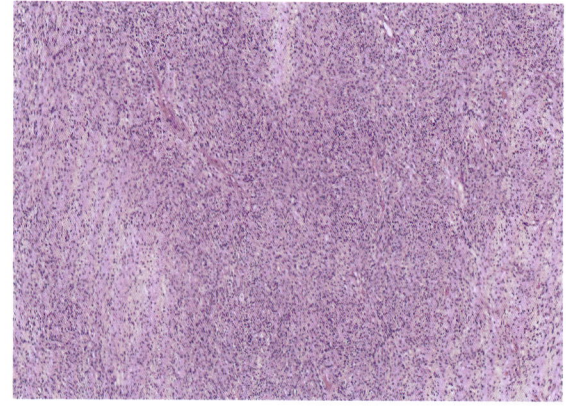

图 9.1.4b　去分化脂肪肉瘤。去分化区域为梭形细胞构成的纤维肉瘤成分，细胞异型性较明显，核分裂象易见

思考题 4：去分化脂肪肉瘤与先前高分化脂肪肉瘤的遗传学改变是否相同？

9.1.5 黏液样脂肪肉瘤

- 黏液样脂肪肉瘤（myxoid liposarcoma）是由脂肪母细胞、星形或椭圆形间叶细胞、黏液样基质及分支状血管组成的恶性肿瘤。
- 大体特征：肿瘤体积较大，呈多结节状，切面胶冻状。
- 组织学特征
  - 肿瘤间质呈疏松黏液样变性，部分区域呈结节状或分叶状结构。
  - 部分区域可见鹿角状或丛状毛细血管（图 9.1.5a）。
  - 可见单泡和多泡脂肪母细胞（图 9.1.5b）。
- 分子遗传学：存在特异性染色体易位，分别形成 *FUS-DDIT3* 或 *EWSR1-DDIT3* 融合基因，可用 FISH-DDIT3 易位分离探针检测。

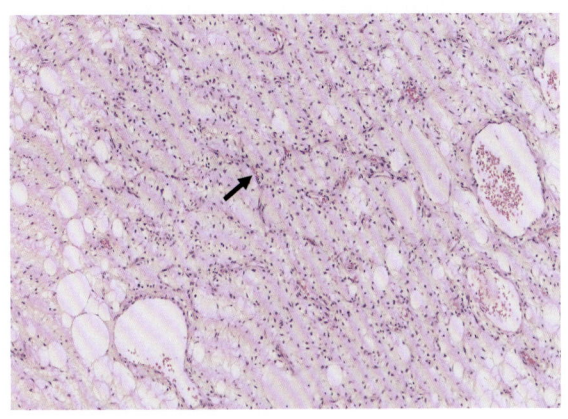 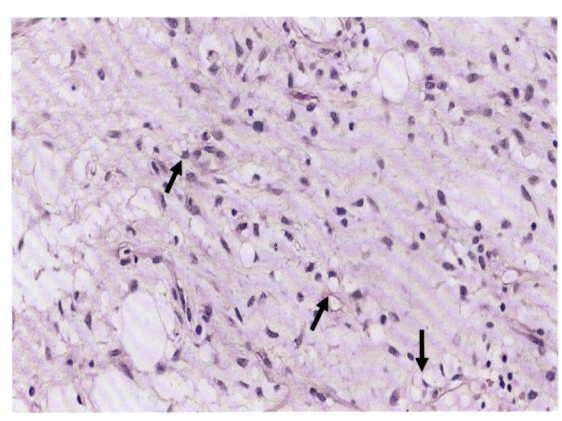

图 9.1.5a 黏液样脂肪肉瘤。肿瘤呈疏松黏液样，可见典型的鹿角状或丛状毛细血管（箭头）

图 9.1.5b 黏液样脂肪肉瘤。黏液样间质中可见不同分化阶段的脂肪母细胞（箭头）

思考题 5：黏液样脂肪肉瘤与圆细胞型脂肪肉瘤有何异同？

第二节　成纤维细胞/肌成纤维细胞肿瘤

9.2.1 结节性筋膜炎

- 结节性筋膜炎（nodular fasciitis，NF）是一种良性自限性的成纤维细胞和肌成纤维细胞性肿瘤。
- 组织学特征
  - 肿瘤细胞位于皮下组织，呈片状增生，与周围组织分界不清。
  - 细胞呈卵圆形、短梭形及梭形，主要由成纤维细胞、肌成纤维细胞组成（图 9.2.1a）。
  - 可见红细胞外渗现象（图 9.2.1b），亦可见散在淋巴单核细胞浸润。
  - 可见黏液样变性，部分区域的血管增生较显著。
- 免疫组化和分子遗传学：结节性筋膜炎 SMA 常呈弥漫表达（e 图 9.2.1c），此外，还可表达 calponin 和 CD10，本病存在特异性 *MYH9-UPS* 融合基因。

思考题 6：结节性筋膜炎与皮肤纤维组织细胞瘤如何区别？

9.2.2 弹力纤维瘤

- 弹力纤维瘤（elastofibroma）是一种境界不清的弹力纤维的瘤样病变。
- 大体特征：病变境界不清，质韧橡皮样，切面可见灰白的纤维组织中夹杂黄色的脂肪组织条索。

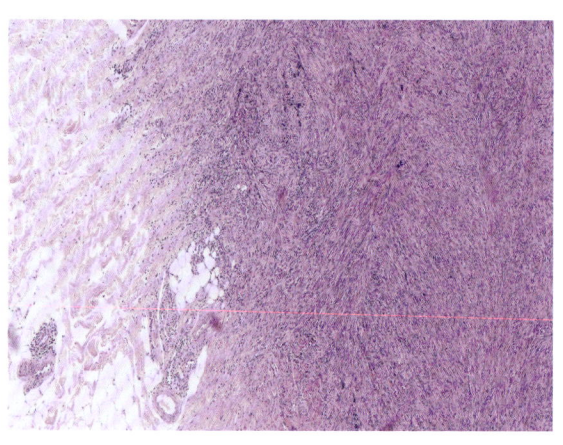

图 9.2.1a 结节性筋膜炎。肿瘤主要由梭形纤维母细胞及肌纤维母细胞样细胞构成

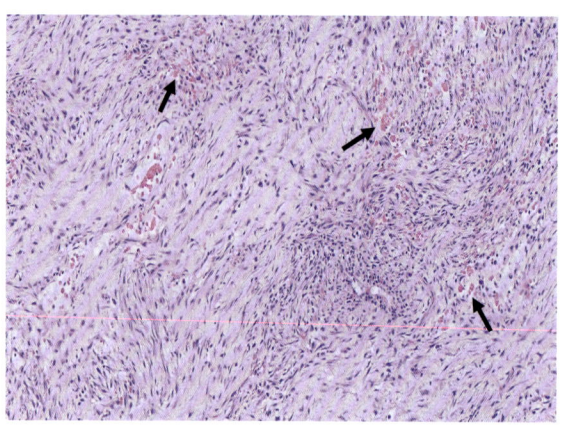

图 9.2.1b 结节性筋膜炎。可见红细胞外渗现象（箭头）

- 组织学特征
  - 肿瘤组织主要由多量弹力纤维组成，HE 染色下呈淡红染均质性结构，呈束状、串珠状或颗粒状（图 9.2.2a）。
  - 间质呈无定型嗜伊红色，含胶原纤维和少量短梭形、梭形成纤维细胞（图 9.2.2b）。

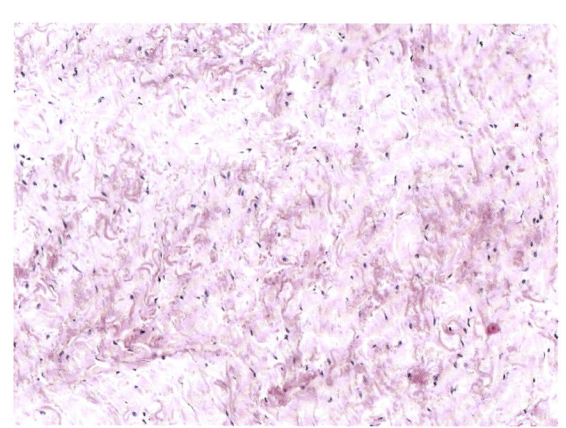

图 9.2.2a 弹力纤维瘤。淡粉染的胶原纤维基质中可见均质红染的弹力纤维

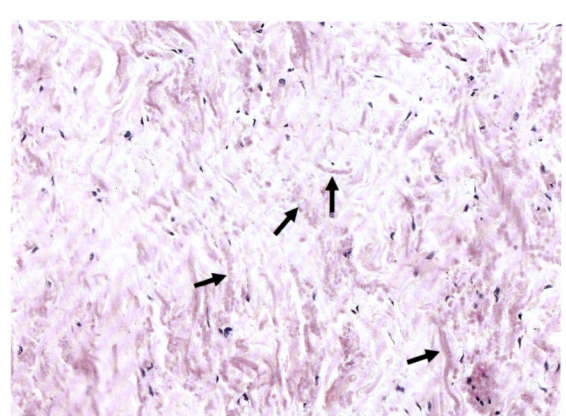

图 9.2.2b 弹力纤维瘤。高倍镜下见束状或颗粒状的弹力纤维（箭头），间质含胶原纤维和纤维母细胞

9.2.3 韧带样纤维瘤病

- 韧带样纤维瘤病（desmoid fibromatosis）是一种发生于筋膜、肌腱膜或深部软组织的由成纤维细胞和肌成纤维细胞过度增生而形成的纤维性肿瘤。
- 组织学特征
  - 肿瘤边界不清，呈浸润性生长（图 9.2.3a）。
  - 分化较好的成纤维细胞和肌成纤维细胞增生，细胞无明显异型性，核分裂象极少或缺如（图 9.2.3b）。
  - 间质有数量不等的胶原。
- 免疫组化和分子遗传学：大多数病例表达 beta-catenin（核着色）(e 图 9.2.3c)，beta-catenin 阴性者可加做 *CTNNB1* 突变检测。此外，肿瘤细胞不同程度表达 SMA 和 desmin。

思考题 7：纤维瘤病的分型有哪些？

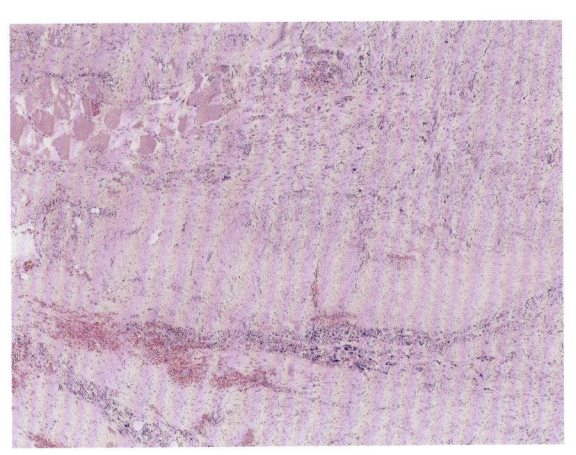
图 9.2.3a 韧带样纤维瘤病。肿瘤边界不清，向周围呈侵袭性生长

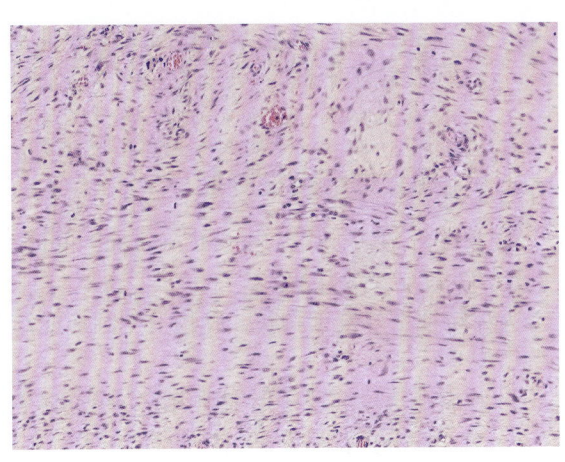
图 9.2.3b 韧带样纤维瘤病。肿瘤由分化较好的成纤维细胞和肌成纤维细胞组成，细胞无明显异型性

9.2.4 炎症性肌纤维母细胞性肿瘤

- 炎症性肌纤维母细胞性肿瘤（inflammatory myofibroblastic tumor，IMT）是一种好发于儿童和青少年的肌成纤维细胞性肿瘤，常伴有间质慢性炎细胞浸润。
- 大体特征：好发于盆腹腔，也可见于肺、纵隔、泌尿生殖道和胃肠道。常呈多结节状，切面灰白灰褐，部分可呈黏液样。
- 组织学特征
  - 肿瘤主要由增生的成纤维细胞和肌成纤维细胞样细胞与混杂其中的炎细胞组成，有三种组织学图像。
    - 梭形肿瘤细胞密集排列呈束状或鱼骨状（图 9.2.4a），伴炎细胞浸润。肿瘤细胞核卵圆或梭形，空泡状，有 1～3 个小核仁，胞质丰富嗜酸，有时可见神经节细胞样细胞（图 9.2.4b），核分裂象通常少见。
    - 间质呈黏液水肿样。
    - 瘤细胞稀疏，伴不同程度胶原化。
  - 上述形态可以不同比例同时出现同一病例中，故目前不主张将 IMT 分成亚型。
- 免疫组化和分子遗传学
  - 多数病例表达 SMA（e 图 9.2.4c）、calponin 或 desmin，约 30% 的病例局灶表达 CK。

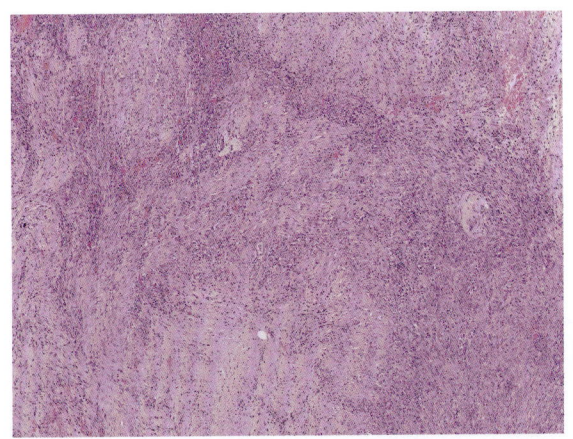
图 9.2.4a 炎症性肌纤维母细胞性肿瘤。梭形肿瘤细胞呈束状或鱼骨状排列，细胞疏密不均，细胞稀疏区可见致密胶原

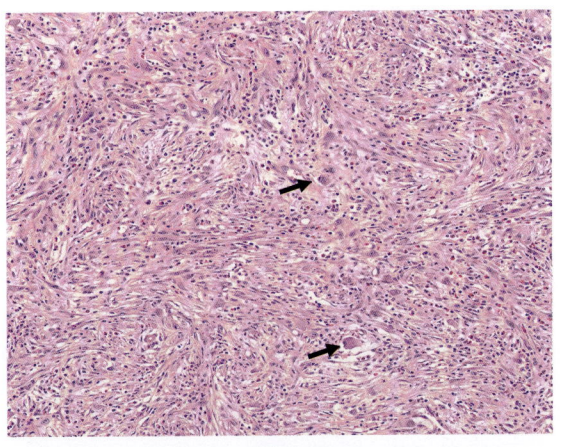
图 9.2.4b 炎症性肌纤维母细胞性肿瘤。肿瘤细胞核卵圆或梭形，空泡状，胞质丰富嗜酸，可见神经节细胞样细胞（箭头）。间质多种炎细胞浸润

- 约 50% 病例表达 ALK，ALK 多呈胞质弥漫阳性，部分可呈核膜阳性、核周胞质阳性或胞质颗粒状阳性，表达模式不同，提示 ALK 融合基因的类型不同。ALK 阴性的病例可能具有 ROS1、NTRK3、RET 等基因的重排。

9.2.5 孤立性纤维性肿瘤

- 孤立性纤维性肿瘤（solitary fibrous tumor，SFT）是一种成纤维细胞性肿瘤，具有特异性 NAB2-STAT6 融合基因。
- 大体特征：好发于胸膜，肿物呈类圆形或结节状，边界清晰。切面灰白色，质韧。
- 组织学特征
  - 肿瘤由短梭形及梭形细胞组成，分布疏密不均，间质可见许多薄壁血管腔，部分呈鹿角形分支，部分扩张呈窦样（图 9.2.5a）。
  - 肿瘤细胞大小较一致，无明显异型性，核分裂象少见（图 9.2.5b）。
- 免疫组化和分子遗传学：肿瘤细胞常表达 STAT6（细胞核）、CD34、bcl-2、CD99，其中 STAT6 是 SFT 较特异的免疫组化标记物。分子遗传学存在 NAB2-STAT 融合基因。

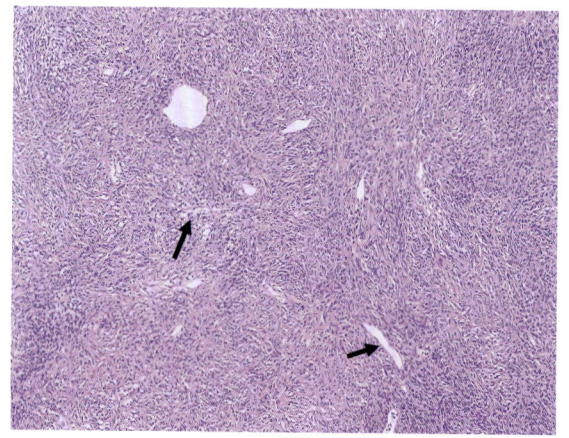

图 9.2.5a 孤立性纤维性肿瘤。肿瘤间质可见薄壁分支血管（箭头）

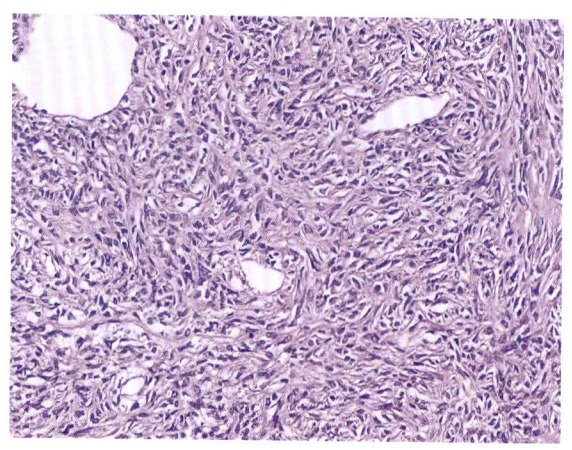

图 9.2.5b 孤立性纤维性肿瘤。高倍镜下见肿瘤细胞大小较一致，无明显异型性，核分裂象少见

9.2.6 恶性孤立性纤维性肿瘤

- 当孤立性纤维性肿瘤出现细胞密集、核呈多型性，核分裂象易见（> 4 个 /10HPF），发生出血坏死，边缘呈浸润性生长时，可诊断为恶性孤立性纤维性肿瘤（malignant solitary fibrous tumor）。
- 组织学特征
  - 肿瘤呈肉瘤样结构，细胞呈圆形、椭圆形及短梭形，具有一定异型性，核分裂象易见（图 9.2.6a），部分细胞胞质红染。
  - 可见少量多核巨细胞。
  - 部分区域可见血管外皮瘤样结构（图 9.2.6b）。

思考题 8：恶性孤立性纤维性肿瘤如何与恶性外周神经鞘膜瘤鉴别？

9.2.7 隆突性皮肤纤维肉瘤

- 隆突性皮肤纤维肉瘤（dermatofibrosarcoma protuberans）属于中间性肿瘤，由单一性梭形细胞排列呈车辐状结构，具有局部侵袭性。

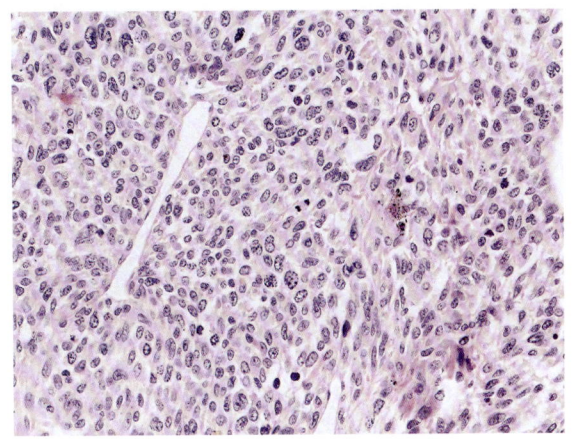 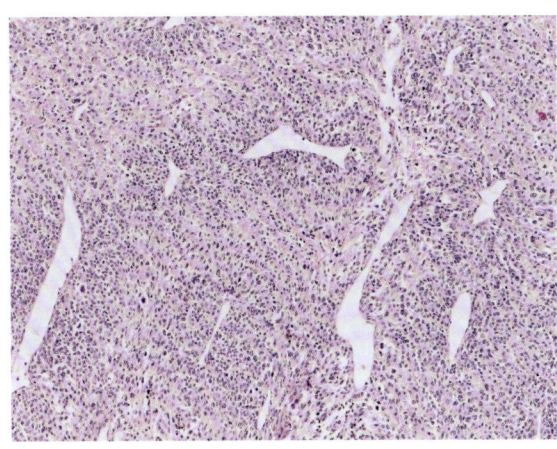

图 9.2.6a 恶性孤立性纤维性肿瘤。肿瘤细胞呈圆形、椭圆形及短梭形，具有一定异型性，核分裂象易见

图 9.2.6b 恶性孤立性纤维性肿瘤。可见血管外皮瘤样结构

- 组织学特征
  - 肿瘤位于真皮，侵及皮下。
  - 肿瘤细胞为幼稚的卵圆形或梭形成纤维细胞样细胞；形成席纹状或车辐状结构（图 9.2.7a）；细胞大小比较一致，部分细胞间有胶原纤维形成，核分裂象一般 < 5 个 /10 HPF（图 9.2.7b）。
- 免疫组化和分子遗传学：肿瘤细胞弥漫表达 CD34（e 图 9.2.7c）；约 85% 的病例存在 *COL1A1-PDGFB* 融合基因。

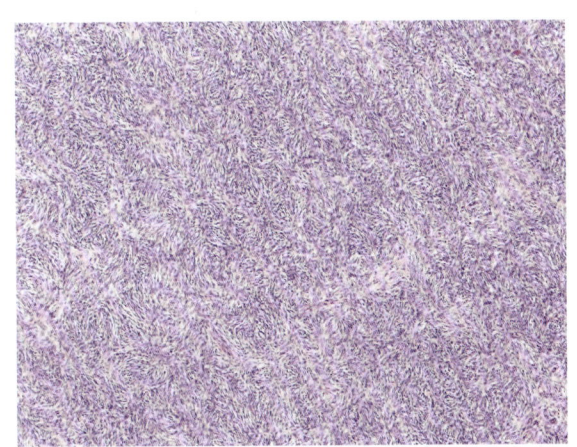 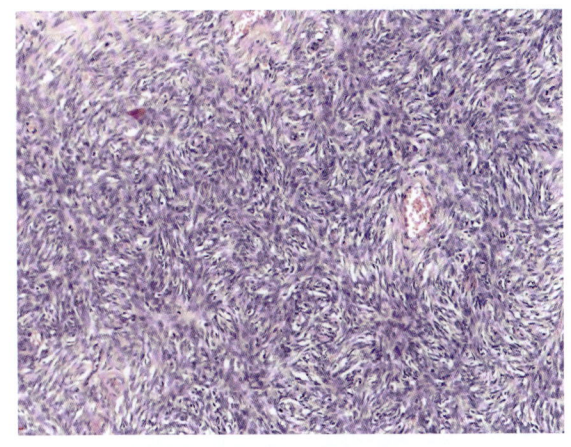

图 9.2.7a 隆突性皮肤纤维肉瘤。肿瘤细胞排列呈席纹状或车辐状结构

图 9.2.7b 隆突性皮肤纤维肉瘤。肿瘤细胞大小较一致，部分细胞间有胶原纤维形成，可见核分裂象

思考题 9：隆突性皮肤纤维肉瘤与良性纤维组织细胞瘤如何鉴别？

9.2.8　纤维肉瘤

- 纤维肉瘤（fibrosarcoma）属于成纤维细胞性恶性肿瘤。本病罕见，诊断必须充分排除其他类型肉瘤。
- 组织学特征
  - 肿瘤细胞呈纵横交错束状排列（图 9.2.8a），肿瘤细胞间可见较纤细的胶原纤维。
  - 肿瘤细胞大多呈梭形、肉瘤样结构，可见核分裂象，少数细胞体积较大，可见单核及多核瘤巨细胞（图 9.2.8b）。
  - 免疫组化：肿瘤灶状表达 SMA，部分病例可表达 CD34。

思考题 10：纤维肉瘤与梭形细胞滑膜肉瘤、恶性孤立性纤维性肿瘤如何鉴别？

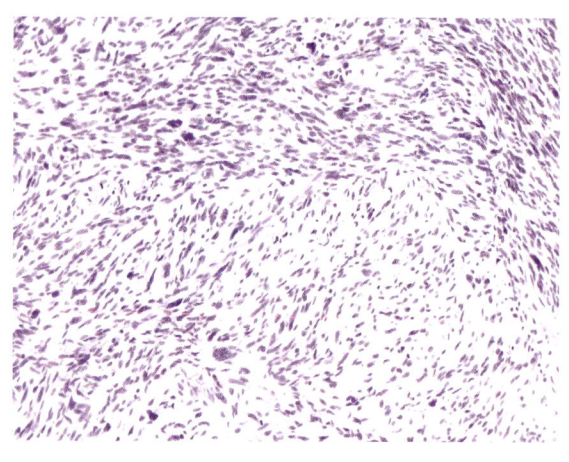
图 9.2.8a 纤维肉瘤。肿瘤细胞呈梭形，纵横交错束状排列

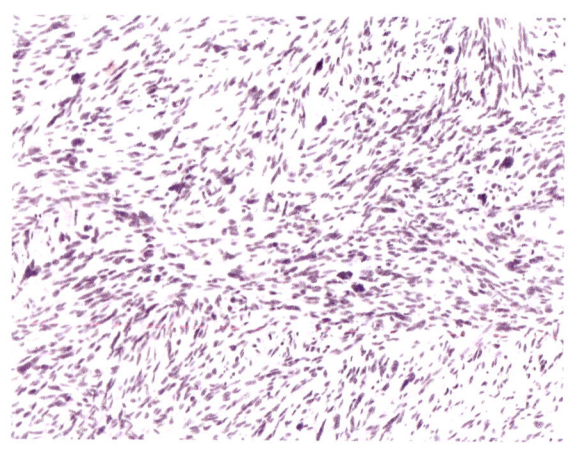
图 9.2.8b 纤维肉瘤。可见单核及多核瘤巨细胞

第三节 所谓纤维组织细胞性肿瘤

9.3.1 局限型腱鞘巨细胞瘤

- 局限型腱鞘巨细胞瘤（giant cell tumor of tendon sheath，GCTTS，localized type）多见于手指，是一种局限性增生性肿瘤，由单核细胞、多少不等的破骨样巨细胞及泡沫细胞组成，可见含铁血黄素沉积。
- 大体特征：肿物边界清晰，呈分叶状，切面灰红或灰黄色。
- 组织学特征
  - 肿瘤界清，由圆形、椭圆形、短梭形单核细胞组成，可见多核巨细胞及泡沫细胞（图 9.3.1a），细胞无明显异型性，可见少量核分裂象。
  - 部分区域内可见散在及成片含铁血黄素形成（图 9.3.1b）。
  - 局灶纤维结缔组织增生伴明显玻璃样变性。
  - 免疫组化：CD68，CD163 表达阳性，部分病例可表达 desmin。

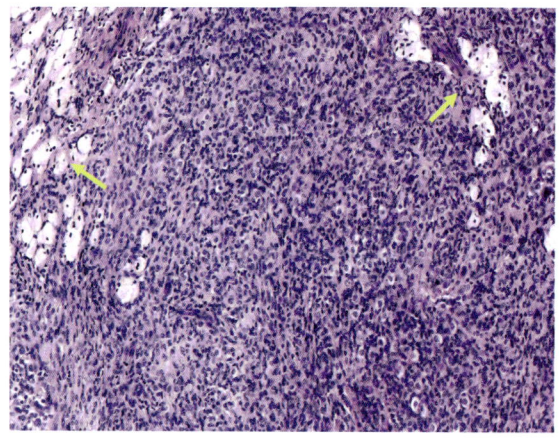
图 9.3.1a 局限型腱鞘巨细胞瘤。肿瘤细胞圆形、椭圆形及短梭形，可见多核巨细胞及泡沫细胞（箭头）

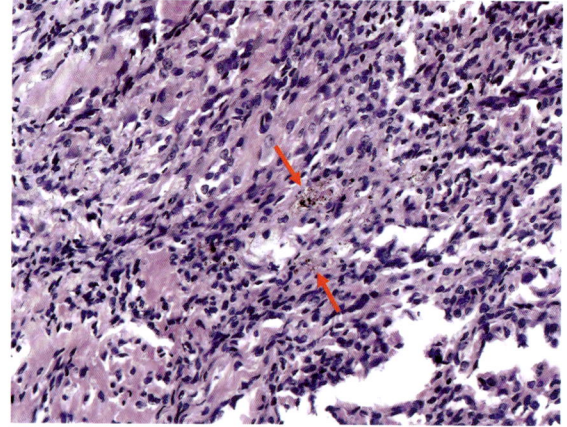
图 9.3.1b 局限型腱鞘巨细胞瘤。部分区域内可见散在及灶状含铁血黄素沉积（箭头）

9.3.2 弥漫型腱鞘巨细胞瘤（色素性绒毛结节性滑膜炎）

- 弥漫型腱鞘巨细胞瘤（GCTTS，diffuse-type）也称色素性绒毛结节性滑膜炎（pigmented villonodular bursitis），细胞组成与局限型类似，但呈浸润性生长，位于关节内者呈绒毛状或结节状生长。

- 大体特征：肿物常呈多结节状；位于关节外者，体积较大。切面灰白、灰黄色或灰褐色。
- 组织学特征
    ◇ 滑膜上皮呈绒毛状或结节状增生，可见窦隙样结构（图 9.3.2a）。
    ◇ 较多量单个核细胞，部分细胞胞质内有含铁血黄素颗粒（图 9.3.2b），局灶可见泡沫细胞。
    ◇ 间质内淋巴细胞浸润。

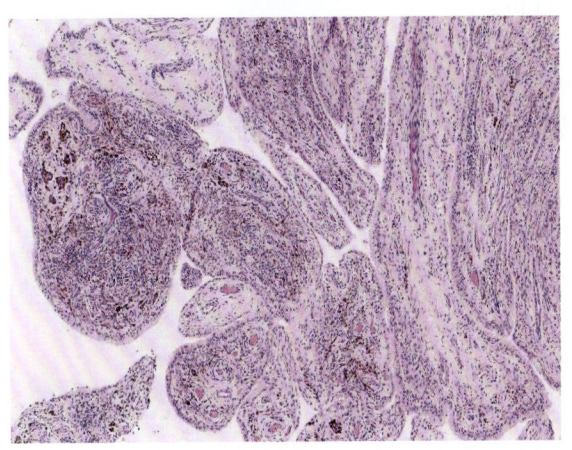

图 9.3.2a 弥漫型腱鞘巨细胞瘤。滑膜上皮呈绒毛状或结节状增生，可见窦隙样结构

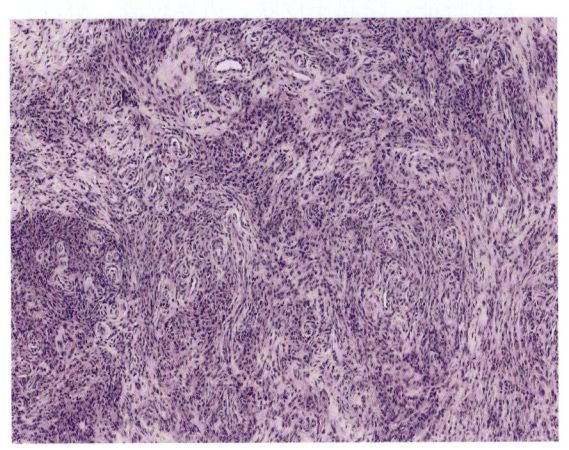

图 9.3.2b 弥漫型腱鞘巨细胞瘤。较多量单个核细胞，部分细胞胞质内有含铁血黄素颗粒

思考题 11：弥漫型腱鞘巨细胞瘤与局限型腱鞘巨细胞瘤有哪些区别？

9.3.3 深在性纤维组织细胞瘤

- 深在性纤维组织细胞瘤（deep fibrous histiocytoma）是指发生于皮下或深部软组织的、与浅层纤维组织细胞瘤形态相似的肿瘤。
- 大体特征：与浅层纤维组织细胞瘤相比，通常界限清楚，体积较大。
- 组织学特征
    ◇ 肿瘤由卵圆形、梭形细胞构成，以梭形细胞为主，主要为成纤维细胞和肌成纤维细胞样细胞（图 9.3.3a）。
    ◇ 局灶可见胶原形成（图 9.3.3b）。
    ◇ 间质散在多少不等的单核组织细胞和淋巴细胞浸润。
    ◇ 免疫组化：部分病例可表达 CD34、SMA。

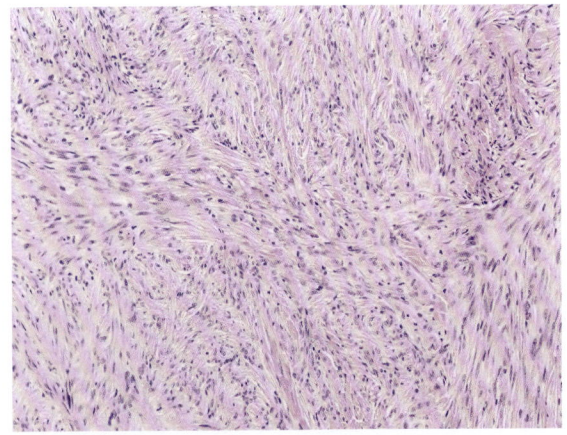

图 9.3.3a 深在性纤维组织细胞瘤。肿瘤主要为梭形纤维母细胞和肌成纤维细胞样细胞

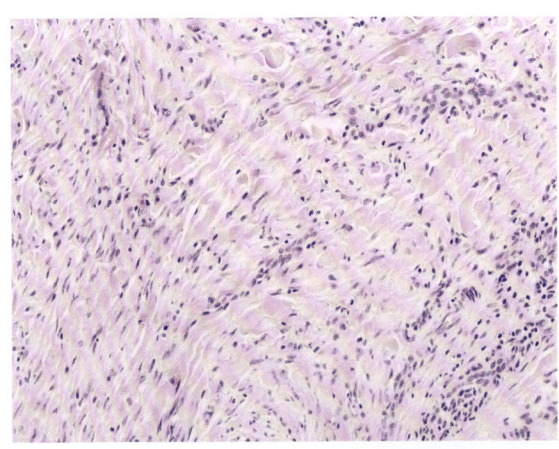

图 9.3.3b 深在性纤维组织细胞瘤。局灶可见胶原形成

第四节　脉管及周细胞性肿瘤

9.4.1　毛细血管瘤

- 毛细血管瘤（capillary hemangioma）是一种由毛细血管样血管增生组成的良性血管瘤。
- 大体特征：隆起于皮肤，边界较清，鲜红色或紫红色。
- 组织学特征
  ◇ 肿瘤位于真皮深部，呈分叶状或结节状（图 9.4.1a）。
  ◇ 肿瘤内有血管腔形成，部分扩张呈窦样，肿瘤细胞大小较一致，呈卵圆形、短梭形，核分裂象少见（图 9.4.1b）。

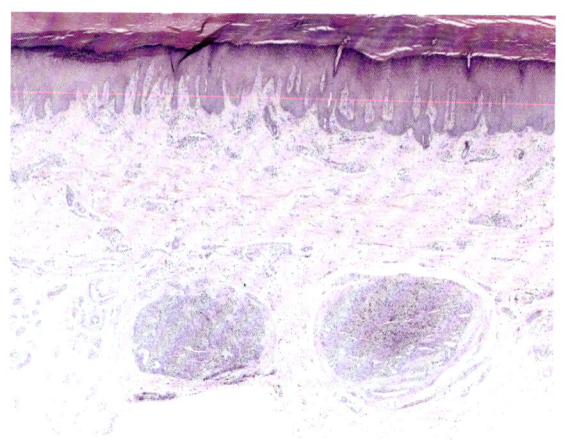

图 9.4.1a　毛细血管瘤。肿瘤位于真皮，结节状，境界清楚

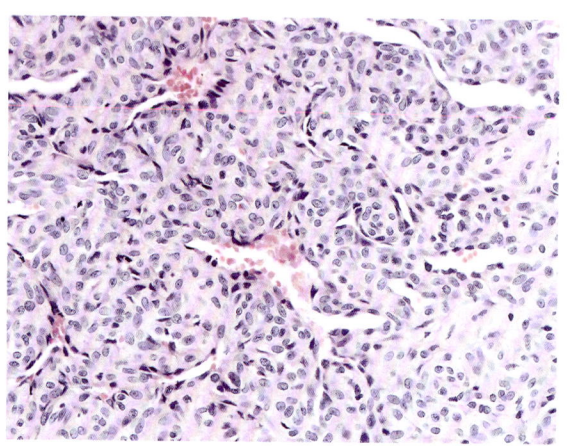

图 9.4.1b　毛细血管瘤。肿瘤内有血管腔形成，肿瘤细胞无明显异型性

9.4.2　海绵状血管瘤（皮肤）

- 海绵状血管瘤（caverous hemangioma），也称静脉畸形，是一种主要由扩张的、薄壁血管组成的良性增生性血管病变。
- 组织学特征
  ◇ 肿瘤位于真皮层（图 9.4.2a），边界不清。
  ◇ 可见大小不等的血管，呈窦样扩张的海绵状结构，部分血管壁有不规则平滑肌增生（图 9.4.2b）。

思考题 12：海绵状血管瘤与高分化血管肉瘤如何鉴别？

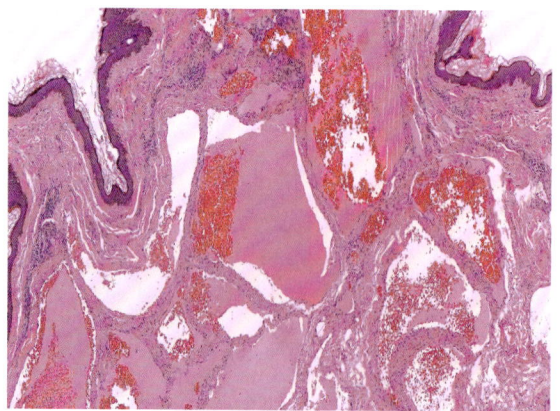

图 9.4.2a　海绵状血管瘤。肿瘤位于真皮深层，由大小不等血管构成

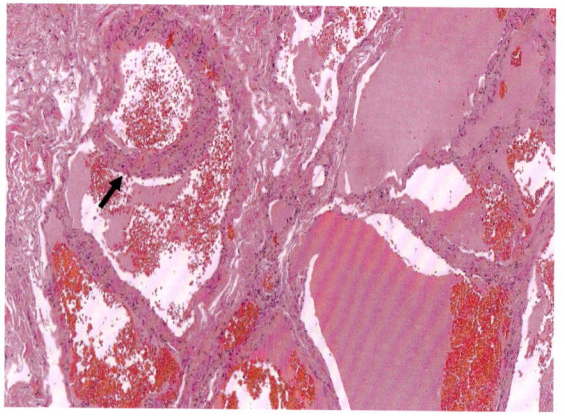

图 9.4.2b　海绵状血管瘤。部分血管壁有不规则平滑肌增生（箭头）

9.4.3 化脓性肉芽肿

- 化脓性肉芽肿（pyogenic granuloma），又称分叶状毛细血管瘤或肉芽组织型毛细血管瘤，是一种特殊类型的毛细血管瘤，可见明显的分叶状结构。
- 组织学特征：
  - 肿瘤呈分叶状（图 9.4.3a），表皮常可见溃疡。
  - 由小的分化较成熟的血管组成，分叶状结构之间可见较大血管（图 9.4.3b）。
  - 血管内皮细胞无明显异型性。

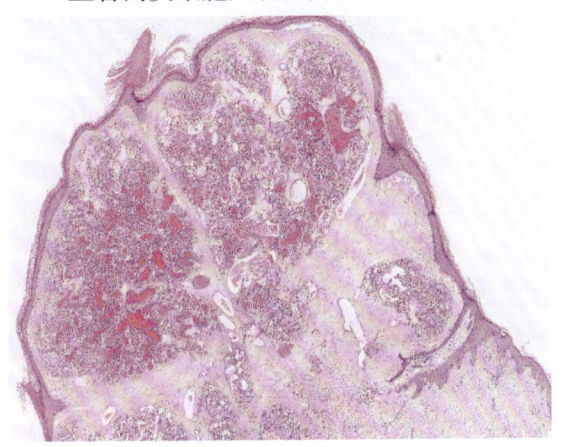

图 9.4.3a 化脓性肉芽肿。低倍可见肿瘤呈明显的分叶状，内含充满血液的管腔

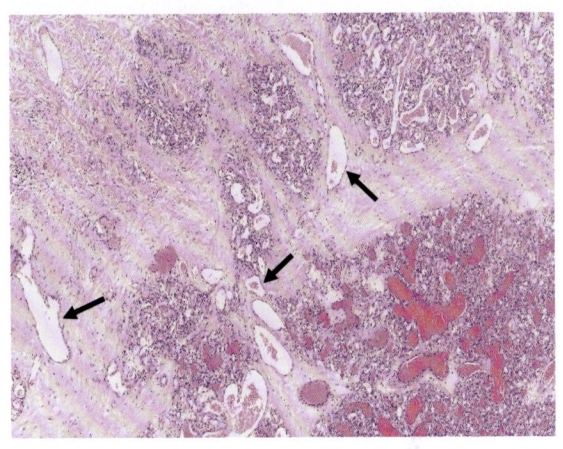

图 9.4.3b 化脓性肉芽肿。肿瘤由小的分化较成熟的血管组成，分叶状结构之间可见较大的血管（箭头）

思考题 13：化脓性肉芽肿是否为一种炎性肉芽肿？

9.4.4 淋巴管瘤

- 淋巴管瘤（lymphangioma）是一种由囊性扩张的淋巴管增生所组成的良性肿瘤。可发生在浅表、深部软组织或内脏。
- 大体特征：肿瘤呈多囊、海绵状，囊内含水样或乳白色淋巴液。
- 组织学特征
  - 肿瘤由较大的淋巴管组成，分布在疏松结缔组织中（图 9.4.4a）。
  - 在较大的管壁中可见少量排列无序的平滑肌束（图 9.4.4b）。局灶可见乳头状内皮细胞增生。
  - 间质中可见淋巴细胞聚集。

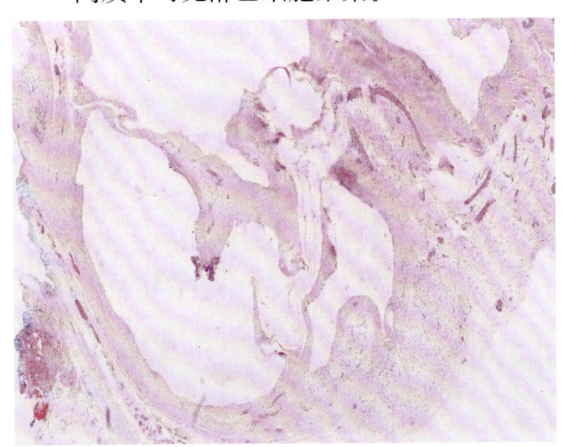

图 9.4.4a 淋巴管瘤。肿瘤由大的扩张淋巴管组成

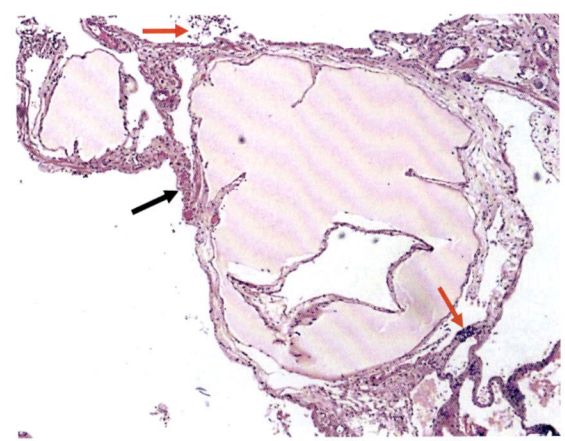

图 9.4.4b 淋巴管瘤。较大的管壁中可见少量平滑肌束（黑箭头），扩张的淋巴管内及间隔间质中可见淋巴细胞聚集（红箭头）

9.4.5 上皮样血管瘤

- 上皮样血管瘤（epithelioid hemangioma）是一种增生的内皮细胞呈上皮样的良性血管肿瘤。
- 组织学特征
  - 肿瘤细胞呈圆形、椭圆形上皮样，部分有明显单核和多核组织细胞样形态（图 9.4.5a）。
  - 肿瘤内有多个血管形成（图 9.4.5b），细胞无明显异型性，分裂象偶见。
  - 间质散在淋巴细胞浸润。

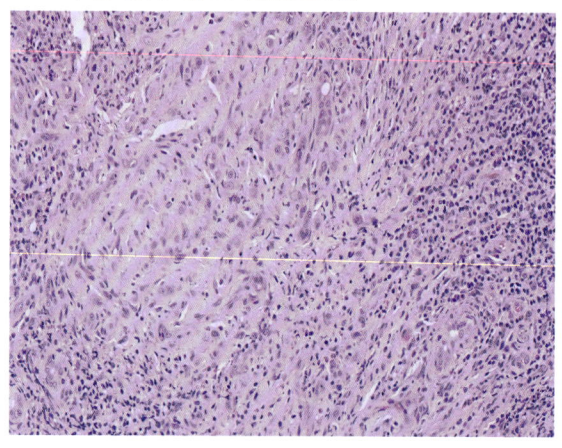
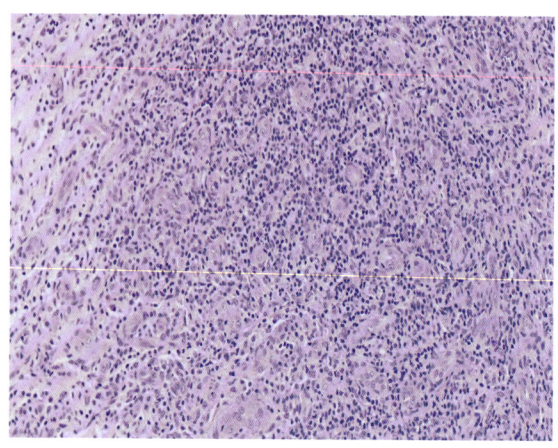

图 9.4.5a 上皮样血管瘤。肿瘤细胞呈圆形、椭圆形上皮样或组织细胞样形态，细胞无明显异型性

图 9.4.5b 上皮样血管瘤。肿瘤内有多个血管形成，间质散在淋巴细胞浸润

思考题 14：上皮样血管瘤与 Kimura 病如何鉴别？

9.4.6 上皮样血管内皮瘤

- 上皮样血管内皮瘤（epithelioid hemangioendothelioma）是一种肿瘤性内皮细胞呈上皮样、组织细胞样的低度恶性血管肿瘤。
- 组织学特征
  - 肿瘤细胞排列呈条索状、小巢状，可见血管管腔样结构，大多数管腔较小（图 9.4.6a）。
  - 肿瘤性血管内皮细胞呈上皮样或组织细胞样，胞质丰富，嗜酸性，可见胞质内空泡及个别红细胞（图 9.4.6b），核圆形，偶呈锯齿状，核分裂象少见。
  - 肿瘤周边可见炎细胞浸润，间质可有黏液样变性。

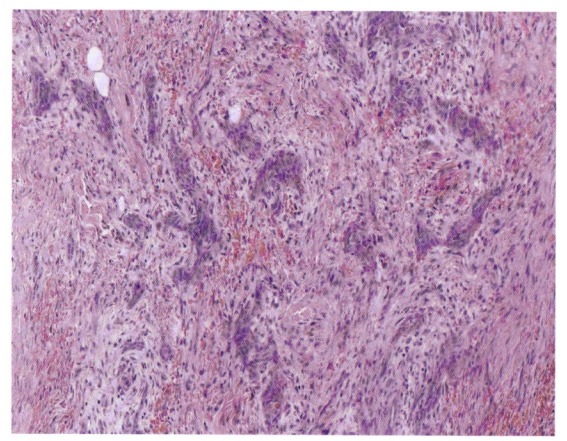
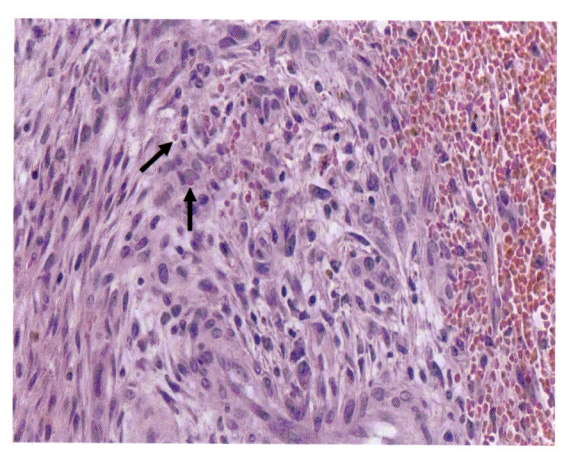

图 9.4.6a 上皮样血管内皮瘤。肿瘤细胞排列成条索状、小巢状，局灶可见血管腔形成，大多数管腔较小

图 9.4.6b 上皮样血管内皮瘤。由上皮样或组织细胞样的内皮细胞构成，细胞有轻度异型性，可见胞质内空泡和个别红细胞（箭头）

◇ 免疫组化和分子遗传学：瘤细胞表达 CD31、CD34、ERG、Fli1、CAMTA1，30% 的病例可表达 CK、EMA。具有特异性融合基因 *WWTR1-CAMTA1*，少数病例为 *YAP1-TFE3* 融合。

思考题 15：上皮样血管内皮瘤和上皮样血管肉瘤如何鉴别？

9.4.7 血管肉瘤

- 血管肉瘤（angiosarcoma）是一种肿瘤细胞在不同程度上模拟内皮细胞形态、免疫表型和血管形成的恶性肿瘤。
- 组织学特征
  ◇ 肿瘤位于真皮及皮下，呈浸润性生长，有明显出血（图 9.4.7a）。
  ◇ 肿瘤细胞呈梭形及椭圆形，大部分细胞呈实性团巢状，少数有血管分化。细胞有一定异型性，可见核分裂象（图 9.4.7b）。
  ◇ 肿瘤内有少数散在及灶状炎细胞浸润。
  ◇ 免疫组化：肿瘤细胞表达 CD31、CD34、ERG、FLI1，部分还可表达淋巴管内皮标志物 D2-40、VEGFR3，建议联合采用 CD31、CD34、ERG。

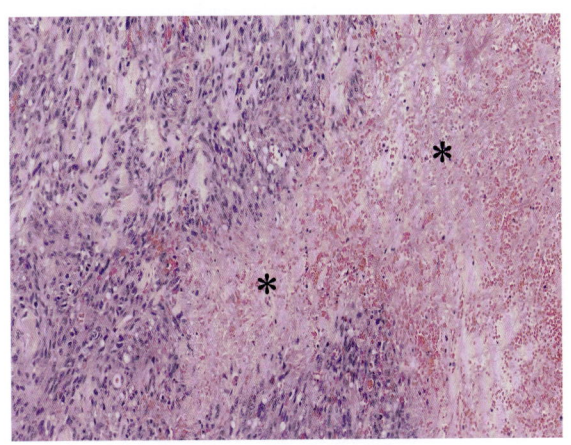

图 9.4.7a 血管肉瘤。肿瘤呈浸润性生长，伴有明显出血坏死（星号）

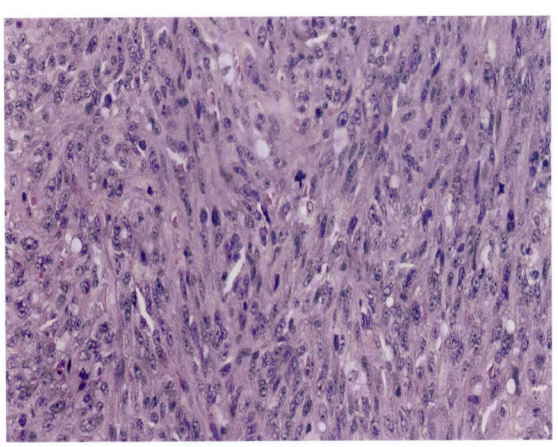

图 9.4.7b 血管肉瘤。肿瘤细胞呈梭形及椭圆形，异型性较明显

9.4.8 血管球瘤

- 血管球瘤（glomus tumor）是一种由类似血管球变异平滑肌细胞增生的血管周细胞肿瘤。
- 组织学特征
  ◇ 肿瘤边界清楚，细胞呈团索状，大多围绕血管排列（图 9.4.8a）。
  ◇ 肿瘤细胞圆形、卵圆形，胞膜清晰，胞质浅红染，部分细胞呈短梭形，似平滑肌分化，少数细胞核有轻度异型性（图 9.4.8b）。
  ◇ 免疫组化：瘤细胞表达 SMA、Caldemon、calponin、Ⅳ型胶原。

9.4.9 肌周细胞瘤

- 肌周细胞瘤（myopericytoma）是一种由卵圆形至梭形肌样细胞增生的良性血管周细胞肿瘤。
- 组织学特征
  ◇ 瘤细胞呈梭形，排列于血管周围（图 9.4.9a）。
  ◇ 瘤细胞具有肌成纤维细胞的特点，无明显异型性。核分裂象少见（图 9.4.9b）。

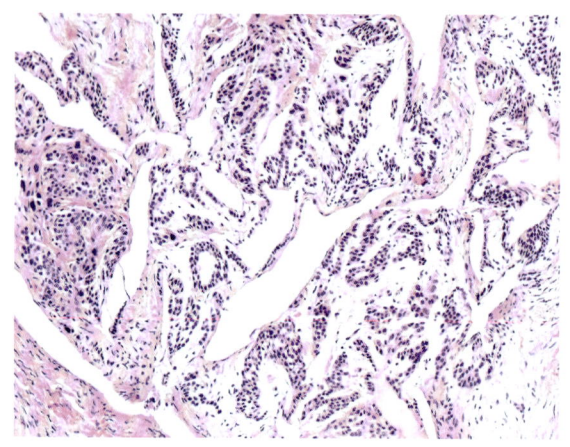

图 9.4.8a　血管球瘤。肿瘤细胞呈团索状，大多围绕血管或位于血管壁一侧

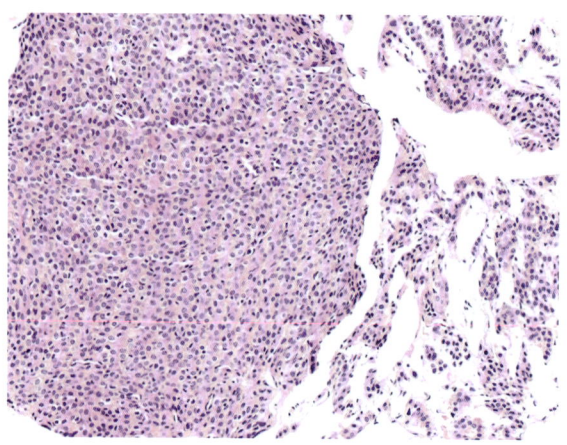

图 9.4.8b　血管球瘤。肿瘤细胞呈圆形、卵圆形及短梭形，胞膜清晰，胞质浅红染

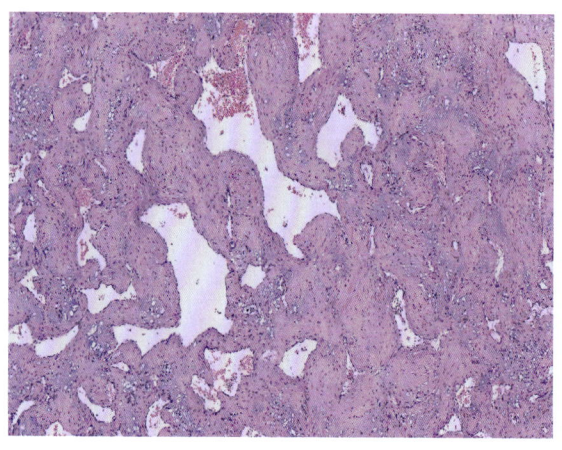

图 9.4.9a　肌周细胞瘤。肿瘤细胞呈梭形，排列于血管周围

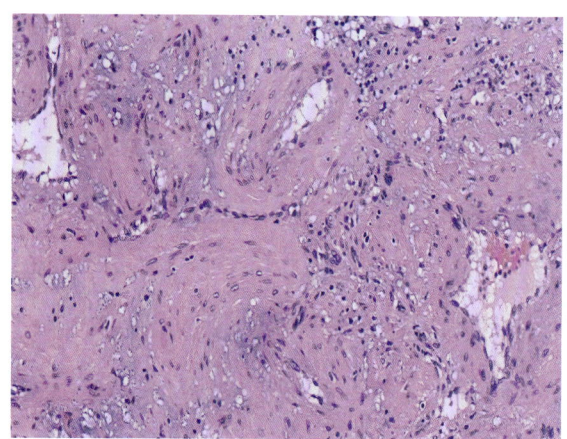

图 9.4.9b　肌周细胞瘤。肿瘤细胞具有肌成纤维细胞特点，无明显异型性。核分裂象少见

9.4.10　血管平滑肌瘤

- 血管平滑肌瘤（angioleiomyoma）是一种由成熟平滑肌束和血管组成的境界清楚的良性血管周细胞肿瘤。
- 组织学特征
    ◇ 肿瘤主要由扩张血管及平滑肌细胞组成（图 9.4.10a），血管大小不等，部分呈分叶状。
    ◇ 血管内皮细胞分化良好，内皮下平滑肌和周围平滑肌有移行，无明显界限。平滑肌细胞分化良好，呈梭形或短梭形（图 9.4.10b）。

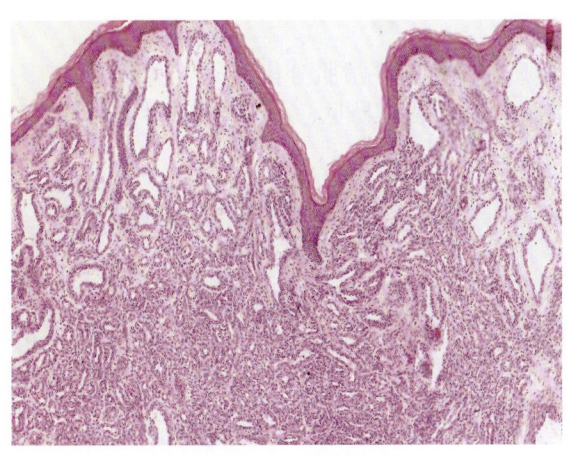

图 9.4.10a　血管平滑肌瘤。肿瘤主要由大小不等的血管及平滑肌细胞组成

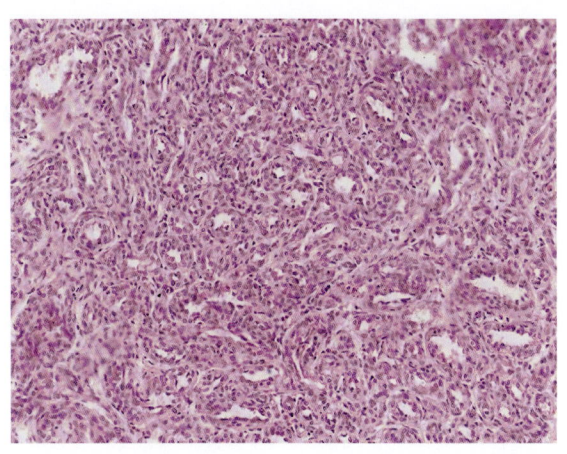

图 9.4.10b　血管平滑肌瘤。血管内皮下平滑肌和周围平滑肌有移行，无明显界限。平滑肌细胞呈梭形或短梭形，分化良好

第五节　肌源性肿瘤

9.5.1　软组织平滑肌瘤

- 软组织平滑肌瘤（soft tissue leiomyoma）是一种发生于软组织的、由束状交织状排列的平滑肌样细胞组成的良性肿瘤。
- 大体特征：肿物境界清楚，切面灰白色，编织状。
- 组织学特征
    ◇ 梭形肿瘤细胞呈束状或编织状排列（图 9.5.1a）。
    ◇ 瘤细胞胞质红染，呈平滑肌细胞分化，核呈杆状，两端钝圆，胞质丰富（图 9.5.1b）。
    ◇ 细胞无明显异型性，核分裂象罕见，无坏死。
    ◇ 免疫组化：瘤细胞表达 SMA、h-caldesmon、desmin。

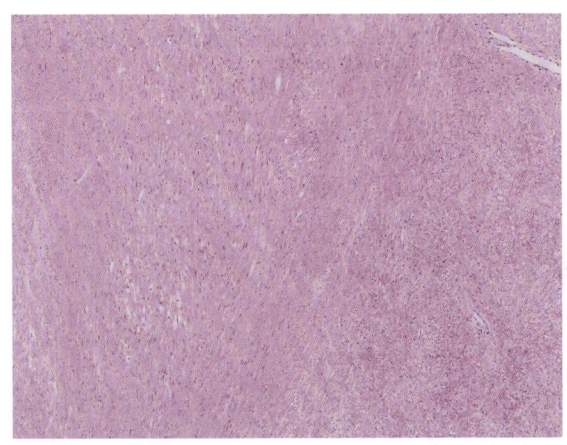

图 9.5.1a　软组织平滑肌瘤。梭形肿瘤细胞呈束状或编织状排列

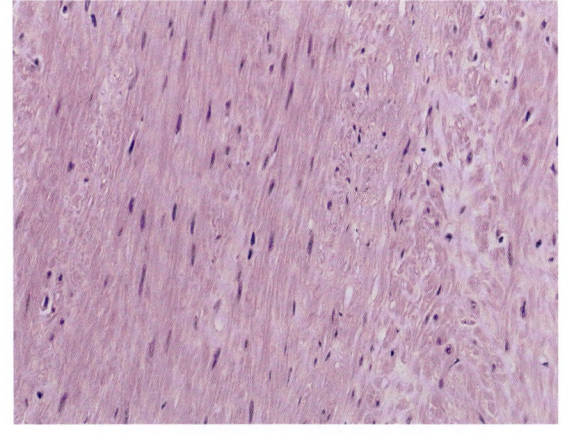

图 9.5.1b　软组织平滑肌瘤。肿瘤细胞胞质丰富红染，核呈杆状，两端钝圆，无明显异型性

9.5.2　平滑肌肉瘤

- 平滑肌肉瘤（leiomyosarcoma）是一种具有异型性的、平滑肌细胞分化的恶性肿瘤。
- 大体特征：体积较大，切面呈灰白色，鱼肉状。

- 组织学特征
  - 肿瘤细胞弥漫分布，呈肉瘤样结构，部分细胞胞质红染，呈平滑肌分化（图 9.5.2a）。
  - 肿瘤细胞异型性明显，核呈棒状，可见瘤巨细胞，核分裂象易见，并可见病理性核分裂象（图 9.5.2b）。

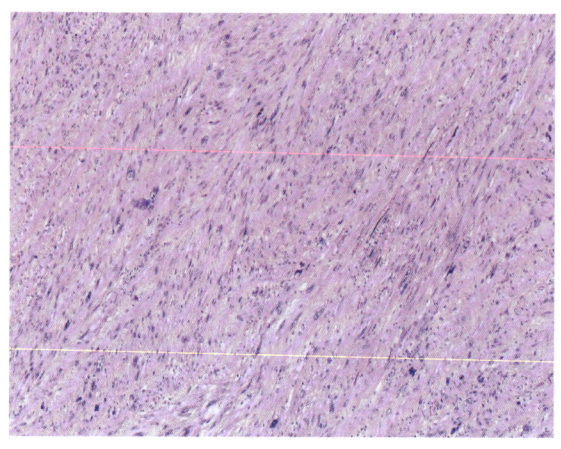

图 9.5.2a 平滑肌肉瘤。肿瘤细胞部分胞质红染，核呈棒状，部分细胞核浅染，空泡状

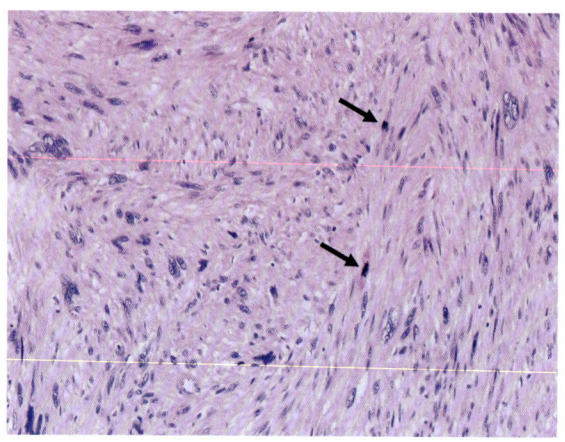

图 9.5.2b 平滑肌肉瘤。高倍镜下见肿瘤细胞异型性明显，可见瘤巨细胞，核分裂象易见（箭头）

9.5.3 胚胎性横纹肌肉瘤

- 胚胎性横纹肌肉瘤（embryonal rhabdomyosarcoma，ERMS）是一种由原始小圆细胞和不同分化阶段的横纹肌母细胞组成的恶性间叶性肿瘤。
- 组织学特征
  - 肿瘤细胞类似胚胎时期的骨骼肌，呈圆形或卵圆形，成片生长（图 9.5.3a）。
  - 部分瘤细胞呈短梭形，可见胞质红染的横纹肌母细胞，有的呈蝌蚪样细胞、带状细胞（图 9.5.3b）。
  - 细胞核深染，核质比大，核分裂象多见，少数肿瘤细胞为多核瘤巨细胞。
  - 肿瘤部分区域呈疏松黏液样变性，可见黏液池形成。
  - 免疫组化：肿瘤细胞表达 MyoD1（胞核），myogenin（胞核），desmin（胞质），myoglobin（胞质）。

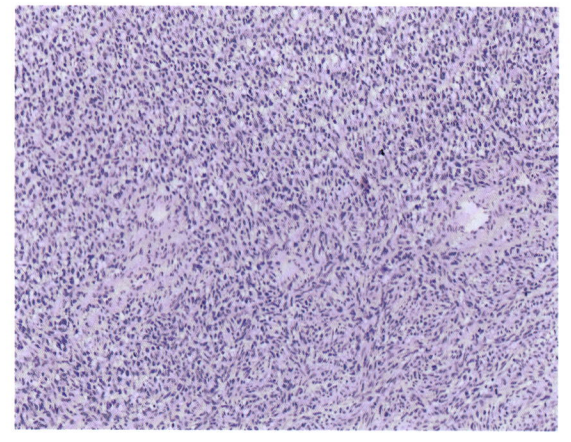

图 9.5.3a 胚胎性横纹肌肉瘤。幼稚的圆形、卵圆形肿瘤细胞弥漫成片生长，部分肿瘤细胞呈短梭形

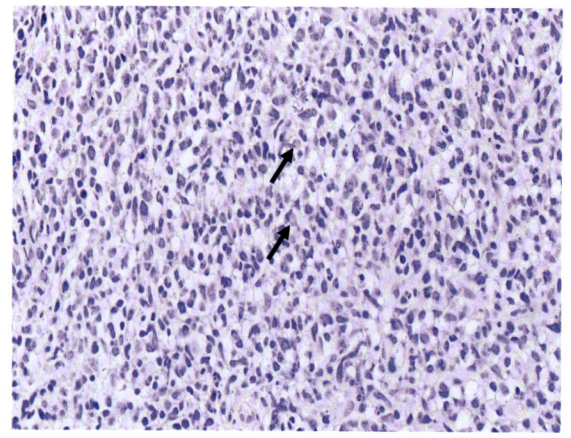

图 9.5.3b 胚胎性横纹肌肉瘤。高倍镜下见肿瘤细胞胞质稀少，偶见胞质红染的横纹肌母细胞，有的呈蝌蚪样细胞或带状细胞形态（箭头）

思考题 16：胚胎性横纹肌肉瘤与骨外尤因肉瘤如何鉴别？

9.5.4 葡萄状横纹肌肉瘤

- 葡萄状横纹肌肉瘤（botryoid rhabdomyosarcoma）是胚胎性横纹肌肉瘤的一种特殊亚型，多见于被覆黏膜的空腔器官，因外观呈葡萄状而得名。
- 大体特征：肿物呈葡萄状或息肉状，直径 0.2 ~ 12 cm，质软，黏液水肿样。
- 组织学特征
  ◇ 肿瘤呈小细胞肉瘤样形态，黏膜表面有明显糜烂及溃疡形成（图 9.5.4a）。
  ◇ 肿瘤部分区域可见疏松黏液样改变，部分区域可见厚壁血管形成。
  ◇ 可见横纹肌母细胞，如带状、蝌蚪样横纹肌母细胞（图 9.5.4b）。

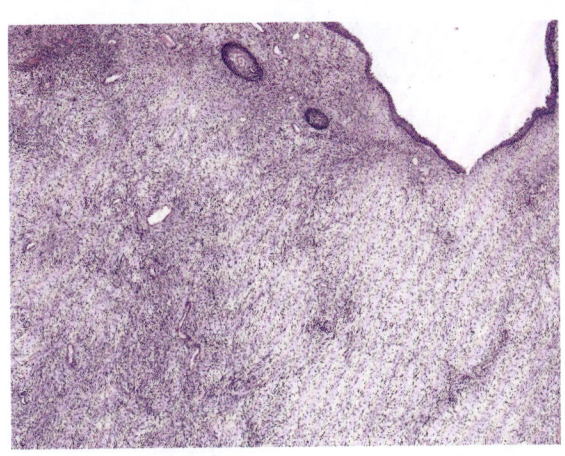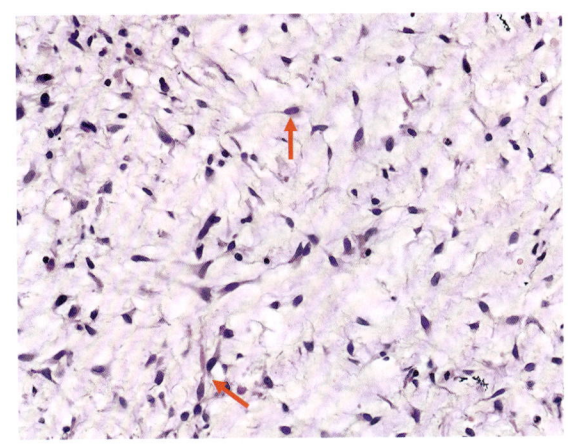

图 9.5.4a　葡萄状横纹肌肉瘤。肿瘤呈小细胞肉瘤样，表面被覆黏膜可见糜烂及溃疡形成

图 9.5.4b　葡萄状横纹肌肉瘤。高倍镜下见间质黏液变性，可见如带状、蝌蚪样的横纹肌母细胞（箭头）

思考题 17：本例葡萄状横纹肌肉瘤与侵袭性血管黏液瘤如何鉴别？

9.5.5 腺泡状横纹肌肉瘤

- 腺泡状横纹肌肉瘤（alveolar rhabdomyosarcoma，ARMS）是一种由原始小圆细胞、横纹肌母细胞组成的、以腺泡状结构为特征的恶性间叶性肿瘤。
- 组织学特征
  ◇ 肿瘤呈巢团状及不规则腺泡样结构，其间为纤维性间质（图 9.5.5a）。
  ◇ 肿瘤细胞大多呈圆形、卵圆形，胞质红染单核或浆细胞样，可见横纹肌母细胞（图 9.5.5b），可有多核巨细胞。
- 免疫组化和分子遗传学：肿瘤细胞表达 MyoD1（胞核），myogenin（胞核，较弥漫）（e 图 9.5.5c），desmin（胞质），myoglobin（胞质）。大多数病例有 *PAX3-FOXO1* 融合基因，少数存在 *PAX7-FOXO1* 融合基因。

思考题 18：腺泡状横纹肌肉瘤与胚胎性横纹肌肉瘤如何鉴别？

9.5.6 多形性横纹肌肉瘤

- 多形性横纹肌肉瘤（pleomorphic rhabdomyosarcoma）是一种好发于成年人的高度恶性肉瘤，可见体积大的异型细胞及横纹肌样分化的肉瘤细胞。
- 组织学特征
  ◇ 肿瘤呈肉瘤样结构（图 9.5.6a）。
  ◇ 肿瘤细胞呈卵圆形、短梭形，可见横纹肌母细胞，细胞有明显异型性，可见瘤巨细胞，核分裂象易见（图 9.5.6b）。

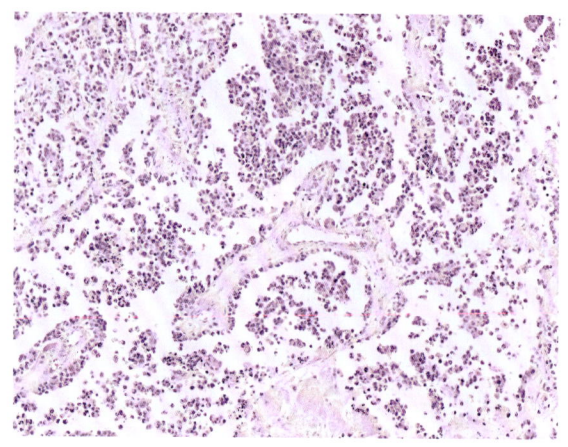

图 9.5.5a 腺泡状横纹肌肉瘤。肿瘤呈巢团状及不规则腺泡样结构，中间为纤维结缔组织分隔

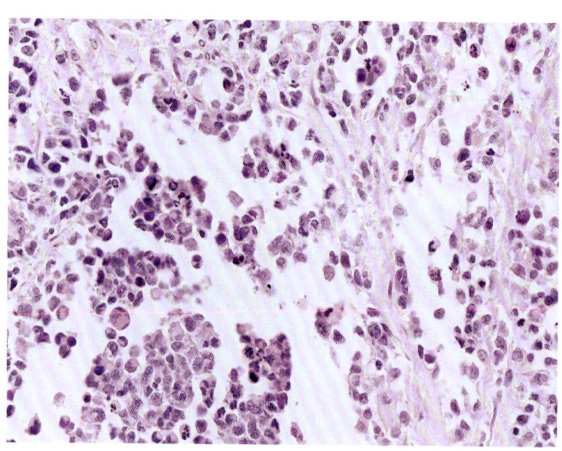

图 9.5.5b 腺泡状横纹肌肉瘤。高倍镜下见肿瘤细胞胞质红染，单核或浆细胞样，可见横纹肌母细胞

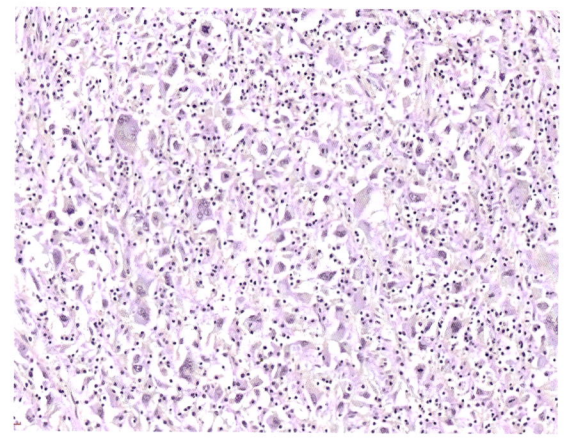

图 9.5.6a 多形性横纹肌肉瘤。肿瘤细胞弥漫分布，呈肉瘤样结构，细胞异型性明显

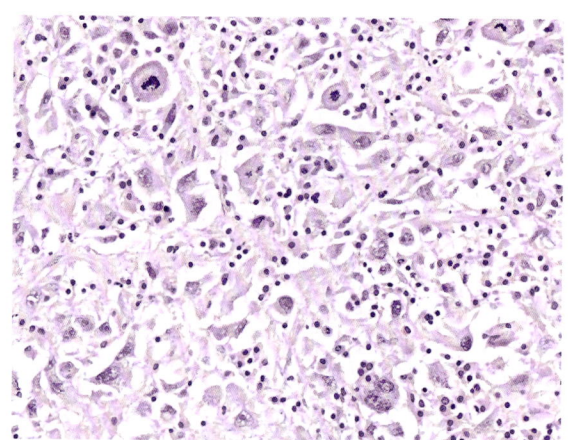

图 9.5.6b 多形性横纹肌肉瘤。高倍镜下见肿瘤细胞呈卵圆形、多边形，异型性明显，可见瘤巨细胞及核分裂象

- ◇ 免疫组化：瘤细胞弥漫表达 desmin 和 MSA，MyoD1 和 myogenin 可有表达，但不如胚胎性横纹肌肉瘤和腺泡状横纹肌肉瘤明显。

思考题 19：多形性横纹肌肉瘤与多形性未分化肉瘤如何鉴别？

第六节 分化不确定或未分化肿瘤

9.6.1 黏液瘤

- 黏液瘤（myxoma）是一种良性间叶性肿瘤，由稀疏的星状或梭形细胞以及显著的黏液样基质组成。
- 组织学特征
  - ◇ 肿瘤中细胞成分稀少，间质疏松黏液样变（图 9.6.1a）。
  - ◇ 瘤细胞散在，或呈小簇分布于血管周围，呈不规则梭形、星状或多边形（图 9.6.1b）。
  - ◇ 局灶可见组织细胞聚集。

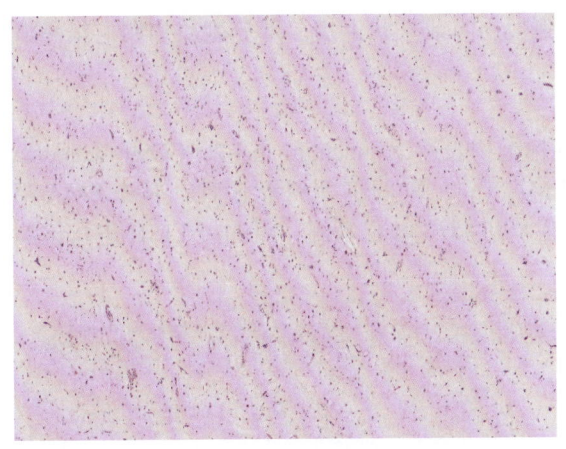

图 9.6.1a　黏液瘤。肿瘤内细胞稀少，间质疏松黏液样变

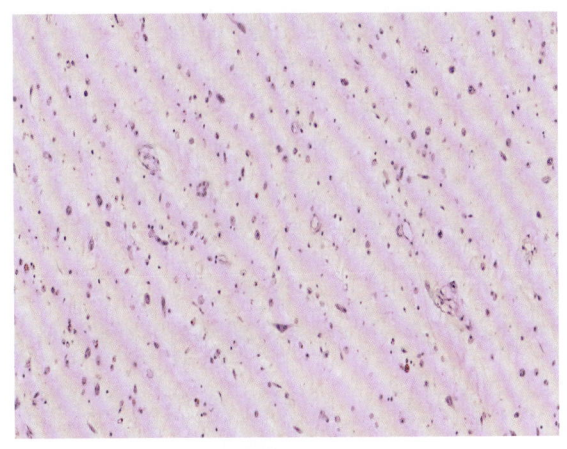

图 9.6.1b　黏液瘤。细胞呈不规则梭形、星状或多边形，散在或呈小簇分布于血管周围

9.6.2　深部"侵袭性"血管黏液瘤

- 深部"侵袭性"血管黏液瘤（deep "aggressive" angiomyxoma）是一种好发于中青年女性盆腔和会阴部的黏液性肿瘤，具有局部侵袭性，但极少转移。
- 组织学特征
  ◇ 肿瘤边界不清，血管丰富，管腔大小不等，管壁厚薄不一（图 9.6.2a）。
  ◇ 肿瘤细胞散在分布于大量黏液间质中，细胞呈短梭形、星芒状，无明显异型性，核分裂象罕见（图 9.6.2b）。

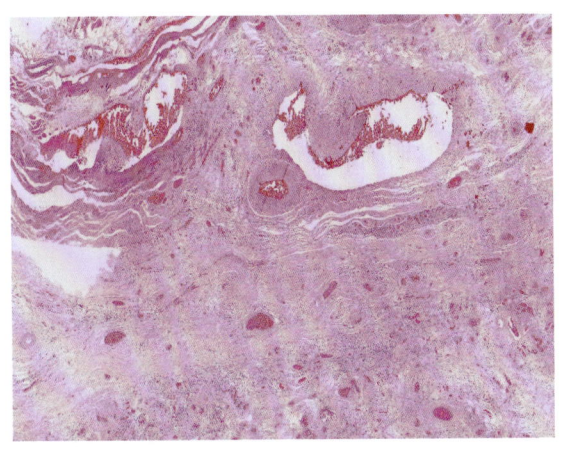

图 9.6.2a　深部"侵袭性"血管黏液瘤。肿瘤边界不清，可见管腔大小不等，管壁厚薄不一的血管

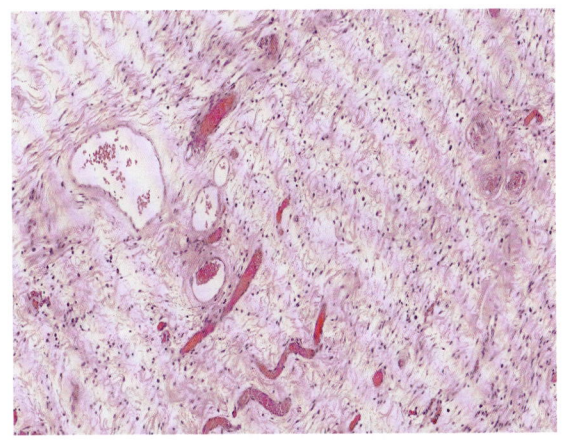

图 9.6.2b　深部"侵袭性"血管黏液瘤。短梭形、星芒状的肿瘤细胞散在分布于大量黏液间质中，无明显异型性

9.6.3　滑膜肉瘤

- 滑膜肉瘤（synovial sarcoma，SS）是一种具有间叶和上皮双相分化的恶性肿瘤，具有特异性 t(X；18) 染色体易位。
- 组织学特征
  ◇ 典型的滑膜肉瘤具有双相分化特征，部分呈肉瘤样，部分呈上皮样：
    ■ 肉瘤样成分由梭形、短梭形或卵圆形细胞组成，细胞丰富，形态单一，增生活跃，核分裂象易见，可见灶状坏死（图 9.6.3a）。

- 上皮样成分可见腺样结构（图 9.6.3b），细胞呈立方或柱状上皮。部分胞质透明，呈黏液柱状，部分胞质内和腺腔内有红染分泌物。
- 部分区域可见腺体结构与梭形细胞间有移行。
- 免疫组化和分子遗传学：可同时有上皮和间叶性标记物表达，Vimentin、bcl-2、CD99、calponin 阳性，上皮样成分 AE1/AE3、CK7、CK19 和 EMA（e 图 9.6.3c）呈灶状阳性，其中 EMA 阳性率通常比 CK 更高。90% 以上病例具有特异性 *SSX-SS18* 融合基因，可通过 FISH 进行检测（e 图 9.6.3d）。

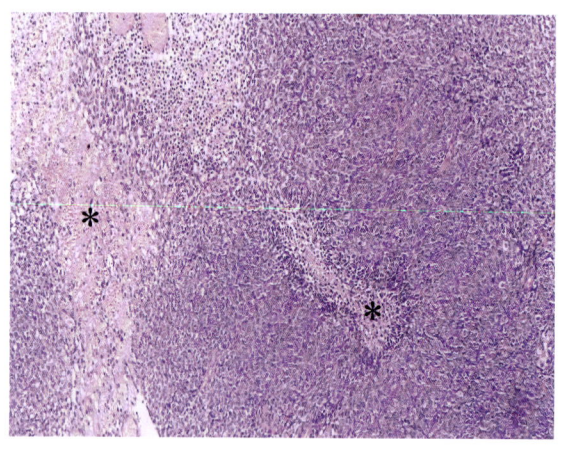

图 9.6.3a 滑膜肉瘤。肿瘤呈肉瘤样结构，细胞丰富，增生活跃，可见坏死（星号）

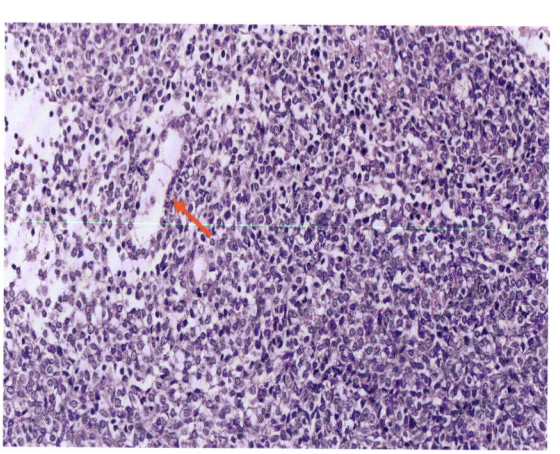

图 9.6.3b 滑膜肉瘤。高倍镜下见肿瘤细胞大部分呈短梭形，核肥胖，核分裂象易见，局灶可见腺样结构（箭头）

思考题 20：滑膜肉瘤与低分化腺癌如何鉴别？

9.6.4　上皮样肉瘤

- 上皮样肉瘤（epithelioid sarcoma，ES）是一种分化方向不甚明确的恶性肿瘤，可部分或全部呈上皮样形态，分为经典型（好发于四肢远端）和近端型（好发于四肢近端和躯干）两种亚型。
- 组织学特征
  - 经典型
    - 由上皮样细胞和梭形细胞形成结节样结构，中央常伴有坏死，形成模糊的肉芽肿样结构（假肉芽肿模式），周围间质纤维结缔组织增生。
    - 卵圆形、多边形上皮样肿瘤细胞多位于结节中央，梭形肿瘤细胞多位于结节周边，部分病例以梭形细胞为主。
    - 细胞异型性明显，胞质丰富，部分细胞胞质明显嗜酸性改变，核呈空泡状，有小核仁。
  - 近端型
    - 大而多形的上皮样细胞呈结节状、片状生长，可有点状坏死（图 9.6.4a），通常不形成经典的假肉芽肿结构。
    - 细胞核空泡状，核仁明显，核分裂象易见（图 9.6.4b）。部分细胞可呈横纹肌样。
  - 免疫组化：两型肿瘤细胞均表达 AE1/AE3、EMA、CK19 和 vimentin，50%～70% 的病例表达 CD34，绝大多数肿瘤细胞 SMARCB1（INI1）表达缺失。

9.6.5　腺泡状软组织肉瘤

- 腺泡状软组织肉瘤（alveolar soft part sarcoma，ASPS）是一种分化方向不甚明确的恶性肿瘤，好发于青少年，由大多边形上皮样细胞组成，呈器官样或腺泡状排列。

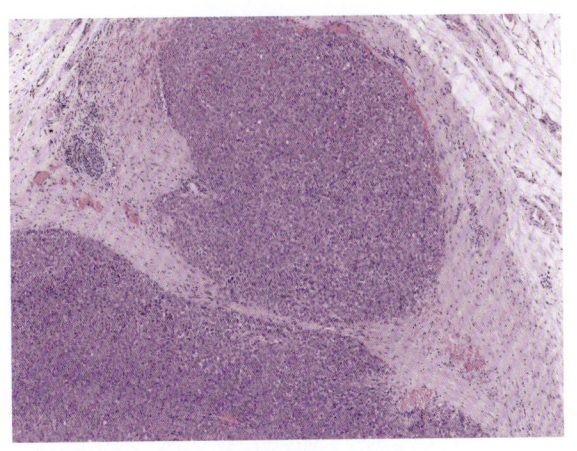

图 9.6.4a 上皮样肉瘤，近端型。肿瘤呈结节状，周围间质纤维结缔组织增生

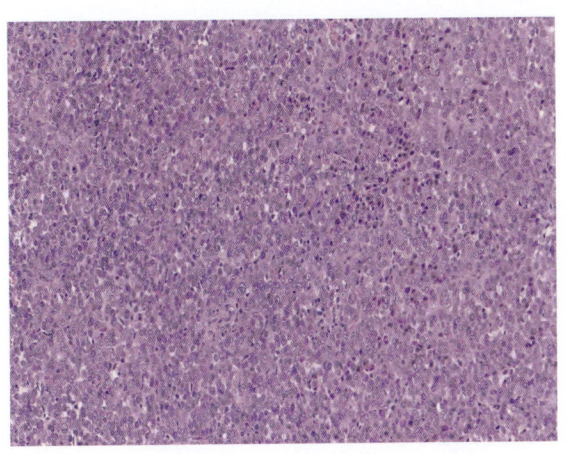

图 9.6.4b 上皮样肉瘤，近端型。肿瘤细胞异型性明显，部分细胞质明显嗜酸性改变，核空泡状，可见明显核仁

- 组织学特征
  - 肿瘤细胞呈巢索状、腺泡状排列，细胞巢团间有丰富的窦样血管（图 9.6.5a）。部分肿瘤细胞排列呈实性结构。
  - 肿瘤细胞呈大的圆形或多边形，细胞膜较清晰，胞质丰富，红染，内含嗜伊红颗粒，部分肿瘤细胞胞质较少；肿瘤细胞核较大，可见明显核仁，核分裂象少见（图 9.6.5b）。
- 免疫组化和分子遗传学：瘤细胞常表达 TFE3（细胞核）及 MyoD1（细胞质颗粒状着色），部分病例可表达 desmin、cathepsinK。分子遗传学上存在特征性的 *TFE3-ASPSCR1* 融合基因，可通过 FISH 进行检测。

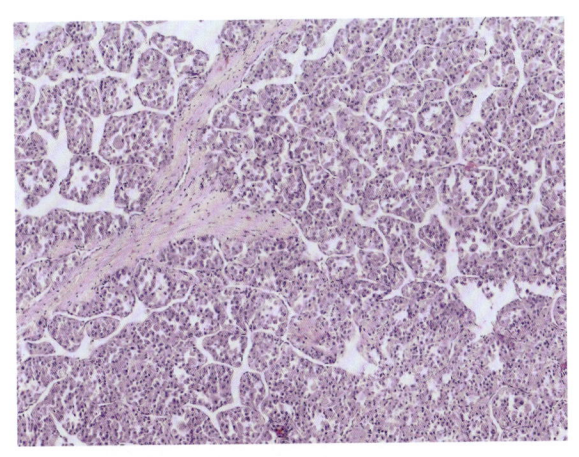

图 9.6.5a 腺泡状软组织肉瘤。肿瘤细胞呈巢索状、腺泡状排列，细胞巢团间有丰富的窦样血管

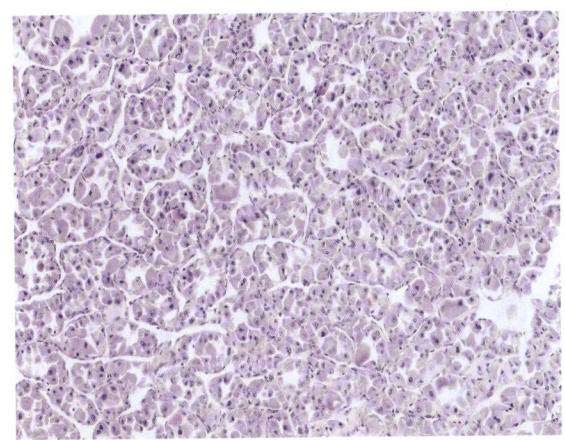

图 9.6.5b 腺泡状软组织肉瘤。肿瘤细胞呈大的圆形或多边形，细胞膜较清晰，胞质丰富，胞核较大，可见明显核仁，未见核分裂象

思考题 21： 腺泡状软组织肉瘤与副节瘤如何鉴别？

9.6.6 促结缔组织增生性小圆细胞肿瘤

- 促结缔组织增生性小圆细胞肿瘤（desmoplastic small round cell tumor，DSRCT）是一种好发于青少年腹腔及盆腔内的小圆细胞恶性肿瘤，呈多向分化，伴有明显的间质纤维结缔组织增生。
- 组织学特征
  - 肿瘤由呈团巢状排列的小圆细胞和巢间丰富的纤维结缔组织间质组成（图 9.6.6a）。

- 小圆细胞细胞核质比大，核分裂象易见（图 9.6.6b），间质主要为增生的成纤维细胞和肌成纤维细胞。
- 免疫组化和分子遗传学：瘤细胞呈多向分化，表达 AE1/AE3、EMA、Desmin（核旁点状阳性）(e 图 9.6.6c)、Vimentin 和 NSE，部分病例表达 CgA、Syn。90% 以上病例存在 *EWSR1-WT1* 融合基因（e 图 9.6.6d）。

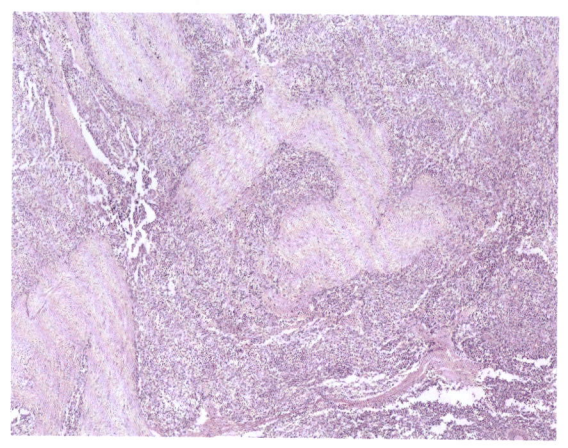

图 9.6.6a　DSRCT。低倍镜下见肿瘤由巢团状排列的小圆细胞和丰富的纤维结缔组织间质分隔组成

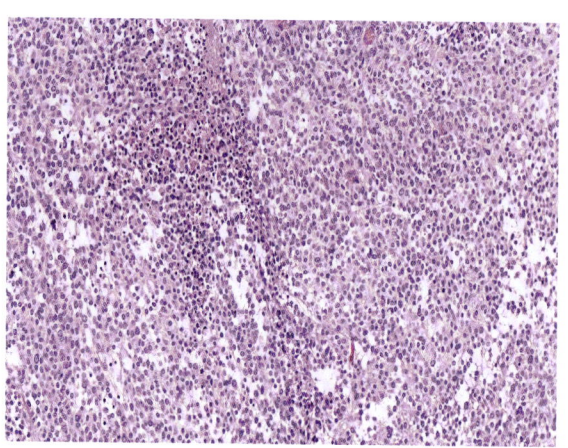

图 9.6.6b　DSRCT。高倍镜下见呈团巢状排列的小圆细胞，细胞核质比高，核分裂象易见，可见小灶坏死

9.6.7　血管周上皮样细胞肿瘤

- 血管周上皮样细胞肿瘤（perivascular epithelioid cell tumour，PEComa）是一种间叶性肿瘤，肿瘤细胞显示与血管壁有局部相关性并常表达色素细胞标记和平滑肌标记，包括一组由血管周上皮样细胞组成的肿瘤（血管平滑肌脂肪瘤，透明细胞糖瘤，淋巴管肌瘤病和 PEComa，非特指型）。
- 组织学特征
  - 肿瘤具有血管周上皮样细胞分化，肿瘤组织中可见厚壁血管，管径大小不一，血管周围可见上皮样或梭形细胞（肌样）增生（图 9.6.7a），部分区域可见成熟脂肪细胞（图 9.6.7b）。
- 免疫组化和分子遗传学：肿瘤细胞主要表达色素细胞标记，包括 HMB45、melan-A，部分病例可表达 SMA、desmin、calponin、capthesinK，部分病例存在 *TFE3* 基因重排，免疫组化可见 TFE3 核阳性。肝肾血管平滑肌脂肪瘤和肺淋巴管肌瘤病常伴发 *TSC* 基因突变。

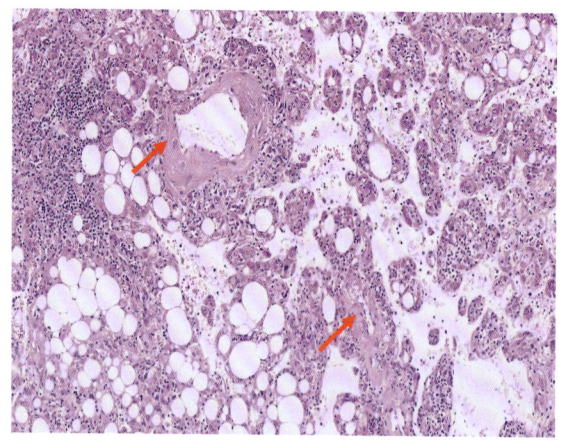

图 9.6.7a　PEComa。肿瘤组织中可见厚壁血管（箭头），管径大小不一，血管周围可见上皮样或平滑肌样细胞增生

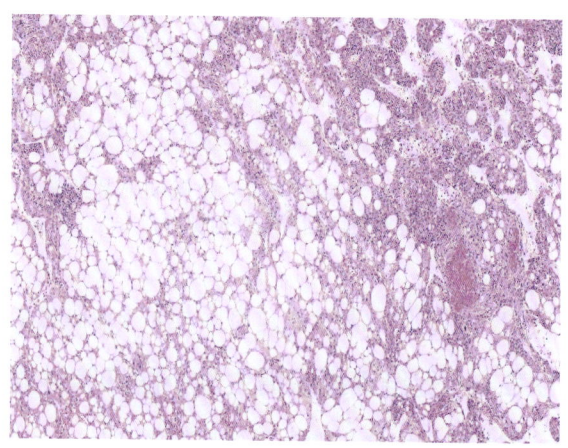

图 9.6.7b　PEComa。部分区域可见较多成熟脂肪细胞

思考题 22：恶性 PEComa 的诊断标准是什么？

9.6.8 尤因肉瘤

- 尤因肉瘤（Ewing sarcoma）是一种恶性小圆细胞肿瘤，具有特异性染色体易位，常形成 *EWSR1-ETS* 融合基因。
- 组织学特征
    - 肿瘤由成片或呈小叶状分布的小圆细胞组成，可见较纤细的纤维间隔。
    - 肿瘤细胞呈圆形或卵圆形，核质比大，核分裂象易见（图 9.6.8a），可见菊形团结构（图 9.6.8b）。
    - 血管较丰富，有明显出血坏死（图 9.6.8b）。
- 免疫组化和分子遗传学：瘤细胞常表达 CD99、NKX2.2、Fli1；并存在 *EWSR1-Fli1*（约 85%）、*EWSR1-ERG* 融合基因。

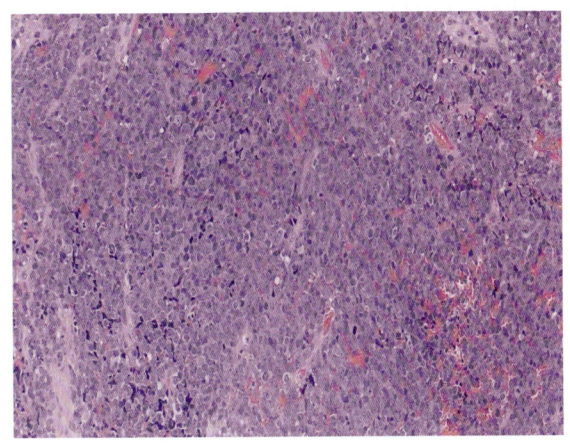

图 9.6.8a 尤因肉瘤。肿瘤细胞呈圆形或卵圆形，核质比大，核分裂象易见

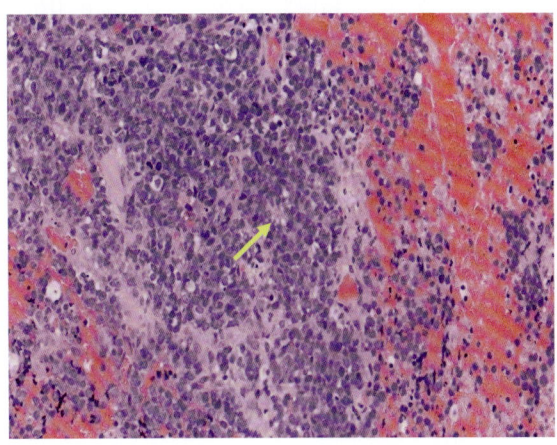

图 9.6.8b 尤因肉瘤。可见菊形团结构（箭头）及灶状出血

9.6.9 多形性未分化肉瘤

- 多形性未分化肉瘤（pleomorphic undifferentiated sarcoma）是一类除外其他多形性肉瘤（如多形性横纹肌肉瘤、多形性平滑肌肉瘤、多形性脂肪肉瘤等），由明显异型性梭形细胞和多形性细胞组成的高度恶性肿瘤。

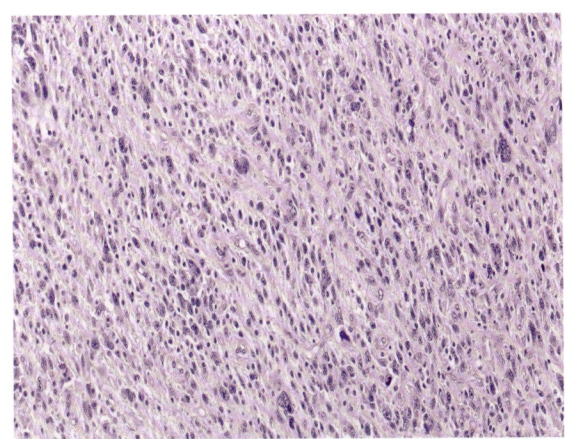

图 9.6.9a 多形性未分化肉瘤。肿瘤细胞多形性明显，可见圆形、卵圆形、多核组织细胞样细胞

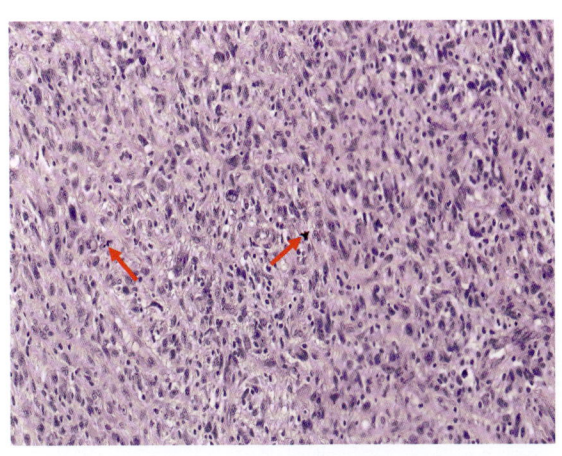

图 9.6.9b 多形性未分化肉瘤。放大倍数示肿瘤细胞多形性，明显，核分裂象易见（箭头）

- 组织学特征
  - 肿瘤呈肉瘤样结构，细胞多形性明显（图 9.6.9a），包括圆形、卵圆形、多核组织细胞样细胞，核分裂象易见（图 9.6.9b）。
  - 肿瘤内散在少量淋巴细胞。

（王　华 编写　张　波 审校）

主要参考文献

[1] 陈杰，步宏. 临床病理学. 2版. 北京：人民卫生出版社，2021：447-474.

[2] 步宏，李一雷. 病理学. 9版. 北京：人民卫生出版社，2018：112-115.

[3] 王坚，朱雄增. 软组织肿瘤病理学. 2版. 北京：人民卫生出版社，2017：213-900.

[4] WHO Classification of Tumors Editorial Board. Soft tissue and bone tumours. 5th ed. Lyon，France：International Agency for Research on Cancer，2020：1-333.

[5] Sbaraglia M，Bellan E，Dei Tos AP. The 2020 WHO Classification of Soft Tissue Tumours：news and perspectives. Pathologica，2021，113（2）：70-84.

[6] Sbaraglia M，Dei Tos AP. The pathology of soft tissue sarcomas. Radiol Med，2019，124（4）：266-281.

第十章

乳腺疾病

◎ 学习目标

1. 掌握乳腺的正常组织学特征。
2. 了解乳腺常见炎症性疾病的概念、病因和主要病理形态特征。
3. 熟悉乳腺良性增生性疾病的类型和病理形态特征。
4. 掌握乳腺常见良性上皮性肿瘤及癌前病变的基本概念、类型和主要病理形态学特征。
5. 掌握常见乳腺原位癌和浸润癌的基本概念、类型和病理形态学特征。
6. 了解乳腺癌新辅助治疗后病理改变及肿瘤退变评估标准。
7. 熟悉乳腺纤维上皮性肿瘤的类型、病理形态学特征及分级标准。

数字资源图片

补充学习资料

思考题答案

第一节　正常乳腺及乳腺炎症

10.1.1　正常乳腺

- 乳腺由腺体及间质组成，腺体由各级导管及终末导管小叶单元（TDLU）组成。间质包括包绕在 TDLU 周围的乳腺特化性间质，以及远离 TDLU 的非特化性间质。
- TDLU 是乳腺的基本功能单元，由小叶外终末导管、小叶内终末导管及腺泡组成。
- 正常乳腺腺体均由双层上皮组成，内层为腺上皮，外层为肌上皮，腺体周围可见基底膜包绕。
- 育龄期的静止（非妊娠哺乳）乳腺间质成分比例更高，乳腺小叶中腺泡数量有限，无明显增生（图 10.1.1a）。

- 妊娠哺乳期乳腺腺泡上皮明显增生，比例显著升高，上皮细胞胞质丰富，泡沫样，顶浆明显，并可脱落至扩张的腺腔中。细胞核可出现所谓的非典型性（图 10.1.1b）。
- 绝经后的乳腺实质萎缩，主要萎缩的成分为终末小导管及腺泡（图 10.1.1c）。
- 青春期前的乳腺尚无发育成熟的 TDLU，但导管上皮与间质均处于增生状态，为进一步的发育做准备（图 10.1.1d）。

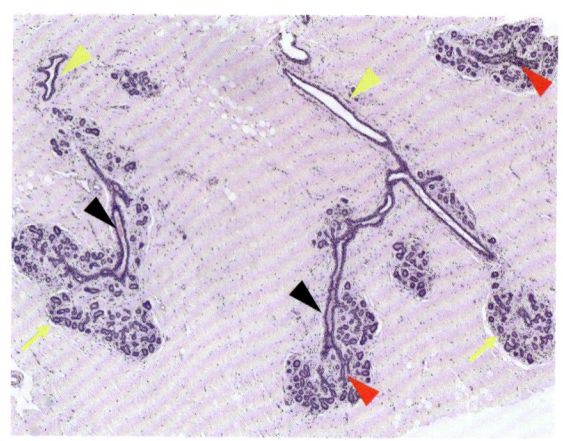

图 10.1.1a　正常育龄期静止乳腺。可见小导管（黄三角）、小叶外终末导管（黑三角）、小叶内终末导管（红三角）和腺泡（黄箭头），后三者组成乳腺 TDLU

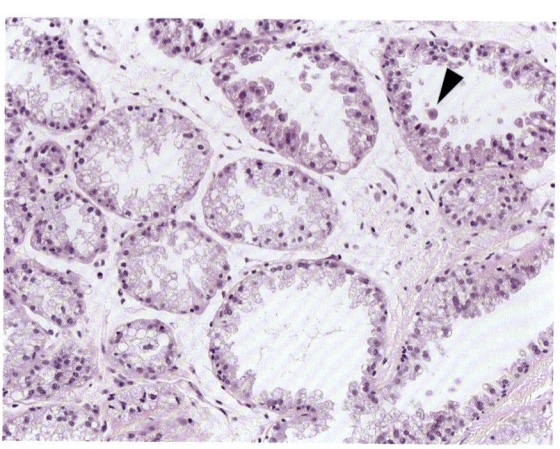

图 10.1.1b　妊娠哺乳期乳腺。乳腺腺泡上皮明显增生，腺体比例显著升高，上皮细胞胞质丰富，泡沫样，顶浆明显，并可脱落至扩张的腺腔中（三角）。细胞核可出现所谓的非典型性

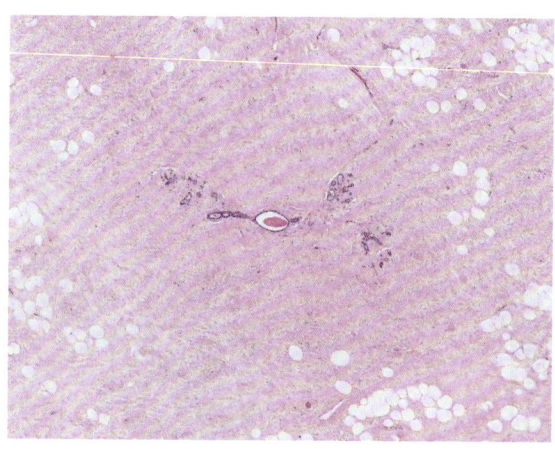

图 10.1.1c　青春期前乳腺。该图来自一位 13 岁的女孩。乳腺 TDLU 处于雏形阶段，上皮呈立方或矮柱状，管腔呈开放状态，间质细胞及血管相对丰富

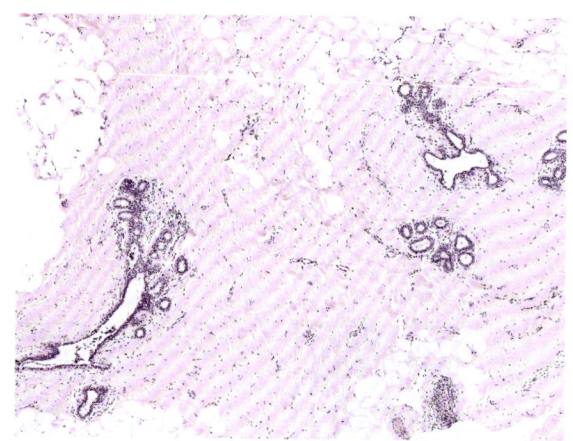

图 10.1.1d　绝经后乳腺。终末小导管及腺泡萎缩闭塞，上皮比例显著降低，非特化性间质比例升高

思考题 1：什么是乳腺 TDLU？它的意义是什么？它与乳腺小叶的区别是什么？
思考题 2：乳腺按组织学中腺体的分类，应属于哪种类型的腺体？与其类似的腺体还有哪些？
思考题 3：什么叫顶浆分泌？

10.1.2　乳腺脂肪坏死

- 乳腺是富含脂肪的器官，任何损伤，如外伤、手术、穿刺活检或放疗等，都可能造成脂肪坏死（fat necrosis）。
- 组织学特征
  ◇ 早期脂肪细胞破裂，油脂融合形成油囊，周围伴泡沫细胞反应（图 10.1.2a）。
  ◇ 晚期油囊边缘可形成红染的条带样的油膜，并可继发慢性炎症、纤维化及钙化（图 10.1.2b）。

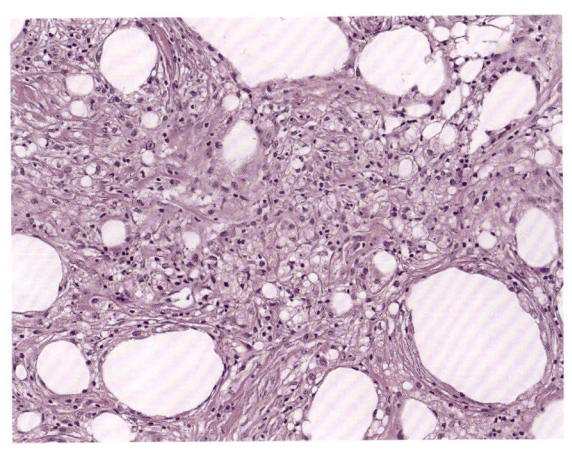

图 10.1.2a 乳腺脂肪坏死。脂肪细胞破裂，脂肪溢出，继发显著的泡沫细胞反应及慢性炎症细胞浸润

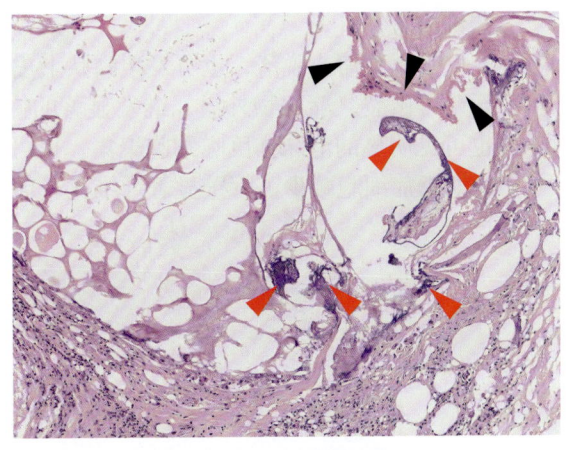

图 10.1.2b 脂肪坏死。陈旧性脂肪坏死可见脂肪组织的残影，周围伴大片油囊形成，油囊边缘局部可见粉染的油膜（黑三角），并继发病理性钙化（红三角）

思考题 4： 在病理学坏死的分类中，脂肪坏死属于哪一种坏死？

10.1.3 隆乳后的异物反应

- 注射隆乳是隆乳方式之一，曾经常用的隆乳剂为奥美定（商品名为英捷尔法勒），其本质为聚丙烯酰胺水凝胶，注射后可引起机体强烈的异物反应。因其分解后的单体具有毒性，且可以在人体内随淋巴液游走至全身，引起毒性反应或并发症，因此于 2006 年 4 月 30 日被国家食品药品监督管理局全面禁止生产、销售和使用。奥美定注射后的患者需要及时手术取出注射物。
- 组织学特征
  ◇ 显微镜下奥美定呈蓝染凝胶样，周围伴显著的慢性炎症、纤维化及异物多核巨细胞反应（图 10.1.3a、b）。

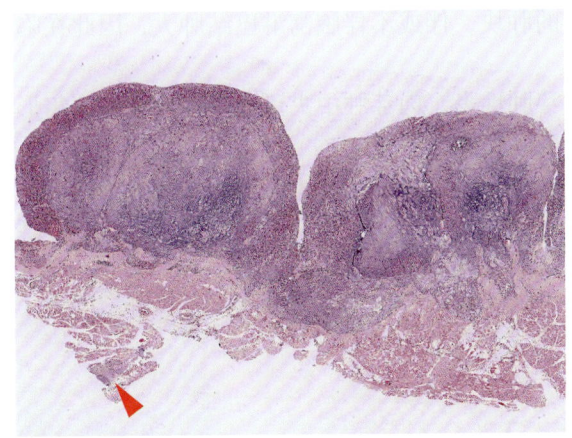

图 10.1.3a 奥美定注射后取出的组织。图中红染的胸大肌上方可见大片呈团块状分布的蓝染物质，局部可见蓝染物质渗入到骨骼肌间（三角）

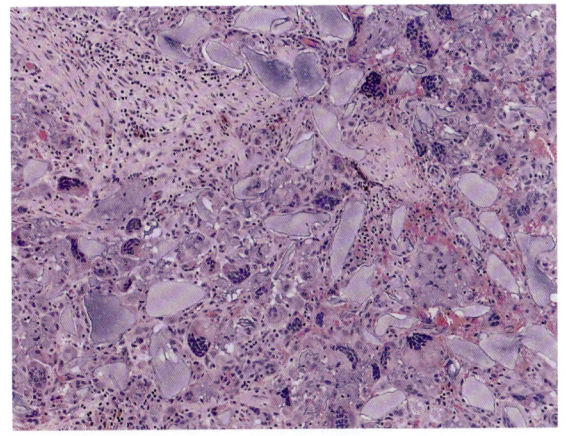

图 10.1.3b 奥美定注射后取出的组织。高倍镜下见碎块状不规则形蓝染的异源性胶样物质（即奥美定），周围伴显著的慢性炎症、纤维化及异物多核巨细胞反应

10.1.4 乳腺导管扩张症

- 乳腺导管扩张症（mammary duct ectasia）好发于围绝经期及绝经后女性，表现为乳头溢液、乳头内陷或乳腺包块。
- 组织学特征
  ◇ 病变主要累及乳腺大中型导管。典型病变表现为管腔扩张，腔内分泌物潴留，可伴显著的泡沫细胞聚集。
- ◇ 上皮受压萎缩或脱落，也可发生鳞状上皮化生。
- ◇ 管壁可破裂，潴留物外溢，继发显著的慢性炎症，炎症细胞中可见大量淋巴细胞和浆细胞，也可见明显的泡沫样巨噬细胞聚集，也可见陈旧出血及胆固醇裂隙形成（图 10.1.4a）。
- ◇ 晚期炎症细胞减少，管壁显著纤维化、玻璃样变（图 10.1.4b）。

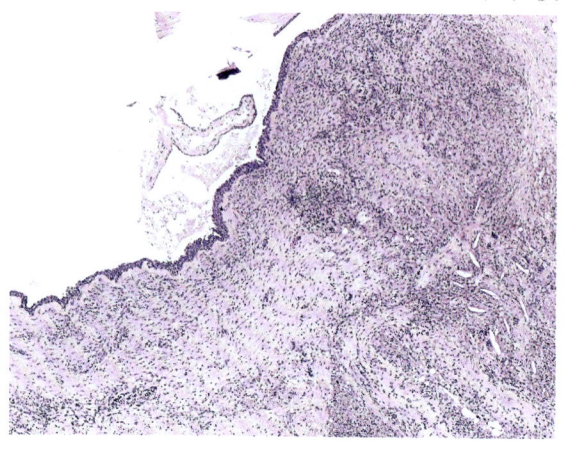 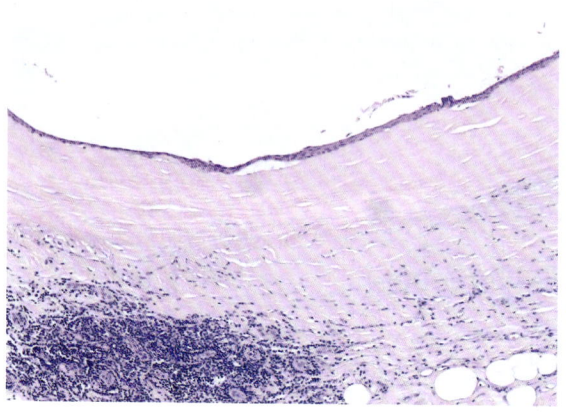

图 10.1.4a 乳腺导管扩张症。管腔上皮发生鳞状上皮化生，管壁纤维化，伴大量慢性炎症细胞浸润，可见陈旧出血、异物巨细胞反应及胆固醇裂隙形成

图 10.1.4b 乳腺导管扩张症。晚期，扩张的导管管壁纤维化、玻璃样变，周围仍可见散在或成簇的淋巴细胞浸润，导管上皮鳞状上皮化生

10.1.5 肉芽肿性小叶性乳腺炎

- 肉芽肿性小叶性乳腺炎（granulomatous lobular mastitis）好发于年轻女性，部分病例与妊娠相关。
- 肉芽肿性小叶性乳腺炎的病因不明，部分与妊娠或垂体增生引起的高泌乳素血症有关；部分与克罗彭施泰特棒杆菌等细菌感染有关；部分与自身免疫等其他因素有关。应积极查找病因并针对性治疗，否则可能导致年轻患者乳腺全切。
- 可以双侧弥漫发生，也可以形成局限性边界不清的肿块，伴或不伴腋窝淋巴结肿大，因此在临床上可能被误认为是癌。
- 组织学特征：典型表现为以小叶为中心的慢性肉芽肿性炎，肉芽肿中央可见中性粒细胞聚集形成微脓肿，并伴大小不一的脂质空泡形成，无干酪样坏死（图 10.1.5a、b）。

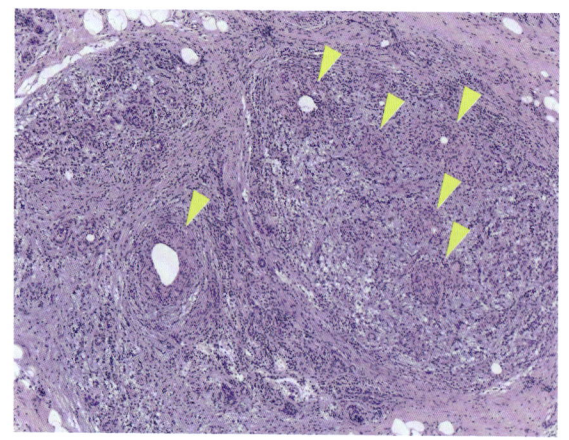 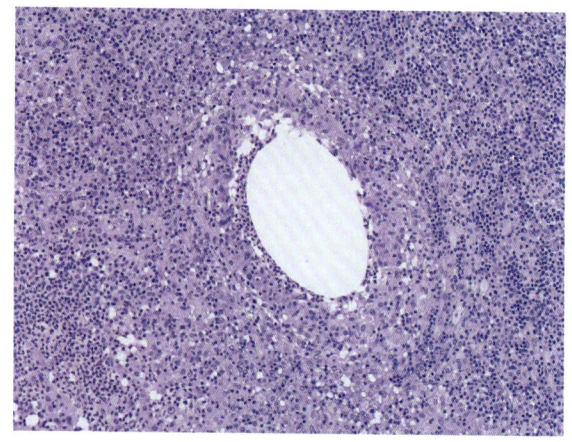

图 10.1.5a 肉芽肿性小叶性乳腺炎。以小叶为中心的肉芽肿性炎，小叶结构被破坏，大量慢性炎症细胞浸润，并可见多个小的肉芽肿样结构形成（三角），部分肉芽肿中央可见大小不一的脂质空泡形成

图 10.1.5b 肉芽肿性小叶性乳腺炎。高倍镜下见肉芽肿中央可见较大的脂质空泡，周围围绕着中性粒细胞；其外围为组织细胞聚集形成的上皮样肉芽肿；再外围是大量混杂性的慢性炎症细胞

思考题 5：除了肉芽肿性小叶性乳腺炎以外，乳腺还能发生哪些肉芽肿性炎？

第二节　乳腺良性增生性病变及腺瘤

乳腺良性增生性病变为一大类复杂而多样的以上皮增生为主的病变。各种增生的最终共同结果是导致上皮细胞数量增多。增生可以是多克隆性的，也可以是肿瘤性的，即腺瘤。

从上皮增生的基本形式以及增生效率由低到高排序，增生可表现为囊肿、腺病以及向管腔内生长的上皮增生。向管腔内生长的上皮可以是柱状假复层的、复层的、筛状的、实性的、微乳头状或乳头状的。

上皮细胞数量增多的同时，可伴有大汗腺化生、透明细胞变、泌乳样变等化生性改变。并可伴有间质成分多种形式的增生。多种形式的增生性病变出现在同一病灶中，且病灶中央伴有间质的纤维化硬化，病灶形成边界不清的肿块样外观，即放射状瘢痕/复杂性硬化性病变。

10.2.1　囊肿及大汗腺化生

- 囊肿（cyst）起源于 TDLU，与起源于大中型导管的导管扩张症不同，扩张的囊腔周围缺乏弹力纤维层。
- 组织学特征
  - 囊肿的囊腔大小不等，从镜下可见至肉眼可见。囊腔扩张，囊内可见分泌物潴留，有时分泌物可继发钙化。
  - 囊肿上皮仍为双层，有时囊肿张力过大可导致上皮受压萎缩（图 10.2.1a）。
  - 囊肿的上皮可发生大汗腺化生（apocrine metaplasia）。化生的大汗腺形态同皮肤的大汗腺细胞，胞质丰富、颗粒状、强嗜酸性，顶浆突出，细胞核大而圆，核仁明显（图 10.2.1b）。大汗腺化生也可出现在其他类型的乳腺上皮增生性病变中。

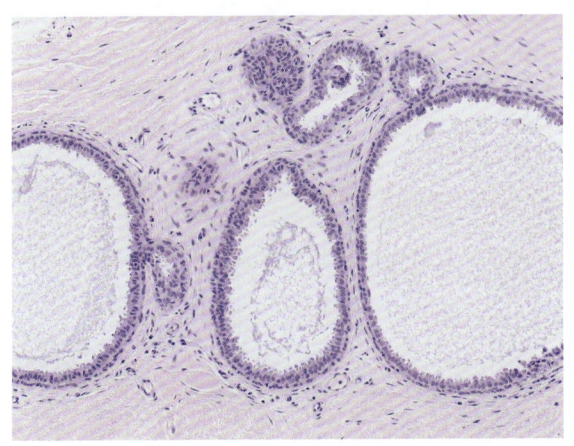

图 10.2.1a　囊肿。图中显示 3 个起源于 TDLU 的仅显微镜下可见的囊肿。囊腔膨胀扩张，分泌物潴留。囊肿上皮仍为双层上皮，腺上皮可见明显的顶浆分泌现象

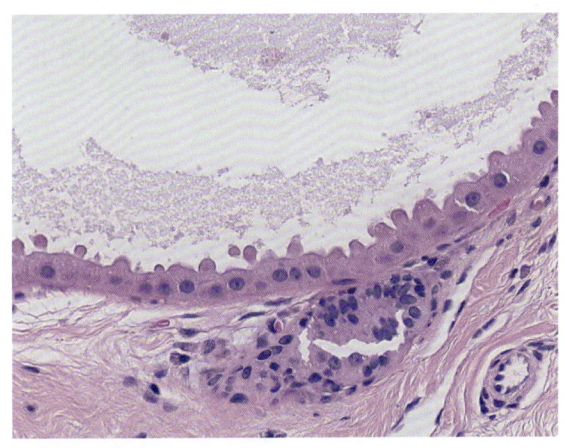

图 10.2.1b　囊肿，大汗腺化生。囊肿的部分区域上皮伴显著大汗腺化生。化生细胞胞质丰富、颗粒状、强嗜酸性，顶浆突出，细胞核大而圆，核仁明显

10.2.2　乳腺腺病

- 腺病（adenosis）是乳腺常见的上皮良性增生形式之一。其总体特征是单位面积或体积下，腺体的数量增多，每个增生的腺体基本保持双层上皮结构（微腺腺病除外），但腺体的形状、分布的模式及上皮细胞的形态各异。
- 组织学特征
  - 硬化性腺病为最常见的腺病形式，其特点是腺体呈密集的聚集性生长，常保持小叶或分叶状

轮廓（图 10.2.2a）；腺体呈条索样流水状分布，管腔闭塞，腺上皮通常高度萎缩，肌上皮呈梭形，可伴肌样分化，腺体周围基底膜样物质较显著，腺体间的间质常呈明显的胶原化改变（图 10.2.2b）。
- 大汗腺腺病是在腺病的基础结构之上，腺上皮呈广泛的大汗腺化生，即细胞胞质丰富，嗜酸性，颗粒状，细胞核大，核仁明显（图 10.2.2c）。
- 小管腺病腺体分布杂乱，在正常脂肪结缔组织间随机穿插，腺体呈拉长的小管状，通常无复杂分支（图 10.2.2d）。
- 微腺腺病是一类比较特殊的腺病，同小管腺病一样，腺体在正常脂肪结缔组织间随机穿插。腺体通常呈开放状小圆形，腔内可见浓缩玻璃样变的分泌物（e 图 10.2.2e）。微腺腺病仅有单层的腺上皮，缺乏肌上皮（e 图 10.2.2f），但保持完整的基底膜。微腺腺病虽为良性增生，但被视为一些三阴性基底样表型的乳腺癌的前驱病变，因此一旦发现，应将病灶完整切除。

思考题 6：不保持小叶轮廓的腺病类型有哪些？

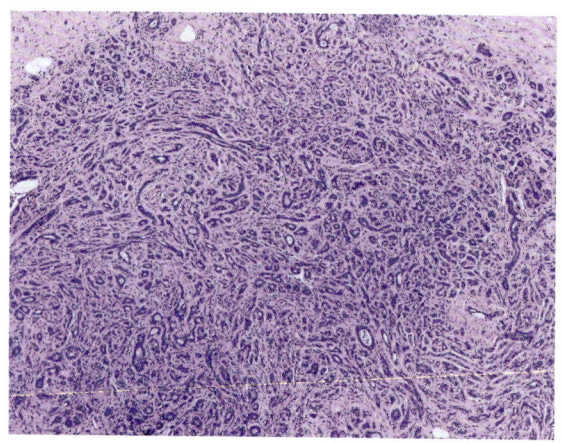

图 10.2.2a 硬化性腺病。腺体呈密集的聚集性生长，常保持小叶或分叶状轮廓

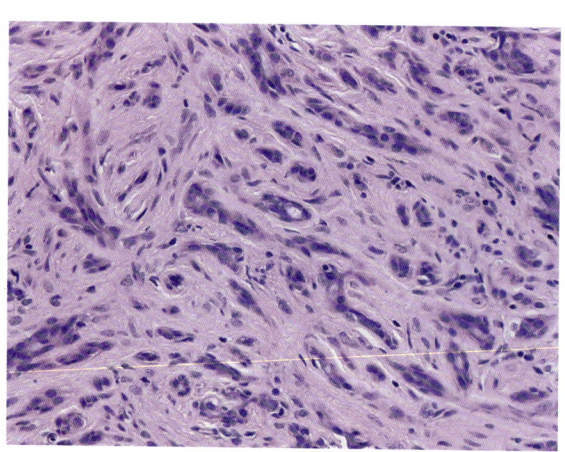

图 10.2.2b 硬化性腺病。腺体呈条索样流水状分布，管腔闭塞，腺上皮萎缩，肌上皮呈梭形，腺体周围基底膜样物质较显著，腺体间的间质常呈明显的胶原化

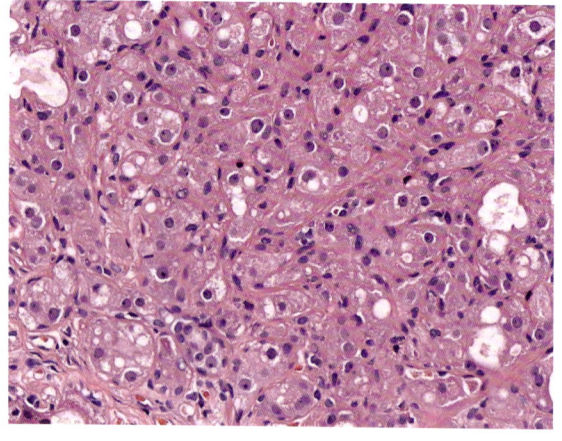

图 10.2.2c 大汗腺腺病。在腺病的基础结构之上，腺上皮呈广泛的大汗腺化生，即细胞胞浆丰富，嗜酸性，颗粒状，细胞核大，核仁明显

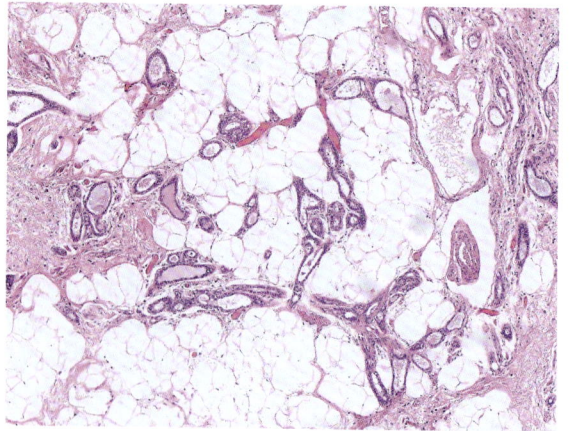

图 10.2.2d 小管腺病。腺体分布杂乱，在正常脂肪结缔组织间随机穿插，腺体呈拉长的小管状，通常无复杂分支

10.2.3 柱状细胞病变

- 柱状细胞病变（columnar cell lesion）分为柱状细胞改变（columnar cell change）及柱状细胞增

生（columnar cell hyperplasia）。可出现于囊肿、腺病、导管内乳头状瘤等各种增生结构基础之上。
- 组织学特征
  - 柱状细胞改变及柱状细胞增生是乳腺非常常见的上皮改变。二者共同特征是上皮呈柱状增生，但不会向导管腔内形成复杂的次级结构（如筛状、实性、乳头状、微乳头状结构）。
  - 柱状细胞改变的腺上皮呈密集排列的单层柱状，细胞腔缘侧可见明显的顶浆突起，常伴有腺腔扩张、微囊肿形成及分泌物潴留（图 10.2.3a、b 左侧腺体）。
  - 柱状细胞增生的腺上皮增生更加显著，呈假复层状排列，但上皮仍呈柱状，顶浆分泌显著（图 10.2.3a、b 右侧腺体）。

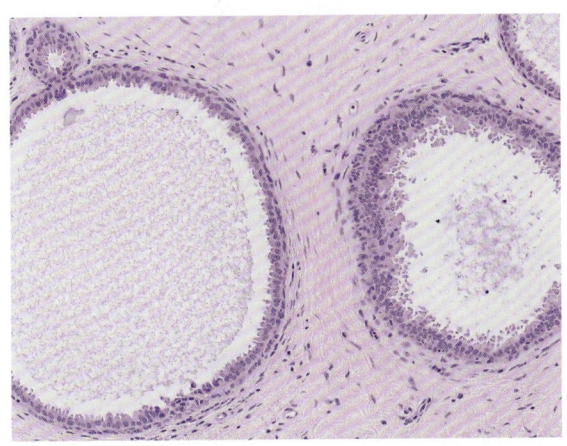

图 10.2.3a 柱状细胞病变。腺上皮呈柱状，无明显次级结构形成。左侧柱状细胞改变的腺体单层柱状腺上皮密集排列，细胞腔缘侧可见明显的顶浆突起。右侧柱状细胞增生的腺上皮呈假复层状排列，但上皮仍呈柱状，顶浆分泌显著

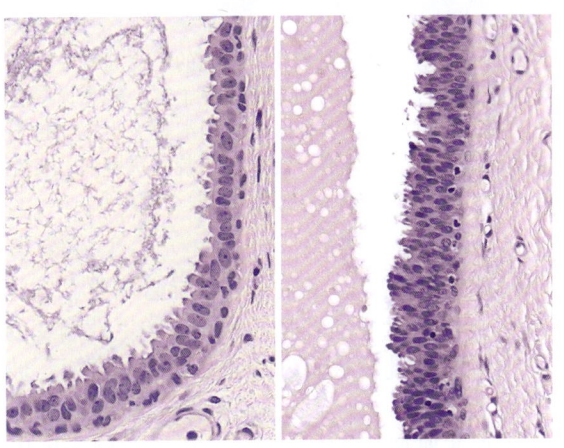

图 10.2.3b 柱状细胞病变。高倍镜下见柱状细胞改变的腺上皮呈柱状，细胞腔缘侧可见明显的顶浆突起（左）；柱状细胞增生的细胞仍呈高柱状，可见明显的顶浆分泌，但明显假复层化，核拥挤（右）

10.2.4 普通型导管增生

- 普通型导管增生（usual ductal hyperplasia，UDH）也是乳腺上皮非常常见的良性增生形式之一，通常累及乳腺终末导管小叶单位。长期随访显示，普通型导管增生仅轻微增加罹患乳腺癌的风险（1.5～2 倍）。
- 组织学特征
  - 上皮向管腔内生长，形成实性为主的结构，实性区细胞略呈短梭形、流水状或漩涡状排列，周边可见大小不一、不规则的腺腔裂隙形成。
  - 实性区周边的细胞胞质更丰富，核大，空泡化明显，可见核仁；而中央的细胞更小，更趋于成熟（图 10.2.4a）。
  - 普通型导管增生的细胞形态上具有多态性，免疫组化表达也呈现该特征。CK5/6 和 ER 均呈强弱不等、阴阳不一的镶嵌式表达，且二者信号呈现互补的趋势（图 10.2.4b）。

10.2.5 导管内乳头状瘤

- 导管内乳头状瘤（intraductal papilloma）可以累及乳腺中央及周边的各级导管，发生于越小的导管的乳头状瘤，越容易多发。
- 组织学特征
  - 导管内乳头状瘤增生的上皮向导管腔内呈分支乳头状生长，乳头轴心可见血管结缔组织（图 10.2.5a）。上皮肌上皮同时存在，腺上皮通常呈柱状（图 10.2.5b），也可以在乳头状瘤的结

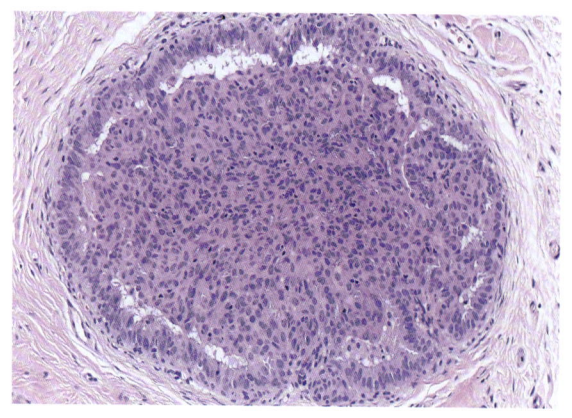

图 10.2.4a 普通型导管增生。增生的上皮向管腔内实性生长，实性区周边的细胞胞质更丰富，核大，空泡化明显，可见核仁；实性区中央的细胞更小，更趋于成熟，细胞略呈短梭形，流水状或漩涡状排列。实性区周边可见大小不一、不规则的腺腔裂隙形成

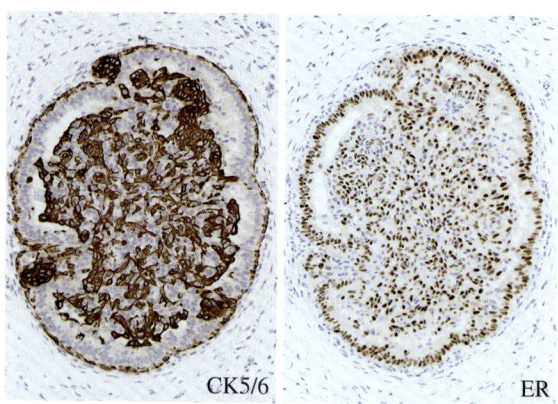

图 10.2.4b 普通型导管增生。CK5/6 和 ER 免疫组化染色显示强弱不等、阴阳不一的镶嵌式表达，且两者有互补趋势

构基础之上，继发普通型导管增生、大汗腺化生（e 图 10.2.5c）及非典型性增生或癌。导管内乳头状瘤是乳腺各种上皮增生性病变的"温床"。
- 导管内乳头状瘤可以继发出血、梗死、玻璃样变，修复性的腺体在周围纤维化的囊壁中穿插浸润（e 图 10.2.5c），不要误诊成浸润癌。
- 不伴非典型性的中央型导管内乳头状瘤罹患乳腺癌的风险增加 2 倍，而不伴非典型性的周围型导管内乳头状瘤患癌风险增加约 3 倍。

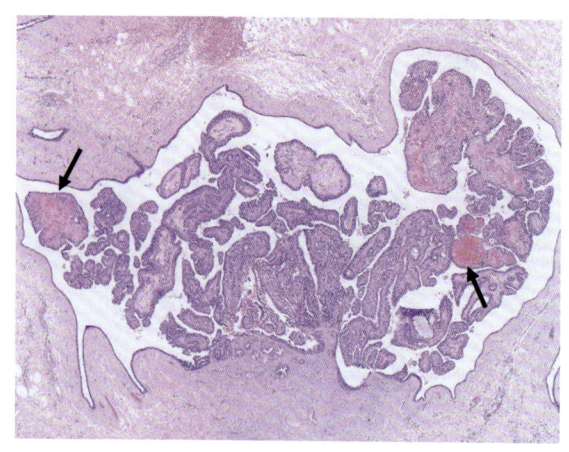

图 10.2.5a 导管内乳头状瘤。增生的上皮向导管腔内分支乳头状生长，乳头轴心可见血管结缔组织。部分乳头间质中可见出血（箭头）

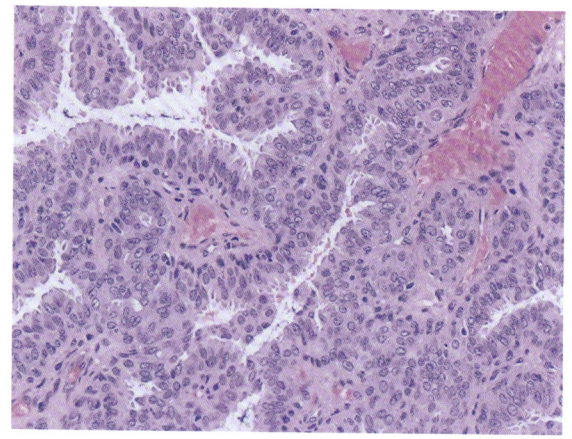

图 10.2.5b 导管内乳头状瘤。高倍镜下见乳头表面被覆腺上皮及肌上皮，腺上皮呈柱状，无明显异型性

思考题 7： 在导管内乳头状瘤结构基础之上可能发生哪些继发改变？

10.2.6 乳头腺瘤

- 乳头腺瘤（nipple adenoma）是累及乳头部的良性上皮增生性病变。由于生长表浅，与皮肤延续，在形成肿块的同时，可造成皮肤红肿、糜烂。
- 组织学特征
  - 增生的腺体在乳头皮肤下方杂乱排列，病变无明显边界或包膜，甚至形成浸润样的外观（图

10.2.6a）。有时可见腺体和表面皮肤相延续。
  ◇ 增生的腺体可呈腺病样、普通型导管增生样或导管内乳头状瘤样生长（图 10.2.6b）。上皮可增生比较旺炽，甚至出现中央坏死。
- 肿物完整切除即可治愈，注意切勿因缺乏包膜、生长旺盛而过诊断为浸润癌。

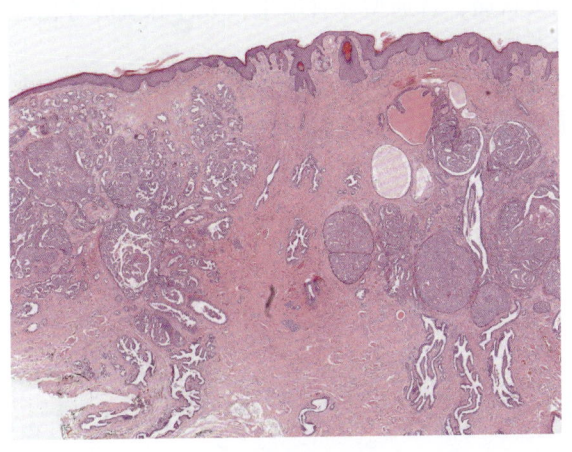

图 10.2.6a　乳头腺瘤。增生的腺体在乳头皮肤下方杂乱排列，病变无明显边界或包膜，甚至形成浸润样的外观

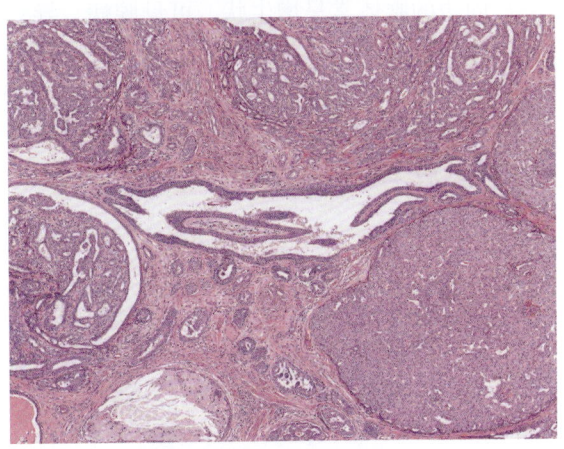

图 10.2.6b　乳头腺瘤。增生的腺体可呈腺病样（中部）、普通型导管增生样（右侧）或导管内乳头状瘤样（左侧）生长

思考题 8：如何鉴别乳头腺瘤与浸润癌？

10.2.7　管状腺瘤

- 管状腺瘤（tubular adenoma），境界清楚，主要由密集排列的圆形或卵圆形小管组成的良性病变，无癌变风险。
- 组织学特征（图 10.2.7a、b）
  ◇ 增生的小管密集排列，小管由双层上皮组成，类似静止期乳腺。
  ◇ 间质可见慢性炎症细胞浸润。

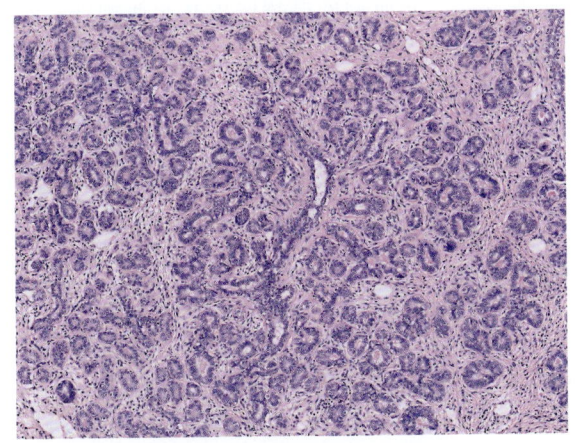

图 10.2.7a　管状腺瘤。由密集排列的圆形或卵圆形小管组成，小管由双层上皮组成。间质可见慢性炎症细胞浸润

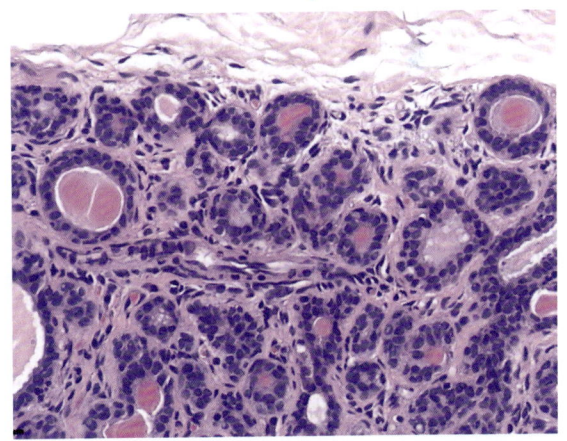

图 10.2.7b　管状腺瘤。高倍镜下见肿瘤边界清晰，圆形的小管由双层上皮组成，核分裂罕见，间质稀少

10.2.8　放射状瘢痕/复杂性硬化性病变

- 放射状瘢痕（radial scar）是一种形态多样的上皮间质混杂性良性增生，具有放射状、浸润性外

观，直径不超过 1 cm。更大的病灶称为复杂性硬化性病变（complex sclerosing lesion）。
- 组织学特征（图 10.2.8a、b）
  - 低倍镜下可见明显的放射状外观。
  - 病灶中央的腺体呈硬化性腺管样，陷于富于胶原弹力纤维的硬化间质中。
  - 周边的腺体常呈增生状，可见腺病、导管内乳头状瘤、普通型导管增生、大汗腺囊肿等良性增生形式，增生的腺体放射状分布于硬化的核芯周围。
- 放射状瘢痕/复杂性硬化性病变本身为良性增生，但在此基础之上可继发出现非典型性甚至恶性病变。因此活检诊断该类病变后，应综合病理及临床情况，必要时病灶完整切除，以排除更严重的病变。

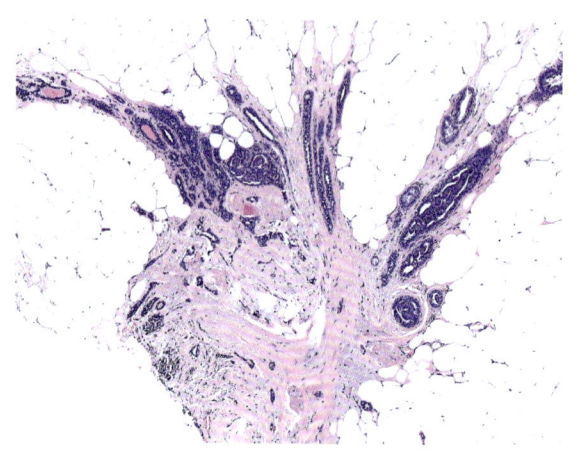

图 10.2.8a 放射状瘢痕。病灶中央主要为显著硬化的间质，其中可见裂隙样的腺管。病灶周围腺体增生，可见腺病及导管内乳头状瘤。病灶直径不超过 1 cm

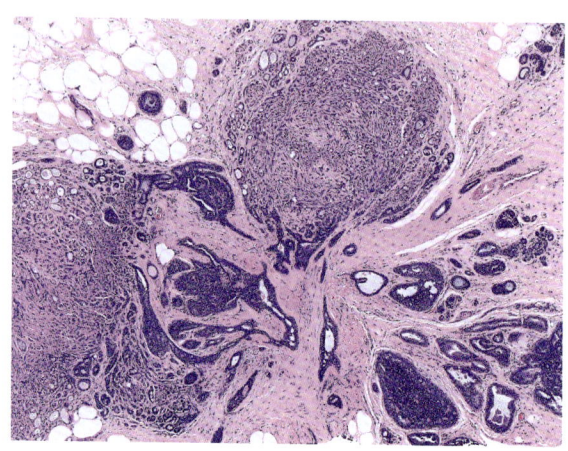

图 10.2.8b 复杂性硬化性病变。病灶直径超过 1 cm，中央硬化为主，周边上皮增生更为复杂，可见显著的硬化性腺病、普通型导管增生及导管内乳头状瘤

第三节　乳腺上皮非典型性增生及原位癌

乳腺上皮的非典型性增生主要包括平坦型上皮非典型性、非典型性导管增生及非典型性小叶增生。非典型性增生的特点是核异型程度轻、病变范围小。通常需要积极随访监测，必要时内分泌抑制治疗。

原位癌分为导管原位癌及小叶原位癌。导管原位癌分为低、中、高核级。小叶原位癌分为经典型、多形性及旺炽性等亚型。原位癌属于原位恶性病变，除了经典型小叶原位癌之外，均需要行乳腺扩大切除术，直至获得阴性切缘。

10.3.1　平坦型上皮非典型性及非典型性导管增生

- 平坦型上皮非典型性（flat epithelial atypia，FEA）（图 10.3.1a）
  - 与柱状细胞病变的结构类似，腺上皮呈柱状或矮柱状，单层或假复层状排列，极向好。
  - 管腔通常小而圆；细胞胞质略丰富，可见顶浆分泌。
  - 细胞核圆形或椭圆形，可见小核仁。
- 非典型性导管增生（atypical ductal hyperplasia，ADH）
  - 腺上皮向管腔内生长，出现复杂的次级结构，如微乳头、上皮桥（罗马桥）、实性、筛状等结构。
  - 细胞异型程度低，核为低级别，细胞一致性极好，且病变累及范围不足两个管腔或不超过 2 mm²（图 10.3.1b，e 图 10.3.1c）。

- 平坦型上皮非典型性大约增加 1.5 倍罹患乳腺癌的风险，而非典型性导管增生增加 3～5 倍。如果粗针活检发现上述非典型性增生，应该至少行病灶扩大切除，以排除更严重的病变。

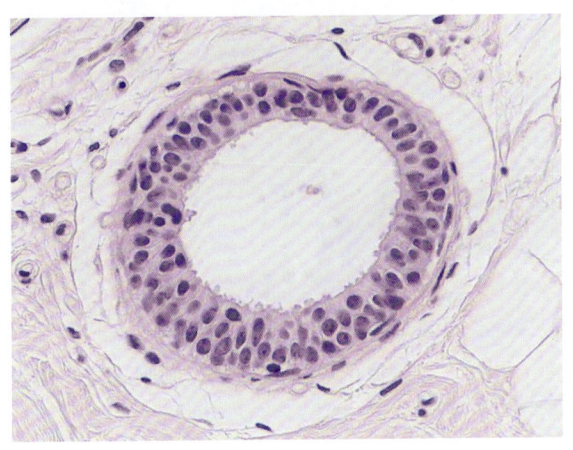

图 10.3.1a 平坦型上皮非典型性。腺上皮呈柱状或矮柱状，单层或假复层排列，极向好，管腔小而圆；胞质略丰富，可见顶浆分泌，细胞核圆形或椭圆形，可见小核仁

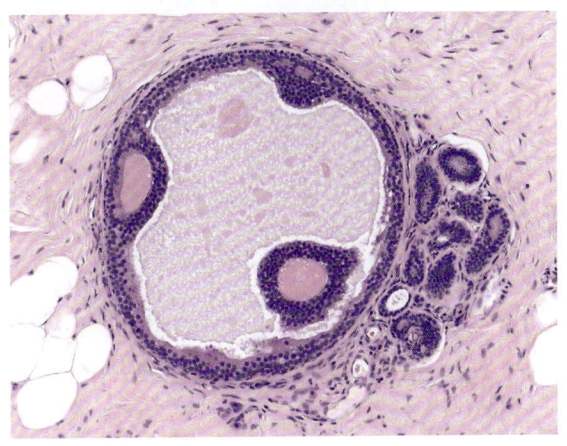

图 10.3.1b 非典型性导管增生。增生的管腔出现上皮桥（罗马桥），细胞核为低级别，细胞一致性极好，病变仅累及一个管腔

10.3.2　导管原位癌

- 导管原位癌（ductal carcinoma in situ，DCIS）是浸润性乳腺癌的前驱病变。可累及乳腺各级导管及腺泡。通常保留肌上皮及基底膜。
- 组织学特征
  - 导管原位癌增生的上皮向管腔内呈实性、乳头状、微乳头状或筛状生长。
  - 根据细胞的异型性分为低、中、高核级。
    - 低核级细胞小而一致，核大小为红细胞或正常导管上皮细胞的 1.5～2 倍（图 10.3.2a、b）。
    - 高核级细胞大而多形，细胞核为红细胞或正常导管上皮细胞的 2.5 倍以上，管腔中央常伴坏死（图 10.3.2c、d）。
    - 中核级介于高、低之间（e 图 10.3.2e、f）。
  - 低核级的导管原位癌与非典型性导管增生的鉴别点仅为病变范围，累及两个以上管腔或范围超过 2mm 即为低核级导管原位癌。

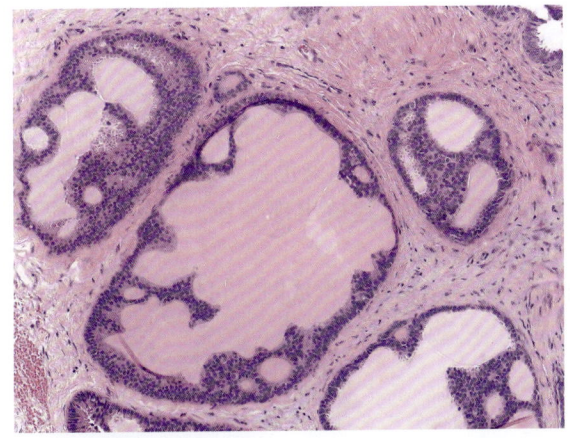

图 10.3.2a 导管原位癌（低核级）。异型的细胞向管腔内呈微乳头或筛状生长

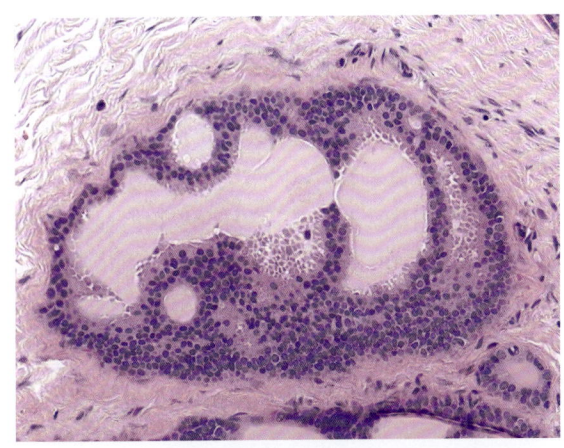

图 10.3.2b 导管原位癌（低核级）。细胞核小而一致，核染色深

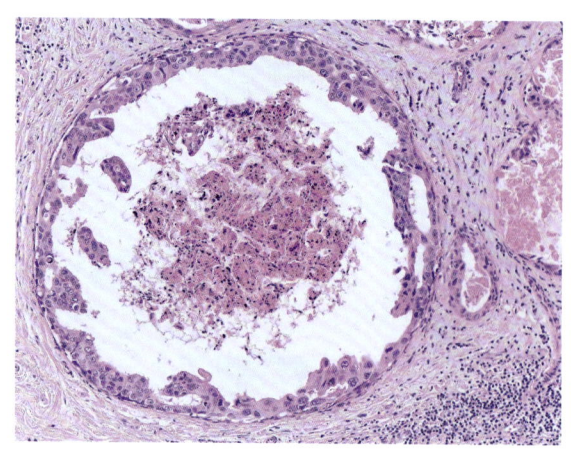

图 10.3.2c 导管原位癌（高核级）。管腔中央可见大范围肿瘤性坏死

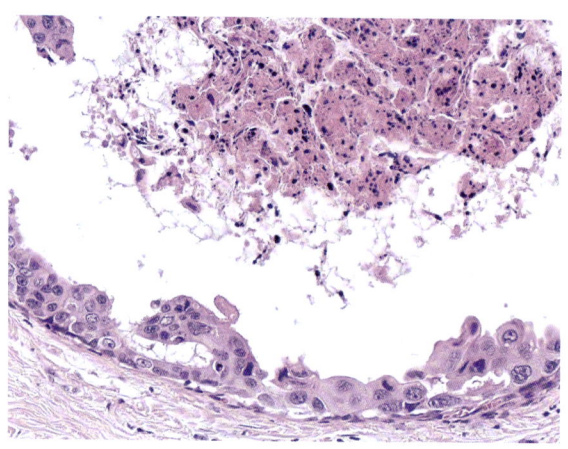

图 10.3.2d 导管原位癌（高核级）。细胞异型性显著且具有多形性

- ◇ 核级越高，越容易伴发管腔中央的坏死。
- 导管原位癌需要扩大切除，根据病灶大小及部位选择区段切除或乳腺全切，术后可能辅以放疗及内分泌抑制治疗。
- 粗针活检时高核级导管原位癌不受腺体数量及范围的限制，见到即可诊断。而中、低核级的导管原位癌，如果范围处于临界值时，建议保守诊断成非典型性导管增生。因为即使诊断后者，也具备了扩大切除的指征。

思考题 9：如何鉴别非典型性导管增生及导管原位癌？

10.3.3 非典型性小叶增生与经典型小叶原位癌

- 非典型性小叶增生（atypical lobular hyperplasia，ALH）与经典型小叶原位癌（lobular carcinoma in situ，LCIS）通常都是偶然发现的，不伴肿块形成，偶尔因乳腺钙化而被发现。
- 两者的共同特征为编码 E-Cadherin 的 *CDH1* 基因的突变或表达异常，导致细胞失黏附、失极向，细胞通常在管腔内实性生长，细胞之间的间隙显著。这是与导管原位癌及其他非典型性增生相鉴别的关键点。
- 组织学特征
    - ◇ 非典型性小叶增生程度轻微，腺管膨胀不明显，在低倍镜下容易漏诊。细胞异型程度轻，但失黏附特征显著（图 10.3.3a、b）。
    - ◇ 经典型小叶原位癌核异型程度基本同非典型性小叶增生，但增生程度更加明显，呈显著的实性生长，受累腺管膨胀宽度超过 8 个增生的细胞，且累及 50% 以上的乳腺小叶（图 10.3.3a、b）。因此镜下不易漏诊。
    - ◇ 免疫组化 E-Cadherin 和 P-120 的联合染色（e 图 10.3.3c、d）可以有效地与导管原位癌相鉴别。非典型性小叶增生与经典型小叶原位癌 E-Cadherin 免疫组化染色显示膜染色显著减弱，甚至消失，P-120 免疫组化染色显示膜染色减弱，而胞质及胞核出现着色。导管原位癌则 E-Cadherin 和 P120 均保持完整的膜着色。
- 两者一般只需要临床监测随访即可。经典型小叶原位癌当伴有肿块形成时，可以将肿块完整切除后进一步评估。

10.3.4 多形性及旺炽性小叶原位癌

- 多形性小叶原位癌（pleomorphic lobular carcinoma in situ）和旺炽性小叶原位癌（florid lobular carcinoma in situ）均属于小叶原位癌的亚型。

第十章 乳腺疾病

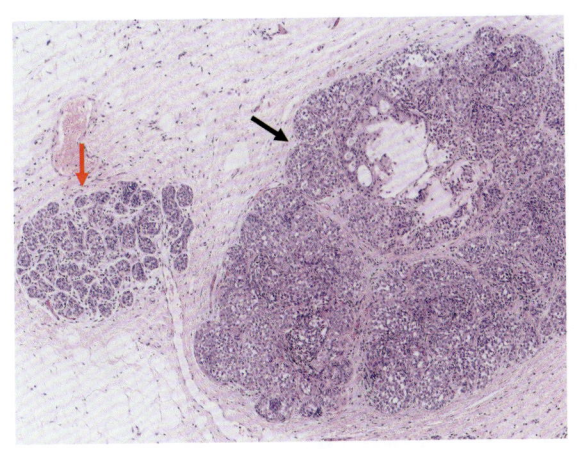

图 10.3.3a 非典型性小叶增生与经典型小叶原位癌。非典型性小叶增生（红箭头）的腺体膨胀轻微。经典型小叶原位癌（黑箭头）的腺体膨胀显著，直径超过 8 个增生的细胞，且几乎累及整个小叶

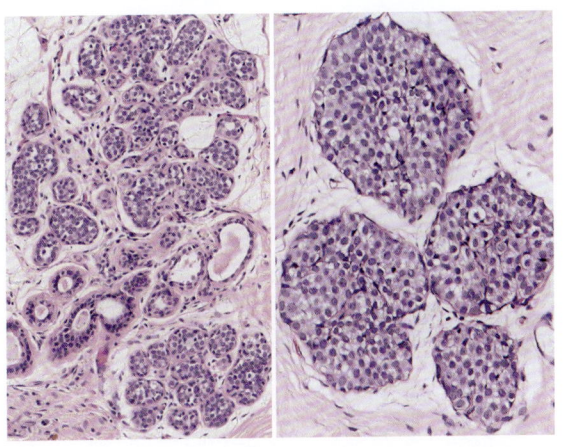

图 10.3.3b 非典型性小叶增生与经典型小叶原位癌。高倍镜下见两者肿瘤细胞均呈实性生长，失黏附，非典型性小叶增生（左）的腺体膨胀轻微，细胞间隙显著。经典型小叶原位癌（右）的腺体膨胀较显著，细胞无明显极向，核轻至中度异型

- 组织学特征
    - 多形性小叶原位癌细胞核异型性显著，核级相当于高核级的导管原位癌，管腔中央常伴粉刺样坏死（图 10.3.4a）。
    - 旺炽性小叶原位癌核级别基本同经典型小叶原位癌，但管腔极度膨胀，直径可达 40～50 个细胞宽度，中央可出现粉刺样坏死（图 10.3.4b），且大体上常伴有肿块形成。
- 多形性及旺炽性小叶原位癌通常处理参照相应级别的导管原位癌。

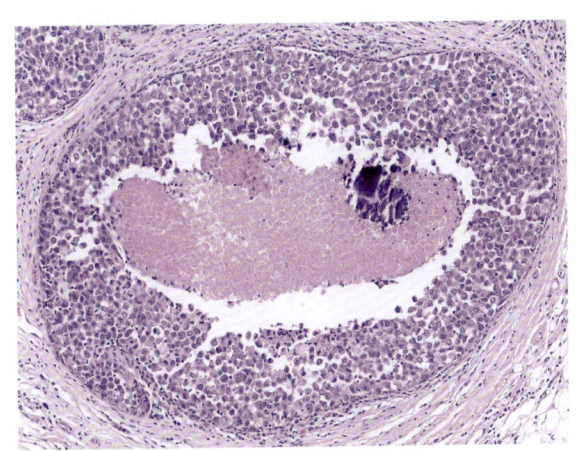

图 10.3.4a 多形性小叶原位癌。细胞核异型性显著，高级别核，管腔中央伴粉刺样坏死

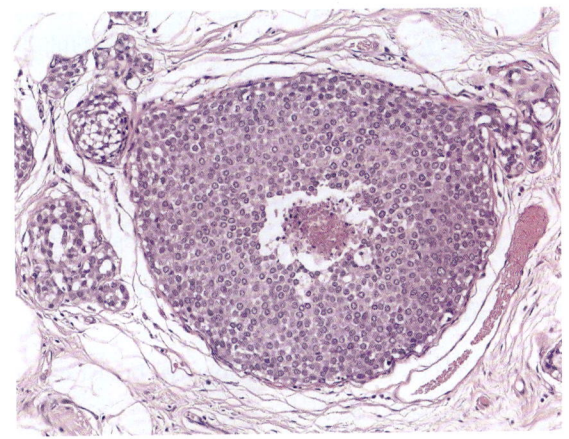

图 10.3.4b 旺炽性小叶原位癌。低-中核级，管腔极度膨胀，直径达 40～50 个细胞宽度，中央可见粉刺样坏死

思考题 10：经典型及旺炽性小叶原位癌有哪些异同点？

10.3.5 佩吉特样播散

- 导管原位癌及小叶原位癌均可以单个细胞或小簇状的形式在正常导管或皮肤鳞状上皮间播散。这种原位的播散方式称为佩吉特样播散（Pagetoid spread），是乳腺癌原位播散的一种特殊方式。
- 乳头乳晕皮肤出现此种病变，常表现为红肿、糜烂。一旦出现则提示在其深部乳腺实质内有原位和（或）浸润性乳腺癌的可能性 ≥ 98%。

- 组织学特征
  - 单个细胞或小簇状的肿瘤细胞在正常导管或皮肤鳞状上皮间播散。
  - 播散至鳞状上皮中的乳腺癌细胞往往细胞体积较大，核异型显著（图10.3.5a）。
  - 通过HER2、P53、ER、PR、CK7等免疫组化染色可以进一步突出显示出癌细胞（图10.3.5b）。

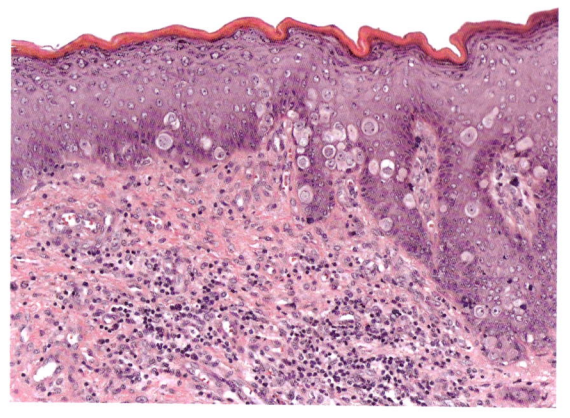

图10.3.5a 乳腺癌皮肤佩吉特样播散。鳞状上皮中的乳腺癌细胞细胞体积较大，核异型显著，单个散在或呈小簇状分布

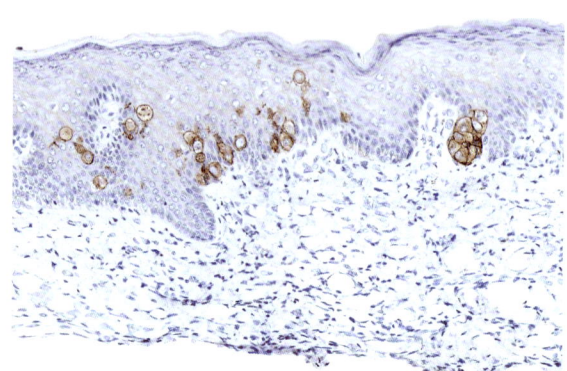

图10.3.5b 乳腺癌皮肤佩吉特样播散。HER2免疫组化染色突显出鳞状上皮间佩吉特样播散的乳腺癌细胞

思考题11：乳头、乳晕皮肤红肿、糜烂，提示有哪些疾病的可能性？

第四节 乳 腺 癌

浸润性乳腺癌有多种组织学亚型，最常见的为非特殊型，其他为特殊类型，如浸润性小叶癌、小管癌、黏液癌等。诊断某种特殊型的乳腺癌，特殊成分应占比90%以上，否则为混合性浸润性乳腺癌。组织学亚型的提出是因为除了其组织学形态特殊外，更因为其具有特殊的预后意义或分子事件。浸润的最早期为微浸润性乳腺癌，即浸润灶最大径不超过1 mm。

所有的浸润性乳腺癌均应进行诺丁汉组织学分级，并进行ER、PR、HER2、Ki-67的免疫组化染色。区域淋巴结若出现乳腺癌转移，也应进行转移灶大小数量的评估。

随着乳腺癌新辅助治疗的广泛开展，治疗后病理评估也是我们平时的病理工作重点之一。

10.4.1 微浸润性乳腺癌

- 微浸润性乳腺癌（microinvasive breast cancer）指浸润灶最大径不超过1 mm（图10.4.1a），但可以不止一个浸润灶。
- 微浸润型乳腺癌往往需要借助肌上皮免疫组化以协助诊断（图10.4.1b），免疫组化有助于精确判断浸润灶确切大小及数量。
- 微浸润性乳腺癌其最常见的组织学形态是非特殊型浸润性乳腺癌，但也可以是特殊类型（e图10.4.1c）。
- 微浸润性乳腺癌通常可参照原位癌处理，但处理方式仍有争议。对于浸润灶数过多、HER2阳性的微浸润性乳腺癌，部分研究者认为应采取更积极的治疗方式。

思考题12：微浸润性乳腺癌的诊断标准是什么？

10.4.2 浸润性乳腺癌，非特殊型

- 又称为浸润性乳腺癌（invasive breast cancer），非特殊型，是浸润性乳腺癌最常见的类型，不能归入特殊类型的乳腺癌均可称为非特殊型。

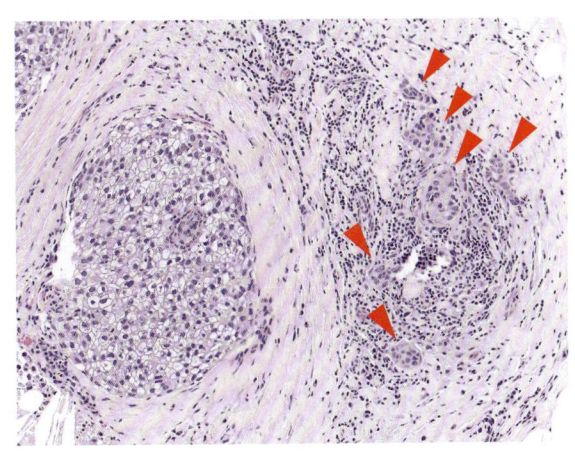
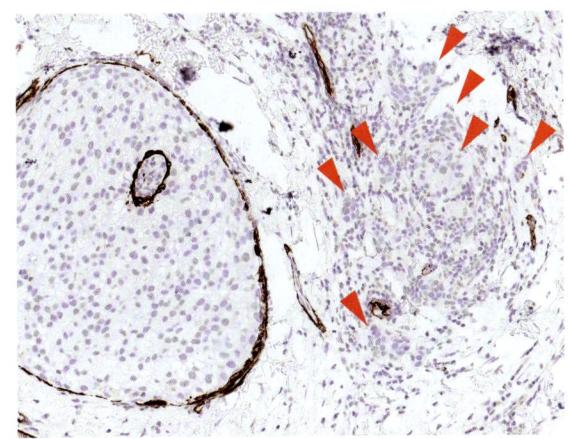

图 10.4.1a 微浸润性乳腺癌。图片左侧为导管原位癌，右侧为微浸润性乳腺癌（三角），浸润癌表现为非特殊型浸润性乳腺癌

图 10.4.1b 微浸润性乳腺癌。SMMHC 免疫组化染色显示原位癌区域保留肌上皮，而浸润癌区域（三角）肌上皮完全消失

- 组织学特征
  - 癌细胞呈浸润性生长，排列成腺管样、实性、片状、梁索状等结构（图 10.4.2a），伴有不同程度的间质反应或炎症反应，可伴有导管原位癌的成分（图 10.4.2b）。
  - 可伴有特殊类型的乳腺癌，当后者占比 10%～90% 时，应诊断为混合性浸润性乳腺癌，并罗列各种成分具体组织学类型及占比。
- 非特殊型浸润性乳腺癌的预后与患者年龄、TNM 分期、组织学分级、免疫表型、肿瘤浸润淋巴细胞（TILs）、脉管内癌栓等因素有关。

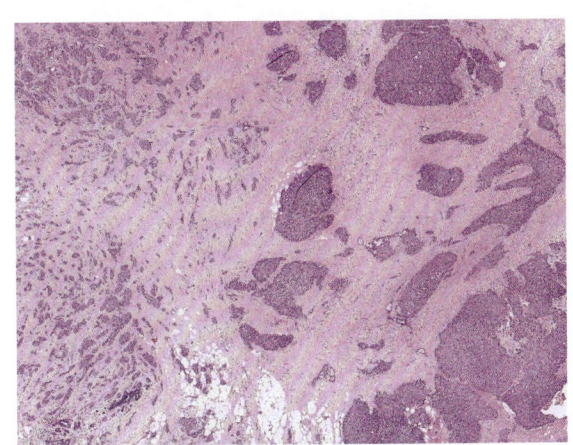
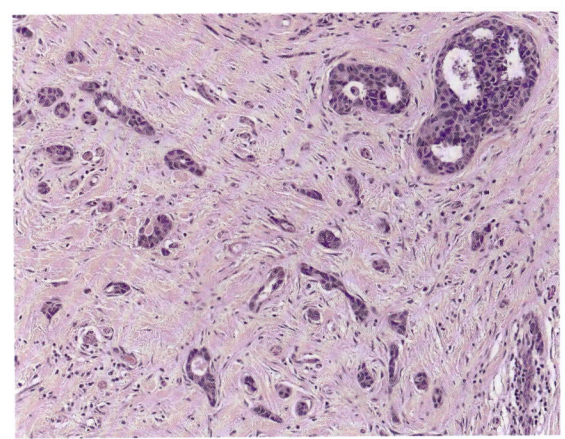

图 10.4.2a 浸润性乳腺癌，非特殊型。癌细胞呈浸润性生长，排列成实性片状或小团状、条索状结构

图 10.4.2b 浸润性乳腺癌，非特殊型。癌细胞呈浸润性生长，排列成腺管样或条索状结构，伴有癌性间质反应，图片右上可见导管原位癌成分

思考题 13：混合性微浸润性乳腺癌的诊断标准是什么？

10.4.3 浸润性小叶癌

- 浸润性小叶癌（invasive lobular carcinoma）占所有浸润性乳腺癌的 5%～15%。多数是由位于 16q22.1 的 *CDH1* 基因突变或表达异常引起。*CDH1* 基因可以发生体系或胚系突变，胚系突变患者应同时警惕罹患弥漫性胃癌的可能性。
- *CDH1* 基因编码的 E-Cadherin 蛋白是一种细胞间的黏附蛋白，其胞内域与 P-120、α-Catenin、β-Catenin 等蛋白结合，后者又与胞质内的细胞骨架相连，以共同维持细胞的黏附性及极向。

- E-Cadherin 表达异常导致小叶癌细胞失黏附、细胞间缝隙拉大（在福尔马林固定后的标本中表现更突出）、细胞失去极向等。
- 组织学特征
  - 浸润性小叶癌有多种亚型，最常见的经典型细胞小而一致，单排条索状或单个散在浸润于脂肪结缔组织间，无显著的间质反应（图10.4.3a），癌细胞较少时，容易漏诊。
  - 多形性浸润性小叶癌通常表现为高级别核，弥漫性浸润性生长，结节感较明显。但由于细胞间缺乏连接，有时容易和高级别淋巴瘤相混淆（图10.4.3b）。
  - 浸润性小叶癌也可以与其他组织学类型的浸润癌混合发生，最常见的组合是混合性非特殊型浸润性乳腺癌和浸润性小叶癌（e 图 10.4.3c-e）。
  - 免疫组化：E-Cadherin 显示膜表达明显减弱甚至完全消失，有 10% 左右的病例膜表达正常，这与抗体针对的抗原决定簇的位置有关，并不代表蛋白的功能正常，此时本应膜阳性的 P-120 呈胞质胞核阳性，而 β-Catenin 表达减弱甚至阴性。上述抗体的联合染色更有助于确诊小叶癌（e 图 10.4.3d、e）。

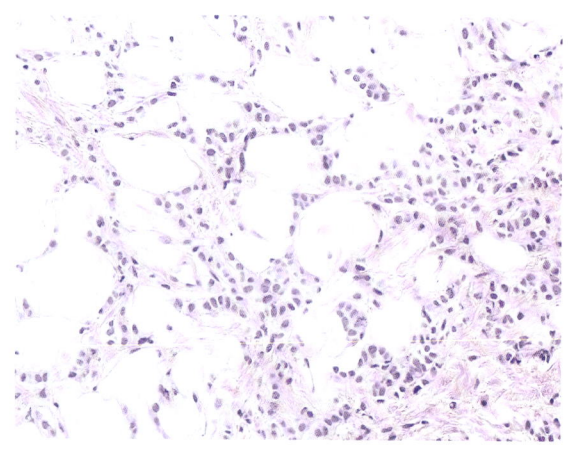

图 10.4.3a 经典型浸润性小叶癌。癌细胞小而一致，核级较低，单排条索状或单个散在浸润于脂肪结缔组织间，无显著的间质反应

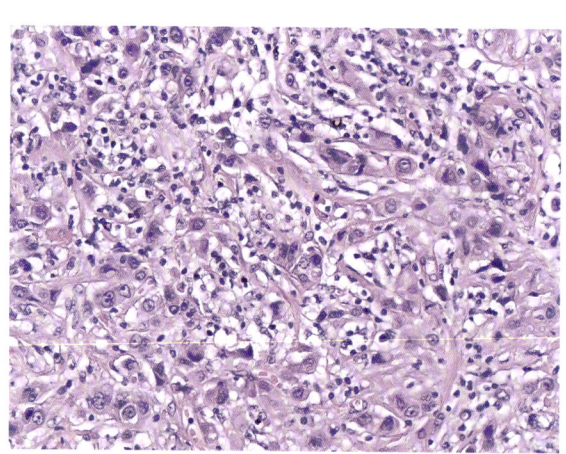

图 10.4.3b 多形性浸润性小叶癌。核级别较高，弥漫实性浸润性生长，但仍旧缺乏细胞间连接，容易和高级别淋巴瘤相混淆

思考题 14：E-Cadherin 免疫组化鉴别浸润性小叶癌时，为什么要与 P-120 一起联合染色？

10.4.4 小管癌

- 小管癌（tubular carcinoma）是一种组织学分化极好、预后极佳的特殊类型的浸润性乳腺癌。通常直径 < 1 cm，无淋巴结转移。
- 组织学特征
  - 癌呈高分化，低核级，单管状缺乏肌上皮的腺体浸润于纤维结缔组织间，单管状腺体结构应占比 90% 以上，腺体拉长、成角，上皮顶浆分泌显著（图10.4.4a）。
  - 免疫组化：腺体肌上皮标记 Calponin（图10.4.4b）、SMA、p63 等阴性，激素受体弥漫阳性，HER2 阴性或低表达，增殖活性极低。

10.4.5 黏液癌

- 黏液癌（mucinous carcinoma）是一种组织学分化好、预后好的特殊类型的浸润性乳腺癌。
- 组织学特征
  - 癌细胞呈团簇状、巢片状、微乳头状或缎带样，漂浮于黏液池中。

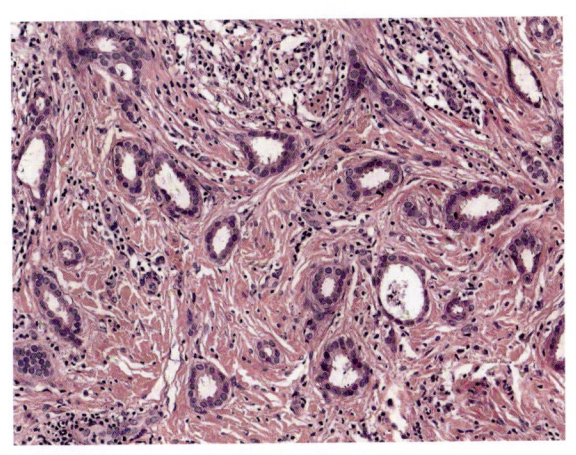

图 10.4.4a 小管癌。单管状的腺体浸润于纤维结缔组织间，腺体拉长、成角，上皮顶浆分泌显著，核级别低

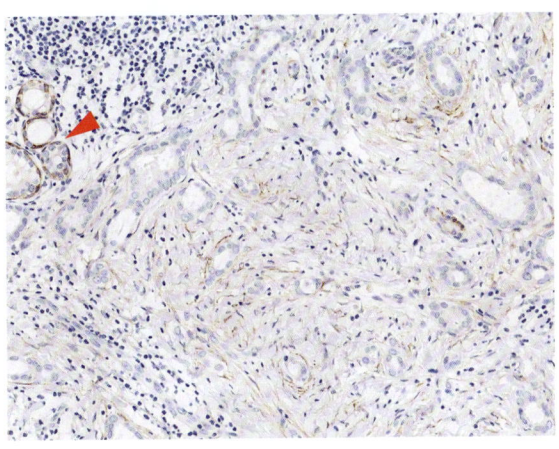

图 10.4.4b 小管癌。Calponin 免疫组化染色显示小管癌腺体肌上皮完全消失。正常腺体肌上皮存在（三角）

- 细胞通常低 - 中核级，增殖活性低，激素受体弥漫阳性，HER2 阴性。可以不同程度伴有神经内分泌标记物的表达。
- 如果核级高、高增殖活性、伴坏死或 HER2 阳性，即使有丰富的黏液，也应诊断为非特殊型浸润性乳腺癌伴细胞外黏液生成，提示预后欠佳。
- 根据细胞的丰富度，黏液癌可进一步被分成少细胞性黏液癌（图 10.4.5a）及富细胞性黏液癌（图 10.4.5b），也可呈微乳头亚型黏液癌（e 图 10.4.5c）。这些亚型划分尚缺乏显著的预后意义。

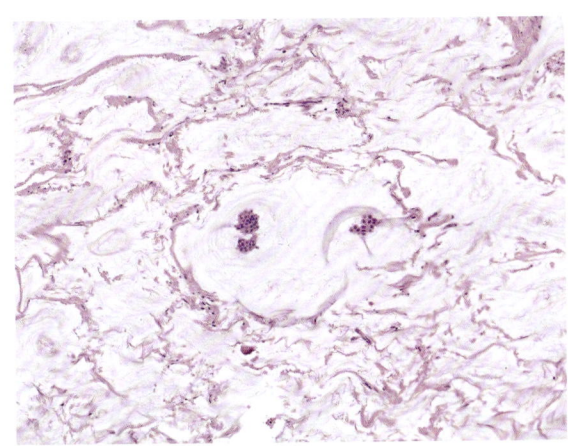

图 10.4.5a 少细胞性黏液癌。癌细胞呈小团状，稀疏分布于丰富的黏液池中。细胞异型性小，增生活性低

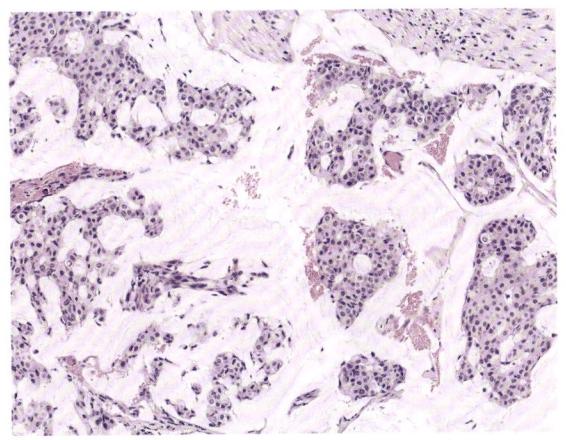

图 10.4.5b 富细胞性黏液癌。细胞明显丰富，呈不规则片状或条索状分布于黏液池中。细胞的异型性及增殖活性中等

10.4.6 化生性癌

- 化生性癌（metaplastic carcinoma）好发于中老年女性，是一大类异质性浸润性乳腺癌，类型多样。相较于非特殊型浸润性乳腺癌，化生性癌淋巴结转移率低，但通过血行远隔转移率高。对常规的乳腺癌辅助治疗方式效果欠佳。
- 组织学特征
  - 化生指肿瘤分化出非腺癌成分，如鳞癌（图 10.4.6a）、梭形细胞癌（图 10.4.6b），或伴恶性异源性成分分化，后者常为骨肉瘤、软骨肉瘤等（e 图 10.4.6c）。

- 化生性癌通常级别偏高，但偶尔也可呈低级别，如纤维瘤病样化生性癌（e 图 10.4.6d）、低级别腺鳞癌等。诊断时应写明具体的组织学亚型及级别。
- 免疫组化：通常 ER、PR、HER2 三阴性，可伴有基底细胞标记物的表达。

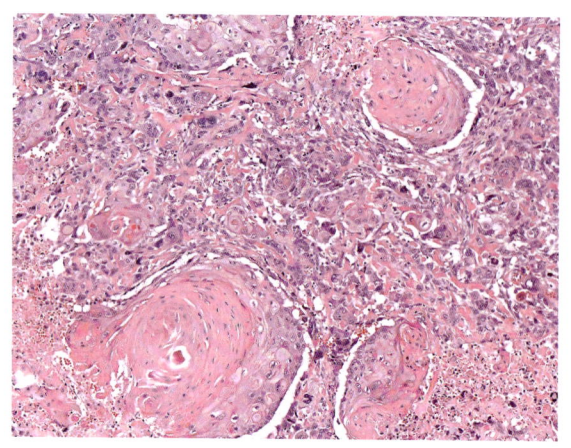

图 10.4.6a　化生性癌。表现为鳞状细胞癌，细胞异型性较大，可见角化

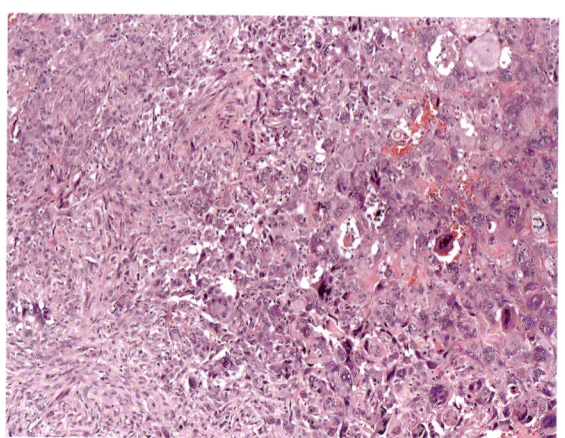

图 10.4.6b　化生性癌。表现为梭形细胞癌（左侧）及巨细胞癌（右侧）

思考题 15：化生性癌都属于高级别癌吗？

10.4.7　浸润性微乳头状癌

- 浸润性微乳头状癌（invasive micropapillary carcinoma）是一种特殊类型的乳腺癌。相较非特殊性浸润性乳腺癌，更容易出现局部复发，但整体预后相似。
- 组织学特征
  - 癌细胞呈团簇状，甚至假腺腔样，但细胞极向翻转，细胞的顶浆侧位于团簇周边（图 10.4.7a）。
  - 免疫组化 EMA（MUC-1）染色通常可以勾勒出细胞团的顶浆侧（图 10.4.7b）。
  - 癌细胞通常核级别偏高，增殖活性高，常见脉管内癌栓及淋巴结转移。

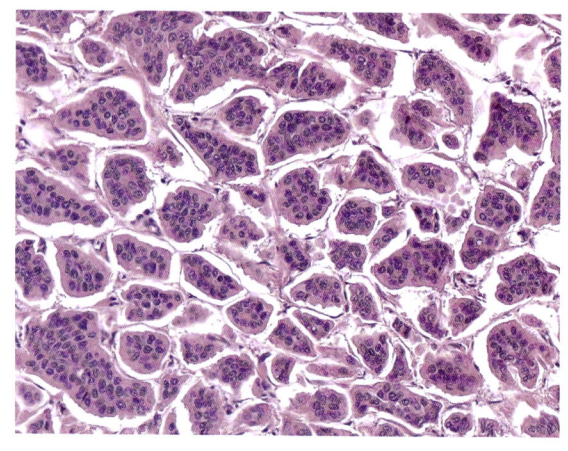

图 10.4.7a　浸润性微乳头状癌。癌呈极向翻转的小簇状，细胞簇周围可见组织裂隙，核级别偏高

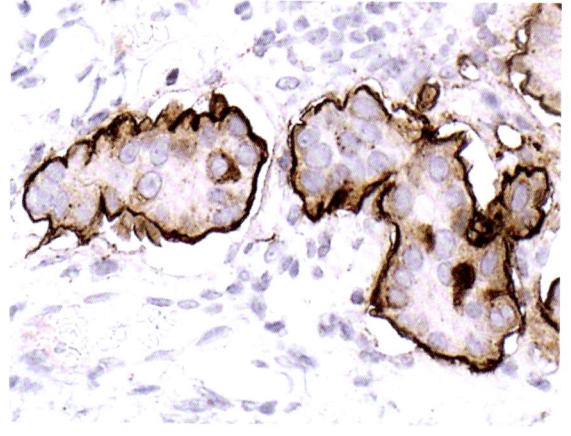

图 10.4.7b　浸润性微乳头状癌。MUC-1 免疫组化染色提示细胞极向反转，腔缘位于细胞团外围

思考题 16：微乳头亚型黏液癌与浸润性微乳头状癌有何异同点？

10.4.8 分泌性癌

- 分泌性癌（secretory carcinoma）是一种罕见的涎腺型乳腺癌。类似于发生于涎腺的分泌性癌。各年龄段，包括儿童及男性均可发生。
- 组织学特征
    - 癌细胞排列结构多样，可呈微囊状、实性、管状、乳头状结构，通常混杂排列。细胞胞质较丰富，嗜酸性或空泡样。核级别偏低，增殖活性低。细胞外可见嗜酸性或嗜双色性分泌物（图 10.4.8a）。
    - 通常为三阴性，偶有 ER、PR 的弱表达，基底细胞标记可不同程度表达，此外 CEA（多抗）、S100（图 10.4.8b）、mammaglobin、SOX10、MUC4 通常弥漫强阳性。Ki-67 通常 < 20%。
    - 通常具有 *ETV6-NTRK3* 基因重排，panTRK 免疫组化染色可辅助筛查。
- 通常分期早，预后良好，特别是儿童及青少年病例。

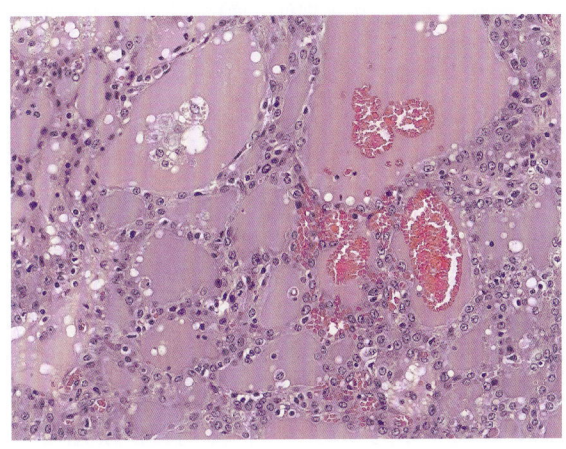

图 10.4.8a　分泌性癌。此例癌细胞基本排列成微囊状。细胞胞质略空泡样，中 - 低核级，增殖活性低。微囊中可见嗜酸性或嗜双色性的分泌物

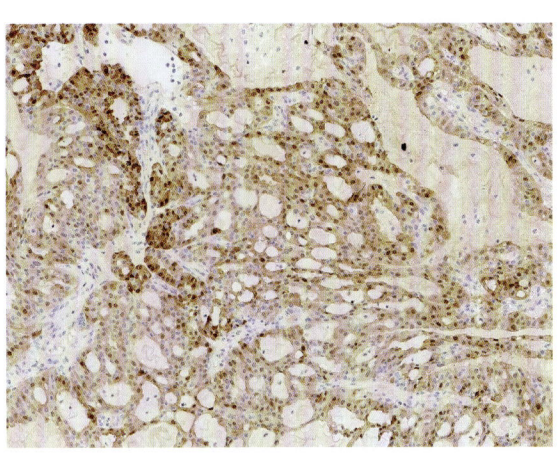

图 10.4.8b　分泌性癌。S100 免疫组化染色显示癌细胞阳性

思考题 17：分泌性癌有何免疫表型和分子特征？

10.4.9 实性乳头状癌

- 实性乳头状癌（solid papillary carcinoma）多见于中老年女性。是一组由原位到浸润的特殊类型的乳头状癌。预后良好。
- 组织学特征
    - 肿瘤呈实性乳头状生长，乳头轴心通常较纤细（图 10.4.9a）。
    - 细胞多角形或梭形，胞质较丰富。核级别偏低，增殖活性偏低。可伴细胞内、外黏液生成（图 10.4.9b）。
    - 原位实性乳头状癌呈边界清晰、推挤性生长的多结节状原位癌样外观，肌上皮可存在、显著减少甚至消失。
    - 浸润性实性乳头状癌可表现为癌巢显著增大且轮廓不规则，也可表现为典型的浸润癌，浸润癌可以为非特殊型，也可为黏液癌（e 图 10.4.9c）、小叶癌、小管癌、筛状癌等特殊类型。
    - 免疫组化显示 ER、PR 弥漫强阳性，HER2 阴性或低表达，Ki-67 增殖指数偏低。Syn、CgA 经常阳性。

思考题 18：实性乳头状癌发生浸润时，浸润癌的组织学类型有哪些？

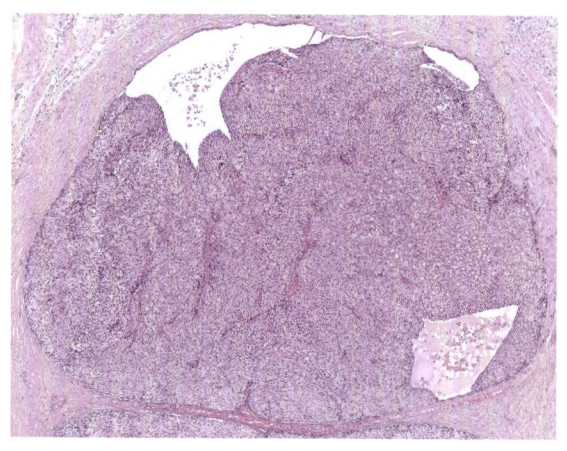

图 10.4.9a 实性乳头状癌。肿瘤呈实性乳头状生长，乳头轴心较纤细

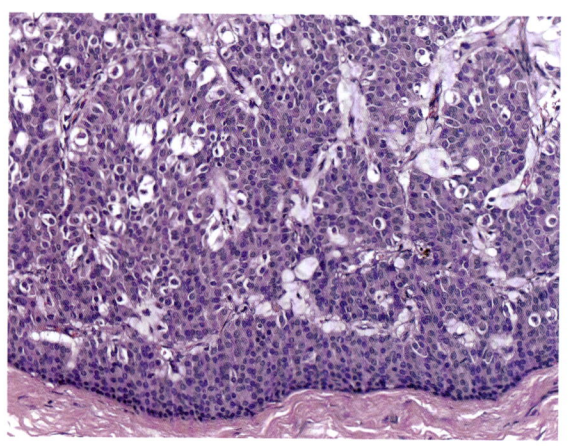

图 10.4.9b 原位实性乳头状癌。细胞多角形或短梭形，胞浆较丰富。核级别低，增殖活性低，可见少量细胞外黏液

10.4.10 浸润性乳腺癌诺丁汉组织学分级

- 所有的浸润性乳腺癌，无论何种组织学分型，均需要进行组织学分级。目前国际通用的分级系统为诺丁汉组织学分级系统，其全称为 Nottingham 改良 Scarff-Bloom-Richardson 分级系统。
- 诺丁汉组织学分级系统是一种半定量分级法，以腺管形成比例、细胞核多形性及核分裂象这三个参数的评分分值累加后得到最终分级（参见本章补充学习资料 e 表 10-1）。
- 核分裂象应在增生活跃区累计计数 10 个 40× 高倍视野。由于不同品牌显微镜 40× 高倍视野直径 / 面积不同，因此核分裂象计数评分需要进行校正（参见本章补充学习资料 e 表 10-2）。3～5 分为 G1，即低级别 / 高分化（图 10.4.10a）；6 或 7 分为 G2，即中级别 / 中分化（图 10.4.10b）；8 或 9 分为 G3，即高级别 / 低分化（e 图 10.4.10c）。
- 诺丁汉组织学分级为浸润性乳腺癌独立的预后因子。

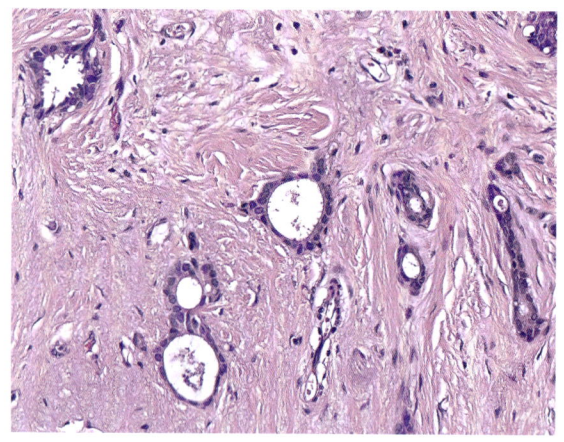

图 10.4.10a 低级别 / 高分化浸润性乳腺癌。腺管形成比例 1 分，细胞核多形性 2 分，核分裂象 1 分，合计 4 分，低级别 / 高分化

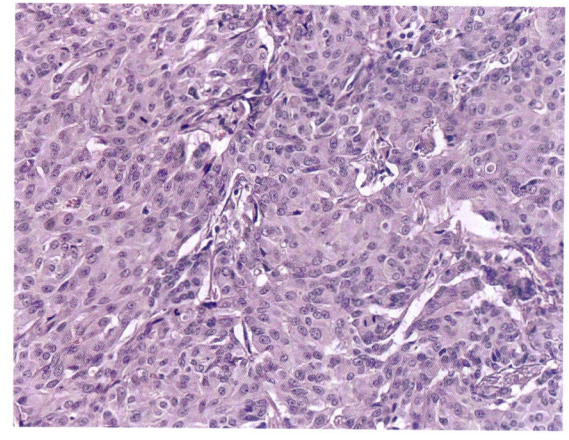

图 10.4.10b 中级别 / 中分化浸润性乳腺癌。腺管形成比例 3 分，细胞核多形性 2 分，核分裂象 2 分，合计 7 分，中级别 / 中分化

10.4.11 浸润性乳腺癌 ER、PR、HER2、Ki-67 免疫组化判读标准

- 浸润性乳腺癌无论何种组织学类型，均需常规做 ER、PR、HER2 免疫组化染色，并建议同时做 Ki-67 免疫组化染色。染色结果影响着浸润性乳腺癌的分子分型及预后治疗。

- ER/PR
  - 即雌激素受体/孕激素受体，≥1%的任何强度的核阳性，均应视为阳性，诊断时建议同时给出阳性百分比及强度（图 10.4.11a、b），原则上需行辅助内分泌治疗。
  - 1%～10%的阳性为弱阳性，其生物学行为和激素受体阴性乳腺癌类似，可酌情进行内分泌治疗。
  - 正常乳腺上皮细胞核甚至正常乳腺间质纤维细胞核可呈强弱不等、阴阳相间的阳性，可作为免疫组化染色的内对照（e 图 10.4.11c）。
- HER2
  - 即人表皮生长因子受体 2。在乳腺癌中约有 20% 的病例存在 HER2 基因扩增，导致 HER2 蛋白在癌细胞中过表达。HER2 蛋白为跨膜蛋白，通过免疫组化可以半定量地检测出 HER2 蛋白的表达情况，以预测患者的预后及靶向治疗效果等。根据膜染色强度及比例分别判读为 0、1+、2+ 和 3+（参见本章补充学习资料 e 表 10-3，e 图 10.4.11d-g）。
  - 正常乳腺上皮 HER2 染色可呈微弱阳性，可作为染色内参照。HER2 免疫组化应常规设立 0、1+、2+ 和 3+ 外参照，以验证染色结果的可靠性。
  - HER2 免疫组化 2+ 病例应进一步行 HER2-FISH 检测，判读方式（参见本章补充学习资料 e 表 10-4）。
  - 按照最新的 HER2 状态三分法，HER2 免疫组化 0 为阴性，HER2 免疫组化 1+ 或免疫组化 2+ 且 FISH 阴性为 HER2 低表达，免疫组化 2+ 且 FISH 阳性或病变组化 3+ 为阳性。HER2 低表达及阳性均有针对性的靶向治疗药物。
- Ki-67
  - 是细胞周期蛋白，在 G1、S、G2、M 期均有表达，能够提示肿瘤的增殖活性及化疗的敏感性。
  - 判读方式是以核阳性的浸润癌细胞比上所有的浸润癌细胞获得 Ki-67 的百分比。应计数至少 1000 个癌细胞，任何强度的核阳性均应记作阳性（e 图 10.4.11h）。
  - 有不少乳腺癌增殖活性具有异质性（e 图 10.4.11i），通常在浸润癌周边增殖活性更高。因此 Ki-67 计数热区还是平均值仍有争议，建议同时报告两个数值。

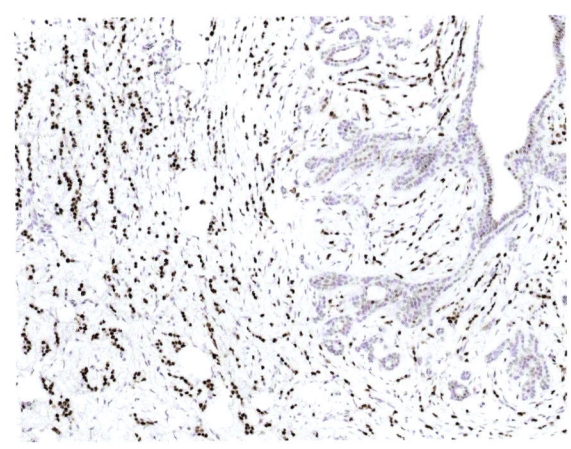

图 10.4.11a　浸润性乳腺癌 ER 免疫组化染色。ER 阳性（>95%，3+）。图片右侧为正常乳腺导管及小叶，其腺上皮 ER 呈强弱不等、阴阳相间的阳性，提示本例免疫组化染色满意

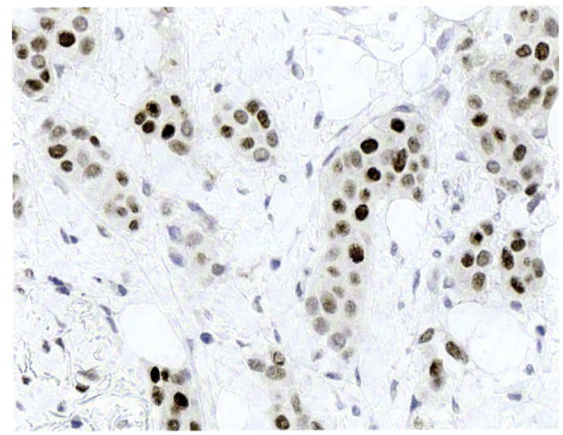

图 10.4.11b　浸润性乳腺癌 PR 免疫组化染色。PR 阳性（约 30%，3+；30%，2+；30%，1+）

10.4.12　乳腺癌淋巴结转移的评估

- 乳腺癌淋巴结转移不仅需要计数阳性淋巴结数量，还应测量转移灶大小，以便精确评估乳腺癌

的 N 分期。
- 孤立肿瘤细胞（ITC）：转移癌最大径 ≤ 0.2 mm，且 < 200 个癌细胞（图 10.4.12a）。该种情况仍属阴性淋巴结，记为 pN0（i+）。
- 微转移：转移癌最大径 > 0.2 mm 和（或）> 200 个癌细胞，但最大径 ≤ 2 mm（图 10.4.12b）。
- 宏转移：转移癌最大径 > 2 mm（e 图 10.4.12c）。

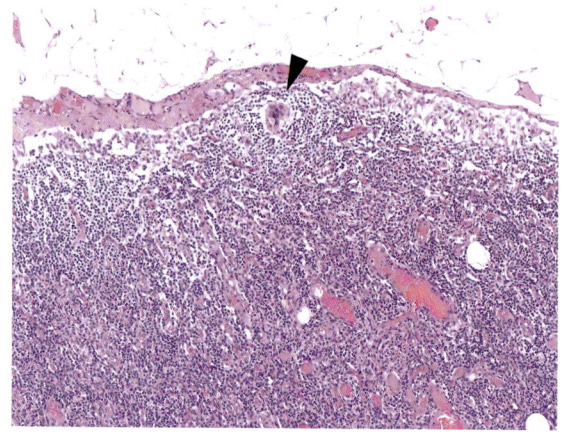

图 10.4.12a 乳腺癌腋窝淋巴结内的孤立肿瘤细胞。淋巴结被膜下可见一小簇转移癌细胞（黑三角），最大径仅几十微米

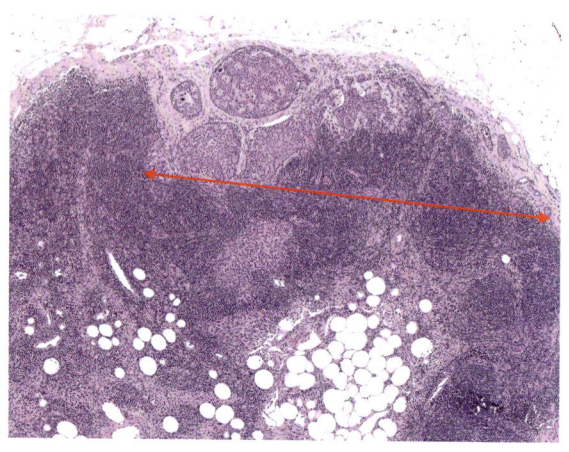

图 10.4.12b 乳腺癌腋窝淋巴结微转移。双箭头所指为转移癌最大径，约 1.78 mm

10.4.13　乳腺癌新辅助治疗后病理改变

- 目前相当一部分浸润性乳腺癌患者先接受以化疗为主的新辅助治疗，再接受根治性手术。对新辅助治疗后病理改变的正确认识是确保乳腺癌新辅助病理评估准确性的基础之一。
- 组织学特征
  - 乳腺癌因治疗的敏感性、治疗时长的不同，可以出现萎缩（图 10.4.13a）、退变、坏死。
  - 机体会对坏死灶进行修复，因此可以出现慢性炎症、含铁血黄素沉积（图 10.4.13b）、泡沫细胞反应（e 图 10.4.13c）及异物多核巨细胞反应、新旧不一的纤维化反应（e 图 10.4.13d）等。

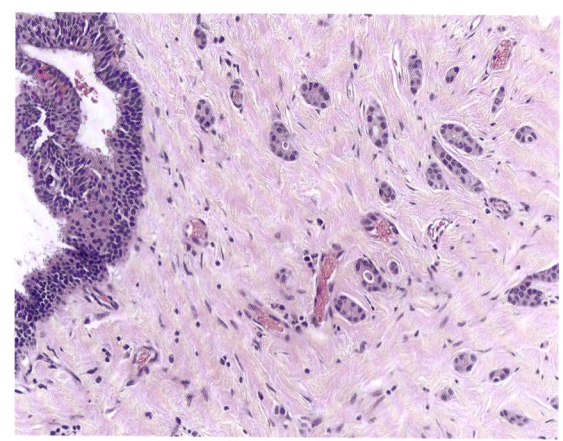

图 10.4.13a 浸润性乳腺癌新辅助治疗后改变。本例乳腺癌分化较好，激素受体强表达，HER2 阴性，Ki-67 低表达。这样的乳腺癌对新辅助治疗反而效果欠佳。癌细胞不同程度萎缩，核级别减低，但通常无明显死亡。癌性间质趋于成熟胶原化，缺乏黏液水肿样表现

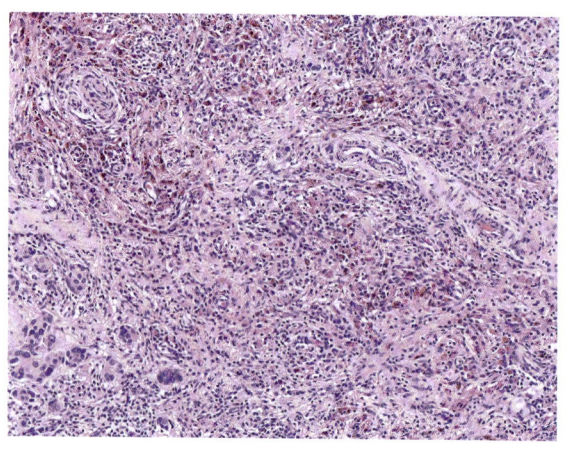

图 10.4.13b 浸润性乳腺癌新辅助治疗后改变。本例乳腺癌新辅助治疗效果较好，图片展示的是瘤床，其中可见大量慢性炎症细胞及含铁血黄素沉积。图片左下方为残余的癌细胞，其中少数细胞核深染，染色质污秽状，呈退行性变

- 治疗后正常的乳腺组织通常出现萎缩硬化改变。上皮细胞也可出现所谓的核非典型性，类似于放疗后改变。
  - 淋巴结转移灶也可以出现和乳腺原发灶相同的治疗后改变（e 图 10.4.13e、f）。
- 乳腺癌新辅助治疗后的常用的病理评估体系为 Miller-Payne 系统或 RCB 系统。

思考题 19：乳腺癌新辅助治疗后 Miller-Payne 评估具体评判方法及其主要弊端是什么？

思考题 20：乳腺癌新辅助治疗后病理完全缓解（pCR）的定义是什么？

第五节　乳腺纤维上皮性肿瘤及错构瘤

乳腺纤维上皮性肿瘤包括纤维腺瘤及叶状肿瘤，两者均为起源于乳腺特化性间质的间叶源性肿瘤，均有诱导上皮增生的能力。

乳腺错构瘤内包含了几乎所有的正常乳腺成分，但排列错乱。

10.5.1　纤维腺瘤

- 纤维腺瘤（fibroadenoma）为境界清楚、表面光滑或分叶状的良性肿瘤。
- 组织学特征
  - 肿瘤由增生的上皮及间质两种成分组成，其中间质成分为肿瘤成分。两者分布及比例基本一致。
  - 经典型纤维腺瘤的腺体与间质有两种基本的排布方式。
    - 管内型：间质挤压腺体，使腺体拉长、分支、扭曲，管腔呈闭塞状或串珠样（图 10.5.1a）。
    - 管周型：间质均匀围绕在腺体周围，腺体短小，呈盲管状，腺腔开放（图 10.5.1b）。
  - 硬化型纤维腺瘤为纤维腺瘤的特殊亚型，间质高度硬化玻璃样变，腺体高度萎缩，甚至难以辨识（e 图 10.5.1c）。
  - 黏液型纤维腺瘤为纤维腺瘤的另一特殊亚型，间质高度黏液样变，细胞稀疏，常伴慢性炎症细胞浸润。管内型及管周型生长方式均可见（e 图 10.5.1d）。

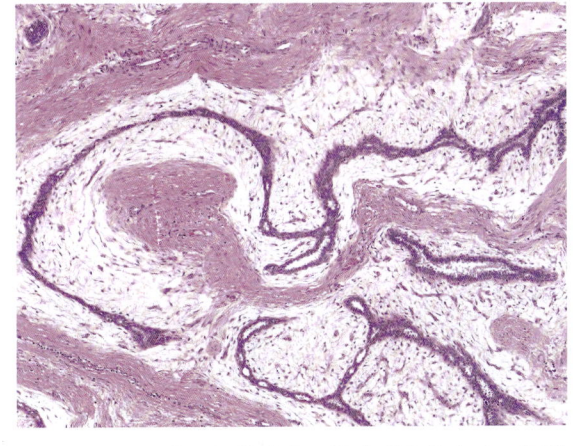

图 10.5.1a　经典型纤维腺瘤，管内型生长方式。间质挤压腺体，使腺体拉长、分支、扭曲，管腔呈闭塞状或串珠样

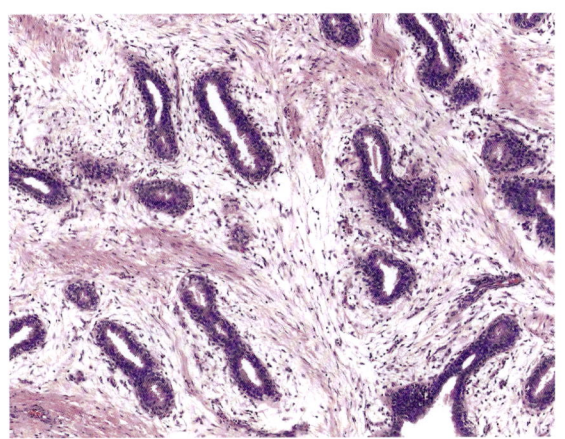

图 10.5.1b　经典型纤维腺瘤，管周型生长方式。间质均匀围绕在腺体周围，腺体短小，呈盲管状，腺腔开放

10.5.2　叶状肿瘤

- 叶状肿瘤（phyllodes tumor）由增生的上皮及间质两种成分组成，其中间质成分为肿瘤成分。两者分布及比例具有不同程度的异质性。
- 分为良性、交界性及恶性，三者根据肿瘤的边界、间质细胞丰富度、间质细胞异型性、核分裂活性、间质过度生长及有无恶性异源性成分进行区分。
- ◇ 良性叶状肿瘤（图 10.5.2a、b）
  - ■ 肿瘤境界清晰，无浸润性生长。
  - ■ 肿瘤内部可见叶状结构形成。
  - ■ 肿瘤异质性较轻。
  - ■ 间质细胞轻微或轻度丰富，异型性轻微。
  - ■ 核分裂象 < $2.5/mm^2$。
  - ■ 无间质过度生长。
  - ■ 无恶性异源性成分。

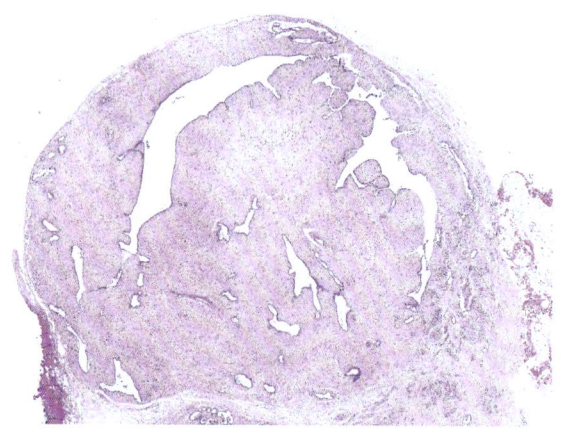 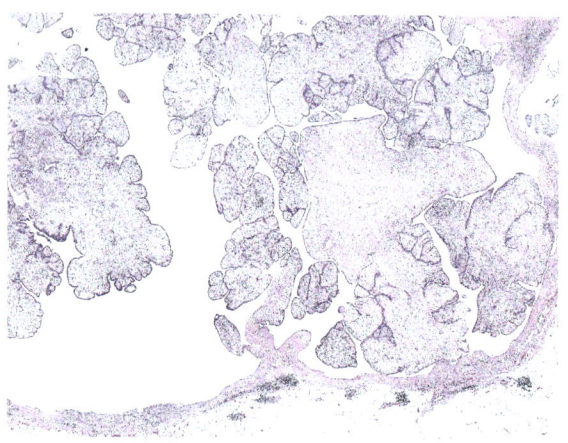

图 10.5.2a 良性叶状肿瘤。肿瘤边界清晰，内部可见不规则裂隙状或叶状结构形成。肿瘤异质性较轻。无间质过度生长

图 10.5.2b 良性叶状肿瘤。肿瘤边界清晰，分叶状结构显著，伴囊腔形成

- ◇ 交界性叶状肿瘤（e 图 10.5.2c ~ e）
  - ■ 肿瘤边界清晰或局部浸润。
  - ■ 间质细胞局灶或弥漫丰富，常为中度丰富。
  - ■ 细胞轻至中度异型。
  - ■ 核分裂象 ≥ $2.5/mm^2$，且 < $5/mm^2$。
  - ■ 缺乏或偶见间质过度生长。
  - ■ 无恶性异源性成分。
- ◇ 恶性叶状肿瘤（e 图 10.5.2f、g）
  - ■ 肿瘤边界呈浸润性生长。
  - ■ 间质细胞通常弥漫且显著丰富。
  - ■ 间质细胞显著异型。
  - ■ 核分裂象 ≥ $5/mm^2$。
  - ■ 可见间质过度生长。
  - ■ 可出现恶性异源性成分，但高分化脂肪肉瘤样分化成分不属于恶性异源性成分。

思考题 21：叶状肿瘤间质过度生长的诊断标准是什么？
思考题 22：纤维腺瘤与叶状肿瘤（良性、交界性及恶性）的鉴别要点有哪些？

10.5.3 错构瘤

- 错构瘤（hamartoma）境界清楚的良性病变，内含所有的乳腺组织成分。

- 组织学特征
  - 由乳腺正常小叶、导管及纤维脂肪结缔组织组成，每种成分均分化得与正常组织一致，但排列错乱。(图 10.5.3a、b)
  - 间质可发生肌样化生。

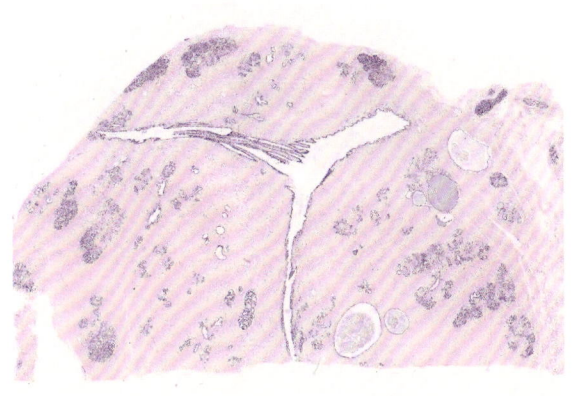

图 10.5.3a　乳腺错构瘤。境界清楚，内部由分化成熟的导管、小叶及纤维性间质组成。本例间质脂肪成分较少，上皮可发生囊肿、化生等改变

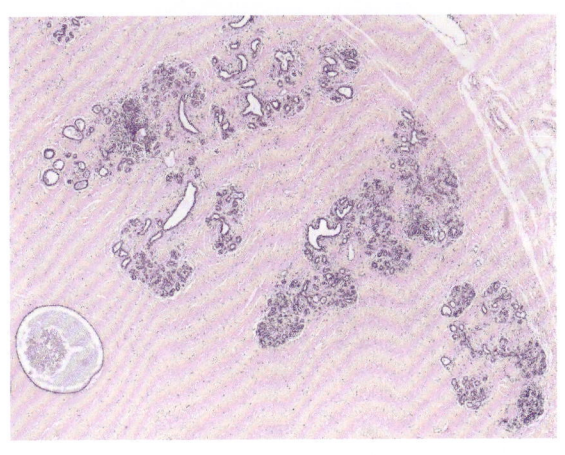

10.5.3b　乳腺错构瘤。肿瘤边界清晰，由形态结构几乎完全正常的乳腺小叶、导管及胶原结缔组织组成，偶伴囊肿形成

（周艳婷　编写　梅　放　审校）

主要参考文献

[1] Tan PH，Ellis I，Allison K，et al. The 2019 World Health Organization classification of tumours of the breast. Histopathology，2020，77（2）：181-185.

[2] Schnitt SJ，Collins LC. 乳腺病理活检解读：第 3 版. 李国霞，译. 北京：北京科学技术出版社，2014：2-306.

[3] Koerner FC. 乳腺病理诊断难点. 薛德彬，黄文斌，译. 北京：人民卫生出版社，2011：5-331.

[4] 张祥盛，步宏. 乳腺病理诊断病例精选. 北京：人民卫生出版社，2015：1-441.

[5] Hoda SA. Koerner FC. Brogi E，et al. Rosen 乳腺病理学：第 5 版. 韩双平，译. 北京：中国科学技术出版社，2023：1-1330.

[6] 丁华野. 乳腺组织病理学图谱. 北京：北京科学技术出版社，2023：1-728.

[7] 纪小龙. 乳腺疾病动态病理图谱. 北京：人民卫生出版社，2018：1-170.

第十一章

皮肤疾病

◎ 学习目标

1. 掌握皮肤的正常组织学特征。
2. 掌握皮肤病的基本病理改变。
3. 熟悉常见皮肤炎症性疾病的特征性病理形态学改变。
4. 掌握常见表皮良、恶性肿瘤的分型及主要病理形态学特征。
5. 熟悉常见皮肤附属器肿瘤的分型及主要病理形态学特征。
6. 掌握皮肤常见黑色素细胞肿瘤的基本概念、分型及病理形态学特征。
7. 熟悉真皮纤维组织细胞性肿瘤的类型及特征性病理形态学改变。

数字资源图片

思考题答案

第一节　皮肤正常组织学

11.1.1　皮肤的基本结构

- 皮肤分为表皮、真皮和皮下脂肪三层（图 11.1.1.a）。
- 表皮由复层鳞状上皮组成，鳞状上皮从下到上分为四层：基底层、棘细胞层、颗粒层和角质层。
  ◇ 在手掌和足底这些肢端部位的皮肤，颗粒层和角质层中间还有透明层。
  ◇ 表皮基底层鳞状上皮细胞之间散在分布黑色素细胞（图 11.1.1b），其功能是产生黑色素，黑色素可通过黑色素细胞的树突传递给周围的鳞状上皮细胞。黑色素对紫外线损伤有一定保护作用。
- 真皮包括乳头层和网状层（e 图 11.1.1.c），两层之间以表浅血管丛（superficial vascular plexus）为界。真皮主要由胶原纤维、弹力纤维和基质成分构成，其间有血管神经走行。皮肤附属器结

第十一章 皮肤疾病

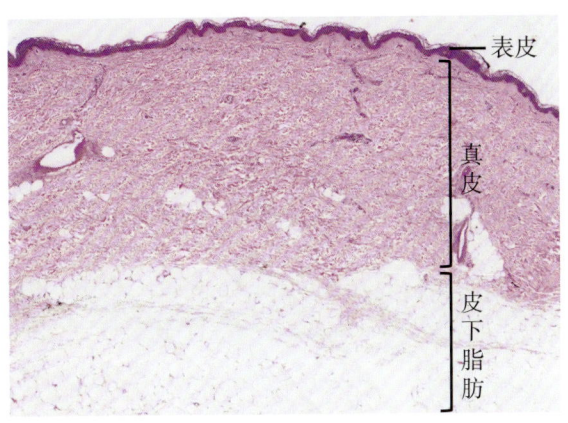

图 11.1.1a 正常皮肤。分为表皮、真皮和皮下脂肪三层

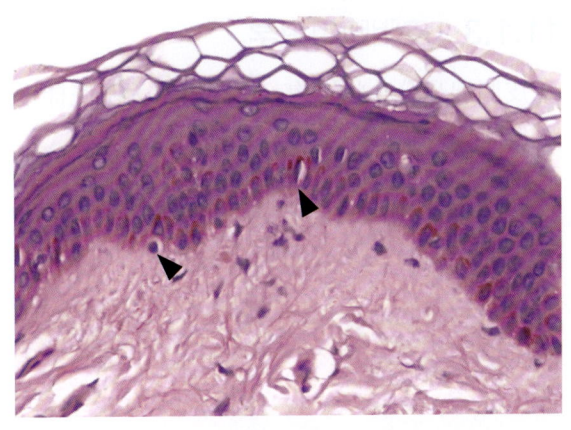

图 11.1.1b 正常皮肤。表皮鳞状上皮分为基底层、棘细胞层、颗粒层和角质层四层。基底层散在分布胞质略透亮、形态不规则的黑色素细胞（三角）。鳞状上皮细胞内可见黑色素颗粒

构（毛囊、皮脂腺、汗腺等）主要位于真皮内。
- 皮下脂肪由脂肪小叶和小叶间隔组成（e 图 11.1.1.d）。

11.1.2 毛囊组织学

- 毛囊从上到下依次分为漏斗部（表皮毛囊开口处至皮脂腺开口于毛囊处）、峡部（皮脂腺开口处至立毛肌附着处）、毛干和毛球四个部分。
- 毛囊漏斗部角化方式同表皮，为经过颗粒层的角化；毛囊峡部角化方式特殊，不经过颗粒层直接角化，称毛鞘型角化（图 11.1.2a）。
- 毛球位于毛囊的最下部，由毛母质细胞和黑色素细胞组成，真皮成纤维细胞突入毛球形成毛乳头，其内富含血管和神经（图 11.1.2b）。

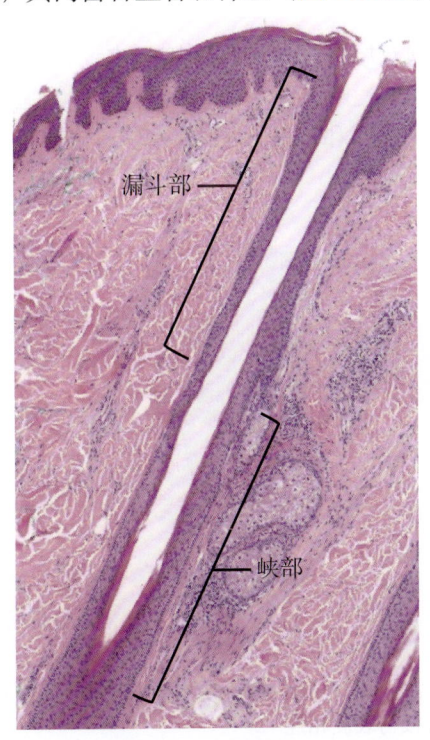

图 11.1.2a 毛囊组织学。毛囊漏斗部可见颗粒层，峡部无颗粒层直接角化

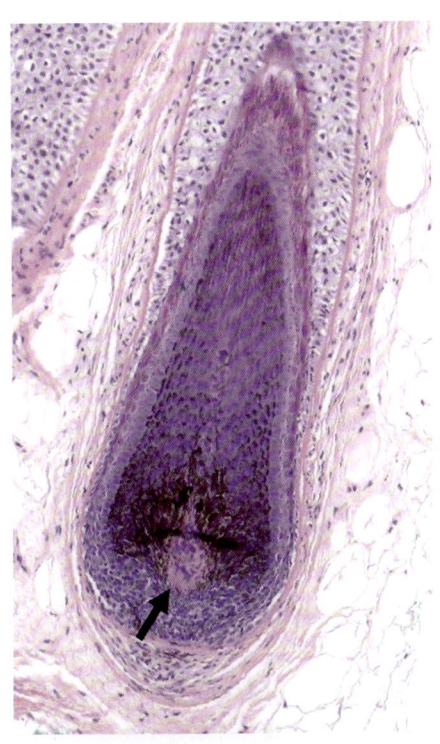

图 11.1.2b 毛囊组织学。毛球由毛母质细胞和黑色素细胞组成，真皮成纤维细胞突入毛球形成毛乳头（箭头）

11.1.3　皮脂腺组织学

- 皮脂腺呈分叶状结构，小叶周边为基底样生发细胞，中央为胞质丰富多泡状、富含脂质的皮脂腺细胞（图 11.1.3a、b）。
- 皮脂腺导管一般开口于毛囊漏斗部与峡部交界处。
- 身体有些部位的皮脂腺不经过毛囊直接开口于皮肤或黏膜表面，比如眼睑（Meibomian 腺）、口唇、乳头、乳晕、外阴等处。

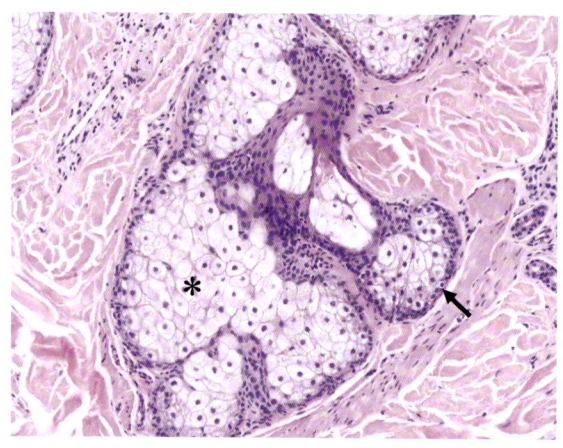
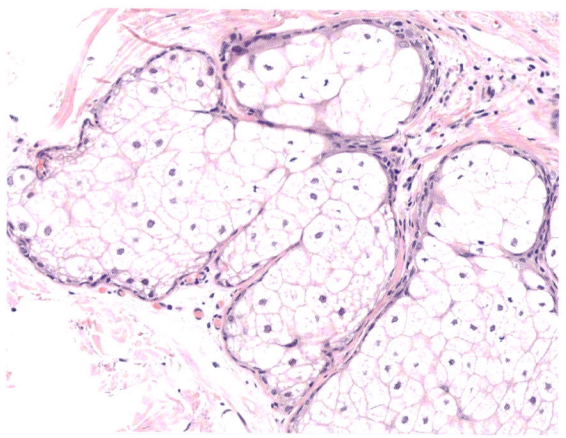

图 11.1.3a　皮脂腺。皮脂腺呈分叶状结构，周边为基底样生发细胞（箭头），中央为富含脂质的皮脂腺细胞（星号）

图 11.1.3b　皮脂腺。高倍镜下见皮脂腺细胞胞质丰富，多泡状

11.1.4　小汗腺组织学

- 小汗腺分为分泌部和排泄部。
- 分泌部位于真皮深层或者真皮与皮下脂肪交界处，细胞双层排列，内层为腺上皮，外层为不连续的肌上皮，外面是一层较厚的基底膜（图 11.1.4a）。
- 排泄部从下到上依次包括真皮导管螺旋部、真皮导管直部和表皮内导管（即末端螺旋导管）（图 11.1.4b）。

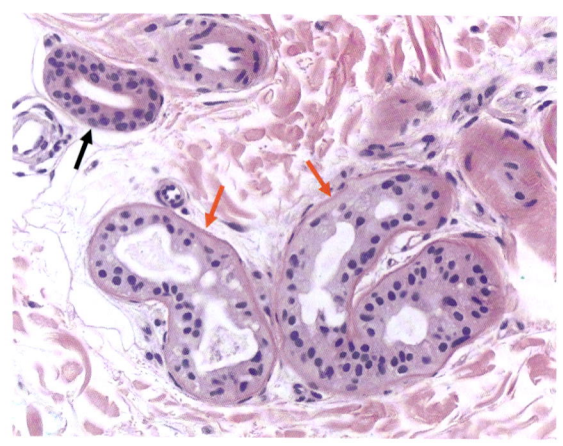
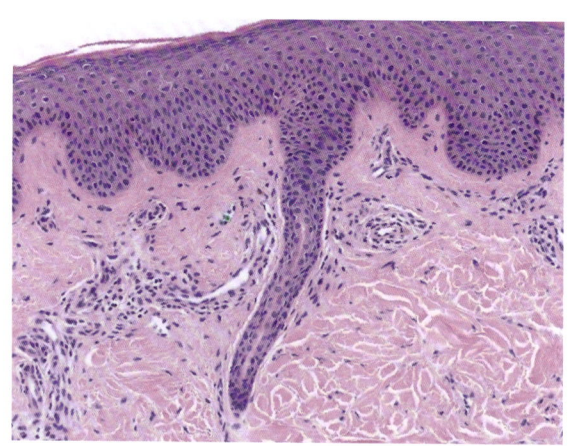

图 11.1.4a　小汗腺。小汗腺分泌部（红箭头）可见双层细胞，内层为腺上皮，外层为不连续的肌上皮，外围一层较厚的基底膜。小汗腺分泌部汇入汗腺导管（黑箭头）

图 11.1.4b　小汗腺。图示小汗腺真皮内导管的直管部分，直接与表皮相连

11.1.5 大汗腺组织学

- 大汗腺亦由分泌部和排泄部组成，其分泌部腺上皮细胞胞质丰富，呈显著嗜酸性（图 11.1.5a），可见顶浆分泌现象（图 11.1.5b）。
- 大汗腺与皮脂腺相似，其导管排泄部末端汇入毛囊漏斗部，分泌物经由毛囊排出。
- 大汗腺主要分布在肛门生殖器、腋窝、外耳道、眼睑、乳晕等部位。

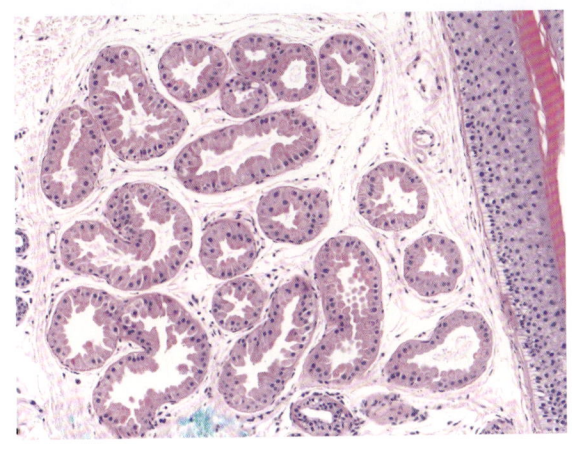

图 11.1.5a　大汗腺。正常腋窝皮肤可见大汗腺，分泌部腺上皮细胞胞质丰富，嗜酸

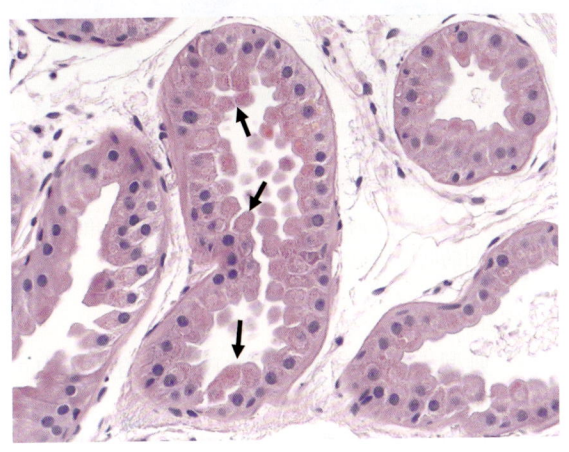

图 11.1.5b　大汗腺。部分大汗腺细胞可见顶浆分泌现象（箭头）

第二节　常见皮肤炎症性疾病

皮肤炎症性疾病的诊断必须是结合临床病史、皮疹大体所见等的综合判断，仅仅依赖组织学对皮肤炎症性疾病做出诊断是非常危险的。

皮肤炎症性疾病的病理诊断推荐按照 Ackerman 教授提出的基于炎症模式的诊断，炎症模式主要包括以下类型：海绵水肿性皮炎、界面皮炎、银屑病样皮炎、表皮内疱或表皮下疱、皮肤血管炎、血管周围炎、结节性皮炎、脂膜炎、感染等。本节将就每种模式中常见疾病的典型病理组织学改变进行介绍。

11.2.1　湿疹 / 海绵水肿性皮炎

- 湿疹 / 海绵水肿性皮炎（eczema / spongiotic dermatitis）是一组病因不明、临床上表现为泛发或局限的多形性皮疹的疾病，常伴有明显的瘙痒。
- 组织学特征
  - 典型组织学表现为海绵水肿（图 11.2.1a），即表皮内角质形成细胞之间间隙增宽，水肿液潴留，有时可看到较清晰的桥粒连接，表面可出现角化不全。严重时，水肿液融合可形成表皮内水疱。
  - 可伴有淋巴细胞外渗（图 11.2.1b），有时表皮内朗格汉斯细胞增生呈小灶状聚集。
  - 病变不同时相组织学表现不同，急性期以海绵水肿为主，亚急性期和慢性期海绵水肿减轻，表皮增生逐渐明显。

11.2.2　皮肤表浅真菌感染

- 临床可表现为体癣、股癣、手足癣。

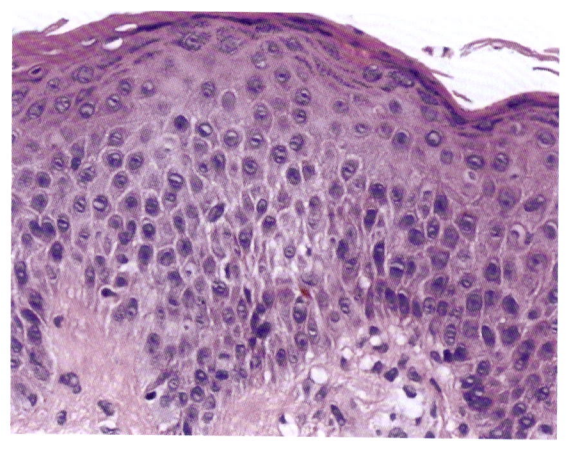

图 11.2.1a　湿疹/海绵水肿性皮炎。表皮内角质形成细胞之间的间隙增宽

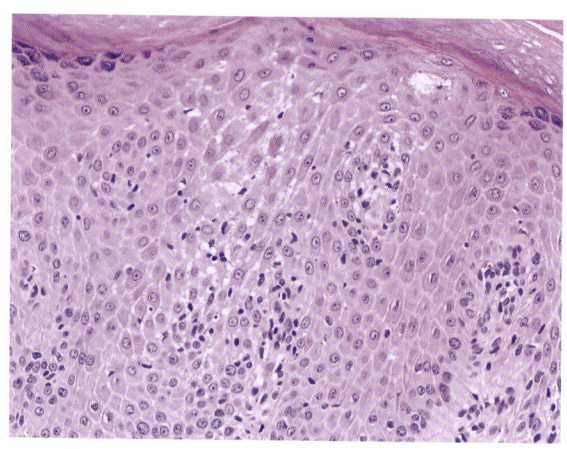

图 11.2.1b　湿疹/海绵水肿性皮炎。海绵水肿伴淋巴细胞外渗

- 组织学特征
  - 典型表现为海绵水肿性皮炎，角质层内可有少量中性粒细胞浸润，真皮浅层血管周围淋巴细胞浸润。
  - 组织学也可表现为大致正常的皮肤组织。
- PAS 和六胺银染色角质层内见菌丝或孢子结构（图 11.2.2a、b）。

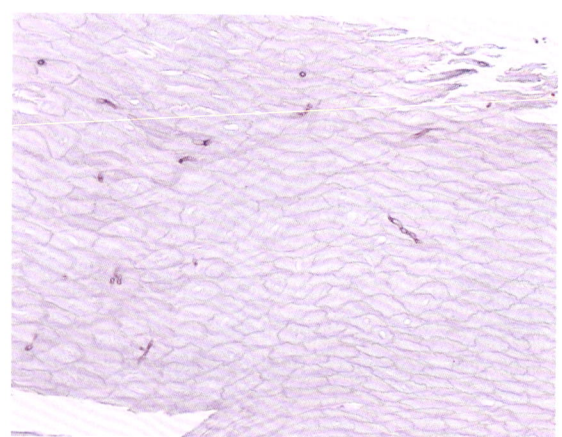

图 11.2.2.a　皮肤表浅真菌感染。角质层内见 PAS 染色阳性菌丝结构

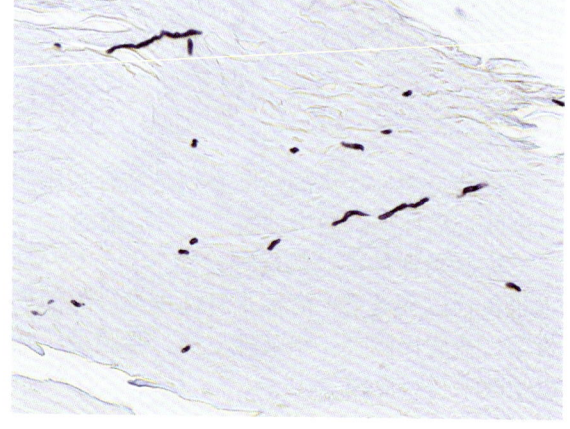

图 11.2.2.b　皮肤表浅真菌感染。角质层内见六胺银染色阳性菌丝结构

11.2.3　红斑狼疮

- 红斑狼疮（lupus erythematosus）是一组临床表现多样、常伴有血清学自身抗体异常的自身免疫性疾病，其确切病因尚不明确。
- 红斑狼疮好发于育龄期女性，可分为皮肤型和系统型等。皮肤型以盘状红斑狼疮最为常见，表现为面部曝光部位的盘状红斑。
- 组织学特征
  - 典型组织学表现为空泡性界面皮炎。表皮基底细胞空泡变性（图 11.2.3a），基底膜增厚，可见毛囊角质栓。
  - 真皮血管及附属器周围显著淋巴细胞浸润（图 11.2.3b）。
  - 可伴有真皮胶原间黏蛋白沉积，阿辛蓝和胶样铁染色阳性（e 图 11.2.3c）。

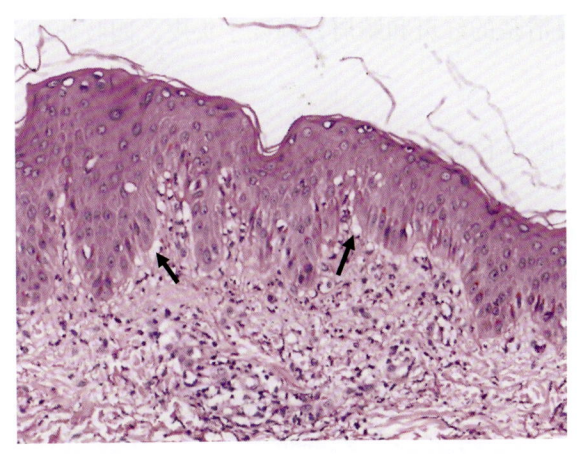
图 11.2.3a　红斑狼疮。可见表皮基底细胞空泡变性（箭头），真皮散在炎细胞浸润

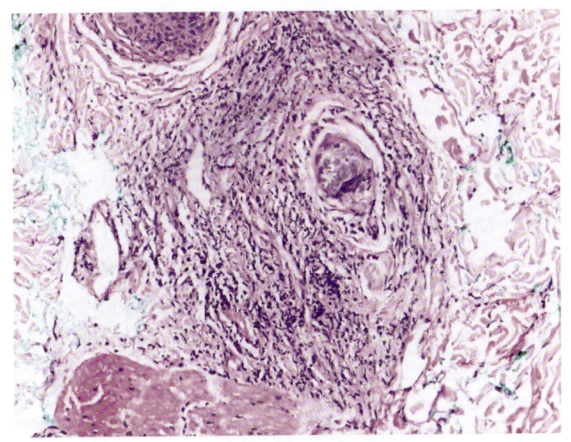
图 11.2.3b　红斑狼疮。毛囊周围显著炎症细胞浸润

- 直接免疫荧光：基底膜 IgG、IgM、IgA 和 C3（以上抗体部分或全部）连续颗粒状阳性（e 图 11.2.3d）。

11.2.4　扁平苔藓

- 扁平苔藓（lichen planus）是一种常见的皮肤炎症性疾病，是苔藓样界面皮炎的代表性疾病。
- 扁平苔藓好发于成年人的紫红色多发扁平丘疹，亦可发生于口腔黏膜、外阴、毛囊等部位。
- 组织学特征
  - 炎症模式为苔藓样界面皮炎。表皮角化亢进，颗粒层增厚。
  - 真皮浅层较致密的淋巴单核细胞浸润，并可见噬黑素细胞（破坏的鳞状上皮细胞和黑色素细胞释放到真皮浅层间质中的黑色素被巨噬细胞吞噬）（图 11.2.4a）。
  - 表皮基底层破坏，胶样小体（嗜酸性红染的小体）形成（图 11.2.4b）。
  - 一般不出现角化不全和嗜酸性粒细胞浸润。

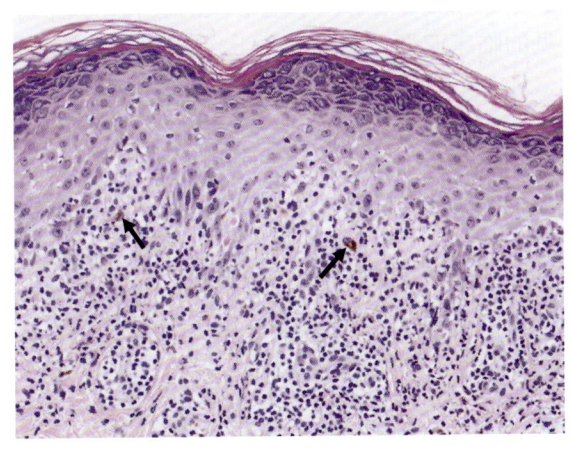
图 11.2.4a　扁平苔藓。颗粒层增厚，典型苔藓样界面皮炎，并见少量噬黑色素细胞

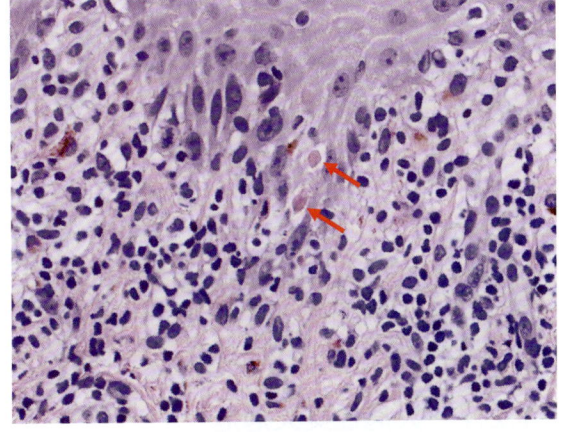
图 11.2.4b　扁平苔藓。胶样小体形成（箭头）

思考题 1：胶样小体的本质是什么？

11.2.5　寻常型银屑病

- 银屑病（psoriasis）是一种病因复杂的炎症性皮肤病，临床上可分为寻常型、脓疱型、红皮病型、点滴型、关节病型等不同亚型，组织学表现亦有一定区别。寻常型银屑病为最常见的类型。

- 寻常型银屑病主要临床表现为反复发作的，边界清楚的红斑和鳞屑，好发于头皮、四肢伸侧、躯干等。
- 组织学特征
  - 表皮银屑病样增生，即表皮突增生下延，且表皮突下端基本平齐（图 11.2.5a）。
  - 灶状或融合性角化不全。
  - Munro 微脓肿：角化不全层中有中性粒细胞聚集灶（图 11.2.5b）。
  - Kogoj 海绵水肿性脓疱：灶状海绵水肿伴中性粒细胞聚集灶。
  - 真皮乳头上移，真皮乳头内血管明显扩张充血，血管周围淋巴细胞浸润。

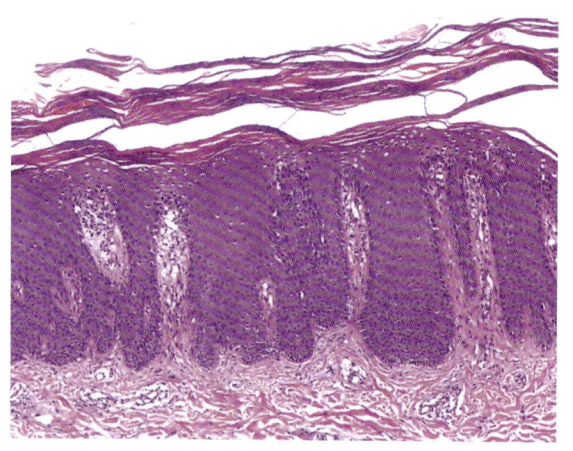

图 11.2.5a 寻常型银屑病。表皮银屑病样增生伴融合性角化不全

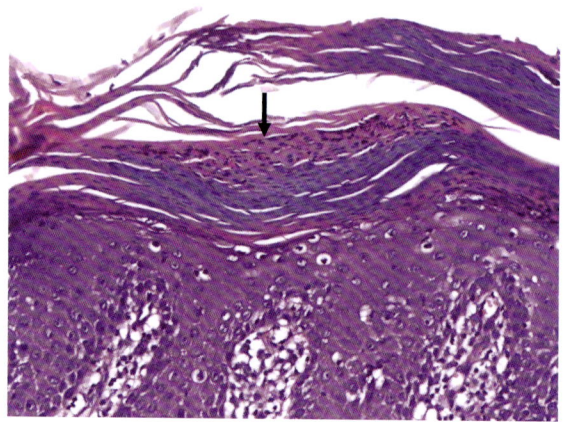

图 11.2.5b 寻常型银屑病。角化不全层中，中性粒细胞聚集形成的 Munro 微脓肿（箭头）

思考题 2：表皮银屑病样增生和假上皮瘤样增生的区别是什么？

11.2.6 寻常型天疱疮

- 天疱疮（pemphigus）是一组由于免疫反应引起的表皮内棘层松解、水疱形成的疾病，其中寻常型天疱疮（pemphigus vulgaris）是天疱疮最常见的临床亚型。表现为躯干、四肢、口腔等部位的松弛性大疱。
- 组织学特征
  - 表皮内疱。
  - 表皮基底层和棘细胞层之间分离，导致表皮内基底层上水疱形成，出现"墓碑征（tombstone row）"，水疱内可见棘层松解细胞（图 11.2.6a）。
  - 棘层松解可累及毛囊等附属器结构。
  - 发病与产生了针对鳞状上皮细胞间的黏附蛋白桥粒芯蛋白 3（desmoglein 3，130KD）的自身抗体有关。免疫荧光表现为表皮内 IgG 和 C3 网格状沉积（图 11.2.6b）。

11.2.7 大疱性类天疱疮

- 大疱性类天疱疮（bullous pemphigoid）是表皮下水疱性疾病的典型代表，是最常见的自身免疫性大疱性疾病。
- 大疱性类天疱疮多见于老年人，典型临床表现为见于躯干和四肢的紧张性大疱，伴瘙痒。
- 组织学特征
  - 典型组织学表现为真表皮分离，表皮下水疱形成（图 11.2.7a）。
  - 真皮浅层较多量嗜酸性粒细胞浸润。
  - 病变早期水疱可不明显，主要表现为表皮海绵水肿和真皮浅层多量嗜酸性粒细胞浸润。

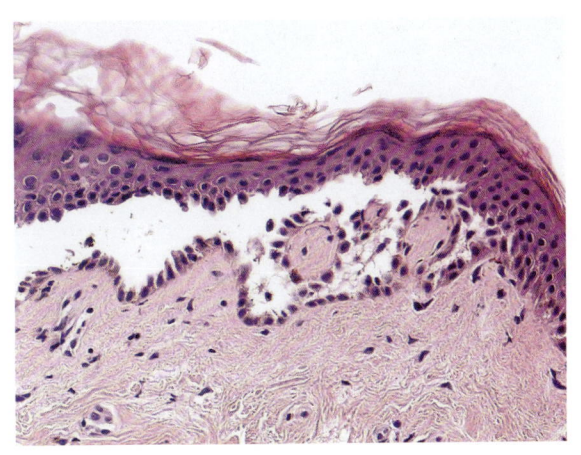

图 11.2.6a 寻常型天疱疮。表皮内基底层上水疱形成，栅栏状排列的基底细胞形成墓碑样外观（墓碑征）

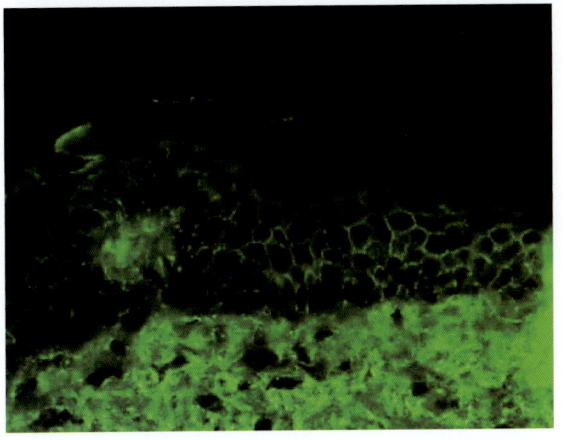

图 11.2.6b 寻常型天疱疮。直接免疫荧光 IgG 在表皮内呈网格状沉积

- 发病与产生了针对基底膜成分的自身抗体 BP180 和（或）BP230 有关。免疫荧光可见基底膜带线状 IgG、C3 沉积（图 11.2.7b）。

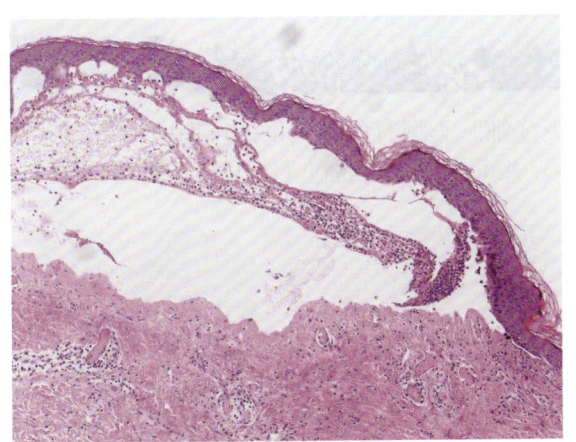

图 11.2.7a 大疱性类天疱疮。真表皮分离，表皮下水疱形成

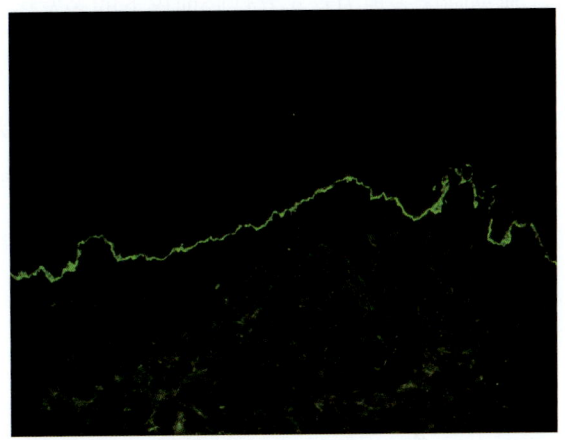

图 11.2.7b 大疱性类天疱疮。直接免疫荧光示基底膜线状 IgG 沉积

思考题 3：天疱疮和类天疱疮都是大疱性疾病，在组织学表现上有什么区别？

11.2.8 皮肤白细胞碎裂性血管炎

- 白细胞碎裂性血管炎（leukocytoclastic vasculitis，LCV）是组织病理学诊断，是最常见的皮肤血管炎的组织学表现，在临床上可对应于一系列的血管炎性疾病（变应性血管炎、荨麻疹性血管炎、过敏性紫癜/IgA 血管炎等），确切的诊断必须结合临床，病理活检的作用是确定血管炎的存在。
- 组织学特征
  - 血管壁纤维素样坏死（图 11.2.8a）。
  - 血管壁中性粒细胞浸润伴核碎。
  - 红细胞外溢。
- 免疫荧光 IgG 和 C3 可以见到血管壁阳性；IgA 阳性有助于过敏性紫癜/IgA 血管炎的确诊（图 11.2.8b）。

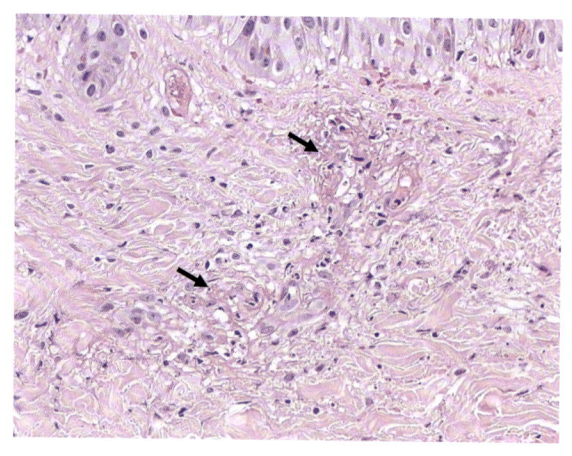

图 11.2.8a 皮肤白细胞碎裂性血管炎。真皮小血管壁纤维素样坏死（箭头）伴中性粒细胞浸润及核碎

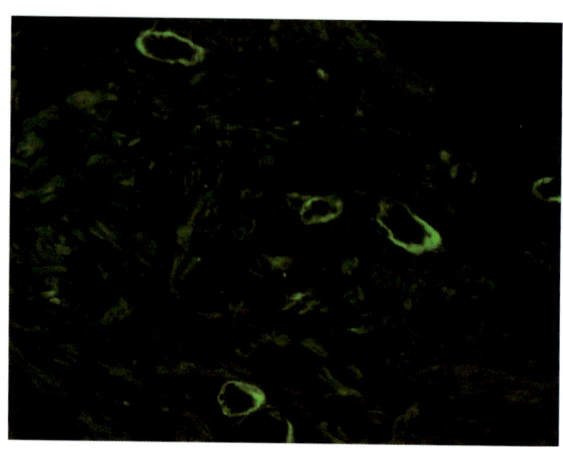

图 11.2.8b 皮肤白细胞碎裂性血管炎。直接免疫荧光 IgA 在血管壁的阳性提示过敏性紫癜/IgA 血管炎

11.2.9 结节性红斑

- 结节性红斑（erythema nodosum）是小叶间隔性脂膜炎的代表性疾病。
- 典型临床表现为青年女性胫前皮下的多发疼痛性结节，一般不破溃。
- 组织学特征
    - 脂肪间隔增宽（图 11.2.9a）。
    - 脂肪间隔内炎细胞浸润，病变不同时相浸润炎症细胞类型有所不同，急性期中性粒细胞为主，亚急性和慢性期淋巴细胞和单核细胞为主，并可见多核巨细胞（图 11.2.9a）。

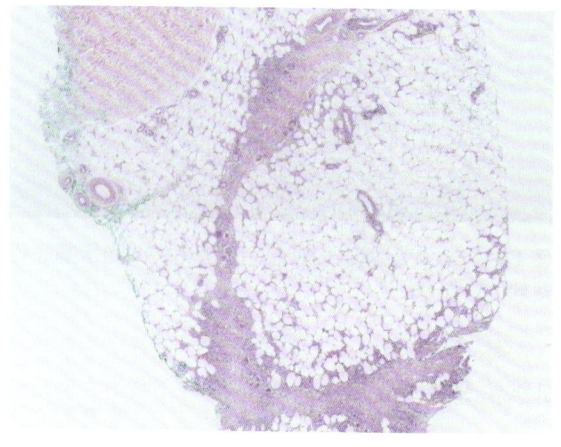

图 11.2.9a 结节性红斑。病变主要位于皮下脂肪，脂肪间隔显著增宽

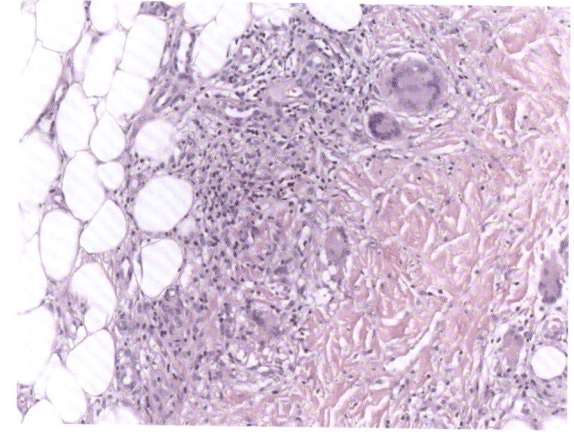

图 11.2.9b 结节性红斑。高倍镜下见脂肪间隔内混合性炎症细胞浸润，可见多核巨细胞

11.2.10 硬化性苔藓

- 硬化性苔藓（lichen sclerosis）是一种好发于外阴的、具有特征性组织学表现的炎症性皮肤疾病。发生在女性外阴时常表现为色素减退性白斑，是外阴白斑的病因之一。
- 组织学特征
    - 典型组织学表现呈层状分布：表皮萎缩，上皮脚消失变平，真皮浅层胶原变性均一化，下方淋巴细胞带状浸润（图 11.2.10a、b）。
    - 病变不同时期表现可有所不同，早期时可见界面破坏，真皮乳头可表现为水肿，血管扩张充血。

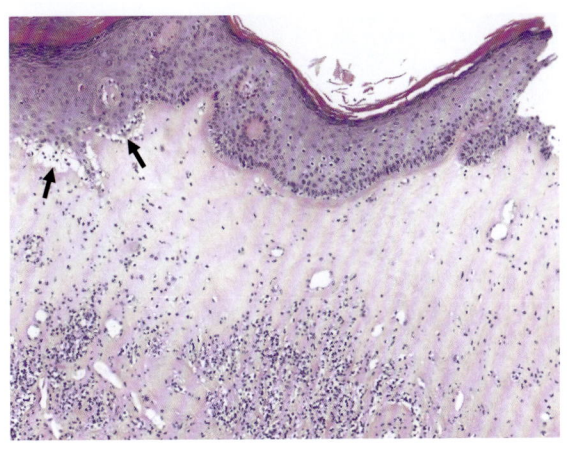
图 11.2.10a 硬化性苔藓。表皮基底层空泡变性（箭头），真皮浅层均一化，带状炎细胞浸润

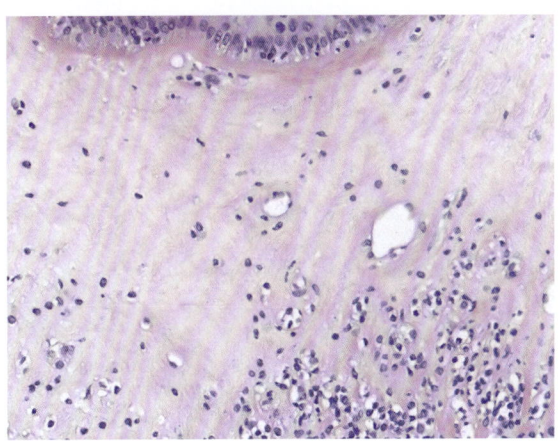
图 11.2.10b 硬化性苔藓。高倍镜下见真皮浅层均一带

- 可继发分化型外阴鳞状上皮内肿瘤（differentiated vulvar intraepithelial neoplasm，d-VIN）和鳞状细胞癌。

11.2.11 尖锐湿疣

- 尖锐湿疣（condyloma acuminatum）是 HPV 感染所致的炎症性皮肤病。
- 常见于外阴、肛周等部位，表现为单发或多发的乳头状丘疹。
- 组织学特征
  ◇ 表皮乳头瘤样增生，可见病毒空泡细胞，即挖空细胞（图 11.2.11a、b）。

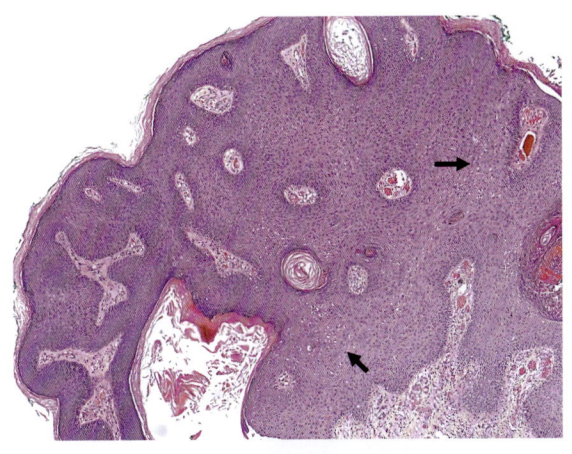
图 11.2.11a 尖锐湿疣。鳞状上皮疣状、乳头状增生，局灶可见挖空细胞（箭头）

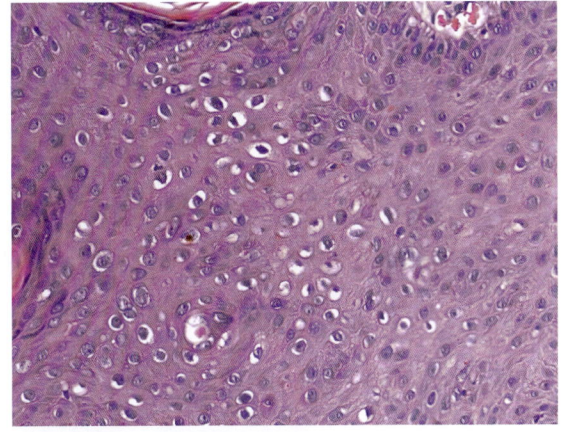
图 11.2.11b 尖锐湿疣。高倍镜下见胞质透亮、核形态不规则的病毒空泡细胞（挖空细胞）

11.2.12 传染性软疣

- 传染性软疣（molluscum contagiosum）是由传染性软疣病毒感染引起的炎症性皮肤病。
- 传染性软疣可发生于躯干、颈部或外阴等部位，单发或多发，略带光泽的半球形丘疹，皮疹中央可有脐凹。
- 组织学特征
  ◇ 表皮向下增生（图 11.2.12a）。
  ◇ 增生细胞体积增大，胞质内可见嗜酸性小体，即软疣小体（图 11.2.12b）。

思考题 4：传染性软疣是由什么病原体感染引起的？这种病原体传播的途径是什么？

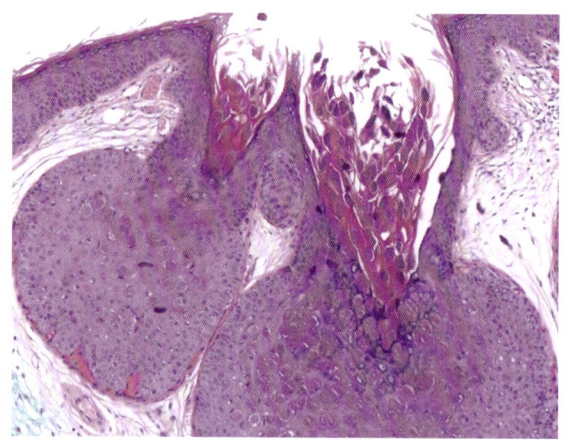 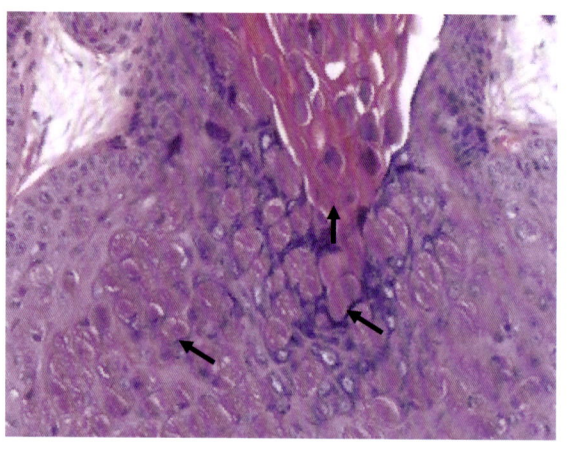

图 11.2.12a 传染性软疣。低倍镜下见病变呈表皮向下的球茎状增生

图 11.2.12b 传染性软疣。鳞状上皮表面和胞质内见软疣小体（箭头）

第三节 常见表皮肿瘤

11.3.1 脂溢性角化病

- 脂溢性角化病（seborrheic keratosis，SK）是最常见的良性表皮肿瘤。
- 组织学特征
  - 表皮增生，基底常与周围表皮基底齐平。
  - 肿瘤细胞一般体积较小，无异型性。
  - 有多种组织学亚型
    - 棘层肥厚型：最常见亚型，棘细胞层显著增生肥厚，可见假角质囊肿（图 11.3.1a）。
    - 角化型/乳头瘤型：上皮呈乳头瘤样增生，伴显著角化亢进。
    - 网状型：增生的鳞状上皮细胞呈条索状相互吻合交联（图 11.3.1b）。
    - 克隆型：增生的鳞状上皮细胞呈团巢状在表皮内分布。
    - 激惹型：增生的鳞状上皮细胞在表皮内形成鳞状涡结构，真皮浅层显著炎症反应（e图 11.3.1c）。

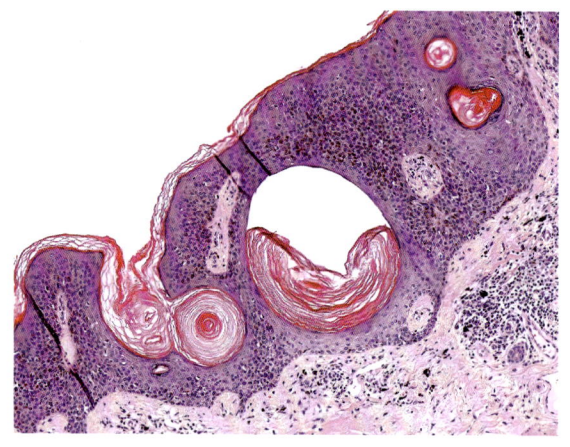 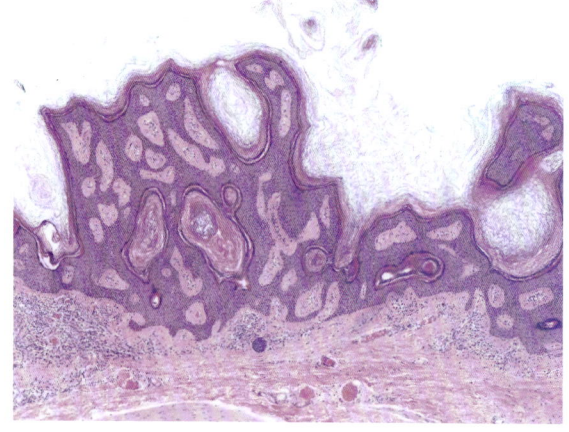

图 11.3.1a 脂溢性角化病，棘层肥厚型，可见假角质囊肿形成

图 11.3.1b 脂溢性角化病，网状型伴乳头瘤型

11.3.2 日光性角化病

- 日光性角化病（actinic keratosis，AK）属于鳞状上皮原位癌，可进展为鳞状细胞癌。
- 一般见于老年人的日光曝晒部位皮肤。
- 组织学特征（图11.3.2a、b）
  ◇ 为鳞状上皮基底层细胞的异型增生。
  ◇ 基底层细胞排列拥挤，可向真皮内呈现小芽突样增生，细胞体积增大，核质比升高，多形性明显，核分裂象易见。
  ◇ 表面可见角化不全，真皮可见显著日光弹力纤维变性。

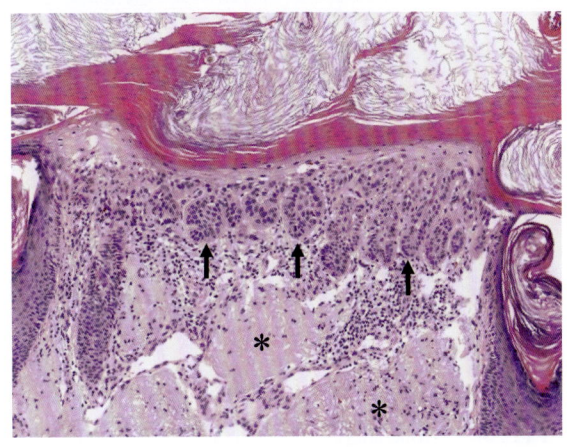

图11.3.2a 日光性角化病。表皮基底层细胞呈芽蕾状向真皮内突出（箭头），细胞异型性明显，真皮显著日光弹力纤维变性（星号）

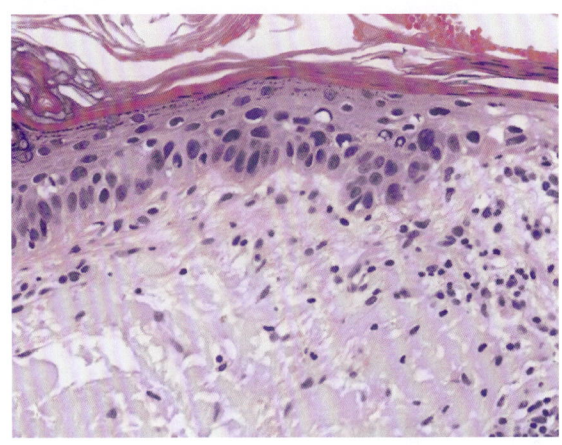

图11.3.2b 日光性角化病。表皮基底层细胞排列拥挤、紊乱，细胞异型性明显

11.3.3 鳞状细胞原位癌/鲍温病

- 鳞状细胞原位癌/鲍温病（squamous cell carcinoma in situ/Bowen disease）是局限于表皮内的鳞状细胞癌。
- 组织学特征
  ◇ 异型增生细胞累及鳞状上皮的全层，不伴有真皮内浸润性病变（图11.3.3a）。
  ◇ 异型细胞通常位于基底层之上，核分裂象增加并上移，可见病理性核分裂象，基底层细胞整齐排列成一排，无异型性，称为眼线征（图11.3.3b）。

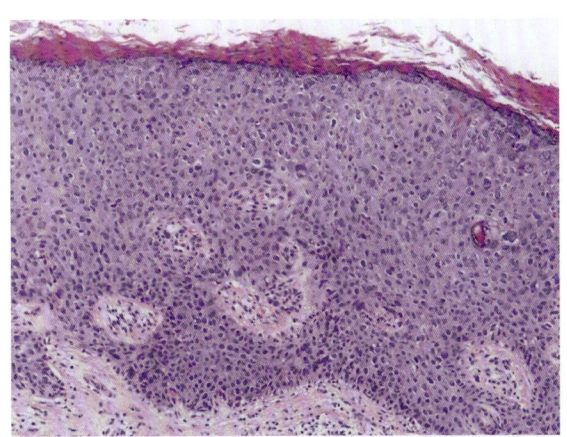

图11.3.3a 鳞状细胞原位癌/鲍温病。鳞状上皮细胞排列紊乱，显著异型增生，累及鳞状上皮全层

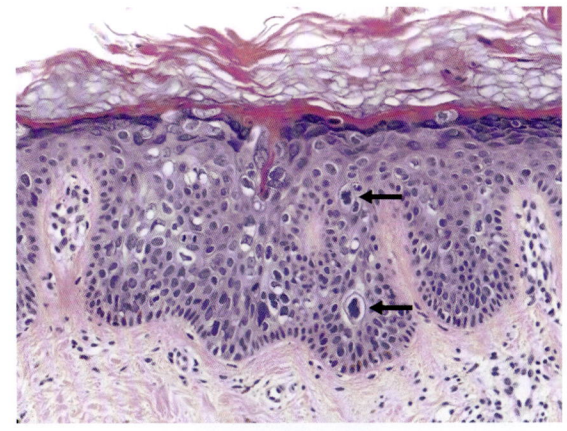

图11.3.3b 鳞状细胞原位癌/鲍温病。异型细胞散在分布于鳞状上皮全层，核分裂象增多上移，可见病理性核分裂象（箭头），基底细胞整齐排列（眼线征）

11.3.4 鳞状细胞癌

- 鳞状细胞癌（squamous cell carcinoma）是鳞状上皮恶性肿瘤。皮肤恶性肿瘤发病率位居第二。
- 组织学特征
  - 真皮内浸润性生长的肿瘤细胞团块，可形成不规则癌巢，高分化时可见明显角化珠形成（图 11.3.4.a）。
  - 细胞异型性显著，可见病理性核分裂象（图 11.3.4.b）。
- 免疫组化：CK5/6、P63 和 P40 可提示鳞状上皮分化；P53 突变型表达支持恶性表型。

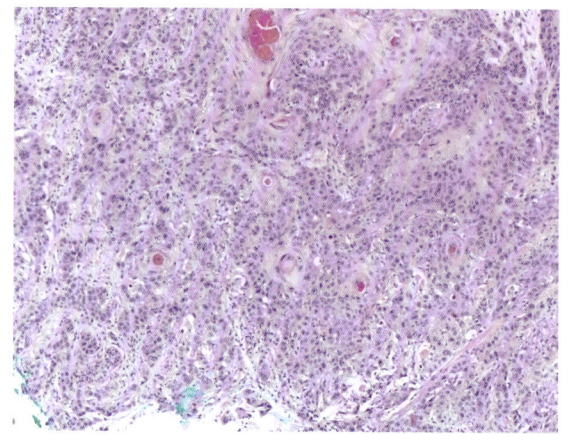
图 11.3.4a　鳞状细胞癌。呈浸润性生长的不规则肿瘤细胞团巢，可见角化珠

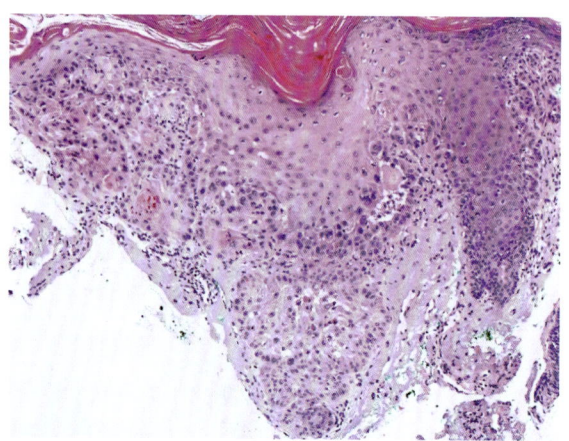
图 11.3.4b　鳞状细胞癌。一个小活检标本显示的鳞状细胞癌，细胞异型性明显，可见单个细胞角化

思考题 5：鳞状细胞癌中的癌巢和激惹型脂溢性角化病中的鳞状涡如何鉴别？

11.3.5 基底细胞癌，结节型

- 基底细胞癌（basal cell carcinoma）是最常见的皮肤恶性肿瘤。可有不同亚型，结节型基底细胞癌是为最常见亚型。
  - 低危性亚型：结节型，表浅型，色素型，伴附属器分化型；
  - 高危性亚型：硬化型/硬斑型，浸润型，微结节型，基底鳞状细胞癌，伴肉瘤样分化型。
- 组织学特征
  - 基底样细胞形成的团块在真皮内浸润性生长，可与表皮相连（图 11.3.5.a）。
  - 团块周边肿瘤细胞呈栅栏状排列，肿瘤细胞团块与间质之间可形成裂隙（图 11.3.5b）。

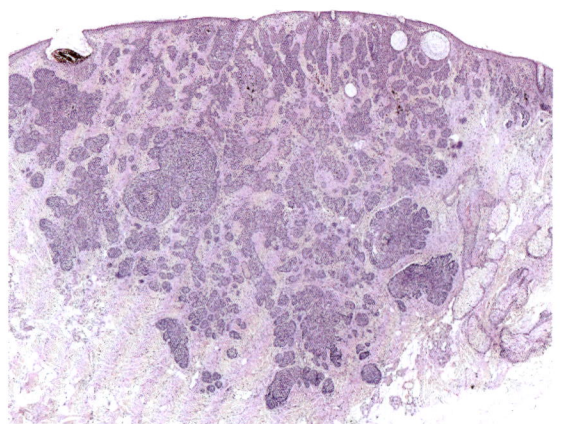
图 11.3.5.a　基底细胞癌，结节型。真皮内基底样细胞增生形成的结节，局灶与表皮相连

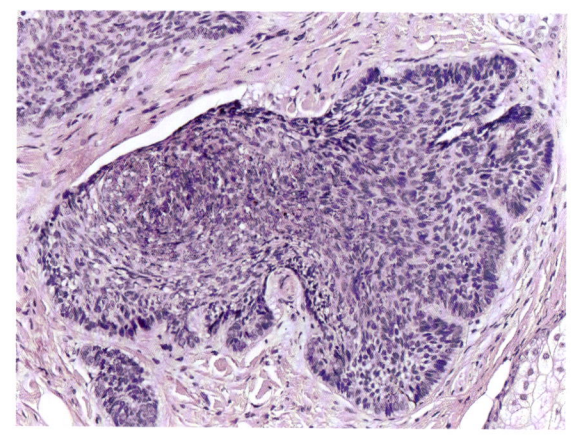
图 11.3.5b　基底细胞癌，结节型。团巢周边肿瘤细胞呈栅栏状排列，局部与间质之间裂隙形成

◇ 细胞核质比高，核分裂象易见。

思考题 6：鉴别基底细胞癌的组织学亚型的意义何在？

第四节　常见皮肤附属器肿瘤

11.4.1　毛母质瘤/钙化上皮瘤

- 毛母质瘤/钙化上皮瘤（pilomatricoma / calcifying epithelioma）是儿童最常见的非黑色素细胞皮肤良性肿瘤。全身均可发生，最常见于头颈部。
- 组织学特征
  ◇ 真皮内见一个或多个肿瘤细胞团块，边界一般比较清楚（图 11.4.1a）。
  ◇ 团块周边为一致的基底样的细胞，细胞体积较小，胞质嗜碱性，核分裂象易见。
  ◇ 这些基底样细胞向结节中央移行发生角化形成"影细胞（shadow cell）"，影细胞界限清楚，胞质嗜酸性，细胞核逐渐消失（图 11.4.1b）。
  ◇ 陈旧性病变基底样细胞可完全消失，只留下影细胞，可发生钙化和骨化。
  ◇ 可引起显著的异物肉芽肿反应。

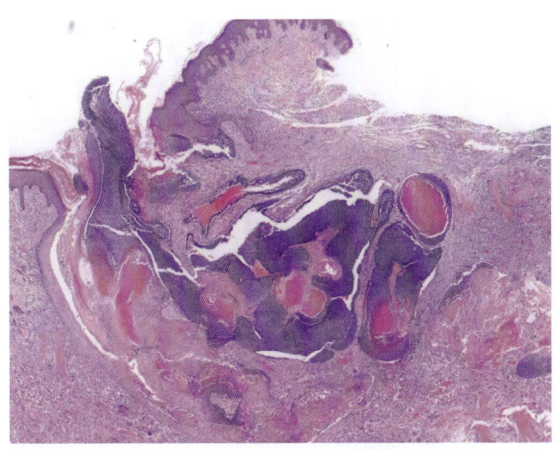

图 11.4.1a　毛母质瘤/钙化上皮瘤。肿瘤边界尚清，表面破溃，真皮内可见嗜碱性的肿瘤细胞团块，团块中央为红染的角化样物

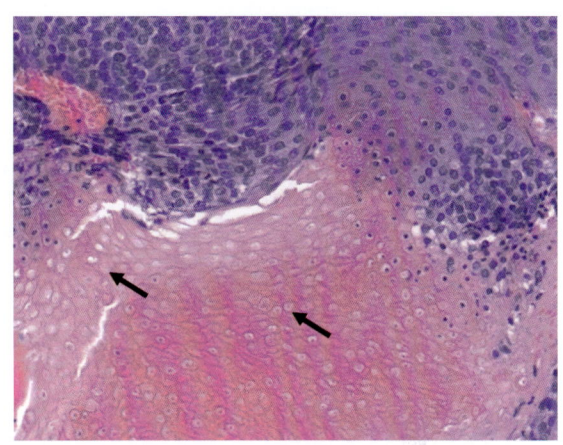

图 11.4.1b　毛母质瘤/钙化上皮瘤。高倍镜下见影细胞（箭头）

11.4.2　毛母细胞瘤

- 毛母细胞瘤（trichoblastoma）是向毛生发上皮和毛源性间质双向分化的良性肿瘤。
- 可单发可多发，较年轻患者的多发病变需警惕 Brooke-Spiegler 综合征。
- 组织学特征
  ◇ 真皮内境界较清楚的肿物，一般不形成溃疡（图 11.4.2a）。
  ◇ 肿瘤细胞为较一致的基底样细胞，同时伴有间质增生，增生的间质成分可形成毛乳头样结构（papillary mesenchymal body，乳头间质体）或毛囊周围纤维鞘样结构（图 11.4.2b）。
  ◇ 基底样细胞可排列成大结节、小结节、筛状、网状或花序状等多种结构（e 图 11.4.2c）。

11.4.3　汗管瘤

- 汗管瘤（syringoma）是小汗腺良性肿瘤。最常见于眼睑和睑周区域。

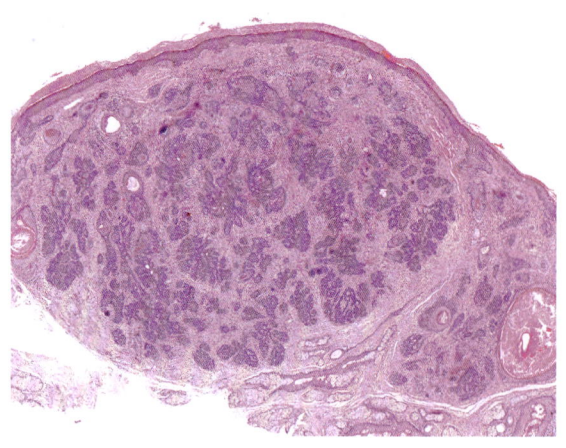

图 11.4.2a　毛母细胞瘤。肿瘤位于真皮内，境界清楚

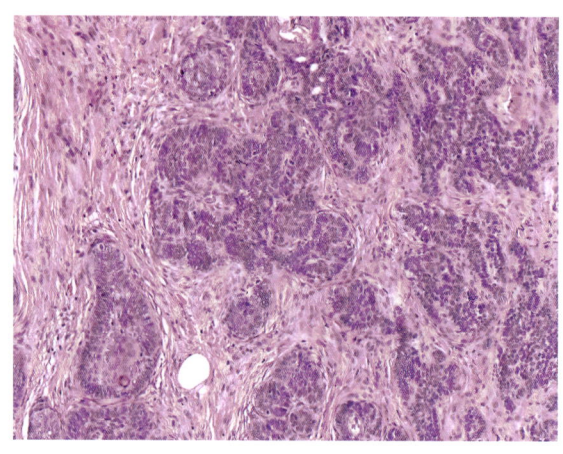

图 11.4.2b　毛母细胞瘤。基底样上皮细胞和纤维母细胞性间质双向性增生，上皮和间质关系密切

- 组织学特征
    - 病变位于真皮上部，边界清楚。
    - 形态温和、无异型性的上皮细胞形成囊肿、小管或实性条索样结，间质均一硬化（图 11.4.3a）。
    - 小管结构可向一侧形成拖尾，如同蝌蚪样形态（图 11.4.3b）。

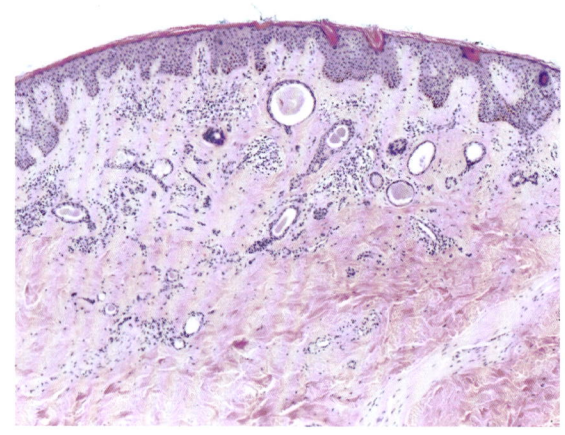

图 11.4.3a　汗管瘤。真皮中上部境界清楚的病变，可见小的囊肿、小管和条索结构，间质均一

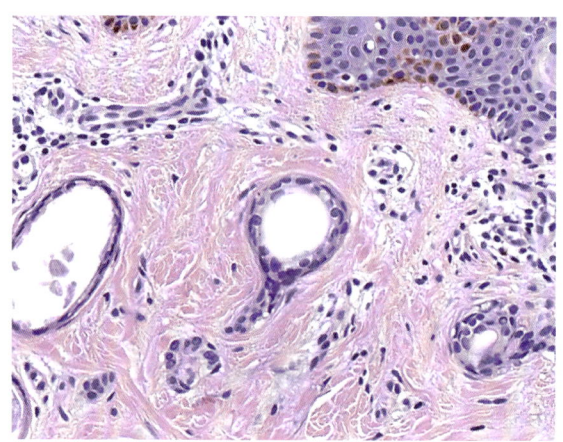

图 11.4.3b　汗管瘤。高倍镜下见蝌蚪样形态的小管

11.4.4　汗孔瘤

- 汗孔瘤（poroma）是向汗腺导管分化的良性肿瘤。最常见于手掌和足底等部位。
- 组织学特征
    - 肿瘤与表皮相连，向真皮内呈团巢状生长（图 11.4.4a）。
    - 肿瘤主要由小而一致的汗孔样细胞组成，肿瘤间质为富含血管的肉芽组织样间质（图 11.4.4b）。
    - 部分细胞可伴有鳞状分化，可形成汗孔样结构（e 图 11.4.4c）。
    - 当病变完全位于表皮内时，又称为单纯性汗腺棘皮瘤（hidroacanthoma simplex）；当病变完全位于真皮内时，又称为真皮导管瘤（dermal duct tumor, e 图 11.4.4d）。
    - 部分肿瘤可发生囊性变。

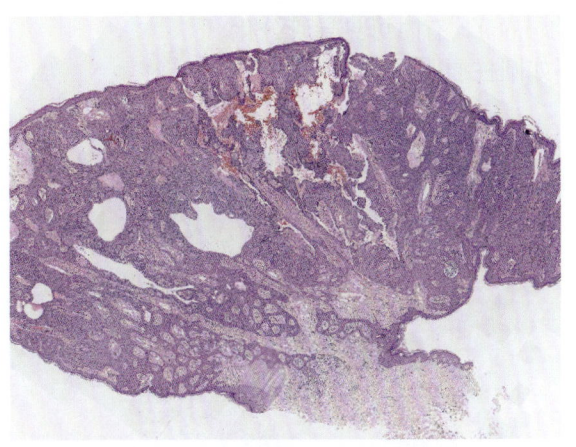

图 11.4.4a　汗孔瘤。真皮内团块状肿瘤细胞增生，局灶与表皮相连

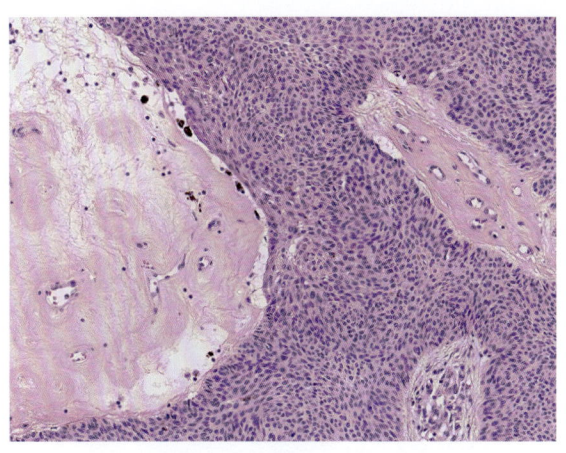

图 11.4.4b　汗孔瘤。肿瘤细胞较一致，可见肉芽组织样间质

11.4.5　汗腺瘤

- 汗腺瘤（hidradenoma）是向汗腺腺体和导管分化的良性肿瘤。
- 组织学特征
  - 肿瘤常在真皮内呈结节状生长方式，可伴有囊性变（图 11.4.5a）。
  - 细胞成分可主要为胞质浅染的细胞，因此又称为"透明细胞汗腺瘤"，也可以有其他形态的细胞，如嗜酸性细胞、多边形细胞、鳞状分化细胞等（图 11.4.5b）。
  - 可出现汗腺导管或腺样分化（e 图 11.4.5c）。
- 分子遗传学：可有 *CRTC1-MAML2* 融合基因阳性。

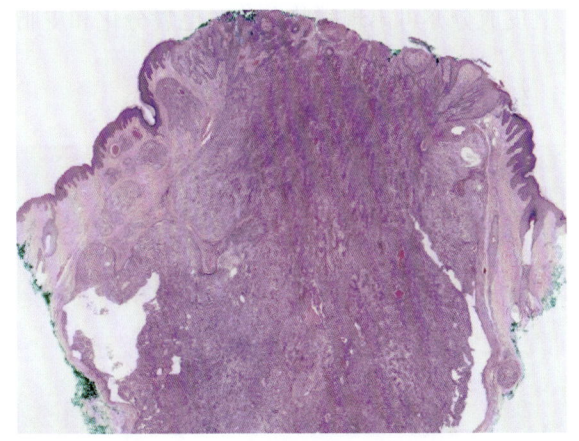

图 11.4.5a　汗腺瘤。肿瘤结节状，位于真皮内，境界清楚

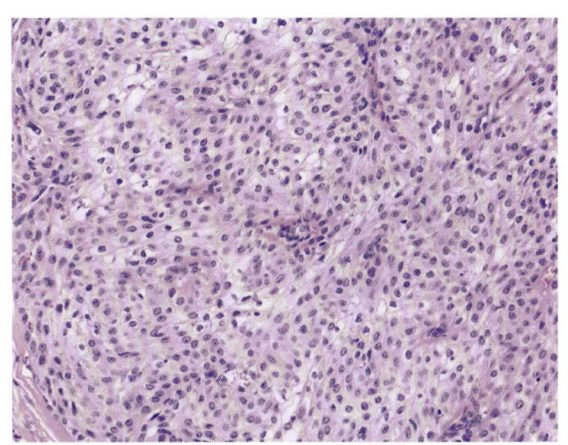

图 11.4.5b　汗腺瘤。高倍镜下见肿瘤由透明细胞和胞质嗜酸的细胞组成

思考题 7：皮肤透明细胞汗腺瘤的 *CRTC1-MAML2* 融合基因，可采用哪些分子手段进行检测？

11.4.6　螺旋腺瘤

- 螺旋腺瘤（spiradenoma）是良性小汗腺肿瘤。
- 组织学特征
  - 真皮内境界清楚的单发或多发结节（图 11.4.6a）。
  - 肿瘤细胞通常为基底样，可有亮细胞和暗细胞两种形态，一般暗细胞位于结节周边，亮细胞位于结节中央，其间混杂淋巴细胞浸润（图 11.4.6b），有时可见导管分化。
◇ 结节周边和结节内可见基底膜样物质沉积（不如圆柱瘤明显）。

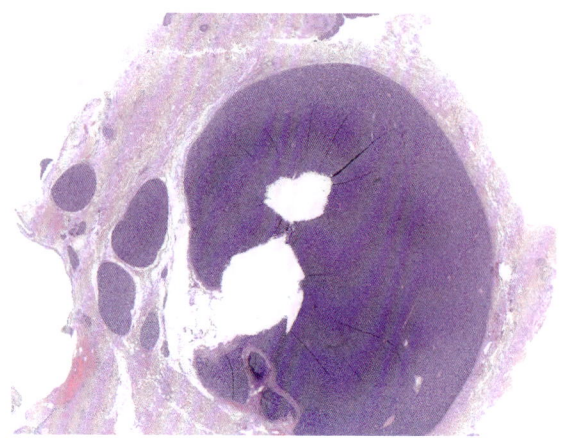

图 11.4.6a　螺旋腺瘤。真皮内可见境界非常清楚的基底样细胞结节

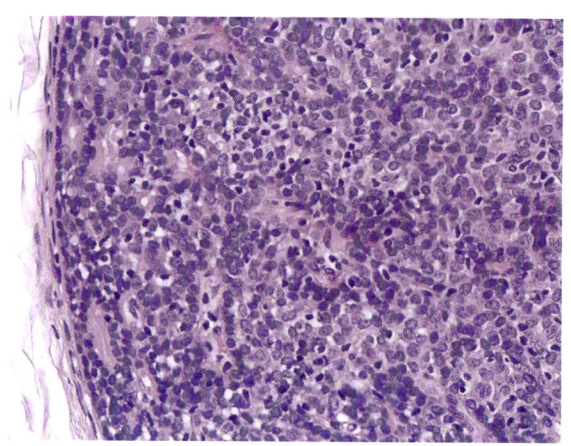

图 11.4.6b　螺旋腺瘤。肿瘤内可见暗细胞和亮细胞两种细胞，其间散在淋巴细胞浸润

11.4.7　皮肤混合瘤

- 皮肤混合瘤（mixed tumor）发生在皮肤，相似于涎腺多形性腺瘤/混合瘤的汗腺分化良性肿瘤。由上皮、肌上皮和间叶成分组成。
- 组织学特征
    ◇ 真皮内境界清楚的结节（图 11.4.7a）。
    ◇ 上皮成分可形成管状或者囊性结构，双层上皮结构，外层为肌上皮，内层为腺上皮。
    ◇ 腺上皮为大汗腺分化时，可见顶浆分泌现象。上皮成分亦可出现鳞状分化、毛囊分化和皮脂腺分化。
    ◇ 间质成分可表现为纤维性、黏液性、脂肪分化、软骨分化或骨分化等（图 11.4.7b）。

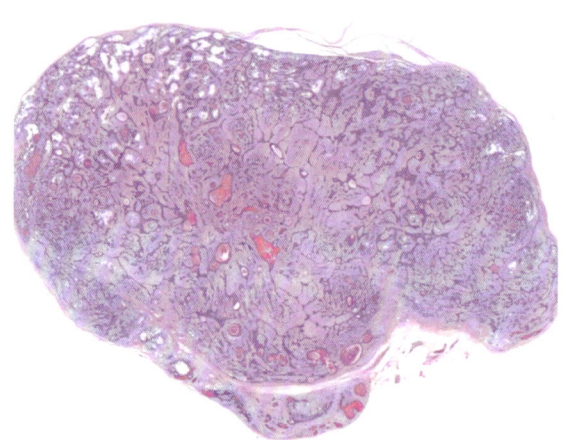

图 11.4.7a　皮肤混合瘤。真皮内境界清楚的结节

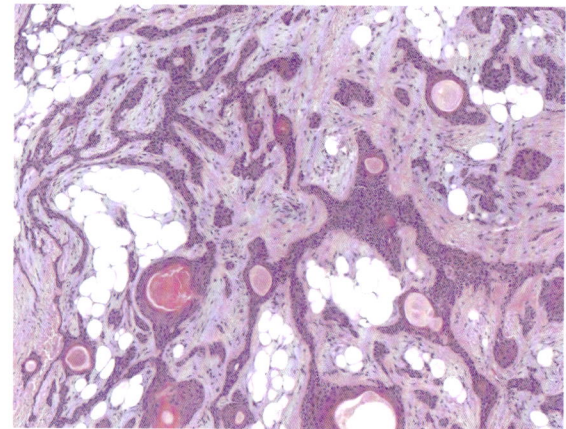

图 11.4.7b　皮肤混合瘤。上皮和间质成分混合存在，上皮成分呈索条状生长，可见角质囊肿样结构，间质成分包括纤维性间质、黏液性间质和脂肪

思考题 8：皮肤混合瘤名字中的"混合"的含义是什么？

11.4.8　皮脂腺腺瘤和皮脂腺瘤

- 皮脂腺腺瘤（sebaceous adenoma）和皮脂腺瘤（sebaceoma）是皮脂腺分化的良性肿瘤，前者以皮脂腺细胞为主，后者以基底样细胞为主。
- 组织学特征
  ◇ 可在真皮内呈结节状、分叶状生长，边界清楚，可有囊性变（图11.4.8a）。
  ◇ 由两种细胞组成：基底样细胞和皮脂腺细胞组成，一般基底样细胞位于小叶周边，皮脂腺细胞位于小叶中央，细胞形态温和（图11.4.8b）。
    ■ 皮脂腺细胞胞质丰富泡沫状，细胞核膜可呈扇贝形。
    ■ 基底样细胞可核分裂象增多，但当出现病理性核分裂象和坏死时，需警惕恶性。
  ◇ 当以皮脂腺细胞为主时，称为皮脂腺瘤；当以基底样细胞为主时，称为皮质腺瘤。
- 发生于年轻患者的多发病变，可能与Muir-Torre综合征有关，必要时可做错配修复基因免疫组化进一步辅助诊断（e图11.4.8c～e）。

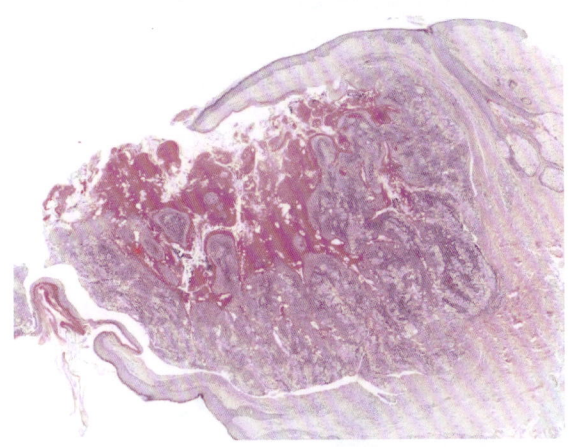

图11.4.8a 皮脂腺腺瘤。肿瘤呈结节状生长，并可见分叶结构

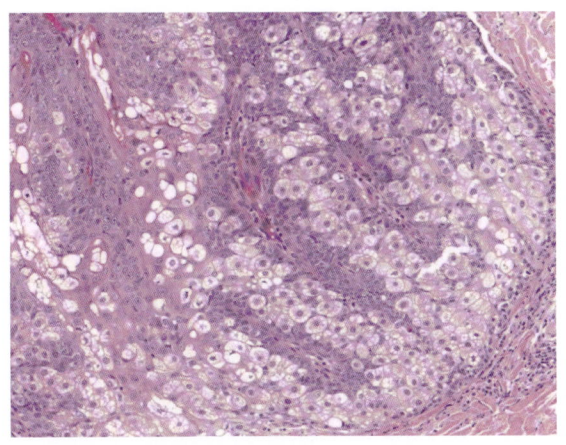

图11.4.8b 皮脂腺腺瘤。高倍镜下见基底样细胞和皮脂腺细胞，皮脂腺细胞胞质丰富泡沫状

11.4.9 皮脂腺癌

- 皮脂腺癌（sebaceous carcinoma）是向皮脂腺分化的恶性肿瘤。较常见于头颈部，尤其是眶周部位。
- 组织学特征
  ◇ 常呈分叶状生长方式或浸润性生长方式（图11.4.9a）。
  ◇ 肿瘤细胞主要为基底样细胞，细胞异型性显著，核分裂象易见，可见病理性核分裂象，可见肿瘤性坏死（图11.4.9b）。
  ◇ 可见散在皮脂腺分化细胞，胞质略呈泡沫状。
  ◇ 当常规组织学皮脂腺分化不明显时，可做免疫组化进一步辅助，常用的皮脂腺分化免疫组化标记物包括EMA、AR、adipophilin、PRAME等。
- 根据皮脂腺分化程度、细胞异型性和肿瘤生长方式，可分为高、中、低分化。高分化时常呈结节状或分叶状生长方式，细胞异型性较轻，皮脂腺分化较明显，与皮脂腺瘤（sebaceoma）鉴别可能有一定困难。

11.4.10 乳腺外佩吉特病

- 乳腺外佩吉特病（extramammary Paget disease）表现为腺癌分化的肿瘤细胞在表皮内生长。最常见的部位为肛门生殖器部位。
- 可分为原发佩吉特病（不伴有内脏腺癌）和继发佩吉特病（内脏腺癌在表皮内的播散）。

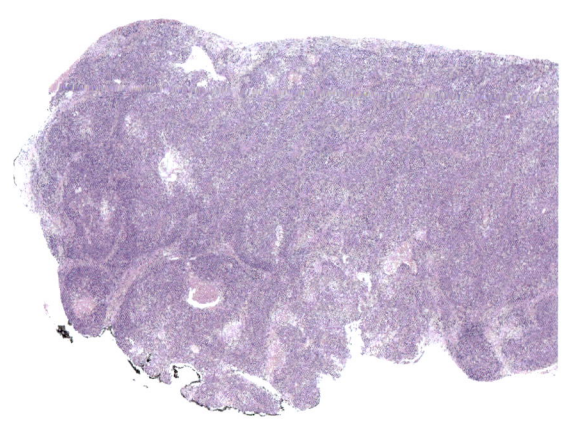

图 11.4.9a　皮脂腺癌。真皮内致密生长的结节状肿物

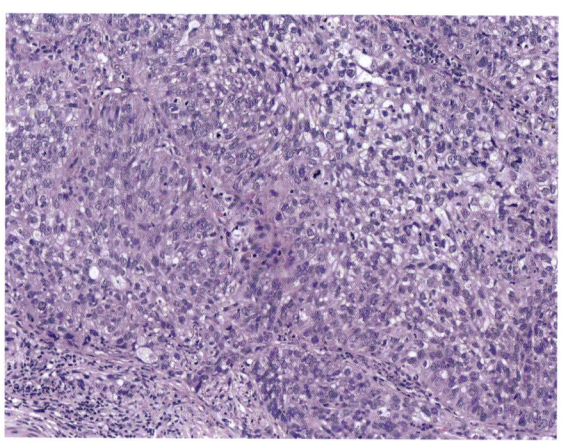

图 11.4.9b　皮脂腺癌。细胞异型性明显，核分裂象易见，可见胞质泡沫样的皮脂腺分化细胞

- 组织学特征
  - 佩吉特细胞（表皮内播散的腺癌细胞）可单个在表皮内播散，也可形成小团巢播散，累及表皮全层，胞质丰富，泡状核，核仁明显（图 11.4.10a）。
  - 皮肤附属器也可受累。
- 皮肤原发佩吉特病的佩吉特细胞免疫组化 CK7 阳性（图 11.4.10b）。

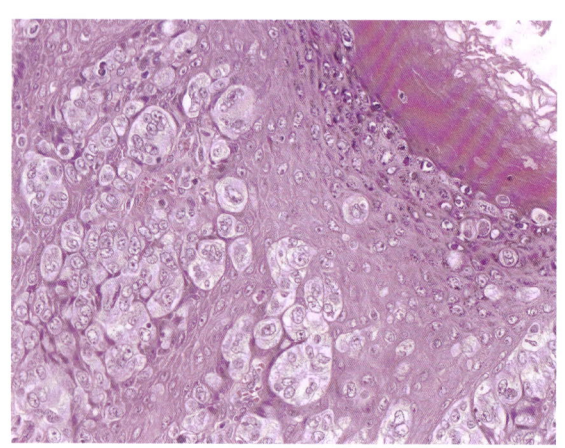

图 11.4.10a　皮肤佩吉特病。胞质丰富的异型细胞在表皮内单个或小团巢状播散

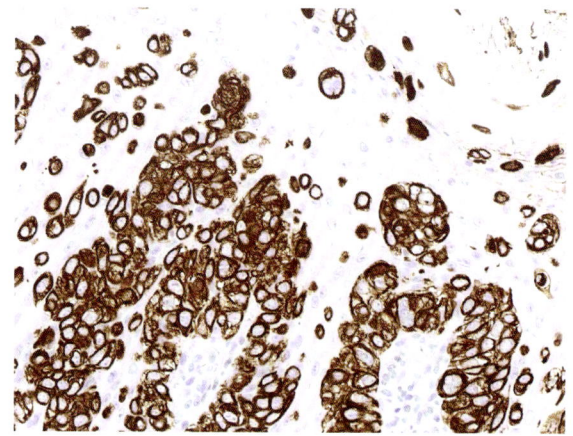

图 11.4.10b　皮肤佩吉特病。佩吉特细胞 CK7 免疫组化染色阳性

思考题 9：皮肤佩吉特病和皮肤鲍温病的区别是什么？

第五节　皮肤其他常见肿瘤和囊肿

11.5.1　色素痣

- 色素痣（melanocytic nevus）是黑色素细胞良性肿瘤。
- 根据痣细胞分布的位置可分为交界痣（junctional nevus）、皮内痣（intradermal nevus）和混合痣（compound nevus）。
- 组织学特征
  - 交界痣
    - 增生的黑色素细胞位于表皮内，主要分布在真表皮交界处的表皮基底层，痣细胞可呈单个连续性雀斑样增生，也可聚集成巢团（图 11.5.1a）。
- 病变分布具有较好的对称性，两侧边界清晰，无显著佩吉特样播散（即细胞向表皮中上层播散的能力）。细胞无异型性，无核分裂象。
◇ 皮内痣
- 增生的黑色素细胞位于真皮内，病变一般较对称（图 11.5.1b），细胞无异型性，核分裂象罕见（e 图 11.5.1c）。
- 皮内痣具有成熟现象。成熟现象指当痣细胞从真皮浅表向真皮深部生长的时候，细胞形态逐渐从胞质丰富的上皮样细胞（A 型痣细胞）（e 图 11.5.1d）过渡到体积略小的类圆形淋巴细胞样细胞（B 型痣细胞）（e 图 11.5.1e），再到略呈梭形的神经样细胞（C 型痣细胞）（e 图 11.5.1f），同时细胞团巢体积变小，从团巢状生长到分散生长，色素亦逐渐减少。成熟现象是黑色素细胞肿瘤良性的重要组织学表现。
- HMB45 免疫组化染色真皮表浅痣细胞阳性，随病变向真皮深部进展，阳性细胞减少直至阴性，这种现象称为"免疫组化的成熟现象"。
◇ 混合痣：增生的黑色素细胞同时位于表皮和真皮，兼具交界痣和皮内痣的特征。

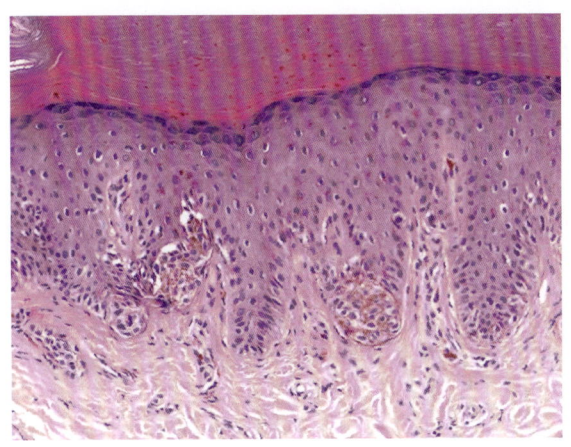

图 11.5.1a 色素痣。交界痣，表皮基底层处黑色素细胞团巢状增生

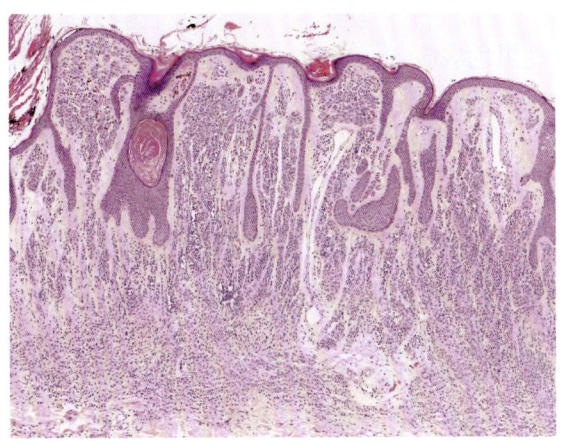

图 11.5.1b 色素痣。皮内痣，增生的黑色素细胞位于真皮内

11.5.2 蓝痣

- 蓝痣（blue nevus）为真皮内黑色素细胞肿瘤。分为树突状蓝痣和细胞性蓝痣。
- 组织学特征
  ◇ 树突状蓝痣
    - 痣细胞在硬化的真皮胶原间分散分布，病变边界不清。
    - 痣细胞呈双极或梭形形态，有伸长的树状突起，胞质富含黑色素（图 11.5.2a、b）。
    - 其间常混杂吞噬色素的巨噬细胞。
  ◇ 细胞性蓝痣
    - 肿瘤在真皮内结节状生长，边界比较清楚。痣细胞亦可呈现束状或片状排列，并常见从真皮内向皮下脂肪呈球茎状生长。
    - 痣细胞呈梭形或卵圆形，胞质较丰富，色素一般较少，缺乏异型性，核分裂罕见。缺乏坏死。
    - 间质中可混杂数量不等的吞噬色素的巨噬细胞。

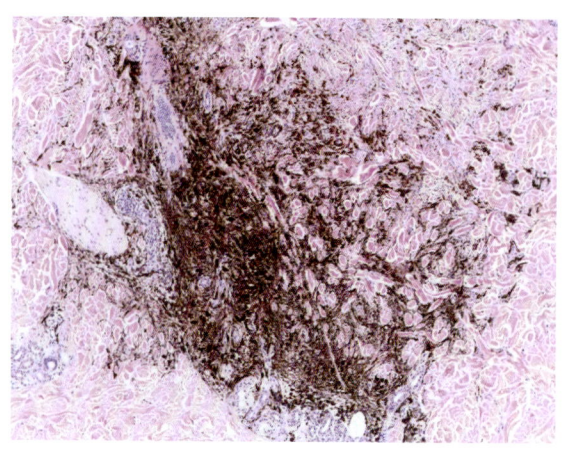

图 11.5.2a 树突状蓝痣。真皮内边界不清的色素性肿物

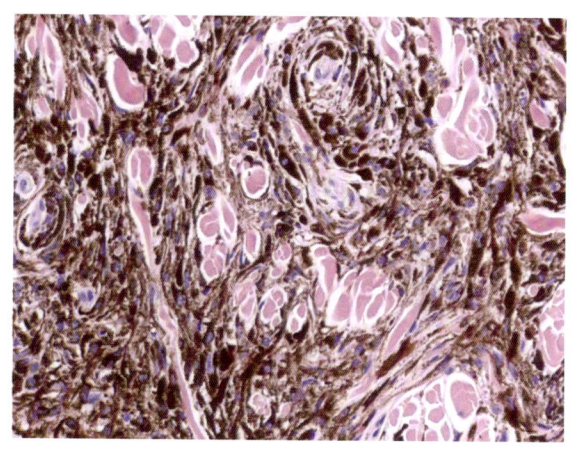

图 11.5.2.b 树突状蓝痣。黑色素细胞梭形、树突状，富含色素，背景显著胶原化

11.5.3 黑色素瘤

- 黑色素瘤（melanoma）是起源于皮肤黑色素细胞的恶性肿瘤，为恶性程度最高的皮肤肿瘤。
- 常见的组织学类型
  - 肢端雀斑型：发生于手掌、足底和甲床，组织学上表现为表皮基底层异型黑色素细胞雀斑样或团巢状增生（图 11.5.3a）。是我国皮肤黑色素瘤患者最常见的组织学类型。
  - 恶性雀斑型：常见于老年人长期日光照射部位的皮肤。组织学表现为异型黑色素细胞在表皮内呈雀斑样增生（图 11.5.3b），真皮内常见弹力纤维嗜碱性变（日光损伤表现），可见肿瘤细胞沿附属器播散。
  - 表浅播散型：常见于背部、小腿等间断光照部位，组织学上表现为异型性显著的肿瘤细胞在表皮内呈佩吉特样播散（e 图 11.5.3c）。
  - 结节型：周边不伴有典型水平生长期或原位黑色素瘤成分的垂直生长期皮肤黑色素瘤。组织学上表现为真皮内巢状、结节状或弥漫性异型黑色素细胞增生。
  - 其中前三种类型都可仅有原位肿瘤或同时有原位肿瘤和浸润性肿瘤。
- 能体现皮肤黑色素瘤 T 分期最重要的指标是 Breslow 厚度和是否伴有溃疡形成。

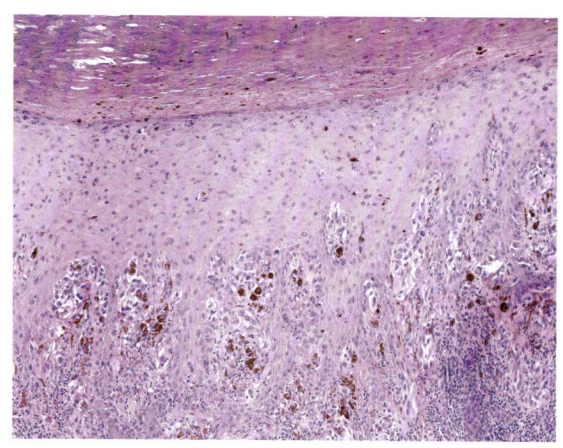

图 11.5.3.a 肢端雀斑型黑色素瘤。可见基底层异型黑色素细胞雀斑样或团巢状增生

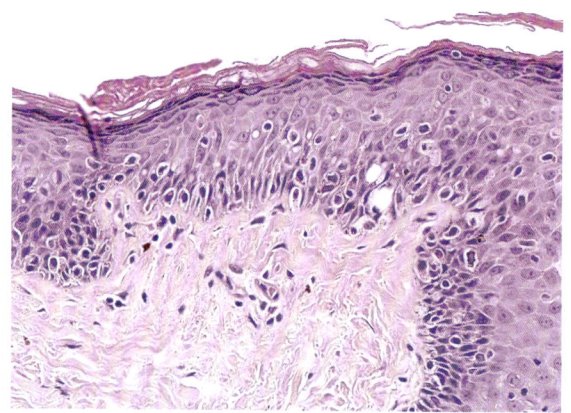

图 11.5.3.b 恶性雀斑型黑色素瘤。可见异型黑色素细胞在表皮内呈雀斑样增生

思考题 10：皮肤黑色素瘤 Breslow 厚度的定义是什么？

11.5.4 皮肤纤维瘤/纤维组织细胞瘤

- 皮肤纤维瘤/纤维组织细胞瘤（dermatofibroma/fibrous histiocytoma）是最常见的皮肤良性软组织肿瘤。
- 组织学特征
  - 病变位于真皮内，可累及皮下脂肪浅层（图 11.5.4a）。
  - 由成纤维细胞、组织细胞和粗大的胶原纤维组成（图 11.5.4b）。
  - 早期病变在粗大的胶原之间可见多量肥胖的梭形肌纤维母细胞增生，其间混杂组织细胞，病变周边可见胶原球结构（e 图 11.5.4.c）。
  - 晚期病变细胞成分少胶原成分多。肿瘤表面的表皮常可伴有表皮增生、色素增加（e 图 11.5.4.d），甚至可见不成熟的毛囊分化结构。
  - 有很多组织学变异型，如富细胞性、深在性、血管瘤样型、动脉瘤型、非典型性等。

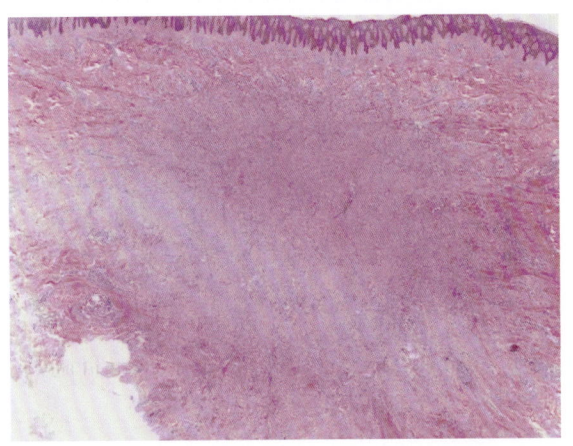

图 11.5.4a　皮肤纤维瘤。真皮内边界不清的肿瘤

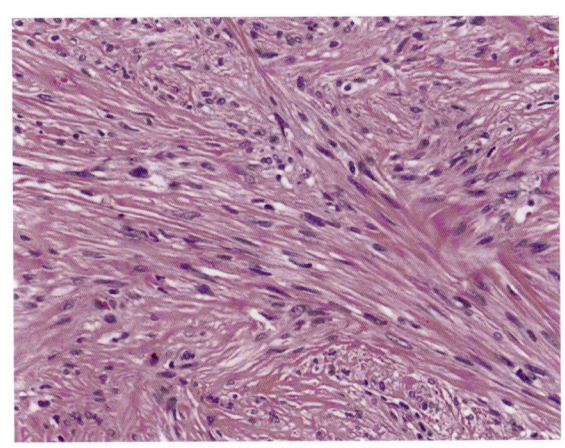

图 11.5.4b　皮肤纤维瘤。主要由形态温和的梭形细胞组成，细胞间可见胶原沉积

11.5.5 隆突性皮肤纤维肉瘤

- 隆突性皮肤纤维肉瘤（dermatofibrosarcoma protuberans）是发生于皮肤的恶性成纤维细胞性肿瘤。
- 组织学特征
  - 经典型表现为形态较一致、中等体积的梭形细胞在真皮内弥漫增生，细胞异型性可较轻微，细胞排列成席纹状或车辐状（图 11.5.5a）。
  - 肿瘤可向皮下脂肪内浸润性生长，呈蕾丝花边状或蜂巢状结构（图 11.5.5b）。
  - 除经典型外，还有多种组织学亚型，比如纤维肉瘤样型、黏液性、肌样、巨细胞性、色素性（又称 Bendnar 瘤）等。其中纤维肉瘤样型为高危性亚型，表现为细胞密度增加、异型性显著、核分裂象增多，细胞呈鲱鱼骨样排列。
  - 免疫组化 CD34 弥漫强阳性具有诊断价值。
- 分子遗传学：特异性基因异常为 t（17；22）(q22；q13) 易位形成 *COL1A1-PDGFβ* 融合基因。

11.5.6 神经纤维瘤

- 神经纤维瘤（neurofibroma）是由施万细胞、成纤维细胞、神经周细胞和轴突共同组成的良性皮肤软组织肿瘤。
- 组织学特征
  - 肿瘤在真皮内生长，边界清楚，没有包膜。
  - 梭形肿瘤细胞较纤细，细胞核呈波浪状，胞质淡染嗜酸性（图 11.5.6a）。

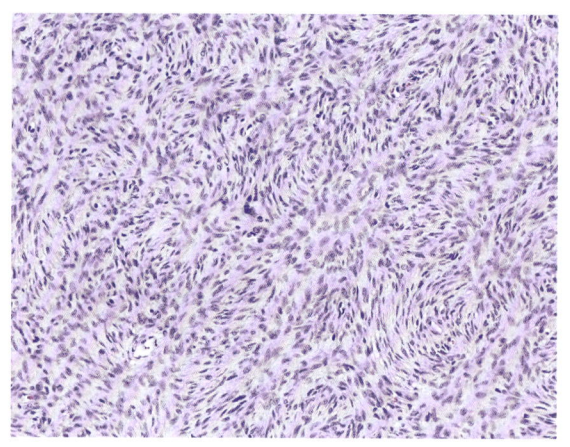

图 11.5.5a 隆突性皮肤纤维肉瘤。较一致、中等大小的梭形细胞增生，排列成席纹状结构

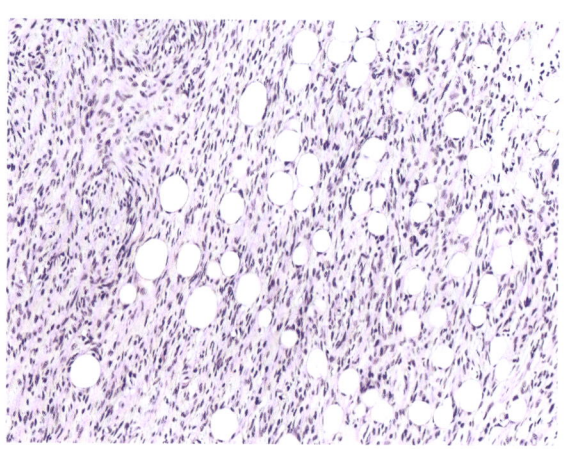

图 11.5.5b 隆突性皮肤纤维肉瘤。肿瘤浸润皮下脂肪，形成蜂巢状结构

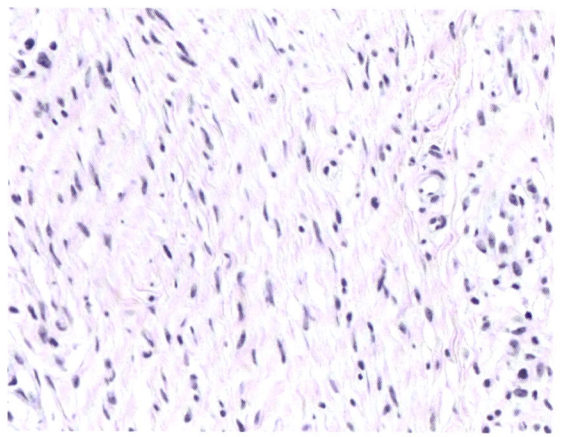

图 11.5.6a 神经纤维瘤。梭形肿瘤细胞较纤细，核略呈波浪状

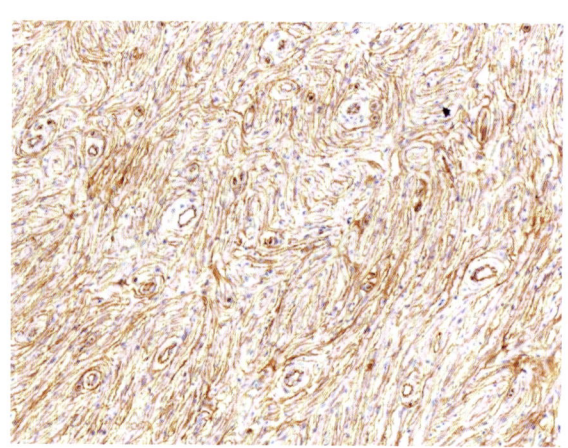

图 11.5.6b 神经纤维瘤。CD34 显示肿瘤细胞阳性，呈指纹样排列模式

- ◇ 背景可为胶原性或黏液样，可见肥大细胞。
- ◇ 免疫组化肿瘤细胞 CD34 呈指纹样（fingerprint）表达模式（图 11.5.6b），施万细胞 S-100 阳性（e 图 11.5.6c）。

11.5.7 Merkel 细胞癌

- Merkel 细胞癌（Merkel cell carcinoma）是皮肤原发的神经内分泌癌。
- 常发生于老年人日光曝晒部位，如头颈部，可能与紫外线损伤有关。新近的研究发现部分 Merkel 细胞癌的发生与 Merkel 细胞多瘤病毒（Merkel cell polyomavirus，MCPyV）有关。
- 组织学特征
  - ◇ 真皮和皮下脂肪内浸润性生长的结节（图 11.5.7a）。
  - ◇ 细胞可排列成实性团巢，也可相似于机体其他器官的神经内分泌肿瘤的排列方式，如梁状、假菊形团状等。
  - ◇ 肿瘤细胞核质比高，染色体胡椒盐样，细胞核呈多边形，细胞核之间可呈镶嵌样排列。核分裂象和细胞凋亡都多见。
  - ◇ 有时可见肿瘤细胞团侵犯表皮（亲表皮现象）。
- 免疫组化 CK20 呈具有特征性的核旁点状阳性（图 11.5.7b），神经内分泌标记 INSM1、CgA（e 图 11.5.7c）、Syn、CD56、NF 阳性。TTF1 一般阴性，MCPyV 大 T 抗原（CM2B4）阳性，

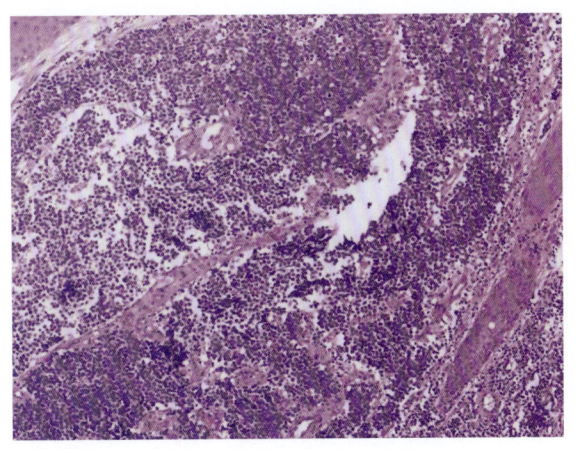

图 11.5.7a Merkel 细胞癌。致密的小蓝细胞在真皮内弥漫浸润生长

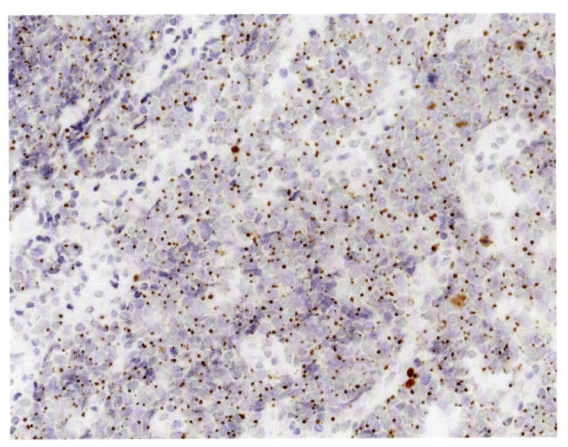

图 11.5.7b Merkel 细胞癌。免疫组化 CK20 呈特征性的核旁点状阳性

可作为与转移性神经内分泌肿瘤鉴别的辅助指标。

11.5.8 蕈样霉菌病

- 蕈样霉菌病（mycosis fungoides）是最常见的皮肤原发淋巴造血系统肿瘤。为亲表皮的 T 细胞淋巴瘤。
- 临床病程往往较长，可经历斑片期、斑块期和肿瘤期的演进过程。
- 组织学特征
  - 早期典型组织学表现见真皮浅层带状或苔藓样淋巴细胞浸润伴亲表皮现象，浸润表皮的淋巴细胞在表皮内聚集成灶称为 Pautrier 微脓肿（图 11.5.8a）。
  - 肿瘤细胞体积小到中等，细胞核膜扭曲折叠呈脑回状。
  - 真皮乳头可出现纤维化表现。
  - 更早期的病变仅见有一定异型性的淋巴细胞沿真表皮交界处排列伴轻度亲表皮现象。
  - 肿瘤期病变可表现为真皮内显著弥漫浸润的异型淋巴细胞，亲表皮现象反而不明显。
- 肿瘤细胞为 T 淋巴细胞来源，表达 CD3（图 11.5.8b），大多数表达 CD4（e 图 11.5.8c），少数也可表达 CD8，可伴有 T 细胞抗原丢失（如 CD5 或 CD7 等）（e 图 11.5.8d）。
- T 细胞受体（TCR）克隆性重排可为阳性。

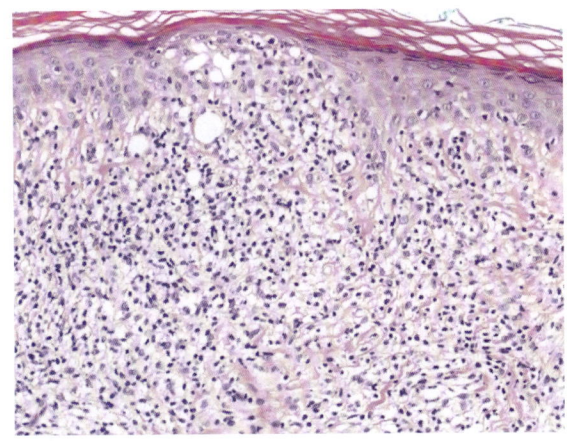

图 11.5.8a 蕈样霉菌病。真皮浅层淋巴细胞苔藓样浸润，并可见淋巴细胞亲表皮现象

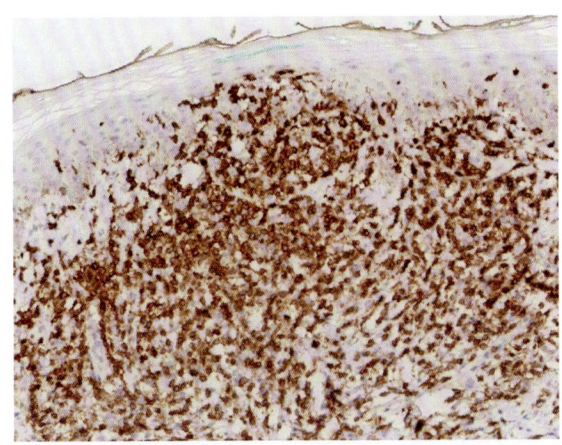

图 11.5.8b 蕈样霉菌病。肿瘤细胞 T 细胞标记物 CD3 阳性

11.5.9 皮肤转移癌

- 皮肤亦是恶性肿瘤转移的重要靶器官。
- 皮肤转移癌的组织学表现与相应原发癌相似（图 11.5.9a、b）。
- 皮肤转移癌的诊断需注意结合临床病史、免疫组化特征等综合做出判断。

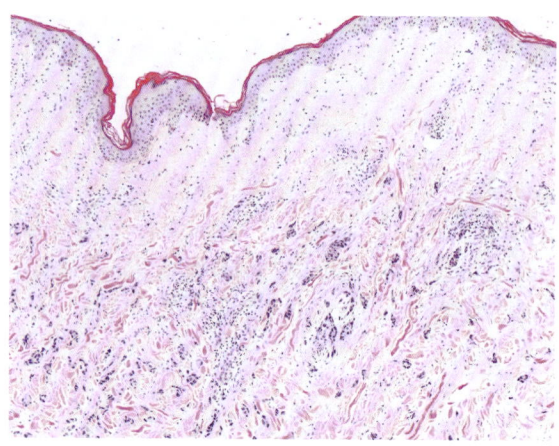

图 11.5.9a 皮肤转移癌。乳腺非特指型浸润性癌转移至皮肤，表皮未受累

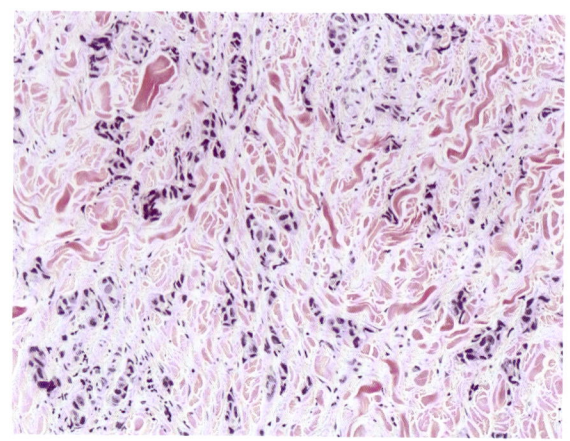

图 11.5.9a 皮肤转移癌。乳腺非特指型浸润性癌转移至皮肤，真皮内可见不规则生长的细胞条索，细胞异型性显著

11.5.10 表皮样囊肿

- 表皮样囊肿（epidermoid cyst）是皮肤最常见的良性囊肿。
- 组织学特征
  - 可通过一个小孔和表皮相连（图 11.5.10a）。
  - 囊壁相似于正常分化的鳞状上皮，但缺乏附属器结构；囊内为层状角化物质（图 11.5.10b）。
  - 囊壁可发生破裂，角化物质引起异物肉芽肿和炎症反应。

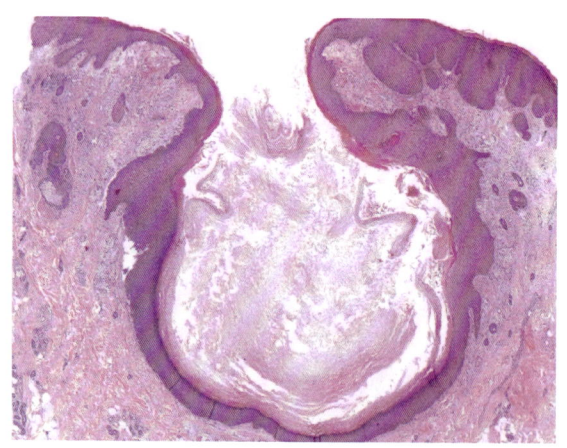

图 11.5.10a 表皮样囊肿。和表皮相连的囊肿结构

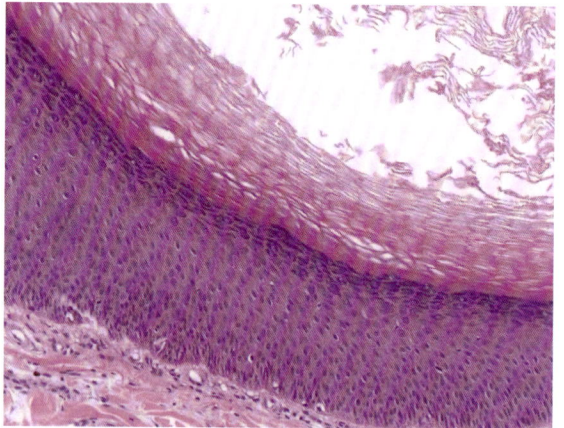

图 11.5.10b 表皮样囊肿。囊壁为相似于表皮的鳞状上皮，囊内为层状角化物质

11.5.11 毛鞘囊肿

- 毛鞘囊肿（pilar cyst）也是常见的皮肤囊肿性病变。

- 组织学特征
  ◇ 境界清楚的囊性肿物（图 11.5.11a）。
  ◇ 囊壁角化方式为非颗粒层角化（图 11.5.11b）。
  ◇ 囊内容物为较致密的嗜酸性角化物质。

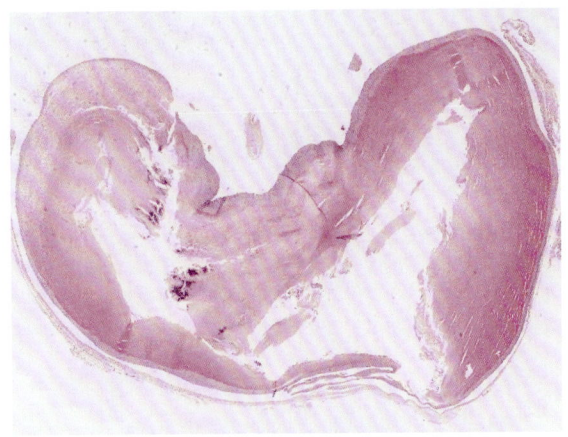

图 11.5.11a　毛鞘囊肿。境界清楚的囊性肿物，中央可见灶状钙化

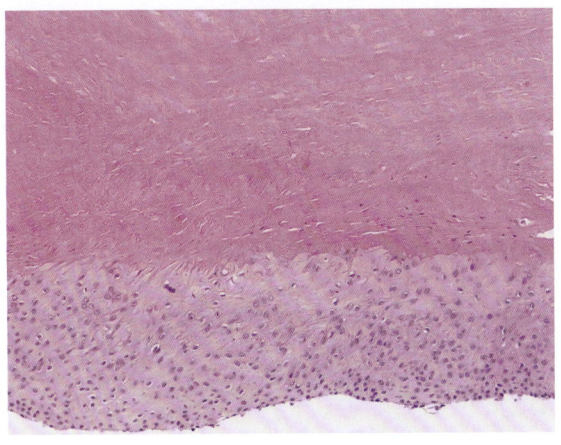

图 11.5.11b　毛鞘囊肿。囊壁鳞状上皮角化缺乏颗粒层

（苏　静　编写　柳剑英　审校）

主要参考文献

[1] Goldblum JR，Lamps LW，McKenney JK，et al. 罗塞和阿克曼外科病理学（第 11 版）. 回允中，译. 北京：北京大学医学出版社，2021：6-145.

[2] Elder DE，Massi D，Scolyer RA，et al. WHO classification of skin tumours. 4th ed. Lyon：International Agency for Research on Cancer，2018：1-397.

[3] Elston DM，Tammie F. 皮肤病理学：第 3 版. 张建中，周城，译. 天津：天津科技翻译出版公司，2022：1-497.

[4] Calonje E，Brenn T，Lazar A，et al. 麦基皮肤病理学：与临床的联系：第 4 版. 孙建方，高天文，涂平，译. 北京：北京大学医学出版社，2017：1-1812.

[5] 朱学骏，涂平，陈喜雪，等. 皮肤病的组织病理学诊断. 3 版. 北京：北京大学医学出版社，2016：1-560.

[6] 高天文，王雷，廖文俊. 实用皮肤组织病理学. 2 版. 北京：人民卫生出版社，2018：1-1044.

[7] 王雷. 皮肤病理学. 南京：江苏凤凰科学技术出版社，2021：1-686.

第十二章

内分泌系统疾病

◎ 学习目标

1. 掌握主要神经内分泌器官的正常组织学特征。
2. 熟悉常见甲状腺发育异常、炎症性疾病及结节性甲状腺肿的病因及主要病理形态学特征。
3. 掌握甲状腺乳头状癌的概念、主要组织学亚型及病理形态学特征。
4. 掌握甲状腺滤泡腺瘤与滤泡癌鉴别的病理形态学要点。
5. 熟悉甲状腺髓样癌的概念、特征性病理形态改变及辅助检查标记。
6. 熟悉甲状旁腺增生与甲状旁腺腺瘤的病理鉴别要点。
7. 熟悉肾上腺皮髓质增生与肿瘤的病理鉴别要点。
8. 熟悉垂体神经内分泌肿瘤的分型、主要病理形态改变及免疫表型特征。

数字资源图片

补充学习资料

思考题答案

第一节 甲状腺疾病

12.1.1 正常甲状腺

- 甲状腺周围有纤维囊包裹，即甲状腺固有膜。纤维囊伸入腺体组织，将腺体分为大小不等的小叶。甲状腺腺叶与喉软骨之间有韧带样结缔组织相连，因此甲状腺可随吞咽上下移动。
- 甲状腺由甲状腺滤泡结构组成，滤泡平均直径约 200 μm，但在 HE 染色切片显示为大小不等的滤泡。滤泡腔为甲状腺激素原料的储备场所，HE 染色为均质粉染的胶质。滤泡腔周围围绕单

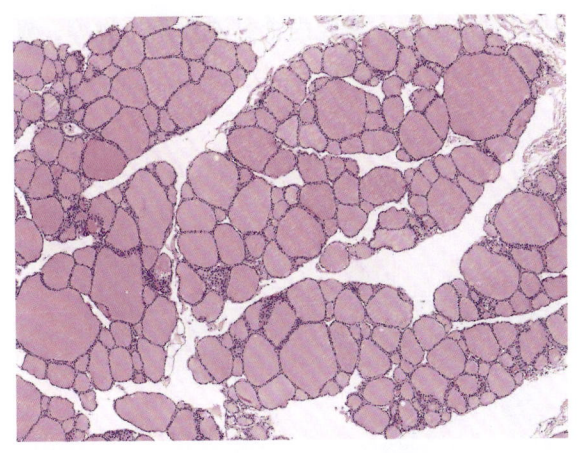

图 12.1.1a 正常甲状腺。数十个甲状腺滤泡组成甲状腺小叶，小叶被淋巴管及纤维结缔组织分隔。甲状腺滤泡大小不等，但直径不会相差过于悬殊。滤泡腔内为均质粉染的胶质，滤泡腔周围围绕单层滤泡上皮细胞

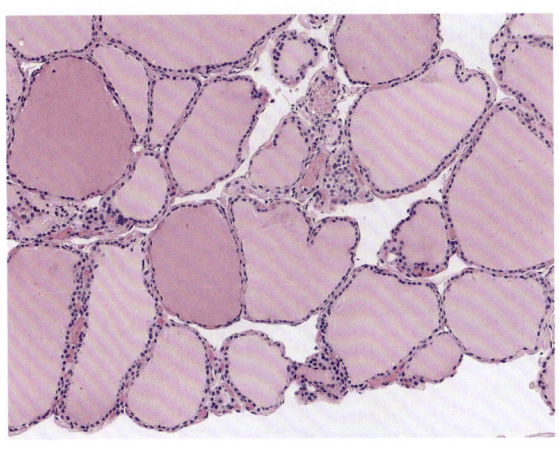

图 12.1.1b 正常甲状腺。高倍镜下见甲状腺滤泡腔内均质粉染的胶质，滤泡上皮细胞静止状态下为扁平状。滤泡周围围绕丰富的毛细血管。甲状腺组织内还可见非常丰富的淋巴管网（滤泡周围的不规则空白裂隙）

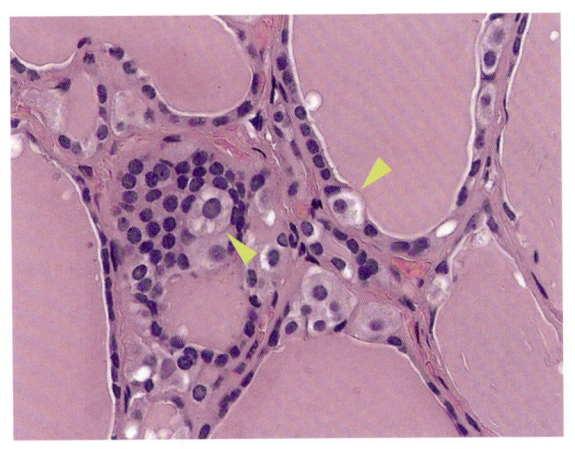

图 12.1.1c C 细胞增生。通常 C 细胞在 HE 上不易观察。此例 C 细胞增生，在滤泡上皮细胞间及间质内，可见散在或小团状分布的 C 细胞（三角），胞浆丰富浅染，核偏大

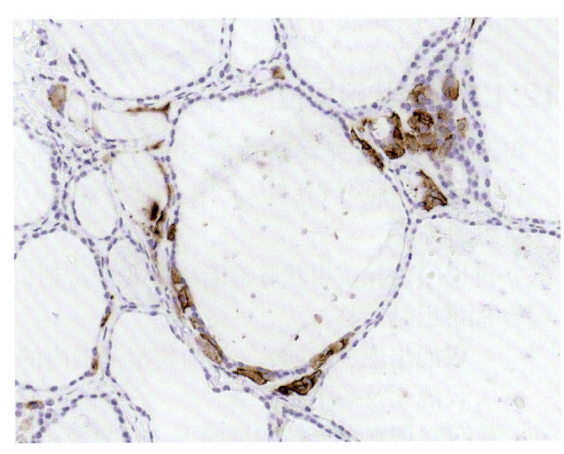

图 12.1.1d C 细胞增生。CEA 免疫组化染色显示出增生的 C 细胞，一个滤泡腔周围围绕 5 个以上的 C 细胞

层滤泡上皮细胞，其功能为合成甲状腺素并将后者释放入血。静止状态下滤泡上皮较为扁平，当功能活跃时可呈柱状伴胶质周围吸收空泡形成。
- 滤泡周围围绕丰富的毛细血管，当甲状腺呈高功能状态时，血管可弥漫扩张。甲状腺组织内还可见非常丰富的淋巴管网，这也是甲状腺癌淋巴结转移的组织学基础（图 12.1.1a、b）。
- C 细胞又称滤泡旁细胞，分泌降钙素，主要分布于双侧腺叶的中上部交界处，散在穿插于滤泡上皮之间，HE 染色不易观察，降钙素、CEA 等免疫组化染色有助于观察（图 12.1.1c、d）（参见本章补充学习资料 1）。

12.1.2 甲状舌管囊肿

- 甲状舌管是甲状腺胚胎发育时颈前下降过程中遗留的胚胎残迹，正常情况下闭塞纤维化。如不闭塞可形成开口于舌盲孔的窦道，或两端闭塞中间扩张成甲状舌管囊肿（thyroglossal cyst）。
- 甲状舌管囊肿位于颈前正中，舌骨与甲状腺峡部之间。可随吞咽上下移动。通常临床即可确诊。

- 镜下，甲状舌管囊肿内衬纤毛柱状上皮、鳞状上皮或黏液上皮。囊腔内含黏液、角化物等，囊壁上有时可以见到甲状腺组织（图 12.1.2a、b）。

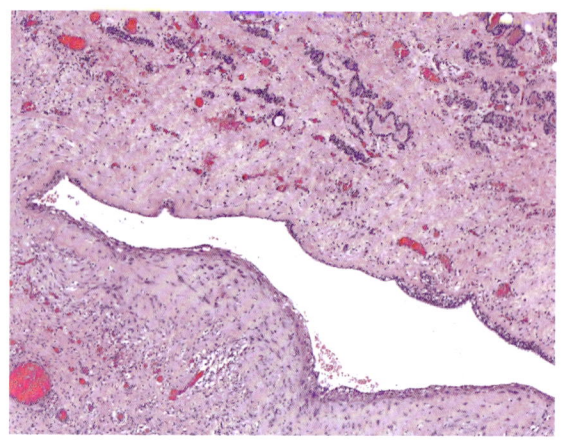

图 12.1.2a　甲状舌管囊肿。囊壁衬覆鳞状上皮及纤毛柱状上皮。囊壁周围可见萎缩的甲状腺滤泡

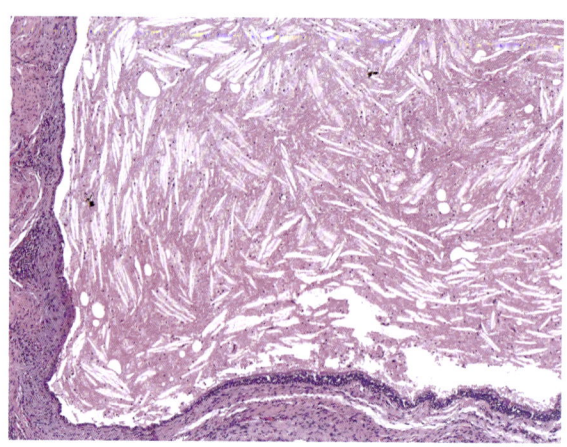

图 12.1.2b　甲状舌管囊肿。囊壁衬覆鳞状上皮及假复层纤毛柱状上皮。囊内可见大量储积的分泌物伴胆固醇结晶形成

12.1.3　甲状腺异位

- 甲状腺组织出现在从口底至前上纵隔连线、非在位甲状腺所处的部位，称为甲状腺异位（thyroid ectopy）（参见本章补充学习资料1）。
- 组织学特征
  - 淋巴结内异位甲状腺诊断条件非常苛刻，通常需要满足以下条件，否则都应首先考虑甲状腺癌淋巴结转移。
    - 仅能出现在喉前/气管前狭窄范围内的淋巴结中。
    - 仅能累及一个淋巴结。
    - 仅局限在淋巴结的被膜下，仅累及不到 1/3 的淋巴结范围，且不能出现任何结构或细胞的非典型（图 12.1.3a、b）。

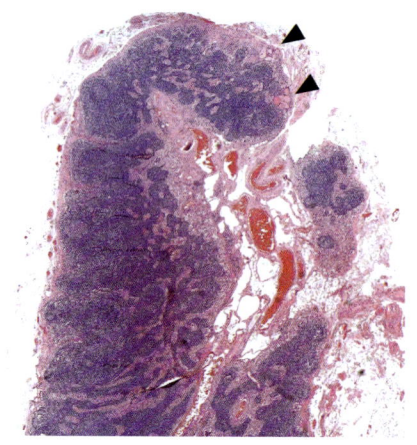

图 12.1.3a　喉前淋巴结内甲状腺异位。异位的甲状腺位于淋巴结被膜下（三角），在淋巴结中占比微小

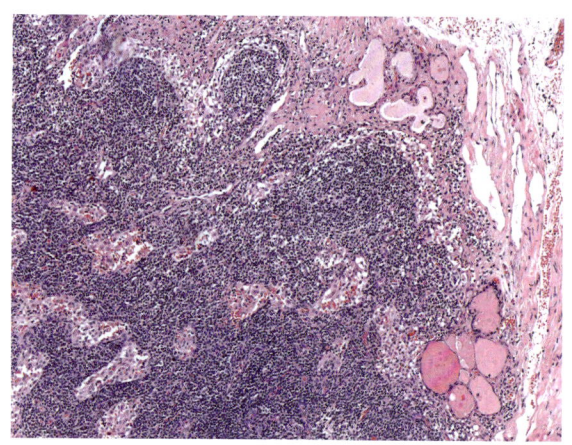

图 12.1.3b　喉前淋巴结内甲状腺异位。甲状腺组织仅局限于淋巴结被膜下极小的范围内，且无任何结构或细胞的非典型性

思考题1：除了甲状腺组织可以异位到淋巴结外，请列举人体中其他类型的淋巴结内异位性病变。

12.1.4 触诊性甲状腺炎

- 由于肿瘤压迫或触诊压迫，造成甲状腺滤泡腔破裂，胶质溢出，引发的异物肉芽肿性炎，称为触诊性甲状腺炎（palpation thyroiditis）。
- 组织学特征
  - 单个或散在的胶质滤泡被异物多核巨细胞包绕。
  - 慢性炎症局限于被破坏的滤泡腔内，不累及周围正常滤泡，这是与后面所提到的亚急性甲状腺炎最大的区别（图 12.1.4）。
- 触诊性甲状腺炎为镜下偶然发现，没有太大的临床意义，不必体现在病理诊断中。

12.1.5 亚急性甲状腺炎

- 亚急性甲状腺炎（subacute thyroiditis）又被称为肉芽肿性甲状腺炎或 De Quervain 甲状腺炎，属于甲状腺的肉芽肿性炎之一。
- 病因未被完全阐明，多与病毒（如柯萨奇病毒、腮腺炎病毒、腺病毒等）感染或与自身免疫因素有关。
- 典型病例表现为中青年女性的甲状腺弥漫性轻至中度肿大，伴有疼痛及发热，可伴有甲状腺功能一过性异常。但更多的患者表现为甲状腺无痛性孤立结节，因在超声上与甲状腺癌类似而被切除。
- 组织学特征
  - 镜下表现为成片的甲状腺滤泡上皮破坏伴肉芽肿形成，肉芽肿之间为混杂性慢性炎症细胞浸润（图 12.1.5a）。
  - 晚期可出现间质纤维化（e 图 12.1.5b）。
- 亚急性甲状腺炎具有自限性，通常数月后可自行消退。如果通过甲状腺细针穿刺能够确诊，这些患者可以免于手术。

思考题 2：甲状腺有哪些肉芽肿性炎？请列举。

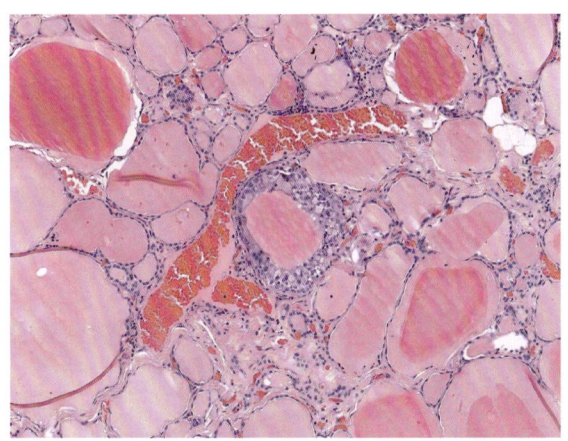

图 12.1.4　触诊性甲状腺炎。图片正中的胶质滤泡周围围绕大量异物多核巨细胞，吞噬破裂溢出的胶质，周围甲状腺没有明显炎症

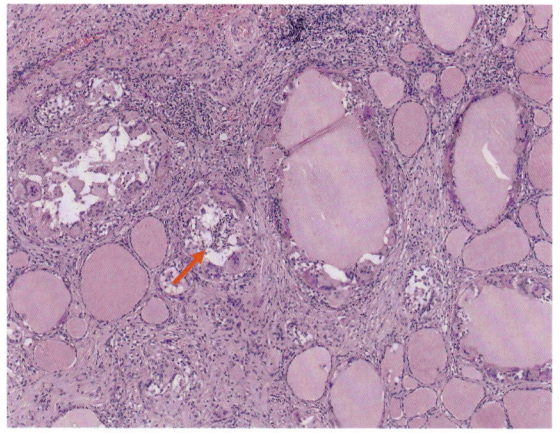

图 12.1.5a　亚急性甲状腺炎。成片的滤泡上皮破坏伴异物肉芽肿形成，早期被破坏的滤泡腔内可出现中性粒细胞脓肿（箭头），肉芽肿之间混杂性慢性炎症细胞浸润，伴早期间质纤维化

12.1.6 桥本甲状腺炎

- 即 Hashimoto 甲状腺炎（Hashimoto thyroiditis），属于自身免疫性甲状腺炎。机体产生的抗甲状腺的抗体，如抗甲状腺过氧化物酶抗体（TPOAb）、抗甲状腺球蛋白抗体（TGAb），不断破坏甲状腺滤泡上皮。

- 患者多为年轻女性，但各个年龄段均可发生。患者可有一过性甲状腺功能亢进，也可长期无甲状腺功能异常，晚期甲状腺上皮破坏殆尽时，可出现甲状腺功能减退。
- 大体特征：甲状腺通常弥漫性轻至中度肿大，质地较韧，切面散在或弥漫性的色泽偏灰白，但无明显肿块形成，也不累及甲状腺外器官或组织。
- 组织学特征
  - 甲状腺内散在大量高度反应性增生的淋巴滤泡，生发中心结构显著（图 12.1.6a）。
  - 周围的滤泡上皮细胞显著破坏，残留的滤泡上皮胞质嗜酸性变显著，可见淋巴上皮病变（图 12.1.6b）。

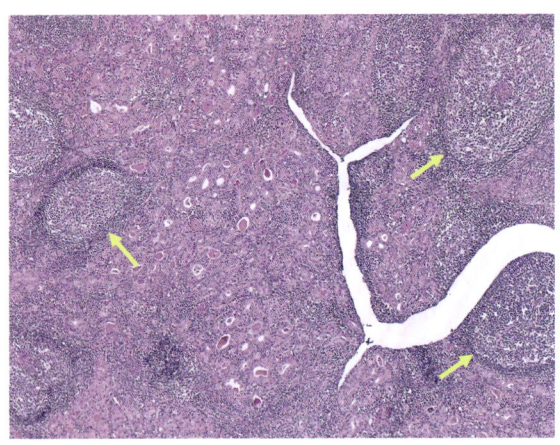

图 12.1.6a 桥本甲状腺炎。甲状腺内散在大量高度反应性增生的淋巴滤泡（箭头），生发中心结构十分显著，周围的滤泡上皮细胞显著破坏，滤泡间亦散在大量慢性炎症细胞

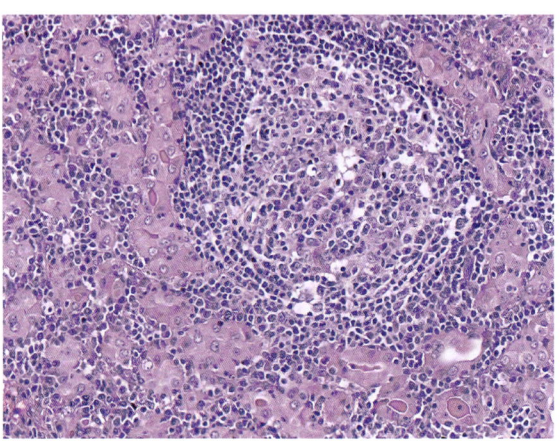

图 12.1.6b 桥本甲状腺炎。高倍镜下见淋巴滤泡周围的甲状腺滤泡上皮嗜酸性变显著，滤泡间可见大量淋巴、浆细胞浸润，并可见淋巴上皮病变

12.1.7 慢性淋巴细胞性甲状腺炎

- 慢性淋巴细胞性甲状腺炎（chronic lymphcytic thyroiditis）属于自身免疫性甲状腺炎，通常被认为是桥本甲状腺炎的早期轻症阶段。
- 患者年龄偏轻，通常无自觉症状，甲状腺无明显肿大。
- 组织学特征
  - 甲状腺内散在分布着淋巴滤泡，但淋巴滤泡增生不显著。
  - 周围滤泡上皮无显著破坏，无明显嗜酸性变（图 12.1.7）。

思考题 3：慢性淋巴细胞性甲状腺炎与桥本甲状腺炎的关系及病理形态差别有哪些？

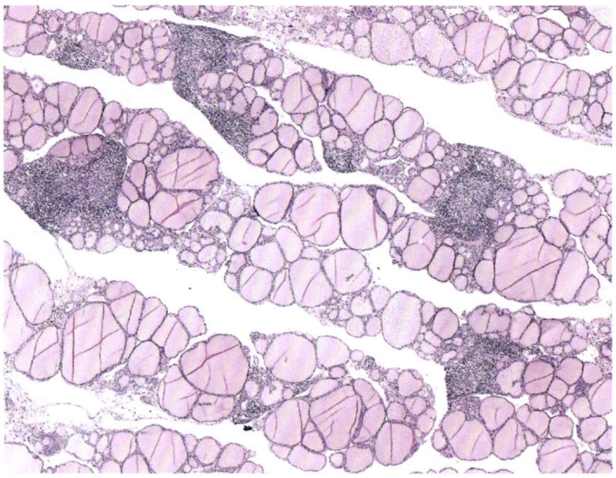

图 12.1.7 慢性淋巴细胞性甲状腺炎。甲状腺内淋巴滤泡散在分布，但体积小，增生不显著。周围滤泡上皮无显著破坏，无明显嗜酸性变

12.1.8 IgG4 相关硬化性甲状腺炎

- IgG4 相关硬化性甲状腺炎（IgG4-related sclerosing thyroiditis）属自身免疫性甲状腺炎。患者通常为老年人，可伴有全身其他器官的 IgG 相关的硬化性疾病。对激素治疗敏感。
- 大体特征：甲状腺通常弥漫肿大，质地硬韧，切面灰白色。可累及甲状腺周围组织器官，甚至影响咽喉、食管的功能。

- 组织学特征
  - 甲状腺滤泡上皮显著破坏,甚至消失,代之以弥漫性席纹状间质纤维化,纤维化区域混杂多少不等的淋巴、浆细胞,可见闭塞性静脉炎改变(图 12.1.8a、b)。
  - 免疫组化显示 IgG4$^+$/IgG$^+$ 浆细胞 > 40%,且 IgG4$^+$ 浆细胞 > 10 个 /HPF(e 图 12.1.8c)。
  - 当组织学形态类似但无明显 IgG4 浆细胞浸润时,可诊断为 Riedel 甲状腺炎(木样甲状腺炎),后者激素治疗不敏感。
  - 偶尔 IgG4 相关甲状腺炎也可表现为桥本甲状炎样或 Graves 病样。

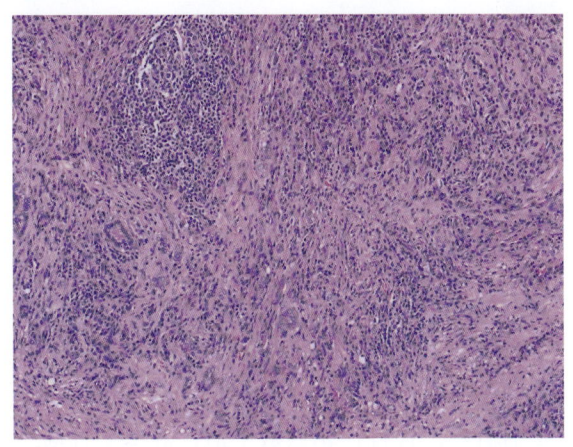

图 12.1.8a　IgG4 相关硬化性甲状腺炎。甲状腺滤泡上皮被显著破坏,甚至消失,间质纤维化伴大量散在或灶状淋巴、浆细胞浸润

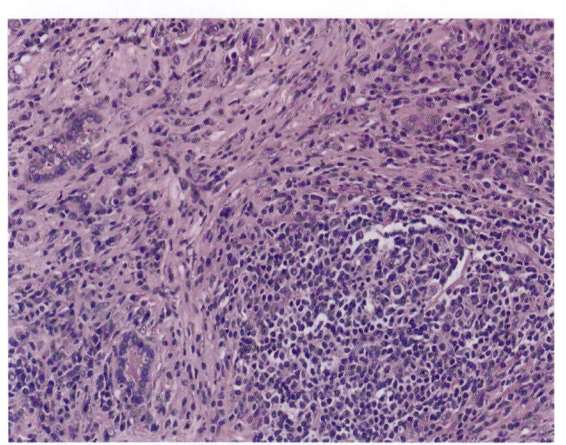

图 12.1.8b　IgG4 相关硬化性甲状腺炎。高倍镜下见图片左侧偶见残留的甲状腺滤泡。间质纤维化伴大量淋巴浆细胞浸润,可见淋巴滤泡形成

12.1.9　弥漫性毒性甲状腺肿

- 即 Graves 病(Graves disease),属自身免疫性甲状腺疾病,其特征为机体产生 TSH 受体抗体(TRAb),后者持续刺激甲状腺滤泡上皮的 TSH,导致滤泡上皮增生及甲状腺功能亢进。可伴突眼。
- 大体特征:甲状腺弥漫轻度增大,因血流丰富而呈现深红色外观,但结节感不明显,无明显纤维化。
- 组织学特征
  - 滤泡上皮增生,可向滤泡腔内突起成乳头状外观,增生的滤泡上皮呈柱状,胞质丰富,核增大、空泡状,可见小核仁。
  - 滤泡腔内胶质稀薄,近上皮吸收缘可出现串珠状的吸收空泡,滤泡上皮周围的毛细血管弥漫扩张(图 12.1.9a)。
  - 甲状腺间质可见散在或灶状淋巴细胞、浆细胞浸润。
  - 碘抑制治疗后的甲状腺可出现复旧改变,即上皮乳头短缩,上皮变矮,胶质恢复储积,毛细血管回缩等(图 12.1.9b)。

思考题 4:为什么病理科收到的因甲亢而切除的甲状腺,均呈复旧改变?

12.1.10　弥漫性非毒性甲状腺肿

- 各种原因(药物、毒物、缺碘、免疫、遗传等)导致甲状腺弥漫肿大,滤泡上皮增生(数量增多),但不伴甲状腺功能亢进,被称为弥漫性非毒性甲状腺肿(diffuse nontoxic goiter)。

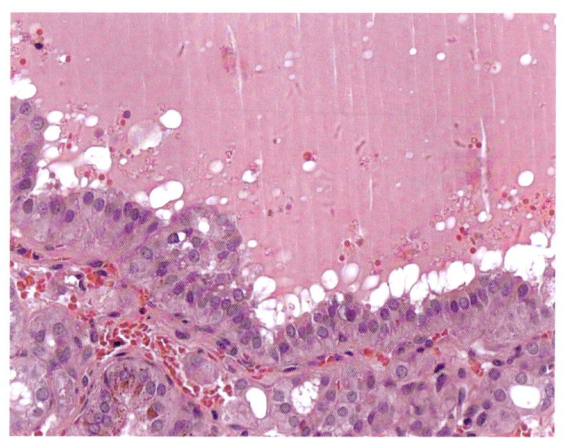

图 12.1.9a 弥漫性毒性甲状腺肿。滤泡上皮呈高柱状，向腔内增生突起，胞质丰富，核增大、空泡状，可见小核仁；滤泡腔近上皮吸收缘可见串珠状的吸收空泡；滤泡上皮周围的毛细血管弥漫扩张

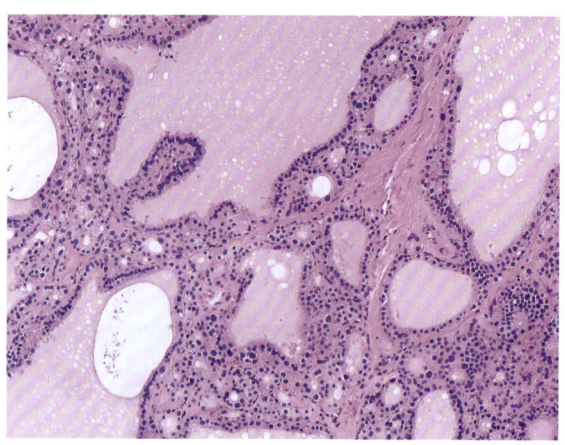

图 12.1.9b 弥漫性毒性甲状腺肿伴复旧改变。上皮乳头短缩，上皮变矮，细胞核深染，胶质恢复储积，吸收空泡弥散，毛细血管回缩

- 组织学特征
    - 早期阶段且尚未形成肉眼可见的结节，称单纯性甲状腺肿（图 12.1.10a）。
        - 甲状腺弥漫性轻至中度肿大，甲状腺滤泡腔大小不一，且直径相差数十倍，甚至上百倍。
        - 细胞活跃状态不一，但通常不形成明显的乳头状结构。
    - 病变晚期，滤泡上皮反复增生，形成肉眼可见的结节，称（多）结节性甲状腺肿。
        - 结节边界欠楚，结节之间可见宽窄不一的纤维间隔形成。
        - 结节可继发出血、坏死、囊性变及钙化（图 12.1.10b）。
        - 此时甲状腺中至重度肿大，影响颈部外观及周围器官功能，常需要手术减轻症状。

思考题 5：为什么结节性甲状腺肿需要切除双侧甲状腺？

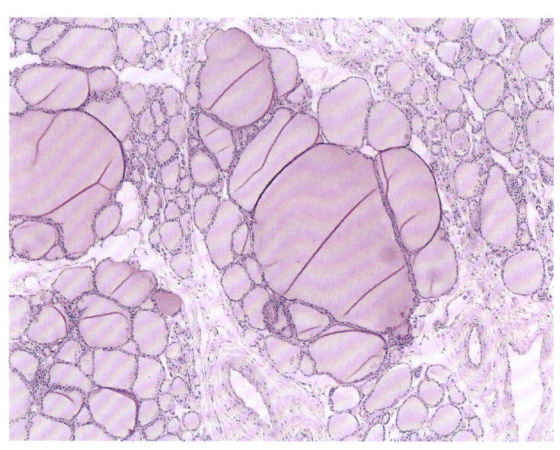

图 12.1.10a 单纯性甲状腺肿。甲状腺滤泡大小不一，直径相差大。细胞活跃状态不一，无明显乳头状结构

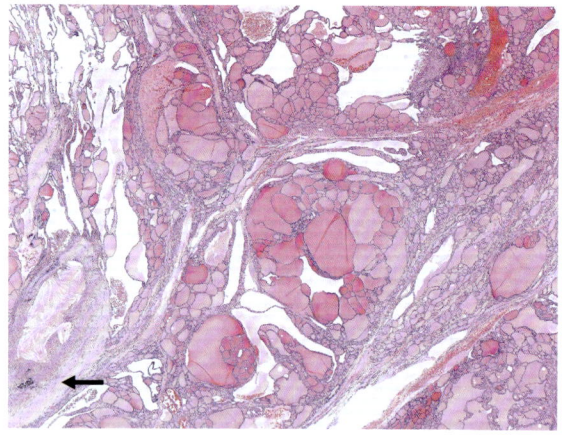

图 12.1.10b 结节性甲状腺肿。甲状腺结节之间可见宽窄不一的纤维间隔形成。结节可以继发出血、坏死、囊性变及钙化（箭头）

12.1.11 甲状腺乳头状癌

- 甲状腺乳头状癌（papillary carcinoma of thyroid）是甲状腺最常见的原发癌，起源于滤泡上皮细胞，属高分化癌，具有典型的乳头状癌核特征。
- 各年龄段均可发生，电离辐射是明确的病因之一。

- 大体特征：形态多样，通常为灰白色边界模糊的实性肿物，也可呈囊性，囊内可见分支乳头状结构。
- 组织学特征
  - 甲状腺乳头状癌有十几种亚型，但所有亚型均应满足乳头状癌核特征，核特征的判断可采用"SCI"法则，并与正常甲状腺滤泡上皮进行比较。
    - "S"指细胞核的大小（size）及形状（shape）异常，具体为核增大、拥挤、堆叠、拉长、疏密不均等。
    - "C"指染色质（chromatin）分布异常，具体为染色质边集于核膜下，使核膜增厚，核染色变浅、空泡化或呈毛玻璃样。
    - "I"指核膜不规则（irregularity）、核皱褶形成，或形成核沟、核内假包涵体等。
    - 上述3条每满足一条，评1分，如果一个肿瘤中大多数细胞核评分均≥2分，且肿瘤伴有浸润性生长方式，可明确为甲状腺原发性滤泡上皮细胞起源的肿瘤，则可诊断为甲状腺乳头状癌。
  - 经典型：为甲状腺乳头状癌最常见的亚型，呈典型的分支乳头状结构，细胞核拥挤、堆叠、拉长，核空泡化及核沟易见，胞质较少，染色偏浅（图12.1.11a）。
  - 高细胞亚型：为甲状腺乳头状癌中最常见的侵袭性亚型，易发生于老年人，易发生甲状腺外侵犯，易出现放射性碘耐药。癌细胞胞质丰富，偏嗜酸性，细胞高宽比>（2～3）∶1，细胞常呈狭长的平行排列的滤泡分化，称为"双轨征"；核较经典型更大，拥挤程度偏轻，但核沟、核内假包涵体易见（图12.1.11b）。高细胞亚型与经典型可并存（e图12.1.11c）。
  - 柱状细胞亚型：属侵袭性亚型乳头状癌，细胞呈拥挤的柱状排列，细胞核呈铅笔状，形态与增殖期子宫内膜或结肠腺瘤十分相似（e图12.1.11d）。
  - 靴钉样亚型：属侵袭性亚型乳头状癌，但相对罕见。细胞黏附性差，呈"靴钉样"或"灯泡样"松散排列。核染色偏深，异型性偏大，可出现P53异常表达，或更高的增殖活性（e图12.1.11e）。
  - 包裹性/囊内乳头状癌：属于经典型乳头状癌的表现形式之一，癌在囊内分支乳头状生长，结构形态完全同经典型，由纤维囊壁包裹，但囊壁外常可见浸润性癌成分（e图12.1.11f）。
  - Warthin样亚型：属于经典型乳头状癌的表现形式之一，癌仍呈分支乳头状生长，但乳头轴心中充斥大量淋巴、浆细胞，癌细胞胞质嗜酸性偏强，形态类似于涎腺的Warthin瘤（e图12.1.11g），因此得名。该亚型背景常呈严重的桥本甲状腺炎改变。
  - 滤泡亚型：是非常常见的乳头状癌亚型，癌基本由大小不等的滤泡结构组成，但细胞核仍符

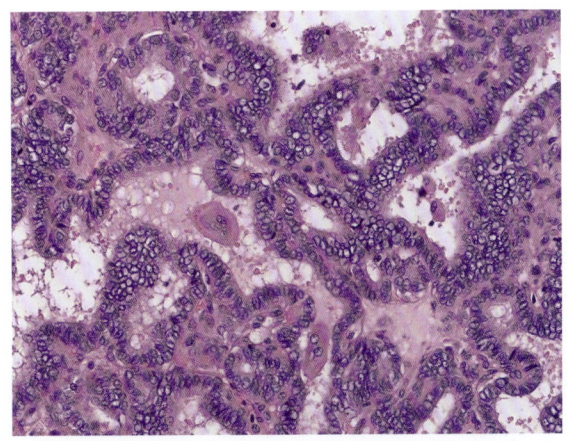

图12.1.11a 经典型甲状腺乳头状癌。癌呈分支乳头状结构，细胞核拥挤堆叠，核空泡化明显，核膜厚而清晰

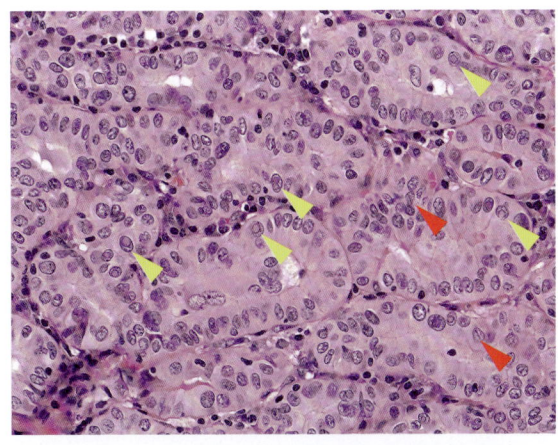

图12.1.11b 高细胞亚型甲状腺乳头状癌。核内假包涵体（黄三角）易见，并可见纵行核沟（红三角）

合"SCI"法则。可进一步分为浸润性滤泡亚型和包裹性滤泡亚型。前者呈浸润性生长，与经典型乳头状癌属同一谱系（e图 12.1.11h）。后者边界清晰，有较完整的纤维包膜，但可见包膜和（或）血管侵犯。其形态及生物学行为更趋近于滤泡癌，因此近来将此亚型从甲状腺乳头状癌中独立出来，成为一种独立类型的癌（e图 12.1.11i）。
  ◇ 弥漫硬化亚型：是一种特殊类型的乳头状癌，癌缺乏主体，几乎所有癌细胞均以瘤栓形式，弥漫充斥于一侧或双侧甲状腺腺叶的淋巴管内。癌常呈桑葚样小体分化，伴大量砂粒体样钙化物形成（e图 12.1.11j～l）。超声上表现为单侧或双侧甲状腺的弥漫性强回声点。该类型易发生于年轻女性，背景甲状腺基本呈桥本甲状腺炎改变，极易发生淋巴结转移。
  ◇ 筛状桑葚样亚型：一种特殊类型的乳头状癌。癌常呈不规则筛状分化，但筛孔内无胶质形成。可以伴有桑葚样小体形成。β-Catenin 染色显示核及胞质的异常表达（e图 12.1.4.1m～p）。少数患者具有家族性腺瘤性息肉病的遗传背景，因此必要时应作遗传学筛查。由于此类型甲状腺球蛋白通常不表达，因此其起源尚存争议。目前已将此类型从乳头状癌中独立出来，重新命名为筛状桑葚样甲状腺癌，属于一种起源不明的甲状腺癌。
- 分子遗传学：最常见的分子事件是 *BRAF* 基因 V600E 突变，其次是 *RET* 基因异位。*RAS* 基因点突变更容易见于滤泡亚型乳头状癌，特别是包裹性滤泡亚型。*TERT* 基因启动子突变提示预后不良。
- 甲状腺乳头状癌主要的治疗方式是甲状腺切除，根据癌大小及局部侵犯情况决定单侧或双侧腺叶切除。因甲状腺乳头状癌比较容易发生淋巴结转移，因此必要时需清扫颈部淋巴结。对于晚期远隔转移的患者，可采用放射性碘治疗。

思考题 6：如何理解甲状腺乳头状癌的核沟及核内假包涵体？
思考题 7：包裹性滤泡亚型乳头状癌与滤泡癌的异同点是什么？
思考题 8：请列举甲状腺乳头状癌的高危亚型。

12.1.12 甲状腺滤泡性腺瘤

- 甲状腺滤泡性腺瘤（thyroid follicular adenoma）是最常见的甲状腺良性肿瘤。与电离辐射、缺碘、遗传等因素有关。
- 通常滤泡性腺瘤体积较大、影响患者外观或功能时才会考虑切除。
- 组织学特征
  ◇ 滤泡结构组成，滤泡可以非常微小，也可以非常巨大（图 12.1.12a）。
  ◇ 肿瘤细胞形态温和，大小一致，核膜光滑圆整，无明显核拥挤或核空泡化，即无明显乳头状癌核特征。
  ◇ 滤泡间为丰富的血窦。肿瘤周围为完整、光滑的薄层纤维包膜（图 12.1.12b 和 e图 12.1.12c）。
  ◇ 滤泡性腺瘤偶可出现明显的乳头状结构，可称为伴有乳头状增生/结构的滤泡性腺瘤（e图 12.1.12d、e），但其细胞核缺乏乳头状癌核特征。这种结构往往与肿瘤的高功能状态或 *TSHR*、*GNAS* 基因突变有关。
- 分子遗传学：常见 *RAS* 基因突变，特别是 *NRAS*、*HRAS* 的点突变。

思考题 9：伴有乳头状增生/结构的滤泡性腺瘤与包裹性乳头状癌如何鉴别？

12.1.13 甲状腺滤泡癌

- 甲状腺滤泡癌（thyroid follicular carcinoma）是一种缺乏乳头状癌核特征的甲状腺滤泡上皮起源的高分化癌。是继甲状腺乳头状癌之后的第二大原发恶性肿瘤。与电离辐射、缺碘、遗传等因素有关。
- 手术是最基本的治疗方式，早期小肿瘤可仅做单侧腺叶切除，而晚期大肿瘤需要双侧根治，但因其通常不通过淋巴道转移，因此不需要淋巴结清扫。远隔转移患者需要进一步行放射性碘治疗。

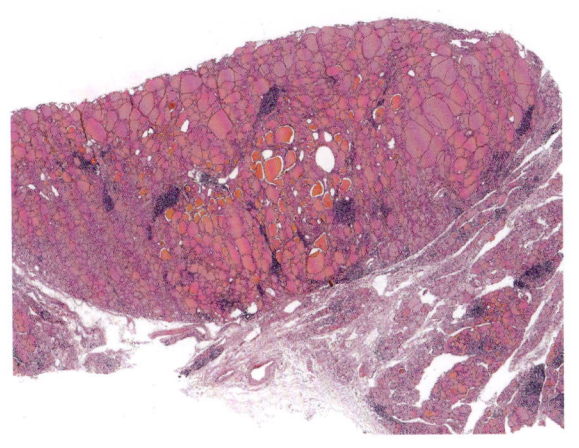

图 12.1.12a　甲状腺滤泡性腺瘤。肿瘤边界清晰，包膜菲薄而完整。肿瘤由大小不一的滤泡组成，部分滤泡体积巨大，明显超过背景甲状腺滤泡的大小

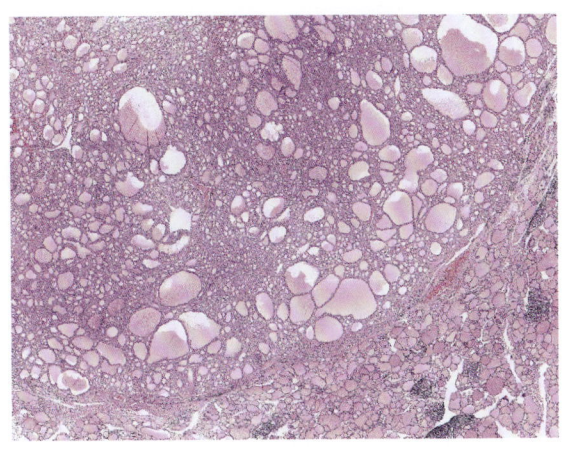

图 12.1.12b　甲状腺滤泡性腺瘤。肿瘤边界清晰，包膜菲薄而完整。肿瘤由大小不一的滤泡组成。背景甲状腺呈慢性淋巴细胞性甲状腺炎改变

- 组织学特征
  - 肿瘤内部形态几乎同滤泡性腺瘤（图 12.1.13a），癌周围包膜可以菲薄，也可很厚或厚薄不一。
  - 良、恶性不能依靠肿瘤细胞的异型性、增殖活性等鉴别，确诊的金标准为包膜侵犯和（或）血管侵犯和（或）远隔转移。
    - 包膜侵犯即癌突出于纤维包膜的外轮廓，形成钩状（图 12.1.13b）或蕈伞状突起。由于切面原因，包膜外的癌可呈"游离"状态，但其形态结构与主体保持一致（e 图 12.1.13c）。
    - 血管侵犯指癌细胞明显突入包膜中或包膜外的血管管腔内，突入部分覆盖完整血管内皮（e 图 12.1.13d、e），或与血栓相连。由于切面问题，癌栓可呈"游离"在管腔内，但其表面仍有内皮覆盖，或与血栓相连。血管内皮免疫组化标记（如 CD34、CD31 等）有助于癌栓的判断（e 图 12.1.13f、g）。由于内分泌肿瘤普遍富含血管，因此肿瘤内部不能作为评判血管侵犯的部位。
- 分子遗传学：最常见的分子事件是 *RAS* 基因突变，特别是 *NRAS*、*HRAS* 的点突变。并可见 *PPARγ* 基因重排。*TERT* 基因启动子突变提示预后不良。

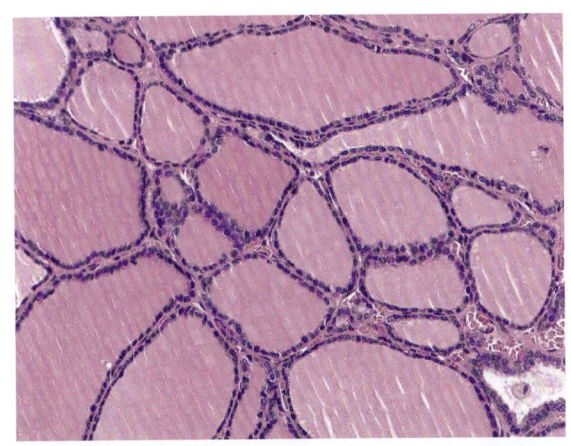

图 12.1.13a　甲状腺滤泡癌。癌由大小不一的滤泡结构组成，血窦丰富。癌细胞小而一致，无明显异型性，核分裂象罕见。单从癌内部形态无法与滤泡性腺瘤，甚至正常甲状腺相鉴别

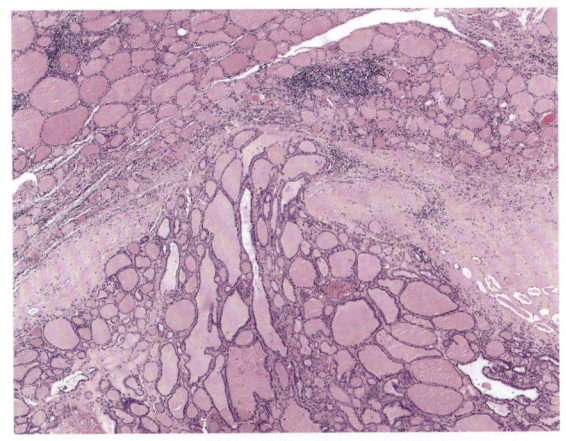

图 12.1.13b　甲状腺滤泡癌。图 12.1.13a 病例，低倍镜下见癌周厚薄不一的纤维性包膜，图片中央可见癌完全穿透包膜，突出于包膜外轮廓表面，形成钩状突起

思考题 10：滤泡癌包膜侵犯诊断的关键点是什么？

思考题 11：当滤泡癌累及较大的血管，并完全充斥血管腔时，血管内皮不易观察，甚至消失，此时如何证明癌在血管中？

12.1.14　甲状腺滤泡性肿瘤的规范取材

- 甲状腺滤泡性肿瘤的病理观察重点位于肿瘤包膜附近，因为包膜侵犯以及大部分的血管侵犯均在此处观察，这是良恶性滤泡性肿瘤鉴别的关键点。因此对包膜的充分全面展示是确诊的重要前提。
- 滤泡性肿瘤通常肿瘤内部张力较大，新鲜标本切开后，切面常呈突起状，而周围包膜收缩后退，不易被充分展示，因此在取材时应沿最大剖面的放射状方向切取材块，以便最大面积展示包膜（图 12.1.14a）。
- 为了达到更好的切取效果，尽量在肿瘤充分固定硬化的基础上再取材，以保证材块的平整性。
- 肿瘤最大径不超过 3 cm 时，包膜全部取材；超过 3 cm，包膜应至少取材 10 块组织。可以适当剔除肿瘤中央组织，仅保留包膜附近的肿瘤组织，使组织块呈以包膜为中线的长条状。可 2～3 条组织放在同一个包埋盒中（图 12.1.14b）。
- 应首先肉眼观察包膜，在包膜较厚、厚薄不均或不规则处重点取材。

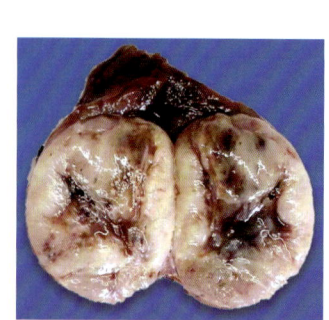
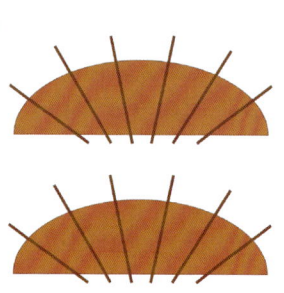
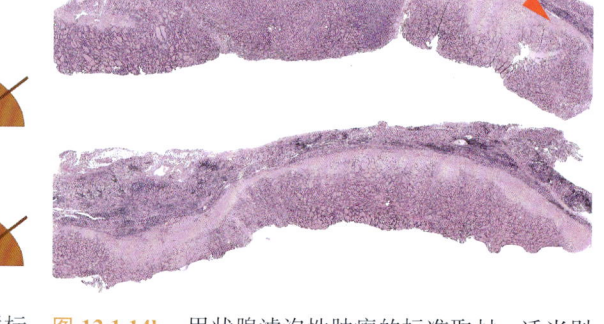

图 12.1.14a　甲状腺滤泡性肿瘤的标准取材。肿瘤新鲜标本切开后，切面突起，周围包膜收缩后退（左图），因此在取材时应沿最大剖面的放射状方向切取材块，以便最大面积展示包膜（右图）

图 12.1.14b　甲状腺滤泡性肿瘤的标准取材。适当剔除肿瘤中央组织，仅保留包膜附近的肿瘤组织，使组织块呈以包膜为中线的长条状，2～3 条组织放在同一个包埋盒中。这种取材方式可以最大限度地展示肿瘤包膜，使包膜侵犯或可疑侵犯处一目了然（三角）

思考题 12：滤泡性肿瘤的取材为何要重点关注肿瘤包膜？

12.1.15　甲状腺嗜酸细胞腺瘤

- 甲状腺嗜酸细胞腺瘤（oncocytic adenoma of the thyroid）曾经被称为甲状腺滤泡性腺瘤的嗜酸细胞亚型，分子特征有别于滤泡性腺瘤而被独立出来。
- 大体特征：嗜酸性明显的肿瘤常呈棕红色或棕黄色，易发生出血囊性变。
- 组织学特征
  ◇ 组织学结构基本同滤泡性腺瘤，肿瘤边界清晰，包膜菲薄而完整光滑，内部均由滤泡结构组成（图 12.1.15a），但细胞胞质丰富，呈明显的嗜酸性颗粒状，细胞核较大，核仁明显（图 12.1.15b）。
  ◇ 电镜下胞质的嗜酸性颗粒实际为堆积的线粒体。
- 分子遗传学：具有线粒体相关基因突变，如 *GRIM-19*。

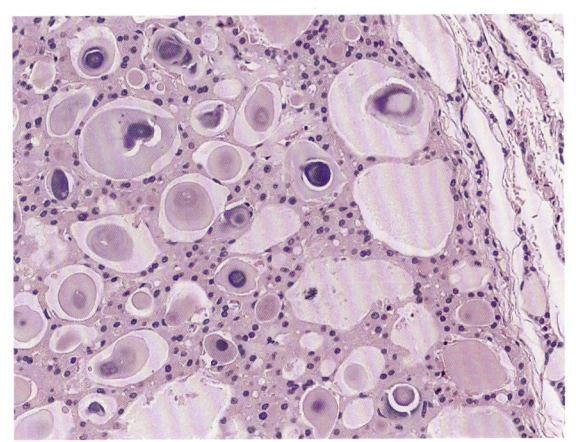

图 12.1.15a 甲状腺嗜酸细胞腺瘤。肿瘤边界清晰，包膜菲薄而完整光滑，内部均由滤泡结构组成

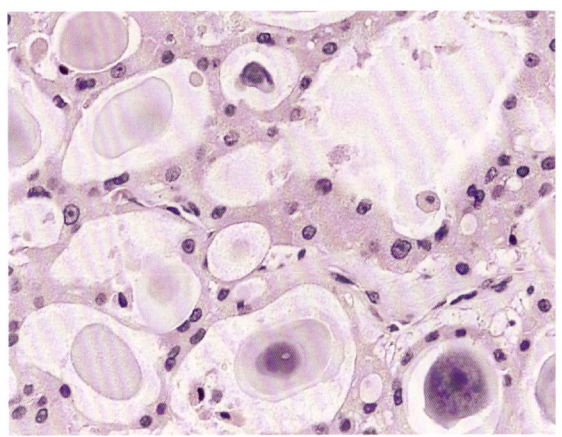

图 12.1.15b 甲状腺嗜酸细胞腺瘤。肿瘤细胞胞质丰富，呈明显的嗜酸性颗粒状，细胞核较大，核仁明显。滤泡腔内的胶质常呈浓缩状，甚至发生钙化，形成类似于砂粒体样的同心圆状结构

12.1.16 甲状腺嗜酸细胞癌

- 甲状腺嗜酸细胞癌（oncocytic carcinoma of the thyroid）曾经被称为甲状腺滤泡癌的嗜酸细胞亚型。因具有独特的分子特征及生物学行为，而从滤泡癌中独立出来。嗜酸细胞癌更容易发生于老年人，而年龄大是甲状腺癌预后不良的一个重要因素。
- 组织学特征
  ◇ 其结构及细胞特征基本同嗜酸细胞腺瘤，而侵袭性的表现基本同滤泡癌，即可以发生包膜侵犯（图 12.1.16a、b）和（或）血管侵犯（e 图 12.1.16c、d）。因此良、恶性判断要点及取材方式也同滤泡性肿瘤。
- 分子遗传学：存在线粒体相关基因突变，如 *GRIM-19*。*TERT* 基因启动子突变提示预后不良。
- 嗜酸细胞癌除了可以发生血行转移外，还可以发生淋巴转移，因此必要时应清扫区域淋巴结。此外嗜酸细胞癌对放射碘治疗不敏感。

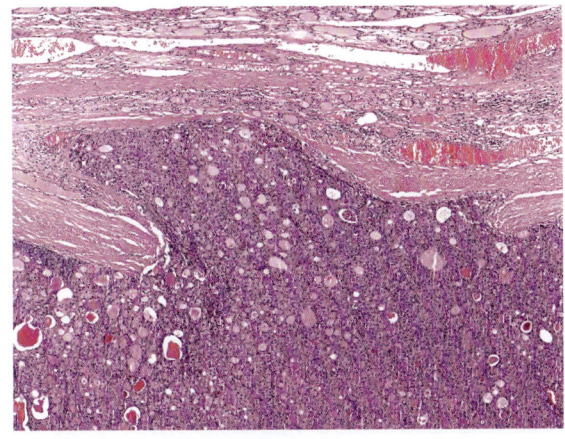

图 12.1.16a 甲状腺嗜酸细胞癌。癌包膜厚薄不均，癌突破包膜形成钩状突起

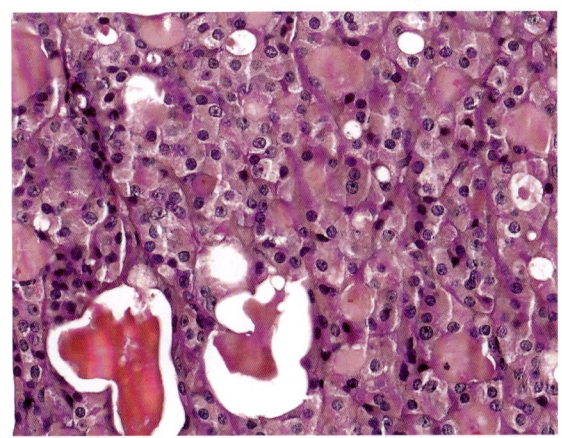

图 12.1.16b 甲状腺嗜酸细胞癌。图 12.1.16a 病例，高倍镜下见癌细胞丰富，嗜酸性颗粒状，细胞核较大，可见核仁

思考题 13：为何把嗜酸细胞癌从甲状腺滤泡癌中独立出来？

12.1.17 甲状腺低分化癌

- 甲状腺低分化癌（poorly differentiated thyroid carcinoma）是甲状腺滤泡上皮起源的分化较差的癌，生物学行为介于高分化甲状腺及甲状腺未分化癌（见下文）之间。
- 组织学特征
  - 肿瘤呈实性、梁状或小岛状生长，细胞大小较一致，但核质比较高，核通常小而深染，核分裂象易见（通常 ≥ $3/2\ mm^2$）（图 12.1.17a、b），可伴点灶状坏死。
  - 肿瘤通常体积偏大、生长较快，容易发生较广泛的包膜侵犯，甚至侵犯到甲状腺外，血管内癌栓易见（e图 12.1.17c）。可发生淋巴结转移及远隔转移。
  - 部分低分化起源于甲状腺滤泡癌、嗜酸细胞癌及乳头状癌等高分化癌，因此肿瘤内部可以看见高、低分化两种成分。
  - TP53 可能检出异常表达或突变。Ki-67 增殖指数通常为 10%～30%。
- 低分化癌通常需要甲状腺全切及颈部淋巴结清扫。术后辅以放射碘治疗。

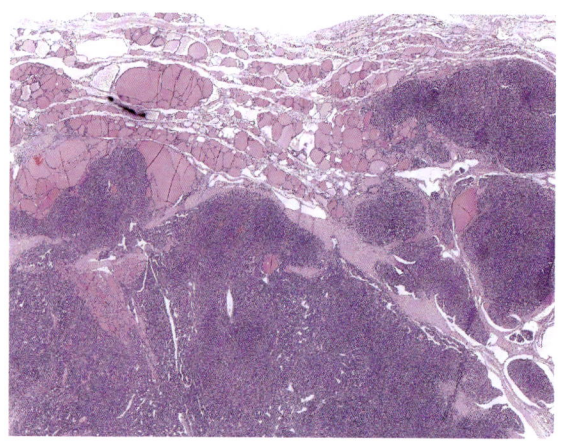

图 12.1.17a　甲状腺低分化癌。癌广泛浸润周围甲状腺组织，血管内癌栓易见。癌细胞呈实性生长，密度高，染色深

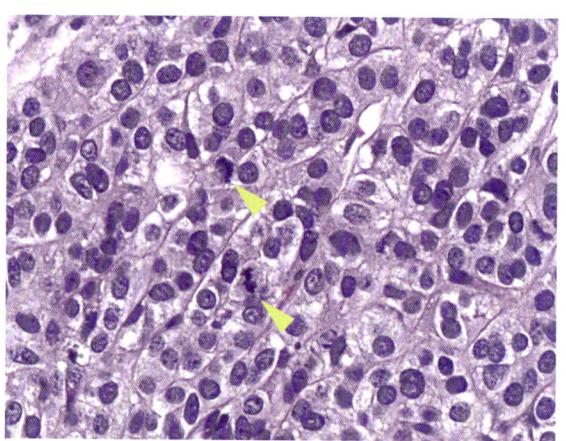

图 12.1.17b　甲状腺低分化癌。高倍镜下见癌细胞呈实性生长，细胞核质比较高，核深染，可见核分裂象（三角）

思考题 14：甲状腺低分化癌与甲状腺滤泡癌鉴别的关键指标是什么？

12.1.18 甲状腺未分化癌

- 甲状腺未分化癌（undifferentiated thyroid carcinoma）又称为甲状腺间变性癌，是甲状腺分化最差的原发癌。起源于滤泡上皮。
- 患者通常为老年人，肿物生长非常迅速，发现时通常累及甲状腺外，极易累及周围器官，造成喉固定。病程短，治疗效果差，通常生存期不到半年。
- 组织学特征
  - 未分化癌可以是分化性癌（如滤泡癌、乳头状癌、低分化癌）进展而来（图 12.1.18a、b），也可以是独立新发的。
  - 未分化癌区域无成熟滤泡上皮分化表现，往往需要通过免疫组化才能证实其上皮分化。癌经常表现为梭形细胞肉瘤样癌或多形性癌（e图 12.1.18c），或呈分化差的鳞状细胞癌（e图 12.1.18d），常伴大面积肿瘤坏死，细胞异型性及多形性显著，脉管侵犯易见，甚至可见肌性大血管的侵犯。
- 未分化癌仍以手术为主，但由于发现时通常分期较晚，部分患者已失去了手术机会。放疗、化疗效果均不佳。靶向治疗为患者带来了一线生机。

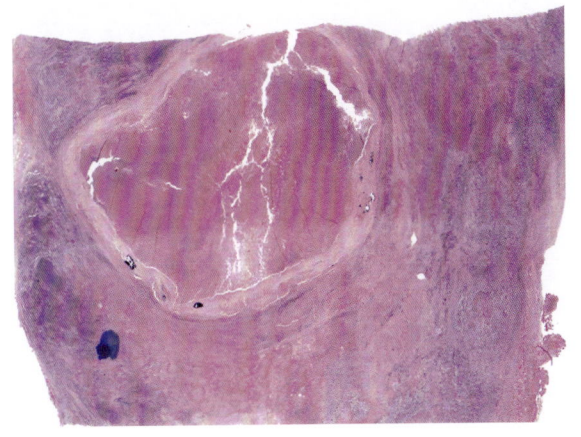

图 12.1.18a 甲状腺未分化癌。癌显著浸润甲状腺组织，缺乏边界，中央伴大片坏死。病灶中央的环形纤维包裹区域为曾经的高分化滤泡癌成分

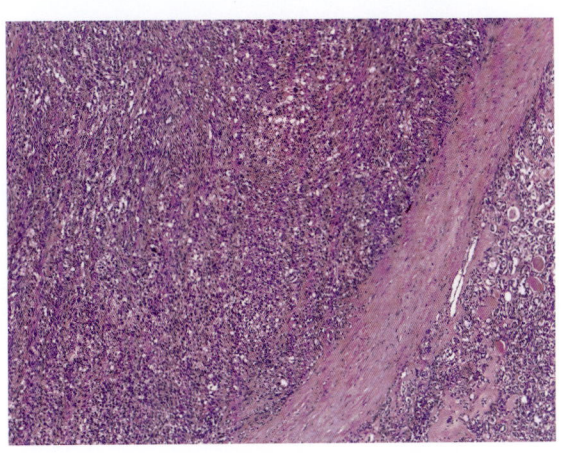

图 12.1.18b 甲状腺未分化癌。癌呈梭形细胞肉瘤样癌分化，图片右下方为分化较好的滤泡癌成分，提示该未分化癌起源于滤泡癌

思考题 15：甲状腺中恶性程度最高的肿瘤是什么？它的起源是何种细胞？

12.1.19 甲状腺髓样癌

- 甲状腺髓样癌（medullary thyroid carcinoma）是甲状腺 C 细胞（滤泡旁细胞）起源的癌，各年龄段均可发生，多数为散发型，少数具有遗传综合征背景。
- 因甲状腺髓样癌容易发生淋巴结转移，且可以出现转移灶远大于原发灶的现象，因此有些患者以颈部淋巴结肿大为首诊表现。髓样癌表达癌胚抗原（CEA），部分患者无任何症状，仅查体时发现血清 CEA 升高，在反复排查了消化系统无果后，才发现甲状腺的病灶。
- 大体特征：常表现为甲状腺单发或双侧多发无痛性肿物，肉眼为灰白色实性，边界模糊或较清晰，更容易位于甲状腺侧叶中上 1/3 交界处，因为此处为后鳃体（C 细胞发育起源的组织）在甲状腺内定植的部位。
- 组织学特征
    ◇ 甲状腺髓样癌组织结构及细胞形态非常多样。
        ■ 最经典的甲状腺髓样癌细胞呈多角形上皮样分化，细胞弥漫成片分布，但细胞之间的连接较松散。髓样癌细胞核染色质较粗，呈"胡椒盐"样，偶见瘤巨细胞（图 12.1.19a）。
        ■ 部分甲状腺髓样癌在细胞间或细胞巢间可见斑驳粉染的淀粉样物质沉积，其本质为交联的降钙素（图 12.1.19b）。淀粉样物质刚果红染色呈深橘红色，偏振光下呈苹果绿，且具有双折光性。
        ■ 也可呈滤泡样、筛状、岛状、乳头样（e 图 12.1.19c）等任何排列方式，细胞也可呈浆细胞样、梭形（e 图 12.1.19d）、透明样、小细胞样等，甚至可以呈血管瘤样、肉瘤样分化。总之，在甲状腺发生的任何形态不够典型的肿瘤，都应想到和甲状腺髓样癌鉴别。
    ◇ 部分肿瘤近旁可见后鳃体残件（e 图 12.1.19e ~ g）。
    ◇ 甲状腺髓样癌分为低级别和高级别，满足坏死、核分裂象 ≥ 5/2 mm^2 或 Ki-67 ≥ 5% 三项指标中的任何一项，即可诊断高级别髓样癌。
    ◇ 免疫组化：甲状腺髓样癌 TTF-1 阳性，PAX-8 也可阳性，降钙素（CT）、CEA、CgA、Syn（e 图 12.1.19h）阳性，但 TG 阴性。
- 分子遗传学：无论散发或遗传，甲状腺髓样癌的主要的分子事件均为 *RET* 基因点突变，不同的突变位点恶性程度不同，其中第 16 外显子的 M918T 突变风险最高。
- 髓样癌治疗的基本原则是甲状腺切除加淋巴结清扫。必要时可辅以 *RET* 基因靶向治疗。

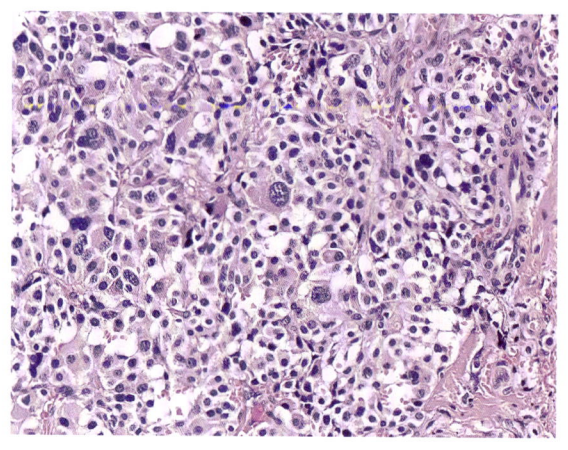

图 12.1.19a 甲状腺髓样癌。最经典的甲状腺髓样癌呈多角形上皮样分化,细胞弥漫成片分布,但细胞之间的连接较松散。核染色质较粗,呈"胡椒盐"样,可见散在分布的核大而突兀的瘤巨细胞

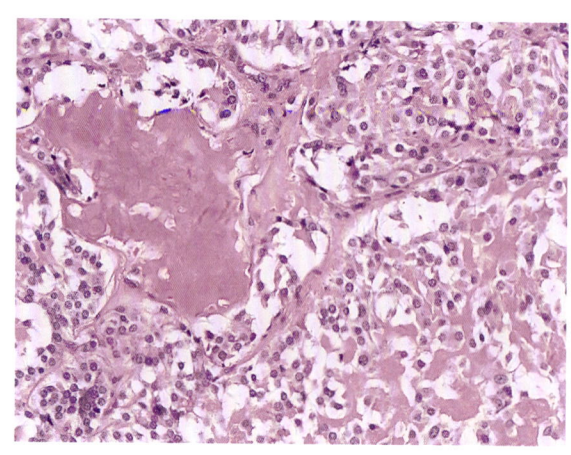

图 12.1.19b 甲状腺髓样癌。癌细胞之间及细胞巢之间可见斑驳粉染的淀粉样物质沉积

思考题 16:甲状腺常见肿瘤的常见分子事件包括哪些?

(周艳婷 编写 梅 放 审校)

第二节 甲状旁腺疾病

12.2.1 正常及异位甲状旁腺

- 绝大多数成人有 4 枚甲状旁腺,分别位于双侧甲状腺腺叶的中上部背侧及下极背侧。
- 成人的单个甲状旁腺大小为 (3~6) mm×(2~4) mm×(0.5~2) mm。通常表面光滑。由于分泌甲状旁腺素(PTH)的主细胞胞质富含脂质且腺体内含有不同数量的脂肪细胞(图 12.2.1a),因此肉眼颜色似脂肪。年龄越大,脂肪成分越丰富。如果腺体中的嗜酸细胞增多,可呈现棕色外观。
- 甲状旁腺的数量及位置变异极大。可以异位于气管食管沟、颈动脉鞘、甲状腺实质内、迷走神经及咽部等颈部位置,甚至异位至前上纵隔的胸腺处。并且可以在此基础之上发生增生或肿瘤(图 12.2.1b,e 图 12.2.1c)。

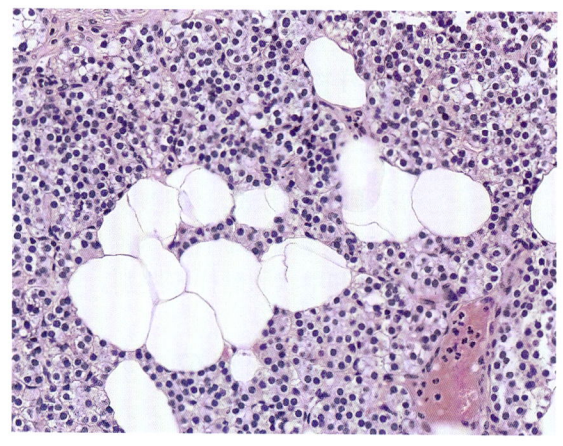

图 12.2.1a 正常甲状旁腺。分泌 PTH 的主细胞排列成实心小团状,巢团周围血窦丰富。腺体内混有多少不等的成熟脂肪

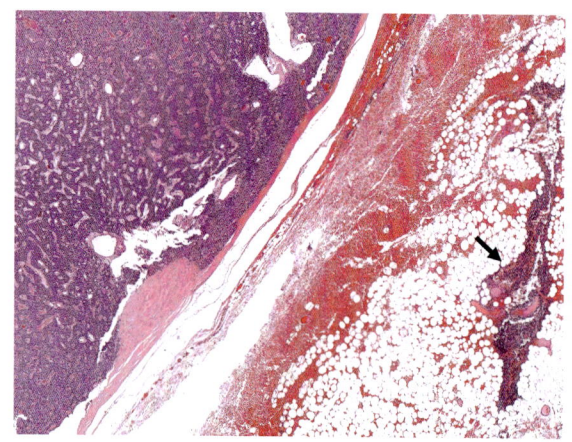

图 12.2.1b 起源于胸腺处异位甲状旁腺的甲状旁腺腺瘤。肿瘤包膜完整,内部为呈团巢装或梁索状增生的细胞,血窦丰富。肿瘤周围脂肪组织内可见萎缩的胸腺组织(箭头)

思考题 17:为什么甲状旁腺组织会异位到纵隔的胸腺处?

12.2.2 甲状旁腺增生

- 甲状旁腺增生（parathyroid hyperplasia）可以为原发性增生或继发性增生，通常表现为主细胞增生，因此常伴有不同程度的甲状旁腺功能亢进。
- 原发性主细胞增生是多发性内分泌肿瘤（MEN）1型或2a型的通常表现。继发性增生多见于慢性肾衰竭或消化道慢性营养吸收障碍。
- 组织学特征
  - 增生表现为弥漫性或结节性，累及所有腺体。
  - 弥漫性增生时腺体内主细胞比例增加，也可为主细胞和嗜酸细胞混合增生，脂肪细胞比例减少，但仍可见（图12.2.2a）。
  - 结节状增生时腺体内可见多发结节，部分结节可较大形成优势结节。结节之间可见纤维间隔形成（图12.2.2b）。

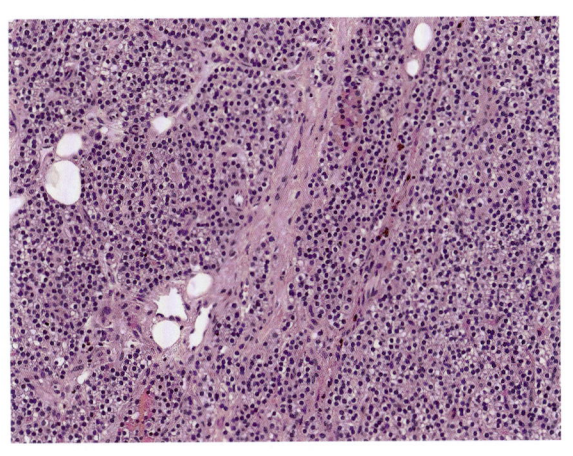

图 12.2.2a　甲状旁腺弥漫性增生。以主细胞增生为主，脂肪细胞比例减少

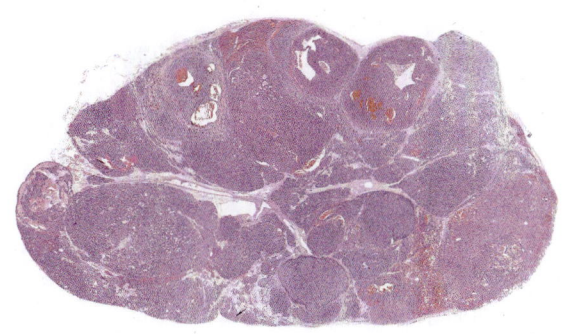

图 12.2.2b　甲状旁腺结节状增生。腺体内可见多发结节形成，少数结节以嗜酸细胞增生为主，结节之间可见宽窄不一的纤维间隔形成

思考题 18：为什么慢性肾衰竭或消化道慢性营养吸收障碍会继发甲状旁腺增生？

12.2.3 甲状旁腺腺瘤

- 甲状旁腺腺瘤（parathyroid adenoma）为甲状旁腺细胞起源的良性肿瘤。常累及单个腺体。常伴有不同程度的甲状旁腺功能亢进。
- 组织学特征
  - 肿瘤边界清晰，包膜完整，周围常可见萎缩的甲状旁腺组织。
  - 肿瘤细胞可以为以主细胞（图12.2.3a）或嗜酸细胞增生（图12.2.3b）为主，也可以两种细胞混杂增生，罕见情况下可以以水样透明细胞增生为主（e图12.2.3c）。
  - 肿瘤细胞多呈实性小团巢状分化，也可出现滤泡样结构。
- 大多数甲状旁腺腺瘤为散发型，少数与MEN1、MEN2A或甲状旁腺功能亢进-颌骨肿瘤（HPT-JT）综合征相关。

思考题 19：甲状旁腺增生与腺瘤的病理学鉴别要点是什么？

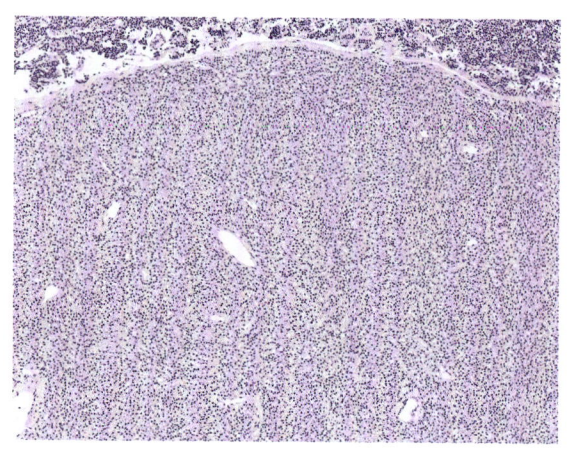 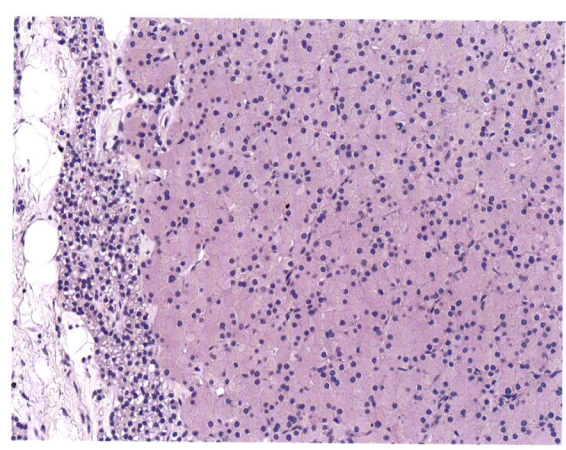

图 12.2.3a 甲状旁腺腺瘤。肿瘤边界清晰，包膜完整，上方可见残留的甲状旁腺组织。肿瘤细胞呈主细胞样，细胞大小一致，实性团巢状生长

图 12.2.3b 甲状旁腺腺瘤，嗜酸细胞亚型。肿瘤边界清晰，包膜菲薄，左侧可见残留的甲状旁腺组织。肿瘤由胞浆丰富且嗜酸性变的细胞组成。细胞排列成实心小团状，细胞团之间血窦丰富

12.2.4 非典型性甲状旁腺肿瘤

- 不满足甲状旁腺癌的诊断标准，但出现以下表现，应考虑非典型性甲状旁腺肿瘤（atypical parathyroid neoplasm）（图 12.2.4a、b）。
    ◇ 富于细胞的细胞巢之间被厚的纤维结缔组织间隔分割。
    ◇ 肿瘤细胞浸润包膜。
    ◇ 与周围组织粘连，但无明显浸润。
    ◇ 间质条带状的纤维化。
    ◇ 细胞呈梁状生长结构。
    ◇ 细胞分裂活性增加（＞ $5/10~mm^2$）。
    ◇ 非典型性的核分裂象。
    ◇ 凝固性坏死。
    ◇ PFIB（parafibromin）缺失。
    ◇ Ki-67 ＞ 5%。
    ◇ 其他免疫组化异常。

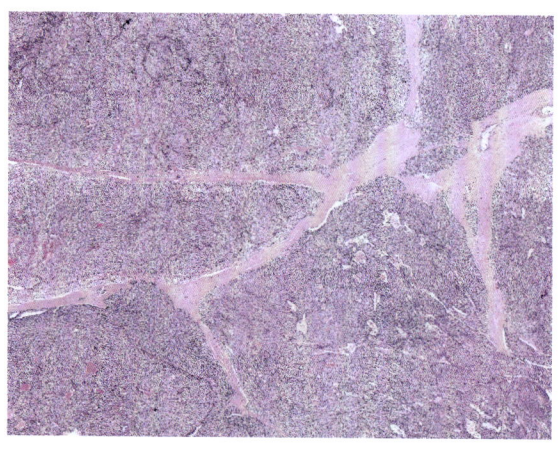 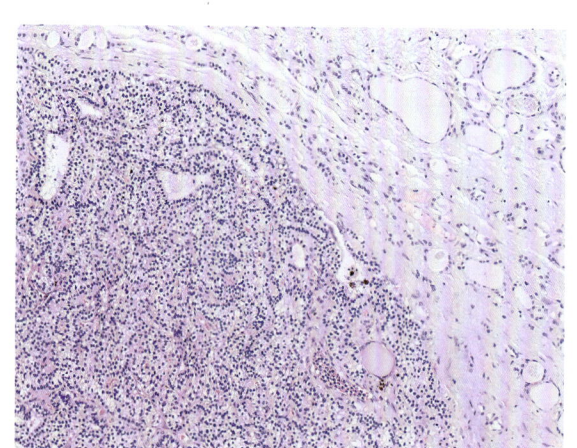

图 12.2.4a 非典型性甲状旁腺肿瘤。肿瘤细胞呈不规则大片状生长，细胞巢之间可见厚的纤维结缔组织间隔形成，肿瘤轮廓呈分叶状

图 12.2.4b 非典型性甲状旁腺肿瘤。肿瘤推挤甲状腺，并与甲状腺广泛粘连，但无明显浸润

12.2.5 甲状旁腺癌

- 甲状旁腺癌（parathyroid carcinoma）是甲状旁腺细胞起源的恶性肿瘤。患者通常有较显著的甲状旁腺功能亢进表现。
- 大体特征：肿瘤通常体积巨大，边界不清，粘连浸润周围组织器官，切面出血坏死易见。
- 组织学满足以下任意一条，即可诊断甲状旁腺癌：
  - 血管侵犯（图 12.2.5a、b）。
  - 淋巴侵犯。
  - 神经侵犯。
  - 无可争议地浸润周围组织结构。
  - 明确的转移。

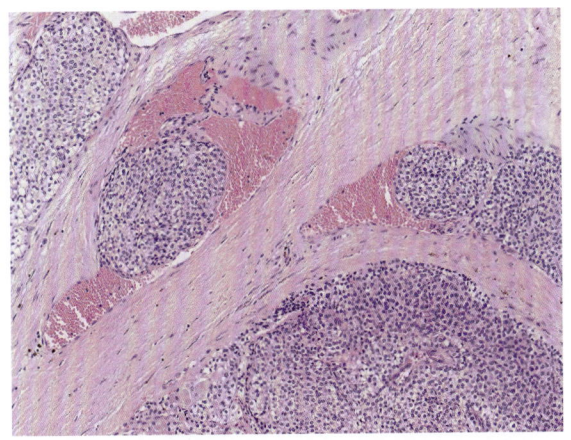

图 12.2.5a 甲状旁腺癌。图片中央可见两个血管内癌栓

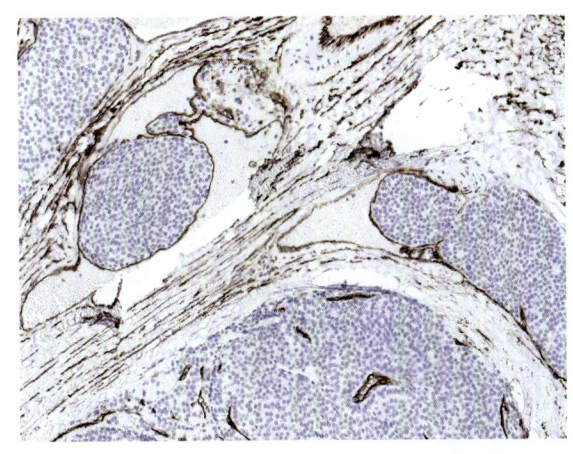

图 12.2.5b 甲状旁腺癌。CD34 免疫组化染色可见图片中央的两个血管内癌栓表面有血管内皮包绕

（周艳婷 编写 梅 放 审校）

第三节　肾上腺疾病

12.3.1 正常肾上腺

- 肾上腺位于双侧肾上极偏内侧，一侧重量平均约 4 g。肾上腺皮质从外到内分别为球状带、束状带及网状带；双侧腺体的中央部可见髓质（图 12.3.1a）。
- 肾上腺皮质可分泌类固醇激素，其中球状带分泌醛固酮；束状带主要分泌糖皮质激素；网状带主要分泌性激素。髓质分泌儿茶酚胺（包括肾上腺素及去甲肾上腺素）。
- 肾上腺皮质起源于中胚层泌尿生殖嵴的背侧偏内，而肾上腺髓质起源于神经外胚层（图 12.3.1b）。

12.3.2 肾上腺皮质增生

- 肾上腺皮质增生（adrenocortical hyperplasia）可以为先天性增生或后天性增生。
- 先天性增生通常为常染色体隐性遗传病，患儿因先天性的类固醇合成酶缺乏，导致以肾上腺网状带增生为主的弥漫增生，累及双侧肾上腺。患儿多表现为男性化及高血压。
- 后天性增生多由垂体肿瘤或其他器官的分泌 ACTH 的肿瘤刺激而导致的，表现为双侧肾上腺弥漫或多结节状增生（图 12.3.2a），以束状带或网状带增生为主（图 12.3.2b）。患者可出现 Cushing 综合征表现及性征的异常。

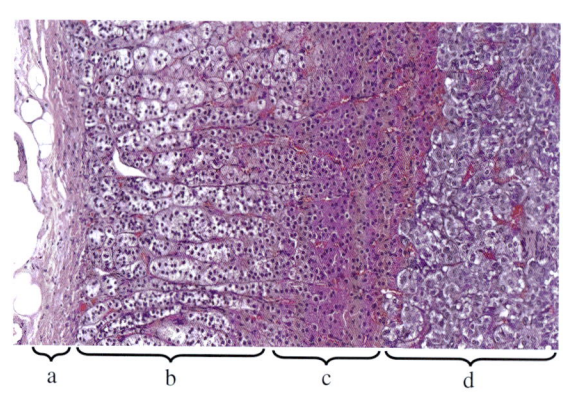

图 12.3.1a 正常肾上腺。肾上腺的实质细胞组成从左至右依次为球状带（a）、束状带（b）、网状带（c）及髓质（d）

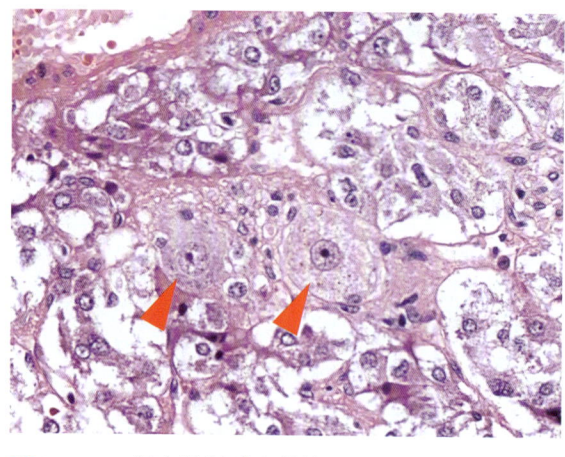

图 11.3.1b 肾上腺髓质中的神经节细胞。肾上腺髓质中偶见体积巨大的神经节细胞（三角），支配髓质嗜铬细胞对儿茶酚胺的释放

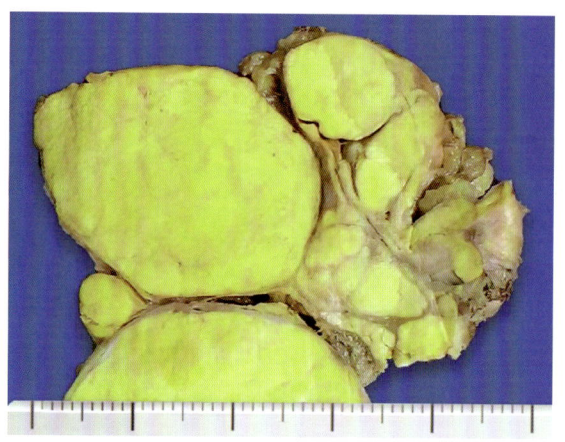

图 12.3.2a 成人肾上腺皮质结节状增生。肾上腺皮质呈大小不一的多结节状，个别结节体积较大，形成优势结节。所有结节切面呈金黄色

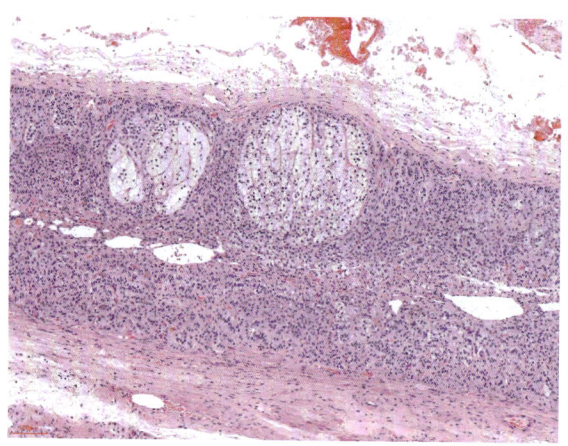

图 12.3.2b 成人肾上腺皮质结节状增生。肾上腺皮质中可见多灶分布的增生的皮质结节，增生的细胞以束状带细胞为主

12.3.3 肾上腺皮质腺瘤

- 肾上腺皮质腺瘤（adrenocortical adenoma）为起源于肾上腺皮质细胞的良性肿瘤，患者可以出现相应的激素异常症状，如 Cushing 综合征、男性化、水钠潴留等。
- 大体特征：通常为单发的孤立结节，边界清晰，呈膨胀性生长，切面呈金黄色。
- 组织学特征
  ◇ 肿瘤边界清晰，呈膨胀性生长（图 12.3.3a）。
  ◇ 肿瘤细胞胞质丰富而透亮，细胞膜清晰。细胞排列成团巢状或束状（图 12.3.3b）。偶尔肿瘤可以完全由嗜酸细胞组成。
  ◇ 免疫组化：肿瘤细胞表达 SF1、melanA、inhibin α 和 calretinin，且 Syn 阳性，但 CgA 阴性，上皮标记 CK、EMA 通常阴性。

思考题 20：肾上腺皮质腺瘤与转移性肾上腺的透明细胞性肾细胞癌，胞质均为透明状，均具有丰富的血窦，两者如何鉴别？

12.3.4 肾上腺皮质癌

- 肾上腺皮质癌（adrenocortical carcinoma）为肾上腺皮质细胞起源的恶性肿瘤，临床上可以表现

第十二章 内分泌系统疾病

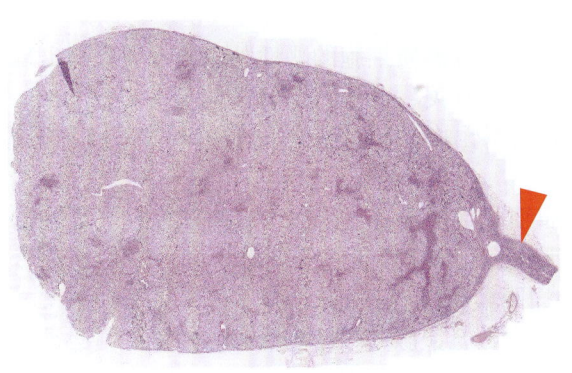

图 12.3.3a 肾上腺皮质腺瘤。肿瘤边界清晰，呈膨胀性生长。肿瘤右侧可见正常肾上腺（三角）

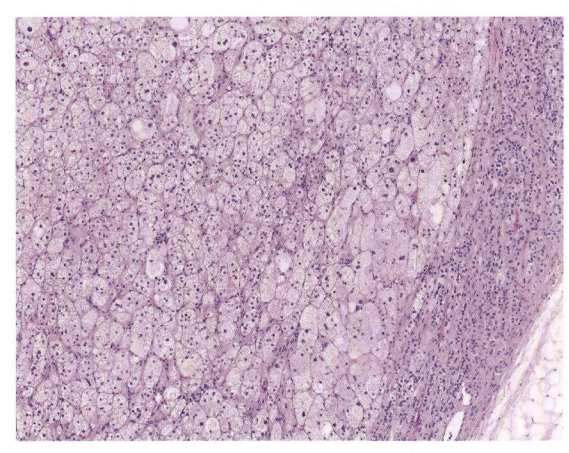

图 12.3.3b 肾上腺皮质腺瘤。肿瘤边界清晰，呈膨胀性生长。肿瘤细胞胞质丰富透亮，细胞膜清晰，排列成团巢状，巢周围血窦丰富。右侧可见正常的肾上腺皮质

为有症状或无症状。
- 大体特征：通常体积巨大，切面可边界不清，可出现出血坏死。
- 组织学特征
  ◇ 肿瘤细胞呈不规则实性、梁索状或大巢团状排列，肿瘤周围的血窦内可见大量脉管内癌栓（图 12.3.4a）。
  ◇ 肿瘤细胞胞质丰富，嗜酸性颗粒状或透明。细胞核大小不一，异型性明显。细胞凋亡及核分裂象易见（图 12.3.4b）。
  ◇ 目前尚缺乏世界统一的肾上腺皮质癌诊断标准，但 Weiss 标准的认可度相对较高。其包括 9 项内容，每项各占 1 分，总分 ≥ 3 分可诊断肾上腺皮质癌：①高的 Fuhrman 核分级（Ⅲ 或 Ⅳ 级）；②核分裂计数 > 5/50HPF（10 mm^2）；③非典型性核分裂象；④坏死；⑤超过 30% 的肿瘤呈弥漫性生长；⑥透明细胞占比 ≤ 25%；⑦包膜侵犯；⑧静脉侵犯；⑨窦样血管（淋巴管）侵犯。
  ◇ 免疫组化：表达基本同肾上腺皮质腺瘤。p53 可突变型表达，Ki-67 表达率升高。
  ◇ 特殊染色：网络纤维在肾上腺皮质癌中不同程度减少，甚至消失。

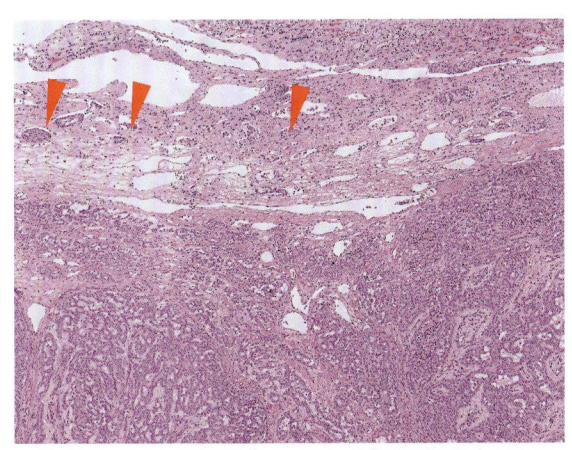

图 12.3.4a 肾上腺皮质癌。肿瘤细胞呈不规则实性、梁索状排列，肿瘤周围的血窦内可见大量脉管内癌栓（三角）

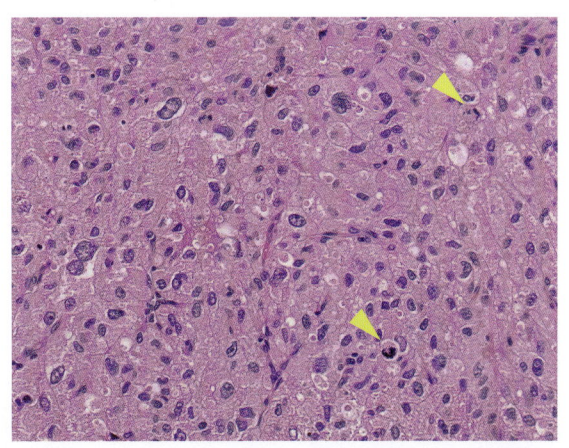

图 12.3.4b 肾上腺皮质癌，嗜酸细胞亚型。肿瘤细胞胞浆丰富，嗜酸性颗粒状。细胞核大小不一，异型性明显。核分裂象易见（三角）

思考题 21：哪些器官可以发生嗜酸细胞肿瘤？

12.3.5 嗜铬细胞瘤

- 肾上腺嗜铬细胞瘤（pheochromocytoma）为起源于肾上腺髓质细胞的恶性肿瘤，患者容易出现较显著的阵发性高血压，这与肿瘤合成分泌的儿茶酚胺有关。
- 大体特征：肿瘤通常边界较清晰，切面灰白色，但容易出血，甚至形成出血性囊肿样外观。
- 组织学特征
    - 肿瘤细胞排列成小团巢状（器官样结构），肿瘤细胞胞质丰富，嗜碱性或嗜双色性，细胞边界不清（图 12.3.5a）。肿瘤团巢周围有支持细胞包绕，S-100 可将其勾勒出来（图 12.3.5b），支持细胞减少是肿瘤分化更差的表现之一。肿瘤团巢周围为丰富的血窦。
    - 嗜铬细胞瘤可以双侧肾上腺或肾上腺内外多发。少数肾上腺嗜铬细胞瘤可以转移。但必须是发生在原本无嗜铬组织的组织或器官（如骨髓、肝实质、肺实质等）内方可视为转移（e 图 12.3.5c）。
    - 免疫组化：肿瘤细胞通常弥漫强表达神经内分泌标记 CgA 和 Syn，GATA3 阳性，S-100 支持细胞阳性，上皮标记 CK 阴性。SDH 缺陷型肿瘤 SDHB 染色显示表达缺失。

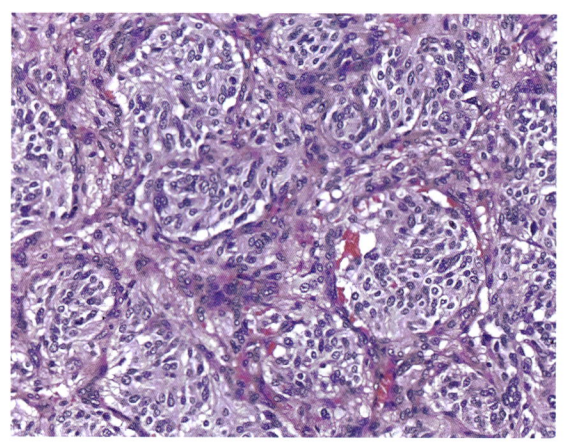

图 12.3.5a　肾上腺嗜铬细胞瘤。肿瘤排列成实性小球状结构（器官样结构），细胞呈多角形或短梭形，胞浆嗜碱性。细胞巢周围血窦丰富

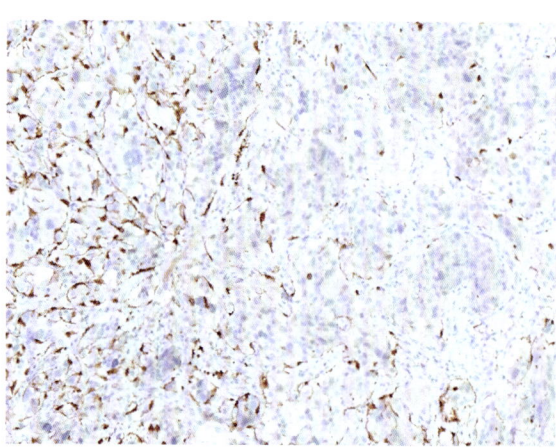

图 12.3.5b　肾上腺嗜铬细胞瘤 S-100 免疫组化染色勾勒出位于瘤巢周围、具有较长突触的支持细胞。图片右侧肿瘤细胞巢逐渐增大，伴支持细胞显著减少

思考题 22：什么是副神经节？

12.3.6 髓脂肪瘤

- 髓脂肪瘤（myelolipoma）为由骨髓造血组织和成熟脂肪组织以不同比例混合，共同组成的良性肿瘤。在影像上常被视为错构瘤。
- 组织学特征
    - 肿瘤边界较清晰，内部可见多少不等的脂肪组织，其间混有成熟的造血组织（图 12.3.6a）。
    - 造血组织中三系造血细胞均可见，其中的巨核细胞最容易辨认（图 12.3.6b）。
- 髓脂肪瘤可以与肾上腺其他肿瘤混合发生。

思考题 23：肾的哪种肿瘤容易被影像学诊断为错构瘤？

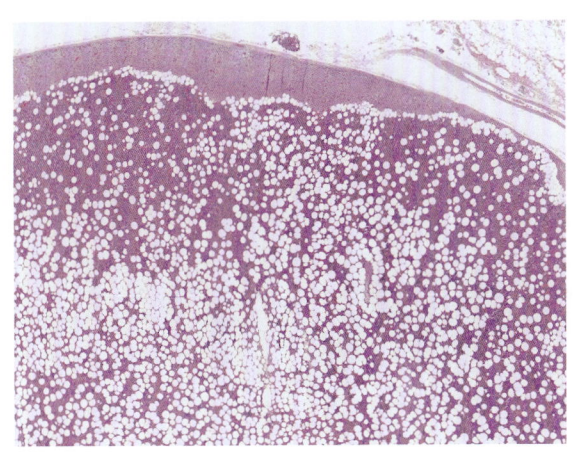

图 12.3.6a 肾上腺髓脂肪瘤。肿瘤位于肾上腺实质内，周围可见肾上腺实质包绕。肿瘤中可见大量成熟的脂肪细胞，脂肪细胞间可见丰富的造血组织

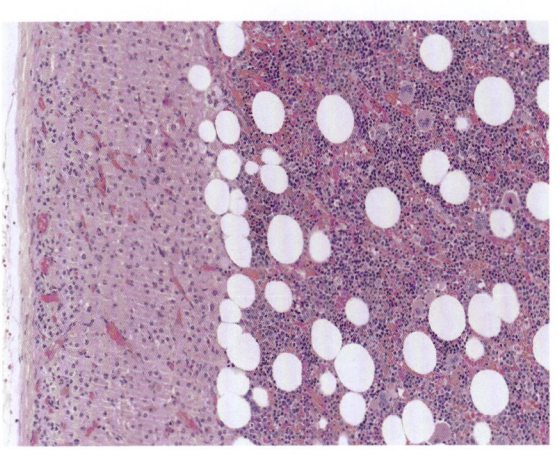

图 12.3.6b 肾上腺髓脂肪瘤。脂肪细胞间丰富的细胞成分为造血组织，其中巨核细胞最容易分辨。左侧为正常的肾上腺皮质

（周艳婷 编写　梅　放 审校）

第四节　垂体疾病

　　垂体是内分泌系统的重要器官，由腺垂体（垂体前叶）和神经垂体（垂体后叶）组成，可以出现肿瘤性疾病及非肿瘤性疾病，其中以肿瘤性疾病更为常见。腺垂体存在多种激素分泌细胞，容易发生垂体腺瘤（现命名为"垂体神经内分泌肿瘤，PitNET"）；神经垂体内含有特定的胶质细胞，是一些相对少见的垂体肿瘤（如垂体细胞瘤）的起源。

12.4.1　正常腺垂体

- 腺垂体在分化过程中主要由 3 种垂体特异性转录因子（PIT-1、T-PIT、SF-1）调控，分化成 3 个谱系的神经内分泌细胞，分泌 6 种主要固有激素。
- PIT-1 谱系：生长激素（GH）分泌细胞、泌乳素（PRL）分泌细胞和促甲状腺素（TSH）分泌细胞；
- T-PIT 谱系：促肾上腺皮质激素（ACTH）分泌细胞；
- SF-1 谱系：促性腺激素分泌细胞，可分泌促黄体生成素（LH）和（或）促卵泡生成素（FSH）。
- 组织学特征
  - 在 HE 染色中，腺垂体由 3 种细胞构成（图 12.4.1a）。
    - 嗜酸性细胞主要为 GH 或 PRL 分泌细胞。
    - 嗜碱性细胞主要为 ACTH 分泌细胞、TSH 分泌细胞和促性腺激素分泌细胞。
    - 嫌色细胞可能是脱颗粒的嗜色细胞，也可能是嗜色细胞形成初期的形态。
  - 上述细胞混杂性分布，排列为腺泡样，其间可见丰富的血窦样毛细血管，网状纤维染色可见腺泡结构（图 12.4.1b）。

12.4.2　生长激素垂体神经内分泌肿瘤

- 垂体神经内分泌肿瘤（pituitary neuroendocrine tumor，PitNET）是腺垂体发生的肿瘤。2022 版 WHO 内分泌肿瘤分类在基于分化谱系的基础上，结合免疫组化标记对 PitNET 进行分层分类（参见本章补充学习资料）。
- 生长激素垂体神经内分泌肿瘤（somatotroph PitNET）是 PIT-1 谱系 PitNET 中的一员。成年患者可表现为肢端肥大，青春期前则表现为巨人症。

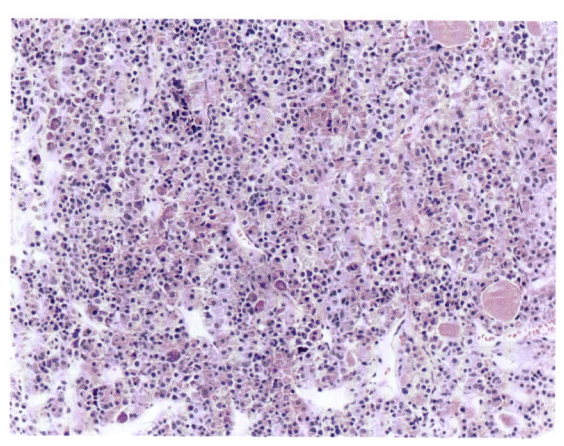

图 12.4.1a 正常腺垂体。可见嗜酸性细胞、嗜碱性细胞和嫌色细胞，混杂分布呈腺泡样结构

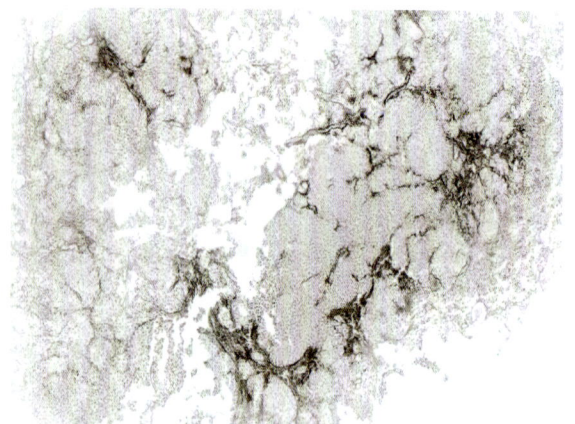

图 12.4.1b 正常腺垂体。网状纤维染色可见腺泡周围的网状结构

- 组织学特征
    - 肿瘤细胞圆形、多角形，胞质常表现为强嗜酸性或嫌色性，异型性不明显，核分裂象罕见。可表现为无结构、片状、条索状、巢状、乳头状、腺样结构。间质血管丰富（图 12.4.2a）。
    - 可分为两个亚型。
        - 稀疏颗粒型：肿瘤细胞内分泌颗粒稀疏，GH 染色弱，胞质内有微丝构成的纤维体（电镜可见），因此低分子量角蛋白呈核旁颗粒状阳性（图 12.4.2b），糖蛋白激素 αSU 阴性；此型更具有侵袭性。
        - 致密颗粒型：肿瘤细胞内分泌颗粒密集，GH 染色弥漫强阳性，低分子量角蛋白呈弥漫阳性，糖蛋白激素 αSU 强阳性。

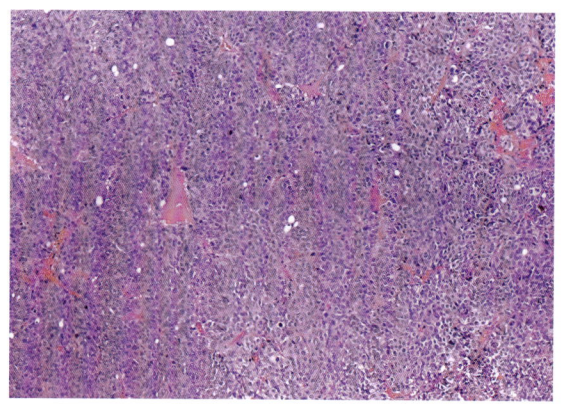

图 12.4.2a 生长激素 PitNET。肿瘤细胞圆形、多角形，具有轻度异型性，胞质常表现为强嗜酸性

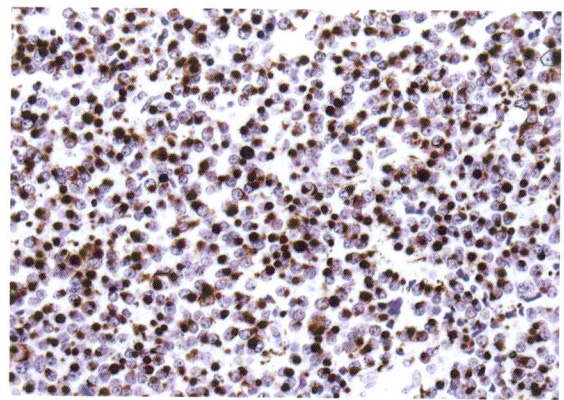

图 12.4.2b 生长激素 PitNET。CK8/18 呈核旁颗粒状或点状阳性，提示为稀疏颗粒型

12.4.3　泌乳素垂体神经内分泌肿瘤

- 泌乳素垂体神经内分泌肿瘤（lactotroph PitNET）也是 PIT-1 谱系 PitNET 中的一员，临床最为常见，血清学可表现为血 PRL 升高，女性可出现溢乳 - 闭经综合征。稀疏颗粒型多见，男性泌乳素 PitNET 被认为更具有侵袭性。
- 组织学特征
    - 肿瘤由弱嗜酸性和嫌色性肿瘤细胞构成，可表现为无结构、片状、条索状、巢状、乳头状、腺样结构（图 12.4.3a）。

- 免疫组化：PIT-1 强阳性，ERα 可阳性，PRL 阳性。
- 超微结构：电镜下肿瘤细胞胞质内可见大小不一、多少不等的神经内分泌颗粒（100～700 nm），以较大颗粒为主，特征性的标志是错位胞吐现象（即分泌颗粒挤出细胞侧表面）（图 12.4.3b）。

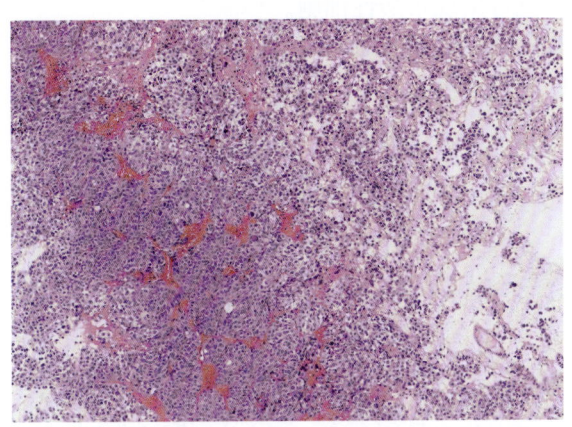

图 12.4.3a 泌乳素 PitNET。可见嗜酸性细胞和嫌色细胞，混杂分布呈腺泡样结构

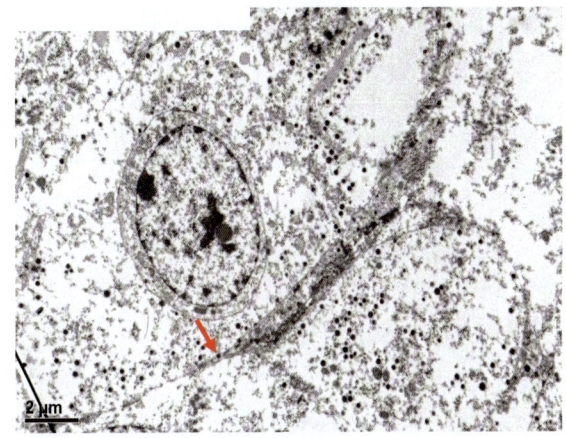

图 12.4.3b 泌乳素 PitNET。稀疏颗粒泌乳素 PitNET：电镜下见胞质内少量较大的神经内分泌颗粒，具有特征性的错位胞吐现象（箭头）

12.4.4 促肾上腺皮质激素垂体神经内分泌肿瘤

- 促肾上腺皮质激素垂体神经内分泌肿瘤（corticotroph PitNET）是 T-PIT 谱系 PitNET，临床上多表现为功能型，20% 为静默型，后者更具有侵袭性。
- 组织学特征
  - 肿瘤多由嗜碱性肿瘤细胞构成，细胞排列结构与其他 PitNET 相似（图 12.4.4a）。可分为稀疏颗粒型和致密颗粒型两个亚型。
  - 免疫组化 T-PIT 强阳性（图 12.4.4b），ACTH 阳性，低分子量角蛋白阳性，特殊染色 PAS 阳性。

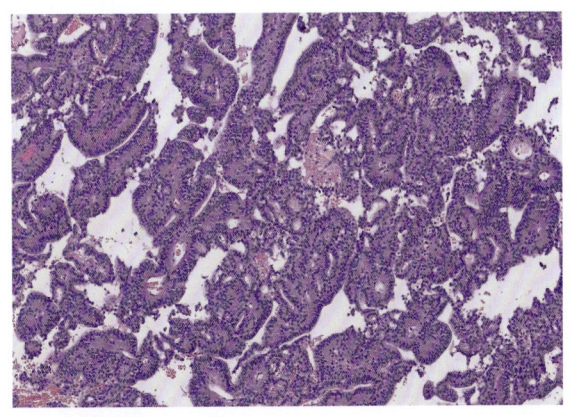

图 12.4.4a 促肾上腺皮质激素 PitNET。以嗜碱性细胞为主，形成条索、腺样、乳头状结构

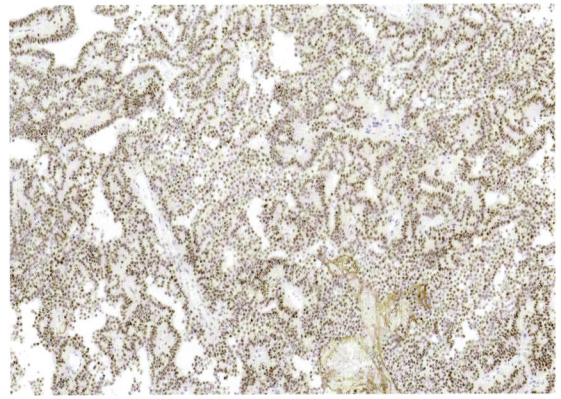

图 12.4.4b 促肾上腺皮质激素 PitNET。T-PIT 免疫组化标记显示弥漫核阳性

12.4.5 促性腺激素垂体神经内分泌肿瘤

- 促性腺激素垂体神经内分泌肿瘤（gonadotroph PitNET）是 SF-1 谱系 PitNET。临床上通常无症状，最常出现在绝经前妇女，伴月经不规律、不孕症、多囊卵巢；大多数出现矛盾的性腺功能

减退症状，罕见病例出现性早熟。促性腺激素过量是非常罕见的。表现出一系列不同的形态和分化程度。
- 组织学特征
    - 肿瘤形态和分化程度各异，嫌色细胞梭形或多角形，实片、小梁或假乳头状排列（图 12.4.5a），可在血管周围形成特征性的假小巢，也可出现嗜酸性细胞。
    - 免疫组化：SF-1（图 12.4.5b）、GATA3 弥漫性核阳性和局灶 ERα 核阳性（e 图 12.4.5c）是必要的特征；但是垂体激素 FSH、LH 和 αSU 染色程度不一，可以阴性或仅少数细胞弱阳性。约 40% 的此类肿瘤缺乏角蛋白表达。

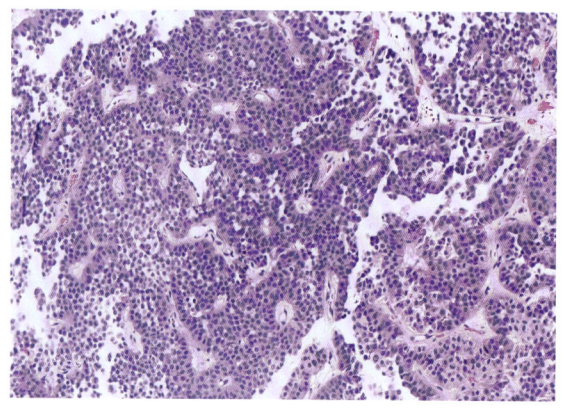

图 12.4.5a 促性腺激素 PitNET。可见嫌色性细胞，形成腺样、假乳头状结构

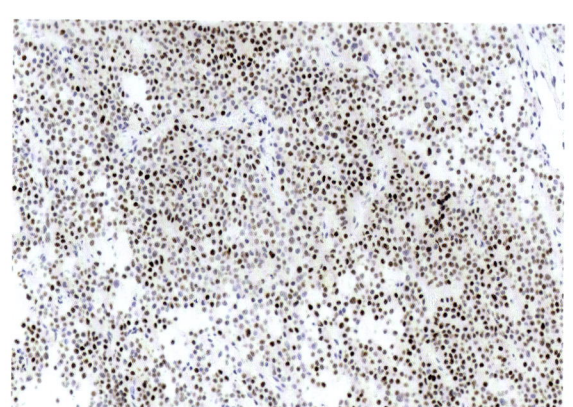

图 12.4.5b 促性腺激素 PitNET。SF-1 弥漫核阳性

12.4.6 转移性 PitNET

- 转移性 PitNET（metastatic PitNET）是一种罕见的垂体神经内分泌肿瘤，该诊断不依赖肿瘤组织学形态，当出现明确的脑脊髓播散和（或）其他脏器转移时，方诊断为转移性 PitNET。2022 版 WHO 内分泌肿瘤分类以此名称取代原来的垂体腺癌一词。
- 组织学特征
    - 肿瘤细胞分化通常较好，与原发 PitNET 形态类似（图 12.4.6a）。
    - 肿瘤细胞增生相对更活跃、核分裂象易见，Ki-67 增殖指数较高（图 12.4.6b）。

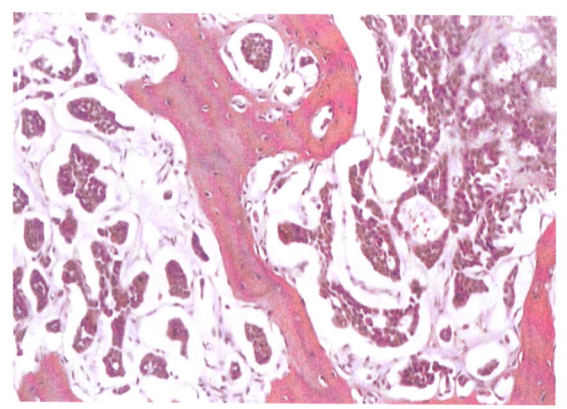

图 12.4.6a 转移性 PitNET。骨髓腔中可见肿瘤转移，细胞分化良好

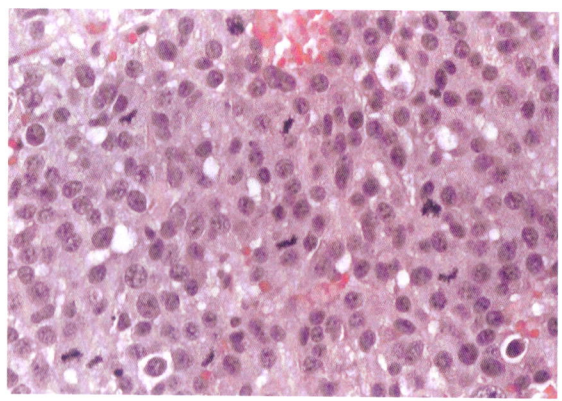

图 12.4.6b 转移性 PitNET。肿瘤细胞有一定异型性，增生更活跃、核分裂象易见

思考题 24：当颈椎出现骨质破坏伴形态呈泌乳素垂体神经内分泌肿瘤的肿瘤细胞浸润时，能否诊断转移性 PitNET？

12.4.7 垂体后叶肿瘤

- 垂体后叶肿瘤（tumors of the posterior pituitary）包括一组鞍区的低级别肿瘤（垂体细胞瘤 Pituicytoma，鞍区颗粒细胞瘤 granular cell tumour of the sellar region 和梭形细胞嗜酸细胞瘤 spindle cell oncocytoma），都源于垂体后叶特化的胶质细胞，目前认为是同一疾病谱的不同表现，均出现 TTF1 的阳性表达。
- 大体特征：形成鞍内或鞍上肿块，偶有扩展到海绵窦并侵犯鞍底。
- 组织学特征
  - 肿瘤细胞呈细长的双极梭形，有时胞质红染，常呈实片状和短束状排列，也可形成旋涡状排列（图 12.4.7a）。也可由密集排列的多角形细胞组成，胞质嗜酸性颗粒状。
  - 常见血管周围淋巴细胞聚集。
  - 免疫组化：肿瘤细胞均可表达内侧基底下丘脑和垂体后叶的标志物 TTF-1（图 12.4.7b）。S100、CD56、CD68 和 Vimentin 有不同程度的阳性，GFAP 和 EMA 偶尔阳性；CK、CgA、Syn、desmin、SMA、垂体激素和转录因子均阴性。Ki-67 增殖指数低（通常 < 3%）。

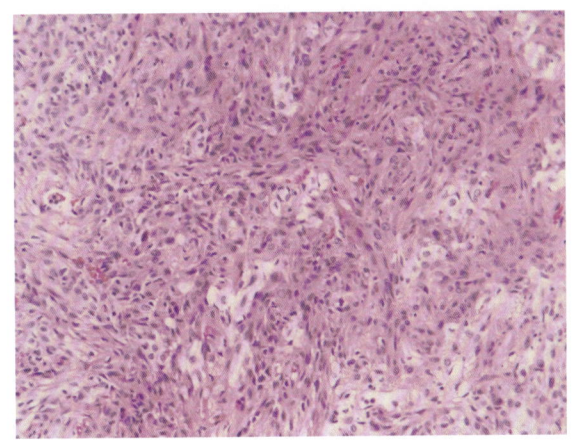

图 12.4.7a 垂体后叶肿瘤，梭形细胞嗜酸细胞瘤。肿瘤细胞呈长梭形或多边形，胞质红染，呈束状、层状或略呈漩涡状排列

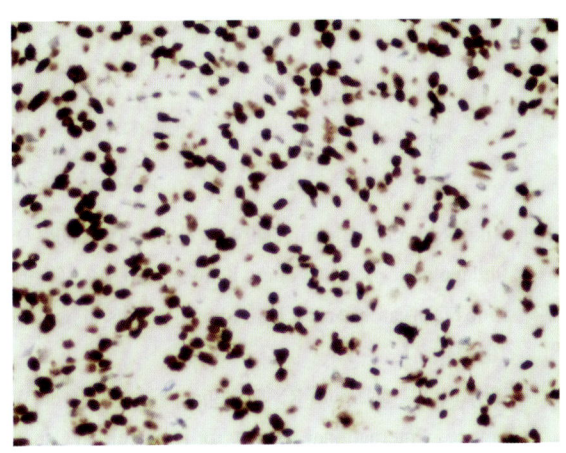

图 12.4.7b 垂体后叶肿瘤。肿瘤细胞 TTF-1 阳性

思考题 25：鞍区出现 TTF-1 阳性的肿瘤呈巢状分布时，能除外肺腺癌转移吗？

12.4.8 Rathke 囊肿

- Rathke 囊肿（cyst of Rathke）是起源于垂体 Rathke 囊的良性上皮性囊肿，是一种先天性疾病。常偶然发现。
- 组织学特征
  - 囊肿被覆立方柱状上皮，含有或不含纤毛上皮和杯状细胞。有时也可见扁平上皮和鳞状上皮。囊内容物可为浆液性和黏液性（图 12.4.8a）。
  - 免疫组化染色囊内被覆的纤毛柱状上皮可表达 BRAF V600E，但并非存在 *BRAF* 基因突变，而是纤毛成分的交叉反应，注意不要过度解读（图 12.4.8b）。

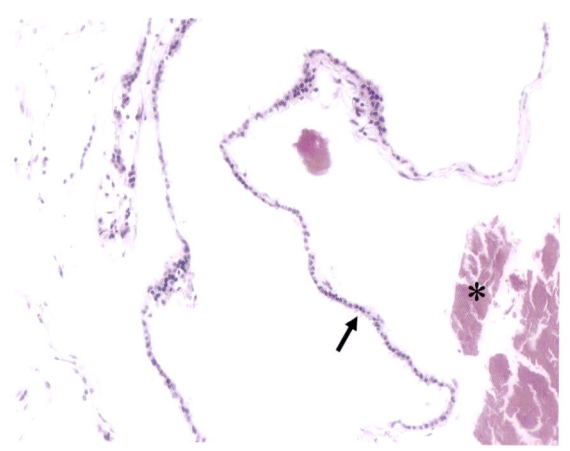
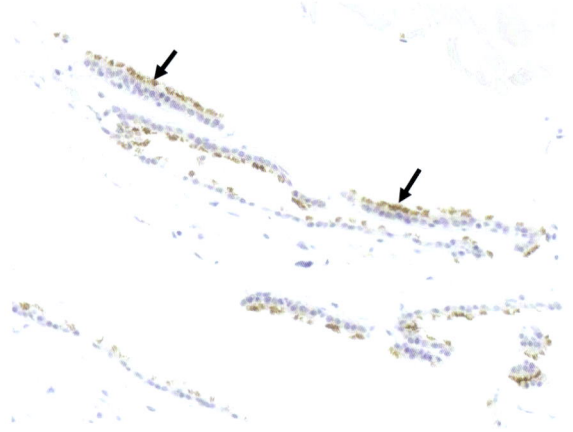

图 12.4.8a　Rathke 囊肿。可见囊壁衬附立方柱状上皮，部分可见纤毛（箭头），囊内可见浆液性内容物（星号）

图 12.4.8b　Rathke 囊肿。免疫组化染色囊内被覆的纤毛柱状上皮可表达 BRAF V600E（箭头），但并没有真的基因突变，而是纤毛成分的交叉反应

（郑丹枫　季慧慧 编写　钟延丰 审校）

主要参考文献

[1] Nikiforov YE，Biddinger PW，Thompson LDR. Diagnostic pathology and molecular genetics of the thyroid，3rd. Philadelphia，PA：Wolters Kluwer，2020：105-913.

[2] Linos D，van Heerden JA. Adrenal glands diagnostic aspects and surgical therapy. Berlin，Springer-Verlag，2005：101-210.

[3] Lloyd RV，Osamura RY，Klöppel G，et al. The WHO Classification of Tumors Endocrine Organs，4th ed. Lyon，France：International Agency for Research on Cancer，2017：11-208.

[4] Goldblum JR，Lamps LW，McKenney JK，et al. 罗塞和阿克曼外科病理学．11 版．回允中，译．北京：北京大学医学出版社，2021：2086-2111.

[5] Baloch ZW，Asa SL，Barletta JA，et al. Overview of the 2022 WHO Classification of Thyroid Neoplasms. Endocr Pathol，2022，33（1）：27-63.

[6] Mete O，Erickson LA，Juhlin CC，et al. Overview of the 2022 WHO Classification of Adrenal Cortical Tumors. Endocr Pathol，2022，33（1）：155-196.

[7] Mete O，Asa SL，Gill AJ，Kimura N，et al. Overview of the 2022 WHO Classification of Paragangliomas and Pheochromocytomas. Endocr Pathol，2022，33（1）：90-114.

[8] Erickson LA，Mete O，Juhlin CC，et al. Overview of the 2022 WHO Classification of Parathyroid Tumors. Endocr Pathol，2022，33（1）：64-89.

[9] Asa SL，Mete O，Perry A，et al. Overview of the 2022 WHO Classification of Pituitary Tumors. Endocr Pathol，2022（33）：6-26.

第十三章

神经系统疾病

◎ 学习目标

1. 掌握中枢神经系统常见神经上皮肿瘤的基本概念、分型、分级、病理形态学特征及主要分子改变。
2. 掌握颅内常见间叶组织源性肿瘤的基本概念及特征性病理改变。
3. 了解中枢神经系统常见胚胎性肿瘤、生殖细胞肿瘤及淋巴造血肿瘤基本概念和临床病理特征。
4. 掌握常见外周神经来源良性及恶性肿瘤的基本概念、特征性病理形态学及分子改变。
5. 了解神经系统非肿瘤性疾病的基本概念和主要病理形态学特征。
6. 熟悉中枢神经系统缺血性损伤的基本概念、病因和病理形态学特征。

数字资源图片

补充学习资料

思考题答案

第一节 中枢神经系统肿瘤性疾病

13.1.1 星形细胞瘤，IDH突变型，WHO 2级

- 脑胶质瘤（glioma）是一组具有胶质细胞表型特征的神经上皮肿瘤的总称，星形细胞瘤（astrocytoma）则是胶质瘤最常见的类型。随着病理学的发展和病理检测技术的进步，越来越多的分子标志物被证明在胶质瘤的分类、分型、分级、预后和治疗方面发挥着重要的作用，2021年发布的第5版《WHO中枢神经系统肿瘤分类》整合了肿瘤的组织学特征和分子表型，

提出了新的肿瘤分类标准，使胶质瘤的诊断不再仅仅依据常规 HE 形态，而是需结合组织学诊断、中枢神经系统 WHO 分级和分子检测结果做出整合诊断（参见本章补充学习资料 1）。
- 星形细胞瘤，IDH 突变型，WHO 2 级（astrocytoma, IDH-mutant, WHO grade 2）是一种弥漫浸润性生长的低级别胶质瘤，*IDH1/2* 基因突变是其诊断的必要因素，常伴有 *TP53* 和（或）*ATRX* 突变，缺乏 1p/19q 共缺失。
- 组织学特征
  - 肿瘤细胞分化较好，但排列紊乱，密度轻-中度增加。胞质粉染、丰富，可有细长突起，或胞质稀少近乎裸核；核略增大、呈轻度异型性，无核分裂或极其罕见（图 13.1.1a）。
  - 细胞间为粉染的胶质纤维网，可有微囊变。周边弥漫浸润性生长。
  - 少数病例肿瘤细胞体积明显增大、胞质丰富肥胖，可有粗大角状突起，核呈卵圆形或新月形，为肥胖细胞亚型。
  - 免疫组化：胞质不同程度表达 GFAP，多数细胞核 Olig-2 弥漫强阳性，Ki-67 增殖指数通常＜4%。多数病例 ATRX 表达缺失和 p53 核弥漫强阳性。大部分呈 IDH1 R132H（突变型抗体）阳性表达（图 13.1.1b）。
- 分子遗传学：*IDH* 基因突变是诊断的必要条件，因此免疫组化 IDH1 R132H 阴性者需要做分子遗传学检测以助诊。

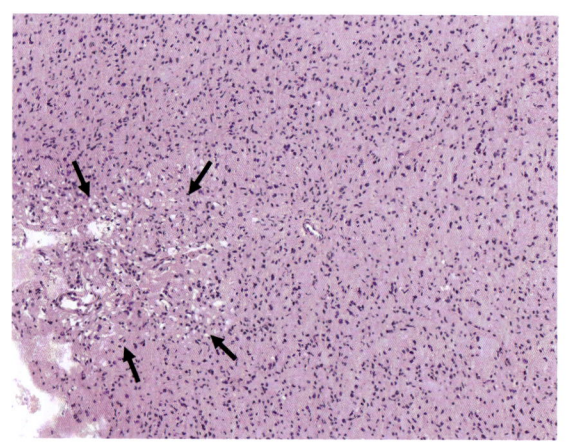
图 13.1.1a 星形细胞瘤，IDH 突变型，WHO 2 级。细胞密度轻-中度增加，胞质粉染，核略增大、呈轻度异型性；可见微囊变（箭头）

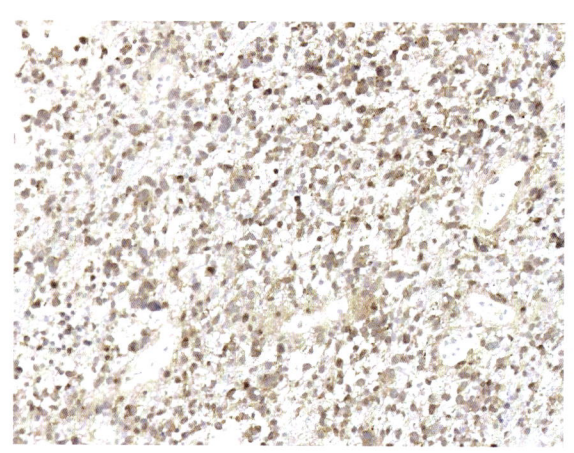
图 13.1.1b 星形细胞瘤，IDH 突变型，WHO 2 级。IDH1 R132H（突变型抗体）呈胞质阳性表达

13.1.2 星形细胞瘤，IDH 突变型，WHO 3 级

- 星形细胞瘤，IDH 突变型，WHO 3 级是在 WHO 2 级星形细胞瘤基础上，局部或广泛区域出现间变特征（如细胞密度增高、核异型性明显、核分裂活跃）的浸润性星形细胞瘤。
- 组织学特征
  - 与 WHO 2 级肿瘤相比，3 级肿瘤细胞密度中度至重度升高，异型性更明显，少数可见钙化。
  - 细胞呈裸核至中等量胞质，细胞增生更活跃、核分裂象增多（图 13.1.2a）。
- 在很小的活检标本中出现一个核分裂象即提示为 WHO 3 级。
- 在手术切除标本中需要观察到 2 个以上的核分裂象才可诊断为 WHO 3 级。
  - 免疫组化：大部分 IDH1 R132H（突变型抗体）阳性表达，GFAP 及 Olig-2 阳性表达，ATRX 通常表达缺失；Ki-67 增殖指数常为 5%～15%（图 13.1.2b）。
- 分子遗传学：*IDH* 突变是诊断的必要条件。

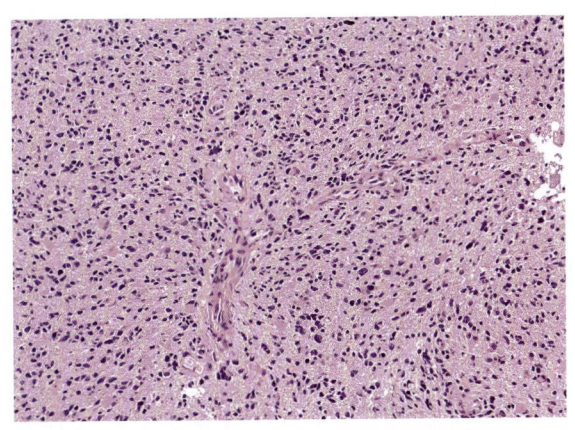

图 13.1.2a 星形细胞瘤，IDH 突变型，WHO 3 级。细胞密度中-重度升高，异型性明显，细胞呈裸核至中等量胞质，增生更活跃

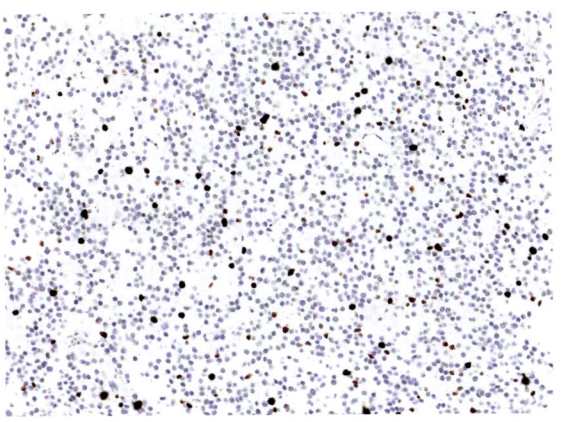

图 13.1.2b 星形细胞瘤，IDH 突变型，WHO 3 级。免疫组化可见细胞密度增高，Ki-67 增殖指数为 5%～15%

13.1.3 星形细胞瘤，IDH 突变型，WHO 4 级

- 星形细胞瘤，IDH 突变型，WHO 4 级是弥漫浸润性生长的高级别胶质瘤，具有 *IDH* 基因突变，组织学具有更多高级别形态特点或存在 *CDKN2A* 和（或）*CDKN2B* 纯合性缺失。
- 组织学特征
  - 除了 WHO 3 级的病变特点外，通常肿瘤细胞更为密集，多形性及异型性更显著，核分裂象更多见。
  - 同时出现坏死（图 13.1.3a）和（或）微血管增生（图 13.1.3b），灶状凝固性坏死周围肿瘤细胞呈假栅栏样排列。肾小球样血管增生，多层、腔内内皮细胞增生，小血管血栓形成。
- 分子遗传学：*IDH* 突变是诊断的必要条件。即使组织学表现为 WHO 2 级或 3 级、无肾小球样微血管增生和假栅栏样坏死，如存在 *CDKN2A* 和（或）*CDKN2B* 纯合性缺失也应诊断为 WHO 4 级。

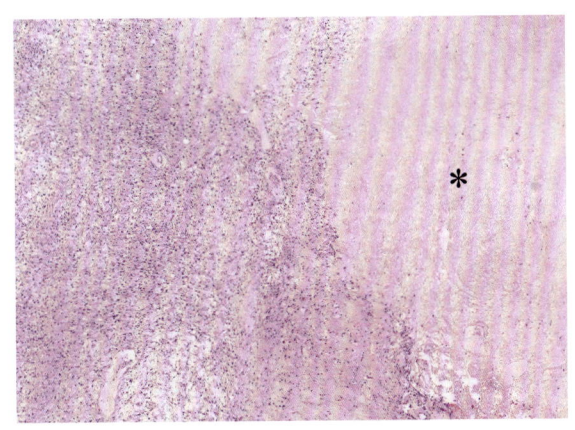

图 13.1.3a 星形细胞瘤，IDH 突变型，WHO 4 级。图片左侧可见肿瘤细胞密度增加，异型性显著，右侧可见大片地图样凝固性坏死（星号）

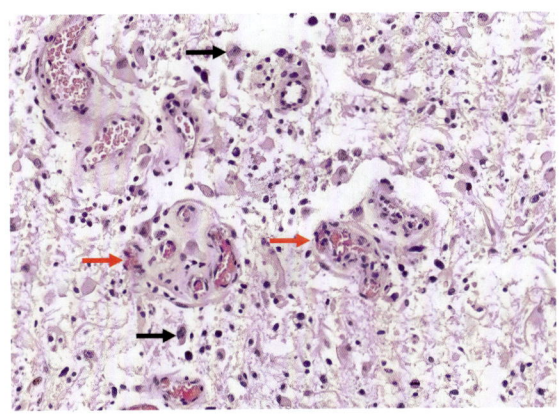

图 13.1.3b 星形细胞瘤，IDH 突变型，WHO 4 级。肿瘤细胞异型性显著（黑箭头），可见肾小球样血管增生（红箭头），多层、腔内内皮细胞增生

思考题 1：当形态学考虑诊断为星形细胞瘤，IDH 突变型，WHO 2 级，但 IDH1 R132H 免疫组化染色阴性时，进一步如何考虑？

13.1.4 少突胶质细胞瘤，IDH 突变和 1p/19q 共缺失型，WHO 2 级

- 少突胶质细胞瘤，IDH 突变和 1p/19q 共缺失型，WHO 2 级（oligodendroglioma, IDH-mutant and 1p/19q-codeleted，WHO grade 2）是伴有 *IDH* 基因突变和 1p/19q 共缺失的低级别弥漫浸润性胶质瘤。

- 组织学特征
  - 肿瘤细胞密度可极低至较高，背景可见纤细分支状（鸡爪样）毛细血管（图 13.1.4a），常见微钙化。
  - 肿瘤细胞略大于正常少突胶质细胞，细胞圆形，胞质透明（煎蛋样改变），紧密排列，边界清楚（图 13.1.4b）。有的一端出现玻璃样或纤维性包涵体；可见少量小的肥胖星形细胞样细胞，具有嗜酸性胞质及短胞突；甚至出现印戒样细胞。核分裂象罕见。
  - 免疫组化：Olig-2 核弥漫强阳性，GFAP 不同程度阳性，CIC 及 FUBP1 可阳性；ATRX 无缺失，绝大部分 IDH1 R132H（突变型抗体）阳性。
- 分子遗传学：*IDH* 基因突变和 1p/19q 杂合性共缺失是诊断的必要条件。几乎所有肿瘤都有 *TERT* 启动子突变。

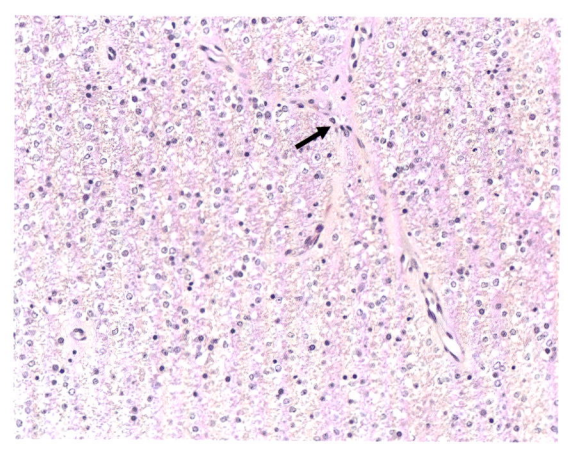

图 13.1.4a 少突胶质细胞瘤，*IDH* 突变和 1p/19q 共缺失型，WHO 2 级。肿瘤区域细胞密度增加，背景可见纤细分支的鸡爪样毛细血管（箭头）

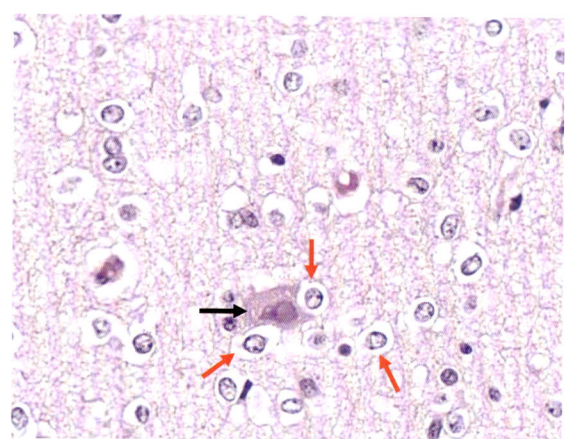

图 13.1.4b 少突胶质细胞瘤，*IDH* 突变和 1p/19q 共缺失型，WHO 2 级。肿瘤细胞体积大，圆形，胞质透明，煎蛋样（红箭头），边界清楚；肿瘤细胞聚集在神经元（黑箭头）周围

思考题 2：在中枢神经系统肿瘤中，胞质无色透明（煎蛋样改变）的还要考虑哪些肿瘤？

13.1.5 少突胶质细胞瘤，IDH 突变和 1p/19q 共缺失型，WHO 3 级

- 少突胶质细胞瘤，IDH 突变和 1p/19q 共缺失型，WHO 3 级是在同名 WHO 2 级肿瘤的基础上，局部或广泛区域出现间变特征（如细胞密度增高、核异型性明显等）的少突胶质细胞瘤。
- 组织学特征
  - 具有少突胶质细胞瘤的基本组织学特征，还可出现病理性微血管增生、核分裂增多及栅栏状/非栅栏状坏死等组织学特点（图 13.1.5a）。
  - 细胞增殖指数高，核分裂象常见（图 13.1.5b）。
  - 免疫组化和分子遗传学改变与 2 级病变相同。

13.1.6 胶质母细胞瘤，IDH 野生型，WHO 4 级

- 胶质母细胞瘤，IDH 野生型，WHO 4 级（glioblastoma, IDH-wildtype, WHO grade 4）是一种弥漫性浸润生长的高级别胶质瘤，*IDH* 基因呈野生型，多具有 *TERT* 启动子突变、*EGFR* 基因扩增、+7/-10 染色体拷贝数的一种或多种改变。

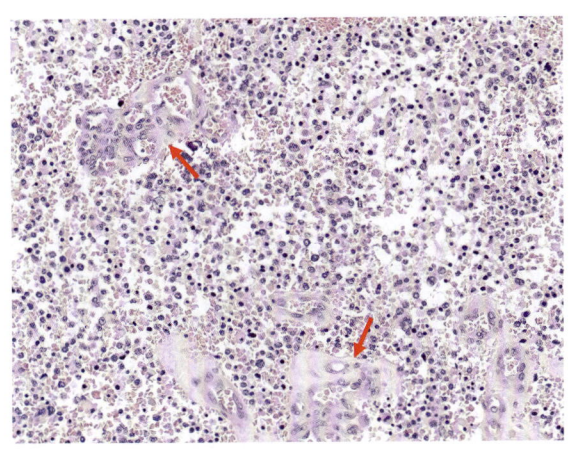

图 13.1.5a 少突胶质细胞瘤，*IDH* 突变和 1p/19q 共缺失型，WHO 3 级。细胞密度增加，血管内皮增生，出现病理性微血管增生（箭头），非栅栏状坏死

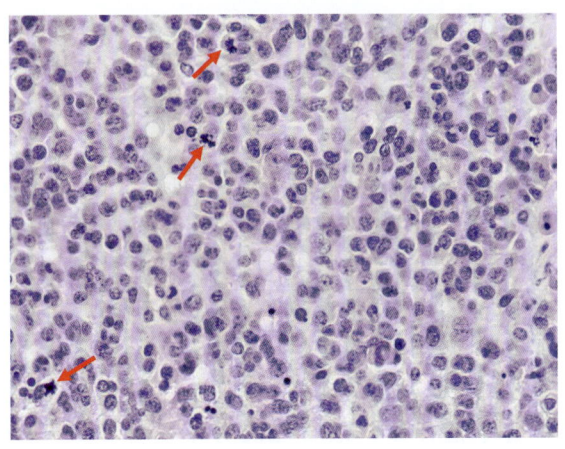

图 13.1.5b 少突胶质细胞瘤，*IDH* 突变和 1p/19q 共缺失型，WHO 3 级。肿瘤细胞异型性明显，增生活跃，核分裂象易见（箭头）

- 组织学特征
  - 通常由低分化的肿瘤细胞构成，弥漫浸润，细胞异型性显著，核分裂活跃；伴有栅栏状坏死，微血管增生（图 13.1.6a、b）。
  - 肿瘤细胞具有多样性，可有小细胞、未分化、纺锤形、脂肪化、上皮样、腺样和（或）巨细胞等多种不同形态特点。坏死通常发生于肿瘤的中心，而多样性肿瘤细胞位于周边区域。
  - 免疫组化：GFAP 及 Olig-2 不同程度阳性，IDH1 突变型抗体阴性表达。
- 分子遗传学：存在 *EGFR* 扩增、第 7 号染色体扩增 / 第 10 号染色体缺失（+7/-10）、*TERT* 启动子突变。少数呈弥漫性星形细胞瘤 2 级或 3 级组织学形态的 IDH 野生型肿瘤，如果有上述 3 种分子变异之一，也可诊断为胶质母细胞瘤，IDH 野生型（即分子型胶质母细胞瘤）。

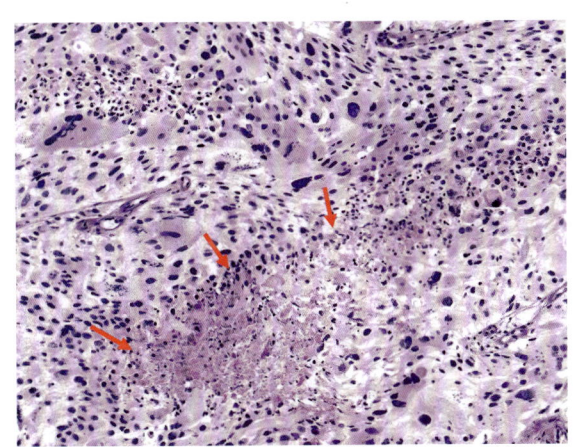

图 13.1.6a 胶质母细胞瘤，IDH 野生型，WHO 4 级。肿瘤细胞弥漫浸润，低分化差，细胞异型性显著，伴栅栏状坏死

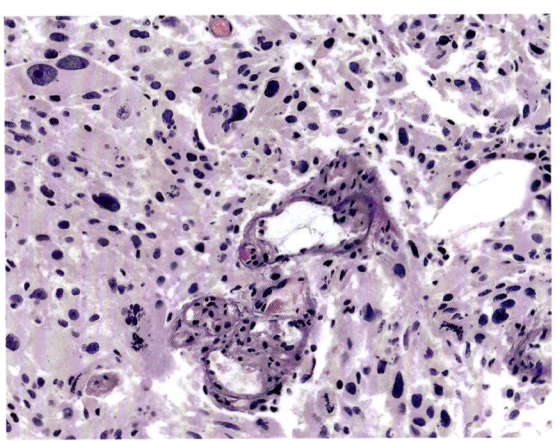

图 13.1.6b 胶质母细胞瘤，IDH 野生型，WHO 4 级。可见肾小球样血管增生

思考题 3：当组织学形态呈弥漫性胶质瘤的肿瘤的 *IDH1/2* 和 *H3* 基因检测均为野生型时，需要警惕什么？

13.1.7 毛细胞型星形细胞瘤

- 毛细胞型星形细胞瘤（pilocytic astrocytoma）是具有双极毛发样细胞、致密和疏松 / 黏液样区域的界限清楚的低级别胶质瘤，好发于青少年，与 MAPK 通路基因改变相关。分为 WHO 1 级或 2 级。

- 组织学特征
  - 肿瘤细胞密度较低，多为有纤细双极毛发样突起的梭形细胞，也可见少突胶质样细胞；细胞密集区可伴有大量Rosenthal纤维，部分区域间质疏松且呈黏液样及微囊变，可见嗜酸性颗粒小体（图13.1.7a、b）。
  - 可见微血管增生，退行性改变常见，包括钙化、血管壁玻璃样变和出血等。肿瘤界限较清楚，亦可见局部浸润性生长，甚至脑膜浸润。
  - 有些细胞核染色质较深染，但核分裂象罕见。如果核分裂象≥4/10HPF，和（或）出现肿瘤性坏死，则诊断为间变性毛细胞型星形细胞瘤，预后类似WHO 3级神经系统肿瘤。
  - 免疫组化：GFAP、Olig-2、S-100弥漫阳性，SOX10和p16多强而弥漫阳性，Syn阳性，CD34阴性。SOX10和Olig-2阳性有助于区分毛细胞型星形细胞瘤和室管膜瘤。Ki-67 < 4%。
- 分子遗传学：最常见的分子变异是*KIAA1549-BRAF*融合（>70%），其他包括*BRAF*融合、*BRAF V600E*突变、*NF1*突变、*FGFR1*变异等。

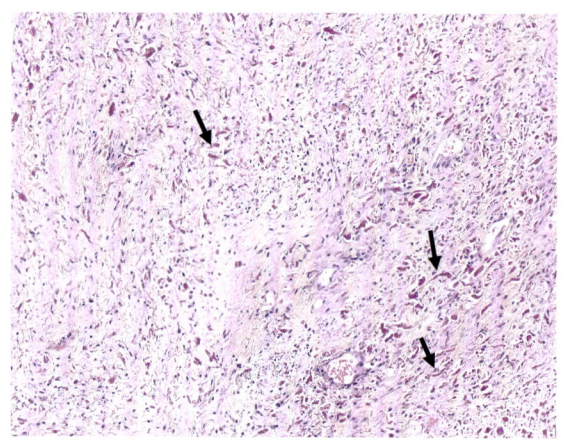 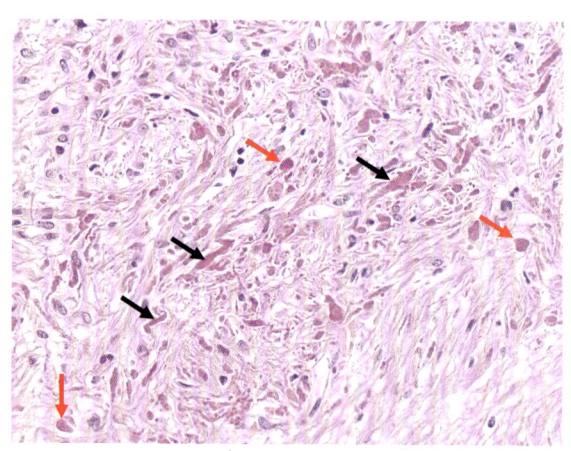

图13.1.7a 毛细胞型星形细胞瘤。肿瘤有纤维致密区和疏松区域双相外观，细胞密集区伴有大量Rosenthal纤维（箭头），部分区域间质疏松且呈黏液样

图13.1.7b 毛细胞型星形细胞瘤。高倍镜下见肿瘤细胞有纤细双极毛发样突起，可见少量少突样细胞，大量Rosenthal纤维（黑箭头）和嗜酸性颗粒小体（红箭头）

13.1.8 多形性黄色瘤型星形细胞瘤

- 多形性黄色瘤型星形细胞瘤（pleomorphic xanthoastrocytoma，PXA）是一种具有多形性细胞的低级别局限性星形细胞瘤，具有特征性的*BRAF V600E*突变（或其他MAPK通路基因改变），WHO 2级或3级。
- 组织学特征
  - 肿瘤实体成分通常位于大脑的浅表部位，有梭形、上皮样、大的多形性和多核肿瘤细胞，有的充满脂滴（黄瘤样细胞）。核仁明显，常见核内假包涵体（图13.1.8a）。
  - 可见嗜酸性颗粒小体，偶见Rosenthal纤维。少数病例可见神经节细胞、黑色素性肿瘤细胞。
  - 网织纤维围绕单个细胞或细胞簇分布，可见血管周围淋巴细胞浸润（图13.1.8b），微血管增生不常见。
  - Ki-67增殖指数通常<1%。如果出现局灶性或弥漫性增生活跃，核分裂象>5/10 HPF和（或）出现坏死，则可诊断为间变性PXA，WHO 3级。此时多形性可以不太明显，浸润性较强，平均Ki-67标记增殖指数为15%，并可出现小细胞型、纤维型和上皮样/横纹肌样亚型。
  - 免疫组化：S-100弥漫阳性，GFAP局灶阳性，CD34常阳性，局灶肿瘤细胞表达Syn等神经元性分化标记。网织纤维染色可见网织纤维增多并围绕单个细胞或细胞簇。
- 分子遗传学：最常见的是*BRAF V600E*突变（或其他MAPK通路基因改变），其他变异包括*CDKN2A/B*纯合性缺失、第3和7号染色体获得等，部分可携带*TERT*启动子突变。

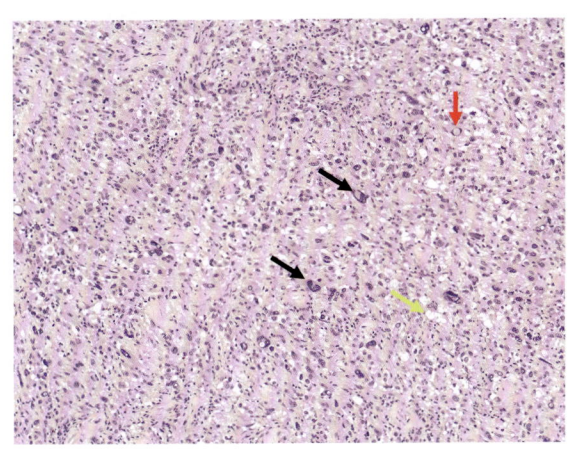

图 13.1.8a　多形性黄色瘤型星形细胞瘤。肿瘤细胞具有多形性，有梭形、上皮样、大的多形性和多核肿瘤细胞（黑箭头）、黄瘤样细胞（黄箭头）；核仁明显，常见核内假包涵体（红箭头）

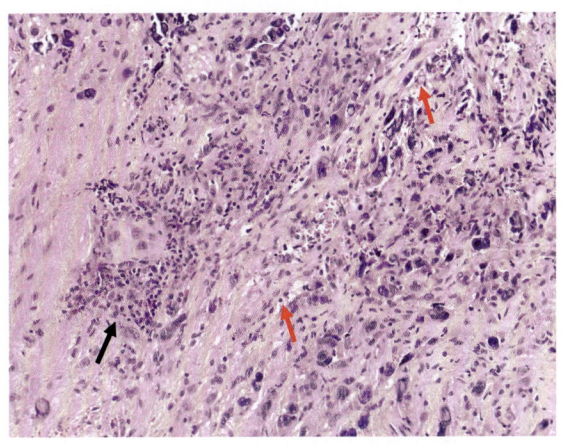

图 13.1.8b　多形性黄色瘤型星形细胞瘤。可见黄瘤样细胞（红箭头）及血管周围淋巴单核细胞浸润（黑箭头）

13.1.9　神经节细胞胶质瘤

- 神经节细胞胶质瘤（ganglioglioma）是由肿瘤性神经节细胞和胶质细胞组成的双相肿瘤，是分化良好、生长缓慢的胶质神经元肿瘤，WHO 1 级。分子特征是 MAPK 通路激活的改变。
- 组织学特征
  - 肿瘤性神经节细胞和胶质细胞混合存在或局灶以一种细胞为主，细胞密度类似或稍低于正常灰质，结构紊乱。可浸润性生长，延伸至蛛网膜下隙。
  - 形态异常的神经元样细胞呈多形性或空泡变，核大、可见双核或多核，核仁显著，尼氏体多于细胞膜下聚集（图 13.1.9a）。
  - 胶质成分可类似于纤维星形、少突胶质或毛细胞星形细胞瘤，嗜酸性颗粒小体比 Rosenthal 纤维更常见（图 13.1.9b）。可见毛细血管网状增生，营养不良性钙化及血管周围广泛淋巴细胞浸润。
  - 在无肿瘤细胞浸润的皮质区域经常同时存在局灶性皮质发育不良。
  - 免疫组化：神经元标志物如 MAP2、NF、CgA 和 Syn 均可阳性，但尚无明确的标记物可区分肿瘤神经元和正常神经元。CgA 胞质点状强阳性提示肿瘤性神经元，NeuN 表达通常较低或缺失。肿瘤胶质细胞成分 GFAP 和 Olig-2 阳性。CD34 局灶阳性。Ki-67 常低于 5%。

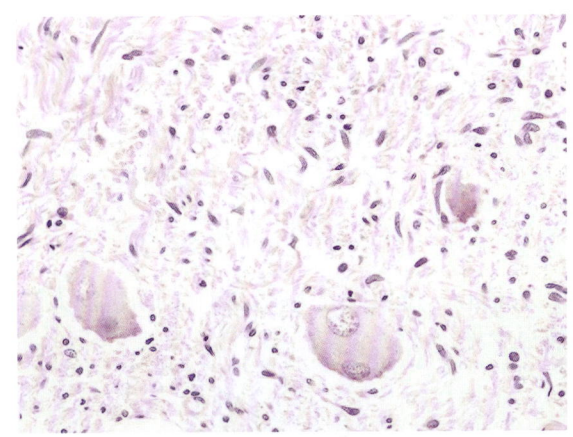

图 13.1.9a　神经节细胞胶质瘤。形态异常的神经元样细胞呈多形性或空泡变，胞核增大，可见双核或多核，核仁显著，尼氏体多于细胞膜下聚集

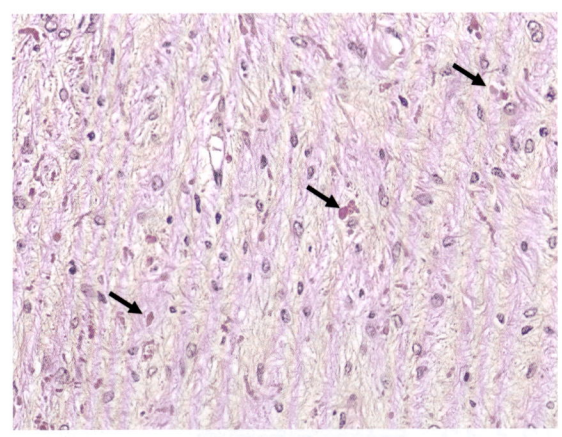

图 13.1.9b　神经节细胞胶质瘤。胶质成分可类似于毛细胞型星形细胞瘤，多见嗜酸性颗粒小体（箭头）

13.1.10 脊髓室管膜瘤

- 室管膜瘤（ependymoma）根据解剖部位（幕上、后颅窝、脊髓）和分子表型/相关基因改变的组合进行分类，以反映其生物学特征。因此在命名时，要将解剖部位放在命名中（见本章补充学习资料2）
- 脊髓室管膜瘤（spinal ependymoma）通常是局限性肿瘤，组织学形态包括经典型和（或）黏液乳头状形态，不存在 *MYCN* 扩增的分子改变，WHO 2 级。
- 组织学特征
  - 大多数肿瘤境界清楚，可呈囊性。偶见浸润性生长。
  - 细胞呈中等密度，梭形，胞质淡粉染，核圆形、卵圆形；特征性的改变为围绕血管呈放射状排列，纤维状突起形成血管周围的无核区（假菊形团）（图 13.1.10a）；或肿瘤细胞围绕中央空腔形成室管膜花环；也可出现透明细胞和伸长细胞。
  - 血管壁可有玻璃样变性，肿瘤可见钙化、黏液样变性、囊变等退行性改变。核分裂罕见或缺如。
  - 免疫组化：GFAP、S-100、Vim 和 D2-40 阳性，EMA 核旁点状或腔面环状阳性（图 13.1.10b）。Olig-2 和 SOX10 阴性具有鉴别意义。
  - 电镜：微绒毛（纤细而弯曲）、纤毛、绒毛和连接复合体（粘连小带）为特征性结构。
- 部分脊髓室管膜瘤具有高级别组织学特征和 *MYCN* 扩增，呈侵袭性生长，为 WHO 3 级。

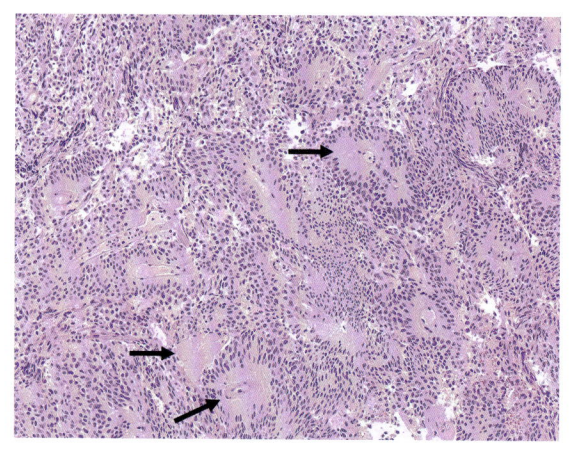 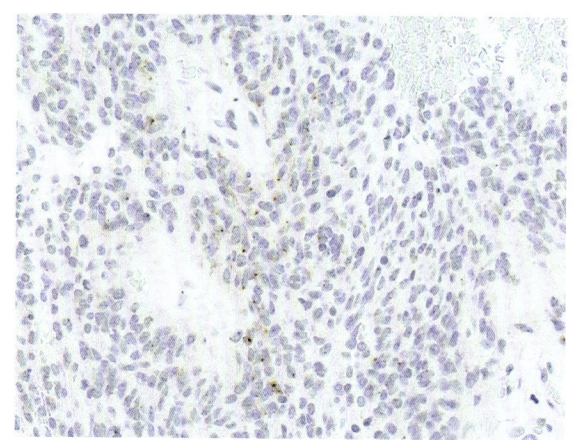

图 13.1.10a 脊髓室管膜瘤。肿瘤细胞中等密度，梭形，胞质淡粉染，核圆形、卵圆形，围绕血管呈放射状排列，纤维状突起形成血管周围的无核区（箭头）

图 13.1.10b 脊髓室管膜瘤。EMA 染色呈核旁点状阳性

13.1.11 脊髓黏液乳头型室管膜瘤

- 脊髓黏液乳头型室管膜瘤（spinal myxopapillary ependymoma）是室管膜瘤的一种亚型，其特征为肿瘤细胞在血管周围呈纺锤样或上皮样放射状排列，伴有血管周围黏液样改变和微囊形成，好发于脊髓圆锥和终丝。WHO 2 级。
- 组织学特征
  - 肿瘤细胞呈立方形到长梭形，围绕纤维血管间质为轴心，排列成乳头状结构，间质出现大量黏液，可见微囊形成（图 13.1.11a、b）。核分裂很少见。
  - 免疫组化：GFAP、EMA 阳性，Ki-67 常 < 2%。

13.1.12 后颅窝室管膜瘤

- 后颅窝室管膜瘤（posterior fossa ependymoma）通过 DNA 甲基化位点聚类分析，根据 H3 p. K28me3

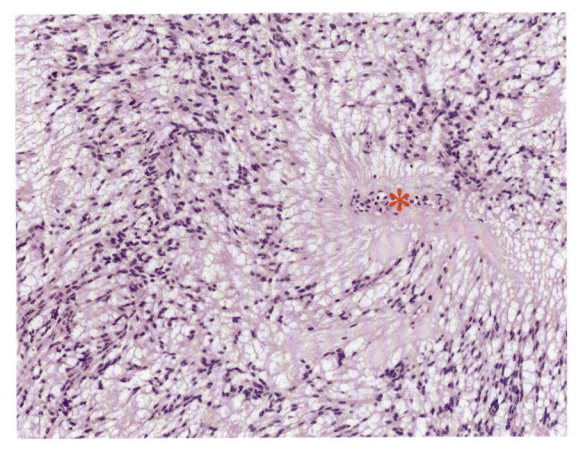

图 13.1.11a 脊髓黏液乳头型室管膜瘤。上皮样肿瘤细胞围绕纤维血管轴心（星号）形成乳头状结构

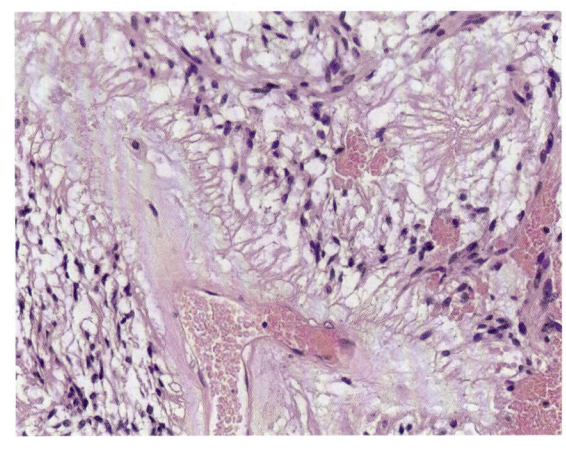

图 13.1.11b 脊髓黏液乳头型室管膜瘤。上皮样肿瘤细胞围绕纤维血管轴心排列，可见含有黏液样物的微囊

（K27me3）的总体水平将生长于后颅窝的室管膜瘤分为两个主要亚型：后颅窝 A 组（PFA）和 B 组（PFB）。

- 亚型特点
  - PFA 组
    - 以婴幼儿为主，以 H3 K27me3 表达缺失、CXorf67（EZHIP）过表达为分子特征。WHO 2～3 级，多为 3 级。
    - 具有一般室管膜瘤的组织学特征。但是研究表明，约 64% 的 PFA 组室管膜瘤具有高级别特征，包括核分裂活跃、微血管增生及假栅栏状坏死，故预后不好（图 13.1.12）。
    - 免疫组化：核 H3K27me3 失表达为特征性改变。
  - PFB 组
    - 以大龄儿童或成人为主，H3 K27me3 表达正常。WHO 2～3 级，多为 2 级。
    - 具有一般室管膜瘤的基本特征，可出现不同程度的间变性。H3 K27me3 表达正常，通过免疫组化即可评估诊断。

思考题 4：同样为 WHO 2 级的室管膜瘤，为何要使用部位作为定义的一部分？

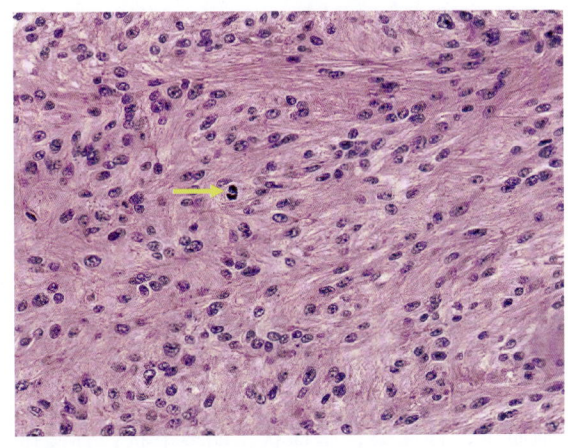

图 13.1.12 后颅窝室管膜瘤，PFA 组。细胞梭形，有纤维状粉染突起，核分裂活跃（箭头）

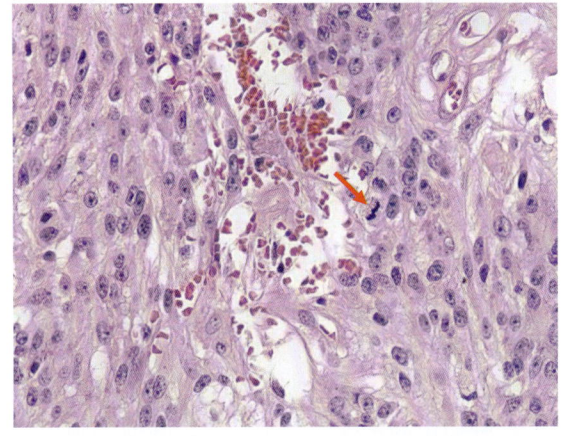

图 13.1.13 室管膜瘤，WHO 3 级。细胞丰富，异型性明显，局灶透明细胞改变，可见核分裂象（箭头）

13.1.13 室管膜瘤，WHO 3 级

- 室管膜瘤，WHO 3 级（ependymoma, WHO grade 3）是伴室管膜分化、核分裂活跃、微血管

增生及假栅栏状坏死的高级别胶质瘤。幕上 ZFTA 融合阳性室管膜瘤、后颅窝室管膜瘤 A 组及脊髓 MYCN 扩增型室管膜瘤多为 WHO 3 级。
- 组织学特征
  - 细胞丰富、密度高，常弥漫性分布或呈多结节状，细胞异型性较明显，核分裂活跃（图 13.1.13）。可有微血管增生；假栅栏状坏死及局灶浸润性生长。
  - 免疫组化：血管周围假菊形团 GFAP 阳性，EMA 阳性（核旁点状阳性），Olig-2 多数肿瘤胞核呈阴性。

13.1.14 脉络丛乳头状瘤

- 脉络丛乳头状瘤（choroid plexus papilloma）是一种起源于脉络丛上皮的脑室内良性乳头状肿瘤。极易引起脑积水和颅内压增高。WHO 1 级。
- 组织学特征
  - 肿瘤形成分枝乳头状结构，乳头中央有明显血管轴心。由单层矮立方或柱状上皮覆盖，细胞核呈圆形或卵圆形，核分裂象不易见（< 2/10HPF）（图 13.1.14a）。有完整的基底膜。
  - 也可出现局灶高细胞密度、核多形性、局灶性乳头状结构模糊，甚至出现坏死和脑侵犯。
  - 免疫组化：通常 CK7 阳性（图 13.1.14b），CK 20 阴性，Vim 和 S-100 阳性；GFAP 和 EMA 局灶和弱阳性。TTF1 在正常脉络丛细胞阳性，但肿瘤时阳性程度不同。基底膜标记 Collagen IV 和 Laminin 阳性。Ki-67 增殖指数通常 < 1%。

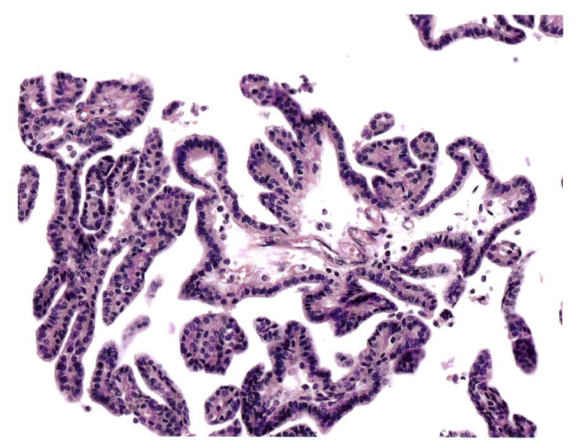 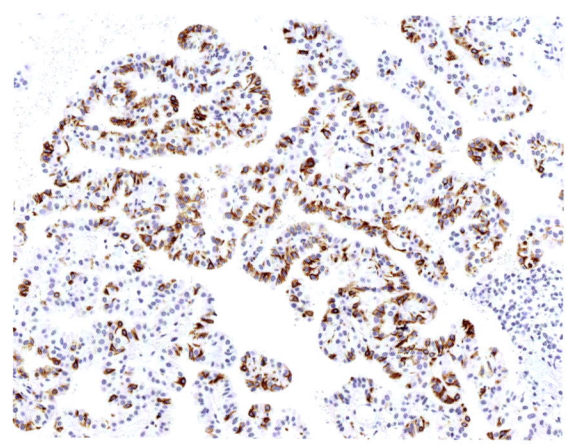

图 13.1.14a 脉络丛乳头状瘤。肿瘤分枝乳头状结构，乳头中心有明显血管轴心，被覆单层矮立方或柱状上皮，细胞核圆形或卵圆形

图 13.1.14b 脉络丛乳头状瘤。免疫组化染色 CK7 阳性

13.1.15 髓母细胞瘤

- 髓母细胞瘤（medulloblastoma）是主要发生于小脑幕下的恶性侵袭性胚胎性肿瘤，最常见于儿童。WHO 4 级。
- 组织学特征
  - 肿瘤由高密度的细胞构成，肿瘤细胞小圆形，胞质少，核深染，呈棒状、胡萝卜状；弥漫排列，或呈结节性、滤泡性排列，可有实心菊形团形成（图 13.1.15a、b）。
  - 可见丛状血管增生及少数灶状坏死、大量凋亡。
  - 亦有以大细胞为主，或促纤维增生生长，部分有神经基质分化。
  - 髓母细胞瘤分类：主要是根据各自细胞信号通路的激活，分为以下 4 个分子亚型，不同组别存在生物学异质性，展现不同的组织组织学特征和临床特征。

- WNT 活化型：具有经典型的髓母细胞瘤形态特征。免疫组化 β-catenin 斑片状核阳性。此亚型对目前的治疗方案反应良好，几乎都可以临床治愈。
- SHH 活化 /TP53 野生型：大多具有促纤维增生性 / 结节状形态，瘤内结缔组织增生致质地坚硬。免疫组化 GAB、YAP1 阳性，β-catenin 核阴性。
- SHH 活化 /TP53 突变型：弥漫性间变并伴有显著的大细胞。免疫组化 p53 广泛强阳性，其余同 SHH 活化 /TP53 野生型。
- 非 WNT/ 非 SHH 型：又可分为 8 个分子亚组，更易侵犯脑干。具有典型的髓母细胞瘤形态特征，可出现实心菊形团或肿瘤细胞核的栅栏状排列，甚至形成结节；较少出现大细胞 / 间变性，极少出现促纤维结缔组织增生。免疫组化不表达 YAP1、GAB1 及 β-catenin。

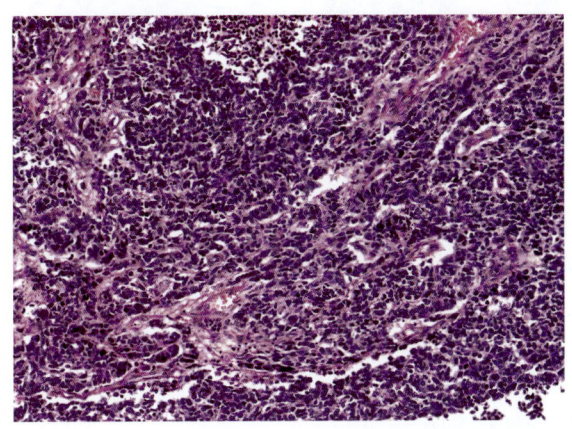

图 13.1.15a 髓母细胞瘤。肿瘤细胞密度高，肿瘤细胞小圆形，胞质少，核深染，呈棒状、胡萝卜状弥漫排列

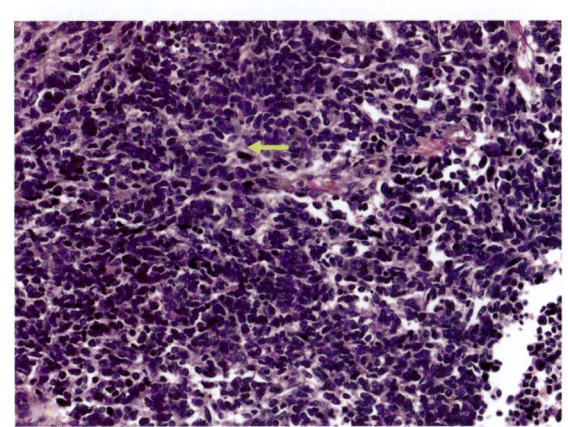

图 13.1.15b 髓母细胞瘤。局灶可见实心菊形团形成（箭头）

思考题 5：目前髓母细胞瘤根据细胞信号通路激活不同来区分分子亚型，可以通过哪些方法进行分子分型检测？

13.1.16 松果体母细胞瘤

- 松果体母细胞瘤（pineoblastoma）是起源于松果体实质的低分化胚胎性肿瘤。WHO 4 级。
- 组织学特征
  - 与发育中的人类松果体和视网膜的细胞具有相同的形态学和免疫组化特征。由密集的小细胞散在或岛状排列，胞质稀少，细胞核深染、形态不规则，偶见小核仁。偶见实心或空心管状菊形团和视网膜母细胞分化的 Flexner-WinterSteiner 菊形团，提示神经上皮的分化（图 13.1.16a、b）。核分裂象及凋亡多见，常出现出血和（或）坏死。有时可见类似松果体母细胞瘤和松果体细胞瘤的区域交错存在。
  - 免疫组化：Syn 等神经元标记和 GFAP 双相阳性表达，Ki-67 增殖指数高，平均为 23.5% ~ 50.1%。

13.1.17 脑膜瘤，WHO 1 级

- 脑膜瘤（meningioma）是来自脑膜皮细胞的肿瘤，常与硬脑膜相连。分为 WHO 1、2、3 级。WHO 1 级脑膜瘤包括脑膜皮细胞型脑膜瘤、纤维型脑膜瘤、过渡型脑膜瘤、砂砾体型脑膜瘤、血管瘤型脑膜瘤、微囊型脑膜瘤、分泌性脑膜瘤、富于淋巴浆细胞型及化生型脑膜瘤 9 种组织学亚型。
- 大体特征：多数脑膜瘤呈树莓样或实性、境界清楚的结节状，有宽基底附着在硬脑膜上。

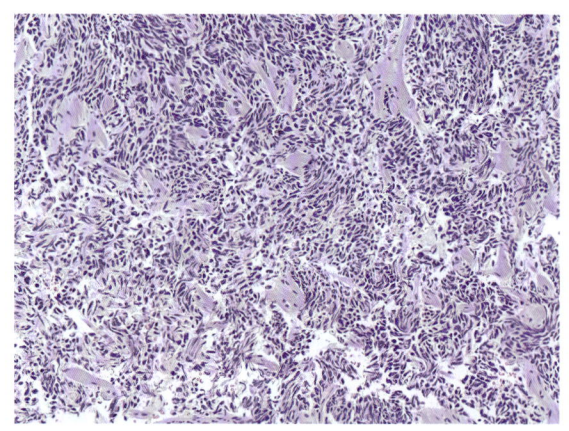

图 13.1.16a 松果体母细胞瘤。密集的小细胞散在或岛状排列，可见实心或空心管状的菊形团和视网膜母细胞分化的 Flexner-Wintersteiner 菊形团

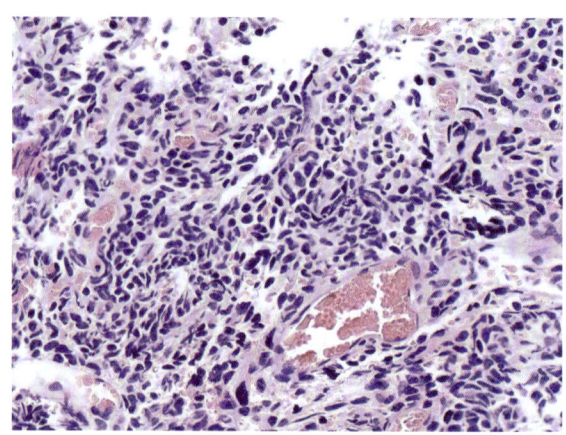

图 13.1.16b 松果体母细胞瘤。胞质稀少，细胞核深染、形态不规则，偶见小核仁

- 组织学特征
  - 组织学形态多样，以脑膜皮细胞型脑膜瘤为例：细胞片状、旋涡状排列，可以玻璃样变性的小血管为中心（图 13.1.17a），胞质丰富嗜酸、胞界不清（合胞体样），核卵圆形，染色质疏松，核仁明显，常见核内假包涵体（图 13.1.17b）；核分裂象计数 < 4/10HPF。砂粒体体型脑膜瘤常见砂粒体。
  - 电镜：细胞质以指状突起互相镶嵌，可见桥粒等细胞连接。
  - 免疫组化：Vimentin 阳性，EMA 胞膜常阳性，但也可以弱阳甚至阴性；SSTR2A 弥漫强阳性，PR 可阳性表达。

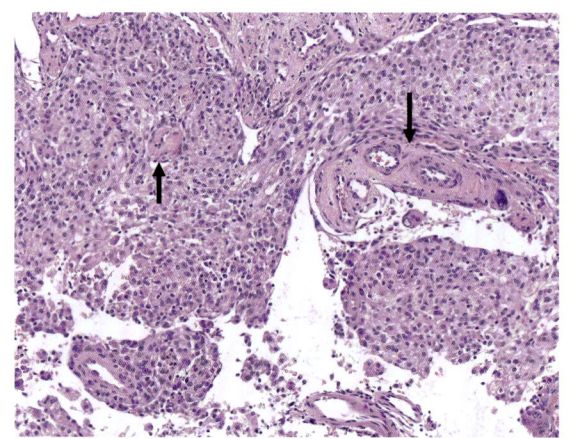

图 13.1.17a 脑膜瘤，脑膜皮细胞型，WHO 1 级。肿瘤细胞片状、旋涡状排列，部分以玻璃样变性的小血管（箭头）为中心

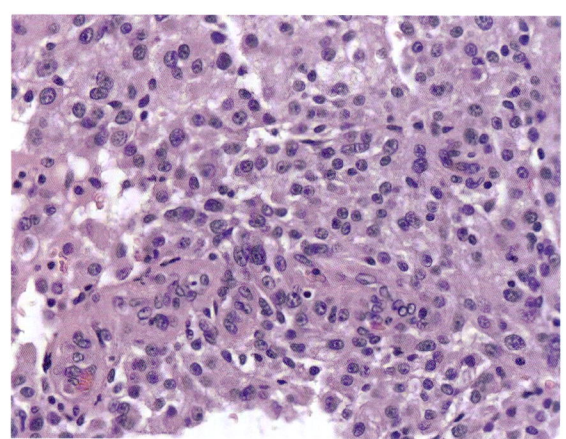

图 13.1.17b 脑膜瘤，脑膜皮细胞型，WHO 1 级。高倍镜下见肿瘤细胞质丰富嗜酸、胞界不清（合胞体样），核卵圆形，染色质疏松，核仁明显

13.1.18 脑膜瘤，WHO 2 级

- WHO 2 级脑膜瘤具有复发和（或）具有侵袭性生物学行为的特点，主要包括脊索样脑膜瘤、透明细胞型脑膜瘤及非典型脑膜瘤。
- 组织学特征
  - 核分裂象 5 ~ 24/2 mm^2（即 10HPF：目镜视场数 20 mm 下，计数 10 个 40× 视野）。

- 或明确脑组织侵犯：肿瘤不规则舌状浸润下方脑实质，中间无软脑膜分隔。
- 或具备以下 5 点之中的 3 个特点：细胞密度增加、核质比增大的小细胞、核仁明显、片状生长及自发性坏死（图 13.1.18a、b）。
- 免疫组化：除了常规标记物之外，应做 H3K27me3 检测。组蛋白 H3K27 甲基化水平与脑膜瘤的复发风险相关，H3K27me3 表达完全缺失的 WHO 2 级脑膜瘤具有侵袭性表现。

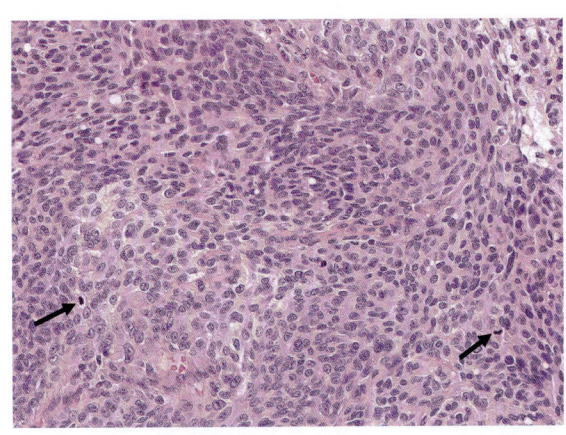

图 13.1.18a　非典型脑膜瘤，WHO 2 级。肿瘤细胞密度增加，可见核质比增大的小细胞，核仁明显，片状生长，核分裂象易见（箭头）

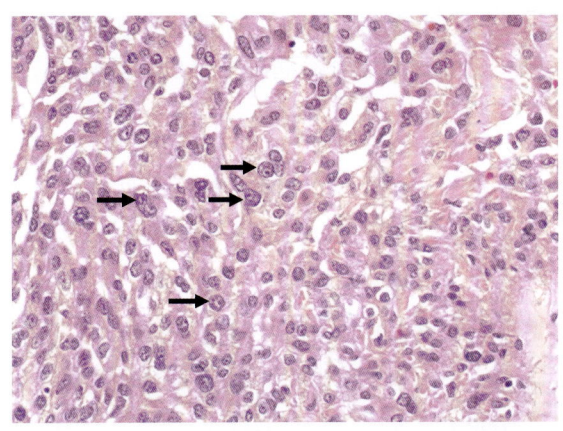

图 13.1.18b　非典型脑膜瘤，WHO 2 级。高倍镜下见肿瘤细胞核仁明显（箭头）

13.1.19　脑膜瘤，WHO 3 级

- 大多数 WHO 3 级脑膜瘤为 2 级脑膜瘤进展而来，部分发生即为 3 级。WHO 3 级脑膜瘤形态具有明显异型性、侵袭性生物学行为、复发率明显增高。主要包括乳头型脑膜瘤、横纹肌样型脑膜瘤及间变型（恶性）脑膜瘤。
- 组织学特征：出现下述四点之一（图 13.1.19a、b）
  - 核分裂象 ≥ 25/2 mm^2（目镜视场数 20 mm 下，计数 10 个 40× 视野）。
  - 出现肉瘤样、癌样或黑色素瘤样间变。
  - 存在 *TERT* 启动子突变。
  - 存在 *CDKN2A* 和（或）*CDKN2B* 纯合性缺失。

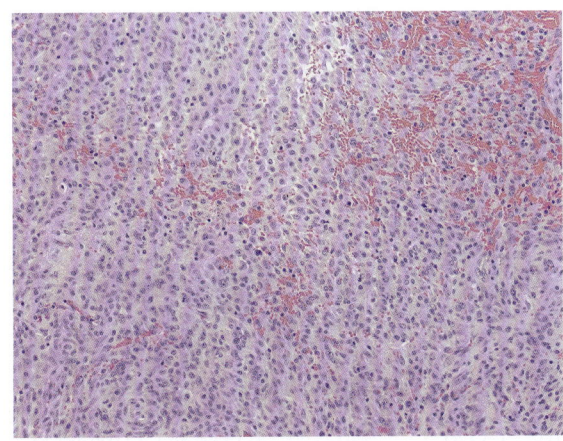

图 13.1.19a　间变型脑膜瘤，WHO 3 级。异型性明显的宽胞浆肿瘤细胞密集排列成片

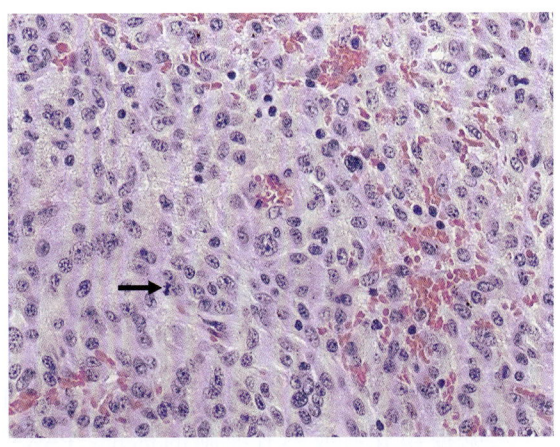

图 13.1.19b　间变型脑膜瘤，WHO 3 级。高倍镜下见肿瘤细胞核仁明显，核分裂象（箭头）易见

13.1.20 中枢神经系统生殖细胞瘤

- 中枢神经系统生殖细胞瘤（germ cell tumor of the CNS）是与具有特定遗传特征的性腺和其他神经轴外生殖细胞肿瘤的形态学及免疫表型相同的同源家族成员，具有性腺或性腺外精原细胞瘤及无性细胞瘤的形态学及免疫表型。WHO 4 级。
- 组织学特征
  - 肿瘤由大的、未分化的圆形细胞排列成片状、小叶状或束状，可见以大量小淋巴细胞为主的炎症细胞成分浸润的纤维血管间隔（图 13.1.20a），可有不同程度的非坏死性肉芽肿形成和钙化。
  - 肿瘤细胞胞质丰富，由于糖原堆积染色苍白，核圆形、囊泡状，有明显的核仁（图 13.1.20b），核分裂象及凋亡常见，坏死少见。
  - 免疫组化：PLAP、OCT4、CD117 及 D2-40 阳性，CD30 和 AFP 表达阴性。Ki-67 增殖指数高。

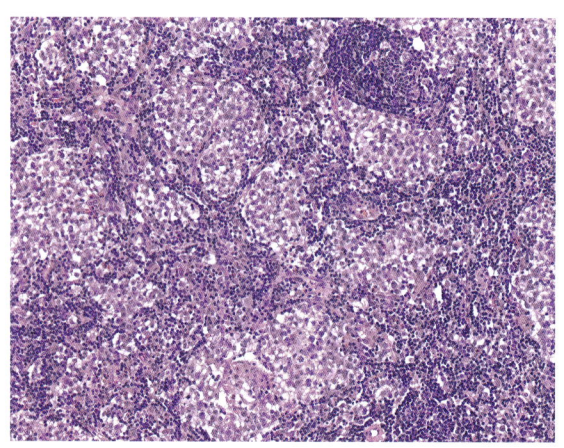

图 13.1.20a　中枢神经系统生殖细胞瘤。肿瘤细胞排列呈片状、小叶状，纤维血管间隔伴大量小淋巴细胞浸润

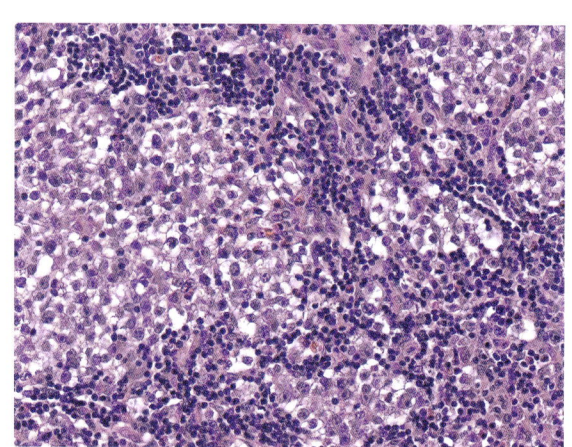

图 13.1.20b　中枢神经系统生殖细胞瘤。高倍镜下见肿瘤细胞圆形，胞质丰富，色苍白，核圆形、囊泡状，有明显核仁

13.1.21　原发性中枢神经系统弥漫性大 B 细胞淋巴瘤

- 原发性中枢神经系统弥漫性大 B 细胞淋巴瘤（primary diffuse large B-cell lymphoma of the CNS，CNS-DLBCL）是一种首发时局限于中枢神经系统的 DLBCL，其细胞学特征和许多分子特征与相应系统的表型相对应。
- 中枢神经系统原发性淋巴瘤 95% 以上为弥漫大 B 细胞淋巴瘤，65% 为单发病灶，其余病例为多灶性病变；除脑实质及软脑膜之外，多达 20% 的患者可累及眼部（即玻璃体、视网膜或视神经）。
- 组织学特征
  - 肿瘤细胞以血管为中心浸润性生长，可破坏血管壁的结构，弥漫浸润脑实质。
  - 肿瘤细胞体积大，核圆形、椭圆形、不规则或多形性，核仁明显，核分裂象易见，可见凋亡及坏死（图 13.1.21a）。
  - 肿瘤细胞与反应性增生的小 T 和 B 淋巴细胞、星形细胞、小胶质细胞混合在一起浸润。
  - 免疫组化：成熟 B 细胞的标记：PAX5、CD19、CD20（图 13.1.21b）、CD22 和 CD79a 阳性；IgM 和 IgD 阳性，IgG 阴性；BCL6、MUM1 阳性，CD38、CD138 阴性，Ki-67 增殖指数常 > 70%。

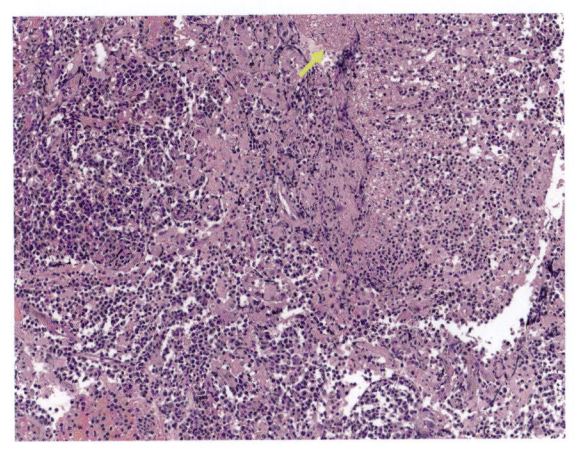

图 13.1.21a 原发性中枢神经系统弥漫性大 B 细胞淋巴瘤。肿瘤细胞以血管为中心浸润性生长，细胞体积大，核圆形或不规则，可见坏死（箭头）

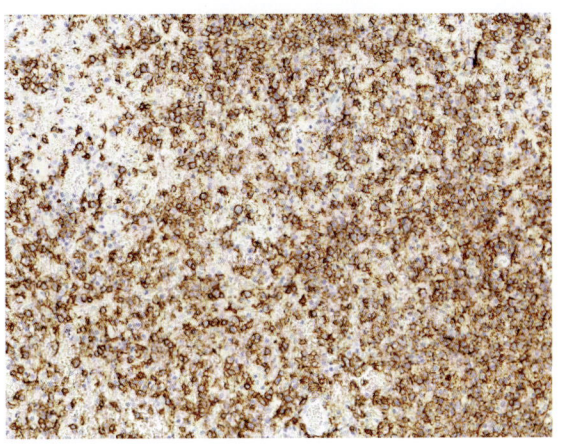

图 13.1.21b 原发性中枢神经系统弥漫性大 B 细胞淋巴瘤。肿瘤细胞 CD20 阳性

13.1.22 颅咽管瘤

- 颅咽管瘤（craniopharyngioma）是发生于第三脑室底漏斗结节区域的囊实性良性上皮性肿瘤，分为造釉细胞型和乳头型两种类型。WHO 1 级。
- 大体特征：肿瘤边界清楚，呈囊实性。囊液黏稠，黄色或深绿褐色。常见纤维化、胶质增生、钙化和胆固醇沉积等继发性改变。
- 组织学特征
  - 造釉细胞瘤型颅咽管瘤（adamantinomatous craniopharyngioma）以 *CTNNB1* 突变为特征。
    - 分化良好的肿瘤性鳞状上皮呈条索状、不规则小梁状、小叶状、结节状排列，有栅栏状基底细胞样分化；下方及条索间为星芒状细胞构成疏松的星状网微囊区（图 13.1.22a）。
    - 可见纤维化、钙化和鳞状细胞退变为鬼影样无核残留的结节或旋涡等退行性改变。囊肿物质破裂后出现胆固醇裂隙、含铁血黄素沉积、黄色瘤细胞、多核巨细胞和淋巴浆细胞浸润黄色肉芽肿结构。
    - 周围脑组织可出现大量 Rosenthal 纤维。
    - 免疫组化：p63、34βE12、CK5/6、CK7，CK17 和 CK19 上皮层阳性，但 CK8、CK20 阴性（可与 Rathke 囊肿鉴别）。SOX9 广泛阳性，SOX2 少数阳性。β-catenin 核阳性。PDL1 表达于囊壁内衬上皮。Ki-67 增殖指数在不同病例间差异较大，不能提供预后信息。
  - 乳头状颅咽管瘤（papillary craniopharyngioma）：以 *BRAF* V600E 突变为特征。
    - 非角化的肿瘤性鳞状上皮覆盖纤维血管核心或囊壁（图 13.1.22b），星芒状网状结构很少，钙化罕见。部分病例鳞状上皮内存在单个或小群 PAS 阳性的杯状细胞，少数病例有单层或纤毛上皮分化。
    - 常见中性粒、T 细胞和巨噬细胞浸润，肿瘤 - 脑界面边界清楚。
    - 免疫组化：基本与造釉细胞型相同，但 β-catenin 局限于胞质/膜，BRAF V600E 突变型抗体阳性，Ki-67 阳性细胞一般局限于基底层。
- 颅咽管瘤的恶变非常罕见，通常发生于多次复发和接受放射治疗后。

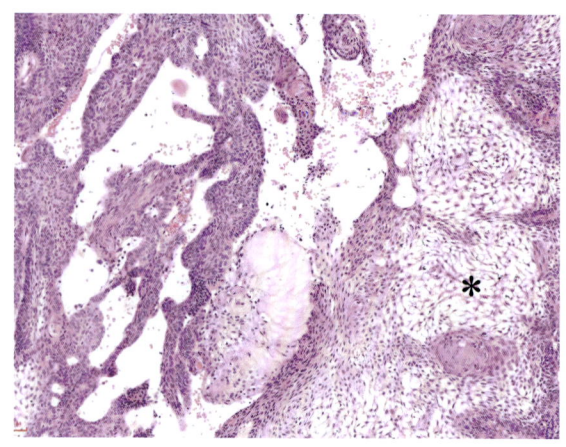

图 13.1.22a 造釉细胞瘤型颅咽管瘤。分化良好的肿瘤性鳞状上皮呈条索状、结节状排列,有栅栏状基底细胞样分化,可见疏松的星状网微囊区(星号)

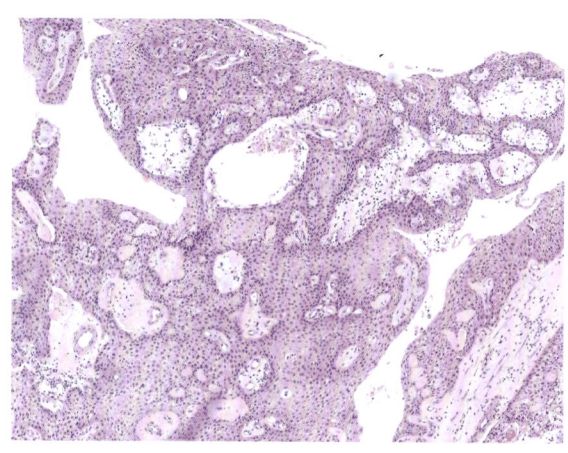

图 13.1.22b 乳头状颅咽管瘤。非角化的肿瘤性鳞状上皮覆盖纤维血管核心或囊壁

(郑丹枫 季慧慧 编写 钟延丰 审校)

第二节 周围神经系统肿瘤性病变

13.2.1 神经鞘瘤

- 神经鞘瘤(schwannoma)完全或几乎完全由分化的肿瘤性施万细胞组成的良性神经鞘膜肿瘤。可单发,多发性肿瘤多与2型神经纤维瘤病(NF2)相关。WHO 1级。
- 组织学特征
  - 肿瘤中 Antoni A 型区和 Antoni B 型区两种结构交替分布(图 13.2.1a、b)。
    - Antoni A 型区细胞密集,长梭形,呈短束状、旋涡状和(或)交叉束状排列,细胞核可栅栏状排列或形成不完全的漩涡状结构,称 Verocay 小体。
    - Antoni B 型区细胞稀疏,间质疏松黏液样,有微囊变,核可以有一定的多形性,但是核分裂象非常罕见。血管壁增厚并玻璃样变性。
  - 有些病例局灶细胞核出现较明显的多形性,伴有细胞核内假包涵体,甚至出现核分裂象,称为"陈旧(古老)性神经鞘瘤",不要误认为恶性。神经鞘瘤的恶性转化非常罕见。

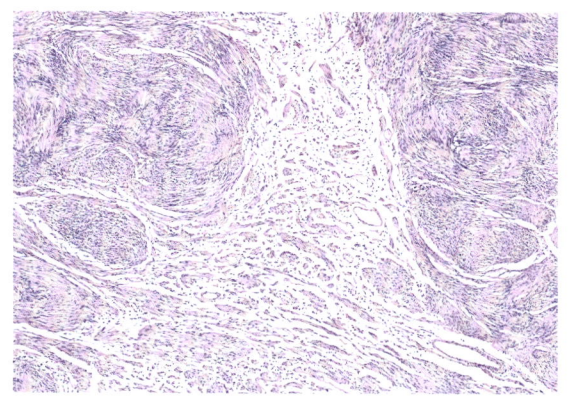

图 13.2.1a 神经鞘瘤。经典的神经鞘瘤可见肿瘤细胞形成 Antoni A 型及 Antoni B 型两种区域,可见 Verocay 小体

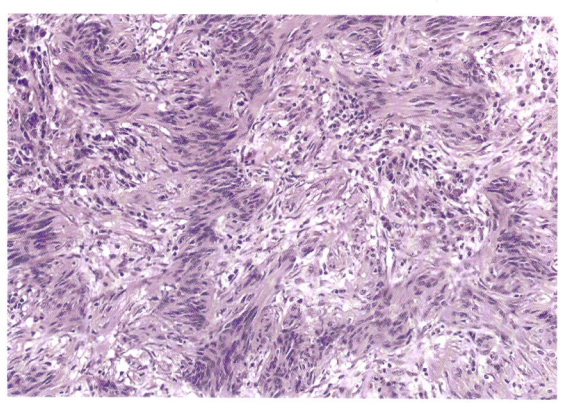

图 13.2.1b 神经鞘瘤。高倍镜下见肿瘤细胞核呈栅栏状排列,可有轻度多形性

- 免疫组化：S-100、SOX10 核广泛强阳性。Collagen Ⅳ 和 Laminin 细胞周围阳性。p16、INI1 阳性。
- INI1 免疫组化表达模式有助于孤立性神经鞘瘤与神经鞘瘤病的鉴别诊断：前者一般弥漫核阳性，而后者部分细胞阴性，呈阴阳镶嵌模式。

13.2.2 神经纤维瘤

- 神经纤维瘤（neurofibroma）是由分化好的肿瘤性施万细胞、神经束膜样分化的细胞、成纤维细胞、肥大细胞等构成的良性肿瘤。多发者常合并 1 型神经纤维瘤病（NF1）。WHO 1 级。
- 组织学特征（图 13.2.2a、b）
  - 肿瘤无明显包膜，与周围组织呈浸润性关系；细胞密度低或中等，大部分为细梭形的肿瘤性施万细胞，核纤细长杆状或曲折波浪状，有时可见触觉小体样结构。核分裂象罕见。
  - 间质不同程度的黏液变性，可富于粗大的胶原纤维，有时出现"胡萝卜样"的胶原碎片或局部的玻璃样变性。有散在的神经轴突残存。
  - 免疫组化：S-100、SOX10 均阳性，但阳性细胞比例低于神经鞘瘤；CD34 呈团状或广泛网格状阳性；PMP22、podoplanin 和 calretinin 阳性，对鉴别神经纤维瘤与神经鞘瘤有所帮助；p16 阳性；H3K27me3 在神经纤维瘤和非典型性神经纤维瘤中保留，但在 MPNST 中经常丢失，对肿瘤分级有帮助。

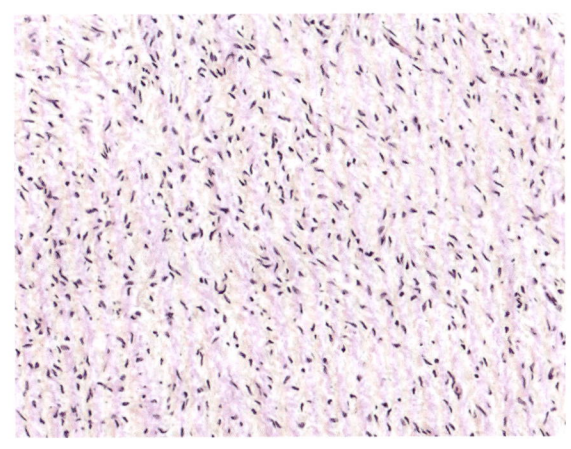

图 13.2.2a 神经纤维瘤。肿瘤细胞呈细长的梭形或短梭形，平行或成短束状排列，部分核呈波浪状或"逗点"，深染，间质疏松

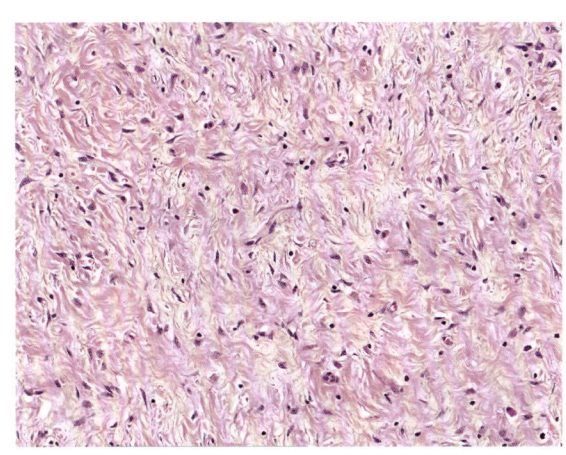

图 13.2.2b 神经纤维瘤。肿瘤细胞核纤细呈长杆状，间质细胞成分较复杂，可见纤维母细胞、单核细胞，局灶可见较粗大的胶原纤维

13.2.3 非典型性神经纤维瘤 / 生物学行为未确定的非典型性神经纤维瘤性肿瘤

- 非典型性神经纤维瘤 / 生物学行为未确定的非典型性神经纤维瘤性肿瘤 atypical neurofibroma/atypical neurofibromatous neoplasm of uncertain biological potential（AN/ANNUBP） 是 2016 年 10 月由美国国立卫生研究院的专家共识会提出的类型，认为是未达到 MPNST 诊断标准的前驱或早期恶性病变。多为 NF1 相关肿瘤。
- 大体特征：好发于躯体、腹盆腔和深部组织。一般体积较大，最大径 4.5～21.5 cm，中位数 11.0 cm。境界常不清楚。
- 组织学特征：呈现神经纤维瘤的基本结构，为其亚型之一（图 13.2.3a）。
  - 诊断标准：至少表现出以下 4 种特征中的 2 种。
    - 细胞丰富、密集。
    - 细胞特别是核具有异型性。

- 核分裂象增加：> 1/50 HPF 和 < 3/10HPF。
- 神经纤维瘤结构不同程度丢失［失去鱼骨样、束状、席纹状排列和（或）失去 CD34 阳性的网状结构］。
◇ 免疫组化：S-100、SOX10 均呈弥漫表达但表达均减弱，CD34 网状阳性局灶缺失，p16 表达缺失，p53 通常为野性型表达，H3K27me3 可少量表达丢失（图 13.2.3b）。
◇ 分子诊断：*CDKN2A* 基因（9p21.3）拷贝数的丢失。

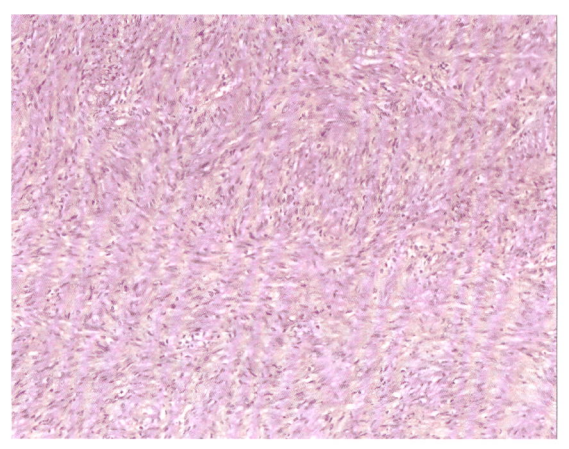

图 13.2.3a AN/ANNUBP。细胞数量增多，排列拥挤，失去正常结构排列，细胞异型性、特别是核的异型性明显。可见核分裂象

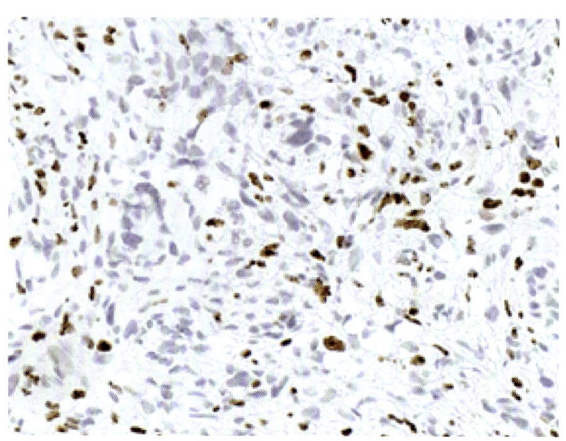

图 13.2.3b AN/ANNUBP。H3K27Me3 表达减弱，仅部分细胞阳性

13.2.4 恶性周围神经鞘膜瘤

- 恶性周围神经鞘膜瘤（malignant peripheral nerve sheath tumors，MPNST）是发生于周围神经或神经外软组织、具有神经鞘膜不同成分分化的恶性肿瘤。分为低级别（15%）和高级别（85%）两个级别。细胞密度、异形性明显程度、核分裂象、坏死范围、是否伴有其他间叶性肉瘤的分化均为评判指标。WHO 3 级。
- 组织学特征
  ◇ 低级别 MPNST：肿瘤中可见神经纤维瘤的成分，并有 ANNUBP 的结构，伴核分裂象 3～9/10HPF，但一般无肿瘤性坏死。
  ◇ 高级别 MPNST
  - 组织形态多样且复杂，有细胞密集区与疏松区交替分布（图 13.2.4a）。
  - 肿瘤细胞有施万细胞样特点，胞质嗜酸性，核深染，不规则、不对称。可见具有明显多形性的大细胞及多核巨细胞（图 13.2.4b），易与多形性低分化肉瘤相混淆。
  - 间质可见丰富的薄壁及厚壁血管，也可形成孤立性纤维性肿瘤样结构。
  - 部分病例内可见横纹肌母细胞、软骨、骨、腺样、鳞状细胞及神经内分泌等异源性成分。
  - 核分裂象 ≥ 10/10HPF，可见地图状坏死。
  ◇ 免疫组化：S-100、SOX10 和 H3K27me3 在低级别 MPNST 可有较弥漫的弱表达，但是在高级别 MPNST 仅有少数或散在 S-100、SOX10 阳性，H3K27me3 表达缺失。CD34 示网状阳性局灶缺失，p53 通常阳性。Ki-67 增殖指数 5%～80%。
  - 分子遗传学：*P53* 基因异常，50% 的 MPNST 有 *CDKN2A* 和（或）*CDKN2B* 的纯合性缺失。

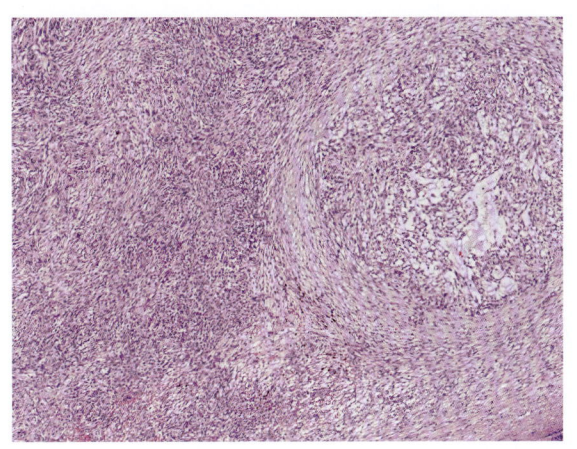

13.2.4a MPNST。肿瘤组织形态多样，细胞丰富，异型性明显，局灶间质可见黏液变性

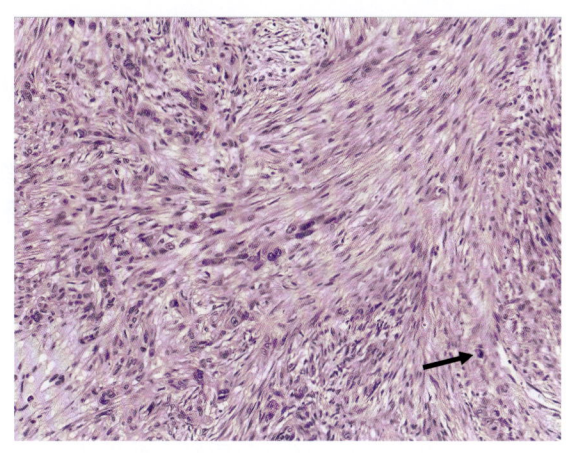

13.2.4b MPNST。高倍镜下见肿瘤细胞呈梭形、多边形，核大小不一、深染，可见多核细胞，核分裂象易见（箭头）

（郑丹枫　季慧慧　编写　钟延丰　审校）

第三节　神经系统非肿瘤疾病

构成中枢神经系统的主要细胞成分包括神经元、胶质细胞（包含星形胶质细胞、少突胶质细胞、室管膜细胞和小胶质细胞）、脉络丛细胞等。神经元由胞体和突起构成，形成的轴突进行着电化学信号的转换和沟通。在中枢神经系统，重要的髓鞘结构是由少突胶质细胞形成的，而在外周则由施万细胞形成。这些细胞在各种有害物质刺激或环境下会作出相应改变。

13.3.1　红色神经元

- 红色神经元（red neuron）又称神经元急性坏死，是神经元比较常见的急性改变，常见于急性缺氧缺血或急性中毒等。
- 组织学特征
  - 神经元体积皱缩，细胞核固缩、尼氏体消失，胞质有时出现空泡（图 13.3.1）。
  - 注意：胞质空泡化易被误诊为海绵状脑病（朊蛋白病）。

思考题 6： 在观察尸检病例脑组织切片的 HE 染色时，有时可见神经元体积缩小、核固缩但胞质无嗜酸性，这种形态是由什么引起的？

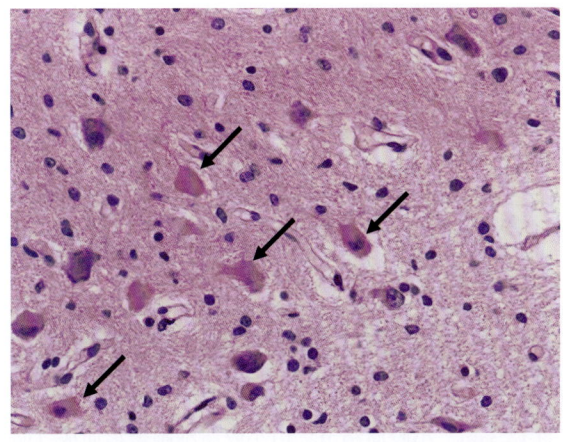

图 13.3.1　红色神经元。神经元体积皱缩、细胞核固缩、核仁消失，尼氏体消失，胞质嗜酸性红染（箭头），因此被称为红色神经元

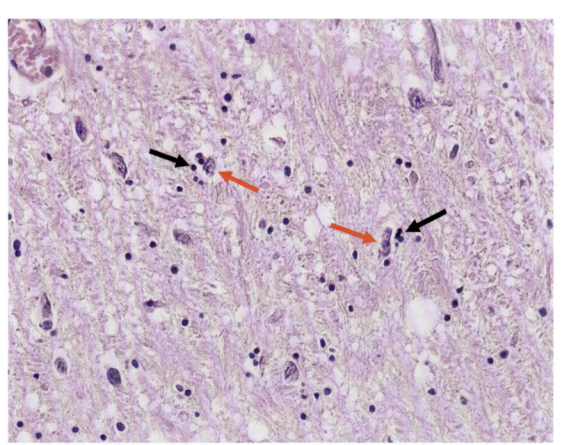

图 13.3.2　卫星现象。变性的神经元（红箭头）周围有 5 个或 5 个以上的少突胶质细胞（黑箭头）增生、围绕

13.3.2 卫星现象

- 卫星现象（satellitosis）是少突胶质细胞常见的病理性改变，指一个神经元周围有5个或5个以上的少突胶质细胞增生、围绕的现象（图 13.3.2）。
- 常见于神经元变性，多见于癫痫发作的脑组织。

思考题7：出现卫星现象，是否可以判断该处存在神经元变性？

13.3.3 反应性胶质化

- 反应性胶质化（reactive gliosis）是神经损伤时胶质细胞的修复性改变，最终可形成胶质瘢痕。
- 组织学特征
  ◇ 星形胶质细胞增生伴体积增大，胞体和突起形成大量胶质纤维（图 13.3.3a）。
  ◇ 免疫组化中GFAP（胶质纤维酸性蛋白）呈强阳性（图 13.3.3b）。

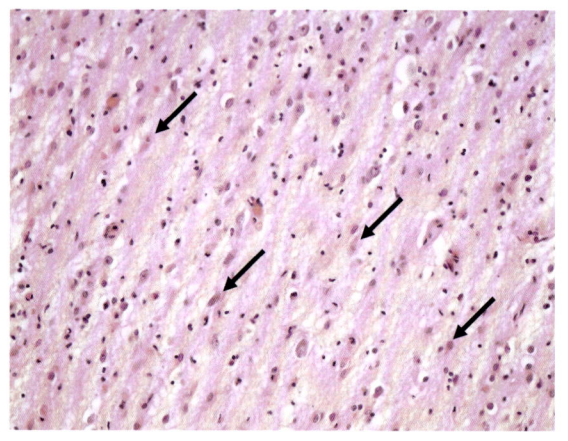 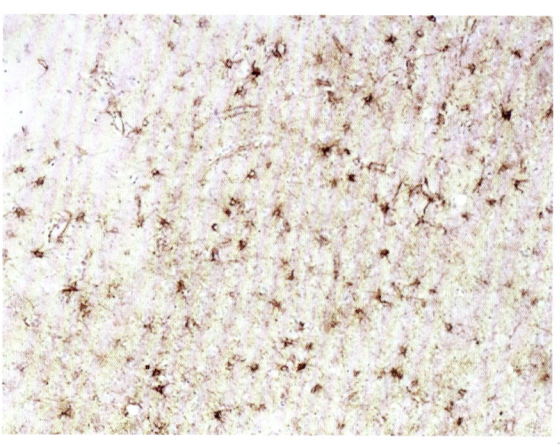

图 13.3.3a 反应性胶质化。星形胶质细胞（箭头）增生伴体积增大，胞体和突起形成大量胶质纤维

图 13.3.3b 反应性胶质化。免疫组化GFAP染色可以清晰地着染出增生的星形胶质细胞胞质

13.3.4 小胶质结节

- 小胶质结节（microglial nodule）是小胶质细胞局灶增生形成结节的病理改变（图 13.3.4a），常与血管周围淋巴袖套同时存在（图 13.3.4b）。
- 常见于中神经系统感染性疾病，特别是病毒感染。

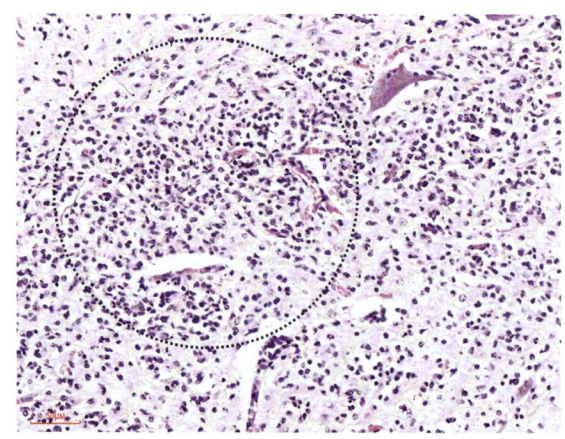 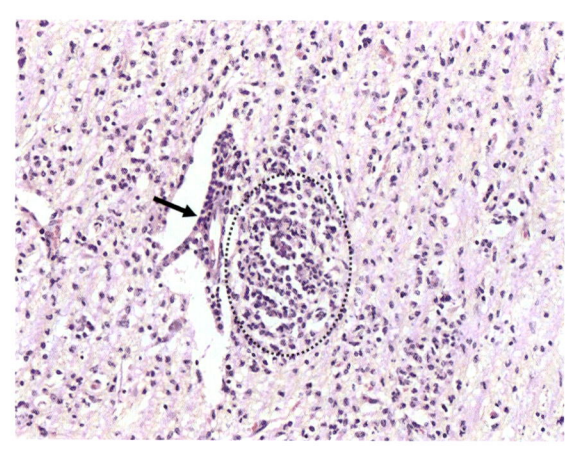

图 13.3.4a 小胶质结节。中枢神经系统感染，脑内小胶质细胞局灶增生，形成结节（圈内）

图 13.3.4b 小胶质结节。由小胶质细胞聚集而成（圈内），常与血管周围淋巴袖套（箭头）同时存在，多见于病毒感染性疾病中

13.3.5 缺血性脑病

- 缺血性脑病（ischemic encephalopathy）是指由于低血压、心搏骤停、失血或窒息等导致的全脑损伤。
- 脑组织不同部位、不同细胞对缺血、缺氧的敏感性不尽相同，其中神经元最为敏感，其次为星形细胞、少突胶质细胞。
- 神经元中又以皮层的第3、5和6层细胞、海马的锥体细胞以及小脑浦肯野细胞（图13.3.5a）最为敏感。
- 组织学特征
    - 轻度缺血时组织形态无明显变化；重度缺血缺氧者，仅存活数小时，组织学病变不易查见。中度缺氧情况下，存活12小时以上者才可见典型形态改变。
    - 最早表现为脑水肿、神经元尼氏体溶解和出现红色神经元，而后星形胶质细胞肿胀变性，并有血管周脱髓鞘表现（图13.3.5b）。
    - 病变可发展为缺血性坏死，继发中性粒细胞和巨噬细胞浸润，泡沫细胞吞噬，继而引起脑软化。
    - 后期为修复反应，表现为反应性胶质化（e图13.3.5c），1个月左右形成胶质瘢痕。

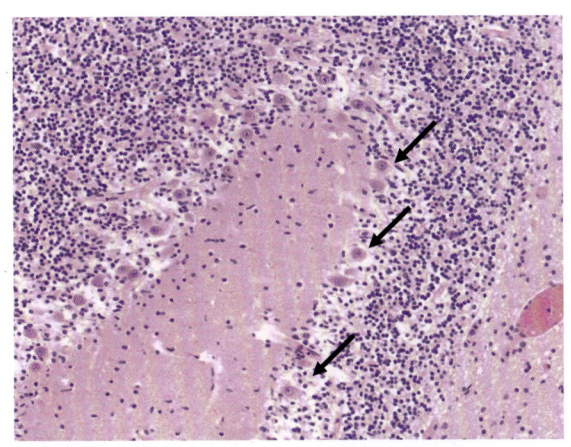

图 13.3.5a 缺血性脑病。小脑浦肯野细胞是对缺血缺氧最敏感的神经元之一，图示为缺血缺氧的小脑，图片右侧浦肯野细胞（箭头）数目较左侧明显减少

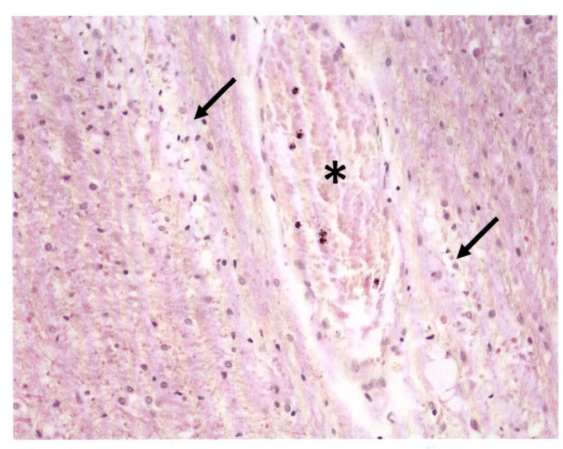

图 13.3.5b 缺血性脑病。脑水肿，血管（星号）周隙增宽，可见星形胶质细胞肿胀变性及血管周围脱髓鞘表现（箭头）

思考题8：脑组织出现小脓肿时，是否提示细菌感染？

13.3.6 脑梗死

- 脑梗死（cerebral infarction）是由于血管阻塞引起局部血供中断所致的脑组织坏死。一般为贫血性梗死，若梗死灶出现再灌注，可表现为出血性梗死。
- 大体特性
    - 缺血数小时后，肉眼观梗死区灰质暗淡、灰白质界限不清。
    - 2~3天后可局灶水肿伴出血点。
    - 1周后可形成液化性坏死灶。病灶大者呈囊状，囊内壁可光滑或似有纤维束状分隔，小者呈腔隙样。其内有清亮或混浊的液体。
- 组织学特性
    - 梗死早期可见神经元水肿、红色神经元、鬼影细胞。
    - 梗死约1周后，出现格子细胞；梗死一周后可见含铁血黄素沉积/反应性胶质化（图13.3.6a、b）。

若病变累及白质，早期则可见轴索肿胀及脱髓鞘改变，在坚牢蓝特殊染色中，病变处不着染，晚期组织坏变、消失。

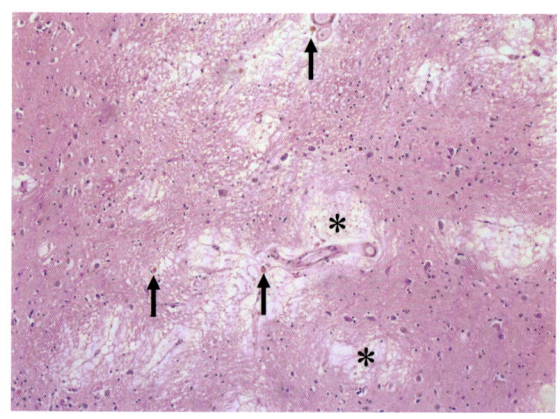

图 13.3.6a 脑梗死。梗死灶内可见多个脑软化病灶（星号），其内可见含铁血黄素沉积（箭头），周围残存神经元变性

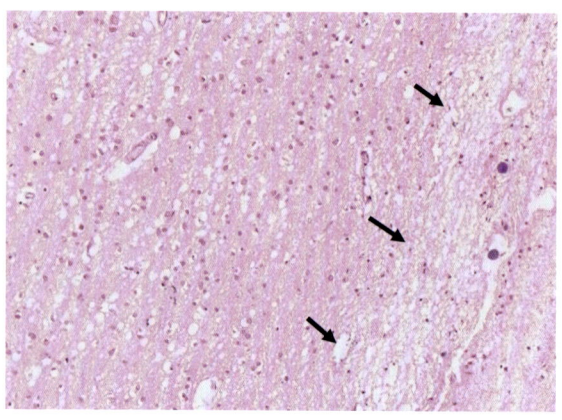

图 13.3.6b 脑梗死。梗死灶内可见脑软化病灶（箭头），左侧可见星形细胞反应性增生

13.3.7　脑动静脉畸形

- 脑动静脉畸形（arteriovenous malformation）是颅内血管畸形的一种，属于错构性病变，是临床中最重要的一型。多发生于大脑半球表层。破裂后易造成脑内和蛛网膜下隙的混合性出血。
- 组织学特征
    - 异常的动脉、静脉相互融合，缺乏毛细血管，血管直径不等、管壁薄厚不一，走形扭曲、成簇出现，可伴新鲜或陈旧性出血（图 13.3.7a）。
    - 可见动脉化的静脉（图 13.3.7b）。弹力纤维染色可显示异常血管壁内弹力板分层伴胶原沉积。
    - 病变内异常血管之间有脑组织介入，是动静脉畸形的特征性表现。

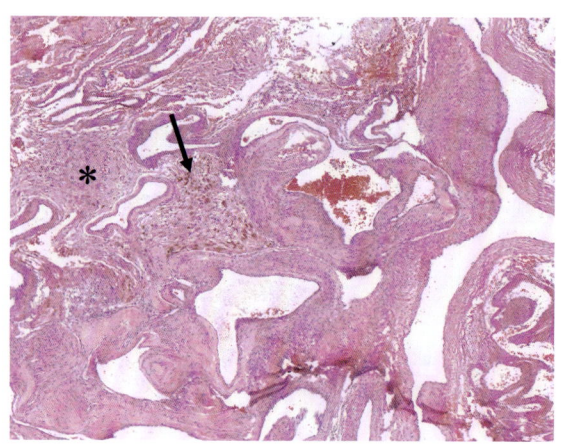

图 13.3.7a 脑动静脉畸形。可见异常的动脉、静脉相互融合，缺乏毛细血管，血管直径不等、管壁薄厚不一，走形扭曲、成簇出现，伴有新鲜和陈旧性出血（箭头）。异常血管之间可见脑组织（星号）

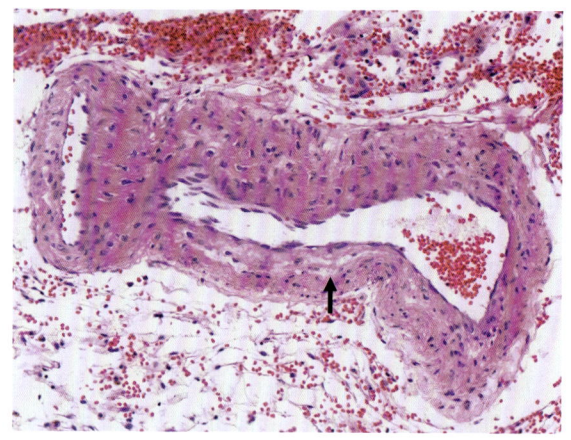

13.3.7b 脑动静脉畸形。图示动脉化的静脉，管壁增厚，可见异常血管壁内弹力板分层（箭头）伴胶原沉积

13.3.8　病毒性脑炎

- 病毒性脑炎（viral encephalitis）是病毒感染导致的脑组织炎症，感染病毒的种类多样，引起的病理改变有一定共性，准确的诊断需要结合临床症状、血清学、脑脊液检查，以及病毒的基因检测。

- 组织学特征（图 13.3.8）
  - 脑组织水肿，可见血管周围间隙扩大、神经元或胶质细胞周围有透明空晕形成。
  - 小血管周可见袖套状淋巴细胞及小胶质细胞为主的炎症细胞浸润。
  - 神经元肿胀变性甚至坏死，可见噬神经现象（变性坏死的神经元被小胶质细胞包绕、浸润）。
  - 部分区域散在、大小不等软化灶形成，部分区域可见反应性胶质化。

思考题 9：多种类型的病毒性脑炎可否从组织学进行鉴别？

13.3.9 脊髓灰质炎

- 脊髓灰质炎（poliomyelitis）是由脊髓灰质炎病毒引起的急性传染病，病毒主要侵犯中枢神经系统的运动神经细胞，以脊髓前角运动神经元损害为主。主要累及儿童，引起运动功能障碍，俗称小儿麻痹症。
- 组织学特征
  - 可见病毒性脑炎的基本病理改变，但本病特殊之处在于病变主要累及脊髓前角、脑干运动神经核团和大脑灰质。
  - 急性期炎症较重，炎症细胞浸润明显、血管内皮增生；神经元变性坏死及噬神经现象显著（图 13.3.9）。
  - 慢性期表现为神经元丢失，罕见血管周淋巴袖套现象和胶质增生现象。病变处神经元所支配的肌纤维呈神经源性萎缩伴纤维化。

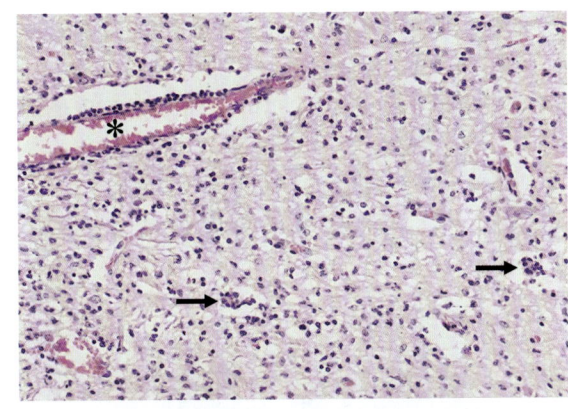

图 13.3.8 病毒性脑炎。小血管（星号）周围可见袖套状淋巴细胞及小胶质细胞为主的炎症细胞浸润。可见变性坏死的神经元被小胶质细胞包绕、浸润形成的噬神经现象（箭头）

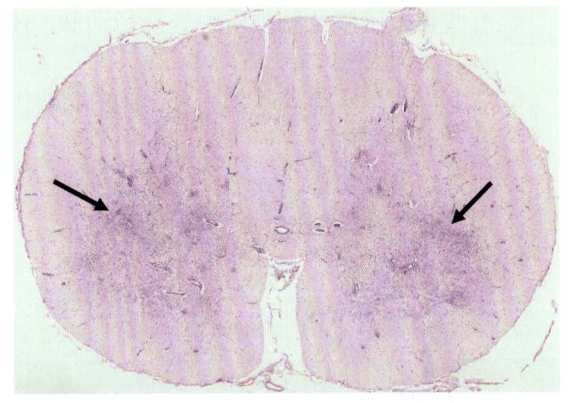

图 13.3.9 髓灰质炎。病变集中于脊髓前角细胞（箭头），急性期炎细胞浸润明显

13.3.10 化脓性脑膜炎

- 化脓性脑膜炎（purulent meningitis）是化脓性致病菌侵入颅内引起的脑膜炎症性病变，好发于婴幼儿和老人。
- 组织学特征
  - 蛛网膜下腔有大量以中性粒细胞为主的化脓性渗出（图 13.3.10a）。
  - 大脑皮层散在反应性胶质化。
  - 脑组织血管扩张充盈，血管周隙及细胞间隙增大，提示脑水肿（图 13.3.10b）。

思考题 10：化脓性脑膜炎患者的脑脊液会有什么样的改变？

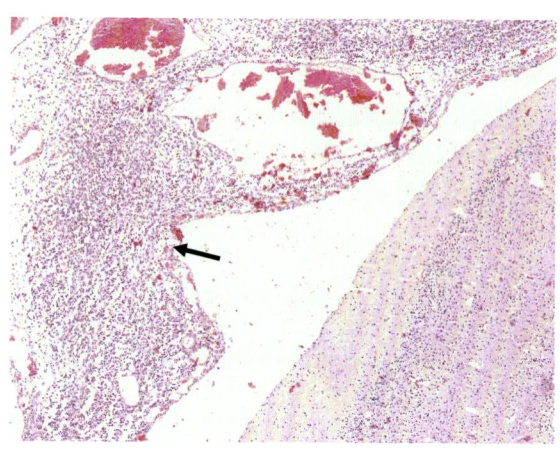

图 13.3.10a 化脓性脑膜炎。蛛网膜下隙有大量以中性粒细胞为主的化脓性渗出（箭头）

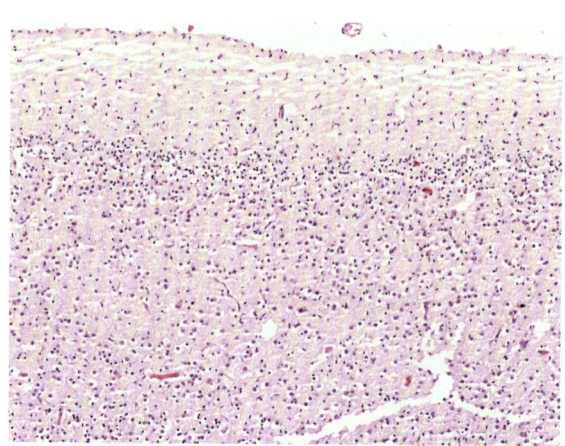

图 13.3.10b 化脓性脑膜炎。大脑皮质散在反应性胶质化。脑组织血管扩张充盈，血管周隙及细胞间隙增大

13.3.11 脑淀粉样血管病

- 脑淀粉样血管病（cerebral amyloid angiopathy）是指淀粉样物质沉积于脑膜及脑实质中小血管的一组脑血管病变。部分散发、部分有遗传性，常见于老年人，也可伴随阿尔茨海默病同时出现。
- 组织学特征
  - 有些累及脑膜及脑皮质中等直径动脉，HE 染色可见不定型粉染物质沉积于动脉中膜及外膜（图 13.3.11a）。
  - 有些以皮质小血管受累为主，HE 可见淀粉样物质沉积于小血管壁，亦可在周围脑实质形成斑块（老年斑）。
  - 刚果红染色切片（图 13.3.11b）在偏振光显微镜下观察，淀粉样物质呈苹果绿双折光性。
  - 脑内常见的淀粉样物质为淀粉样蛋白 β（Amyloid β），比较罕见的有转甲状腺素蛋白（transthyretin），多为遗传性 *TTR* 基因异常引起。
  - 免疫组化 Aβ（e 图 13.3.11c）、TTR 等抗体染色有助于诊断。

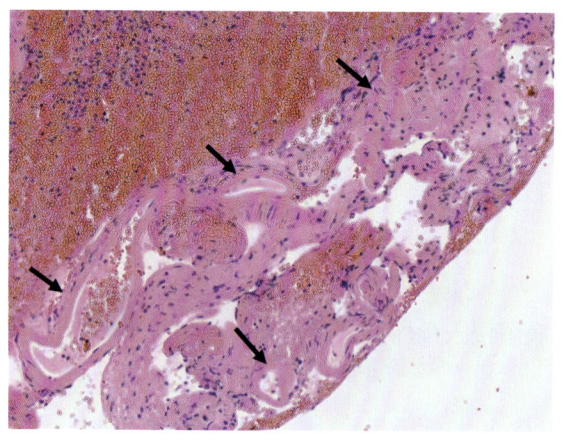

图 13.3.11a 脑淀粉样血管病。病变多累及脑膜及脑皮质中等直径动脉，HE 染色可见不定型粉染物质沉积于动脉中膜及外膜（箭头）

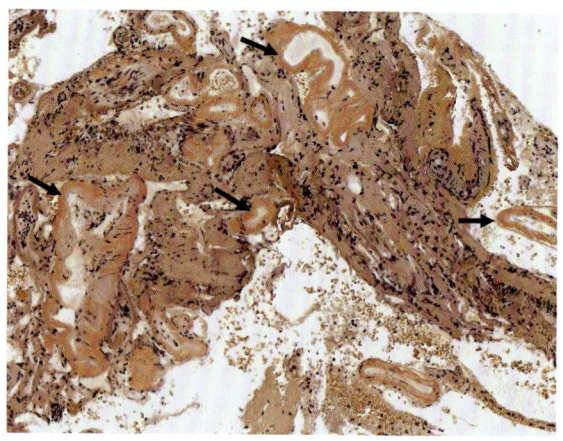

图 13.3.11b 脑淀粉样血管病。刚果红染色，血管壁上可见橘红色无定型物质沉积（箭头）

思考题 11：淀粉样蛋白 β（amyloid β）和转甲状腺素蛋白（transthyretin）均为正常人体内就有的蛋白质，为何会出现淀粉样沉积？

13.3.12 中枢神经系统血管炎

- 中枢神经系统血管炎（central nervous system vasculitis）是指一类累及中枢神经系统的免疫炎性血管病，种类繁多，大致可分为原发性和继发性。
- 组织学特征
  - 累及脑实质小血管时，比较常见的病理特点是中、小血管的透壁性损害和炎症细胞的浸润、破坏。
  - 血管壁纤维素样坏死，弹力纤维染色显示血管壁弹力纤维断裂、血管壁破坏。
  - 有时可见小血管壁内及血管周淋巴细胞、巨噬细胞浸润，有时可见肉芽肿结构形成（图13.3.12a）。
  - 个别血管腔内可见血栓形成及出血（图13.3.12b）。
  - 相应脑实质可出现因慢性缺血、缺氧导致的弥漫性脱髓鞘改变。

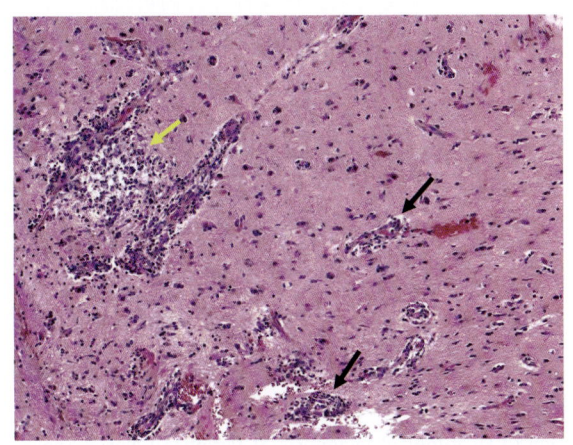

图 13.3.12a 中枢神经系统血管炎。可见小血管壁内及血管周淋巴细胞（黑箭头）、巨噬细胞浸润，本例可见肉芽肿结构形成（黄箭头）

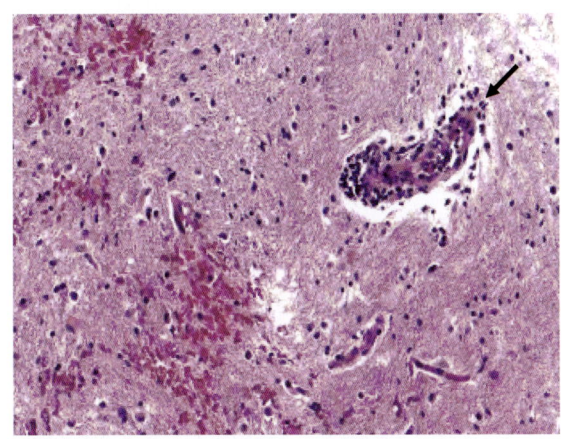

图 13.3.12b 中枢神经系统血管炎。高倍镜下见小血管壁内及血管周淋巴细胞、巨噬细胞浸润（箭头）。可见出血

13.3.13 帕金森病

- 帕金森病（Parkinson's disease）是神经系统退行性疾病的一种，后者包括一大类神经组织特别是神经元变性的疾病，病因不甚明确，常见的有阿尔茨海默病、帕金森病、多发性硬化、肌萎缩侧索硬化等。共同病理特点是选择性的累及某个或某几个系统的功能神经元，出现异常蛋白质沉积，神经细胞变性或死亡，病变常对称出现。
- 组织学特征
  - 中脑黑质特别是背侧致密带处，色素神经元数量减少。
  - 中脑黑质的残存神经元变性、色素减少（图13.3.13a），其内可见路易小体（Lewy body）形成，病变晚期甚至可于皮质见到路易小体（图13.3.13b）。
  - α-突触核蛋白（α-synuclein）免疫组化染色切片中可见路易小体及变性的神经元突起内可见阳性物质沉积。

思考题12：神经组织病变中常见一些包涵体结构，是否出现包涵体就提示是神经系统变性病？

13.3.14 炎症性肌肉病

- 炎症性肌肉病患者的病变部位虽多在骨骼肌，但经常与其他神经肌肉病患者一起，就诊于神经科，肌肉活检是重要的检查手段，在标本处理和诊断流程方面均有其独特性（参见本章补充学习资料3，e图13.3.14）。

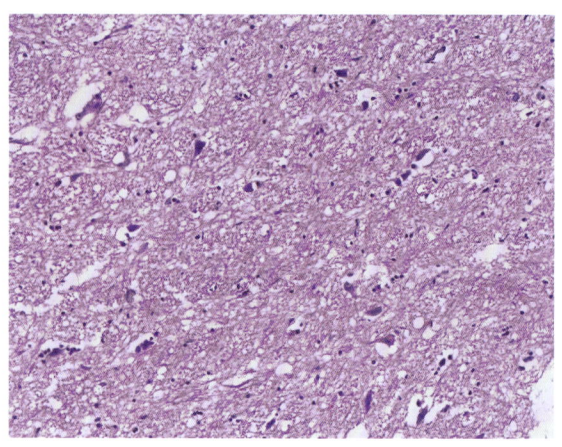

图 13.3.13a 帕金森病。中脑黑质内色素神经元数量减少，残存神经元变性、色素减少

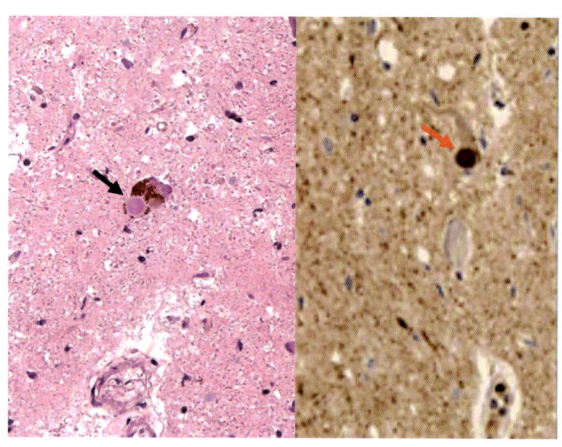

图 13.3.13b 帕金森病。病变神经元内可见路易小体（左，黑箭头，HE 染色），α-突触核蛋白阳性（右，红箭头，免疫组化染色）

（郑丹枫 编写　钟延丰 审校）

主要参考文献

[1] The WHO Classification of Tumours Editorial Board. Central nervous system tumours. 5th ed. Lyon，France：International Agency for Research on Cancer，2021：15-168.

[2] Magro G，Broggi G，Angelico G，et al. Practical Approach to Histological Diagnosis of Peripheral Nerve Sheath Tumors：An Update. Diagnostics（Basel），2022，12（6）：1463.

[3] Mills SE. 病理医师实用组织学：第 5 版. 薛德斌，陈健，王炜，译. 北京：北京科学技术出版社，2021：215-261.

[4] 孙保存. 病理学. 3 版. 北京：北京大学医学出版社，2019：321-339.

[5] Hilton DA，Shivane AG. Neuropathology Simplified A Guide for Clinicians and Neuroscientist，2nd ed. Cham，Switzerland：Springer；2022：15-24.

[6] Goldblum JR，Lamps LW，McKenney JK，et al. 罗塞和阿克曼外科病理学：第 11 版. 回允中，译. 北京：北京大学医学出版社，2021：1948-2085.

[7] Louis DN，Aldape K，Brat DJ，et al. Announcing cIMPACT-NOW：The consortium to inform molecular and practical approaches to CNS tumor taxonomy. Acta Neuropathol，2017（133）：1-3.

第十四章

口腔唾液腺肿瘤和瘤样病变

◎ 学习目标

1. 掌握唾液腺常见良恶性肿瘤的基本概念、类型及主要病理形态学和分子特征。
2. 了解牙源性肿瘤和囊肿的基本概念、类型及主要病理形态特征。

数字资源图片

思考题答案

第一节 唾液腺肿瘤

14.1.1 多形性腺瘤

- 多形性腺瘤（pleomorphic adenoma）是最常见的唾液腺良性肿瘤，以腮腺、口腔和颌下腺多见。
- 大体特征：肿瘤常呈多结节状生长，界限清楚，大多数包膜完整，可局灶无包膜。
- 组织学特征
  ◇ 肿瘤具有结构和细胞学上的多样性，导管和肌上皮细胞混合增生，常分布于软骨黏液样或纤维性间质中，上皮和间质成分比例各异（图 14.1.1a）。
  ◇ 上皮成分由腺上皮和肌上皮细胞构成，通常无异型性，可发生鳞化（图 14.1.1b）。
  ◇ 肌上皮细胞可以有多种形态，如梭形、透明、上皮样、嗜酸型、浆细胞样等。
  ◇ 可伴有钙化、骨化、脂肪化生和玻璃样变（e 图 14.1.1c）。

思考题 1：多形性腺瘤发生明显鳞状化生时如何与鳞状细胞癌鉴别？

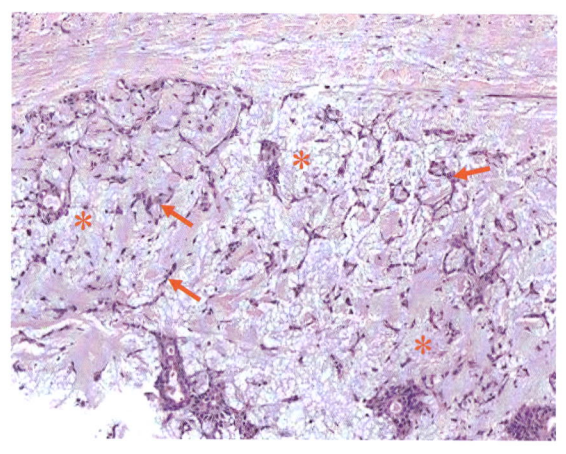

图 14.1.1a　多形性腺瘤。肿瘤包膜完整，由上皮和黏液样基质构成，基质丰富

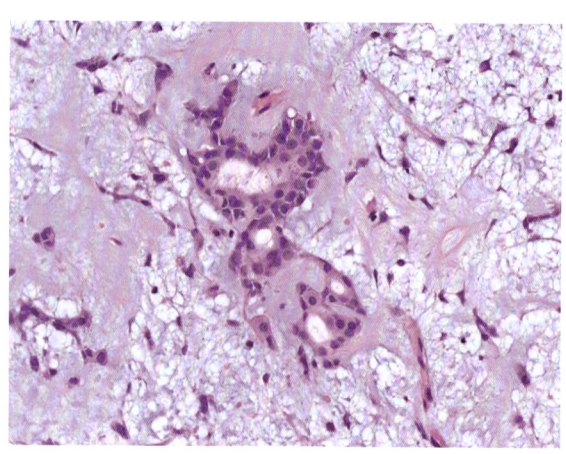

图 14.1.1b　多形性腺瘤。上皮成分由腺上皮和肌上皮细胞构成，无异型性

14.1.2　肌上皮瘤

- 肌上皮瘤（myoepithelioma）是几乎完全由肌上皮和其产生的基质构成的唾液腺良性肿瘤。最常发生在腮腺和腭。
- 大体特征：肿瘤界限清楚，有包膜，切面灰褐色，实性，有光泽。
- 组织学特征
  - 肿瘤细胞呈片状、巢状、梁索状结构（图 14.1.2a），缺乏导管分化或软骨/黏液软骨样间质。
  - 肌上皮可呈梭形（图 14.1.2b）、浆细胞样（e 图 14.1.2c）、透明细胞、上皮样等形态，往往以某种肌上皮形态为主，也可多种形态共存。
  - 免疫组化肿瘤细胞 角蛋白、S-100、SOX10 阳性，至少表达一种肌上皮的标记物如 p63、calponin 和 SMA。

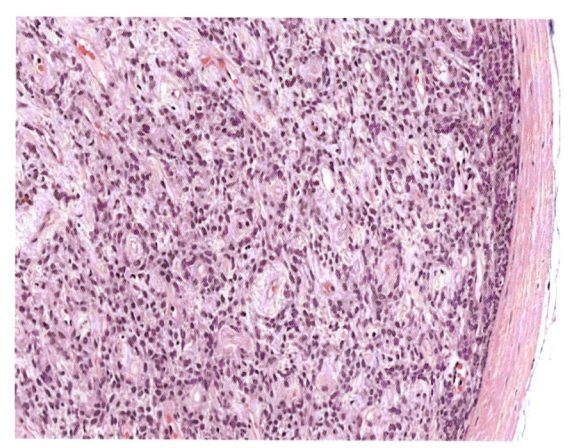

图 14.1.2a　肌上皮瘤。肿瘤界限清楚，由短梭形肌上皮细胞构成小片状、索状和梁状结构

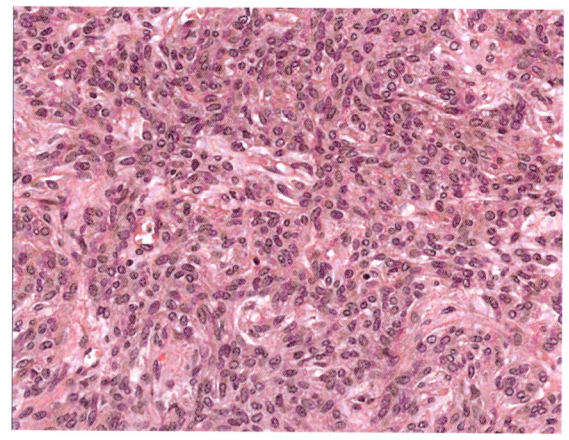

图 14.1.2b　肌上皮瘤。高倍镜下见肿瘤细胞呈一致短梭形，核椭圆形，可见小核仁

思考题 2：唾液腺肌上皮瘤如何与肌上皮癌鉴别？

14.1.3　Warthin 瘤

- Warthin 瘤（Warthin tumor）是嗜酸性上皮衬覆导管、乳头和囊性结构，富含淋巴组织间质的一种良性唾液腺肿瘤，又称腺淋巴瘤。几乎都发生在腮腺或其旁的淋巴结，少部分病例可多发、双侧。

- 组织学特征
  - 肿瘤由不同比例的乳头、囊性结构构成（图 14.1.3a）。
  - 上皮近腔面内层为柱状细胞，基底面外层为较小的立方细胞，两者均胞质嗜酸性，可见小颗粒（图 14.1.3b）。
  - 上皮细胞可见鳞状细胞、黏液细胞及皮脂腺细胞化生。
  - 间质为丰富的淋巴组织，常见淋巴滤泡形成。

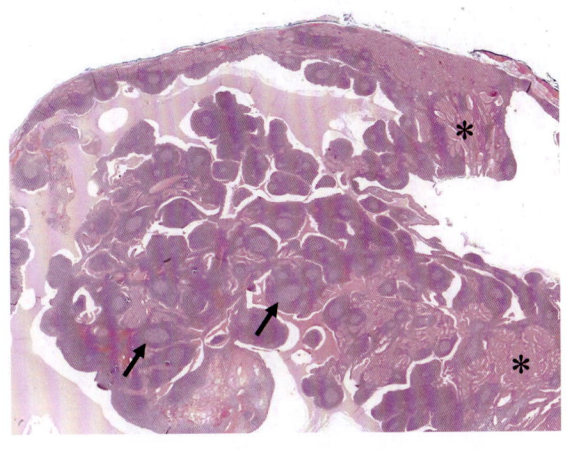

图 14.1.3a　Warthin 瘤。由嗜酸性上皮（星号）和淋巴组织形成多个囊腔结构。淋巴组织可见明显的淋巴滤泡形成（箭头）

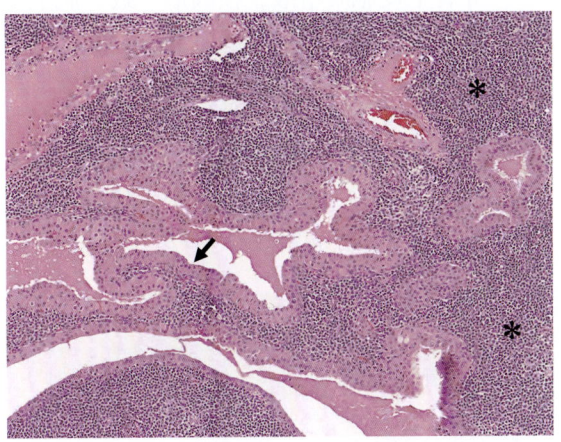

图 14.1.3b　Warthin 瘤。放大倍数示肿瘤由嗜酸性双层上皮（箭头）和淋巴组织（星号）形成囊腔结构

14.1.4　黏液表皮样癌

- 黏液表皮样癌（mucoepidermoid carcinoma）由不同比例的黏液细胞、表皮样细胞（鳞状细胞）和中间细胞构成囊性和实性结构，常伴有 *MAML2* 基因的重排，是常见的唾液腺恶性肿瘤，一半以上发生在大唾液腺，特别是腮腺最常见。
- 组织学特征
  - 黏液细胞呈高柱状，细胞透明；表皮样细胞成团分布；中间型细胞最多，体积小，胞质少（图 14.1.4a、b）。
  - 有嗜酸细胞型、梭形细胞型、透明细胞型、囊内型（e 图 14.1.4c）、硬化型、Warthin 样型等。
  - 免疫组化染色 P63 和 P40 阳性，而 S100、SOX10 阴性通常有助于将其与其他唾液腺肿瘤区分开。

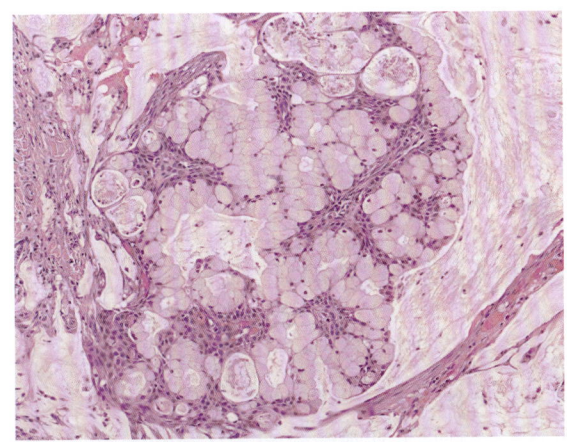

图 14.1.4a　黏液表皮样癌，高分化。肿瘤由明显的黏液细胞、表皮样细胞和中间细胞组成

思考题 3：黏液表皮样癌如何分级？

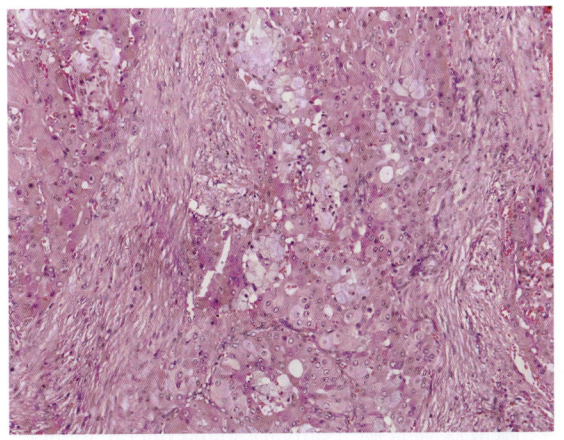

图 14.1.4b　黏液表皮样癌，中分化。肿瘤细胞胞质嗜酸丰富，散在分布的黏液细胞

14.1.5 腺样囊性癌

- 腺样囊性癌（adenoid cystic carcinoma）是一种由肿瘤性导管上皮和肌上皮细胞构成管状、筛状和实性结构的唾液腺侵袭性恶性肿瘤。腮腺、颌下腺、腭多见。
- 组织学特征（图 14.1.5a、b）
  ◇ 肿瘤呈浸润性生长，边界不清，常见侵犯神经。
  ◇ 导管上皮胞质嗜酸，核圆形一致，肌上皮胞质透明，核深染成角，核分裂象少见。
  ◇ 筛状结构最常见，形成微囊样腔隙，内含玻璃样或嗜碱性黏液样物质。
  ◇ 肿瘤可以出现高级别转化，可出现多形性高级别癌，伴有坏死和增多的核分裂象。
  ◇ 常见嗜碱性的基质或基底膜样物质包绕管状或筛状结构。
  ◇ 免疫组化上导管上皮表达广谱 CK，而肌上皮弱阳性；导管上皮 CK7 和 CD117 阳性；肌上皮 p63/p40、calponin、SMA 阳性。
- 分子遗传学：肿瘤常伴有 *MYB*、*MYBL1* 或 *NFIB* 的重排。

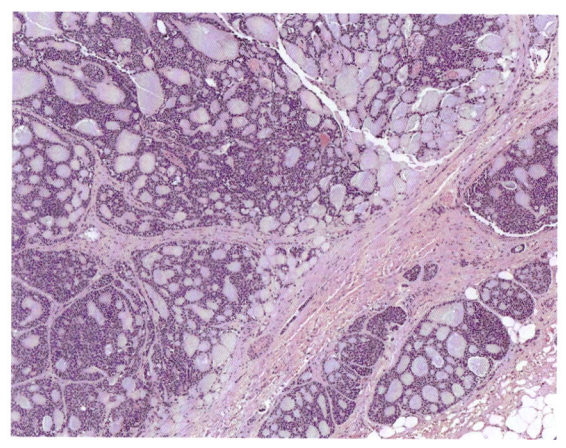

图 14.1.5a 腺样囊性癌。肿瘤呈明显的筛状结构，侵及周围组织（右下角）

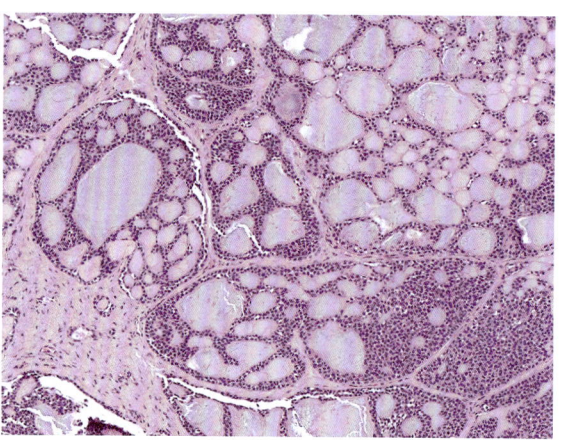

图 14.1.5b 腺样囊性癌。放大倍数后可见细胞体积较小，胞质少，核深染，异型性小

思考题 4：腺样囊性癌的结构方式是否需要报告，有何意义？

14.1.6 上皮肌上皮癌

- 上皮肌上皮癌（epithelial-myoepithelial carcinoma）是一种少见的具有特征性双相性管状结构的低级别唾液腺癌。
- 组织学特征
  ◇ 肿瘤多呈多结节状浸润性生长（图 14.1.6a，e 图 14.1.6c）。
  ◇ 典型者形成管状结构，内层为导管上皮细胞，呈立方形，胞质嗜酸；外层为肌上皮细胞，胞质透明。
  ◇ 肿瘤细胞异型性小，核分裂象少见，肌上皮从单层到多层，甚至实性排列（图 14.1.6b）。
  ◇ 免疫组化示导管上皮表达 CK7，肌上皮表达 SMA（e 图 14.1.6d）、calponin、p63/p40。

14.1.7 唾液腺导管癌

- 唾液腺导管癌（salivary gland ductal adenocarcinoma）是类似于乳腺高级别导管癌的唾液腺少见的高度恶性肿瘤。

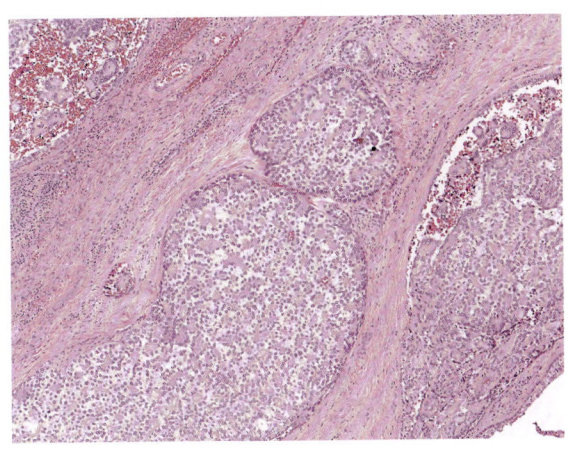

图 14.1.6a 上皮肌上皮癌。肿瘤无包膜，呈结节状浸润性生长，主要由管状结构构成

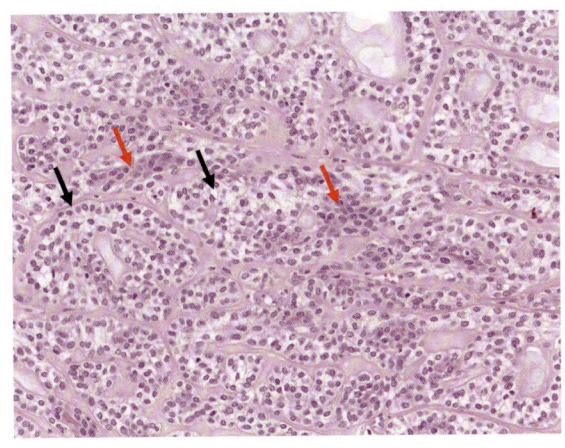

图 14.1.6b 上皮肌上皮癌。由少量胞质嗜酸的导管上皮细胞（红箭头）和明显透明的肌上皮细胞（黑箭头）组成，细胞异型性小

- 组织学特征
  - 肿瘤呈复杂的乳头状、筛状和实性结构，浸润性生长。
  - 肿瘤细胞体积大，呈多边形，胞质丰富嗜酸性，可呈大汗腺样；核异型性明显，核分裂象易见（图 14.1.7a），可见粉刺样坏死。
  - 常见脉管内癌栓和神经侵犯。
  - 免疫组化：绝大多数肿瘤细胞表达 AR（图 14.1.7b），1/3 病例表达 HER2；CK7 阳性，S100 和 SOX10 阴性。

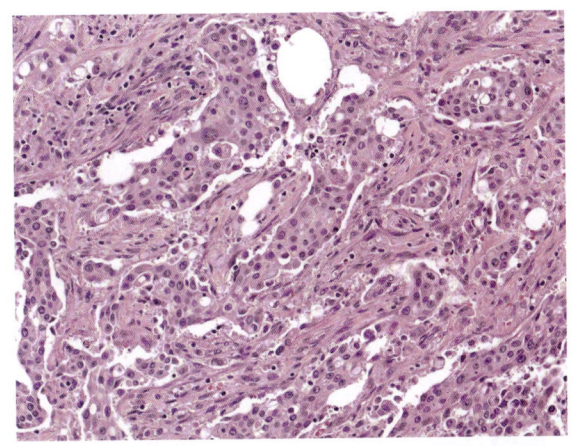

图 14.1.7a 涎腺导管癌。肿瘤细胞呈不规则实性巢团结构，细胞胞质丰富嗜酸，核异型性明显，核分裂象易见

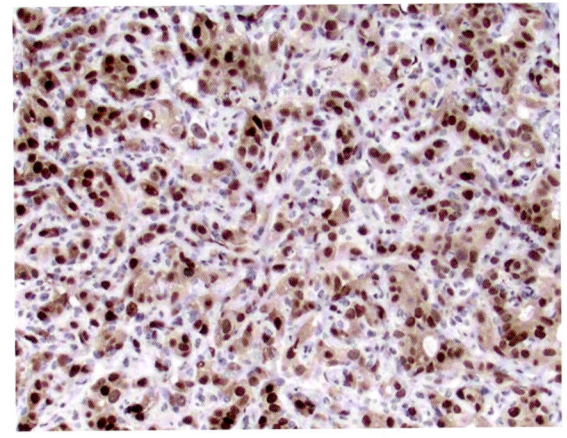

图 14.1.7b 涎腺导管癌。免疫组化显示肿瘤细胞 AR 弥漫核阳性

14.1.8 癌在多形性腺瘤中

- 癌在多形性腺瘤中（carcinoma ex pleomorphic adenoma）是指在原发或复发的多形性腺瘤中出现的上皮和（或）肌上皮的恶性肿瘤。腮腺最多见。
- 组织学特征
  - 多形性腺瘤中出现恶性肿瘤：癌多见，癌肉瘤罕见（图 14.1.8a）。
  - 根据侵犯的情况可分为三类
    - 包膜内：癌局限于多形性腺瘤包膜内。
    - 微浸润：癌超出多形性腺瘤包膜 < 4～6 mm。

- 浸润性：癌浸润超出多形性腺瘤轮廓 ≥ 6 mm。
◇ 需报告恶性成分的组织学类型，癌可以是任何类型，最常见的是唾液腺导管癌、其次是肌上皮癌（图 14.1.8b）和腺癌，非特指型。

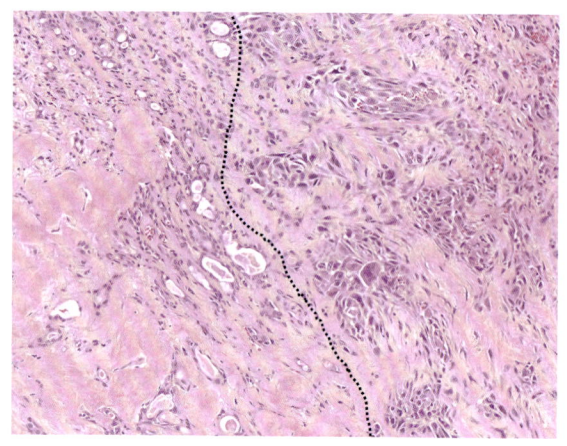

图 14.1.8a 癌在多形性腺瘤中。可见多形性腺瘤成分（虚线左侧），间质玻璃样变；伴有恶变的成分：明显异型性的梭形细胞和多核细胞（虚线右侧）

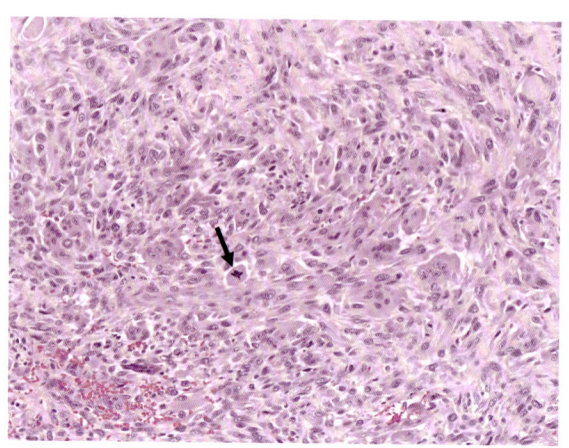

图 14.1.8b 癌在多形性腺瘤中。明显异型性的嗜酸性胖梭形和上皮样细胞，核分裂象可见（箭头），免疫组化证实癌成分为肌上皮癌

（贺慧颖 编写   贺慧颖 审校）

第二节 牙源性疾病

14.2.1 含牙囊肿

- 含牙囊肿（dentigerous cyst）是颌骨常见的一种囊肿性病变，为充满液体的囊腔围绕未萌出的牙冠。
- 多位于下颌骨第三磨牙和上颌骨尖牙。多为影像学检查偶尔发现。
- 组织学特征
  ◇ 囊肿内衬双层或三层立方上皮，围绕未萌出的牙冠（图 14.2.1a），有时可见黏液细胞和纤毛柱状细胞。
  ◇ 炎症时立方上皮演变成复层鳞状上皮，伴棘细胞层水肿（图 14.2.1b）。

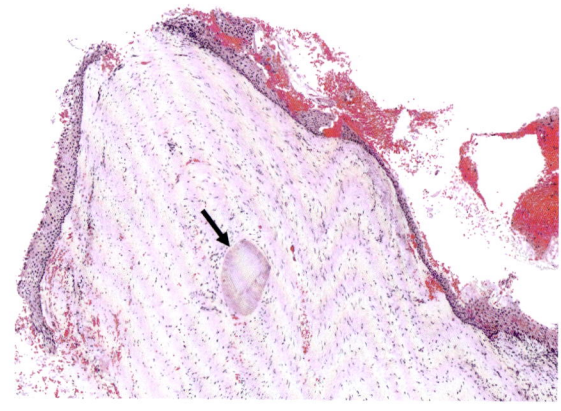

图 14.2.1a 含牙囊肿。低倍镜下可见囊腔围绕未萌出的牙冠（箭头）

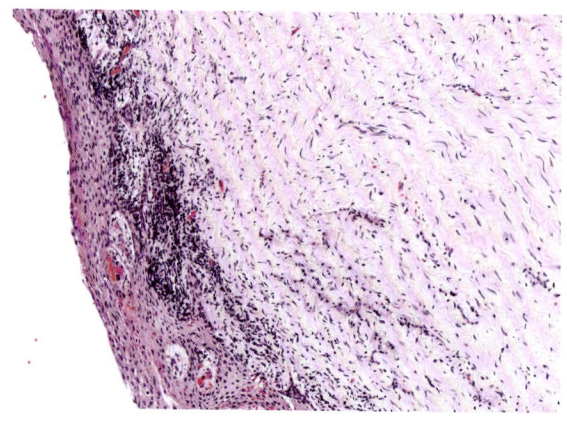

图 14.2.1b 含牙囊肿。炎症时囊腔衬复复层鳞状上皮，伴棘细胞层水肿

14.2.2 牙源性角化囊肿

- 牙源性角化囊肿（odontogenic keratocyst，OKC）是指良性、单囊性或多囊性、起源于牙板或牙源性上皮发育异常的颌骨骨内病变。
- 是常见的颌骨囊性病损，病变多累及下颌骨；也是最常见的牙源性囊肿之一。
- 大多为单发，多发时常伴随痣样基底细胞癌综合征。
- 大体特征：呈囊性结构，囊壁薄而脆，多数囊腔内含有黄白色的角化物。
- 组织学特征
  - 由结缔组织构成的囊壁结构，内衬复层鳞状上皮，无上皮钉突，上皮表面由于囊壁收缩而呈波浪状（图 14.2.2a）。
  - 基底细胞层界限清晰，呈栅栏状排列，胞核深染，核分裂常见；棘层薄，表面角化层以不全角化为特征（图 14.2.2b）。

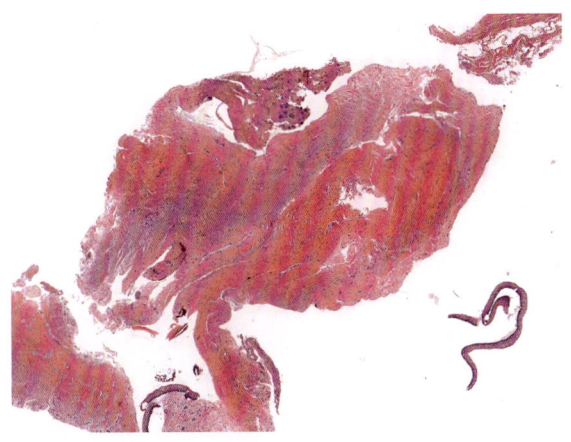

图 14.2.2a 牙源性角化囊肿。囊肿内衬复层鳞状上皮，呈波浪状，无上皮钉突

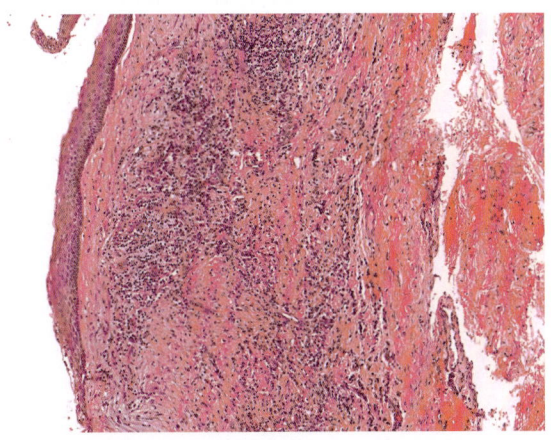

图 14.2.2b 牙源性角化囊肿。衬覆的鳞状上皮基底细胞层界限清晰，呈栅栏状排列，棘层薄，表面角化层角化不全

思考题 5：与牙源性角化囊肿相关的最常见的基因改变是什么？

14.2.3 牙源性纤维瘤

- 牙源性纤维瘤（ododontogenic firbroma）是一种少见的间充质来源的肿瘤。常发生于上颌骨的前部。
- 组织学特征
  - 肿瘤无明显包膜，但边界尚清。
  - 肿瘤由致密的纤维结缔组织组成，常伴有骨样组织或牙骨质样组织（图 14.2.3a），部分病例可伴黏液性变。
  - 其中散在牙源上皮团或上皮岛（图 14.2.3b）。

思考题 6：牙源性纤维瘤如何与成釉细胞瘤、牙源性钙化上皮瘤以及骨化性纤维瘤相鉴别？

14.2.4 牙源性钙化上皮瘤

- 牙源性钙化上皮瘤（calcifying epithelial odontogenic tumor，CEOT）又称 Pindborg 瘤，为少见的良性牙源性上皮性肿瘤，具有局部浸润性。
- 组织学特征
  - 肿瘤由多边形上皮细胞组成，上皮细胞排列呈片状、岛状或索状，偶成筛孔状，纤维性间质可见淀粉样物质，常发生钙化，呈同心圆状沉积（图 14.2.4a、b）。

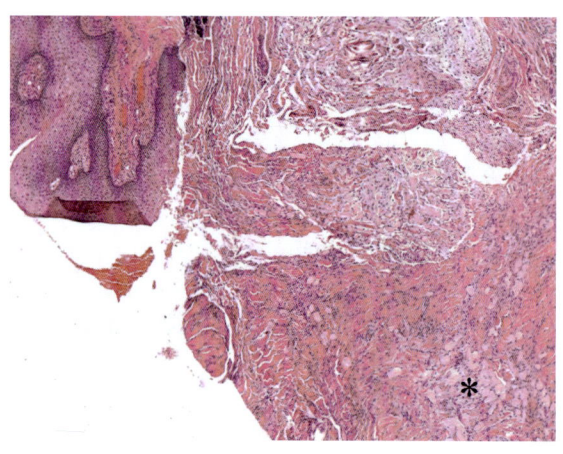

图 14.2.3a　牙源性纤维瘤。肿瘤由致密的纤维结缔组织组成，伴有散在的牙骨质样组织（星号）

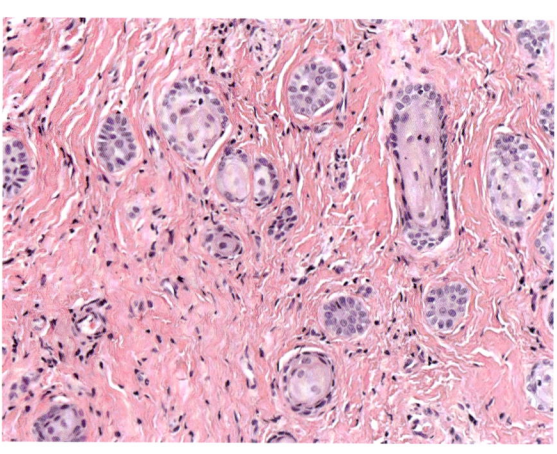

图 14.2.3b　牙源性纤维瘤。致密的纤维结缔组织中散在牙源上皮岛

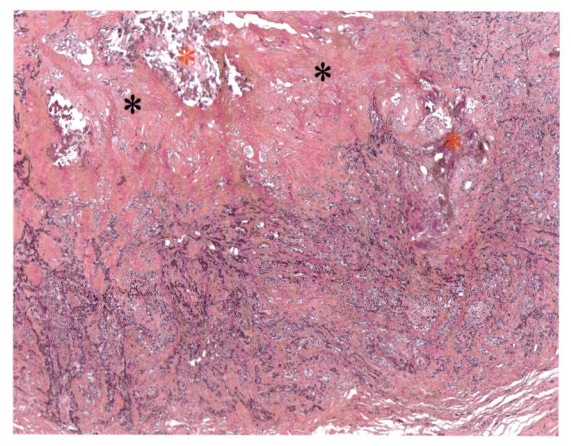

图 14.2.4a　牙源性钙化上皮瘤。由上皮和间质构成，间质可见多量粉染淀粉样物质（黑星号），伴有多灶性钙化（红星号）

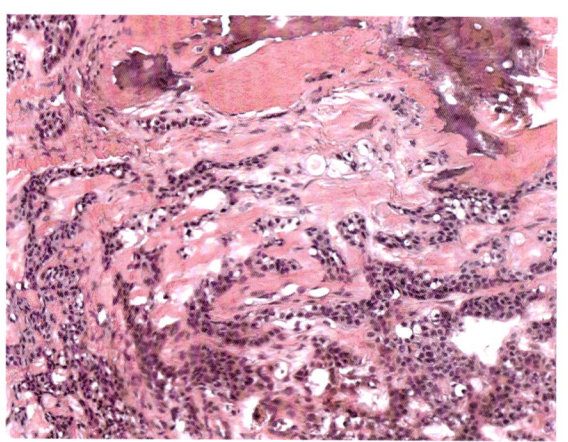

图 14.2.4b　牙源性钙化上皮瘤。上皮细胞呈片状和索状结构，胞质少，嗜酸或透明。间质可见淀粉样物质和钙化

- ◇ 肿瘤细胞与胞核可出现多形性，可见清晰的细胞间桥，核分裂象罕见。
- ◇ 有较多的组织学变异型，如无钙化型、透明细胞型等。

14.2.5　成釉细胞瘤

- 成釉细胞瘤（ameloblastoma，AM）是最多见的牙源性肿瘤，患者多为 30～49 岁，男性稍多。发生于下颌者约占 80%（70% 位于磨牙和下颌骨升支）。
- 大体特征：肿瘤位于颌骨内，呈膨胀性生长，使骨皮质变薄；可穿破骨质长入软组织内。肿瘤边界清楚，包膜完整或不完整；切面呈囊性、实性或囊实性，囊内含黄褐色液体或胶冻样物。
- 组织学特征：肿瘤由上皮和纤维结缔组织组成，可呈多种类型。
  - ◇ 滤泡型
    - ■ 最常见，分化较成熟。在间质中可见分散的大小和形状各异的上皮团，其外有基膜包绕（图 14.2.5a）。
    - ■ 上皮团形似牙胚的成釉器，其边缘处的细胞为柱状或立方形，呈栅栏状排列。瘤细胞胞核椭圆形，位于远离基膜一侧，核下常见胞质空泡。
    - ■ 上皮团的中央为相互吻合的星形或梭形细胞，形似成釉器的星网状层，常发生变性，形成大小不等的囊腔（图 14.2.5b，e 图 14.2.5c）。

- 丛状型
  - 分化较好，瘤细胞呈不规则的团块或相互吻合的条索，其外周为柱状上皮，中央有较少量的星网状层。
  - 间质内可见囊腔形成。
- 此外还有颗粒细胞型、角化型（e 图 14.2.5d）、促结缔组织增生型等，以及特殊的单囊型成釉细胞瘤、骨外或外周型成釉细胞瘤和转移性成釉细胞瘤。
- 多次局部复发和（或）放疗可进展为成釉细胞癌（e 图 14.2.5e、f），肿瘤细胞出现明显的异型性，核分裂象增多，可见病理性核分裂象。
- 分子遗传学：约 90% 的肿瘤存在 MAPK 通路相关基因的突变，其中 *BRAF* 突变最常见，其他包括 *KRAS*、*NRAS*、*HRAS* 和 *FGFR2* 等基因突变。

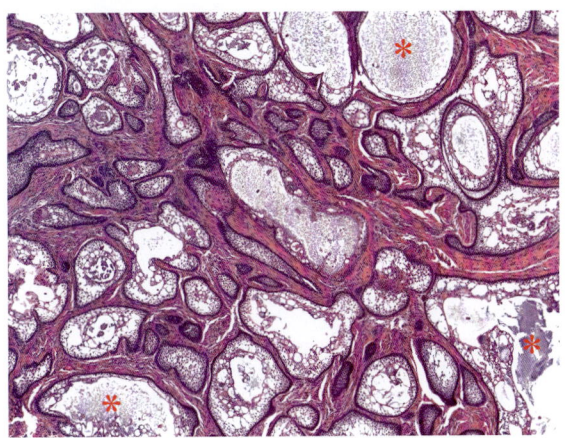

图 14.2.5a 成釉细胞瘤，滤泡型。间质中可见分散的大小和形状各异的上皮团，部分中央可见大小不等的囊腔（星号）

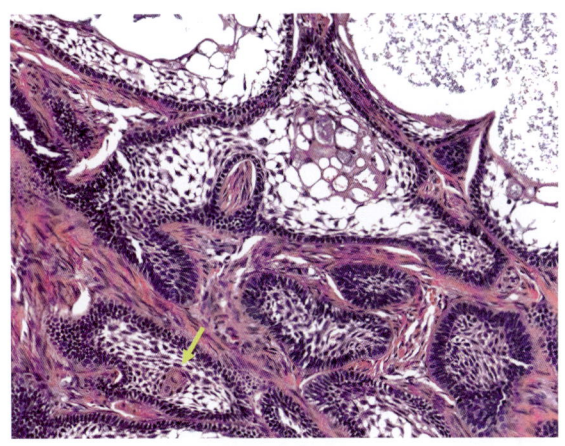

图 14.2.5b 成釉细胞瘤，滤泡型。上皮团边缘处的细胞为立方形，呈栅栏状排列。中央为相互吻合的星形或梭形细胞，可见变性，形成大小不等的囊腔。个别中央角化珠形成（箭头）

思考题 7：成釉细胞瘤的分子特征和其对治疗的意义是什么？

（贺慧颖 编写　贺慧颖 审校）

参考文献

[1] EI-Naggar AK, Chan JKC, Grandis JR, et al. WHO classification of head and neck tumours. 4th ed. Lyon, France: International Agency for Research on Cancer, 2017: 159-260.

[2] Zlotogorski-Hurvitz A, Tekkesin MS, Passador-Santos F, et al. Conceptual changes in ameloblastoma: Suggested reclassification of a "veteran" tumor. Oral Dis, 2022, 28 (3): 703-710.

[3] Skálová A, Hyrcza MD, Leivo I. Update from the 5th edition of the World Health Organization classification of head and neck tumors: salivary glands. Head Neck Pathol, 2022, 16 (1): 40-53.

[4] Vered M, Wright JM. Update from the 5th edition of the World Health Organization classification of head and neck tumors: odontogenic and maxillofacial bone tumours. Head Neck Pathol, 2022, 16 (1): 63-75.

[5] Toper MH, Sarioglu S. Molecular Pathology of Salivary Gland Neoplasms: Diagnostic, Prognostic, and Predictive Perspective. Adv Anat Pathol, 2021, 28 (2): 81-93.

［6］Bishop JA. Updates on "Under the Radar" Salivary Gland Tumors. Surg Pathol Clin，2021，14（1）.

［7］Skalova A，Leivo I，Hellquist H，et al. Clear Cell Neoplasms of Salivary Glands：A Diagnostic Challenge. Adv Anat Pathol，2022，29（4）：217-226.

［8］Nakano S，Okumura Y，Murase T，et al. Salivary mucoepidermoid carcinoma：histological variants，grading systems，CRTC1/3-MAML2 fusions，and clinicopathological features. Histopathology，2022，80（4）：729-735.